Ludolph Meyer-Clement

Begutachtung chirurgisch-orthopädischer Berufskrankheiten durch mechanische Einwirkungen

Schadensbilder, Differenzialdiagnosen, Rechtsprechung, Merkblätter, Wissenschaftliche Stellungnahmen und Empfehlungen

Ludolph · Meyer-Clement

Begutachtung chirurgisch-orthopädischer Berufskrankheiten durch mechanische Einwirkungen

Schadensbilder, Differenzialdiagnosen, Rechtsprechung, Merkblätter, Wissenschaftliche Stellungnahmen und Empfehlungen

ecomed
MEDIZIN

Die Verfasser

Dr. med. Elmar Ludolph
Facharzt für Chirurgie-Unfallchirurgie
Sozialmedizin, Sportmedizin, Chirotherapie
Institut für ärztliche Begutachtung
Sonnenacker 62
40489 Düsseldorf
info@ifabd.de

Michael Meyer-Clement
Facharzt für Chirurgie-Unfallchirurgie
Sozialmedizin, Sportmedizin, Chirotherapie
Institut für medizinische Begutachtung
Hamburg
Mönckebergstr. 31
20095 Hamburg
info@imb.hamburg

Die Verfasser sind Mitglied der
„Fachgesellschaft Interdisziplinäre Medizinische Begutachtung e. V. (FGIMB)“

Bibliografische Informationen der Deutschen Nationalbibliothek

Die Deutsche Nationalbibliothek verzeichnet diese Publikation in der Deutschen Nationalbibliografie; detaillierte bibliografische Daten sind im Internet über <http://www.dnb.de> abrufbar.

Bei der Herstellung des Werkes haben wir uns zukunftsbewusst für umweltverträgliche und wiederverwertbare Materialien entschieden.

Auch wenn der einfacheren Lesbarkeit halber vorwiegend die männliche Form gewählt wird, sind stets alle Geschlechter gemeint.

ISBN 978-3-609-16548-6

E-Mail: kundenservice@ecomed-storck.de
Telefon: 089/2183-7922
Telefax: 089/2183-7620

2. Auflage 2023

www.ecomed-storck.de

Projektmanagement: Dr. med. Aleksandra Herold
Satz: FotoSatz Pfeifer GmbH, 82152 Krailling
Druck: Westermann Druck Zwickau, GmbH

1 Allgemeines

1.1 Geleitwort des Direktors des Sozialgerichts Gießen zur 1. Auflage

Der Rechtsbereich des Berufskrankheitenrechts in der Gesetzlichen Unfallversicherung ist gerade auch in den letzten Jahren immer komplexer geworden. Dabei ist die Liste der anzuerkennenden Erkrankungen (Anlage 1 zur Berufskrankheiten-Verordnung) zwar die Ermächtigungsgrundlage aber weder für die Sachbearbeitung noch für Gutachter und Richter eine große Hilfe bei der Beurteilung des Einzelfalls. Als Beispiel sei hierbei nur die allseits oft zitierte BK Nr. 2108 genannt, die der Verordnungsgeber wie folgt definiert:

> *„Bandscheibenbedingte Erkrankungen der Lendenwirbelsäule durch langjähriges Heben oder Tragen schwerer Lasten oder durch langjährige Tätigkeiten in extremer Rumpfbeugehaltung…“*

Selbst beim erstmaligen schnellen Durchlesen fällt auf, dass die Definition mehrere unbestimmte Rechtsbegriffe enthält. Was z.B. sind „schwere Lasten“ oder was ist eine „langjährige Tätigkeit“ im Sinne des Verordnungsgebers? Hierzu hatte der Verordnungsgeber, das zuständige BMAS, deshalb in der Vergangenheit regelmäßig Merkblätter herausgegeben, die die näheren Voraussetzungen definierten und auch von der Rechtsprechung als Interpretationshilfe und zur Ermittlung des aktuellen medizinisch-wissenschaftlichen Erkenntnisstands anerkannt waren (vgl. BSG, Urteil vom 23.04.2015 – B 2 U 20/14 R). Der Verordnungsgeber hat damit seine Verantwortung insbesondere zur Wahrung des Gleichheitsgrundsatzes ausgeübt.

Aus dieser Verantwortung hat sich der Verordnungsgeber in erschreckender Weise mit Erlass vom 29.04.2010 gestohlen und die Herausgabe der Merkblätter eingestellt. Nunmehr erarbeitet der Sachverständigenbeirat beim BMAS zwar weiterhin Wissenschaftliche Empfehlungen für die Aufnahme einer Berufskrankheit in die Berufskrankheitenliste oder für deren Neufassung. In diese Empfehlung wird ein neuer Abschnitt mit Hinweisen an den anzeigenden Arzt über potentielle Gefahrenquellen sowie Diagnosestellung und Diagnoseverfahren aufgenommen. Die Klarheit der Merkblätter ist jedoch dahin!

Damit ist gleichzeitig auch schon die Frage positiv zu beantworten, ob es des vorliegenden Werkes für Sachverständige, Sachbearbeitung und Richter überhaupt benötigt. Die Herausgeber, beide seit Jahrzehnten in Begutachtung und Schrifttum mit überragendem Ruf, haben sich auf Ihrem medizinischen Fachgebiet der Berufskrankheiten durch mechanische Einwirkungen angenommen und hier nicht nur die alten Merkblätter aufgenommen, sondern bei jeder einzelnen BK mit großer Detailtreue die begleitende medizinisch-wissenschaftliche Diskussion zusammengefasst und nachgewiesen, darüber hinaus die aktuelle Rechtsprechung zitiert und, was sicherlich besonderes Gewicht hat, auch die sogenannten arbeitstechnischen Voraussetzungen und ihre Diskussion hierzu eingehend dargestellt. Dies klingt zunächst sehr komplex und verwirrend, wird aber insbesondere durch die überall enthaltenen Merksätze für den geneigten Nutzer äußerst anschaulich dargestellt. Dem Nutzer wird damit schnell klar, was bei jeder einzelnen BK die besondere Problematik darstellt.

Mag das für die Profis im BK-Recht noch bei einer häufig vorkommenden BK, wie der o.g. BK Nr. 2108 vielleicht als verzichtbar erscheinen, so wird es spätestens bei den selten vorkommenden Berufskrankheiten (z.B. BK Nr. 2104 oder Nr. 2106) unverzichtbar.

Ich wünsche dem Werk deshalb eine weite Verbreitung nicht nur unter Ärzten, sondern auch unter Verwaltungsjuristen und Richtern. Gleichzeitig sollte es Anreiz für weitere Autoren sein, dies bei den übrigen Berufskrankheitengruppen (z.B. den chemisch-toxischen BKen) ebenfalls umzusetzen. Aus Sicht der Rechtsprechung wäre dies zur Wahrung des Gleichheitsgrundsatzes nach Art. 3 GG zu begrüßen!

Bernd Grüner, Direktor des Sozialgerichts Gießen, im September 2019

1.2 Geleitwort des stellv. Direktors der Klinik für Unfallchirurgie und Orthopädie am Unfallkrankenhaus Berlin zur 1. Auflage

Der Umgang mit Gutachten über Berufskrankheiten auf orthopädisch-unfallchirurgischem Fachgebiet ist eine spezielle Herausforderung in der ärztlichen Sachverständigentätigkeit, aber auch auf Seiten der Sachbearbeitung in den Unfallversicherungsträgern und den Sozialgerichten.

Im Berufskrankheitenrecht sind fachärztliche Gutachten ein zentraler Bestandteil und bedürfen einer besonderen und vielschichtigen Expertise.

Für die Mehrzahl der etwa 10 000 jährlich eingehenden Verdachtsanzeigen für die im Buch abgebildete Gruppe von Berufskrankheiten sind ärztliche Sachverständigengutachten unerlässlich.

Der hohe Anspruch in der Begutachtung von Berufskrankheiten liegt darin, dass hierbei immer zunächst Zusammenhangsfragen zwischen beruflicher Einwirkung und nachgewiesenen Gesundheitsschäden beurteilt werden müssen, um bei positivem Nachweis der beruflichen Verursachung eine Einschätzung der dadurch bedingten Minderung der Erwerbsfähigkeit vornehmen zu können.

Das Erstellen von sachverständigen Beurteilungen auf dem Gebiet der Berufskrankheiten setzt beim Gutachter fundierte Kenntnisse auf verschiedenen Wissensebenen voraus, die im vorliegenden Werk substantiiert, differenziert und systematisch aufgezeigt werden.

Auch diejenigen, die diese Gutachten beurteilen und verwerten müssen, die Sachbearbeiter der Unfallversicherungsträger, Rechtsanwälte und Richter sind auf eine verständliche Darstellung der entsprechenden Wissensgrundlage angewiesen. Nur wenn der jeweils abgesteckte Rahmen, in welchem sich die Begutachtung bewegen darf, für alle Beteiligten transparent ist, kann auch eine qualifizierte Beurteilung eines Gutachtens durchgeführt werden.

Dafür stellt das vorliegende Buch den am Verwaltungsprozess oder Gerichtsverfahren Beteiligten das notwendige Rüstzeug zur Verfügung.

Das Werk von Ludolph und Meyer-Clement gibt zunächst eine umfassende Einführung in die Besonderheiten des Berufskrankheitenrechts. Thematisiert werden die besonderen Kausalitätsanforderungen im Rechtsrahmen der Gesetzlichen Unfallversicherung als Grundlage der BK-Begutachtung.

Weiterhin werden die arbeitstechnischen Voraussetzungen für die einzelnen Listennummern der Berufskrankheiten erläutert und deren Auswirkungen auf den Versicherten im orthopädisch-unfallchirurgischen Fachgebiet aufgezeigt. Ausgehend vom jeweiligen Verordnungstext der einzelnen Berufskrankheit wird dabei dem Leser der aktuelle medizinisch-wissenschaftliche Erkenntnisstand vermittelt, der auch in die Ursachenzusammenhangsfindung des Gutachtens nachvollziehbar Eingang finden muss.

Nur die Kenntnis und Berücksichtigung des aktuellen medizinisch-wissenschaftlichen Erkenntnisstandes sichert die einheitliche Grundlage für die Begutachtung und ermöglicht eine Überprüfung durch die jeweiligen Rechtsanwender.

Die Berücksichtigung der im Buch vermittelten Fakten trägt zur notwendigen Transparenz und Akzeptanz der verwaltungsseitigen oder gerichtlichen Entscheidungen bei.

Das vorliegende Buch unterstützt die Unfallversicherungsträger und Gerichte in ihrem Bestreben, mehr ärztliche Kollegen für diesen Bereich der Begutachtung zu interessieren – aber auch zu qualifizieren.

Dieses Buch sollte in der Büchersammlung bei keinem am BK-Begutachtungsprozess Beteiligten, ob ärztlicher Gutachter oder Rechtsanwender, fehlen und stellt aus meiner Sicht eine wichtige Hilfe für die Erstellung und die Bewertung von Sachverständigengutachten auf dem Gebiet der durch mechanische Einwirkungen verursachten Berufskrankheiten auf orthopädisch-unfallchirurgischem Fachgebiet dar.

Prof. Dr med. Michael Wich, stellv. Direktor der Klinik für Unfallchirurgie und Orthopädie am Unfallkrankenhaus Berlin, Beratender Arzt der DGUV, Landesverband Nordost, im September 2019

1.3 Vorwort

Berufskrankheiten durch mechanische Einwirkungen auf orthopädisch-unfallchirurgischem Gebiet – Thema dieses Buches – sind in der Gruppe 2 der Berufskrankheitenliste aufgeführt. Die körperliche Erwerbsarbeit wird zum Gegenstand der Sozialgesetzgebung mit Aufgaben der Prävention und – vor allem – der Entschädigung, die primär den ärztlichen Gutachter fordert.

Schwerpunkt ist die ärztliche Begutachtung als Grundlage von Leistungen, also die Verzahnung von Juristik und Medizin, bei der der ärztliche Gutachter eine zentrale Rolle spielt. Krankheitsbilder werden vom Verordnungsgeber bestimmten Beanspruchungen zugeordnet, wobei die Aussagen zum Kausalzusammenhang zwischen Arbeit und Krankheit jedoch ausschließlich auf empirischen Beobachtungen und epidemiologischen Häufungen beruhen. Dem muss sich der ärztliche Gutachter stellen. Grundlage eines Leistungsfalls sind funktionelle Auswirkungen eines Übermaßes mechanischer Beanspruchung, wobei die Grenzziehung zwischen physiologischer und unphysiologischer Belastung fließend ist. Es gibt keine absoluten für alle Versicherten geltenden Belastungsgrenzen. Es gibt demnach keine Schwellendosis für eine individuell unphysiologische Belastung. Belastungen, die für den Einen unproblematisch, d.h. physiologisch, sind, können für den Anderen krankheitsursächlich, also unphysiologisch, sein. Die Gefährdungsgrenzen der Exposition beruhen auf einem Konsens (herrschende ärztliche Meinung), der gelegentlich von der Rechtsprechung aufgrund abweichender ärztlicher Aussagen aufgehoben wird (siehe z.B. BSG, Urteil vom 30.10.2007 – B 2 U 4/06 R, zu den Belastungsgrenzen bei der Berufskrankheit Nr. 2108 in Umsetzung der diskussionswürdigen Ergebnisse der Deutschen Wirbelsäulenstudie: Zentralblatt für Arbeitsmedizin, Arbeitsschutz und Ergonomie Heft 9 und 10, Band 57, 2007).

Aufgrund eines natürlichen Kausalitätsbedürfnisses werden für eine Vielzahl von Gesundheitsschäden äußere Einflüsse, insbesondere die spezifischen mechanischen Anforderungen der Arbeit, verantwortlich gemacht. Hier besteht ein grobes Missverhältnis zwischen Erwartung und Realität. Die Erwartungshaltung wird durch unpräzise Verordnungstexte noch weiter verstärkt. So ergibt sich z.B. aus dem Verordnungstext der BK Nr. 2108 („Bandscheibenbedingte Erkrankungen der Lendenwirbelsäule durch langjähriges Heben oder Tragen schwerer Lasten oder durch langjährige Tätigkeiten in extremer Rumpfbeugehaltung, die zu chronischen oder chronisch-rezidivierenden Beschwerden und Funktionseinschränkungen (der Lendenwirbelsäule) geführt haben“) weder was „schwer“ ist, noch wie die berufliche Exposition ermittelt werden soll, noch welche bandscheibenbedingten Erkrankungen nach der Vorstellung des Verordnungsgebers belastungsinduziert sind. Ein unpräziser Verordnungstext gibt allen Beteiligten – Rechtsanwenden und ärztlichen Gutachtern – großen Interpretationsspielraum. Diesen – unter Beachtung der juristischen Vorgaben – auf orthopädisch-unfallchirurgischem Fachgebiet auszufüllen, ist das Ziel dieses Buches.

Das Bundessozialgericht (zuletzt Urteil vom 06.09.2018 – B 2 U 13/17 R) hat bereits mehrfach kritisiert, dass die unpräzise gefassten Tatbestände einzelner Berufskrankheiten, insbesondere der BK Nr. 2108, das Problem auf die Rechtsprechung verlagern.

Deutlich wird dies auch am Verordnungstext der BK Nr. 2101 („Schwere oder wiederholt rückfällige Erkrankungen der Sehnenscheiden oder des Sehnengleitgewebes sowie der Sehnen- oder Muskelansätze"). Es sind ausschließlich Krankheiten benannt ohne die dafür ursächlichen spezifischen Expositionen. Damit fallen alle Tätigkeiten in den Schutzbereich dieser Berufskrankheit. Die Folge sind hohe Meldezahlen und eine geringe Anerkennungsquote, was zur Unzufriedenheit bei den Betroffenen führt.

Der unangemessene Erwartungshorizont an die mechanisch-bedingten Berufskrankheiten gründet sich auch auf dem weit verbreiteten Trugschluss, dass Schadensbilder, die bereits belastungsunabhängig auftreten, erst recht durch Belastung verursacht werden. Insbesondere bei den sogenannten Volkskrankheiten, z.B. den bandscheibenbedingten Erkrankungen, der Gonarthrose, der Koxarthrose und der Rotatorenmanschettenläsion, treten Schadensbilder, die belastungsinduziert vorkommen, regelhaft auch ohne unphysiologische Beanspruchung allein anlagebedingt auf. Es ist jedoch logisch, dass der belastungsinduzierte Ursachenanteil der versicherten Exposition an einem Krankheitsbild umso geringer ist, je stärker das Krankheitsbild im Bevölkerungsquerschnitt verbreitet ist: Die Belastungsabhängigkeit ist umgekehrt proportional zur Verbreitung einer Krankheit.

Hinzu kommt, dass bei Krankheiten, die auch als sogenannte Volkskrankheiten in Erscheinung treten, die epidemiologische Datenlage ausgesprochen dünn ist, da in der Regel nur Fallkontrollstudien zur Verfügung stehen.

Bei einigen Berufskrankheiten sind pathophysiologische Erkenntnisse entweder nicht vorhanden oder widersprüchlich (z.B. bei der BK Nr. 2112). Bis auf die BK Nr. 2105 („Chronische Erkrankungen der Schleimbeutel durch ständigen Druck") fehlt die Belastungsspezifität. Auch bei den Berufskrankheiten Nrn. 2112, 2113, 2116 und 2117 lassen sich belastungskonforme Schadensbilder nicht abgrenzen.

Die Beurteilung der mechanisch-bedingten Berufskrankheiten stellt hohe Anforderungen an die Sachbearbeiter der Verwaltungen, die ärztlichen Gutachter, die Beratenden Ärzte und die Rechtsanwender. Denen soll das Buch eine Hilfestellung sein bei der Lösung konkreter Fälle. Aber auch jeder Interessierte wird durch eine klare Gliederung mit den Schadensbildern und ihren Ursachen vertraut gemacht, wobei eine Vielzahl von Abbildungen das Verständnis erleichtern soll.

In diesem Buch wird ein umfassender Überblick über die Berufskrankheiten Nrn. 2101 bis 2116 sowie der „Wie"-Berufskrankheit Nr. 2117 (außer der Nr. 2111 – „Zahnabrasionen") gegeben. Die historische Entwicklung, die Epidemiologie, die Praxis der Begutachtung – zum Teil an konkreten Beispielen – werden dargestellt, wichtige Urteile werden diskutiert. Alle Merkblätter, Wissenschaftlichen Begründungen/Stellungnahmen sind zum Nachlesen enthalten, wobei diesen nicht in allen Fällen gefolgt werden kann.

A. Laarmann („Berufskrankheiten nach mechanischen Einwirkungen"; Enke Verlag, Stuttgart, 2. Auflage) befasste sich 1977 noch mit lediglich 7 Berufskrankheiten. Mittlerweile ist die Zahl der „mechanischen" Berufskrankheiten auf orthopädisch-unfallchirurgischem Gebiet auf 17 angewachsen. Es war daher an der Zeit, dem ärztlichen Gutachter sowie den Rechtsanwendern eine dem heutigen Stand medizinischer Erkenntnisse entsprechende aktuelle Beurteilungsgrundlage über diese wichtige Berufskrankheitengruppe an die Hand zu geben. Das Buch ist verfasst von „Praktikern" für „Praktiker", also von ärztlichen Gutachtern, denen sich die aufgezeigten Fragen täglich stellen und die ihr dadurch erworbenes Wissen weitergeben an ärztliche Gutachter, Sachbearbeiter und Richter.

Abschließend gilt der Dank der Verfasser dem ecomed MEDIZIN Verlag, vornehmlich Frau Dr. A. Herold, in deren bewährten Händen auch das Projektmanagement der 2. Auflage lag, für die sehr gute Zusammenarbeit.

E. Ludolph und M. Meyer-Clement, Düsseldorf/Hamburg im Sommer 2023

1.4 Inhaltsverzeichnis

1.5 Abkürzungsverzeichnis

ACR	American College of Rheumatology
ÄndVO	Änderungsverordnung
ÄSVB	Ärztlicher Sachverständigenbeirat Berufskrankheiten
AWMF	Arbeitsgemeinschaft der Wissenschaftlichen Medizinischen Fachgesellschaften e. V.
BArbBl	Bundesarbeitsblatt
BAuA	Bundesanstalt für Arbeitsschutz und Arbeitsmedizin
BeamtVG	Beamtenversorgungsgesetz
BGBl	Bundesgesetzblatt
BGIA	Berufsgenossenschaftliches Institut für Arbeitsschutz
BK	Berufskrankheit
BKV	Berufskrankheiten-Verordnung
BKVO	Berufskrankheiten-Verordnung (alte Abkürzung)
BMAS	Bundesministerium für Arbeit und Soziales
BMI	Body-Mass-Index
BRD	Bundesrepublik Deutschland
BSG	Bundessozialgericht
BR-Drs.	Bundesrats-Drucksache
BT-Drs.	Bundestags-Drucksache
BVerfG	Bundesverfassungsgericht
CCD	Centrum-Collum-Diaphysen-Winkel (Hüftgelenk)
CE	Centrum-Ecken-Winkel (Hüftgelenk)
CPPD	Calciumpyrophosphatdihydrat
CSA	Critical Shoulder Angle
CTD	Cumulative Trauma Disorders (Verletzungen/Schäden durch wiederholte Bewegungen/Störungen/Überlastungen des Bewegungsapparates)
CTS	Carpaltunnel-Syndrom
CUELA	Computer-Unterstützte Erfassung und Langzeit-Analyse von Belastungen des Muskel-Skelett-Systems
DDR	Deutsche Demokratische Republik
DGOOC	Deutsche Gesellschaft für Orthopädie und Orthopädische Chirurgie
DGOU	Deutsche Gesellschaft für Orthopädie und Unfallchirurgie
DGUV	Deutsche Gesetzliche Unfallversicherung
DIN	Deutsches Institut für Normung
DRG	Diagnosis Related Groups (Diagnosebezogene Fallgruppen)
DSA	Digitale Subtraktionsangiographie
DSGT	Deutscher Sozialgerichtstag
DV	Durchführungsverordnung
DWS	Deutsche Wirbelsäulenstudie
EMG	Elektromyogramm/Elektromyografie
EN	Europäische Norm
EU	Europäische Union
FAI	Femoroacetabuläres Impingement

FGIMB	Fachgesellschaft Interdiziplinäre Medizinische Begutachtung
GG	Grundgesetz
GUV	Gesetzliche Unfallversicherung
HHS	Hypothenar-Hammer-Syndrom
Hz	Hertz
ICRS	International Cartilage Repair Society
ISO	International Standard Organization
IFA	Institut für Arbeitsschutz
KTS	Karpaltunnelsyndrom
MDD	Mainz-Dortmunder Dosismodell
LSG	Landessozialgericht
N	Newton
NIOSH	National Institute of Occupational Safety and Health
OARSI	Osteoarthritis Research Society International
OCD	Osteochondrosis dissecans
OLG	Oberlandesgericht
OR	Odds ratio
OVG	Oberverwaltungsgericht
PC	Personalcomputer (personal computer)
PS	Partial Saturation (Kernspintomographische Messsequenz)
PTBS	Posttraumatische Belastungsstörung
RSI	Repetitive Strain Injury („Mausarm“)
RVO	Reichsversicherungsordnung
SG	Sozialgericht
SGB	Sozialgesetzbuch
Tbc	Tuberkulose
THS	Thenar-Hammer-Syndrom
TOS	Thoracic-outlet-Syndrom
TRLV	Technische Regeln zur Lärm- und Vibrations-Arbeitsschutzverordnung
UVEG	Unfallversicherungs-Einordnungsgesetz
UVG	Unfallversicherungsgesetz
UVNG	Unfallversicherungs-Neuregelungsgesetz
VDI	Verein Deutscher Ingenieure
VG	Verwaltungsgericht
VVS	Vibrationsbedingtes vasospastisches Syndrom

2 Einführung

2.1 Definition „Berufskrankheiten"

§ 9 (1) Satz 1 und 2 SGB VII:

> *„Berufskrankheiten sind Krankheiten, die die Bundesregierung durch Rechtsverordnung mit Zustimmung des Bundesrats als Berufskrankheiten bezeichnet und die Versicherte infolge einer den Versicherungsschutz nach §§ 2, 3 und 6 begründenden Tätigkeit erleiden. Die Bundesregierung wird ermächtigt, in der Rechtsverordnung solche Krankheiten als Berufskrankheiten zu bezeichnen, die nach den Erkenntnissen der medizinischen Wissenschaft durch besondere Einwirkungen verursacht sind, denen bestimmte Personengruppen durch ihre versicherte Tätigkeit in erheblich höherem Grad als die übrige Bevölkerung ausgesetzt sind; sie kann dabei bestimmen, dass die Krankheiten nur dann Berufskrankheiten sind, wenn sie durch Tätigkeiten in bestimmten Gefährdungsbereichen verursacht worden sind."*

2.2 Statistik

Die Berufskrankheiten (BK) legen eindrucksvoll die Änderung des Allgemeinen Arbeitsmarktes seit Beginn der Sozialgesetzgebung durch die Kaiserliche Botschaft vom 17.11.1881 dar. Eine ganze Reihe dieser Berufskrankheiten sind bedeutungslos geworden – z.B. die BK Nr. 2107, die seit nunmehr 14 Jahren in keinem Fall zu einer Rentenleistung geführt hat. Andere wiederum, z.B. die Schwerhörigkeit (BK Nr. 2301), mitbedingt durch einen umfangreichen Einsatz maschineller Hilfsmittel, haben eklatant zugenommen.

Bedingt durch die Covid-19-Pandemie steigerte sich die Zahl der beruflich bedingten Infektionskrankheiten eklatant von 787 im Jahr 2019 auf 18 969 im Jahr 2020.

Ausgehend von den DGUV-Statistiken für die Praxis 2020 hat sich die Zahl der anerkannten Berufskrankheiten von 1995 bis 2010 um ca. ein Viertel reduziert (→ Tab. 2.1). Mit 37 181 Fällen stieg die Zahl der anerkannten Berufskrankheiten im Jahr 2020 um fast das Doppelte gegenüber dem Vorjahr und gegenüber 2010 um deutlich mehr als das Doppelte an. Ursache war – neben der Pandemie – die Aufnahme neuer Berufskrankheiten in die Liste der Berufskrankheiten seit 2015. Allein für die neu aufgenommene BK Nr. 5103 (Hautkrebs durch UV-Strahlung; „aktinische Keratosen" – Vorstufe des Plattenepithelkarzinoms – sowie das Plattenepithelkarzinom selbst) gab es im Jahr 2016 3 723 neue Anerkennungen und 312 neue Rentenfälle. Im Jahr 2017 waren dies 3 887 neue Anerkennungen und 396 neue Rentenfälle und im Jahr 2020 4 023 neue Anerkennungen und 820 Rentenfälle. Für das Jahr 2021 lauten die Zahlen 3 502 Anerkennungen und 808 neue Rentenfälle. Der zahlenmäßige Schwerpunkt der anerkannten Berufskrankheiten – abgesehen von den durch die Pandemie bedingten Infektionskrankheiten – liegt nach wie vor bei der BK Nr. 2301 („Lärmschwerhörigkeit"), deren Zahl zwar auch seit 1995 etwas rückläufig ist (als BK anerkannt: 1995: 8 282 Fälle; 2021: 6 763 Fälle) – naheliegend die Folge von Lärmschutzvorrichtungen (Prävention).

Zu den durch mechanische Einwirkungen bedingten Berufskrankheiten wurden durch die dritte Verordnung zur Änderung der Berufskrankheiten-Verordnung (BKV) vom 01.01.2015 neu aufgenommen die BK Nr. 2113 („Carpaltunnel-Syndrom“) und die BK Nr. 2114 („Hypothenar-Hammer-Syndrom und Thenar-Hammer-Syndrom“). Zwischenzeitlich ist die vierte Verordnung zur Änderung der BKV vom 10.07.2017 kodifiziert worden. Mit Wirkung ab 01.08.2017 wurde die BK Nr. 2115 („Fokale Dystonie“) in die Liste der durch mechanische Einwirkungen bedingten Berufskrankheiten aufgenommen und durch die fünfte Verordnung zur Änderung der BKV vom 29.06.2021 mit Wirkung vom 01.08.2021 die BK Nr. 2116: „Koxarthrose durch Lastenhandhabung mit einer kumulativen Dosis von mindestens 9.500 Tonnen während des Arbeitslebens gehandhabter Lasten mit einem Lastgewicht von mindestens 20 kg, die mindestens zehnmal pro Tag gehandhabt wurden“. Die sechste Verordnung wird die BK Nr. 2117 „Rotatorenmanschette“ zum Thema haben, die jetzt schon als „Wie“-Berufskrankheit anerkannt werden kann.

Die Zahl der angezeigten Berufskrankheiten ist zunächst ebenfalls zurückgegangen, aber in deutlich geringerem Umfang (→ *Tab. 2.1*). Sie ist infolge der neu gelisteten Berufskrankheiten und der Pandemie bis 2021 auf 227 730 angestiegen. Die Zahl der Erwerbstätigen ist demgegenüber im Vergleich der Jahre 1995, 2010, 2021 annähernd gleich geblieben. Das gilt auch bezogen auf die Zahl der sozialversicherungspflichtig Beschäftigten, die eine ansteigende Tendenz zeigt. Das Argument, dass der Rückgang der Berufskrankheiten – bereinigt man die Statistik um die neuen Listenerkrankungen und die Auswirkungen der Pandemie – Folge eines Rückgangs der Arbeitnehmerzahl sei, ist also nicht richtig. Der Rückgang der Zahl der Berufskrankheiten, wobei die sog. neuen Listenerkrankungen und die Pandemie die Statistik verfälschen, ist einer Vielzahl von Bemühungen, vor allem dem Erfolg der präventiven Maßnahmen (§ 1 Nr. 1 SGB VII) der Träger der Gesetzlichen Unfallversicherung (GUV), zuzurechnen.

Tab. 2.1: Entwicklung der Berufskrankheiten von 1995 bis 2021 (DGUV-Statistiken für die Praxis, die gering abweichend sind von der Statistik der BAuA)

Jahr	Erwerbs-tätige	Sozialversiche-rungspflichtige	angezeigte Berufskrank-heiten	anerkannte Berufskrankheiten	„mechanische“ Berufskrank-heiten
1995	43 238 000	28 228 000	87 431	22 938	1 368
2010	44 657 000	27 966 000	70 277	15 461	802
2016	45 284 000	31 373 000	75 491	20 539	1 415
2018	45 040 000	32 900 000	77 877	19 748	1 351
2021	42 290 000	33 800 000	227 730	123 626	1 725

Die anerkannten, durch mechanische Einwirkungen verursachten Berufskrankheiten auf orthopädisch-chirurgischem Gebiet (Nrn. 2101 bis 2110 und 2112 bis 2116), die Thema dieses Buches sind, haben sich von 1995 bis 2010 deutlich vermindert (→ *Tab. 2.1*). Bis Ende 2020 haben sie jedoch einen erneuten Anstieg erfahren – bedingt durch die Berufskrankheiten Nr. 2108 und Nr. 2112 sowie durch die zum 01.01.2015 neu aufgenommene Berufskrankheit Nr. 2113. Die Berufskrankheiten Nr. 2116 und Nr. 2117, die erhebliche Zahlen erwarten lassen, haben sich in der Statistik noch nicht niedergeschlagen.

Der zahlenmäßige Schwerpunkt liegt bisher bei der Berufskrankheit Nr. 2108 („Bandscheibenbedingte Erkrankungen der Lendenwirbelsäule …“ – 2021: 635 anerkannte Fälle), gefolgt von der Berufskrankheit Nr. 2113 („Carpaltunnel-Syndrom“ – 2021:

327 anerkannte Fälle), wobei die weitere Entwicklung abzuwarten ist. Ursächlich für den grundsätzlichen Rückgang der auf mechanische Einwirkungen beruhenden Berufskrankheiten sind einerseits erneut vorrangig die stetigen Bemühungen der Träger der GUV um Arbeitsschutz und andererseits die präventive Wirkung der Einführung einer Berufskrankheit. Mit der Kodifizierung der Berufskrankheiten „Wirbelsäule" (Nrn. 2108/2109/2110) hat z.B. der Einsatz maschineller Hilfsmittel und stoßgedämpfter Fahrersitze deutlich zugenommen.

Merke
Von 1995 bis 2010 hat sich die Zahl der Berufskrankheiten um ca. ein Viertel reduziert, von 2010 bis 2022 hat sie sich jedoch wieder deutlich erhöht. Ursächlich ist die Einführung neuer Berufskrankheiten und ab 2020 vor allem die Covid-19-Pandemie. Ursächlich für den grundsätzlichen Rückgang der „mechanischen" Berufskrankheiten sind die präventiven Leistungen der Träger der Gesetzlichen Unfallversicherung.

2.3 Rückblick

Infolge der industriellen Revolution wurde im Rahmen der Sozialgesetzgebung am 06.07.1884 das Unfallversicherungsgesetz (UVG) erlassen, welches am 01.10.1885 in Kraft getreten ist. Abgesichert waren Arbeitnehmer jedoch nur gegen Betriebsunfälle. Erst mit Kodifizierung der Reichsversicherungsordnung (RVO) am 19.07.1911 – vollständig in Kraft getreten am 01.01.1913 – wurde der Bundesrat durch den damaligen § 547 RVO ermächtigt, durch Verordnung die Gesetzliche Unfallversicherung auf bestimmte Berufskrankheiten zu erweitern. Der § 547 RVO hatte folgenden – unverbindlichen – Wortlaut:

> *„Durch Verordnung der Reichsregierung kann die Unfallversicherung auf bestimmte gewerbliche Berufskrankheiten ausgedehnt werden."*

Durch diese inhaltslose „Kann"-Gesetzesnorm sollte erst einmal eine Atempause erreicht werden, nachdem die Erweiterung der Gesetzlichen Unfallversicherung auf Berufskrankheiten durch sozialdemokratische Abgeordnete im Reichstag wiederholt angemahnt worden war.

Über 10 Jahre nach Kodifikation des § 547 RVO, am 12.05.1925, wurde die „Erste Verordnung zur Ausdehnung der Unfallversicherung auf gewerbliche Berufskrankheiten" erlassen, die die Berufskrankheit als Unterfall des Arbeitsunfalls versicherte. Erst mit Inkrafttreten des SGB VII am 01.01.1997 wurde die Berufskrankheit als eigenständiger Versicherungsfall neben dem Arbeitsunfall definiert (§ 7 (1) SGB VII). Eine legislative Definition, was unter einer Berufskrankheit zu verstehen ist, enthielt die Verordnung vom 12.05.1925 nicht. Dies beruhte vor allem darauf, dass ausreichende medizinisch-wissenschaftliche Kenntnisse fehlten, die es erlaubt hätten, Ursachenzusammenhänge zwischen einer versicherten Exposition und einer Krankheit – mit hinreichender Wahrscheinlichkeit – herzustellen. Es gab zwar bestimmte Beobachtungen, die jedoch wissenschaftlich nicht erforscht waren und weitgehend nicht herrschende Meinung waren.

11 Krankheiten wurden am 12.05.1925 als Berufskrankheiten anerkannt und den Betriebsunfällen gleichgestellt. Die Nummern 1 bis 7 dieser Verordnung betrafen Erkrankungen durch Blei, Phosphor, Quecksilber, Arsen, Benzol, Nitro- und Aminoverbindungen, Schwefelkohlenwasserstoff und Erkrankungen an Hautkrebs durch Ruß, Paraffin, Teer, Anthracen, Pech oder verwandte Stoffe. Diese 7 Berufskrankheiten waren nicht auf bestimmte Betriebe begrenzt. Die Nummern 8 bis 11 bezogen sich nur auf bestimmte Betriebe und dort aufgetretene konkrete Erkrankungen. So erfasste die Nummer 8 den grauen Star (Katarakt) bei Glasmachern, die Nummer 9 Erkrankungen durch Röntgenstrahlen und andere strahlende Energie in Betrieben, in denen Versicherte der Einwirkung von Röntgenstrahlen oder anderer strahlender Energie ausgesetzt waren. Die Nummer 10 betraf die Wurmkrankheit der Bergleute in Betrieben des Bergbaus und die Nummer 11 die Schneeberger Lungenkrankheit in Betrieben des Erzbergbaus im Gebiet von Schneeberg.

Die in diesem Buch abgehandelten „mechanischen" Berufskrankheiten wurden von der 1. Berufskrankheiten-Verordnung 1925 nicht erfasst, obwohl seit Mitte des 19. Jahrhunderts möglicherweise beruflich bedingte Erkrankungen beschrieben wurden – z.B. das Bäckerbein, d.h. ein X-Bein, das vor allem bei Bäckern oder anderen Berufen, die über viele Stunden im Stehen arbeiteten, beschrieben wurde (Wernher 1855). Als wesentliche Ursache für derartige „Fehlbildungen" waren aber auch die gesamten Lebensumstände der körperlich arbeitenden Bevölkerung, wie unzureichende Ernährung und unzureichende Bewegung an frischer Luft, zu diskutieren. Es fehlten aussagekräftige statistische Erkenntnisse, um einen Zusammenhang mit der beruflichen Belastung hinreichend wahrscheinlich zu machen.

Als erste „physikalische" Berufskrankheit wurde durch die 2. Berufskrankheiten-Verordnung vom 11.02.1929 unter der Nr. 14 aufgenommen:

> *„Erkrankungen der Muskeln, Knochen und Gelenke durch Arbeiten mit Pressluftwerkzeugen."*

Dies war der zunehmenden technischen Entwicklung geschuldet. 1929 betrug der Anteil der mit Pressluft geförderten Kohle bereits 87,4 % (Thomann 2002).

Der Bergbau war auch im weiteren Verlauf einer der „Motoren" für die Entwicklung der Berufskrankheiten.

Deutlich erweitert wurden die „mechanischen" Berufskrankheiten erst durch die 5. Berufskrankheiten-Verordnung vom 26.07.1952, die am 01.08.1952 in Kraft trat, und zwar durch die Nrn. 20 bis 26. Während die Nrn. 20 bis 25 sog. offene Berufskrankheiten waren – der Kreis der Versicherten war nicht auf bestimmte Unternehmen beschränkt –, richtete sich die Berufskrankheit Nr. 26 („Meniskopathie") ausschließlich an Beschäftigte des Bergbaus, eine Beschränkung, die zwar durch die 6. Verordnung vom 28.04.1961 erweitert wurde auf „Meniskusschäden nach mindestens dreijähriger regelmäßiger Tätigkeit unter Tage", aber erst mit der Verordnung zur Änderung der Berufskrankheiten-Verordnung vom 01.04.1988 entfiel.

Durch die 6. Berufskrankheiten-Verordnung vom 28.04.1961 wurde die Berufskrankheitenliste erstmals in 6 Gruppen aufgeteilt. Mit der Verordnung zur Änderung der 7. BeKV vom 08.12.1976 – mit dieser Änderung wurde auf die bisherige Nummerierung verzichtet – wurden dann die 6 Gruppen in vierstellige Untergruppen unterteilt, so dass sie, modernen Anforderungen entsprechend, jederzeit erweitert werden können.

Durch Änderung der BKV am 11.06.2009 wurde die Nr. 2112 („Gonarthrose“) als mechanisch verursachte Berufskrankheit in die Berufskrankheitenliste aufgenommen.

Zum 01.01.2015 wurden die Berufskrankheiten Nr. 2113 („Carpaltunnel-Syndrom“) und Nr. 2114 („Hypothenar-Hammer-Syndrom und Thenar-Hammer-Syndrom“) aufgenommen und zum 01.08.2017 die BK Nr. 2115 („Fokale Dystonie“).

Die derzeit letzte Änderung erfolgte am 29.06.2021 zum 01.08.2021. Aufgenommen wurde die BK Nr. 2116 („Koxarthrose“). Die Aufnahme der BK Nr. 2117 („Rotatorenmanschette“) in die Liste steht bevor.

Eine grundlegende Änderung brachten die in Art. 80 des Grundgesetzes (GG) aufgestellten Anforderungen an Rechtsverordnungen:
Art. 80 GG:

„Durch Gesetz können die Bundesregierung, ein Bundesminister oder die Landesregierungen ermächtigt werden, Rechtsverordnungen zu erlassen. Dabei müssen Inhalt, Zweck und Ausmaß der erteilten Ermächtigung im Gesetz bestimmt sein.“

Die Ermächtigung zum Erlass von Rechtsverordnungen wurde also durch das Grundgesetz deutlich eingeschränkt. Dem entsprach die Änderung der RVO vom 30.04.1963 mit Wirkung zum 01.07.1963. § 551 (1) Satz 2 RVO – gültig bis zum Inkrafttreten des SGB VII am 01.01.1997 – hatte folgenden Wortlaut:

„Die Bundesregierung wird ermächtigt, in der Rechtsverordnung solche Krankheiten zu bezeichnen, die nach den Erkenntnissen der medizinischen Wissenschaft durch besondere Einwirkungen verursacht sind, denen bestimmte Personengruppen durch ihre Arbeit in erheblich höherem Grade als die übrige Bevölkerung ausgesetzt sind.“

Gesetzlich festgeschrieben wurde nunmehr die kausale Ausrichtung des Berufskrankheitenrechts. Verlangt wird – kraft Gesetzes – ein Dosis-Wirkungszusammenhang. § 9 (1) Satz 2 SGB VII hat diese gesetzlichen Anforderungen übernommen.

Diese Anforderungen an eine Berufskrankheit, die Benennung von Gefährdung bzw. versicherter Einwirkung und Erkrankung, wird erst in jüngerer Zeit vom Verordnungsgeber vermehrt umgesetzt. Ein Paradebeispiel dafür ist die Berufskrankheit Nr. 2112 („Gonarthrose“). Exakt definiert wurden die arbeitstechnischen Voraussetzungen – „Knien oder vergleichbare Kniebelastung mit einer kumulativen Einwirkungsdauer während des Arbeitslebens von mindestens 13 000 Stunden und einer Mindesteinwirkungsdauer von insgesamt 1 Stunde pro Schicht“ – und die Erkrankung – „Gonarthrose“. Das gleiche gilt für die Berufskrankheit Nr. 2116 („Koxarthrose“).

In der Vergangenheit wurde teilweise auf die Benennung der versicherten Exposition – Nr. 2107: „Abrissbrüche der Wirbelfortsätze“ – oder der versicherten Erkrankung – Nr. 2103: „Erkrankungen durch Erschütterung bei Arbeit mit Druckluftwerkzeugen oder gleichartig wirkenden Werkzeugen oder Maschinen“ – verzichtet. Dies findet seine Erklärung zum Teil darin, dass die Berufskrankheitenliste seit 1925 „gewachsen“ ist.

Merke

Erst mit Kodifizierung der Reichsversicherungsordnung (RVO) am 19.07.1911 – vollständig in Kraft getreten am 01.01.1913 – wurde der damalige Bundesrat durch den § 547 RVO ermächtigt, durch Verordnung die Gesetzliche Unfallversicherung auf bestimmte Berufskrankheiten zu erweitern. Dieser § 547 RVO hatte folgenden – unverbindlichen – Wortlaut:

„Durch Verordnung der Reichsregierung kann die Unfallversicherung auf bestimmte gewerbliche Berufskrankheiten ausgedehnt werden."

Am 11.02.1929 wurde die erste „physikalische" Berufskrankheit kodifiziert. Durch die Änderung der RVO zum 01.07.1963 (UVNG vom 30.04.1963) wurde die kausale Ausrichtung des Berufskrankheitenrechts vorgegeben und dann zum 01.01.1997 in § 9 (1) Satz 2 SGB VII gesetzlich übernommen.

2.4 Berufskrankheiten – Listenerkrankungen

Als Berufskrankheit können grundsätzlich nur die in der Berufskrankheitenliste (Anlage 1 zu § 1 BKV) aufgeführten Krankheiten anerkannt werden (§ 9 (1) Satz 1 SGB VII) bzw. als „Wie"-Berufskrankheiten (§ 9 (2) SGB VII) die Krankheiten, die bei der nächstfolgenden Änderung der BKV in die Liste aufgenommen werden. Die Berufskrankheitenliste ist ein juristisches bzw. ein versicherungsrechtliches/sozialrechtliches Konstrukt, auch wenn die Liste ganz wesentlich auf medizinischen Erkenntnissen beruht. Welche Krankheiten in die Liste aufgenommen werden, legt die Bundesregierung durch Verordnung fest. Der Bundesregierung steht hierbei ein Ermessensspielraum zu, ein pflichtgemäßes normatives Ermessen, das nur dahingehend gerichtlich überprüft werden kann, ob die mit der Einführung der Listenberufskrankheiten verfolgten Ziele, nämlich die grundsätzliche Gleichstellung von Berufskrankheiten und Arbeitsunfällen, jedoch im Rahmen der organisatorischen Möglichkeiten, verfehlt wurden.

Nur für vom Verordnungsgeber in die Liste aufgenommene Krankheiten und für „Wie"-Berufskrankheiten sind die Berufsgenossenschaften/Unfallkassen zuständig. Es ist also möglich, dass eine durch die berufliche Tätigkeit bedingte, also eine arbeitsbedingte Erkrankung, vorliegt. Dennoch ist diese nicht als Berufskrankheit anerkannt und es erfolgen seitens der DGUV auch keine Leistungen.

Derzeit (01.07.2023) gibt es 82 Listenberufskrankheiten, die in 6 Hauptgruppen unterteilt sind:

- durch *chemische Einwirkungen* verursachte Krankheiten (Hauptgruppe Ziffer 1)
- durch *physikalische Einwirkungen* verursachte Krankheiten (Hauptgruppe Ziffer 2)
- durch *Infektionserreger oder Parasiten* verursachte Krankheiten sowie *Tropenkrankheiten* (Hauptgruppe Ziffer 3)
- Erkrankungen der *Atemwege und der Lungen, des Rippenfells und Bauchfells und der Eierstöcke* (Hauptgruppe Ziffer 4)

- *Hautkrankheiten* (Hauptgruppe Ziffer 5)
- Krankheiten *sonstiger Ursache* (Hauptgruppe Ziffer 6)

Diese Hauptgruppen sind wiederum in Untergruppen unterteilt, die Hauptgruppe 2 („Physikalische Einwirkungen") in die Untergruppen:

- 21 Mechanische Einwirkungen (Untergruppe 21)
- 22 Druckluft (Untergruppe 22)
- 23 Lärm (Untergruppe 23)
- 24 Strahlen (Untergruppe 24)

Die dann folgende 3. und 4. Nummer dient der Unterteilung in der Untergruppe.

Das die Gesetzliche Unfallversicherung prägende Listenprinzip ist nicht unumstritten, weil dadurch nicht jede berufsbedingte Erkrankung erfasst ist. Gerügt wird ein Verstoß gegen das Gleichheitsgebot. Durch Beschluss des Bundesverfassungsgerichts (BVerfG) vom 08.06.2012 (1 BvR 2853/10) wurde das Listenprinzip jedoch als mit dem Grundgesetz vereinbar beurteilt:

> *„Erfasst wird jedoch – für alle Menschen in gleicher Weise – im Recht der Berufskrankheiten ausschließlich das gesetzlich umschriebene Risiko. Mithin ist von vornherein nicht jede Erkrankung erfasst, die im Einzelfall durch eine berufliche Tätigkeit verursacht wird; vielmehr müssen die Voraussetzungen des § 9 Abs. 1 Satz 2 SGB VII gegeben sein."*

Das Bundessozialgericht (BSG) hat mit Urteil vom 18.06.2013 (B 2 U 6/12 R) – die gleiche Problemstellung war Gegenstand eines zweiten Urteils vom gleichen Tag (B 2 U 3/12 R) – die Klage einer Violinistin mit dem gleichen Tenor abgewiesen. Zur Diskussion stand der Zusammenhang von Bandscheibenschäden im Bereich der Halswirbelsäule mit der beruflichen Tätigkeit der Versicherten – möglicherweise bedingt durch die „Schulter-Kinn-Zange" beim Geigenspiel. Aufgrund der kleinen Fallzahl – 4 100 Streicher in der Bundesrepublik Deutschland – sind epidemiologische Erkenntnisse nicht möglich. Es darf aus dem Urteil des Bundessozialgerichts zitiert werden:

> *„In seiner Stellungnahme zum Entwurf des UVEG hat der Bundesrat 1995 zwar vorgeschlagen, eine neue Regelung in § 9 Abs. 2a SGB VII einzufügen, die die Anerkennung einer Wie-BK zur Vermeidung von Härtefällen auch für den Fall vorsah, dass*
> *1. vergleichbare Arbeitsplätze mit entsprechenden Arbeitsbedingungen nicht oder nur in einer geringen Zahl vorhanden sind und deshalb Erkenntnisse der medizinischen Wissenschaft darüber nicht vorliegen können, dass bestimmte Personengruppen durch ihre versicherte Tätigkeit in erheblich höherem Grade als die übrige Bevölkerung besonderen Einwirkungen ausgesetzt sind und*
> *2. nach medizinischen Erkenntnissen mit hinreichender Sicherheit feststeht, dass die Krankheit durch die besonderen Bedingungen des Arbeitsplatzes verursacht ist (BT-Drucks 13/2333 S 5 zu Nr. 9)."*

„Dem ist der Gesetzgeber mit dem UVEG aber mit der Begründung nicht gefolgt, dass bei einer solchen Regelung unter anderem die Gefahr bestehe, dass die vorgeschlagene Bestimmung, bei der epidemiologische Erkenntnisse wegen der Singularität der Arbeitsbedingungen nicht gewonnen werden könnten, eine Antragsflut auslöse, die von den Unfallversicherungsträgern nicht bewältigt werden könnte (BT-Drucks 13/2333 S 19 zu Nr. 9). Diese Erwägungen des Gesetzgebers sind verfassungsrechtlich nicht zu beanstanden, weil sie sich im Rahmen seines legislatorischen Gestaltungsspielraums bewegen. Der Gesetzgeber darf sich bei der Einführung typisierender Regelungen an den ansonsten mit Einzelfallregelungen verbundenen annähernd unlösbaren Problemen der Verwaltung orientieren. Die Entlastung der Unfallversicherungsträger und folglich auch der Sozialgerichtsbarkeit von umfangreichen und zeitaufwendigen Einzelfallprüfungen ist ein sachlicher, zur Typisierung berechtigender Grund."

Zwar hat das BSG im gleichen Urteil (B 2 U 3/12 R) seine Überlegungen insofern eingeschränkt, als es ausführt:

„Allerdings hat der Senat zu sog. Seltenheitsfällen entschieden, dass die den generellen Ursachenzusammenhang zwischen besonderer Einwirkung und Erkrankung belegenden medizinisch-wissenschaftlichen Erkenntnisse nicht ausschließlich anhand von Methoden der Epidemiologie und statistischer Belege nachgewiesen werden müssen. Fehlt es an einer im Allgemeinen notwendigen langfristigen zeitlichen Überwachung von Krankheitsbildern, da aufgrund der Seltenheit einer Erkrankung medizinisch-wissenschaftliche Erkenntnisse durch statistisch abgesicherte Zahlen nicht erbracht werden können, kommt nach dieser Rechtsprechung ausnahmsweise auch ein Rückgriff auf Einzelfallstudien, auf Erkenntnisse aus anderen Staaten und auf frühere Anerkennungen entsprechender Erkrankungen, auch in der DDR, in Betracht."

Abgesehen davon, dass kein Fall bekannt ist, in dem eine Berufskrankheit als „Härtefall" anerkannt wurde – nach der Antwort der Bundesregierung auf eine kleine Anfrage der Fraktion Die Linke betreffend „Reformbedarf bei der Anerkennung von Berufskrankheiten" (BT-Drs. 18/13374) vom 06.09.2017 wird zwar die Notwendigkeit der Änderung des Berufskrankheitenrechts verneint mit dem Hinweis auf die o.g. Entscheidung und die dort aufgeführte „Härtefallklausel" –, ist die theoretische Möglichkeit nicht abzusprechen, dass auch auf andere Erkenntnisquellen als die Epidemiologie und Statistik zurückgegriffen werden kann. Die kausale Ausrichtung des Berufskrankheitenrechts und die Notwendigkeit eines generellen Dosis-Wirkungszusammenhangs – nicht beschränkt auf einen Einzelfall – wird dadurch jedoch nicht außer Kraft gesetzt.

Dementsprechend wurde – wieder eine Musikerin, eine Klarinettistin betreffend – die Klage auf Anerkennung einer Fehlentwicklung von Kiefer und Zähnen als Berufskrankheit durch das LSG Nordrhein-Westfalen (Urteil vom 19.04.2011 – L 15 U 308/08) abgewiesen.

Erneut diskutiert wurde die Anerkennung von Härtefällen durch den Deutschen Sozialgerichtstag am 16.01.2017. Auch dort wurde kein Einvernehmen erzielt (DSGT: Schwerpunkte der SGB VII Kommissionsarbeit). Eine weitere Diskussion erfolgte im

Zusammenhang mit der Änderung des § 9 SGB VII zum 01.01.2021. In einer schriftlichen Stellungnahme des Sozialverbands VdK Deutschland e.V. vom 17.04.2020 wurden vor allem folgende weitere Forderungen gestellt:

- eine erweiterte Beweiserleichterung in § 9 Abs. 3 SGB VII
- eine neue Rückwirkungsregelung für anerkannte Berufskrankheiten
- eine Härtefallregelung, wenn bestimmte Schwellenwerte an Belastungen mit Stoffen erforderlich sind oder wenn Gefährdungen zu selten auftreten oder die Betroffenenzahl zu gering ist

Diese Forderungen hatten nur insofern Erfolg, als § 9 Abs. 2a SGB VII erstmals die Rückwirkung kraft Gesetz regelt und in Abs. 3a die Zusammenarbeit der einzelnen Unfallversicherungsträger im Rahmen der Beweiserhebung gesetzlich festgelegt wurde und Vorgaben dazu gemacht wurden.

Merke

Berufskrankheiten sind Listenerkrankungen. Maßgeblich ist ihre Aufnahme in die Berufskrankheitenliste (§ 9 (1) SGB VII) bzw. die zukünftige Aufnahme („Wie"-Berufskrankheiten, § 9 (2) SGB VII). Eine arbeitsbedingte Krankheit ist nicht ausreichend.

2.4.1 Der „Ärztliche Sachverständigenbeirat"

Beraten und unterstützt wird die Bundesregierung bei der Kodifikation neuer Berufskrankheiten durch den „Ärztlichen Sachverständigenbeirat Berufskrankheiten" (ÄSVB). Dieses Gremium war in gleicher Zusammensetzung und mit dem gleichen Aufgabenbereich bereits vor der gesetzlichen Regelung, § 9 (1a) SGB VII zum 01.01.2021, tätig.
§ 9 (1a) SGB VII:

> *„Beim Bundesministerium für Arbeit und Soziales wird ein Ärztlicher Sachverständigenbeirat Berufskrankheiten gebildet. Der Sachverständigenbeirat ist ein wissenschaftliches Gremium, das das Bundesministerium bei der Prüfung der medizinischen Erkenntnisse zur Bezeichnung neuer und zur Erarbeitung wissenschaftlicher Stellungnahmen zu bestehenden Berufskrankheiten unterstützt. Bei der Bundesanstalt für Arbeitsschutz und Arbeitsmedizin wird eine Geschäftsstelle eingerichtet, die den Sachverständigenbeirat bei der Erfüllung seiner Arbeit organisatorisch und wissenschaftlich, insbesondere durch die Erstellung systematischer Reviews, unterstützt. Das Nähere über die Stellung und die Organisation des Sachverständigenbeirats und der Geschäftsstelle regelt die Bundesregierung in der Rechtsverordnung nach Absatz 1."*

Verfassungskonform erhielt die Berufung dieses Gremiums zum 01.01.2021 Gesetzes- bzw. Verordnungsrang (§§ 7-11 BKV). Es handelt sich um ein ehrenamtliches Gremium aus 12 Mitgliedern, die für die Dauer von 5 Jahren berufen werden. Entsprechend der Aufgabenstellung sind 8 Mitglieder Hochschullehrer der Fachrichtung Arbeitsmedizin und Epidemiologie. Außerdem gehören dem Beirat zwei staatliche Gewerbeärzte und zwei Betriebsärzte an (§ 8 BKV). Wissenschaftler anderer Fachgebiete können zu den Beratungen hinzugezogen werden (§ 9 (2) BKV). Der Beirat gleicht den fehlenden ärztlichen Sachverstand des Verordnungsgebers aus und stellt über die vom ÄSVB verfassten „Wissenschaftlichen Begründungen" faktisch den Stand der herrschenden Meinung fest. Während die §§ 7–9 BKV bereits Praktiziertem Verordnungsrang geben, ist eine Intensivierung der Arbeit des „Ärztlichen Sachverständigenbeirats" vor allem von § 10 BKV zu erwarten, der Einrichtung einer eigenen Geschäftsstelle, die sowohl die Arbeit des „Ärztlichen Sachverständigenbeirats" vorbereiten und unterstützen als auch deren Ergebnis festhalten soll.

Ab dem 01.12.2021 sind auf Empfehlung des „Ärztlichen Sachverständigenbeirats Berufskrankheiten" vom 14.09.2021 die Berufskrankheiten durch „mechanische Einwirkungen" um eine weitere – zunächst noch „Wie"-BK – angewachsen, die zukünftige BK Nr. 2117:

> *„Läsion der Rotatorenmanschette der Schulter durch eine langjährige und intensive Belastung durch Überschulterarbeit, repetitive Bewegungen im Schultergelenk, Kraftanwendungen im Schulterbereich durch Heben von Lasten oder Hand-Arm-Schwingungen."*

Zur Zeit stellt sich z.B. die Frage, ob die Covid-19-Erkrankung über den Kreis der durch die BK Nr. 3101 Geschützten erweitert werden muss, weil z. B. auch Mitarbeiter von Schlachtbetrieben einer erhöhten Infektionsgefahr ausgesetzt sind. Aufgabe des „Ärztlichen Sachverständigenbeirats Berufskrankheiten" und der ihn unterstützenden Geschäftsstelle ist es, insoweit konkrete Vorschläge für vertiefende aussagekräftige Forschungsansätze zu machen und diesen nachzugehen.

2.5 Versicherungsfall/Leistungsfall

Beim Arbeitsunfall ist der Versicherungsfall das äußere Ereignis, das einen Gesundheitsschaden verursacht (§ 8 (1) SGB VII). Berufskrankheiten erstrecken sich jedoch in aller Regel über einen längeren Zeitraum. Die Unterscheidung zwischen Versicherungsfall und Leistungsfall, dem Zeitpunkt also, ab dem Leistungen durch den Versicherungsträger erfolgen, ist vor allem von Bedeutung für

- die Stichtagsregelung, die besagt, dass mit Einführung einer neuen Berufskrankheit festgeschrieben wird, ab welchem Zeitpunkt diese rückwirkend anerkannt werden kann (§ 6 BKV),
- die Höhe des Jahresarbeitsverdienstes, Grundlage für alle Leistungen in Geld, die nach dem Jahresarbeitsverdienst berechnet werden (§ 82 (1) SGB VII) und
- die Bestimmung des zuständigen Unfallversicherungsträgers (§ 134 SGB VII).

In diesen Fällen ist entscheidend der Versicherungsfall, also der Zeitpunkt, zu dem alle Voraussetzungen der Berufskrankheit erfüllt sind.

2.6 Kausale Ausrichtung des Berufskrankheitenrechts

Ebenso wie der Arbeitsunfall muss die Berufskrankheit in jedem Einzelfall ursächlich – wesentlich teilursächlich (Relevanztheorie) – auf der versicherten Tätigkeit beruhen. Nur dann ist die Haftung des Arbeitgebers, von dessen Risikobereich die Erkrankung ausgehen muss, zu rechtfertigen. Die Erkrankung muss also auf einer besonderen beruflich bedingten Einwirkung beruhen. Ebenso wie zum Arbeitsunfall gilt auch im Berufskrankheitenrecht das „Alles oder Nichts"-Prinzip. Eine Erkrankung kann also nicht als teilweise berufsbedingt entschädigt werden.

Zu unterscheiden sind – vereinfacht – 3 Gruppen von Berufskrankheiten:

1. Die Erkrankung „trägt" ihre Verursachung durch eine besondere beruflich bedingte Einwirkung „auf der Stirn". Sie ist berufsspezifisch. Es liegt ein typischer Krankheitsmechanismus vor. Dazu zählen z.B. bestimmte Krebserkrankungen nach einer Exposition durch Asbest (BK Nrn. 4103–4105) oder das Augenzittern der Bergleute (BK Nr. 6101). Diese Expositionen sind in aller Regel auf den beruflichen Sektor begrenzt. Eine Exposition im privaten, nicht versicherten, Bereich ist also weitgehend auszuschließen. Es ist wissenschaftlich erwiesen (herrschende Meinung), dass z.B. bestimmte Krebserkrankungen typischerweise durch die Einwirkung von Asbest verursacht werden. Damit können diese Erkrankungen bei entsprechender Exposition durch Asbest als wesentlich teilursächlich berufsbedingt anerkannt werden.
2. Die Erkrankung und die berufliche Exposition sind nicht berufsspezifisch. Das Heben und Tragen schwerer Lasten ist nicht auf den beruflichen Sektor begrenzt. Bandscheibenschäden manifestieren sich auch bei „Schreibtischtätern", die beruflich keine schweren Lasten heben/tragen müssen. Ist das Schadensbild belastungskonform, gilt in diesen Fällen der Ursachenzusammenhang zwischen dem Heben und Tragen schwerer Lasten und der bandscheibenbedingten Erkrankung dann als wahrscheinlich, wenn das Risiko zu erkranken in der Berufsgruppe zumindest doppelt so hoch ist – „in erheblich höherem Grade als die übrige Bevölkerung" (§ 9 (1) Satz 2 SGB VII). Die Wahrscheinlichkeit der arbeitsbedingten Verursachung einer Erkrankung sollte also bei mindestens 50 % liegen.
3. Eine Kausalitätsvermutung spricht für den Ursachenzusammenhang zwischen beruflicher Exposition und Erkrankung. Die Erkrankung und die berufliche Exposition sind zwar nicht berufsspezifisch. Es hat sich aber eine herrschende Meinung dahingehend gebildet, dass die Manifestation der Erkrankung nach einer konkreten beruflichen Dosis von Einwirkungen ursächlich auf diese zurückgeht. Eine Kausalitätsvermutung ist z.B. bei der BK Nr. 3101 insofern gegeben, als der Verordnungsgeber typisierend bei Vorliegen einer besonderen Infektionsgefahr im Sinne der BK Nr. 3101 davon ausgeht, dass die haftungsbegründende Kausalität grundsätzlich gegeben ist (Bayerisches LSG, Urteil vom 13.08.2013 – L 3 U 262/12).

Von Bedeutung ist diese Einteilung für die Beweisvermutung nach § 9 (3) SGB VII:

„(3) Erkranken Versicherte, die infolge der besonderen Bedingungen ihrer versicherten Tätigkeit in erhöhtem Maße der Gefahr der Erkrankung an einer in der

> *Rechtsverordnung nach Absatz 1 genannten Berufskrankheit ausgesetzt waren, an einer solchen Krankheit und können Anhaltspunkte für eine Verursachung außerhalb der versicherten Tätigkeit nicht festgestellt werden, wird vermutet, dass diese infolge der versicherten Tätigkeit verursacht worden ist."*

Für die zu 1. und 3. genannten Fälle kann diese Beweisvermutung Geltung haben. Für die „mechanischen" Berufskrankheiten gilt die Beweisvermutung (§ 9 (3) SGB VII) nicht, auch wenn z.B. die BK Nr. 2112 („Gonarthrose") eine Mindestbelastung vorgibt. Eine herrschende Meinung dahingehend, dass nach dieser Mindestbelastung *(„Tätigkeiten im Knien oder vergleichbare Kniebelastung mit einer kumulativen Einwirkungsdauer während des Arbeitslebens von mindestens 13 000 Stunden und einer Mindesteinwirkungsdauer von insgesamt einer Stunde pro Schicht")* eine Gonarthrose in aller Regel belastungsinduziert wäre, hat sich (bisher) nicht gebildet und wird sich (aller Voraussicht nach) nicht bilden. Dazu ist das Krankheitsbild „Gonarthrose" im Bevölkerungsquerschnitt zu weit verbreitet, so dass zur beruflichen Belastung das belastungskonforme Schadensbild hinzukommen muss/müsste und der belastungskonforme Verlauf, um eine Berufskrankheit begründen zu können.

Merke
Das Berufskrankheitenrecht folgt der Kausalitätstheorie der wesentlichen Bedingung. Beweiserleichterungen (§ 9 (3) SGB VII) kommen für die „mechanischen" Berufskrankheiten grundsätzlich nicht in Betracht.

2.7 „Besondere Einwirkung" als Voraussetzung für die Listenerkrankung

§ 9 (1) Satz 2 SGB VII:

> *„Die Bundesregierung wird ermächtigt, in der Rechtsverordnung solche Krankheiten als Berufskrankheiten zu bezeichnen, die nach den Erkenntnissen der medizinischen Wissenschaft durch besondere Einwirkungen verursacht sind, denen bestimmte Personengruppen durch ihre versicherte Tätigkeit in erheblich höherem Grade als die übrige Bevölkerung ausgesetzt sind."*

Es muss sich um *besondere Einwirkungen* (§ 9 (1) Satz 2 SGB VII), also um Einwirkungen, die in quantitativer oder qualitativer Hinsicht über das Normale hinausgehen, handeln. Die Einwirkungen müssen von außen kommen. Sind anlagebedingte Texturstörungen die Ursache eines Meniskusschadens, liegt keine Einwirkung von außen vor (Schudmann 2014).

Einwirkungen können physisch oder psychisch sein. Eine durch psychische Einwirkung bedingte Listen-Berufskrankheit gibt es bisher nicht. Sie ist jedoch Thema eines vom BSG entschiedenen Rechtsstreits (Urteil vom 22.06.2023 – B 2 U 11/20R). Es geht um die Frage, ob Rettungssanitäter und vergleichbare Berufsgruppen einem signifikant höheren Risiko ausgesetzt sind, an einer *posttraumatischen Belastungsstörung* (PTBS) zu erkranken. Das BSG hatte in der mündlichen Verhandlung am 06.05.2021 angekündigt, ein Gutachten dazu in Auftrag zu geben, das zwischenzeitlich vorliegt. Die besondere Einwirkung ist insofern gegeben, als der Beruf des Rettungssanitäters dazu bestimmt ist, nach Unglücksfällen Hilfe zu leisten. Fraglich ist aber die Einwirkungskausalität. Fraglich ist zudem, ob die fehlende Aufnahme dieser Erkrankung in die Liste und – vor allem – die fehlende Beschäftigung mit diesem Problem eine Überschreitung des Ermessenspielraums (pflichtgemäßes Ermessen) der Bundesregierung ist *(→ Abschn. 2.8.2)*.

Das Hessische Landessozialgericht (Beschluss vom 23.10.2012 – L 3 U 199/11) hat *Mobbing* als Berufskrankheit, – weil keine Listenerkrankung –, als „Wie"-Berufskrankheit abgelehnt mit folgender Begründung:

> *„Mobbing am Arbeitsplatz und seine gesundheitlichen Folgen können auch nicht nach § 9 Abs. 2 SGB VII „Wie" eine Berufskrankheit anerkannt werden. ... Denn es gibt keine Erkenntnisse, dass eine Berufsgruppe bei ihrer Tätigkeit in weitaus höherem Grade als die übrige Bevölkerung Mobbing ausgesetzt ist. Mobbing kommt in allen Berufsgruppen und auch im privaten Umfeld, z.B. unter Nachbarn und Bekannten, vor."*

Mit gleichem Tenor hat das LSG Bayern (Urteil vom 12.05.2021 – L3 U 11/20) die Anerkennung von Mobbing als Berufskrankheit abgelehnt.

Die gleichen Überlegungen gelten zum *Burnout-Syndrom*.

Konkretisiert wird das Merkmal *besondere Einwirkungen* dadurch, *dass bestimmte Personengruppen durch ihre versicherte Tätigkeit in erheblich höherem Grad als die übrige Bevölkerung gefährdet sein müssen.* Was innerhalb und außerhalb versicherter Tätigkeit allgemein üblich ist, kann nicht – mit hinreichender Wahrscheinlichkeit – die Ursache für eine Berufskrankheit sein. Einwirkungen, die im alltäglichen Leben vorkommen, wie das Heben oder Tragen von schweren Lasten (BK Nr. 2108) und das Knien (BK Nr. 2112), müssen nach Intensität und Dauer der versicherten Tätigkeit – quantitativ höhere Gefährdung – gegenüber den alltäglichen Belastungen gesteigert sein. Die betroffenen Personengruppen müssen in erheblich höherem Grad diesen Einwirkungen ausgesetzt sein.

Eine besondere Einwirkung erfordert demgegenüber nicht, dass nur Versicherte ihr ausgesetzt sind. Es ist also möglich, dass auch Personen, die nicht zum geschützten Personenkreis gehören, in gleicher Weise belastet sind. Es darf sich aber nicht um den Bevölkerungsdurchschnitt handeln. Es darf sich also nicht um ubiquitäre (allgegenwärtige) Belastungen oder Risiken handeln. Bricht eine Grippeepidemie aus und erkrankt auch ein Versicherter der im „Gesundheitsdienst" (BK Nr. 3101) tätig ist, so ist dies keine Berufskrankheit.

Der Gesetzgeber benennt als Voraussetzung für die Aufnahme einer bestimmten Berufskrankheit in die Berufskrankheitenliste nur die besondere Einwirkung, nicht die besondere Häufigkeit einer Erkrankung im geschützten Personenkreis. Eine besondere Gefährdung durch besondere Einwirkungen wird zwar oft mit einer besonderen Häufigkeit von Erkrankungen korrelieren. Dies muss aber nicht sein.

Grundsätzlich ist der epidemiologische Nachweis des Zusammenhangs einer besonderen Einwirkung und einer Erkrankungshäufigkeit Voraussetzung für eine Listenberufskrankheit. Zwingend ist dies jedoch nicht (BSG, Urteil vom 18.06.2013 – B 2 U 6/12R). In der Praxis ist es jedoch nicht vorstellbar, dass auf epidemiologische Untersuchungen verzichtet wird. Denn wenn keine Dosis-Wirkung-Beziehung nachgewiesen ist, kann der Ursachenzusammenhang zwischen einer Erkrankung, die vor allem auch im Bevölkerungsquerschnitt häufig ohne besondere Einwirkung auftritt, nicht nachgewiesen werden. Die bandscheibenbedingte Erkrankung der Lendenwirbelsäule (BK Nr. 2108) z.B. ist eine Volkskrankheit. Ihre Aufnahme in die Liste der Berufskrankheiten setzt den Nachweis einer besonderen Erkrankungshäufigkeit nach besonderer Einwirkung voraus. Epidemiologisch muss also eine besondere Gefährdung, belegt durch eine Erkrankungshäufigkeit, nachgewiesen sein, um im Einzelfall konkret eine Berufskrankheit begründen zu können.

In welchem Umfang das Risiko zu erkranken, erhöht sein muss, unterliegt dem pflichtgemäßen Ermessen des Verordnungsgebers (BSG, Urteil vom 23.03.1999 – B 2 U 12/98 R). In der Regel wird aber eine *Risikoverdopplung* als Voraussetzung zu fordern sein, dies deshalb, damit daraus dann die individuelle Kausalität abgeleitet werden kann. Liegt keine Risikoverdopplung vor, so sinkt die Möglichkeit eines Ursachenzusammenhangs in der Regel unter 50 %, so dass sich die Wahrscheinlichkeit eines Ursachenzusammenhangs nicht mehr begründen lässt.

Der Verordnungsgeber wird zu der Frage, welche Erkrankungen er in die Berufskrankheitenliste aufnimmt, beraten durch den „Ärztlichen Sachverständigenbeirat Berufskrankheiten" beim Bundesministerium für Arbeit und Soziales, wobei in der Legislaturperiode von 2002 bis 2005 dieser dem Bundesministerium für Gesundheit und Soziale Sicherung zugeordnet war. Abzustellen ist darauf, dass sich im einschlägigen medizinischen Fachgebiet, also z.B. bezogen auf die Berufskrankheiten „Wirbelsäule" im Fachgebiet Orthopädie/Chirurgie, eine sog. herrschende Meinung gebildet hat (BSG, Urteil vom 18.06.2013 – B 2 U 6/12 R). Es reicht nicht aus, dass einzelne Ärzte z.B. die Verursachung einer bandscheibenbedingten Erkrankung der Halswirbelsäule durch die „Schulter-Kinn-Zange" bei Violinisten für plausibel halten.

Das Merkmal der *besonderen Einwirkungen* ist die sachliche Rechtfertigung dafür, dass die Gesetzliche Unfallversicherung als Sonderentschädigungssystem, und damit die Arbeitgeber, die die Beiträge aufbringen, für betriebliche Risiken eintritt.

Eine einmalige Noxe, ein äußeres Ereignis also, reicht in aller Regel grundsätzlich nicht aus. Konkurrieren Arbeitsunfall und Berufskrankheit miteinander – z.B. bei der Berufskrankheit nach Nr. 3101 – hat die Berufskrankheit Vorrang, weil die Leistungen für den Versicherten besser sind (→ *Kap 2.14*).

Merke

Der Gesetzgeber benennt als Voraussetzung für die Aufnahme einer bestimmten Berufskrankheit in die Berufskrankheitenliste nur die besondere Einwirkung (§ 9 (1) Satz 2 SGB VII). Dass eine Einwirkung besonders ist, zeigt sich durch eine Erkrankungshäufigkeit. In aller Regel ist für die „mechanischen" Berufskrankheiten eine Risikoverdopplung zu verlangen.

2.8 „Wie“-Berufskrankheit

Eine scheinbare Ausnahme vom Listenprinzip sind die sog. „Wie“-Berufskrankheiten (§ 9 Abs 2 SGB VII). Diese Ausnahme mindert aber die Anforderungen an die Anerkennung als Berufskrankheit nicht. Sie ist insbesondere keine Härteklausel (BSG, Urteil vom 23.06.1977 – 2 RU 53/76). Rechnung getragen wird lediglich der Tatsache, dass es meist Jahre dauert, bis eine Erkrankung vom Verordnungsgeber in die Berufskrankheitenliste aufgenommen wird, obwohl die Voraussetzungen dafür vorliegen. Dieser Zeitablauf soll nicht zu Lasten der Versicherten gehen. Eine sog. „Wie“-Berufskrankheit ist zur Zeit die Berufskrankheit „Läsion der Rotatorenmanschette…“ (Bekanntmachung durch das BMAS am 01.12.2021). In der Vergangenheit war dies zuletzt neben dem Carpaltunnel-Syndrom, dem Hypothenar-Hammer-Syndrom und dem Thenar-Hammer-Syndrom die Fokale Dystonie. Zur Fokalen Dystonie (BK Nr. 2115) z.B. waren die Voraussetzungen für die Anerkennung am 24.10.2014 erfüllt. Die BK Nr. 2115 – „Fokale Dystonie“ – wurde aber erst zum 01.08.2017 in die Berufskrankheitenliste aufgenommen.

Zur Anerkennung als „Wie“-Berufskrankheit mussten in der Vergangenheit grundsätzlich vorliegen deren Empfehlung an den Verordnungsgeber mit der Wissenschaftlichen Begründung des „Ärztlichen Sachverständigenbeirats Berufskrankheiten“ beim Bundesministerium für Arbeit und Soziales und deren Veröffentlichung durch das BMAS. Die aktuelle Fassung des § 9 (2) SGB VII formuliert aber:

„(2) Die Unfallversicherungsträger haben eine Krankheit, die nicht in der Rechtsverordnung bezeichnet ist oder bei der die dort bestimmten Voraussetzungen nicht vorliegen, wie eine Berufskrankheit als Versicherungsfall anzuerkennen, sofern im Zeitpunkt der Entscheidung nach neuen Erkenntnissen der medizinischen Wissenschaft die Voraussetzungen für eine Bezeichnung nach Absatz 1 Satz 2 erfüllt sind.

(2a) Krankheiten, die bei Versicherten vor der Bezeichnung als Berufskrankheiten bereits entstanden waren, sind rückwirkend frühestens anzuerkennen

1. *in den Fällen des Absatzes 1 als Berufskrankheit zu dem Zeitpunkt, in dem die Bezeichnung in Kraft getreten ist,*
2. *in den Fällen des Absatzes 2 wie eine Berufskrankheit zu dem Zeitpunkt, in dem die neuen Erkenntnisse der medizinischen Wissenschaft vorgelegen haben; hat der Ärztliche Sachverständigenbeirat Berufskrankheiten eine Empfehlung für die Bezeichnung einer neuen Berufskrankheit beschlossen, ist für die Anerkennung maßgebend der Tag der Beschlussfassung.“*

Merke

Die Anerkennung als „Wie“-Berufskrankheit kann und muss dann erfolgen, sobald die „Wissenschaftliche Begründung“ für eine neue Berufskrankheit des ÄSVB vorliegt und der „Ärztliche Sachverständigenbeirat Berufskrankheiten“ deren Empfehlung beschlossen hat. Denn dann sind die generellen Voraussetzungen für eine Berufskrankheit nach § 9 (2) SGB VII gegeben.

Der Prozess bis zur Aufnahme einer Berufskrankheit in die Liste ist folgender:

Der Beratungsprozess beginnt damit, dass nach Auffassung des Sachverständigenbeirats hinreichende Anhaltspunkte für die nach dem Gesetz erforderlichen Erkenntnisse vorliegen könnten und ein Beschluss zur Erarbeitung einer Wissenschaftlichen Empfehlung getroffen wird. Bis zu diesem Zeitpunkt scheidet eine Anerkennung als „Wie"-Berufskrankheit aus, da hinreichende Anhaltspunkte für eine Listen-BK fehlen. In dem Zeitraum ab dem Beschluss des Sachverständigenbeirats, eine Wissenschaftliche Empfehlung zu erarbeiten, bis zu dem Beschluss, die Einführung einer Berufskrankheit zu empfehlen, unterliegt die Anerkennung einer „Wie"-Berufskrankheit einer „Sperrwirkung".

> *„Ergibt sich bei diesen Feststellungen, dass sich der Verordnungsgeber erkennbar mit den betreffenden Erkenntnissen befasst hat und diese als unzureichend für die Einführung einer BK abgelehnt hat, ist die Anerkennung und Entschädigung einer Krankheit wie eine BK durch Verwaltung und Gerichte ausgeschlossen. ... Liegen dem Verordnungsgeber hingegen medizinisch-wissenschaftliche Erkenntnisse vor und finden auch aktive Beratungen zu der Frage statt, ob aufgrund dieser Erkenntnisse eine Empfehlung zur Aufnahme in die BK-Liste ergehen soll, ist davon auszugehen, dass diese Erkenntnisse für die Dauer des Entscheidungsprozesses einer Beurteilung der für die Anerkennung und Entschädigung einer Quasi-BK zuständigen Stelle entzogen sind; d.h. es tritt insoweit eine „Sperrwirkung" ein ... Zwar ergibt sich der Eintritt einer solchen Sperrwirkung nicht unmittelbar aus dem Regelungswortlaut ... Jedoch rechtfertigt sich eine i.S. der Sperrwirkung einschränkende Auslegung des § 551 Abs. 2 RVO einerseits aus gesetzessystematischen und andererseits auch aus praktischen Gründen. Die Regelungen des § 551 Abs. 1 und 2 RVO werden vom Prinzip des Entscheidungsvorbehalts des Verordnungsgebers getragen. Das bedeutet, dass im Grundsatz nur vom Verordnungsgeber in die Liste aufgenommene Berufskrankheiten entschädigt werden können und nur ausnahmsweise eine Anerkennung und Entschädigung wie eine BK in Betracht kommt ... Damit ist es dann vereinbar – und das gilt auch für die Einführung einer möglichen Rückwirkungsvorschrift ..., dass der Versicherte, der ohnehin jederzeit damit rechnen muss, dass der Verordnungsgeber eine ihm günstige oder ungünstige Entscheidung trifft, für die zeitlich begrenzte Dauer der Beratungsphase keine ihm positive Entscheidung über die Anerkennung der jeweiligen Quasi-BK erwarten kann. Denn für den Fall, dass der Sachverständigenbeirat nach Abschluss der Beratungen dem Verordnungsgeber empfiehlt, die betreffende Krankheit in die BK-Liste aufzunehmen, kommt die Anerkennung als Quasi-BK wieder in Betracht. Wird der Verordnungsgeber im Anschluss an die Beratungen selbst tätig und nimmt die Krankheit in die Liste auf, ist ebenfalls eine Anerkennung, nunmehr im Rahmen des § 551 Abs. 1 RVO (bzw. nunmehr § 9 Abs. 1 SGB VII), möglich. Ergeben die Beratungen, dass die BK-Reife noch nicht gegeben ist, scheidet eine Anerkennung ohnehin aus, so dass der Versicherte auch für den Fall, dass ihm gegenüber bereits während der Beratungen mit Hinweis darauf eine negative Entscheidung ergeht, kein Nachteil entsteht. Als zweckmäßig erweist sich eine solche Vorgehensweise deshalb, weil etwa im Zeitraum der Beratungen dem Versicherten gegenüber ausgesprochene positive Verwaltungsentscheidungen*

bei einer anders lautenden Empfehlung oder einer Nichtaufnahme in die BK-Liste nur mit erheblichem Aufwand wieder geändert werden könnten" (BSG, Urteil vom 04.06.2002 – B 2 U 20/01R).

Diese Entscheidung ist zwar zur RVO ergangen, gilt aber ohne Einschränkung auch für das Verständnis des § 9 (2) SGB VII.

Entsprechend der Anerkennung als Berufskrankheit sind folgende Voraussetzungen bei der Anerkennung einer „Wie"-Berufskrankheit zu beachten:

1. Die Diagnose der Erkrankung muss sicher sein. Es muss also eine einheitliche Vorstellung (herrschende Meinung, belegt durch die „Wissenschaftliche Begründung" des ÄSVB) zur Art der Erkrankung bestehen.
2. Eine bestimmte Personengruppe muss bei ihrer Arbeit in erheblich höherem Maße als der Bevölkerungsdurchschnitt besonderen Einwirkungen ausgesetzt sein.
3. Diese Einwirkungen müssen nach den Erkenntnissen der medizinischen Wissenschaft (herrschende Meinung, ÄSVB) generell geeignet sein, Krankheiten solcher Art zu verursachen (Einwirkungskausalität).
4. Der ursächliche Zusammenhang mit der gefährdenden Arbeit muss nach den Erkenntnissen medizinischer Wissenschaft (herrschende Meinung, ÄSVB) im konkreten Fall hinreichend wahrscheinlich sein (haftungsbegründende Kausalität).
5. Der „Ärztliche Sachverständigenbeirat Berufskrankheiten" hat eine entsprechende Empfehlung für die Bezeichnung einer neuen Berufskrankheit beschlossen.

2.8.1 Die bandscheibenbedingte Erkrankung des Berufsgeigers

Nicht als „Wie"-Berufskrankheit anerkannt wurden die bandscheibenbedingte Erkrankung der Halswirbelsäule und Veränderungen im Schulterbereich von zwei Berufsgeigern (BSG, Urteile vom 18.06.2013 – B 2 U 3/12 R und B 2 U 6/12 R). Diese Erkrankungen wurden im Zusammenhang mit der Schulter-Kinn-Zange gesehen, wie sie für das Geigenspiel typisch ist.

Die erforderliche sog „Gruppentypik" setzt jedoch voraus:

1. Eine ausreichende Zahl von Versicherten, die zu der „Gruppe" zu rechnen sind. Dies ließ sich bei ca. 4 100 Berufsgeigern in Deutschland bereits nicht begründen.
2. Ein für die „Gruppe" typisches Krankheitsbild (Bandscheibenbedingte Erkrankung im Bereich der Halswirbelsäule bzw. Veränderungen im Bereich der Schulter), das auf das Geigenspiel zurückzuführen ist. Dafür fehlen jedoch ausreichende statistische Erkenntnisse, die bei der geringen Zahl von Berufsgeigern auch nicht zu erwarten sind.
3. Den Ausschluss anderer – nicht beruflich bedingter – Krankheitsursachen, was unter Berücksichtigung dessen, dass es sich um „Volkskrankheiten" handelt und unter Berücksichtigung der geringen Zahl der Betroffenen nicht möglich ist.

Es reiche nicht aus, dass einzelne Ärzte, die sich intensiv mit Krankheitsbildern von Berufsmusikern befassen, einen Zusammenhang zwischen Geigenspiel und bandscheibenbedingter Erkrankung sowie Veränderungen im Bereich des betroffenen Schultergelenks bejahen würden.

„Die besonderen Beweisprobleme im Falle kleinerer Berufsgruppen seien der Entscheidung des Gesetzgebers für das verfassungsrechtlich nicht zu beanstandende Listensystem geschuldet. Dieser sei dem im Zusammenhang mit dem Unfallversicherungs-Einordnungsgesetz (UVEG) unterbreiteten Vorschlag, die Feststellung einer „Wie"-BK unter erleichterten Voraussetzungen zu ermöglichen, gerade nicht gefolgt (BSG, Urteil vom 18.06.2013 – B 2 U 3/12R)."

2.8.2 Die posttraumatische Belastungsstörung (PTBS) eines Entwicklungshelfers und eines Rettungssanitäters

Nicht als „Wie-Berufskrankheit anerkannt wurde die Posttraumatische Belastungsstörung eines Entwicklungshelfers (BSG, Urteil vom 20.07.2010 – B 2 U 19/09 R). Dieser war mehrfach in Krisengebieten eingesetzt. Er trug vor, er sei mit Erschießungen, Vergewaltigung, Krieg und schweren Verkehrsunfällen konfrontiert gewesen, was zu mehrfachen Traumatisierungen geführt habe.

Dazu das BSG:

„Für die Feststellung einer Wie-BK genügt es nicht, dass im Einzelfall berufsbedingte Einwirkungen die rechtlich wesentliche Ursache einer nicht in der BK-Liste bezeichneten Krankheit sind, denn die Regelung des § 9 (2) SGB VII beinhaltet keinen Auffangtatbestand und keine allgemeine Härteklausel. Vielmehr darf die Anerkennung einer Wie-BK nur erfolgen, wenn die Voraussetzungen für die Aufnahme der betreffenden Einwirkungs-Krankheits-Kombination in die Liste der BKen erfüllt sind, der Verordnungsgeber sie also als neue Listen-BK in die BKV einfügen dürfte, aber noch nicht tätig geworden ist."

Aus den Entscheidungsgründen ergibt sich, dass das BSG jedenfalls die besonderen Einwirkungen auf den Versicherten deutlich in Frage stellte. Es verwies darauf, dass der Versicherte nicht selbst *„von Einwirkungen betroffen war, sondern Einwirkungen auf Dritte beobachtete"*.

In Bezug auf die PTBS ist jedoch ein gewisses Umdenken erfolgt. Mit Urteil vom 22.06.2023 (B 2 U 11/20 R) hat das BSG der Klage eines Rettungssanitäters im Grundsatz stattgegeben, der von einem Zusammenhang zwischen dem Krankheitsbild und beruflichen Einwirkungen ausgeht. Die Vorinstanzen (SG Stuttgart, Urteil vom 08.11.2018 - S 1 U 1682/17; LSG Baden-Württemberg, Urteil vom 13.12.2019 - L 8 U 4271/18) haben die Klage abgewiesen, weil das Krankheitsbild keine Listenerkrankung ist und für eine „Wie"-BK jegliche Erkenntnisse des „Ärztlichen Sachverständigenbeirats Berufskrankheiten" fehlen würden, so dass nicht davon ausgegangen werden könne, dass das Krankheitsbild in absehbarer Zeit in die Berufskrankheitenliste aufgenommen werde.

Das Bundessozialgericht hat zu dieser Frage am 06.05.2021 verhandelt. Es vertagte den Rechtsstreit. Es holte ein Gutachten ein zu der Frage, ob bei Rettungssanitätern eine PTBS als Berufskrankheit anzuerkennen sei. Es geht darum, ob die fehlende Aufnahme in die Liste der Berufskrankheiten den normativen Ermessensspielraum der Bundesregierung, der ihr bei Aufnahme bestimmter Krankheiten in die Berufskrankheitenliste zusteht, übersteigt. Argumentiert wurde, dass entsprechende Forschungstätigkeiten des Sachverständigenbeirats auch vom Zufallsprinzip abhängig seien. Dadurch bedingte Entscheidungen sind jedoch mit einem fehlerfreien Ermessen nicht vereinbar. Das Gutachten befasste sich mit der Frage, ob die PTBS nach neuen Erkenntnissen der medizinischen Wissenschaft durch besondere Einwirkungen verursacht wird, denen die Rettungssanitäter durch ihre versicherte Tätigkeit in erheblich höherem Grade als die übrige Bevölkerung ausgesetzt sind, was dieses bejaht. Letztlich geht es um die Interpretation von § 9 (2) SGB VII, ob dieser nur das Intervall zwischen Beschluss des Sachverständigenbeirats über die Einführung einer neuen BK und der Änderung der Berufskrankheitenliste durch den Verordnungsgeber überbrücken soll, oder ob Voraussetzung für das gesamte Berufskrankheitenrecht und damit auch für die „Wie“-Berufskrankheiten ist, dass der Sachverständigenbeirat sich mit streitigen Fragen tatsächlich befassen muss, also einer entsprechenden Pflicht unterliegt und dies nicht dem Zufallsprinzip überlassen ist.

Das BSG hob mit Urteil vom 22.06.2023 das Urteil der Vorinstanz auf und wies den Rechtsstreit an das Landessozialgericht zurück, weil die festgestellten Tatsachen für eine abschließende Entscheidung nicht ausreichten. Es fehlen Feststellungen zu den individuellen Voraussetzungen einer tätigkeitsbedingten posttraumatischen Belastungsstörung als Wie-Berufskrankheit beim Kläger.

Diese Entscheidung ist insofern erstaunlich, weil die Kompetenz zur Bestimmung einer Erkrankung als Berufskrankheit vom Gesetzgeber in § 9 (1) SGB VII ausdrücklich der Bundesregierung mit Zustimmung des Bundesrates zugewiesen wurde.

Merke

Die „Wie“-Berufskrankheiten sind eine scheinbare Ausnahme vom Listenprinzip. Rechnung getragen wird lediglich der Tatsache, dass es mitunter Jahre dauert, bis eine Erkrankung vom Verordnungsgeber in die Berufskrankheitenliste aufgenommen wird, obwohl die Voraussetzungen dafür vorliegen. Folgende Voraussetzungen müssen erfüllt sein, damit eine konkrete Erkrankung als „Wie“-Berufskrankheit anerkannt werden kann:

1. Die Diagnose der Erkrankung muss sicher sein. Es muss also eine einheitliche Vorstellung (herrschende Meinung, belegt durch die „Wissenschaftliche Begründung“ des ÄSVB) zur Art der Erkrankung bestehen.
2. Eine bestimmte Personengruppe muss bei ihrer Arbeit in erheblich höherem Maße als der Bevölkerungsdurchschnitt besonderen Einwirkungen ausgesetzt sein.
3. Diese Einwirkungen müssen nach den Erkenntnissen der medizinischen Wissenschaft (herrschende Meinung, ÄSVB) generell geeignet sein, Krankheiten solcher Art zu verursachen.
4. Der ursächliche Zusammenhang mit der gefährdenden Arbeit muss im konkreten Fall wahrscheinlich sein (herrschende Meinung, ÄSVB).
5. Der „Ärztliche Sachverständigenbeirat Berufskrankheiten“ hat eine entsprechende Empfehlung für die Bezeichnung einer neuen Berufskrankheit beschlossen, wobei sein Handeln ermessensfehlerfrei sein muss.

2.9 Rückwirkung (§§ 9 (2 a), 218 b SGB VII; § 6 BKV)

§ 9 (2a) SGB VII regelt per Gesetz den Zeitpunkt für die Anerkennung einer Krankheit als Berufskrankheit, wenn diese bei Aufnahme in die Liste bereits manifest ist.
§ 9 (2a) SGB VII (in der Fassung ab dem 01.01.2021):

> *„Krankheiten, die bei Versicherten vor der Bezeichnung als Berufskrankheiten bereits entstanden waren, sind rückwirkend frühestens anzuerkennen*
> 1. *in den Fällen des Absatzes 1 als Berufskrankheit zu dem Zeitpunkt, in dem die Bezeichnung in Kraft getreten ist,*
> 2. *in den Fällen des Absatzes 2 wie eine Berufskrankheit zu dem Zeitpunkt, in dem die neuen Erkenntnisse der medizinischen Wissenschaft vorgelegen haben; hat der Ärztliche Sachverständigenbeirat Berufskrankheiten eine Empfehlung für die Bezeichnung einer neuen Berufskrankheit beschlossen, ist für die Anerkennung maßgebend der Tag der Beschlussfassung."*

§ 218b SGB VII „ Rückwirkende Anerkennung von Berufskrankheiten":

> *„Für die rückwirkende Anerkennung von Berufskrankheiten, die vor dem 1. Januar 2021 in der Verordnung nach § 9 (1) bezeichnet worden sind, gilt § 6 der Verordnung in der am 1. Januar 2021 geltenden Fassung."*

Bis zum 01.01.2021 war die Rückwirkung ausschließlich in § 6 BKV geregelt. Mit der gesetzlichen Regelung der Rückwirkung in § 9 (2a) und in § 218b SGB VII ist der Kritik, dass § 6 BKV nicht verfassungskonform sei, weil die Rückwirkung Grundvoraussetzung für einen Leistungsanspruch sei, der gesetzlich zu regeln sei, der Boden entzogen. Ursache der Kritik war Art. 80 (1) GG, der ausdrücklich ein Gesetz als Grundlage einer Verordnung verlangt.
Art. 80 (1) GG:

> *„Durch Gesetz können die Bundesregierung, ein Bundesminister oder die Landesregierungen ermächtigt werden, Rechtsverordnungen zu erlassen. Dabei müssen Inhalt, Zweck und Ausmaß der erteilten Ermächtigung im Gesetz bestimmt werden."*

Zur Rückwirkung folgender bis vor das Bundesverfassungsgericht (Beschluss vom 09.10.2000 – 1 BvR 791/95) getragene Fall, der zwar zu § 551 (1) Satz 2 RVO entschieden wurde, wobei diese Vorschrift aber insoweit § 9 SGB VII – in der Fassung bis zum 31.12.2021 – entsprach:

> *Der Versicherte war seit 1937 mit Unterbrechung durch den Kriegsdienst als Melker, später als Melkmeister auf einem landwirtschaftlichen Gut beschäftigt, wobei er schwere körperliche Arbeiten verrichten musste. Seit 1977 war er wegen Wirbelsäulenbeschwerden arbeitsunfähig krank.*

Zur BK Nr. 2108 enthält § 6 (6) BKV folgende Regelung: „…ist die Krankheit auf Antrag als Berufskrankheit anzuerkennen, wenn der Versicherungsfall nach dem 31. März 1988 eingetreten ist."

Beim o.g. Versicherten war – die weiteren Voraussetzungen der BK Nr. 2108 unterstellt – der Versicherungsfall 1977 eingetreten. Die Klage auf Anerkennung der bandscheiben-

bedingten Erkrankung als Berufskrankheit wurde unter Hinweis auf die Stichtagsregelung, die in Bezug auf Art. 3 GG (Gleichheitssatz) und Art. 80 GG (Ermächtigung zum Erlass von Rechtsverordnungen) wegen Verstoßes gegen das Grundgesetz angegriffen wurde, abgewiesen.
Dazu das BVerfG:

> *„Maßstab für die Bestimmung des maßgeblichen Zeitpunkts für die Anerkennung einer Krankheit als Berufskrankheit ist Art. 3 (1) GG. Es genügt den Anforderungen des Gleichheitssatzes, wenn der Verordnungsgeber den Stichtag für die Bestimmung der Entschädigungsfähigkeit sogenannter Altfälle an dem Zeitpunkt ausrichtet, zu dem nach seiner Einschätzung die entsprechenden wissenschaftlichen Erkenntnisse vorgelegen und Umsetzungsreife im Sinne der § 551 (1) Satz 2 RVO aufgewiesen haben.“*

Die Berufskrankheitenliste ist nicht abgeschlossen. Entsprechend den fortschreitenden ärztlich-wissenschaftlichen Erkenntnissen und den Änderungen des Arbeitsmarktes, insbesondere von Produktionsverfahren, sind neue Berufskrankheiten zu erwarten.

Zum Zeitpunkt der Aufnahme der Berufskrankheiten in die Berufskrankheitenliste liegen deren Ursachen und deren Manifestation nicht selten über einen längeren Zeitraum zurück. Dabei ist zu unterscheiden zwischen Berufskrankheiten, die vor dem 01.01.2015 kodifiziert wurden, die nach dem 01.01.2015 aber vor dem 01.01.2021 kodifiziert wurden, und Berufskrankheiten, die ab diesem Datum in die Berufskrankheitenliste aufgenommen wurden.

Für Berufskrankheiten, die vor dem 01.01.2015 in die Liste aufgenommen wurden, gilt die Regelung, dass rückwirkend ab dem Datum des Inkrafttretens der vorausgegangenen letzten Änderungsverordnung manifeste Krankheiten als Berufskrankheiten anerkannt werden können. Eine Anerkennung vor diesem Zeitpunkt ist nicht möglich. Eine Änderung der Rechtslage, insbesondere wenn ein Dritter die Lasten zu tragen hat, ist in aller Regel erst für die Zukunft möglich. Dennoch wurde diese Regelung, die eine Rückwirkung ab dem Datum des Inkrafttretens der jeweils letzten vorausgegangenen Änderungsverordnung mit dem Argument vorsieht, jedenfalls zu diesem Zeitpunkt hätten die Erkenntnisse noch nicht ausgereicht, um die Berufskrankheit in die Liste der Berufskrankheiten aufzunehmen, von der Rechtsprechung akzeptiert:

> *„Die Vorschrift will Unsicherheiten bei der Entscheidung über Entschädigungsanträge vermeiden, die sich daraus ergeben, dass bei länger zurückliegenden Versicherungsfällen die Versicherungsträger, wenn es um die Aufklärung des Sachverhalts und die Ursachenfeststellung geht, vor erhebliche, nicht selten unlösbare Probleme gestellt werden“ (BVerfG, Beschluss vom 23.06.2005 – 1 BvR 235/00).*

Für Berufskrankheiten, die ab dem 01.01.2015 und vor dem 01.01.2021 in die Liste aufgenommen wurden, gilt eine zeitlich unbegrenzte Anerkennung von in der Vergangenheit entstandenen Berufskrankheiten. Es betrifft die Nrn. 1319 (Larynxkarzinom), 2113 (Druckschädigung des Nervus medianus im Carpaltunnel), 2114 (Gefäßschädigung der Hand durch stoßartige Krafteinwirkung – Hypothenar-Hammer-Syndrom und Thenar-Hammer-Syndrom) und – letzte Änderung der BKV (01.08.2017) – die Nrn. 1320 (Chronisch-myeloische oder chronisch-lymphatische Leukämie durch 1,3-Butadien),

1321 (Schleimhautveränderungen, Krebs oder andere Neubildungen der Harnwege durch polyzyklische aromatische Kohlenwasserstoffe), 2115 (Fokale Dystonie als Erkrankung des zentralen Nervensystems bei Instrumentalmusikern), 4104 (Eierstockkrebs) und 4113 (Kehlkopfkrebs), wobei nach § 6 (8) Satz 2 BKV rückwirkend längstens für einen Zeitraum von 4 Jahren ab Stellung des Antrags durch die versicherte Person Leistungen erfolgen.

Am 01.08.2021 trat die Fünfte Verordnung zur Änderung der Berufskrankheiten-Verordnung (BKV) vom 29. Juni 2021 (BGBl. I S. 2245) in Kraft. Die Berufskrankheitenliste wurde u. a. um die Nr. 2116 („Coxarthrose") erweitert. Berufskrankheiten, die vor Aufnahme in die Berufskrankheitenliste bzw. vor entsprechender Beschlussfassung durch den Sachverständigenbeirat manifest waren, sind rückwirkend unbegrenzt anzuerkennen, jedoch erst mit Wirkung ab Aufnahme in die Berufskrankheitenliste oder dem Beschluss des Sachverständigenbeirats zur „Wie"-Berufskrankheit (§ 9 (2a) SGB VII). Erst ab diesem Zeitpunkt fließen Leistungen des Versicherungsträgers.

Merke
Die Anerkennung einer Berufskrankheit ist, insbesondere da ein Dritter (Arbeitgeber) die Lasten zu tragen hat, in aller Regel erst für die Zukunft möglich. Dennoch sieht § 6 BKV Rückwirkungsbestimmungen vor.

2.10 Merkblätter, Wissenschaftliche Empfehlungen (Begründungen, Stellungnahmen)

Bis zum Schreiben des Bundesministeriums für Arbeit und Soziales vom 29.04.2010 an die DGUV wurde zu jeder Berufskrankheit ein *Merkblatt* verfasst. Dies ist mit diesem Schreiben jedoch eingestellt worden. Dazu heißt es in diesem Schreiben:

> *„In den letzten Jahren haben die Merkblätter zunehmend Bedeutung für das berufskrankheitsrechtliche Anerkennungsverfahren erlangt, obwohl ihnen keine Rechtsverbindlichkeit zukam und zukommen sollte. Weder sind sie eine verbindliche Interpretation des Willens des Verordnungsgebers im Sinne einer amtlichen Begründung zu den einzelnen Berufskrankheiten noch ein antizipiertes Sachverständigengutachten. Ihre Bedeutung erschöpft sich in der Existenz als eine von mehreren Erkenntnisquellen für die Feststellung des aktuellen wissenschaftlichen Erkenntnisstandes, allerdings nur, sofern sie zeitnah erstellt sind."*

Ausgehend von den Informationen im Schreiben an die DGUV vom 29.04.2010 werden Berufskrankheiten ab diesem Zeitpunkt nunmehr wie folgt wissenschaftlich begleitet:

- Wie bisher erarbeitet der „Ärztliche Sachverständigenbeirat Berufskrankheiten" Wissenschaftliche Empfehlungen für die Aufnahme einer Berufskrankheit in die Berufskrankheitenliste oder für deren Neufassung.
- In diese Empfehlung wird ein neuer Abschnitt mit Hinweisen an den anzeigenden Arzt/Zahnarzt über potenzielle Gefahrenquellen sowie Diagnosestellung und Diagnoseverfahren aufgenommen.

- Hat sich der medizinische Erkenntnisstand zu einer Berufskrankheit geändert, ohne dass deren Text geändert werden müsste, so beschließt der Sachverständigenbeirat einen Zusatz (*Addendum*) bzw. eine Wissenschaftliche Stellungnahme/Begründung.

„Den Merkblättern kommt zwar keine rechtliche Verbindlichkeit zu, sie sind jedoch als Interpretationshilfe und zur Ermittlung des aktuellen medizinisch-wissenschaftlichen Erkenntnisstands heranzuziehen“ (BSG, Urteil vom 23.04.2015 – B 2 U 20/14 R).

Die Merkblätter können also den Wortlaut der Berufskrankheiten nicht überstimmen. So fragt sich, ob es dem Wortlaut der BK Nr. 2108 „extreme Rumpfbeugehaltung“ entspricht, wenn es in dem aktuellen Merkblatt heißt: *„Beugung des Oberkörpers aus der aufrechten Körperhaltung um ca. 90°...“.*

Der Sachverständigenbeirat besteht aus 16 stimmberechtigten Mitgliedern – ohne Ausnahme Arbeitsmediziner. Aufgabe des Beirats ist es, *„den neuesten wissenschaftlichen Erkenntnisstand zu Berufskrankheiten zu sichten und zu bewerten“.* Ob z.B. die „Wissenschaftliche Stellungnahme“ zur BK Nr. 2109 vom 31.01.2017, die auf Basis von Recherchen alter Berufskrankheitenermittlungen in der DDR im Zuständigkeitsbereich der Arbeitshygieneinspektion in Berlin bei Beschäftigten, die in den 1950er und 1960er Jahren unter anderem auch beim Fleischkombinat Berlin beschäftigt waren, erfolgte, wirklich den „neuesten wissenschaftlichen Erkenntnisstand“ wiedergibt, darf bezweifelt werden, zumal allein schon die Zahl dieser Berufskrankheit so verschwindend klein ist, dass es merkwürdig anmutet, dass über 20 Jahre nach deren Kodifikation „neue Erkenntnisse“ aus einer Zeit aus der Mitte des 20. Jahrhunderts gewonnen wurden, wobei die zur Diskussion stehenden beruflichen Belastungen – Tragen von Schweinehälften und Kohlesäcken – seit langem nicht mehr zum Allgemeinen Arbeitsmarkt gehören.

Merke

Zu jeder Berufskrankheit gibt es ein Merkblatt, wobei ab 2010 „Wissenschaftliche Empfehlungen“ bzw. Begründungen/Stellungnahmen die sog. Merkblätter ersetzen. *„Den Merkblättern kommt zwar keine rechtliche Verbindlichkeit zu, sie sind jedoch als Interpretationshilfe und zur Ermittlung des aktuellen medizinisch-wissenschaftlichen Erkenntnisstands heranzuziehen“* (BSG, Urteil vom 23.04.2015 – B 2 U 20/14 R).

2.11 Voraussetzungen für die individuelle Anerkennung als Berufskrankheit

Folgende Voraussetzungen müssen erfüllt sein, damit eine Erkrankung als Berufskrankheit – auch als „Wie“-Berufskrankheit – anerkannt werden kann (Brandenburg 2018, Spellbrink 2015):

1. Die Verrichtung einer grundsätzlich versicherten Tätigkeit mit einer im Rahmen einer Berufskrankheit oder „Wie“-Berufskrankheit beschriebenen Belastung *(sachlicher Zusammenhang)*,

2. dadurch bedingte Einwirkung von Belastungen, Schadstoffen oder Ähnlichem auf den Körper eines Versicherten, der zu einer bestimmten Personengruppe gehört, die in erheblich höherem Maß der Einwirkung ausgesetzt ist als die übrige Bevölkerung *(Einwirkungskausalität),*
3. dadurch bedingte als Berufskrankheit oder „Wie"-Berufskrankheit versicherte Krankheit *(haftungsbegründende Kausalität).*

Das Bundessozialgericht hat folgende – inhaltlich gleiche – Schritte zur Prüfung der Kausalität vorgegeben (→ *Tab. 2.2;* Becker 2010):

Tab. 2.2: Schritte zur Prüfung der Kausalität

Versicherte/Versicherter	
↓	Innerer/sachlicher Zusammenhang zwischen versicherter Tätigkeit und als BK versicherter Exposition
Erfüllung der arbeitstechnischen Voraussetzungen	
↓	Einwirkungskausalität zwischen als BK (Listenerkrankung) versicherter Exposition und Einwirkung auf den Körper
Als BK versicherter Gesundheitsschaden	
↓	Haftungsbegründende Kausalität zwischen als BK versicherter belastender Exposition und Gesundheitsschaden
Berufskrankheit	

Das bedeutet (modif. nach dem Urteil des Hessischen LSG vom 07.05.2012 – L 9 U 211/09):

1. Die als belastend im Rahmen einer Listenberufskrankheit aufgeführte Tätigkeit muss Teil der versicherten Tätigkeit sein (Vollbeweis).
2. Die arbeitstechnischen Voraussetzungen, die besondere Einwirkung der Listenberufskrankheit, die versicherte Exposition, sind erfüllt (Vollbeweis).
3. Die versicherte Exposition muss auf den Körper einwirken; von ihr muss eine Gefährdung ausgehen (Einwirkungskausalität, hinreichende Wahrscheinlichkeit). Die Einwirkungskausalität, also die von der versicherten Exposition ausgehende Gefährdung, wird aber vermutet, wenn sich keine konkurrierenden Ursachen sichern lassen. Der Prüfungsschritt 6., die Frage nach den konkurrierenden Ursachen, hat insoweit Auswirkungen auf die Einwirkungskausalität.
4. Ein als Berufskrankheit benannter Gesundheitsschaden ist gesichert (Vollbeweis).
5. Der Kausalzusammenhang zwischen versicherter Exposition und Gesundheitsschaden lässt sich begründen (Haftungsbegründende Kausalität, hinreichende Wahrscheinlichkeit). Zu diesem Punkt wirkt keine Vermutung, auch wenn keine konkurrierenden Ursachen benannt werden können.
6. Zu sichern sind dann jedoch – als weiterer Prüfungsschritt – konkurrierende Ursachen (Vollbeweis). Kommt diesen im Vergleich zu den Ursachen aus dem versicherten Bereich eine überragende Bedeutung zu, so dass deren Einwirkungskausalität nicht mehr zu begründen ist, ist die Berufskrankheit zu verneinen.
7. Zum 01.01.2021 entfiel der Unterlassungszwang, der bis zu diesem Zeitpunkt Anerkennungsvoraussetzung für 9 Berufskrankheiten war. *(→ Abschn. 2.12).*

Das Ergebnis ist die Feststellung oder Verneinung einer Berufskrankheit.

Die Tatbestandsmerkmale „versicherte Tätigkeit", „Verrichtung", „Einwirkung" und „Krankheit", also alle Tatsachen, müssen im Sinne des Vollbeweises, also mit an Gewissheit grenzender Wahrscheinlichkeit, vorliegen. Für die nach der Theorie der wesentlichen Bedingung zu beurteilenden Ursachenzusammenhänge genügt die hinreichende Wahrscheinlichkeit, nicht allerdings die bloße Möglichkeit (BSG, Urteil vom 02.04.2009 – B 2 U 7/08 R).

Zu 1. Die Einwirkung muss eine versicherte Person treffen (sachlicher Zusammenhang). Als Beispiel wird stets die Asbesterkrankung der Ehefrau eines Versicherten benannt, die die asbestbehaftete Kleidung ihres Ehemannes reinigt und die an einer Asbeststaublungenerkrankung (BK Nr. 4103) erkrankt. Die Erkrankung der Ehefrau war/ist nicht als Berufskrankheit versichert. Denn die Ehefrau gehört nicht zur versicherten Personengruppe. Die Einwirkung von Asbeststaub war nicht Teil der versicherten Tätigkeit.

Zu 2. Erfüllt sein müssen die arbeitstechnischen Voraussetzungen, die „besondere Einwirkung". Eine qualitativ höhere Gefährdung setzt z.B. die Berufskrankheit Nr. 3101 voraus: *„Infektionskrankheiten, wenn der Versicherte im Gesundheitsdienst, in der Wohlfahrtspflege oder in einem Laboratorium tätig oder durch eine andere Tätigkeit der Infektionsgefahr in ähnlichem Maße besonders ausgesetzt war."*

Die Versicherte war seit 1995 als Altenpflegerin in einem „Altenzentrum" beschäftigt. Zu ihren Aufgaben gehörte das Waschen, Baden, Rasieren der Pflegebedürftigen, das Wechseln von Katheterbeuteln, Wundbehandlungen und Bluttests. Sie hatte außerdem Insulininjektionen verabreicht. 1999 wurde bei ihr die Infektion mit dem Hepatitis C-Virus gesichert.
Verneint wurde der von der Klägerin zu führende Vollbeweis der „besonderen Einwirkungen" i.S. einer besonders erhöhten Infektionsgefahr. In Altenpflegeheimen sei die Ansteckungsgefahr nicht gegenüber dem allgemeinen Lebensrisiko messbar erhöht. Die Klage wurde also abgewiesen. Verneint wurde der innere/sachliche Zusammenhang zwischen versicherter Tätigkeit und als BK versicherter Exposition (BSG, Urteil vom 15.09.2011 – B 2 U 22/10 R).

Gesichert werden die beruflichen (arbeitstechnischen) Voraussetzungen durch den Präventionsdienst. Dies ist nicht Aufgabe des ärztlichen Gutachters, der dazu nicht sachverständig ist.

Zu 3. Die „besondere Einwirkung" muss auf den Körper des Versicherten einwirken. Es muss zu einer Gefährdung kommen, die das Risiko beinhaltet, dass sich die Listenerkrankung manifestiert. Diese Frage, ob also von den gesicherten Einwirkungen eine Gefährdung ausgeht, unterliegt der Beurteilung durch den ärztlichen Sachverständigen, wie im Übrigen alle Prüfungsschritte ab dieser Stufe.

Zu 4. Eine Listenerkrankung ist gesichert. Zu sichern ist also z.B. eine bandscheibenbedingte Erkrankung (BK Nr. 2108). Klagt der Versicherte demgegenüber zwar über Rückenschmerzen, lässt sich deren morphologisches Substrat jedoch nicht sichern, scheitert die Prüfung einer Berufskrankheit am Krankheitsbild.
Krankheit setzt nicht – anders als in der Krankenversicherung – Behandlungsbedürftigkeit oder Arbeitsunfähigkeit voraus. Erforderlich ist – bezogen auf durch mechanische Einwirkungen bedingte Erkrankungen – ein regelwidriger körperlicher Zustand.

Zu 5. Die Listenerkrankung beruht auf der besonderen Einwirkung. Sind z.B. bandscheibenbedingte Veränderungen Folge einer Drehverbiegung (Skoliose) der Wirbelsäule, liegt der Belastungszusammenhang nicht vor.

Nicht erforderlich ist jedoch, dass der berufsbedingten Erkrankung Schäden nachfolgen, dass also z.B. ein Meniskusschaden (BK Nr. 2102) zu Funktionseinbußen im Bereich des Kniegelenks führt. Sind die Voraussetzungen einer Berufskrankheit erfüllt, ohne dass Funktionseinbußen vorliegen, ist zwar der Versicherungsfall, nicht aber der Leistungsfall zu bejahen.

Merke

Die Anerkennung einer Berufskrankheit im Einzelfall ist an folgende Voraussetzungen gebunden:

1. Die als belastend im Rahmen einer Listenberufskrankheit aufgeführte Tätigkeit muss Teil der versicherten Tätigkeit sein (Vollbeweis).
2. Die arbeitstechnischen Voraussetzungen, die besondere Einwirkung der Listenberufskrankheit, die versicherte Exposition, sind erfüllt (Vollbeweis).
3. Die versicherte Exposition muss auf den Körper einwirken, von ihr muss eine Gefährdung ausgehen (Einwirkungskausalität, hinreichende Wahrscheinlichkeit).
4. Ein als Berufskrankheit benannter Gesundheitsschaden ist gesichert (Vollbeweis).
5. Der Kausalzusammenhang zwischen versicherter Exposition und Gesundheitsschaden lässt sich begründen (Haftungsbegründende Kausalität, hinreichende Wahrscheinlichkeit).

2.12 Mitwirkungspflichten

Fünf der „mechanischen" Berufskrankheiten (Nr. 2101, Nr. 2104, Nr. 2108, Nr. 2109 und Nr. 2110), neun der Berufskrankheiten insgesamt, setzten bis zum 31.12.2020 als weitere Tatbestandsvoraussetzung die *„Unterlassung"* der als ursächlich für die Erkrankung zu diskutierenden Tätigkeiten voraus.
§ 9 (4) SGB VII (alte Fassung, gültig bis zum 31.12.2020):

> *„Setzt die Anerkennung einer Krankheit als Berufskrankheit die Unterlassung aller Tätigkeiten voraus, die für die Entstehung, die Verschlimmerung oder das Wiederaufleben der Krankheit ursächlich waren oder sein können, haben die Unfallversicherungsträger vor Unterlassung einer noch verrichteten gefährdenden Tätigkeit darüber zu entscheiden, ob die übrigen Voraussetzungen für die Anerkennung einer Berufskrankheit erfüllt sind."*

Erstmals eingeführt wurde der Unterlassungszwang durch die „Dritte Verordnung über die Ausdehnung der Unfallversicherung auf Berufskrankheiten" vom 16.12.1936. Die in dieser Verordnung kodifizierten Berufskrankheiten der Haut (Nr. 15) setzten voraus:

> *„Schwere oder wiederholt rückfällige berufliche Hauterkrankungen, die zum Wechsel des Berufs oder zur Aufgabe jeder Erwerbsarbeit zwingen."*

Voraussetzung für die Anerkennung als Berufskrankheit waren also einerseits die Schwere der beruflich verursachten Hauterkrankung und die Chronizität – angezeigt durch den Zwang zur Aufgabe der schadensursächlichen Tätigkeit und andererseits der Zwang zur Berufsaufgabe oder zur Aufgabe jeder Erwerbsarbeit. Dies führte zu einer Benachteiligung ungelernter Arbeiter ohne Beruf – darunter wurden nur Tätigkeiten nach entsprechender Ausbildung verstanden –, bei denen Anerkennungsvoraussetzung ausschließlich die Aufgabe der Erwerbsarbeit war, also nicht der Berufswechsel. Dem lag wohl die Vorstellung zu Grunde, dass ungelernten Arbeitern kein Schaden entstehen würde, wenn sie die krankmachende Tätigkeit aufgeben müssten und zu einer anderen Tätigkeit wechseln würden. Nicht bedacht wurden aber die Fragen, ob ein Tätigkeitswechsel – ausgehend von den Voraussetzungen auf dem Allgemeinen Arbeitsmarkt – möglich sein würde, ob die Verdienstmöglichkeit entsprechend sein würde und ob ein berufskrankheitsbedingter Gesundheitsschaden verbleiben würde, der – abgesehen vom Unterlassungstatbestand – eine MdE begründen würde.

Eine grundlegende Änderung erfuhr der Unterlassungstatbestand durch die „Verordnung zur Änderung der 7. Berufskrankheiten-Verordnung" vom 08.12.1976, der nunmehr wie folgt gefasst wurde:

„…die zur Unterlassung aller Tätigkeiten gezwungen haben, die für die Entstehung, die Verschlimmerung oder das Wiederaufleben der Krankheit ursächlich waren oder sein können."

Abgestellt wurde also nur noch auf die tatsächlich erfolgte Aufgabe der schädigenden Tätigkeit. Nicht erforderlich war, dass die Aufgabe der gefährdenden Tätigkeit erfolgte, weil eine Berufskrankheit drohte. Entscheidend war nur, dass sie tatsächlich aufgegeben wurde, wobei es auf das Motiv des Versicherten nicht ankam.

Gesetzesrang erhielt der Unterlassungszwang mit Wirkung ab dem 01.01.1997 (§ 9 (4) SGB VII).

Der Unterlassungszwang sollte drei Funktionen erfüllen. Er sollte einerseits ein „typisiertes Kausalitätsanzeichen" sein. Dadurch sollten die Fälle des Schadensbildes, die ihre Ursache nicht in der versicherten Tätigkeit hatten, als Berufskrankheit ausgegrenzt werden (BSG, Urteil vom 23.03.1999 – B 2 U 12/98 R), und er sollte Bagatellfälle von der Anerkennung als Berufskrankheiten ausnehmen. Der Unterlassungszwang verfolgte aber drittens vor allem präventive Ziele, insbesondere die Verhütung des Wiederauftretens von Beschwerden und die Verschlimmerung der durch die versicherte Tätigkeit verursachten Krankheit.

Seit dem 01.01.2021 hat § 9 (4) SGB VII jetzt folgende Fassung:

„(4) Besteht für Versicherte, bei denen eine Berufskrankheit anerkannt wurde, die Gefahr, dass bei der Fortsetzung der versicherten Tätigkeit die Krankheit wiederauflebt oder sich verschlimmert und lässt sich diese Gefahr nicht durch andere geeignete Mittel beseitigen, haben die Unfallversicherungsträger darauf hinzuwirken, dass die Versicherten die gefährdende Tätigkeit unterlassen. Die Versicherten sind von den Unfallversicherungsträgern über die mit der Tätigkeit verbundenen Gefahren und mögliche Schutzmaßnahmen umfassend aufzuklären. Zur Verhütung einer Gefahr nach Satz 1 sind die Versicherten verpflichtet, an individualpräventi-

ven Maßnahmen der Unfallversicherungsträger teilzunehmen und an Maßnahmen zur Verhaltensprävention mitzuwirken; die §§ 60 bis 65a des Ersten Buches gelten entsprechend. Pflichten der Unternehmer und Versicherten nach dem Zweiten Kapitel und nach arbeitsschutzrechtlichen Vorschriften bleiben hiervon unberührt. Kommen Versicherte ihrer Teilnahme- oder Mitwirkungspflicht nach Satz 3 nicht nach, können die Unfallversicherungsträger Leistungen zur Teilhabe am Arbeitsleben oder die Leistung einer danach erstmals festzusetzenden Rente wegen Minderung der Erwerbsfähigkeit oder den Anteil einer Rente, der auf eine danach eingetretene wesentliche Änderung im Sinne des § 73 Absatz 3 zurückgeht, bis zur Nachholung der Teilnahme oder Mitwirkung ganz oder teilweise versagen. Dies setzt voraus, dass infolge der fehlenden Teilnahme oder Mitwirkung der Versicherten die Teilhabeleistungen erforderlich geworden sind oder die Erwerbsminderung oder die wesentliche Änderung eingetreten ist; § 66 Absatz 3 und § 67 des Ersten Buches gelten entsprechend."

Die Aufgabe der krankheitsursächlichen Tätigkeit ist also nicht mehr Voraussetzung für die Anerkennung als Berufskrankheit. Damit entfällt die Rolle als „typisiertes Kausalitätsanzeichen". Die beiden anderen mit dem Unterlassungszwang verfolgten Ziele sind jedoch erreichbar. Dies sind der Ausschluss von Bagatellkrankheiten und die Prävention.

Das erste völlig berechtige Ziel wurde durch Neuformulierung der betroffenen Berufskrankheiten erreicht. So wurde aus der BK Nr. 2101 alter Fassung:

„Erkrankungen der Sehnenscheiden oder des Sehnengleitgewebes sowie der Sehnen- oder Muskelansätze, die zur Unterlassung aller Tätigkeiten gezwungen haben, die für die Entstehung, die Verschlimmerung oder das Wiederaufleben der Krankheit ursächlich waren oder sein können"

die neue Fassung der BK Nr. 2101 ab 01.01.2021:

„Schwere oder wiederholt rückfällige Erkrankungen der Sehnenscheiden oder des Sehnengleitgewebes sowie der Sehnen- oder Muskelansätze."

Das zweite Ziel, das durch den Unterlassungszwang sehr klar geregelt war und einfach zu überwachen war, fordert nunmehr vor allem den Betriebsarzt. Der Wegfall des Unterlassungszwangs führt jetzt dazu, dass trotz Nachweises der Kausalität zwischen versicherter Tätigkeit und Erkrankung die Tätigkeit fortgesetzt werden kann. Dies ist durch gemeinsames Bemühen von Arbeitnehmer und Versicherungsträger zu ermöglichen. Voraussetzungen sind:

- Frühzeitige Meldung von gefährdenden Arbeitsplätzen und gefährdeten Arbeitnehmern
- Vermeidung von Verschlimmerungen
- Verhaltensprävention

Erforderlich ist also eine individuelle Beratung der Versicherten und der Betriebe. Zu berücksichtigen sind die konkreten Arbeitsbedingungen. Fehlt es an der entsprechenden Mitarbeit des Arbeitnehmers, entfallen Leistungen des Versicherungsträgers, die durch die fehlende Mitarbeit verursacht wurden (§ 9 (4) Satz 5 und 6 SGB VII).

Die Änderung des § 9 (4) SGB VII zum 01.01.2021 hat dazu geführt, dass in allen Fällen, die während der Geltung dieses Paragraphen, also vom 01.01.1997 bis 31.12.2020, eine Berufskrankheit nur deshalb abgelehnt wurde, weil die als ursächlich zu diskutierende Tätigkeit nicht unterlassen wurde, eine Überprüfung der Entscheidung des Versicherungsträgers zu erfolgen hat (§ 218 SGB VII in Verbindung mit § 12 BKV). Der Zeitpunkt 01.01.1997 folgt daraus, dass ab diesem Zeitpunkt die Berufsgenossenschaften zunächst darüber zu entscheiden hatten, ob die Voraussetzungen der zur Diskussion stehenden Berufskrankheit im Übrigen erfüllt waren und erst dann die Ablehnung wegen Verstoßes gegen den Unterlassungszwang erfolgen konnte. In diesen Fällen sind also die Anerkennungsvoraussetzungen gegeben.

Leistungen werden jedoch erst ab dem 01.01.2021 gewährt, ab dem Zeitpunkt, zu dem die Anerkennungsvoraussetzungen vorliegen.

Merke
Der Unterlassungszwang diente vor allem der Prävention. Durch Änderung des § 9 (4) SGB VII zum 01.01.2021 wurde er ersetzt durch Mitwirkungspflichten, die das gleiche Ziel bei Einsatz milderer Mittel anstreben.

2.13 Beweisanforderungen

Die für eine Berufskrankheit ursächliche *versicherte Tätigkeit*, der sachliche Zusammenhang mit der vom Versicherten tatsächlich ausgeübten Tätigkeit, und der als Berufskrankheit zu diskutierende *Gesundheitsschaden* (*→ 2.11;* Punkte 1., 2. und 4. des Prüfschemas) sind Tatsachen, die im Vollbeweis gesichert sein müssen.

Die *Einwirkungskausalität* und die *haftungsbegründende Kausalität* (*→ 2.11;* Punkte 3. und 5. des Prüfschemas) betreffen demgegenüber – wie bereits die Bezeichnung sagt – die Kausalität, die nach der Kausalitätslehre der wesentlichen Bedingung zu beurteilen ist. Die Einwirkungskausalität, die Gefährdung der Gesundheit durch die versicherte Exposition, und die haftungsbegründende Kausalität, die Verursachung des als Berufskrankheit versicherten Gesundheitsschadens durch die versicherte Exposition, sind also mit hinreichender Wahrscheinlichkeit zu sichern.

Kann der Vollbeweis bzw. die wesentliche Teilursächlichkeit den vorliegenden Fakten bzw. Erkenntnissen nicht entnommen werden, gehen die Beweisnachteile zu Lasten des Versicherten (*objektive Beweislast*). Der Beweis einer Berufskrankheit ist nicht erbracht.

Die Ermittlung der beruflichen Belastung, festzustellen im Vollbeweis, obliegt dem *Präventionsdienst* der Berufsgenossenschaften/Unfallkassen. Trotz eines umfassenden Datenbestandes zu einzelnen Berufsgruppen bestehen nach wie vor erhebliche Unsicherheiten, da es sich um Zeiträume in der Vergangenheit handelt. Die Angaben der Versicherten sind eine kaum geeignete Grundlage (Glitsch u. Ditchen 2015). § 9 (3a) SGB VII hat die Ermittlungspflichten der Träger der Gesetzlichen Unfallversicherung wie folgt konkretisiert und ihre Durchführung auf eine gesetzliche Grundlage gestellt:

1. Zu berücksichtigen sind Erkenntnisse an vergleichbaren Arbeitsplätzen, insbesondere, wenn der Arbeitsplatz nicht mehr vorhanden ist.

2. Zu erstellen sind tätigkeitsbezogene Expositionskataster auf der Grundlage von
   - systematischen Erhebungen
   - Ermittlungen in Einzelfällen
   - Forschungsvorhaben
   - Erhebungen an vergleichbaren Arbeitsplätzen.

Der Kausalzusammenhang wobei die Kausalitätstheorie der wesentlichen Bedingung maßgeblich ist, wird erbracht in der ersten Stufe, der naturwissenschaftlich-medizinischen Kausalität (conditio sine qua non, objektive Verursachung), durch ein Sachverständigengutachten. In der zweiten Stufe, der Wesentlichkeit der zur Diskussion stehenden Einwirkung, liegt die Zuständigkeit beim Versicherungsträger/Gericht, wobei diese sich der Unterstützung durch den Sachverständigen auch in dieser Stufe bedienen können. Das „Sagen" hat jedoch zur zweiten Stufe der Versicherungsträger/das Gericht. Die erste Stufe beinhaltet eine reine Tatsachenfeststellung, die zweite Stufe eine rechtliche Wertung. Dass die Ursache aus dem versicherten Bereich wesentlich sein muss, bedeutet nicht, dass auch andere konkurrierende Ursachen mitursächlich für die Berufskrankheit sind. Erforderlich ist aber, dass den nicht versicherten, konkurrierenden Ursachen keine überragende Bedeutung für die Berufskrankheit zukommt.

Die Beurteilung hat sich auf beiden Stufen nach der herrschenden Meinung zu richten, also nach dem einschlägigen aktuellen Erfahrungswissen. Dieses ist auf beiden Stufen der Beweisführung, soweit erforderlich, mit Hilfe eines Sachverständigen zu ermitteln. Zu beachten sind z.B. die aktuellen Leitlinien, Empfehlungen des Sachverständigenbeirats und – bezogen auf die Berufskrankheiten „Wirbelsäule" – die Konsensempfehlungen (→ *Kap. 11.13*), zur Berufskrankheit „Gonarthrose" die Begutachtungsempfehlung der Konsensusarbeitsgruppe der DGUV aus dem Jahre 2014 und zur Berufskrankheit „Koxarthrose" die „Konsensempfehlungen" des FGIMB *(→ Kap. 18.11)*.

Konkurrierende Ursachen sind grundsätzlich erst zu prüfen, wenn die erste Beweiskette steht, wenn also die rechtlich wesentliche Verursachung aus dem versicherten Bereich hinreichend wahrscheinlich ist. Können die konkurrierenden Ursachen oder ihr Ursachenbeitrag nicht geklärt werden, trifft die objektive Beweislast den Versicherungsträger.

Wann kann ein Beweisantrag abgelehnt werden? Im Sozialrecht gilt das Amtsermittlungsprinzip. Der Sachverhalt ist also grundsätzlich von Amts wegen zu ermitteln und aufzuklären. Das BSG (Urteil vom 31.08.2017 – B 2 U 76/17 B) setzte sich vor diesem Hintergrund, bezogen auf die Berufskrankheit Nr. 2106, mit der grundsätzlichen Frage auseinander, wann das Gericht seiner Sachaufklärungspflicht (§ 103 SGG) genügt und dennoch einen Beweisantrag – dessen bedurfte es eigentlich nicht – ablehnen darf:

> *„Einen Beweisantrag darf es nur dann ablehnen, wenn es aus seiner rechtlichen Sicht auf die ungeklärte Tatsache nicht ankommt, wenn diese Tatsache (zugunsten des Beweisführenden) als wahr unterstellt werden kann, wenn das Beweismittel unzulässig, völlig ungeeignet oder unerreichbar ist, wenn die behauptete Tatsache oder ihr Fehlen bereits erwiesen oder wenn die Beweiserhebung wegen Offenkundigkeit überflüssig ist."*

Abgelehnt worden war die Einholung eines neurologischen Gutachtens mit dem Hinweis darauf, dass in einem anderen Verwaltungsverfahren zur BK Nr. 2104 bereits ein neurologisches Gutachten eingeholt worden sei. Dazu wies das BSG zutreffend darauf hin, dass eine „Druckschädigung der Nerven“ ein anderes Krankheitsbild betrifft als eine Durchblutungsstörung der Hände. Mit dieser Begründung war der Beweisantrag nicht abzulehnen.

Die Frage, wann ein Beweisantrag abgelehnt werden kann, betrifft vor allem Anträge auf Einholung eines Gutachtens nach § 109 SGG:

> *„(1) Auf Antrag des Versicherten, des behinderten Menschen, des Versorgungsberechtigten oder Hinterbliebenen muss ein bestimmter Arzt gutachtlich gehört werden.“*

Auch diese können unter den genannten Voraussetzungen abgelehnt werden.

2.13.1 Beweisvermutung des § 9 (3) SGB VII

Nach § 9 (3) SGB VII greift unter bestimmten Bedingungen die Vermutung der Kausalität zwischen Einwirkung und Erkrankung, wenn keine „Anhaltspunkte für eine Verursachung außerhalb der versicherten Tätigkeit“ „festgestellt“ werden können. Diese Kausalitätsvermutung bezieht sich nicht auf die versicherte Einwirkung, die Gefährdung des Versicherten. Sie bezieht sich auch nicht auf die versicherte Erkrankung. Für diese beiden Voraussetzungen einer Berufskrankheit ist der Vollbeweis erforderlich. Es handelt sich um Tatsachen, die ausnahmslos im Rechtsbereich der Gesetzlichen Unfallversicherung dem Vollbeweis unterliegen. Die Vermutung erstreckt sich ausschließlich auf die Kausalität, den Zusammenhang zwischen versicherter Gefährdung und Erkrankung.

Die Vermutung gilt jedoch nur insoweit, als „Anhaltspunkte für eine Verursachung außerhalb der versicherten Tätigkeit“ nicht festgestellt werden können. Die „mechanischen Einwirkungen“, die als Ursache der Berufskrankheiten zu diskutieren sind, die mit den Zahlen 21 beginnen und die nachfolgend besprochen werden, kommen jedoch auch außerhalb versicherter Tätigkeit vor. Auch insofern lässt sich also eine Gefährdung begründen. Die Ursachen der versicherten Erkrankungen sind zudem nicht monokausal. An einer bandscheibenbedingten Erkrankung (BK Nrn. 2108/2109/2110) erkranken z.B. zahlreiche Personen, die nicht langjährig schwere Lasten gehoben oder getragen haben, nicht in extremer Rumpfbeugehaltung gearbeitet haben (BK Nr. 2108) und keine schweren Lasten auf der Schulter getragen haben (BK Nr. 2109). Es handelt sich um Volkskrankheiten, die nur deshalb als Berufskrankheit kodifiziert werden konnten, weil sie im als gefährdet versicherten Kollektiv besonders häufig vorkommen. Dies schließt aber ein, dass unter den versicherten Personen, die die beruflichen Voraussetzungen der BK „Wirbelsäule“ erfüllen, auch solche vorhanden sind, deren bandscheibenbedingte Erkrankung allein anlagebedingt ist und nicht Folge der versicherten Tätigkeit. Dann kann die Beweisvermutung des § 9 (3) SGB VII nicht greifen. Der Kausalzusammenhang zwischen versicherter Tätigkeit und Erkrankung muss also hinreichend wahrscheinlich sein. Gelingt dies nicht, gehen Beweisnachteile (objektive Beweislast) zu Lasten des Versicherten.

Merke
Die Beweisanforderungen entsprechen den allgemeinen Grundsätzen des Sozialrechts. Tatsachen sind im Vollbeweis zu sichern, Kausalzusammenhänge mit hinreichender Wahrscheinlichkeit. Für die „mechanischen" Berufskrankheiten kommt es nicht zu Beweiserleichterungen (§ 9 (3) SGB VII). Jedoch wurden durch § 9 (3a) SBG VII die Ermittlungspflichten und -rechte breiter aufgestellt.

2.14 Leistungen bei Gefahr und nach Vorliegen einer Berufskrankheit

Stellt sich ausnahmsweise die Frage, ob ein Gesundheitsschaden als Folge eines Arbeitsunfalls oder einer Berufskrankheit festzustellen ist, sind mit der Feststellung als Berufskrankheit die höheren Leistungen verbunden – neben Leistungen nach den §§ 26 ff. SGB VII weitere Leistungen nach § 3 BKV. Demzufolge hat stets die Feststellung einer Berufskrankheit Vorrang.

Das Recht der Berufskrankheiten wird geprägt durch den Präventionsauftrag als vorrangige Aufgabe der Träger der GUV. Der entscheidende Gesichtspunkt ist die Minderung bzw. Beseitigung der „Gefahr, dass eine Berufskrankheit entsteht, wiederauflebt oder sich verschlimmert" (§ 3 (1) BKV). Erforderlich ist eine konkrete individuelle Gefahr für den Versicherten (Becker 2003). Nicht ausreichend ist die generelle, alle Versicherten in gleicher Weise durch eine gefährdende Tätigkeit drohende Berufskrankheit. Dazu das BSG (Urteil vom 22.03.1983 – 2 RU 22/81), das dem Kläger Übergangsleistungen nach § 3 (2) BKV zusprach:

> *„Nach den tatsächlichen Feststellungen des LSG war jedoch das Risiko an einer Asbestose zu erkranken für den Kläger im Vergleich zu anderen staubgefährdenden Tätigkeiten verrichtende Versicherte durch sein Übergewicht und den Bluthochdruck erhöht. ... Die Gefahr an Asbestose zu erkranken ging demnach für den Kläger über den Grad hinaus, der für jeden Versicherten beim Umgang mit staubgefährlichen Stoffen entsteht."*

Ist keine andere Möglichkeit zur Risikominderung gegeben, hat der Unfallversicherungsträger auf die Aufgabe der gefährdenden Tätigkeit „hinzuwirken". Erzwingen kann er die Tätigkeitsaufgabe nicht.

Neben den Leistungen nach den §§ 26 ff. SGB VII ist bei einer Aufgabe der Tätigkeit wegen einer konkreten individuellen Gefahr, an einer Berufskrankheit zu erkranken, der Anspruch auf Übergangsleistungen gegeben.

Zu den Leistungen im Übrigen darf auf die Standardliteratur verwiesen werden. Das Berufskrankheitenrecht folgt insoweit den gleichen Grundsätzen wie das Arbeitsunfallrecht.

2.15 Meldepflicht

§ 202 SGB VII Anzeigepflicht von Ärzten/Zahnärzten bei Berufskrankheiten:

> *„Haben Ärzte oder Zahnärzte den begründeten Verdacht, daß bei Versicherten eine Berufskrankheit besteht, haben sie dies dem Unfallversicherungsträger oder der für den medizinischen Arbeitsschutz zuständigen Stelle in der für die Anzeige von Berufskrankheiten vorgeschriebenen Form (§ 193 (8) SGB VII) unverzüglich anzuzeigen. § 193(7) Satz 3 und 4 gilt entsprechend."*

Es stellt sich die Frage, wie sich diese Bestimmung mit der ärztlichen Schweigepflicht verträgt (§ 203(1) StGB). Sie geht der Schweigepflicht vor.

> *Beim Versicherten bestand der Verdacht auf das Vorliegen einer BK Nr. 4105:*
> *„Durch Asbest verursachtes Mesotheliom des Rippenfells, des Bauchfells oder des Perikards."*
> *Der Versicherte hatte es zu Lebzeiten wiederholt abgelehnt, eine Anzeige wegen des begründeten Verdachts auf eine Berufskrankheit zu stellen. Er hatte es den behandelnden Ärzten untersagt, entsprechend tätig zu werden. Er bestritt, der Einwirkung von Asbest ausgesetzt gewesen zu sein.*
> *Nach seinem Tod wurde die BK Nr. 4105 anerkannt. Frau und Kinder des Versicherten erhielten Hinterbliebenenversorgung. Im Streit standen aber Leistungen, die der Versicherte zu Lebzeiten erhalten hätte, die ihm also zugestanden hätten, wenn die Berufskrankheit korrekt gemeldet und anerkannt worden wäre.*

Dazu das BSG (Urteil vom 23.06.2020 – B 2 U 5/19R):

> *„Gefestigte und verfassungsrechtlich bereits als Eigentum geschützte Einzelansprüche (Art 14 Abs 1 Satz 1 GG) bleiben bestehen, auch wenn sie vor dem Tod des Versicherten nicht (rechtzeitig) erfüllt werden konnten. Ebenso sollen Einzelansprüche nicht deshalb untergehen, weil das zu Lebzeiten des Versicherten eingeleitete Verwaltungsverfahren, in dem die aus dem Stammrecht resultierenden Einzelansprüche konkretisiert und zahlbar gemacht werden, vor dessen Tod nicht abgeschlossen werden konnte. Ist die Behörde bereits von Amts wegen oder auf Antrag tätig geworden (§ 18 Satz 2 Nr 1 SGB X) und deshalb ohnehin mit dem Sachverhalt befasst, sind weder rechtssystematische noch verwaltungspraktische Gründe erkennbar, den (Sonder-)Rechtsnachfolgern die Feststellung und Auszahlung der Einzelansprüche aus dem Stammrecht zu versagen.*
>
> *Dagegen soll die Verwaltung nach dem Tod des originär Berechtigten, dem die Leistungen primär zu Gute kommen sollen, nicht erstmals mit ggf. schwierigen Rechtsfragen und aufwändigen Ermittlungen zu den Ansprüchen Verstorbener konfrontiert werden, um das Vermögen von Rechtsnachfolgern zu mehren. Insofern stellt § 59 Satz 2 SGB I sicher, dass sozialrechtliche Geldleistungen zweckentsprechend gezahlt werden."*

Es fragt sich aber, ob nicht eine Pflichtverletzung der behandelnden Ärzte dazu führt, dass die Hinterbliebenen im Wege des sozialrechtlichen Herstellungsanspruchs so zu stellen sind, wie sie gestanden hätten, wenn die Meldung der Berufskrankheit noch zu Lebzeiten des Versicherten erfolgt wäre. Die behandelnden Ärzte hätten Meldung erstatten müssen, unabhängig davon, ob der Versicherte dies wollte. Die Anzeigepflicht geht der ärztlichen Schweigepflicht vor. Die Besonderheit war aber, dass der Versicherte selbst die Verdachtsmeldung verhinderte, vor allem nachdem er den behandelnden Ärzten versicherte, er habe keinen Kontakt mit Asbest gehabt. Zur Anzeigepflicht das BSG:

> *„Durch die Anzeigepflicht der Ärzte wird einerseits das Individualinteresse der Versicherten geschützt, dass BKen und die daraus resultierenden Leistungen der gesetzlichen Unfallversicherung zügig festgestellt und gewährt werden." „Andererseits dient sie dem Allgemeininteresse, BKen zu verhüten, entsprechende Gefahren für die Volksgesundheit abzuwehren und den präventiven Arbeitsschutz*

für eine Vielzahl von Personen zu gewährleisten. Die Anzeigepflicht des § 202 SGB VII ist auch geeignet, diese öffentlichen Zwecke zu fördern, und zugleich erforderlich, um diese Ziele zu erreichen, weil mit Blick auf das informationelle Selbstbestimmungsrecht keine milderen Mittel existieren, die das Allgemeininteresse genauso effektiv (oder effektiver) erreichen können.

Die Anzeigepflicht und die damit verbundene Übermittlung hochsensibler Gesundheitsdaten an die Unfallversicherungsträger und die für den medizinischen Arbeitsschutz zuständigen Stellen stehen auch noch in einem angemessenen Verhältnis zum erstrebten Gesundheits- und Lebensschutz. Das Recht auf Leben und körperliche Unversehrtheit (Art 2(2) Satz 1 GG) steht dem Schutz der Menschenwürde (Art 1 (1) Satz 1 GG) besonders nahe und löst deshalb entsprechende staatliche Schutzpflichten aus (Art 1(1) Satz 2 GG).“ „Im Hinblick darauf erscheint es angemessen, wenn der Gesetzgeber durch § 202 SGB VII eine Anzeigepflicht auch gegen den ausdrücklichen Willen des Versicherten zum Schutz von Leib und Leben Dritter einführt, zumal der damit verbundene Eingriff in das informationelle Selbstbestimmungsrecht auf das insoweit Notwendige begrenzt ist.“

Merke
Die Meldepflicht einer Berufskrankheit geht der ärztlichen Schweigepflicht vor, auch wenn der Versicherte der Meldung an den Versicherungsträger widerspricht.

2.16 Literatur

Albanese A, Bhatia K, Bressman SB et al. (2013). Phenomenology and classification of dystonia: A consensus update. Movement disorders: Official Journal of the Movement Disorder Society

Becker P (2003). Der Unterlassungszwang bei Berufskrankheiten. Inauguraldissertation zur Erlangung des Grades eines Doktors der Rechtswissenschaft des Fachbereichs Rechtswissenschaft der Justus-Liebig-Universität Gießen

Becker P (2010). Neues Prüfungsschema für Arbeitsunfälle und Berufskrankheiten. MedSach 04: 145–152

Brandenburg S (2018). § 9 SGB VII in: Sozialgesetzbuch VII – Gesetzliche Unfallversicherung. Lehr- und Praxiskommentar. 5. Aufl., Nomos Verlagsgesellschaft, Baden-Baden

DGUV – Deutsche Gesetzliche Unfallversicherung (2016). „Berufskrankheiten 2016 Probleme – Herausforderungen – Lösungen“

Fabra M (2017). Ist die Musikerdystonie wirklich eine Berufskrankheit? ASU 52/04

Glitsch U, Ditchen D (2015). Modellierung und Erfassung kniebelastender Tätigkeiten im Sinne der Berufskrankheit Nr. 2112. ASU 02

Schudmann J (2014). Rechtsgrundlagen für die Begutachtung von Berufskrankheiten. Vorträge Begutachtungskurse der Kommission „Gutachten“ der DGOU

Spellbrink W (2015). Das Recht der Berufskrankheiten – Bilanz, Probleme, Perspektiven – Teil 2. SR 1/2015 15 ff.

Thomann KD (2002). Von den Berufsdeformitäten zu den mechanischen Berufskrankheiten. In: Ist das Berufskrankheitenrecht noch zeitgemäß? Hauptverband der gewerblichen Berufsgenossenschaften

Wernher A (1855). Handbuch der allgemeinen und speziellen Chirurgie. Verlag Ricker, Leipzig

3 Liste der durch mechanische Einwirkungen verursachten Berufskrankheiten auf orthopädisch-chirurgischem Gebiet (Stand Sommer 2023)

Tab. 3.1: Liste der durch mechanische Einwirkungen verursachten Berufskrankheiten auf orthopädisch-chirurgischem Gebiet (Stand Sommer 2023)

Nr.	Krankheit
21	**Mechanische Einwirkungen**
2101	Schwere oder wiederholt rückfällige Erkrankungen der Sehnenscheiden oder des Sehnengleitgewebes sowie der Sehnen- oder Muskelansätze.
2102	Meniskusschäden nach mehrjährigen andauernden oder häufig wiederkehrenden, die Kniegelenke überdurchschnittlich belastenden Tätigkeiten.
2103	Erkrankungen durch Erschütterung bei Arbeit mit Druckluftwerkzeugen oder gleichartig wirkenden Werkzeugen oder Maschinen.
2104	Vibrationsbedingte Durchblutungsstörungen an den Händen.
2105	Chronische Erkrankungen der Schleimbeutel durch ständigen Druck.
2106	Druckschädigung der Nerven.
2107	Abrissbrüche der Wirbelfortsätze.
2108	Bandscheibenbedingte Erkrankungen der Lendenwirbelsäule durch langjähriges Heben oder Tragen schwerer Lasten oder durch langjährige Tätigkeiten in extremer Rumpfbeugehaltung, die zu chronischen oder chronisch-rezidivierenden Beschwerden und Funktionseinschränkungen (der Lendenwirbelsäule) geführt haben.
2109	Bandscheibenbedingte Erkrankungen der Halswirbelsäule durch langjähriges Tragen schwerer Lasten auf der Schulter, die zu chronischen oder chronisch-rezidivierenden Beschwerden und Funktionseinschränkungen (der Halswirbelsäule) geführt haben.
2110	Bandscheibenbedingte Erkrankungen der Lendenwirbelsäule durch langjährige, vorwiegend vertikale Einwirkung von Ganzkörperschwingungen im Sitzen, die zu chronischen oder chronisch-rezidivierenden Beschwerden und Funktionseinschränkungen (der Lendenwirbelsäule) geführt haben.
2111	*Erhöhte Zahnabrasionen durch mehrjährige quarzstaubbelastende Tätigkeit.*
2112	Gonarthrose durch eine Tätigkeit im Knien oder vergleichbarer Kniebelastung mit einer kumulativen Einwirkungsdauer während des Arbeitslebens von mindestens 13 000 Stunden und einer Mindesteinwirkungsdauer von insgesamt einer Stunde pro Schicht.
2113	Druckschädigung des Nervus medianus im Carpaltunnel (Carpaltunnel-Syndrom) durch repetitive manuelle Tätigkeiten mit Beugung und Streckung der Handgelenke durch erhöhten Kraftaufwand der Hände oder durch Hand-Arm-Schwingungen.
2114	Gefäßschädigung der Hand durch stoßartige Krafteinwirkung (Hypothenar-Hammer-Syndrom und Thenar-Hammer-Syndrom).
2115	Fokale Dystonie als Erkrankung des zentralen Nervensystems bei Instrumentenmusikern durch feinmotorische Tätigkeit hoher Intensität.

Tab. 3.1: Liste der durch mechanische Einwirkungen verursachten Berufskrankheiten auf orthopädisch-chirurgischem Gebiet (Stand Sommer 2023) *(Forts.)*

Nr.	Krankheit
2116	Koxarthrose durch Lastenhandhabung mit einer kumulativen Dosis von mindestens 9 500 Tonnen während des Arbeitslebens gehandhabter Lasten mit einem Lastgewicht von mindestens 20 kg, die mindestens zehnmal pro Tag gehandhabt wurden.
„Wie“-BK (2117)	Läsion der Rotatorenmanschette der Schulter durch eine langjährige und intensive Belastung durch Überschulterarbeit, repetitive Bewegungen im Schultergelenk, Kraftanwendungen im Schulterbereich durch Heben von Lasten oder Hand-Arm-Schwingungen.

4 Die Berufskrankheit Nr. 2101 – Paratendinosen

4.1 Verordnungstext

Schwere oder wiederholt rückfällige Erkrankungen der Sehnenscheiden oder des Sehnengleitgewebes sowie der Sehnen- oder Muskelansätze

4.2 Einführung in die Problematik

Zu dieser Berufskrankheit liegen erstaunlich viele Gerichtsentscheidungen vor – teils von der Sozialgerichtsbarkeit, teils von der Verwaltungsgerichtsbarkeit –, je nachdem, ob die Betroffenen unter dem Schutz der Gesetzlichen Unfallversicherung stehen oder als Beamte tätig sind. Streitpunkt sind vor allem die arbeitstechnischen (beruflichen/dienstlichen) Voraussetzungen. Das Krankheitsbild wird häufig gar nicht oder nur sehr unkritisch diskutiert. Es wird in der Mehrzahl der Entscheidungen unterstellt. Die Gerichte folgen in der Regel jeweils ihrem Sachverständigen, wobei teils die rechtlichen Grundlagen Unterschiede aufweisen, teils Sachverhaltsdifferenzen bestehen, teils Beurteilungsspielräume anders gewertet und gewichtet werden. Die Entscheidungen gehen unterschiedliche Wege.

Besonders umstritten und unverändert aktuell ist die Bildschirmarbeit bzw. die Arbeit mit der Maus und/oder der Tastatur. Das *RSI-Syndrom* (Repetitive Strain Injury, „Mausarm“), als Teil der CTD (Cumulative Trauma Disorders – Verletzungen/Schäden durch wiederholte Bewegungen/Störungen/Überlastungen des Bewegungsapparates: National Institute of Occupational Safety and Health, NIOSH), ist ein Beschwerde-/Schadensbild, das vor allem in den USA verbreitet ist, dort als Berufskrankheit anerkannt ist und ca. 60 % aller arbeitsbedingten Erkrankungen ausmachen soll (Mazzotti et al. 2004). Mit diesem Beschwerde-/Krankheitsbild setzen sich zwei Gerichtsentscheidungen auseinander: Eine vom Verwaltungsgericht (VG) Göttingen (Urteil vom 22.08.2006 – 3 A 38/05, – zwar aufgehoben durch Beschluss des Niedersächsischen Oberverwaltungsgerichts (OVG) vom 10.02.2011 – 5 LB 173/08), und eine vom Landessozialgericht (LSG) Hessen (Urteil vom 29.10.2013 – L 3 U 28/10). Beide Urteile diskutieren vor allem die arbeitstechnischen Voraussetzungen der Berufskrankheit Nr. 2101.

Die rechtlichen Vorgaben sind dazu wie folgt:

- § 31 (3) BeamtVG (Beamtenversorgungsgesetz):

  „Erkrankt ein Beamter, der nach der Art seiner dienstlichen Verrichtung der Gefahr der Erkrankung an bestimmten Krankheiten besonders ausgesetzt ist, an einer solchen Krankheit, so gilt dies als Dienstunfall, es sei denn, dass der Beamte sich die Krankheit außerhalb des Dienstes zugezogen hat.“

- § 1 BeamtVG § 31 DV (Verordnung zur Durchführung des § 31 des Beamtenversorgungsgesetzes):

  „Als Krankheiten im Sinne des § 31(3) des Beamtenversorgungsgesetzes werden die in der Anlage 1 zur Berufskrankheiten-Verordnung vom 8. Dezember 1976

(BGBl. I S. 3329) in der jeweils geltenden Fassung genannten Krankheiten mit den dort im Einzelnen bezeichneten Maßgaben bestimmt.“

- § 9 (1) 2 SGB VII:

  „Die Bundesregierung wird ermächtigt, in der Rechtsverordnung solche Krankheiten als Berufskrankheiten zu bezeichnen, die nach den Erkenntnissen der medizinischen Wissenschaft durch besondere Einwirkungen verursacht sind, denen bestimmte Personengruppen durch ihre versicherte Tätigkeit in erheblich höherem Grade als die übrige Bevölkerung ausgesetzt sind.“

Das VG Göttingen (vor dem Hintergrund des § 31 (3) BeamtVG) bejaht die dienstlichen Voraussetzungen, das LSG Hessen (vor dem Hintergrund des § 9 (1) 2 SGB VII) verneint die arbeitstechnischen Voraussetzungen.

Während das VG Göttingen die Arbeit mit der Computermaus als *„kurzzyklische, repetitive, feinmotorische Handtätigkeit mit sehr hoher Bewegungsfrequenz, besonders beim Doppelklick der Maus, und als hochfrequente, gleichförmige, feinmotorische Tätigkeiten bei unphysiologischer, achsenungünstiger Auslenkung im Handgelenk“* bezeichnet und konsequent die dienstlichen Voraussetzungen der Berufskrankheit Nr. 2101 bejaht, führt das LSG Hessen aus, dass die Bedienung der Computermaus ohne Kraftaufwand mit nur geringen Abweichungen von der Neutral-0-Stellung des Handgelenks erfolge und die Bewegungsfrequenz mit allenfalls 25 pro Minute deutlich unterhalb von Belastungen liege, wie sie z.B. bei einer Stenotypistin oder einem Klavierspieler auftreten würden, die als „typische Belastungen arbeitsmedizinisch anerkannt“ seien.

Erstaunlich ist die Entscheidung des VG Göttingen vor allem deshalb, weil im Dienstunfallrecht deutlich strengere Beweisregeln gelten als im Recht der Gesetzlichen Unfallversicherung (LSG Hessen). Während im Dienstunfallrecht der Streng- oder Vollbeweis auch für die Kausalität zwischen dienstlicher Verrichtung (arbeitstechnischen Voraussetzungen) und Körperschaden (Krankheit) gilt, reicht in der Gesetzlichen Unfallversicherung für die Kausalität zwischen versicherter Tätigkeit und Einwirkung von außen (Einwirkungskausalität) und dem daraus resultierenden Gesundheitsschaden (haftungsbegründende Kausalität) die hinreichende Wahrscheinlichkeit.

Diese beiden Urteile zeigen die Bandbreite der Diskussion zur Berufskrankheit Nr. 2101 an, die in ihrem Verordnungstext – neben der „Schipperkrankheit“ (Nr. 2107, → Kap. 10) – als einzige in der Untergruppe der Berufskrankheiten infolge „mechanischer Einwirkungen“ weder die Art der Einwirkung als Ursache der Erkrankung noch einen gefährdeten Personenkreis, der unter Versicherungsschutz gestellt wird, benennt. Zu den Ursachen der Erkrankung hat sich zwar ein gewisser Konsens herausgebildet, wobei sich in Randbereichen, zu denen die RSI gehört, vor allem arbeitstechnische Sachverständige nach wie vor gegensätzliche Diskussionen liefern, die sich dann in gegensätzlichen Gerichtsurteilen niederschlagen.

Ohne an dieser Stelle abschließend zu den arbeitstechnischen Voraussetzungen der Berufskrankheit Nr. 2101 Stellung zu nehmen, ist festzuhalten, dass die Betätigung der Computermaus, auch wenn ein ergonomisch ausgestatteter Arbeitsplatz nicht vorhanden ist, nicht mit einer „unphysiologischen, achsenungünstigen Auslenkung im Handgelenk“ verbunden ist, was bestätigt wurde durch die Aufhebung der Entscheidung des VG Göttingen und die Abweisung der Klage durch das Niedersächsische OVG. Die Hand- und Fingergelenke weichen in allen Bewegungsebenen nur geringfügig von der Neutral-0-Position ab und liegen damit voll im physiologischen Bereich. Der organisch und funktionell altersentsprechende Bewegungsapparat toleriert sehr hohe Beanspruchungen/Belastungen, wenn die dazu erforderlichen Bewegungen im Neutral-0-nahen Bereich liegen, was bei der Bedienung der Computermaus der Fall ist.

Merke

Zur Berufskrankheit Nr. 2101 liegen zahlreiche Gerichtsentscheidungen vor, die sich in erster Linie mit den arbeitstechnischen Voraussetzungen auseinandersetzen. Aufgezeigt und kommentiert werden zwei divergierende Gerichtsurteile zum sog. RSI-Syndrom durch Bedienung der Computermaus (Scrollen). Liegen die Bewegungen der Hand- und Fingergelenke nahe der Neutral-0-Position, lassen sich die arbeitstechnischen Voraussetzungen der Berufskrankheit Nr. 2101 nicht begründen.

4.3 Rückblick und Statistik

Mit der 5. Berufskrankheiten-Verordnung wurden am 26.07.1952 eine Reihe neuer Berufskrankheiten kodifiziert:

- die chronischen Erkrankungen der Sehnenscheiden, der Sehnen- und Muskelansätze durch Überbeanspruchung (Nr. 22)
- die Drucklähmungen der Nerven (Nr. 23)
- die chronischen Erkrankungen der Schleimbeutel durch ständigen Druck oder ständige Erschütterung (Nr. 24)
- die Abrissbrüche der Wirbelfortsätze (Nr. 25)
- die Meniskusschäden bei Bergleuten nach mindestens dreijähriger regelmäßiger Tätigkeit unter Tage (Nr. 26)

Die Aufnahme dieser Erkrankungen in die Berufskrankheitenliste war nicht das Ergebnis medizinischer Forschung, sondern die Folge sozialpolitischer Vorgaben – quasi als Reaktion auf die am 27.04.1950 erlassenen Vorschriften über die Berufskrankheiten in der DDR, wobei z.B. auch die „Bandscheibenbedingten Erkrankungen“ am 01.01.1993 aus sozialpolitischen Gründen im Rahmen des Einigungsvertrages in die Berufskrankheitenliste aufgenommen wurden. Dass die Sozialpolitik und nicht die Sozialmedizin die Aufnahme als Listen-Berufskrankheit bestimmt, war und ist kein Einzelfall.

Die Erweiterung der Berufskrankheitenliste auf die oben genannten Krankheiten lag lange vor der streng kausalen Ausrichtung des Berufskrankheitenrechts durch Änderung der RVO vom 30.04.1963 mit Wirkung zum 01.07.1963 *(→ Kap. 2.3)*. Nach § 547 RVO (Reichsversicherungsordnung) konnte die Reichsregierung die Unfallversicherung auf bestimmte gewerbliche Berufskrankheiten durch Verordnung ausdehnen.
§ 547 RVO in der Fassung vom 01.01.1913:

> *„Durch Verordnung der Reichsregierung kann die Unfallversicherung auf bestimmte gewerbliche Berufskrankheiten ausgedehnt werden.“*

Medizinisch-wissenschaftliche Begründungen zur Aufnahme dieser Krankheiten in die Berufskrankheitenliste fehlten 1952 oder waren unzureichend. Sie waren unter Berücksichtigung der damaligen Rechtslage aber auch nicht zwingend erforderlich. Der Verordnungsgeber war also nach § 547 RVO bis zum 01.07.1963 nicht gehalten, einen Kausalzusammenhang zwischen einer Einwirkung und einer Erkrankung herzustellen.

Die Definition der Berufskrankheit Nr. 22

> *„Chronische Erkrankung der Sehnenscheiden, der Sehnen- und Muskelansätze durch Überbeanspruchung“*

beruhte auf der Annahme, dass es sich um eine Überlastungs- bzw. Überanstrengungserkrankung handelte (z.B. Hohmann 1933). Diskutiert wurden aber auch Durchblutungsstörungen und Ernährungsstörungen als Ursachen, die aber insgesamt auf Überlastung zurückgeführt wurden (Cotta et al. 1960). Diskutiert wurden zudem psychische Einflüsse (Mazzotti et al. 2004), die dann aber aufgrund der Stellung der Berufskrankheit Nr. 22 innerhalb der „Mechanischen Berufskrankheiten“ über die Berufskrankheit Nr. 22 nicht versichert waren.

Dass die strukturelle Überlastung (overuse) infolge ungeübter, repetitiver Bewegungen eine Rolle spielt, zeigte sich nach dem 2. Weltkrieg. Einförmige manuelle Tätigkeiten mit einer hohen Arbeitsintensität wurden im Rahmen sozialer Umschichtung von Menschen ausgeführt, die dies nicht gewohnt waren. Die Zahl der *Erkrankung der Sehnenscheiden, der Sehnen- und Muskelansätze* gerade bei diesen Menschen nahm zu. Diese Erfahrungen wurden jedoch wissenschaftlich nicht aufgearbeitet.

Nach Aufnahme der Erkrankung in die Berufskrankheitenliste setzte eine Flut von Anträgen ein. Es wurden allerdings von anfänglich ca. 4 000 Verdachtsfällen nur wenige anerkannt – 1959 z.B. 4 Fälle. Es setzte eine lebhafte Diskussion über die Ursache(n) der Erkrankung ein. Reischauer (1957) kritisierte fehlende Forschungsergebnisse:

> *„Der Gesetzgeber habe der Schöpfung medizinischer Grundlagenforschung und Erkenntnisse vorausgegriffen und die Gutachter gezwungen, die Forschung an Einzelfällen nachzuholen. Es gebe keine wissenschaftlich befriedigende Erklärung für dieses Krankheitsbild. Die Theorie der Überbeanspruchung sei lediglich eine Verlegenheitserklärung. Nur wenige, die keineswegs die „Helden der Arbeit“ seien, würden erkranken. Die Krankheit komme bei geistigen Berufen mindestens genauso häufig vor wie bei Grobarbeitern oder Sportsleuten. Es handele sich um eine spontane Erkrankung.“*

In der Folgezeit wurde bei nach wie vor fehlenden fundierten medizinischen Grundlagen wiederholt versucht, durch Korrekturen am Wortlaut der Berufskrankheit Nr. 2101 nachzubessern. Die ungenauen Begriffe „*chronisch*“ und „*Überbeanspruchung*“ entfielen durch die Neufassung in der 6. BKV vom 28.04.1961. Eingeführt wurde zudem der Unterlassungstatbestand, wobei der Berufskrankheit Nr. 22 jetzt die Nr. 43 zugeordnet wurde. Die Berufskrankheit Nr. 43 hatte den Wortlaut:

> *„Erkrankungen der Sehnenscheiden oder des Sehnengleitgewebes sowie der Sehnen- oder Muskelansätze, die zur Aufgabe der beruflichen Beschäftigung oder jeder Erwerbstätigkeit gezwungen haben.“*

Nach diesem Text war es ausreichend, dass die Erkrankung durch physiologische Belastung verursacht wurde, wobei nur immer wiederkehrende Belastungen als ursächlich akzeptiert wurden. Eine *„chronische“* Erkrankung war nun nicht mehr erforderlich. Erforderlich war aber das Unterlassen der Tätigkeit, die für die Erkrankung als ursächlich diskutiert wurde. Da sich bei einer akuten, also vorübergehenden Erkrankung die Aufgabe der gefährdenden Tätigkeit nicht begründen ließ, war nach wie vor ein chronischer bzw. rezidivierender Verlauf notwendig.

Nach Einführung des Unterlassungstatbestandes in der 6. Berufskrankheiten-Verordnung vom 28.04.1961 sank die Zahl der Anträge auf Anerkennung der Berufskrankheit Nr. 43 deutlich.

Durch die Änderungsverordnung (ÄndVO) vom 08.12.1976, die am 01.01.1977 in Kraft trat, und durch die das *vierstellige Nummernsystem* der Berufskrankheiten eingeführt wurde, erhielt die Berufskrankheit die Nr. 2101 mit folgender Fassung:

> *„Erkrankungen der Sehnenscheiden oder des Sehnengleitgewebes sowie der Sehnen- und Muskelansätze, die zur Unterlassung aller Tätigkeiten gezwungen haben, die für die Entstehung, die Verschlimmerung oder das Wiederaufleben der Krankheit ursächlich waren oder sein können.“*

Mit Wegfall des Unterlassungszwangs ab 01.01.2021 erhielt die Berufskrankheit Nr. 2101 die eingangs *(→ Abschn. 4.1)* genannte Fassung. Die anerkannten Fälle der Berufskrankheit Nr. 2101 blieben auf niedrigem Niveau (→ *Tab. 4.1*).

Tab. 4.1: Statistische Daten zur BK Nr. 2101 (DGUV-Statistiken für die Praxis 2021)

Jahr	**2008**	**2010**	**2012**	**2014**	**2016**	**2018**	**2021**
Verdachtsmeldungen	806	741	695	587	688	672	636
anerkannte Fälle	11	21	16	24	20	17	59
neue Renten	5	5	2	2	2	4	8

Merke

Die Aufnahme der Berufskrankheit Nr. 22 – ab 28.04.1961 Berufskrankheit Nr. 43 und ab 01.01.1977 Berufskrankheit Nr. 2101 – in die Berufskrankheitenliste war eine sozialpolitische Entscheidung. Es fehlen sowohl die Benennung der Ursache für das Krankheits-/Beschwerdebild als auch die Benennung der gefährdeten Personen. Belastbare medizinische Grundlagen, die belegen, dass die benannten Krankheiten/Beschwerden Folge bestimmter Tätigkeiten sind, fehlen bis heute. Nur wenige Fälle pro Jahr werden als Berufskrankheit anerkannt.

4.4 Anatomie, Krankheitsbild, Diagnose

4.4.1 Sehnenscheiden- und Sehnengleitgewebe

Versichert sind zunächst einmal Erkrankungen der *Sehnenscheiden* und des *Sehnengleitgewebes*. Voraussetzung für eine reibungslose Sehnenfunktion ist ein intaktes Gleitlager (Bischoff et al. 2001), welches aus lockerem Verschiebegewebe (Paratendineum/Paratenon)

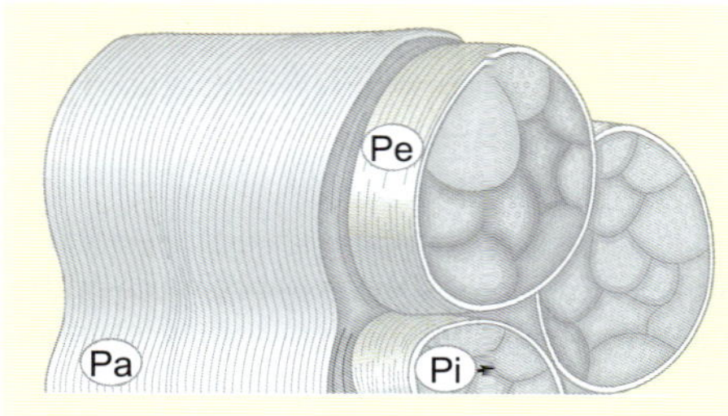

Abb. 4.1: Die Hüllgewebe der Sehnen. Pa = Paratendineum, Pe = Peritendineum externum, Pi = Peritendineum internum (nach Putz u. Müller-Gerbl 1995)

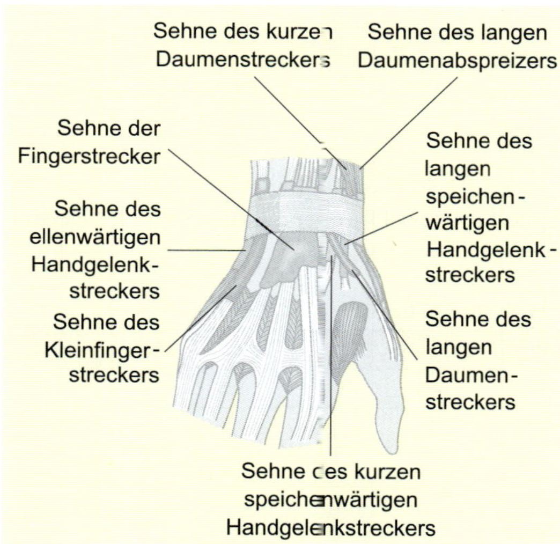

Abb. 4.2: Die Sehnenscheiden an der Streckseite der Hand

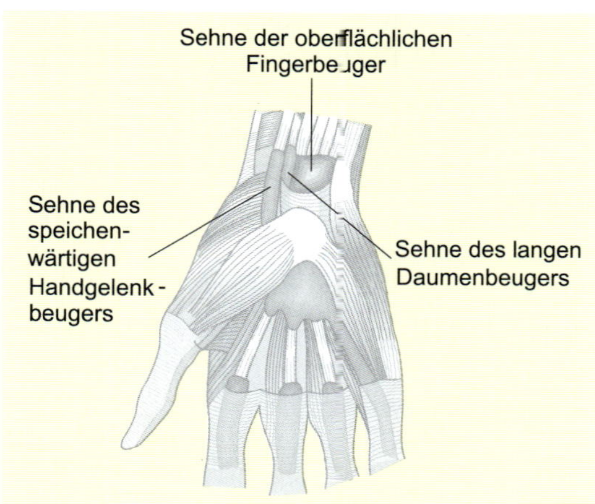

Abb. 4.3: Die Sehnenscheiden an der Beugeseite der Hand

und einer Bindegewebshülle (Peritendineum externum) besteht, in dem die Blut- und Lymphgefäße sowie die Nerven verlaufen – und zwar durch eine Verbindung (Mesotendineum/Mesotenon) zwischen Sehnenscheide und Sehne. Die einzelnen Primär-, Sekundär- und Tertiärbündel der Sehnen sind von inneren Bindegewebshüllen (Peritendineum internum) umgeben, die die einzelnen Bündel zusammenhalten und diesen erlauben, sich untereinander zu verschieben (Putz et al. 1995). An mechanisch ausgesetzten Stellen sind die Sehnen von Scheiden (Vagina synovialis tendinis) umgeben – z.B. die Fingerstreck- und -beugesehnen und die lange Bizepssehne –, die eine Flüssigkeit analog der Synovia in den Gelenken absondern. Die Vagina synovialis besteht aus einem äußeren (parietalen) und einem inneren (viszeralen) Blatt, die sowohl an den blinden Enden der Sehnenscheiden als auch an der dem Knochen zugewandten Seite ineinander übergehen und eine Duplikatur bilden, die als Mesotendineum (Mesotenon) bezeichnet wird und durch die Gefäße und Nerven an die Sehne herangeführt werden (Voss et al. 1961; → *Abb. 4.1, Abb. 4.2, Abb. 4.3, Abb. 4.4*).

Versichert ist also das *passive* Bewegungsgewebe (Laarmann 1977). Nicht versichert ist der aktive Teil des Bewegungsapparates, also die Muskeln mit ihren Sehnen.

Erkrankungen der Sehnenscheiden und des Sehnengleitgewebes wurden erstmals von De Quervain (1895) als *Tendovaginitis stenosans* beschrieben – ein aseptischer (abakterieller) schmerzhafter entzündlicher Reizzustand des 1. Strecksehnenfaches mit der

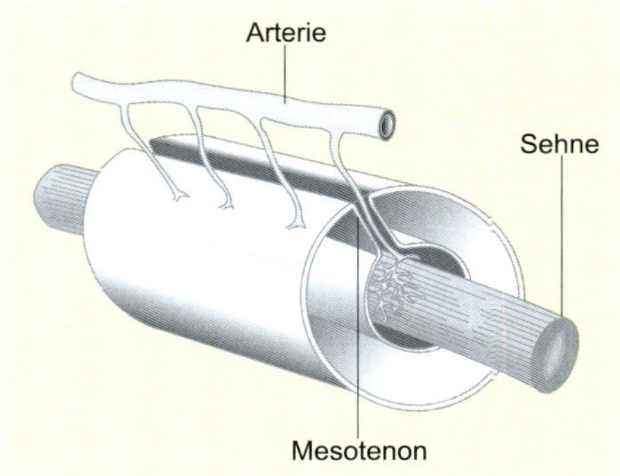

Abb. 4.4: Das Mesotendineum (Mesotenon)

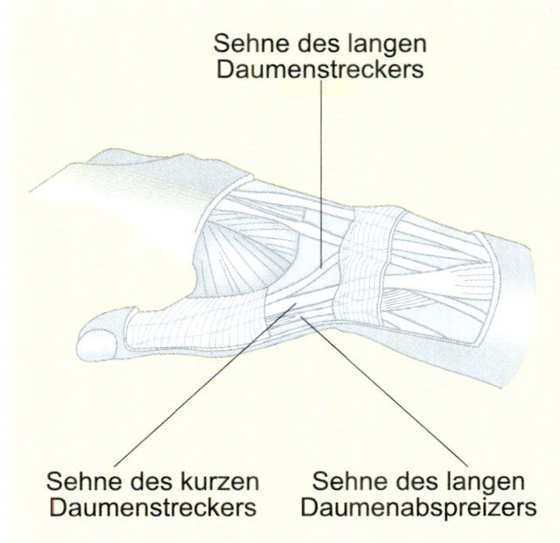

Abb. 4.5: Das 1. Strecksehnenfach mit der Sehne des kurzen Daumenstreckers und der Sehne des langen Daumenabspreizers (nach Schink 1960)

Sehne des kurzen Daumenstreckers und der Sehne des langen Daumenabspreizers (→ *Abb. 4.5*). Kommt es im weiteren Entzündungsstadium zu Flüssigkeitsausschwitzungen (Exsudation) und zu fibrinösen Ausfällungen, entstehen knirschende Geräusche (Krepitation). Das eigentümliche „Schneeballknirschen" führte zum Begriff der „Tendovaginitis crepitans" und schließlich zur „Paratenonitis crepitans" (Hauck 1924), womit klargestellt war, dass keine eigentliche Erkrankung der Sehnenscheiden, sondern des Sehnengleitgewebes besteht – lokalisiert meist an den Fingerstrecksehnen.

Im Bereich der Achillessehne werden entzündliche Veränderungen des Gleitgewebes (Peritendinitis, Paratenonitis) unter dem Begriff *Achillodynie* subsumiert. Zwar werden darunter auch Veränderungen (Teilnekrosen) der Sehne verstanden. Dieses Schadensbild und das vergleichbare Beschwerde- und Schadensbild an der Patella-(Kniescheiben-)sehne (Lig. patellae), das *Patellaspitzensyndrom*, fallen jedoch nicht unter die Berufskrankheit Nr. 2101.

Pathologisch-anatomisch handelt es sich bei den Erkrankungen der Sehnenscheiden (Tendovaginitis) und des Sehnengleitgewebes (Paratendinitis/Paratenonitis) um abakterielle Reizzustände, die gekennzeichnet sind durch seröse Ergussbildungen, fibrinöse Ausfällungen und schließlich durch Narbenbildungen mit einer Schrumpfung des Hüllgewebes.

Das klinische und subjektive Bild ist charakterisiert durch

- lokale Schwellungen,
- gelegentliche Überwärmungen,
- Druckschmerzen entlang der betroffenen Sehne,
- knirschende Reibegeräusche beim Gleiten der Sehne sowie
- Schmerzprovokationen bei aktiver Anspannung der zugehörigen Muskulatur bzw. bei passiver Dehnung, d.h. einer gegensinnigen passiven Bewegung (z.B. Dehnungstest nach *Finkelstein*: Die mit eingeschlagenen Fingern, d.h. die zur Faust geschlossene Hand wird – passiv – zur Ellenseite gekantet, was zu einer Schmerzprovokation führt).

4.4.2 Sehnen- und Muskelansätze

Versichert sind sodann die *Sehnen- und Muskelansätze*. Es handelt sich um den Übergangsbereich von der Muskulatur und der Sehne auf den Knochen. In Übereinstimmung mit Laarmann (1977) ist dabei unbeachtlich, dass anatomisch zwischen dem Ansatz eines Muskels und einer Sehne am Knochen und dem Ursprung eines Muskels oder einer Sehne am Knochen (z.B. lange und kurze Bizepssehne) zu unterscheiden ist. Gemeint sein kann nur jeder Übergangsbereich der Muskeln und Sehnen am Knochen. Es handelt sich bei diesen Schadensbildern nicht um Periostosen (mit Verdickung verbundene nicht-entzündliche Reaktion der Knochenhaut an Knochenvorsprüngen, an denen Muskeln, Sehnen oder Gelenkbänder ansetzen), wie häufig vertreten wird, sondern um Insertionstendopathien bzw. um Insertionsmyopathien, an denen kein Periost (Knochenhaut) beteiligt ist.

Das führende Symptom ist der Schmerz (Druck-, Bewegungs- und Belastungsschmerz) am Ansatz- bzw. Ursprungsort der Sehne/des Muskels. Morphologisch ist nach wie vor unklar, ob es sich um entzündliche Veränderungen mit der Einsprossung von Fibroblasten (Bindegewebszellen) und Blutgefäßen handelt oder um vorzeitige Texturstörungen dicht an der Knorpel-Knochengrenze mit Zeichen der Lipidose und der Hyalinisierung (Fett- und Hyalineinlagerungen) sowie mit Zersplitterung von Sehnenfibrillen, Kalkeinlagerungen und Nekrosen (Potter 1995, Kraushaar et al. 1999, Bär et al. 2000), wodurch es zu lokalen Schwellungen kommt (Bischoff et al. 2001), die ggf. kernspintomographisch nachgewiesen werden können. Im chronischen Stadium kann es zu Verknöcherungen (Spornbildungen) kommen, wobei bevorzugt der Ellenhaken, das Fersenbein, die Kniescheibe und die Schienbeinrauigkeit betroffen sind. Bildgebende Untersuchungen sind deswegen zwingend – und zwar im Seitenvergleich.

Merke

Versichert ist die primäre Erkrankung von Sehnenscheiden und Sehnengleitgewebe und der Sehnen- und Muskelansätze am Knochen, also z.B. nicht der Knochenhaut. Krankheitsbilder, die aufgrund anderer Veränderungen zu einer sekundären Erkrankung der versicherten Strukturen führen, sind nicht versichert.

4.5 Indizwirkung des Merkblatts (Bekanntmachung vom 01.12.2007)

Geht man vom Merkblatt (→ *Abschn. 4.12*) zur Berufskrankheit Nr. 2101 aus, so fallen unter diese Berufskrankheit:

- die Paratenonitis (Tendovaginitis) crepitans
- Periostosen an Sehnenansätzen (Epicondylitis und Styloiditis)
- in seltenen Fällen die Tendovaginitis stenosans

4.5.1 Paratenonitis (Tendovaginitis) crepitans

Die Paratenonitis, d.h. die klassische Sehnenscheidenentzündung, ist das Schadens-/Beschwerdebild, das den Kern der Berufskrankheit Nr. 2101 ausmacht.

4.5.2 Epicondylitis

Im Merkblatt an zweiter Stelle benannt ist die Epicondylitis humeri radialis/ulnaris bzw. die Epikondylopathie, der Tennis- bzw. Werferellbogen, ein Krankheitsbild, das für die Mehrzahl der Anzeigen zur Berufskrankheit Nr. 2101 verantwortlich ist. Obwohl das Merkblatt dieses Schadensbild ausdrücklich als unter die Berufskrankheit Nr. 2101 fallend benennt, trifft dies nicht zu. Die Epicondylitis ist weder eine Erkrankung der Sehnenscheiden noch des Sehnengleitgewebes, noch der Sehnen- oder Muskelansätze. Es ist eine Erkrankung der *Sehnen*.

Das Merkblatt, das für den ärztlichen Gutachter zwar nicht bindend ist, ist – das darf und muss gesagt werden – in diesem Punkt nicht stimmig. Die Epicondylitis fällt nicht unter die Berufskrankheit Nr. 2101, wobei sie durchaus die gleichen Ursachen haben kann, wie die in dieser Berufskrankheit benannten Schadens-/Beschwerdebilder. Dennoch kann sie nicht unter die durch die Berufskrankheit Nr. 2101 benannten Schadens-/Beschwerdebilder gefasst werden.

Beim Krankheitsbild der Epicondylitis handelt es sich nicht um eine Periostitis (Knochenhautentzündung) oder um eine Periostose (nicht entzündliche Reaktion bzw. Verdickung der Knochenhaut), jeweils im Ansatzbereich von Sehnen oder – in geringer Zahl – von Muskeln. Die *Sehnenansätze (bzw. Muskelansätze) sind grundsätzlich periostfrei*. Die Sehnen (bzw. Muskeln) strahlen direkt in den Knochen ein, wie bereits Heister (1771) und Schneider (1956) nachgewiesen haben. Die Sehnen des menschlichen Körpers sind für passive Zugbeanspruchungen konstruiert. Die Sehnenfibrillen sind unmittelbar im Knochen selbst verankert – gepuffert lediglich durch mehr oder minder mineralisierten Faserknorpel (→ *Abb. 4.6*), wobei neuere Untersuchungen (Rosetti et al. 2017) zwischen Sehne und Knochen eine Gewebeschicht aus extrem dünnen Proteinfasern festgestellt haben, die für die extrem hohe Stabilität der Verankerung sorgt. In diesem Übergangsbereich spleißt sich das Sehnengewebe in feinste Fasern auf, die fest in der zerklüfteten Oberfläche des Knochens verankert und mechanisch äußerst belastbar sind. Diese Verankerung ist ausgesprochen widerstandsfähig und hält stärksten Beanspruchungen stand. Es ist gesicherter Erkenntnisstand, dass es sich bei der Epicondylitis um eine Tendopathie (Tendinose) handelt, d.h. um eine vorzeitige Texturstörung der Sehne, einhergehend mit Fibrozytenverfettung (Verfettung von Bindegewebszellen), schleimzystischen Texturstörungen, chondroider Metaplasie (knorpelartige Gewebsumwandlung), Sehnenverkalkungen, Nekrosen (Zelltod) und Fibrosen (krankhafte Vermehrung des Bindegewebes), wie sie bei allen Sehnenerkrankungen auftreten.

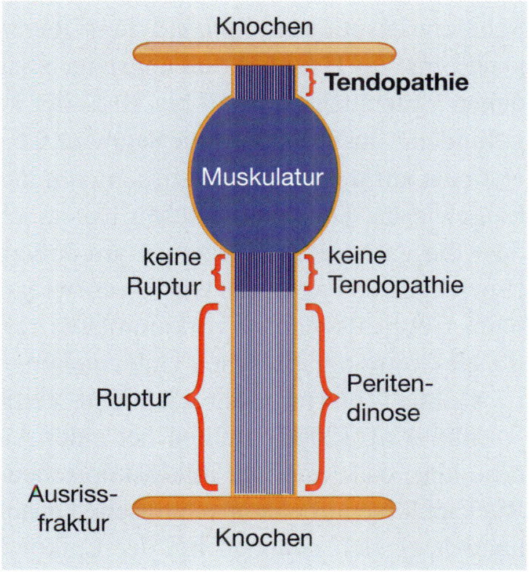

Abb. 4.6: Unmittelbare Verankerung der Sehnenfibrillen im Knochen

Kraushaar et al. konnten 1999 nachweisen, dass es sich um einen nicht entzündlichen, avaskulären (ohne Gefäßversorgung) Krankheitsprozess handelt. Es wird ein atypisches Granulationsgewebe gebildet. Die Sehnenfasern werden brüchig, es treten Vernetzungsstörungen, Verfettungen etc. auf. Sogenannte Heilungsprozesse, also Narbenbildungen, können nicht nachgewiesen werden. Kraushaar und Nirschl prägten 1999 den Begriff der „angiofibroplastischen Hyperplasie".

Dennoch ging Hohmann (1933) – zu Unrecht – von einer Periosterkrankung (Periostose) aus.

Da die Epicondylitis/Epikondylopathie im Bereich des Ellenbogengelenks das häufigste Krankheitsbild ist, welches im Rahmen der Berufskrankheit Nr. 2101 angezeigt wird, sollen nachfolgend die unterschiedlichen Theorien über Pathogenese und Ätiologie dargelegt werden:

Cyriax (1936) vertrat die unfallbedingte Genese der Epikondylopathie. Er war der Auffassung, dass die Erkrankung durch kleine Sehnenausrisse am Periost zustande kommt. Die Mikrotraumatheorie wurde nachhaltig von Sarkar et al. (1980) vertreten. Sie fanden Gefäß- und Zellproliferationen, die sie mit der Sehnenreparation nach Unfällen verglichen.

Schneider et al. (1954) wiesen aufgrund histologischer Untersuchungen darauf hin, dass sich die durch eine Überbeanspruchung möglicherweise vorzeitigen Verschleißerscheinungen überwiegend im Sehnengewebe abspielen, so dass statt von einer Periostose von einer Tendinose (Tendopathie, Tendomyose) auszugehen sei. Die Sehnenansatzzonen seien durch ein kompliziert aufgebautes Übergangsgewebe gekennzeichnet. Die Sehnenfasern würden in ein hochelastisches Knorpelgewebe einstrahlen, welches in ein halbstarres verkalktes Knorpelgewebe übergeht, das mit dem Knochen fest verzahnt ist. So könnten nicht nur starke Zug-, sondern auch Schubkräfte wirksam abgefangen werden. Bei Einordnung dieser sog. Verschleißerscheinungen muss man sich aber immer vor Augen halten, dass derartige Umbauvorgänge mit zunehmendem Alter fast immer nachweisbar sind.

Reischauer (1957) vertrat die vertebragene Genese der Epikondylopathie. Die Schmerzsensation am Epicondylus (Oberarmknorren) sei Ausdruck eines zervikalen Reizsyndroms. Im Haupterkrankungsalter zwischen 40 und 50 Jahren wurden von verschiedenen Untersuchern in 50 bis 70 % der Fälle eine Osteochondrose der Halswirbelsäule gefunden – insbesondere im Segment C6. In diesem Zusammenhang hat Kaplan (1955) erstmals auf die Nervenversorgung am lateralen Epicondylus (äußerer Oberarmknorren) hingewiesen. Die anatomischen Untersuchungen von Wilhelm et al. (1962) bestätigten, dass die gesamte Schmerzzone am äußeren Oberarmknorren von Ästen des N. radialis (Speichennerv) versorgt wird – vorwiegend aus der Nervenwurzel C6 kommend. Die beim Cervicalsyndrom vorkommende reflektorische Aktivitätssteigerung konnte durch die elektromyographischen Untersuchungen von Tönnis (1976) nachgewiesen werden.

Goldie (1964) war der wichtigste Vertreter der Entzündungstheorie.

Bär et al. (2000) stellten bei einer Auswertung der neueren Literatur zur Pathogenese klar, dass es keine mikroskopischen Strukturschäden im Sehnengewebe gebe, die Rückschlüsse auf eine mechanische Ursache erlauben würden. Nach ihren Erkenntnissen handelt es sich dennoch bei der Epikondylopathie um vorzeitige Texturstörungen der Sehne, wie sie bei vergleichbaren Veränderungen anderer Sehnen (Rotatorenmanschette, Bizepssehne, Trizepssehne) zu beobachten sind.

Spahn et al. (2016), die einen Zusammenhang zwischen arm- und handbelastenden Tätigkeiten und Beschwerden im Sinne einer „Epicondylitis" sahen, hatten nicht zum Ziel, zwischen Texturstörungen der Sehnen und Veränderungen der Muskel-Sehnenansätze zu differenzieren. Es ging nicht um die Frage, ob die Epikondylitis überhaupt unter die Berufskrankheit Nr. 2101 fällt. Dies folgt bereits aus der Aussage: „Ein typisches morphologisches Krankheitsbild existiert jedoch nicht". Ziel war es vielmehr aufzuzeigen, dass bestimmte berufliche Belastungen zu Beschwerden führen können. Die aufgeführten beruflichen Belastungen, die ausschließlich durch Befragen der Probanden und nicht durch arbeitsmedizinische Analysen am Arbeitsplatz gewonnen wurden, sind jedoch zu unterschiedlich und die Fallzahl ist viel zu klein (38 Männer, 33 Frauen), als dass daraus irgendwelche Rückschlüsse gezogen werden könnten.

Neuere Publikationen (Hempfling et al. 2017, Geyer et al. 2020, Marks et al. 2021) bestätigen und untermauern die Erkenntnis, dass es sich bei der Epikondylitis um eine Sehnenerkrankung, um eine Tendinopathie (Tendinose) handelt. Die gleiche Aussage enthält die AWMF S2k-Leitlinie „Epicondylopathia radialis humeri", Version 26.06.2019 (Register-Nr. 033/019), deren nächste Überprüfung 12/2023 geplant ist. Danach handelt es sich bei der Epikondylopathie um einen degenerativen Sehnenprozess, um eine Tendinose: „Im Rahmen einer ausbleibenden Sehnenheilung … kommt es zu einer Hyperplasie von Fibroblasten mit Ausbildung ungeordneter Kollagenfasern und einer Neovaskularisation."

Von rein *örtlichen* Veränderungen, die eine Epikondylopathie auslösen sollen, seien aufgezählt:

- chronisch-entzündliche Schleimbeutel im Humero-Radialgelenk (Oberarm-Speichengelenk)
- atypische Granulationen im paraartikulären Gleitraum der Extensoren (Streckmuskulatur)
- umschriebene Synovitis (Gelenkbinnenhautentzündung) mit Zotteneinklemmung
- Beeinträchtigung des N. radialis profundus (tiefer Ast des Speichennervs) im Supinatorschlitz
- Veränderungen im Humero-Radialgelenk

Die Bezeichnung Epicondylitis sollte daher, in Übereinstimmung mit der internationalen Literatur, nicht mehr verwendet werden. (Scott et al. 2020)

Die in der Regel langstreckigen Texturstörungen der Sehnen können kernspintomographisch in der Regel dargestellt werden. Verbreiterungen der Sehnen mit Signalsteigerungen im Sehneninneren, Partialrupturen und vollständige Sehnenrisse finden sich je nach Ausprägungsgrad der Erkrankung (Walz et al. 2010). Potter (1995) fand bei 33 Patienten in 70 % der Fälle eindeutige Sehnenrupturen im MRT, die intraoperativ und feingeweblich bestätigt wurden. In allen Fällen wurden schleimzystische Veränderungen, jedoch keine entzündlichen Infiltrate nachgewiesen. Auch in zahlreichen anderen Arbeiten wird die Bedeutung des MRT herausgestellt. Liang Qui et al. (2016) fanden in allen untersuchten Fällen langstreckige Signalveränderungen in den Sehnen bis zur vollständigen Ruptur. Andere Autoren weisen darauf hin, dass bei diesem Krankheitsbild auch die Bänder, die Gelenkschleimhaut und der Gelenkknorpel betroffen sein können (Yoon Ki Cha et al. (2019).

Bei der Epicondylopathie handelt es sich demnach um ein Krankheitsbild der Sehnen mit langstreckiger Texturstörung bis hin zu kompletten Zusammenhangstrennungen, wobei auch andere Gelenkstrukturen mit betroffen sein können.

Das pathohistologische Krankheitsbild der Epikondylopathie unterscheidet sich demnach von dem der Paratendinitis (Paratenonitis), wie es durch die Berufskrankheit Nr. 2101 versichert ist. Die pathogenetischen Überlegungen von *Laarmann* (1977) können für die Epikondylopathie nicht mehr aufrechterhalten werden.

Merke
Die Epicondylitis/Epikondylopathie im Bereich des Ellenbogengelenks ist zwar das zur Berufskrankheit Nr. 2101 am häufigsten angezeigte Krankheitsbild. Sie fällt aber nicht unter diese Berufskrankheit, da es sich um vorzeitige Texturstörungen der Sehnen (Tendinosen), die zwar ausgehend von den Sehnen auch deren Ansatzbereich betreffen kann, und nicht um primäre Veränderungen der Muskel- und Sehnenansätze handelt.

4.5.3 Styloiditis

Auch dieses Schadens-/Beschwerdebild ist im Merkblatt (→ *Abschn. 4.12*) benannt.

Bei der Styloiditis radii handelt es sich um Veränderungen der Sehne des M. brachioradialis (Oberarmspeichenmuskel), die handgelenksnah am Processus styloideus radii (Griffelfortsatz der Speiche) ansetzt (→ *Abb. 4.7*). Der M. brachioradialis ist der einzige Muskel, der am Griffelfortsatz der Speiche ansetzt. Er bildet den Grenzmuskel zwischen den Beugern und Streckern am Unterarm und ist seiner Funktion nach ein Beuger im Ellenbogengelenk. Auch zu diesem Schadens-/Beschwerdebild wird vertreten, dass es meist durch andauernde Überbeanspruchung bzw. ungewohnte/ungeübte Beanspruchung verursacht wird. Es erfüllt aber ebenfalls nicht die Voraussetzungen der Berufskrankheit Nr. 2101. Denn ursächlich sind erneut Veränderungen der Sehne und nicht des Sehnen- oder Muskelansatzes, die dem Schadensbild der Berufskrankheit Nr. 2101 entsprechen.

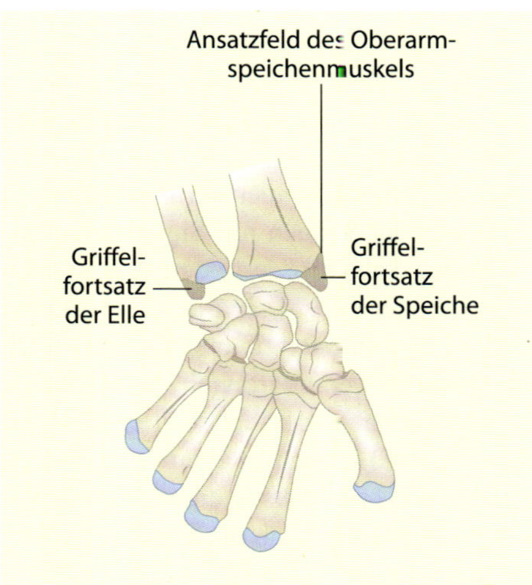

Abb. 4.7: Griffelfortsatz der Elle und Speiche mit Ansatzfeld des Oberarmspeichenmuskels

Im Übrigen sind sowohl der Griffelfortsatz der Speiche als auch der Griffelfortsatz der Elle (Processus styloideus ulnae) periostfrei und am Griffelfortsatz der Elle setzen keine Sehnen und/oder Muskeln an, so dass die Styloiditis ulnae schon von daher keinen Bezug zur Berufskrankheit Nr. 2101 hat.

Merke
Das im Merkblatt zur Berufskrankheit Nr. 2101 benannte Schadens-/Beschwerdebild einer Styloiditis erfüllt nicht die Voraussetzung der in der Berufskrankheit Nr. 2101 benannten Krankheitsbilder. Es fällt nicht unter diese Berufskrankheit.

4.5.4 Tendovaginitis stenosans

Als drittes Schadensbild ist im Merkblatt die Tendovaginitis stenosans benannt. Es handelt es sich um eine Sehnenscheidenentzündung im Handbereich.

Man unterscheidet die Tendovaginitis stenosans De Quervain (1. Strecksehnenfach) und die Tendovaginitis an der Beugesehne („schnellender", „schnappender" Finger) des Daumens durch eine knötchenartige Verdickung der Beugesehne (Tendinitis nodosa) in Höhe des Ringbandes oder der Beugesehnen der Langfinger in Höhe des körpernahen Ringbandes, welches mitunter durch eine Sklerose (Verhärtung) reagiert, mit Behinderung der Sehnengleitfähigkeit.

Die Tendovaginitis stenosans De Quervain betrifft das gemeinsame Fach der Sehnen des M. abductor pollicis longus (langer Daumenabspreizer) und der Sehne des M. extensor pollicis brevis (kurzer Daumenstrecker. Anatomische Varianten sind im 1. Strecksehnenfach häufig anzutreffen. Nach Nigst (1981) kann es beim festen Zupacken mit gleichzeitiger Abwinkelung im Handgelenk zu Druck und Reibung im Strecksehnenfach mit Reizerscheinungen (Exsudation) und Verdickung der Sehnenscheide (Hyperplasie) kommen, mit der Folge einer schmerzhaften Einengung der Sehnen. Diagnostiziert wird die Tendovaginitis mit dem Finkelstein-Test. Hierbei wird der Daumen fixiert und das Handgelenk nach ellenseitig passiv abgewinkelt, was zu einer Schmerzverstärkung führt. Die Therapie der Wahl ist die operative Spaltung des Strecksehnendaches, was in der Regel zur völligen Ausheilung führt.

Aus epidemiologischer Sicht erkranken Frauen jenseits der Menopause zwischen 50 und 59 Jahren am häufigsten. Aus einer taiwanesischen Studie (Shen et al. 2019) geht hervor, dass bei 41.871 untersuchten Fällen die Tendovaginitis stenosans in 0,49 % der Fälle aufgetreten war, Frauen waren mit 72,74 % überrepräsentiert. Alleine aufgrund der Tatsache, dass Männer im Alter zwischen 30 und 39 Jahren am häufigsten erkrankten, schlussfolgerten die Autoren, dass möglicherweise die Arbeit einen Ursachenfaktor darstellen könnte.

Petit Le Manac'h et al. (2011) untersuchten 3 710 Arbeiter und Arbeiterinnen aus unterschiedlichen Industriezweigen in Frankreich. Sie fanden 45 an Tendovaginitis stenosans de Quervain Erkrankte (32 Frauen und 13 Männer). Es wurde ein signifikanter Zusammenhang zwischen Erkrankung und Arbeiten in extremer Beugestellung des Handgelenks (OR 2,6) und wiederholenden Drehbewegungen beim Schrauben (OR 3,4) nachgewiesen, wenn die Tätigkeiten mehr als 2 Stunden täglich verrichtet wurden.

Bei der Tendovaginitis stenosans der Beugesehnen („schnellender Finger") handelt es sich häufig um die Folgen von Veränderungen der Sehnen selbst, die als Berufskrankheit nicht versichert sind und zu denen Erkenntnisse fehlen, dass diese beruflich bedingt sind. Studien, die belegen, dass eine Tendovaginitis stenosans bei bestimmten beruflichen Belastungen häufiger als in der Normalbevölkerung auftritt, gibt es nicht (Trezies et al. 1998).

Merke

Soweit die Tendovaginitis stenosans durch Verdickungen der Sehnen bedingt ist, ist sie nicht als Berufskrankheit versichert. Es handelt sich um ein sekundäres Schadensbild. In seltenen Fällen kann eine Tendovaginitis stenosans de Quervain berufsbedingt auftreten.

4.6 Weitere nicht unter die BK Nr. 2101 fallende Krankheits-/Beschwerdebilder

Die seltenen *durch Pilze (Sporotrichose) und Bakterien (Tbc)* hervorgerufenen *Sehnenscheidenerkrankungen* sind über die Berufskrankheit Nr. 3101 versichert. Sie fallen nicht unter die „mechanischen" Berufskrankheiten. „Mechanische" Einwirkungen sind nicht deren Ursache.

Das gleiche gilt für das *Supinatorsyndrom*, ein relativ seltenes Engpasssyndrom, das durch eine Schädigung des Nervus radialis in der Supinatorloge (Supinatorschlitz) des ellenbogengelenknahen Unterarmanteils entsteht. Primäre Ursache ist also nicht eine „Paratendinose". Dieses Krankheitsbild wird von der Berufskrankheit Nr. 2101 nicht erfasst.

Nicht erfasst durch die Berufskrankheit Nr. 2101 ist die *Dupuytren'sche Kontraktur.* Es handelt sich um eine gutartige Erkrankung des Bindegewebes der Handfläche (Palmaraponeurose) aus der Gruppe der Fibromatosen – analog dem Morbus Ledderhose an der Fußsohle (Plantaraponeurose).

Die sog. *Beschäftigungskrämpfe*, wie Schreibkrampf, Musikerkrampf, Melkerkrampf etc., sind nicht durch Veränderungen im Sinne der Berufskrankheit Nr. 2101 bedingt. Es handelt sich um Krankheitsbilder, zu deren Ursachen verschiedene Theorien vertreten werden, wobei die wohl herrschende Meinung (DGUV Forschungsprojekt FB 0202), die dazu geführt hat, dass der Musikerkrampf mit Wirkung vom 01.08.2017 über die Berufskrankheit Nr. 2115 *(→ Kap. 17)* versichert ist, dieses Krankheitsbild einer zentralnervösen Erkrankung der Basalganglien (Stammganglien) zuordnet.

Zu den übrigen Beschäftigungskrämpfen ist deren Anzahl zu gering. Der Schreibkrampf (Urteil des Bayerischen LSG vom 13.01.1988 – L 2 U 132/84) ist zwar tätigkeitsspezifisch aber nicht berufsspezifisch. Es fehlen Erkenntnisse, dass dieser berufsbezogen vermehrt manifest wird, so dass eine Anerkennung als Berufskrankheit ausscheidet. Zum Melkerkrampf gibt es das Berufsbild nicht mehr.

Nicht unter die Berufskrankheit Nr. 2101 fällt das *Thoracic-outlet-Syndrom* (*→ Kap. 9.6*). Es handelt sich um ein Schadens-/Beschwerdebild, das durch Druck bzw. Kompression auf das Gefäßnervenbündel ausgelöst wird, das bestehend aus Plexus brachialis, der Arteria subclavia und der Vena subclavia vom Hals aus in Richtung obere Gliedmaße verläuft. Es hat mit den durch die Berufskrankheit Nr. 2101 versicherten Strukturen nichts gemein.

Zu diskutieren ist das bereits zu Beginn dieses Kapitels erörterte *RSI-Syndrom, der „Mausarm"*, als Teil des CTD (Cumulative Trauma Disorders). Der Begriff „RSI" (Repetitive Strain Injury), der von den Australiern Stone (1983) und Browne et al. (1984) für ein Krankheitsbild eingeführt wurde, das mit Schulter-, Arm-, Handgelenks- bzw. Handbeschwerden bei weiblichen Angestellten eines Daten-Verarbeitungsbetriebes in Australien einherging, wurde dann in der Folge in großer Zahl auch in den USA beschrieben. Unter den Sammelbegriff „RSI-Syndrom" (ICD 10: M76 und M77) wird ein breites Spektrum von Beschwerden gefasst, dessen morphologisches Substrat jedoch völlig offen ist, z.B. einseitige Nacken-Kopf-Schmerzen, Kiefergelenkbeschwerden, Ohrendruck, Zahnschmerzen, Herzbeschwerden, Muskelverspannungen, Missempfindungen, die vor allem auf Computertätigkeiten zurückgeführt werden, wobei aber auch andere händische Tätigkeiten benannt sind. Ein einheitlicher objektiver Befund bzw. spezifische stets gleiche Symptome, die das „Syndrom" erklären könnten, finden sich nicht, so dass die Bezeichnung „Syndrom“ – für ein Krankheitsbild typische Symptome – falsch gewählt ist, da es gerade an typischen Symptomen fehlt.

Ähnliche Beschwerdebilder nach sich stetig wiederholenden manuellen Tätigkeiten traten in Großbritannien und den Niederlanden – jedoch nicht nur nach Computertätigkeiten – in großer Zahl auf. In Deutschland wird zur Veranschaulichung des Zusammenhanges mit Computertätigkeiten meist von einem „Mausarm” gesprochen.

Teilweise werden Krankheitsbilder, wie z.B. das Carpaltunnel-Syndrom, deren morphologisches Substrat zu sichern ist, unter den Begriff „RSI“ gefasst (Nathan et al. 1992). Klar definierte und zu sichernde (zu objektivierende) Krankheitsbilder fallen – völlig unabhängig von ihrer Ursache – jedoch nicht unter diesen Sammelbegriff.

Das RSI-Syndrom ist, vergleichbar dem sog. Schleudertrauma, ein rein subjektives Beschwerdebild, dessen Lokalisation und Ausprägung unterschiedlich ist. Es steht in Zusammenhang mit händischer Tätigkeit, wobei Hinweise darauf fehlen, dass physikalische Belastungen die Ursache sind. Vielmehr sprechen die Ausbreitung und der Verlauf des Beschwerdebildes für psychosoziale Ursachen. Das Beschwerdebild wird zwar durch händische Arbeit manifest, handgreifbar (Mazzotti et al. 2004), wird jedoch nicht durch diese verursacht. Es handelt sich um diffuse Beschwerden im muskuloskelettalen System, die im Zusammenhang mit der Arbeit gesehen werden. Bei diesem Krankheitsbild handelt es sich am ehesten um somatoforme Schmerzstörungen, d.h. um ein Beschwerdebild, das ausschließlich von psychischen und psychosozialen Faktoren abhängig ist. Das Krankheitsbild zeichnet sich aus durch

- fehlende validierte Diagnosen,
- ein fehlendes pathomorphologisches Substrat sowie
- das Fehlen objektivierbarer klinischer, radiologischer oder neurographischer Befunde.

Die Beschwerden bessern sich durch ergonomische Arbeitsweisen oder Aufgabe der Tätigkeit nicht. Es handelt sich bei diesen Krankheitsbildern am ehesten um Psychosomatosen, also um körperliche Beschwerden, die in ihrer Entstehung auf psychische Beeinträchtigungen zurückgehen, nicht um fassbare Erkrankungen der passiven Bewegungsgewebe, wie sie bei der Berufskrankheit Nr. 2101 zu fordern sind.

Merke

Die Berufskrankheit Nr. 2101 versichert primäre „Erkrankungen der Sehnenscheiden oder des Sehnengleitgewebes sowie der Sehnen- und Muskelansätze“. Nicht versichert sind demgegenüber sekundäre Veränderungen, z.B. durch eine primäre Verdickung von Bändern. Nicht versichert sind Beschwerden ohne morphologisches Substrat – z.B. das „RSI“ („Repetitive Strain Injury“).

4.7 Arbeitstechnische (berufliche/dienstliche) Voraussetzungen

Barrot (1999) und Laarmann (1977) unterscheiden sich in einem wesentlichen Punkt, was die Anforderungen an die berufliche (arbeitstechnische) Exposition betrifft.

Während Barrot grundsätzlich eine Gesamtbelastungszeit von in der Regel mindestens 5 Jahren verlangt, das Krankheitsbild also erst nach 5 Jahren als belastungsinduziert akzeptiert, sieht Laarmann in der Erkrankung nach der Berufskrankheit Nr. 2101 eine sog. Anpassungsstörung. Jede Tätigkeit wirke sich auf die Gewebe aus. Es komme zu einer Zunahme der Durchblutung, zu einer Steigerung des Stoffwechsels, zum Verbrauch von Energie, es trete eine Ermüdung ein, es komme zu Muskelzuwachs, zu Knochenwachstum, zu Schwielenbildung. Wenn die Gewebe langsam an die Belastung angepasst würden und so lange ergonomische Arbeitsweisen ablaufen, komme es nicht zu einer Erkrankung. Laarmann prägte den Satz, dass eine Anpassung der beanspruchten Gewebe an jede Tätigkeit möglich sei, wenn die physiologischen Belastungsgrenzen der Gewebe berücksichtigt würden. Nach Laarmann schädigt nicht die „Schwere" der Tätigkeit, sondern die Störung der Anpassung an die Tätigkeit. Erkrankungen würden nur bei einem Missverhältnis zwischen Tätigkeit und Leistungsvermögen auftreten, bei ungewohnter Beanspruchung oder bei Änderung der Beanspruchung ohne Anpassung.

Laarmann ist zuzustimmen, dass Voraussetzung der Erkrankung eine Diskrepanz zwischen Tätigkeit und Leistungsvermögen ist. Die Sicht von Laarmann über eine Anpassungsstörung bezog aber die Epicondylitis und die Styloiditis in das nach der Berufskrankheit Nr. 2101 versicherte Schadensbild mit ein. Sind jedoch diese beiden Krankheitsbilder nicht durch die Berufskrankheit Nr. 2101 erfasst, dann ist die 5-Jahres-Frist von Barrot zutreffend. Denn für Erkrankungen der „Sehnenscheiden" und des „Sehnengleitgewebes" sind nicht die „Schwere" der Tätigkeit, sondern die sich stetig wiederholenden Bewegungen und dadurch verursachten unphysiologischen Belastungen die Ursache. Diese bedürfen aber eines längeren Zeitraums, damit sie sich negativ auswirken.

Nach den pathophysiologischen Überlegungen von Laarmann ist zwar die Paratenonitis (Sehnenscheidenentzündung) die klassische Erkrankung des Berufsanfängers. Er ist der Ansicht, dass bei langjähriger Ausübung der gleichen Tätigkeit sich die Gewebe adaptieren und sich ergonomische, d.h. Kräfte sparende Arbeitsweisen herausbilden. Eine Störung des Anpassungsgleichgewichts und eine Erkrankung seien auch bei diesem Schadensbild bei langjährig Tätigen somit nicht mehr zu erwarten. Dieser Gewöhnungseffekt bezieht sich aber nur auf Arbeiten, die mit grober Kraftaufwendung verbunden sind („Kräfte sparende Arbeitsweise"), die nach Barrot nicht das entscheidende Kriterium ist. Eine *„unphysiologische" Stellung des Handgelenks* kann nicht zu einem „Anpassungsgleichgewicht" führen. Vielmehr ist die Ansicht von Barrot überzeugender, dass diese Belastung auf Dauer (nach *5 Jahren*) zu der nach der Berufskrankheit Nr. 2101 versicherten Erkrankung führen kann.

Die tägliche Einwirkungsdauer sollte mindestens 3 Stunden betragen (Barrot 1999), also mindestens *⅓ der Arbeitszeit pro Tag.* Nur dann kann von einer wesentlichen Belastung ausgegangen werden. Insbesondere sollten Änderungen der Tätigkeitsabläufe genau erfasst werden.

Der Technische Aufsichtsdienst (Präventionsabteilung) muss die Bewegungsabläufe z.B. entsprechend der Checkliste von Barrot (1999) bzw. des BGIA (Berufsgenossenschaftliche Institut für Arbeitsschutz) Report 2/2007 „Muskel-Skelett-Erkrankungen der oberen Extremität und berufliche Tätigkeit" (Stand 08.03.2013) analysieren.

Als „unphysiologische", nicht bestimmungsgemäße Tätigkeiten werden folgende Bewegungsabläufe angenommen:

a) *Kurzzyklische, repetitive feinmotorische Handtätigkeiten mit sehr hoher Bewegungsfrequenz*, z.B. 3 Bewegungen pro Sekunde oder 10 000 pro Stunde, mit gleichartiger Belastung der Muskeln und der Sehnen, überwiegend an der Streckseite im Handbereich. Als Beispiel werden Maschinenschreiben und Klavierspielen genannt, wobei jedoch Maschinenschreiben als Ursache fraglich ist, da die Hand bei dieser Tätigkeit im „Bequemlichkeitsbereich" liegt. Entscheidende Ursache für das nach der Berufskrankheit Nr. 2101 versicherte Krankheitsbild ist vor allem die Bewegungsfrequenz.
b) *Hochfrequente gleichförmige feinmotorische Tätigkeiten bei unphysiologischer, achsenungünstiger Auslenkung des Handgelenks*. Von Bedeutung ist dabei insbesondere die Auslenkung der Hand im Handgelenk. Unterschieden wird zwischen einer neutralen, mittelgradigen und endgradigen Auslenkung. Bei endgradiger Auslenkung wird die Gefährdung bejaht. Als Beispiel werden Stricken, Handnähen und Stopfen aufgeführt, wobei eine „achsenungünstige Auslenkung der Hand" (Barrot 1999) bei diesen Tätigkeiten nicht zu erkennen ist.
c) *Repetitive Arbeitsverrichtungen mit statischen und dynamischen Anteilen und mit stark abweichender Haltung*, z.B. hohe Auslenkung des Handgelenks bei gleichzeitiger grober Kraftaufwendung. Beispielhaft sind gefährdet Dreher, Schlosser, Montierer und Bügler.
d) *Forcierte Überstreckung (Dorsalextension) der Hand* – Bewegungsablauf vergleichbar dem Rückhandschlag des Tennisspielers. Beispielhaft ist das lang dauernde Hämmern. Betroffen sind auch Fechter und Tänzer.
e) *Monoton wiederholte oder plötzlich einsetzende Auswärts- und Einwärtsdrehung der Hand und des Unterarms*. Beispielhaft sind Schraubbewegungen beim Eindrehen einer Glühbirne, Betätigen eines Schraubendrehers.

Bei b), c), d) und e) spielen unphysiologische Bewegungen des Handgelenks eine entscheidende Rolle.

Das Handgelenk weist zwei verschiedene Bewegungsebenen auf: Handrückenwärts/hohlhandwärts und speichenwärts/ellenwärts (→ *Abb. 4.8*).

„Neutral" und damit im sog. Bequemlichkeitsbereich liegend und deswegen grundsätzlich nicht schädigend sind Tätigkeiten im Bewegungsausmaß bis 25° nach handrü-

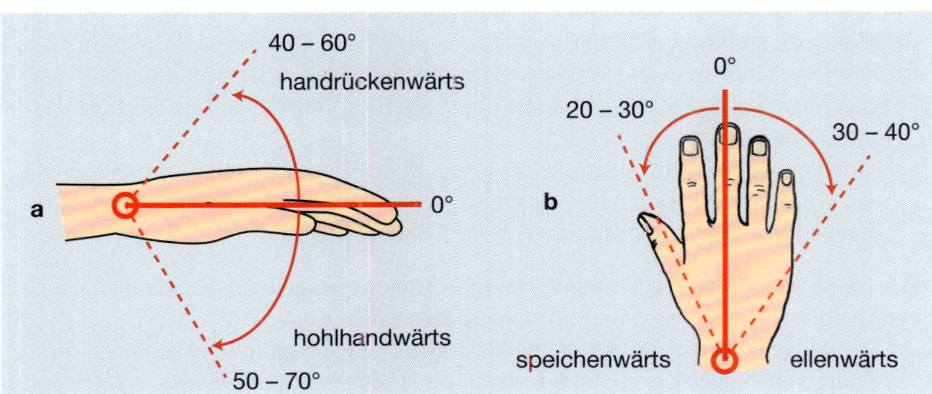

Abb. 4.8 a und b: Die normalen Bewegungsausschläge im Handgelenk

ckenwärts und bis 20° nach hohlhandwärts sowie jeweils bis 10° speichen- und ellenwärts. Mit einer „mittelgradigen" Auslenkung im Handgelenk sind folgende Tätigkeiten verbunden: Handrückenwärts bis 50°, hohlhandwärts bis 45° sowie speichenwärts bis 15° und ellenwärts bis 25° (BGIA Report 2/2007, „Muskel-Skelett-Erkrankungen der oberen Extremität und berufliche Tätigkeit"). Arbeiten mit darüber liegenden Auslenkungen im Handgelenk sind gefährdend, wobei bereits repetitive Bewegungen mit mittelgradiger Auslenkung und hohem Kraftaufwand gefährdend sein können. Erforderlich ist also vor allem bei mittelgradiger Auslenkung im Handgelenk stets die Gesamtheit der Belastungen zu gewichten. Während im sog. Bequemlichkeitsbereich die Belastbarkeit durch die Anforderungen an die Kraft begrenzt sind, also jede Belastung erlernt werden kann, solange die dafür erforderliche Kraft aufgebracht werden kann, ist bei Bewegungen im mittelgradigen und endgradigen Bereich von einer stets zunehmenden Gefährdung auszugehen, wobei endgradige Bewegungen vermieden werden sollten.

Im nicht gefährdenden Bereich liegen damit die Mausbedienung und die Bedienung der PC-Tastatur. Es handelt sich um repetitive Tätigkeiten ohne Kraftaufwand im Bequemlichkeitsbereich. Zwar sind die Tätigkeiten mit einer Haltungskonstanz verbunden. Im Bequemlichkeitsbereich ist aber nicht ersichtlich, worin die Gefährdung bestehen soll.

Merke

Die arbeitstechnischen Voraussetzungen der BK Nr. 2101, die der ärztliche Gutachter wissen muss, um die Art der beruflichen Belastung beurteilen zu können, sind wie folgt:

a) Kurzzyklische, repetitive feinmotorische Handtätigkeiten mit sehr hoher Bewegungsfrequenz, z.B. 3 Bewegungen pro Sekunde oder 10 000 pro Stunde, vor allem wenn die Hand sich außerhalb des Bequemlichkeitsbereichs bewegt, vergleichbar mit dem Klavierspielen.
b) Hochfrequente gleichförmige feinmotorische Tätigkeiten bei unphysiologischer, achsenungünstiger Auslenkung des Handgelenks, vergleichbar dem Stricken.
c) Repetitive Arbeitsverrichtungen mit statischen und dynamischen Anteilen, mit stark abweichender Haltung, z.B. hohe Auslenkung des Handgelenks bei gleichzeitiger grober Kraftaufwendung. Beispielhaft sind gefährdet Dreher, Schlosser, Montierer und Bügler.
d) Forcierte Überstreckung (Dorsalextension) der Hand – Bewegungsablauf vergleichbar dem Rückhandschlag des Tennisspielers. Beispielhaft ist das lang dauernde Hämmern.
e) Monoton wiederholte oder plötzlich einsetzende Auswärts- und Einwärtsdrehung der Hand und des Unterarms. Beispielhaft sind Schraubbewegungen beim Eindrehen einer Glühbirne, Betätigen eines Schraubendrehers.

Bei b), c), d) und e) spielen unphysiologische Bewegungen des Handgelenks eine entscheidende Rolle, was bei a) nicht zu fordern ist.

Die die versicherten Strukturen gefährdenden Tätigkeiten müssen während eines Zeitraums von mindestens 5 Jahren zu etwa einem Drittel pro Arbeitsschicht vorliegen.

4.8 Wegfall des Unterlassungszwangs

Mit Wegfall des Unterlassungzwangs ab 01.01.2021 *(→ Kap. 2.12)* hat sich der Verordnungstext der Berufskrankheit Nr. 2101 geändert. Statt „Erkrankungen der Sehnenscheiden …" heißt es jetzt „Schwere oder wiederholt rückfällige Erkrankungen der Sehnenscheiden …". Der Unterlassungszwang, gültig bis 31.12.2020, setzte ein schweres und chronisches Krankheitsbild voraus, wobei die Merkmale „schwer" und „chronisch" nicht definiert waren. Nach der BT-Drs. 19/17586, S. 134 war die am 26.07.1952 eingeführte Berufskrankheit Nr. 2101 im Jahr 1961 nach der Begründung des damaligen Verordnungsgebers ausdrücklich mit der Voraussetzung des Unterlassungszwangs versehen worden, da ein erhebliches Missverhältnis zwischen angezeigten Verdachtsfällen und nach Durchführung des Verwaltungsverfahrens als BK anerkannten Fällen bestand. Daraus ergebe sich, „daß die weitaus meisten Erkrankungen dieser Art durch ärztliche Behandlung günstig zu beeinflussen sind und ohne bleibenden Schaden abklingen. Dieser Tatsache will die neue Fassung dadurch Rechnung tragen, daß sie die Anerkennung einer Krankheit als Berufskrankheit nur in den Fällen zuläßt, in denen die berufliche Beschäftigung oder jede Erwerbsarbeit infolge der Erkrankung aufgegeben worden ist" (BR-Drs. 115/61). Der Unterlassungszwang diente damit dem Ausschluss von „Bagatellerkrankungen".

Nach der BT-Drs. 19/17586 bestehen die damaligen Gründe fort. Bei Erkrankungen der Sehnenscheiden handelt es sich um ein sehr weit verbreitetes Krankheitsbild, das auf unterschiedliche Ursachen im beruflichen wie im privaten Bereich zurückgehen kann. Dementsprechend besteht auch heute noch eine erhebliche Diskrepanz zwischen Verdachtsfällen und Anerkennungen (→ Tab. 4.1). Dauerhafte Gesundheitsbeeinträchtigungen treten dagegen nur in seltenen Ausnahmefällen ein.

Entsprechend der bisherigen Zweckrichtung soll eine Anerkennnung als Berufskrankheit daher auch künftig nur erfolgen, wenn die Krankheit für die Versicherten erhebliche Auswirkungen hat. Erforderlich ist deshalb entweder eine schwere Ausprägung oder eine wiederholte Rückfälligkeit der Erkrankung. Nach Wegfall des Unterlassungszwangs zum 01.01.2021 ist die Legaldefinition der BK Nr. 2001 um das Tatbestandsmerkmal „schwere oder rückfällige" ergänzt worden, Erläuternd heißt es hierzu im Hinweispapier des Gemeinsamen Ministerialblatts (Ausgabe 16/2022 S. 380):

- „Eine schwere Erkrankung in diesem Sinn liegt z.B. vor, wenn sie eine ununterbrochene Arbeitsunfähigkeit von mehr als drei Monaten zur Folge hat.
- Eine wiederholte Rückfälligkeit liegt mit dem dritten Auftreten der Erkrankung vor. Dies ist der Fall, wenn die Versicherten sich zwischen den einzelnen Erkrankungen deshalb weder in Heilbehandlung befinden noch arbeitsunfähig sind. Der zeitliche Abstand zwischen den einzelnen Erkrankungen ist dabei irrelevant."

Im Hinblick auf das Merkblatt hat das Bundesministerium für Arbeit und Soziales am 30.03.2022 die dortigen Ausführungen zum Unterlassungszwang für gegenstandslos erklärt.

4.9 Hinweise für die Begutachtung

Die Begutachtung steht auf zwei Säulen:

- der Diagnose des durch die Berufskrankheit Nr. 2101 versicherten Schadensbildes und
- der Sicherung der arbeitstechnischen Voraussetzungen.

Diese beiden Säulen sind kausal zu verbinden (Einwirkungskausalität, haftungsbegründende Kausalität).

1. Die als belastend im Rahmen einer Berufskrankheit aufgeführte Tätigkeit muss Teil der versicherten Tätigkeit sein (Vollbeweis).
2. Der Arbeitstechniker (Präventionsabteilung) hat die konkrete Form der versicherten (dienstlichen) Tätigkeit und deren Verlauf sowie – wenn dafür Anhaltspunkte bestehen – außerberufliche/außerdienstliche Belastungen zu sichern (Vollbeweis).
3. Der ärztliche Gutachter hat mit hinreichender Wahrscheinlichkeit (GUV) bzw. im Vollbeweis (Dienstunfallrecht) den – wesentlich teilursächlichen – Ursachenzusammenhang zwischen der versicherten dienstlichen Tätigkeit (und den damit verbundenen Verrichtungen) und den krankmachenden Einwirkungen (Einwirkungskausalität) bzw. der Gefährdung der versicherten/geschützten Strukturen zu begründen.
4. Der ärztliche Gutachter hat das versicherte Krankheitsbild zu sichern (Vollbeweis).
5. Der ärztliche Gutachter hat mit hinreichender Wahrscheinlichkeit (GUV) bzw. im Vollbeweis (Dienstunfallrecht), den – wesentlich teilursächlichen – Ursachenzusammenhang zwischen der gefährdenden Einwirkung und dem Erst-Gesundheitsschaden/Erst-Körperschaden zu begründen (haftungsbegründende Kausalität).

Die ärztliche Begutachtung muss sich auf eine eingehende Anamnese, insbesondere Arbeitsanamnese, stützen. Dies gilt insbesondere, wenn die Gefährdung in einer ungewohnten Belastung gesehen wird.

Außerberuflich gelegene Schädigungsmöglichkeiten (konkurrierende Ursachen) sind auszuschließen *(→ Kap. 2.13)*. Unter der Berufskrankheit Nr. 2101 sind nicht diejenigen Erkrankungen erfasst, deren Entstehung auf rheumatische, toxische, fokaltoxische und spezifisch oder unspezifisch infektiöse Grundlagen sowie überwiegend auf konstitutionelle und dispositionelle Faktoren zurückzuführen ist. Außerdem fallen hierunter nicht die Folgezustände umformender oder anderer Veränderungen an Gelenken, insbesondere der Halswirbelsäule.

Merke

Der Schwerpunkt des ärztlichen Gutachtens liegt in der Sicherung des versicherten Schadensbildes und in der Begründung des Kausalzusammenhangs mit versicherter Tätigkeit, wobei das dafür jeweils erforderliche Beweismaß streng zu beachten ist.

4.10 Diskussion der Rechtsprechung

Fallbeispiel

Der Kläger, 1985 41 Jahre alt, war von 1985 bis 1996, also vom 41. bis 52. Lebensjahr, als freier Handelsvertreter tätig. Er war freiwillig gesetzlich über die Berufsgenossenschaft versichert. Im April 1996 wurde beim Kläger das Krankheitsbild einer Epicondylitis (Tennisellbogen) – rechts mehr als links – gesichert, das nachfolgend chronisch wurde. Mit Auftreten der Beschwerden im April 1996 gab der Versicherte die als ursächlich diskutierte Tätigkeit auf.

Bis April 1996 übte er seine Tätigkeit wie folgt aus: In seinem Pkw hatte er vier große Musterkoffer, die er mittels „mehrfachen Hebens, Tragens bzw. Ziehens" zu und von den „mehreren Kunden" bewegte, die er täglich aufsuchte. Dort präsentierte er dann „mit erhobenem Arm und nach oben gebeugtem Handgelenk" die einzelnen Modelle, während er mit der anderen Hand die verschiedenen Farbmuster durchblätterte. Die Präsentation konnte sich jeweils über 2 bis 3 Stunden hinziehen. (LSG Niedersachsen-Bremen, Urteil vom 03.09.2002 – L 9/3 U 405/99).

Das erstinstanzliche Gericht (SG) hatte die Klage abgewiesen mit der Begründung, ursächlich für die Beschwerden des Klägers seien umformende Veränderungen in den Ellenbogengelenken. Ein durch die BK Nr. 2101 versichertes Schadensbild liege – im Vollbeweis gesichert – nicht vor.

Das zweitinstanzliche Gericht (LSG) hob das Urteil auf, bejahte die Voraussetzungen der BK Nr. 2101 und verurteilte die Beklagte zur Zahlung einer Rente entsprechend einer MdE von 20 %.

Das LSG bejahte die beruflichen (arbeitstechnischen) Voraussetzungen. Zwar führe das Merkblatt die vom Kläger ausgeführte Tätigkeit nicht als gefährdend auf. Dies sei jedoch unbeachtlich, da die Merkblätter nur Grundinformationen enthielten und keine „antizipierten Sachverständigengutachten" seien. Eine Haltungskonstanz der Hand in Überstreckung sowie das „mehrfache Heben und Tragen bzw. Ziehen der schweren Musterkoffer" seien gefährdend im Sinne der BK Nr. 2101. Die unphysiologische Stellung der Hand und die Überlastung von Hand- und Armgelenken seien ursächlich für das Krankheitsbild einer chronischen Epicondylitis, die beim Kläger gesichert sei.

Kommentar

Die arbeitstechnischen Voraussetzungen der BK Nr. 2101 sind vorliegend nicht gesichert. Zwar kann akzeptiert werden, dass das Handgelenk beim Präsentieren der Modelle „unphysiologisch" gehalten und belastet wurde, wobei nicht recht einsichtig ist, dass das Handgelenk dabei „überstreckt" werden musste. Dies unterstellt, so ist Haltungskonstanz in unphysiologischer Stellung aber nicht die Tätigkeit, die über die BK Nr. 2101 versichert ist, weil diese die versicherten Strukturen nicht schädigt. Diese sind bei Haltungskonstanz nicht in Funktion. Akzeptiert werden kann auch, dass beim Transport der Musterkoffer Kraft aufgebracht werden musste und dass es dabei zu einer „Zugbelastung der Sehnen" kam. Dass es zu einer Reizung der „Sehnenscheiden oder des Sehnengleitgewebes sowie der Sehnen- oder Muskelansätze" kam, ist demgegenüber unwahrscheinlich. Denn diese werden durch „mehrfaches Heben und Tragen bzw. Ziehen der schweren Musterkoffer" nicht unphysiologisch belastet. Es fehlt das sich stets wiederholende Moment, der repetitive Bewegungsablauf (→ *Abschn. 4.7*). Entscheidend ist aber, dass die berufliche Exposition nicht zu einer Erkrankung im Sinne der Berufskrankheit nach Nr. 2101 geführt hat. Die Epicondylitis ist über die BK Nr. 2101 nicht versichert (→ *Abschn. 4.5.2*).

Gegen einen Belastungszusammenhang der geklagten Beschwerden spricht zudem das beidseitige Auftreten der Beschwerden bei der unterstellten unphysiologischen Belastung nur einer Hand. Gegen einen Belastungszusammenhang spricht auch, dass das Schadensbild trotz der Aufgabe der belasteten Exposition chronisch wurde. Zwar ist dem LSG Recht zu geben, dass ein chronisches Schadensbild auch bei Aufgabe der belastenden Exposition fortbestehen könne. Zum Zeitpunkt der Aufgabe der Tätigkeit als Vertreter für Textilien konnte aber von einem chronischen Schadensbild noch keine Rede sein.

Das Prüfungsschema zur Kausalität (→ *Kap. 2.11*), beispielhaft auf dieses Urteil angewandt, ergibt folgendes Ergebnis:

- Der Kläger hat eine versicherte Tätigkeit ausgeübt (Vollbeweis).
- Diese war jedoch nicht geeignet (Einwirkungskausalität, hinreichende Wahrscheinlichkeit), die über die Berufskrankheit Nr. 2101 versicherten Strukturen – „Sehnenscheiden, Sehnengleitgewebe sowie Sehnen- oder Muskelansätze" – zu gefährden.
- Ein Kausalzusammenhang (haftungsbegründende Kausalität) zwischen versicherter Exposition und Gesundheitsschaden steht, weil die Voraussetzungen dafür fehlen, nicht zur Diskussion (hinreichende Wahrscheinlichkeit).
- Ein als Berufskrankheit benannter Gesundheitsschaden ist ebenfalls nicht gesichert (Vollbeweis).
- Das Ergebnis ist die Feststellung, dass sich die Berufskrankheit Nr. 2101 nicht begründen lässt.

Fallbeispiel

Die Klägerin, eine Maschinenarbeiterin, 159 cm lang, hob von 1993 bis 1999 10-mal pro Stunde ein Gewicht von 17 bis 19 kg über Kopfhöhe (1,70 m) und platzierte es dort. 2001 wurde vom behandelnden Arzt eine „schwere chronische Periarthritis humeroscapularis calcarea" als mögliche Berufskrankheit angezeigt (LSG Berlin-Brandenburg, Urteil vom 19.02.2009 – L 31 U 492/08).

Die arbeitstechnischen Voraussetzungen der BK Nr. 2101 liegen nicht vor. Es fehlt das repetitive Moment. Der 10-malige Hebevorgang pro Stunde reicht dazu nicht aus (→ *Abschn. 4.7*).

Das Krankheitsbild von Kalkeinlagerungen im Bereich der Rotatorenmanschette ist zudem Folge eines gestörten Stoffwechsels und nicht Folge einer Überlastung, wobei von diesem Krankheitsbild auch nicht die über die Berufskrankheit Nr. 2101 versicherten Strukturen betroffen sind.

Es fehlen also sowohl die Einwirkungskausalität als auch der versicherte Gesundheitsschaden.

Fallbeispiel

Der Kläger, ein Balletttänzer, der seit seinem 26. Lebensjahr als Solotänzer angestellt war, erkrankte im Alter von 39 Jahren an einem Patellaspitzensyndrom links. Er gab seine berufliche Tätigkeit auf. Mit der Klage begehrte er die Feststellung der Berufskrankheit Nr. 2101.

Die Beklagte bejahte die arbeitstechnischen Voraussetzungen, verneinte aber die medizinischen Voraussetzungen mit der Begründung, dass das Patellaspitzensyndrom Folge von anlagebedingten Veränderungen der Kniegelenke sei (Bayerisches LSG, Urteil vom 12.10.2011 – L 2 U 270/10).

Das LSG gab der Klage statt mit der Begründung, das Patellaspitzensyndrom sei belastungsinduziert. Die vermeintlich anlagebedingten Veränderungen im Bereich der Kniegelenke seien nicht ursächlich für das Patellaspitzensyndrom. Dass nur ein Kniegelenk betroffen sei, spreche nicht gegen einen Ursachenzusammenhang mit der beruflichen Belastung.

Kommentar

Das Patellaspitzensyndrom beruht auf einer Erkrankung/Überbeanspruchung/falschen Beanspruchung der Kniescheibensehne (Lig. patellae). Zwar ist davon auch der Ansatzbereich der Sehne am Knochen betroffen. Es liegt aber keine spezifische Veränderung dieses Ansatzbereiches vor. Vielmehr erfasst die Veränderung der Sehne auch deren Ansatzbereich. Es liegt keine sog. Paratendinose vor. Das Krankheitsbild fällt also nicht unter die Berufskrankheit Nr. 2101.

Fallbeispiel

Der zum Urteilszeitpunkt 48-jährige Kläger arbeitete seit seinem 33. Lebensjahr als selbstständiger Fliesenleger. 2004, nach einer Tätigkeit von 9 Jahren, traten im Bereich des rechten Ellenbogens Beschwerden auf. Diagnostiziert wurde das Krankheitsbild einer Epicondylitis humeri radialis (Tennisellbogen). Der Kläger führte das Schadensbild auf seine berufliche Tätigkeit zurück (LSG Baden-Württemberg, Urteil vom 24.06.2010 – L 10 U 5699/07).

Die Entscheidung des Gerichts stellte darauf ab, dass

1. die beruflichen Voraussetzungen nicht erfüllt seien und
2. der Belastungszusammenhang des Schadensbildes mit der beruflichen Tätigkeit nicht wahrscheinlich sei.

Zu 1. Nicht richtig ist die Aussage, es handele sich um eine Anpassungsstörung, die beim Kläger verneint wurde, weil dieser bereits 9 Jahre an die Arbeit gewöhnt sei. Dies ist zwar für die Epicondylitis humeri radialis ein entscheidendes Kriterium, nicht aber für die Erkrankungen, die unter die BK Nr. 2101 fallen.

Die Tätigkeit des Fliesenlegermeisters lag aber mit *lediglich* 0,26 Stunden/ Arbeitstag im nicht physiologischen Bereich, also im nicht Bequemlichkeitsbereich. Deshalb wurden die beruflichen Voraussetzungen verneint. Der Körperstrukturen gefährdende Arbeitsanteil war zu gering.

Zu 2. Der Belastungszusammenhang wurde von den ärztlichen Sachverständigen begründet mit dem Fehlen von Alternativursachen. Das reicht für den haftungsbegründenden Kausalzusammenhang nicht. Dem folgte das Gericht – zutreffend – nicht. Das Krankheitsbild einer Epicondylitis humeri radialis ist belastungsunabhängig zu weit verbreitet.

Fallbeispiel

Ein in der teilweise fehlerhaften Diskussion aber richtigen Entscheidung vergleichbarer Fall betraf einen Mann, der mit 33 Jahren Beschwerden angab, die als „Epicondylus radialis humeri" diagnostiziert wurden. Er führte diese zurück auf seine jahrelange Tätigkeit als Maurer. Er habe im Rahmen von Umbau- und Sanierungsarbeiten häufig Arbeiten mit dem Winkelschleifer und Boschhammer durchführen müssen. Im Übrigen habe er stundenlang gemauert (LSG Hessen, Urteil vom 21.11.2006 – L 3 U 103/05).

Die Klage wurde in erster und zweiter Instanz abgewiesen. Argumentiert wurde mit der langjährigen Gewöhnung und Anpassung an die Arbeit. Das war/ist jedoch kein Argument, das es erlauben würde, die Berufskrankheit Nr. 2101 zu verneinen. Dennoch lagen die arbeitstechnischen Voraussetzungen nicht vor. Es fehlten die kurzzyklischen repetitiven feinmotorischen Handtätigkeiten mit sehr hoher Bewegungsfrequenz. Die medizinischen Voraussetzungen lagen ebenfalls nicht vor. Die „Epicondylus radialis humeri" war/ ist eine Veränderung der Sehne *(→ Abschn. 4.5.2)*.

Fallbeispiel

Die 1973 geborene Klägerin war seit 1993 als Montiererin von Dunstabzugshauben beschäftigt. Pro Dunstabzugshaube nahm die Klägerin ca. 24 Verschraubungen vor. Je Arbeitsschicht montierte die Klägerin 200 Dunstabzugshauben.

Wegen Schmerzen an den Daumenstrecksehnen rechts suchte die Klägerin 2008 erstmals einen Arzt auf. Diagnostiziert wurde das Krankheitsbild der Tendovaginitis stenosans de Quervain rechts. 2009 wurde das 1. Strecksehnenfach rechts operativ gespalten.

Der Arbeitsplatz der Klägerin war zwischenzeitlich durch Produktänderung, Umstellung der Montagestrecke und einem rotierenden Arbeitsplatzwechsel zwischen Tätigkeiten mit Verschraubung und vorgelagerten Tätigkeiten umgestaltet (SG Karlsruhe, Urteil vom 30.01.2012 – S 1 U 2400/11).

Das SG wies die Klage ab. Zwar fällt die Tendovaginitis stenosans de Quervain, wenn – in seltenen Fällen – Veränderungen des Sehnengleitgewebes die Ursache sind, unter das Schadensbild der Paratendinosen. Die Ursachen des Schadensbildes – ob also Veränderungen des Sehnengleitgewebes oder eine knötchenartige Verdickung der Sehne, ein

Schadensbild, das nicht unter die Berufskrankheit Nr. 2101 fällt, die Ursache war – blieben offen, wobei die Versicherte insoweit die Beweisnachteile zu tragen hat.

Verneint wurde aber der Unterlassungstatbestand, die „Aufgabe der beruflichen Beschäftigung". Zwar sei der Arbeitsplatz der Klägerin umgestaltet. Dennoch führe die Klägerin, wenn auch deutlich reduziert, zeitweise die gleichen Arbeiten aus, die zu der Erkrankung geführt hätten. Verneint wurde zudem eine rentenberechtigende MdE.

Fallbeispiel

Die 1972 geborene Klägerin, Steueramtfrau, war während ihrer Arbeitszeit ab dem Jahr 2000 ganz überwiegend am PC tätig. Sie gab an, alsbald nach Umstellung ihrer Tätigkeit Schmerzen zunächst im Bereich des rechten, dann aber auch des linken Arms bekommen zu haben. Sie führte diese auf die Bedienung der PC-Maus und der PC-Tastatur zurück (VG Aachen, Urteil vom 14.04.2011 – 1 K 1203/09).

Das VG gab der Klage statt, obwohl die Klägerin nach wie vor die gleiche Arbeit ausführte. Der Arbeitsplatz war nur mit einer anderen Maus ausgestattet. Der Unterlassungstatbestand – „Aufgabe der beruflichen Beschäftigung" – war damit nicht erfüllt.

Als Berufskrankheit anerkannt wurden: „Tendovaginitis de Quervain, Epicondylitis humeroradialis beidseits mit Zustand nach operativer Versorgung rechts sowie Zustand nach Sulcus-ulnaris-Syndrom".

Kommentar

Das Sulcus-ulnaris-Syndrom ist ein Nervenschaden, der über die Berufskrankheit Nr. 2101 nicht versichert ist. Er ist auch nicht mittelbare Folge eines versicherten Schadensbildes. Das Krankheitsbild einer Epicondylitis humeroradialis fällt ebenfalls nicht unter die Paratendinosen. Es handelt sich um eine Erkrankung der Sehne (Tendinose) als Teil des „aktiven" und nicht des „passiven" Gewebes. Versichert über die Berufskrankheit Nr. 2101 ist nur die Tendovaginitis de Quervain, vorausgesetzt die Ursache sind Veränderungen des Sehnengleitgewebes. Insoweit war ein Ursachenzusammenhang mit der Tätigkeit am PC zu diskutieren.

Fallbeispiel

Der 1970 geborene Kläger führte das Schadensbild einer „Epicondylitis humeri radialis" rechts („Tennisellbogen") auf seine Arbeit als Maler zurück, die er ab dem 23. bis zum 31. Lebensjahr – mit wiederholten Unterbrechungen, zum Teil nur kurzfristig – ausführte. Am 20.09.2001 wurde das rechte Ellenbogengelenk operativ behandelt (Operation nach Hohmann). Wann das Schadensbild erstmals aufgetreten war, blieb unklar – 4 bis 8 Jahre nach Aufnahme der Arbeit als Maler (LSG Berlin-Brandenburg, Urteil vom 30.09.2009 – L 3 U 309/08).

Die arbeitstechnischen Voraussetzungen wurden vom LSG verneint – u.a. mit der Begründung, das Schadensbild müsse „relativ kurzfristig nach nicht gewohnter einseitiger Belastung" auftreten, im Sinne einer Anpassungsstörung also. Das stimmt in Bezug auf das beim Kläger gesicherte Krankheitsbild, das aber nicht unter die Berufskrankheit nach

Nr. 2101 fällt. Die Forderung nach einer Anpassungsstörung ist nur dann gerechtfertigt, wenn die Epicondylitis in das nach der Berufskrankheit Nr. 2101 versicherte Schadensbild mit einbezogen wird. Ist jedoch dieses Krankheitsbild nicht durch die Berufskrankheit Nr. 2101 erfasst, dann ist die 5-Jahres-Frist zutreffend. Denn für Erkrankungen der „Sehnenscheiden" und des „Sehnengleitgewebes" sind die sich stetig wiederholenden Bewegungen und dadurch verursachten unphysiologischen Belastungen die Ursache. Diese bedürfen aber eines längeren Zeitraums, damit sie sich negativ auswirken.

Dieser Teil der Begründung des LSG trägt also die Entscheidung nicht. Die „Epicondylitis humeri radialis" ist aber auch keine gelistete Berufskrankheit.

Fallbeispiel

Der 48-jährige Kläger erkrankte im Dezember 2014 mit den Diagnosen einer Epicondylopathia humeri radialis („Tennisarm") beidseits und einer Brachialgie (Armschmerzen) beidseits unklarer Ursache. Er hatte von 2001 bis 2014 als Pflasterer und Straßenbauarbeiter gearbeitet – mit Druckluftkompressoren, Rüttelplatten, schweren Bohrmaschinen, Asphaltschneidemaschinen, Drucklufthämmern und Grabenstampfern (SG Karlsruhe, Urteil vom 14.10.2016 – S 1 U 431/16).

Die Klage wurde abgewiesen, weil die arbeitstechnischen Voraussetzungen nicht erfüllt seien. Die wenn auch schwere Belastung der Arme habe im physiologischen Bereich gelegen. Es habe sich 2014 nicht um ungewohnte Arbeiten gehandelt. Die Erkrankung sei nicht im zeitlichen Zusammenhang mit der Aufnahme der Arbeit aufgetreten.

Alle diese Argumente umschreiben nicht die Voraussetzungen der BK Nr. 2101 – abgesehen davon, dass die gestellte Diagnose kein Krankheitsbild ist, das unter die BK Nr. 2101 fällt.

Fallbeispiel

Der 35-jährige Kläger war seit seinem 15. Lebensjahr als Herrenfrisör tätig. Er erkrankte mit der Diagnose einer Epicondylopathia humeri radialis („Tennisarm") (Bayerisches LSG, Urteil vom 18.11.2003 - L 18 U 181/01).

Die BK 2101 wurde nicht anerkannt. Abgesehen davon, dass das Krankheitsbild nicht unter die BK Nr. 2101 fällt, führt das Gericht zutreffend aus:

> *„Es fehlt bereits an der generellen Geeignetheit der Einwirkung. Als besondere beruflichen Einwirkungen werden generell Bewegungsabläufe verlangt, die als Belastungsparameter zu biomechanisch relevanten Beanspruchungen führen. Als solche werden angesehen kurzzyklische, repetive, feinmotorische Handtätigkeiten mit sehr hoher Bewegungsfrequenz (mindestens 10.000 Bewegungsabläufe/Stunde = 3/Sekunde). Gemeint sind dabei die Wiederholungen immer der gleichen Bewegungsabläufe mit stets einförmiger Belastung der entsprechenden Muskel- und Sehnengruppen, überwiegend der Streckseite (Beispiele: Maschinenschreiben, Klavierspielen.*
>
> *Der Kläger war derartigen Belastungen im Rahmen seiner beruflichen Tätigkeit als Frisör nicht ausgesetzt.*

Merke
Die Rechtsprechung, die sich erstaunlich häufig mit dem Schadensbild befassen muss – es wurden beispielhaft nur zehn Entscheidungen aufgegriffen – ist in ihren Aussagen verwirrend. Es fehlt vor allem die Kenntnis des Krankheitsbildes, das versichert ist, was naheliegend Folge defizitärer Sachverständigengutachten ist. Die arbeitstechnischen Vorgaben orientieren sich nach wie vor nicht an Barrot, sondern an Laarmann.

4.11 Literatur

Bär E, Kiener B (2000). Epicondylitis ist keine Berufskrankheit. Med. Mitteilungen 72, Suva, Luzern, 69–82
Barrot R (1999). Arbeitstechnische Voraussetzungen für die Entstehung einer BK 2101. Ergo Med 1: 26–30
Bischoff M, Kinzl L, Hehl G (2001). Erkrankungen der Sehnenscheiden oder des Sehnengleitgewebes sowie der Sehnen- oder Muskelansätze (2101) und der Schleimbeutel (2105). Trauma und Berufskrankheit 2/2001
Browne CD, Nolan BM, Faithfull DK (1984). Occupational repetition strain injuries. Guidelines for diagnosis and management. Med J Aust 140: 329–332
Cotta H, Dettmer N (1960). Ergebnisse der Bindegewebsforschung und ihre Bedeutung für Erkrankungen des Stütz- und Bewegungsapparates. Arch Orthop Unfall Chir 52: 217
Cyriax JH (1936). The Pathology and Treatment of Tennis Elbow. J Bone Jt Surg 18: 921–940
De Quervain F (1895). Über eine Form von chronischer Tendovaginitis. Korresp Bl Schweiz, Ärzt 25: 289
Geyer S, Winkler P, Imhoff AB, Siebenlist S (2020). Was gibt es Neues in der Behandlung der Epikondylitis? In: Jähne/Königsrainer/Südkamp/Schröder (2020). Was gibt es Neues in der Chirurgie? ecomed MEDIZIN, Landsberg
Goldie I (1964). Epicondylitis lateralis humeri. Acta Chir Scand 229: 1–119
Hauck G (1924). Tendovaginitis crepitans. Langenbecks Arch Klin Chir 128
Hempfling H, Krenn V (2017). Schadenbeurteilung am Bewegungssystem. Bd. 2. De Gruyter, Berlin/Boston
Heister L (1771). Compendium anatomicum. Johann Paul Krauss Verlag, Nürnberg
Hohmann G (1933). Das Wesen und die Behandlung des sogenannten Tennisellenbogens. Münch Med Wschr 18: 215–252
Kaplan B (1955). Treatment of Tenniselbow (Epicondylitis) by Denervation. J Bone Jt Surg A 37: 527
Kraushaar DS, Nirschl RP (1999). Tendinosis of the ellbow. J Bone & Joint Surg 81A (2): 259–278
Laarmann A (1977). Berufskrankheiten nach mechanischen Einwirkungen. Enke Verlag, Stuttgart
Liang Qui, Yu-Dong Zhang, Ring-Bin Yu, Hai-Bin Shi (2016). Magnetic resonance imaging with chronic lateral epicondylitis. Medicine 95,5:1-5
Marks M, Rickenbacher D, Audige L, Glanzmann MC (2021). Patient-Rated Tennis Elbow Evaluation (PRTEE). Z Orthop Unfall; 159: 391-396
Mazzotti I, Castro WHM (2004). RSI-Repetitive Strain Injury – eine Berufskrankheit. Versicherungsmedizin 141–144
Nathan P, Keniston RC, Myers LD, Meadows KD (1992). Longitudinal study of median nerve sensory conduction in industry: Relationship to age, gender, hand dominance, occupational hand use and clinical diagnosis. J Hand Surg 17: 850
Nigst H (1981) Erkrankungen der Sehnen und Sehnenscheiden. In Handchirurgie. Hrsg. Nigst H, Buck-Gramcko D, Millesi H. Thieme Verlag Stuttgart
Petit Le Manac'h A et al (2011). Risk factors for de Quervain's disease in a French working population. Scand J Work Environ Health. 37(5): 394-401
Potter HG (1995). Lateral epicondylitis of MR imaging, surgical and histopathologic findings. Radiologie 1996: 43–46
Putz R, Müller-Gerbl M (1995). Anatomie und Pathologie der Sehnen. Der Orthopäde 24(3): 180–186
Reischauer F (1957). Epicondylitis und Tendinitis der Arme, eine Krankheit durch Überbeanspruchung? Mschr. Unfallheilk. 60: 321–330

Rossetti L, Kuntz L A, Kunold E, Schock J, Müller K W, Grabmayr H, Stolberg-Stolberg J, Pfeiffer F, Sieber S A, Burgkart R, Bausch AR (2017). The microstructure and micromechanics of the tendon–bone insertion. Nature Materials 27.02.2017

Sarkar K, Uhthoff HK (1980). Ultrastructure of the common extensor tendon in tennis elbow. Virchows Arch 386: 317–330

Shen Po-Chuan et al (2019). Hand tendinopathy risk factors in Taiwan. Medicine 98:1:1-6

Scott A et al (2020) ICON 2019: International Scientific Tendinopathy Symposium Consensus: Clinical Terminology. Br J Sports Med 54: 260-262

Schink W (1960). Handchirurgischer Ratgeber. Springer Verlag, Heidelberg

Schneider H (1956). Zur Struktur der Sehnenansatzzonen. Z f Anatomie und Entwicklungsgeschichte 119: 431–456

Schneider H, Corradini V (1954). Aufbrauchveränderungen in sehr beanspruchten Sehnen der oberen Extremität und ihre klinische Bedeutung. Zeitschrift für Orthopädie und ihre Grenzgebiete 84: 278–296

Spahn G, Lipfert JU, Schmidt A, Maurer C, Dein W, Haertmann B, Hofmann GO, Schiele R (2016). Fall-Kontroll-Studie zur Bestimmung von Risikofaktoren der lateralen Epikondylitis. Arbeitsmed Sozialmed Umweltmed 51: 360–368

Stone WE (1983). Repetitive strain injuries. Med J Aust 2, 616

Trezies AJ, Lyons AR, Fielding K, Davis TR (1998). Is occupation an aetilogical factor in the development of trigger finger. J Hand Surg Br Aug: 23(4): 539-540

Uelinger E (1959). Der chronisch-traumatische Skelettschaden. Verh Dtsch Ges Path 43, 27

Tönnis D (1976). Die Epicondylitis humeri. Aktuelle Chir 11: 163–170

Voss H, Herlinger R (1961). Taschenbuch der Anatomie. Bd. 1 Fischer Verlag Stuttgart

Walz DW, Newman JS, Konin GP, Ross G (2010). Epicondylitis: Pathogenesis, Imaging and Treatment. RadioGraphics 30:167-184

Wilhelm A, Gieseler H (1962). Die Behandlung der Epicondylitis humeri radialis durch Denervation. Chirurg 33: 118

Yoon Ki Cha, Seon-Jeong Kim, Noh Hyuck Park, Joon Yub Kim, Joo Hak Kim, Ji Yeon Park (2019). Magnetic resonance imaging of patients with lateral epicondylitis: Relationship between pain and severity of imaging features in elbow joints. Acta Orthop et Traumatol. Turcica 53: 366-371

4.12 Merkblatt zur Berufskrankheit Nr. 2101*

*(→ *Abschn. 4.8*)

Erkrankungen der Sehnenscheiden oder des Sehnengleitgewebes sowie der Sehnen- oder Muskelansätze, die zur Unterlassung aller Tätigkeiten gezwungen haben, die für die Entstehung, die Verschlimmerung oder das Wiederaufleben der Krankheit ursächlich waren oder sein können.

Merkblatt zu BK Nr. 43 (jetzt 2101) der Anl. 1 zur 7. BKVO
[Bek. des BMA vom 18.02.1963, BArbBl. Fachteil Arbeitsschutz 1963, 24) unter Berücksichtigung der Änderungen vom 01.12.2007 (Bek. d. BMAS vom 01.12.2007 – IV a 4-45222-2101/3)]

I. Vorkommen und Gefahrenquellen

Diese Erkrankungen können durch einseitige, langdauernde mechanische Beanspruchung und ungewohnte Arbeiten aller Art bei fehlender oder gestörter Anpassung entstehen. Überwiegend sind die oberen Extremitäten, insbesondere die Unterarme, betroffen.

II. Krankheitsbild und Diagnose

Es können auftreten:

1. Die Paratenonitis (Tendovaginitis) crepitans. Sie ist im Wesentlichen eine Erkrankung des Sehnengleitgewebes mit Druck- und Bewegungsschmerz sowie fühlbarem schneeballartigem Knirschen über dem betreffenden Sehnengebiet. Bevorzugt ist die Umgebung der Strecksehnen der Finger, besonders des Daumens, betroffen.
2. Periostosen an Sehnenansätzen (Epicondylitis und Styloiditis). Bei den Periostosen finden sich ein um-

schriebener Druckschmerz am Muskelursprung bzw. Knochenansatzpunkt sowie eine Infiltration im Bereich des betroffenen Epicondylus und Spontanschmerz im erkrankten Gebiet.

3. In seltenen Fällen die Tendovaginitis stenosans. Hierbei führen die krankhaften Wandveränderungen der Sehnenscheide zur Einengung des Sehnenfachs; vorwiegend sind die Sehnenscheiden der Daumen betroffen. Dupuytren'sche Kontraktur und Periarthritis humeroscapularis sind im Allgemeinen nicht auf berufliche Einflüsse zurückzuführen.

III. Hinweise für die ärztliche Beurteilung

Die ärztliche Beurteilung muß sich auf eine eingehende Anamnese, insbesondere Arbeitsanamnese, stützen, außerberuflich gelegene Schädigungsmöglichkeiten sind auszuschließen.

Unter Nr. 43 (jetzt 2101) der Anlage zur 7. Berufskrankheiten-Verordnung sind nicht diejenigen Erkrankungen erfaßt, deren Entstehung auf rheumatische, toxische, fokaltoxische und spezifisch oder unspezifisch infektiöse Grundlagen sowie überwiegend auf konstitutionelle und dispositionelle Faktoren zurückzuführen ist. Außerdem fallen hierunter nicht die Folgezustände degenerativer oder anderer Veränderungen an Gelenken, insbesondere der HWS.

*** Stellungnahme der DGUV:**
Die Voraussetzung, dass die Berufskrankheit nur anerkannt werden kann, wenn die schädigende Tätigkeit aufgegeben wird, ist zum 1. Januar 2021 durch das Siebte Gesetz zur Änderung des Vierten Buches Sozialgesetzbuch und anderer Gesetze aufgehoben worden. Ausführungen in dem Merkblatt zum Unterlassungszwang sind damit als gegenstandslos zu betrachten.

Mit dem Siebten Gesetz zur Änderung des Vierten Buches Sozialgesetzbuch und anderer Gesetze wurde zum 1. Januar 2021 die Legaldefinition der Berufskrankheit 2101 geändert. Vor dem Wort „Erkrankungen" wurden die Wörter „Schwere oder wiederholt rückfällige" eingefügt.

*** Bundesministerium für Arbeit und Soziales, Bonn, den 30. März 2022 (IVa 4-45000-3/68)**
Hinweise zu den Berufskrankheiten Nr. 1315, 2101, 2104, 2108 bis 2110, 4301, 4302, 5101

Wegfall des Unterlassungszwangs
Durch Artikel 24 Nummer 3a des Gesetzes vom 12. Juni 2020 (BGBl. I S. 1248 ff.) ist mit Wirkung ab dem 1. Januar 2021 bei den Berufskrankheiten Nummer 1315, 2101, 2104, 2108 bis 2110, 4301, 4302, 5101 die Aufgabe der schädigenden Tätigkeit als Voraussetzung für die Anerkennung als Berufskrankheit (sog. „Unterlassungszwang") gestrichen worden.

Soweit die Merkblätter zu diesen Berufskrankheiten Ausführungen zur Aufgabe der schädigenden Tätigkeit enthalten, sind diese ab dem 1. Januar 2021 gegenstandslos.

Berufskrankheit Nr. 2101
Durch Artikel 24 Nummer 3b des Gesetzes vom 12. Juni 2020 (BGBl. I S. 1248 ff.) ist mit Wirkung ab dem 1. Januar 2021 die Legaldefinition der Berufskrankheit Nummer 2101 (Erkrankungen der Sehnenscheiden oder des Sehnengleitgewebes sowie der Sehnen- oder Muskelansätze) um das Tatbestandsmerkmal „schwere oder wiederholt rückfällige" ergänzt worden.
Entsprechend der bisherigen Zweckrichtung soll eine Anerkennung als Berufskrankheit daher auch künftig nur erfolgen, wenn die Krankheit für die Versicherten erhebliche Auswirkungen hat. Erforderlich ist deshalb entweder eine schwere Ausprägung oder eine wiederholte Rückfälligkeit der Erkrankung.

- Eine schwere Erkrankung in diesem Sinn liegt z.B. vor, wenn sie eine ununterbrochene Arbeitsunfähigkeit von mehr als drei Monaten zur Folge hat.
- Eine wiederholte Rückfälligkeit liegt mit dem dritten Auftreten der Erkrankung vor. Dies ist der Fall, wenn die Versicherten sich zwischen den einzelnen Erkrankungen deshalb weder in Heilbehandlung befanden noch arbeitsunfähig waren. Der zeitliche Abstand zwischen den einzelnen Erkrankungen ist dabei irrelevant

5 Die Berufskrankheit Nr. 2102 – Meniskopathie

5.1 Verordnungstext

Meniskusschäden nach mehrjährigen andauernden oder häufig wiederkehrenden, die Kniegelenke überdurchschnittlich belastenden Tätigkeiten

5.2 Rechtsprechung zur Berufskrankheit Nr. 2102 und deren Kommentierung

Erstaunlich viele aktuelle Gerichtsentscheidungen haben die Berufskrankheit Nr. 2102 zum Thema.

- Es geht – vor dem Hintergrund der Abnahme körperlich schwer belastender Arbeitsplätze – um die arbeitstechnischen Voraussetzungen, insbesondere um den Anteil der meniskusbelastenden Exposition, der „überdurchschnittlich belastenden Tätigkeiten", durch Haltungskonstanz und/oder raue Bewegungsbeanspruchung.
- Diskutiert wird das belastungskonforme Schadensbild inbesondere in Bezug auf die raue Bewegungsbeanspruchung der Berufssportler (Fußballprofi, Handballprofi).
- Zur Diskussion steht der Begriff des Schadens – „Meniskusschäden" – im Vergleich zur „Erkrankung", einem Begriff, den z.B. der Verordnungstext zu den Berufskrankheiten Nr. 2108 bis Nr. 2110 zum Inhalt hat.
- Gegenstand gerichtlicher Auseinandersetzung ist die Chondrokalzinose als konkurrierende Ursache.
- Ältere Gerichtsentscheidungen befassen sich vor allem mit dem Anscheinsbeweis,
- mit der Länge des belastungsfreien Intervalls bis zur Manifestation des Meniskusschadens und
- mit der Einschätzung der MdE bei Schäden im Bereich mehrerer Menisken.

5.2.1 Die „überdurchschnittliche" meniskusbelastende Exposition

Zu unterscheiden ist zwischen *Haltungskonstanz* und *rauer Bewegungsbeanspruchung*.

Während als *„überdurchschnittlich"* belastende *Haltungskonstanz* in der Vergangenheit allgemein (herrschende Meinung) mindestens eine meniskusbelastende Tätigkeit während ⅓ je Arbeitsschicht verlangt wurde, wird nunmehr teilweise eine solche von 20 bis 25 % für ausreichend gehalten (LSG Sachsen, Urteil vom 18.09.2008 – L 2 U 148/97; LSG Berlin-Brandenburg, Urteil vom 21.01.2010 – L 2 U 272/07; LSG Baden-Württemberg, Urteil vom 05.05 2008 – L 1 U 3824/06), wobei die Rechtsprechung dazu aber nicht einheitlich ist (SG Karlsruhe, Urteil vom 12.12.2013 – S 1 U 225/13; Bayerisches LSG, Urteil vom 13.09.2012 – L 18 U 349/09, das die Frage letztlich jedoch nicht entscheiden musste). Diese Urteile betreffen ausnahmslos die meniskusgefährdende *Haltungskonstanz.*

Dem Urteil des LSG Berlin-Brandenburg (Urteil vom 21.01.2010 – L 2 U 272/07) lag folgender Sachverhalt zu Grunde:

Der Kläger war seit 1967 über einen Zeitraum von 35 Jahren nach den Vorgaben des Technischen Aufsichtsdienstes (Präventionsdienstes) zu ca. 25 % meniskusbelastend als Gas-Wasser-Installateur tätig. Die BK Nr. 2102 wurde dennoch, obwohl die 33 % meniskusbelastende Tätigkeit nicht erreicht wurden, anerkannt mit folgender Begründung:

> *„Dem Wortlaut der BK ist das Erfordernis einer Mindestbelastung ebenso wenig zu entnehmen wie dem Merkblatt. Eine medizinische oder juristische Begründung für die Annahme einer derartigen Dosis-Wirkungsbeziehung ist nicht zu finden, wie der Senat bereits im Richterbrief vom 09. September 2009 ausgeführt hat. Der Verordnungsgeber hat einen bestimmten, zeitlich fassbaren Belastungszusammenhang in der streitigen BK nicht vorgesehen.“*

Diese Ausführungen sind grundsätzlich richtig, wobei sie nicht so zu verstehen sind, dass das Erfordernis einer kausalen Beziehung zwischen Gefährdung und Meniskusschaden verneint wird. Der Wortlaut der Berufskrankheit Nr. 2102 weist und wies zu keinem Zeitpunkt eine Mindestbelastung als Voraussetzung für die Anerkennung aus. Die Orientierung allein am Wortlaut der BK Nr. 2102 vergisst jedoch den Ausgangspunkt der Berufskrankheit „Meniskopathie“.

Bei der juristischen Interpretation der BK Nr. 2102 darf deren arbeitsmedizinische Grundlage nicht übersehen werden. Es stellt sich also die Frage, welche Untersuchungen und Erkenntnisse waren ursächlich dafür, bestimmte Arbeitshaltungen als meniskusbelastend zu bewerten. Ausgangspunkt war die Meniskopathie des *Bergmanns unter Tage* mit dem Zwang zur Arbeit unter räumlich eng begrenzten Verhältnissen in niedrigen Flözen mit einer Mächtigkeit (Höhe) von teilweise nur 50 bis 60 cm und mit einem Gefälle bis zu 60° (Pressel 1980). Ein Arbeitserfolg konnte unter diesen Bedingungen nur im Knien, in der Hocke oder im Liegen erreicht werden. Aus diesen Positionen (Haltungskonstanz) wurde schwere körperliche Arbeit erbracht. Der Bergmannsberuf stand zum Zeitpunkt der erstmaligen Kodifikation der Berufskrankheit Nr. 2102 im Jahre 1952 – damals als BK Nr. 26 – an der Spitze der Berufe mit schwerer körperlicher Belastung (2 400 Kcal/ pro Schicht, Spitzer et al. 1964). Die nachfolgenden Erweiterungen der Berufskrankheit Nr. 2102 betrafen weder das versicherte Schadensbild noch die berufliche Exposition. Sie betrafen ausschließlich den versicherten Personenkreis.

Die zum Zeitpunkt der Kodifikation der BK Nr. 2102 erforderliche berufliche Exposition wurde über Jahrzehnte hinweg wie folgt als herrschende Meinung beschrieben (Pressel 1980):

> *„Als berufliche Voraussetzung wird eine mindestens dreijährige Untertagetätigkeit gefordert, die unter für die Menisken besonders ungünstigen Bedingungen, d.h. in hockender oder kniender Zwangshaltung, regelmäßig und für mehrere Stunden in jeder Schicht verrichtet wurde.“*

Das BSG (Urteil vom 21.11.1958 – 5 RKn 33/57) formulierte wie folgt:

> *„Versichert sind meniskusbelastende ‚Zwangshaltungen‘ „während eines wesentlichen Teils der täglichen Arbeitszeit.“*

Wesentlich bedeutet „den Kern einer Sache ausmachend“ (Duden online), also jedenfalls nicht nur 20 % der Arbeitszeit. Diese Formulierung bezieht sich zwar auf die Frage, inwieweit der Bergmannsberuf die Beweiserleichterung des Anscheinsbeweises für sich in Anspruch nehmen kann, welcher in Bezug auf die aktuelle Fassung der BK Nr. 2102 nicht mehr gilt. Der Wegfall des Anscheinsbeweises war aber Folge der Öffnung der BK Nr. 2102 am 01.04.1988 für alle Berufsgruppen und nicht Folge einer Absenkung der arbeitstechnischen Anforderungen. Diese Aussage signalisiert, welche Anforderungen an die Meniskusbelastung zu stellen sind. Diese arbeitstechnischen Anforderungen an die BK Nr. 2102 haben ihre Ursache in Überlegungen zu den Auswirkungen von Entlastung und Belastung auf die Menisken. Die oben zitierte Rechtsprechung lässt nicht erkennen, dass diese Überlegungen zum Ausmaß der meniskusbelastenden Tätigkeit bedacht wurden, wie diese Grundlage der Berufskrankheit „Meniskopathie“ bei deren Einführung waren und wie sie dem geschichtlichen Hintergrund (Lex montana) dieser Berufskrankheit entsprechen.

Die *Berufsgenossenschaft der Bauwirtschaft* hat in Kenntnis dieser – zu kurz gesprungenen – Rechtsprechung für ihren Zuständigkeitsbereich die Anforderungen an die meniskusbelastende Tätigkeit gesenkt. Als unterste Belastungsgrenze hält sie eine Meniskusbelastung von 20 % (1,6 Stunden/Tag) an 111 von 220 Schichten/Jahr für ausreichend. Argumentiert wird dabei – in Übereinstimmung mit dem o.g. Urteil –, der Richtwert von ⅓ meniskusbelastender Tätigkeit pro Arbeitsschicht sei nirgends festgeschrieben.

Dem schließt sich das LSG der Länder Berlin und Brandenburg (Urteil vom 20.01.2022 L 3 U 98/19) grundsätzlich an. Es betont jedoch: „Dieses Ergebnis steht vielmehr in Einklang mit der Rechtsprechung anderer Landessozialgerichte, wonach - ohne eine prozentuale Mindestbelastung zu fordern - das Erscheinungsbild der Tätigkeit durch überdurchschnittliche Meniskusbelastungen geprägt sein müsse“, was bezogen auf einen Dachdecker verneint wurde.

Die *raue Bewegungsbeanspruchung*, deren Ursache für Meniskusschäden im Vergleich zur Haltungskonstanz eine andere ist, leitet eine weitere Diskussion ein. Die an sich schon zweifelhafte These, dass ausreichende Entlastungsphasen zu einer Erholung des minderdurchbluteten (bradytrophen) Meniskusgewebes führen könnten, verliert bei der rauen Bewegungsbeanspruchung an weiterer Überzeugungskraft. Dennoch wird versucht, auch insoweit Entlastungsphasen Belastungsphasen gegenüberzustellen und sie gegeneinander abzuwägen.

Der historische Ausgangspunkt der Berufskrankheit „Meniskopathie“ in Bezug auf die *raue Bewegungsbeanspruchung* waren der Steiger und der Rangierer, die jeweils unter in der Regel schlechten Licht- und Bodenverhältnissen ihrer Arbeit nachgehen mussten.

Der berufliche Wandel hat dazu geführt, dass der Schwerpunkt der rauen Bewegungsbeanspruchung derzeit vor allem bei den *Berufssportlern* liegt.

Folgende Probleme bringt die Einbeziehung der Berufssportler unter den Versicherungsschutz der BK Nr. 2102 mit sich:

1. Meniskusbelastende Sportarten werden im Gegensatz zum Rangierer und zum Steiger nicht 8 Stunden pro Tag ausgeübt. Die die Menisken gefährdende Arbeitszeit – Laufen und Springen verbunden mit Dreh- und Scherbewegungen, Körperkontakt mit Gegenspielern – macht zudem nur einen Teil der Teilzeitarbeit aus.

2. Das Gefährdungspotenzial der meniskusbelastenden Tätigkeiten des Berufssportlers, insbesbesondere des Handball- und Fußballspielers, ist höher anzusetzen als das des Steigers und Rangierers.
3. Berufssportler sind in aller Regel bereits *vor* versicherter Tätigkeit meniskusbelastend exponiert.

Zu 1.
Das Urteil des LSG Baden-Württemberg vom 01.07.2011 (L 8 U 2252/09) befasst sich mit der Frage, ob die beruflichen Anforderungen – Meniskusbelastung während 30 % der Arbeitszeit – auf eine Verursachung durch „raue Bewegungsbeanspruchung" zutreffen. Es hat folgenden Leitsatz:

> *„Die Einwirkungskausalität der Berufskrankheit Nr. 2102 (Meniskuserkrankung) ist nicht zwingend deshalb zu verneinen, weil die kniebelastende Tätigkeit nicht mindestens im Umfang von 30 % einer (achtstündigen) Arbeitsschicht ausgeübt wurde. Jedenfalls ist eine solche aus der statischen Belastung durch Kniezwangshaltung entwickelte Zeitgrenze auf die dynamische Bewegungsbeanspruchung des Kniegelenks (hier eines Berufshandballspielers) sportmedizinisch nicht übertragbar."*

Wie sich bereits aus dem Leitsatz ergibt, handelte es sich um einen Meniskusschaden eines Berufshandballspielers, der im Ergebnis jedoch nicht als Berufskrankheit anerkannt wurde, weil die medizinischen Voraussetzungen nicht vorlagen. Es fehlte der durch vorzeitige Texturstörungen bedingte Meniskusschaden.

Geht man davon aus, dass „Mikrotraumen" die Ursache von Meniskusschäden nach rauer Bewegungsbeanspruchung sind, bleiben als einzige zeitliche Begrenzung der beruflichen Exposition die „häufig wiederkehrenden, die Kniegelenke überdurchschnittlich belastenden Tätigkeiten". Ein Berufshandballspieler wird nicht 8 Stunden pro Tag Handball spielen. Die Überlegungen zum Wechsel von Belastung und Erholung und die deshalb aufgestellte Forderung nach einer beruflichen Meniskusbelastung von mindestens 30 % pro Arbeitsschicht treffen auf diese Schadensverursachung nicht zu. Wenn es durch belastende Zwangshaltung zu Ernährungsstörungen kommt, ist nachvollziehbar, dass diesen durch Entlastungsphasen entgegengewirkt wird. Die Auswirkungen von Entlastungsphasen bei Mikrotraumen ist jedoch derart einfach nicht zu begründen.

Es ist deshalb nachvollziehbar, dass bei rauer Bewegungsbeanspruchung auf die Untergrenze von 30 % bzw. auf jeden zeitlichen Anteil pro Schicht verzichtet wird, wobei die raue Bewegungsbeanspruchung die Tätigkeit *prägen* muss, was bei einem Berufshandballspieler zu bejahen ist (ebenso Hessisches LSG, Urteil vom 30.09.2013 – L 9 U 214/09).

Merke
Arbeitstechnisch ist zu unterscheiden zwischen einer Meniskusbelastung durch Haltungskonstanz oder durch raue Bewegungsbeanspruchung. Während bei einer Belastung durch Haltungskonstanz zeitliche Vorgaben pro Schicht sachdienlich sind, ist bei der rauen Bewegungsbeanspruchung allein entscheidend, dass diese die berufliche Exposition prägt.

Zu 2.
Es geht um die Frage, welcher Zeitraum in Jahren erforderlich ist, um einen Belastungszusammenhang eines Meniskusschadens durch raue Bewegungsbeanspruchung zu akzeptieren. Das LSG Baden-Württemberg (Urteil vom 01.07.2011 – L 8 U 2252/09) hat zutreffend zu den insoweit relevanten Unterschieden zur Haltungskonstanz ausgeführt:

> *„Danach führen die Mikrotraumen – klinisch stumme, noch ohne Krankheitswert verursachte Meniskusläsionen – in ihrer Summierung der Rezidive zur verfrühten – pathologischen – Degeneration des Meniskusgewebes, wohingegen eine durch Kniezwangshaltung verursachte phasenweise Ernährungsstörung bei ausreichenden Erholungsphasen erst gar nicht eintritt."*

Die *Verwaltungsberufsgenossenschaft* – dort sind die Berufssportler versichert – hat dazu folgenden Ansatzpunkt zur Belastungsberechnung gewählt:

Sie fordert 3200 Stunden meniskusbelastende Exposition (raue Bewegungsbeanspruchung), ausgehend von 200 Schichten à 8 Stunden, berechnet für 2 Jahre („mehrjährig"), also 400 × 8 = 3200 Schichten („Vollarbeiterrichtwert") belastender Tätigkeit als arbeitstechnische Voraussetzung für eine Anerkennung als Berufskrankheit. Argumentiert wird, dass das Berufskrankheitenrecht bei der Festlegung der Mindestexpositionszeit („mehrjährig") von einer vollschichtigen, 8-stündigen Expositionszeit ausgehe. Dieser „Vollarbeiterrichtwert" müsse mindestens erfüllt sein, ehe von einer beruflichen Exposition als Ursache eines Meniskusschadens ausgegangen werden könne. Die Tätigkeit als Profi-Fußballspieler sei in etwa einer Teilzeitbeschäftigung vergleichbar, so dass die beruflichen Voraussetzungen deutlich später als nach 2 Jahren erfüllt seien.

Zitiert werden darf aus dem Urteil des LSG Baden-Württemberg vom 06.04.2021 (L 8 U 1828/19):

> *„Die Beklagte hat zur Klageerwiderung vorgetragen, dass eine praktikable und für alle Versicherten geltende geforderte Mindestexpositionszeit von zwei Jahren gefordert werde. Es handle sich nicht um eine Beschäftigungszeit, sondern um eine Expositionszeit. Es sei somit eine Umrechnung von Jahren auf Stunden vorzunehmen. Es treffe zwar zu, dass die mehrjährige Tätigkeit bzw. der Begriff der mehrjährigen Tätigkeit im Laufe der Zeit immer weiter nach unten korrigiert worden sei. Ohne Richtwerte bzw. zeitliche Beschränkung oder Einschränkung könne jedoch der Sachverhalt nicht im Sinne der Gleichbehandlung für alle Betroffenen beurteilt werden."*

Diese Anforderung an die berufliche Belastung findet weder im Verordnungstext eine Grundlage, noch liegen ihr aktuelle wissenschaftliche Erkenntnisse zu Grunde. Die Begutachtung hat jedoch „auf der Basis des aktuellen wissenschaftlichen Erkenntnisstandes" (BSG, Urteil vom 09.05.2006 – B 2 U 1/05 R) zu erfolgen.

Das SG Dresden (Bescheid vom 10.02.2017 – S 5 U 233/16) sieht dementsprechend in den Anforderungen der Verwaltungsberufsgenossenschaft einen Widerspruch zum Verordnungstext. Dieser sehe nur vor, dass die raue Bewegungsbeanspruchung wesentliche Ursache für den Meniskusschaden ist. Dies gelte auch für den Profi-Fußballspieler. Dieses Berufsbild sei im „Merkblatt" als Messlatte für die erforderliche berufliche Belastung benannt.

Dem folgt das Bayerische LSG (Urteil vom 16.06.2021 – L 17 U 365/18). Entscheidend sei nicht die Beschäftigungsdauer, sondern die Expositionsdauer. Entscheidend sei, ob das „Erscheinungsbild der Tätigkeit durch überdurchschnittliche Meniskusbelastung geprägt“ sei. Das Bayerische LSG beruft sich auf Pressel (1980, nicht wie irrtümlich zitiert „1968“). Danach betrug der durchschnittliche Zeitraum zwischen Aufnahme der kniebelastenden beruflichen Tätigkeit und der Manifestation des Meniskusschadens bei Fußballspielern 7,6 Jahre, bei Bergleuten 12 Jahre und das durchschnittliche Erkrankungsalter bei Fußballspielern 28,6 Jahre, bei Bergleuten 38,2 Jahre. Dieser Vergleich „hinkt“ zwar insofern, als nicht bedacht wird, dass Profi-Fußballspieler meist bereits in früher Kindheit mit dem Sport begonnen haben. Nachvollziehbar ist zwar die Überlegung, dass Mikrotraumen durch sportspezifische Belastungen nicht durch Phasen der Erholung korrigiert werden können und dadurch schneller klinisch manifest werden als dies bei einem Schaden durch Haltungskonstanz zu erwarten ist.

Zu dem gleichen Ergebnis kommt das Urteil des LSG Baden-Württemberg vom 06.04.2021 (L 8 U 1828/19):

„Die Beklagte hat zur Rechtfertigung wiederholt auf das Erfordernis der Gleichstellung der Vollzeit- und Teilzeittätigkeiten verwiesen. Insofern unterstellt die Beklagte dem Kläger jedoch durch diese Berechnungsweise, dass professionell betriebener Handballsport bezogen auf die Kniegelenke keine Vollzeitbelastung darstellt. Dies überzeugt den Senat nicht, da die Intensität der Trainings- und Spielbelastung auf Profiniveau zu deutlich höheren Belastungsspitzen führt, als die von der ersten Belastungsalternative erfassten Tätigkeiten, welche sich vielmehr durch die Gleichförmigkeit der Belastungsposition auszeichnen. Die beiden Belastungsalternativen der BK Nr. 2102 erfassen somit unterschiedliche Meniskusbelastungen mit der Folge, dass die Geeignetheit der Meniskusbelastung jeweils differenziert beurteilt werden muss. Es ist daher nicht zulässig, die Zeitdauer des Spiel- und Trainingsbetriebs eines Profisportlers mit der achtstündigen Arbeitsschicht sonstiger Arbeitnehmer in Relation zu setzen.“

Merke

Die Manifestation eines Meniskusschadens durch raue Bewegungsbeanspruchung bedarf – ausgehend vom Wortlaut der BK Nr. 2102 – einer „mehrjährigen“ Belastung. Er bedarf jedoch keiner vollschichtigen Belastung. Der „Vollarbeiterrichtwert“ ist bezogen auf den Berufssportler (z. B. Fußball- oder Handballprofi) unbeachtlich.

Zu 3.

Es geht um die Frage, wie es zu beurteilen ist, dass Profisportler in aller Regel von Kindesbeinen an in der von ihnen gewählten Sportart – unversichert – in Vereinen um sportliche Leistungen gekämpft haben. Dazu das Urteil des LSG Baden-Württemberg vom 06.04.2021 (L 8 U 1828/19):

„Der Senat weist in diesem Zusammenhang darauf hin, dass es dem Anspruch des Klägers grundsätzlich nicht entgegensteht, dass dieser bei einer Aufnahme des

Handballsports im Kindesalter und nach Durchlaufen aller Jugendmannschaften bis zum Übergang in den Lizenzspielerkader bereits einer erheblichen Meniskusbelastung mit möglicherweise vorauseilenden Veränderungen unterlag. Es ist nicht zulässig, einerseits zur Ermittlung der Belastungsdosis nur den Zeitraum ab Beginn der Ausübung als Berufssportler zugrunde zu legen, andererseits aber einen möglicherweise vorzeitig einsetzenden Verschleiß durch die – zum Erreichen eines Profiniveaus vorausgesetzte – intensive Ausübung des Sports im Kindes- und Jugendalter bei der medizinischen Kausalitätsbetrachtung als anspruchsausschließende Konkurrenzursache anzusehen."

Diese Ausführungen können so nicht stehen bleiben. Sie stehen im krassen Widerspruch z. B. zur BK Nr. 2112 („Gonarthrose") und BK Nr. 2115 („Fokale Dystonie"), wobei diese nur beispielhaft benannt sind. Zu diesen ist es unbestrittene Meinung, dass außerberufliche Belastung und insbesondere die Belastung im Kindes- und Jugendalter, z. B. durch intensives privates Üben (BK Nr. 2115), nicht versichert sind, aber als konkurrierende Ursachen zu prüfen sind. Dies kommt schon dadurch zum Ausdruck, dass eine Anerkennung als Berufskrankheit eine konkrete Belastung nach Stunden voraussetzt, um eine versicherte Belastung von einer unversicherten abgrenzen zu können. Der apodiktische Ausschluss einer konkurrierenden Belastung – meniskusbelastende Exposition im Kindes- und Jugendalter –, auf die weder Arbeitgeber noch der Versicherungsträger (Berufsgenossenschaft) irgendeinen Einfluss haben, die nicht im Interesse des Arbeitgebers abläuft und für die es keine medizinischen Gründe gibt, lässt sich mit der Finalität der Gesetzlichen Unfallversicherung nicht vereinbaren.

Das Problem, dass die Sportbiographie von Berufssportlern, insbesondere Berufsfußball- und -handballspielern, bereits in der Kindheit beginnt mit dem Risiko vorzeitiger Verschleißerscheinungen im Bereich der Menisken, hat auch das Hessische Landessozialgericht (Urteil vom 30.09.2013 – L 9 U 214/09) gesehen, jedoch zutreffend über die wesentliche Teilursächlichkeit der beruflichen Belastung gelöst.

Merke
Der Meniskusschaden muss wesentlich teilursächlich durch die Tätigkeit als Berufssportler bedingt sein. Den Versicherten treffen die Beweisnachteile, wenn eine ausreichende berufliche/versicherte Exposition und deren Zusammenhang mit beruflicher Tätigkeit nicht gesichert werden kann. Sorgfältig abzugrenzen sind Schäden/Veränderungen durch nicht versicherte Tätigkeit. Für diese und für deren Kausalität trägt der Versicherungsträger die objektive Beweislast. Das Argument, dass nicht versicherte Tätigkeit Voraussetzung für die Leistungen während versicherter Tätigkeit sei, trifft zwar zu, stellt aber die nicht versicherte Tätigkeit deswegen nicht unter Versicherungsschutz.

Abschließend ein Urteil, das belegt, wie sehr sich die Vorstellungen davon, was unter einer Meniskusbelastung, insbesondere einer rauen Bewegungsbeanspruchung, zu verstehen ist, gewandelt haben. Das Hessische LSG (Urteil vom 07.05.2012 – L 9 U 211/09) bejaht die arbeitstechnischen Voraussetzungen, die raue Bewegungsbeanspruchung, erstmals bei einem *Müllwerker*. Nach Meinung des Senats enthält die Tätigkeit eines Müllwerkers sowohl „Elemente der spezifischen Kniegelenksbelastung“ eines „Profifußballspielers“ als auch eines „Rangierers“. Diese Aussage hält einer Nachprüfung zu beiden Berufsbildern nicht stand. Beim Profifußballer ist die Belastung ungleich höher und beim Rangierer werden die unebenen Bodenverhältnisse und oft schlechten Sichtverhältnisse übersehen, die wesentlich für die raue Bewegungsbeanspruchung sind und nicht allein das Auf- und Abspringen vom Fahrzeug auf ebener Straße.

5.2.2 Das belastungskonforme Schadensbild

Während es zur belastenden Zwangshaltung weitestgehend konsentierter Meinung entspricht, dass überwiegend der Innenmeniskus betroffen ist und ein Schadensbild ohne Beteiligung des Innenmeniskus nicht belastungskonform ist, wird zur rauen Bewegungsbeanspruchung vertreten, dass auch ein einseitiger *isolierter* Außenmeniskusvorderhorn- und -mittelstückschaden belastungskonform sei und wesentlich teilursächlich auf versicherter Tätigkeit als Fußballprofi beruhe. Dazu zwei Urteile. Eines zu einem isolierten Außenmeniskusvorderhorn- und -mittelstückschaden und eines zu einem isolierten Innenmeniskushinterhornschaden:

LSG Hamburg, Urteil vom 28.04.2021 – L 2 U 11/19:

> *Bei dem damals 23-jährigen Kläger wurde am 12.07.1999 eine Zusammenhangstrennung im Bereich des linken Außenmeniskusvorderhorns, bis in den Intermediärbereich reichend, intraoperativ gesichert. Der Außenmeniskus wurde teilentfernt. Die feingewebliche Untersuchung – vorgelegt wurden „multiple weißliche bis gelbliche Partikelchen von zusammengelegt 2 x 1,7 x 0,4 cm“ – ergab „Meniskusgewebe mit geringen Auffaserungen, einzelnen kleinen Verschleimungsherden sowie fokalen, scharf begrenzten Einlagerungen eines unspezifischen Granulationsgewebes, vereinbar mit einer 4–5 Wochen alten Läsion, Anteile der Synovialmembran mit kleinen Gichttophi und unspezifischen Entzündungszeichen.“*
>
> *Folgende Vorerkrankungen/Vorbehandlungen in Bezug auf das linke Kniegelenk waren gesichert:*
>
> *Ab dem 30.05.1996 fachorthopädische Behandlung wegen seit 4 Wochen bestehender Kniebeschwerden links. Kernspintomographisch ergab sich eine minimale Flüssigkeitsansammlung im Gelenk. Am 27.06.1996 wurde das linke Kniegelenk gespiegelt. Entfernt bzw. teilentfernt wurden eine Schleimhautfalte und der Hoffa'sche Fettkörper. Im Übrigen fanden sich keine Auffälligkeiten. Der Versicherte war ab dem 30.07.1996 wieder sporttauglich.*
>
> *Ab dem 01.02.1999 stand der Versicherte erneut in fachorthopädischer Behandlung wegen Beschwerden/Ergussbildung im Bereich des linken Kniegelenks. Am 15.03.1999, 31.03.1999, 07.04.1999 und 11.06.1999 erfolgten jeweils Injektionen mit dem Glucocorticoid Lipotalon.*
>
> *Der Versicherte war in der Zeit vom 01.07.1996 bis 12.07.1999 „Vertragsamateur“. Er war also Fußballprofi. Von Juli 1995 bis 01.07.1996 war er als Ama-*

teur tätig. Informationen über seine fußballerische Tätigkeit vor diesem Zeitpunkt fehlen. Diese ist jedoch zu unterstellen, da diese Voraussetzung dafür ist, um als junger Erwachsener Fußballprofi zu werden.

Dazu im Gegensatz das Urteil des LSG Baden-Württemberg vom 06.04.2021 – L 8 U 1828/19:

Beim Versicherten, zu diesem Zeitpunkt 24 Jahre alt, wurde am 15.07.2004 eine Zusammenhangstrennung im Bereich des rechten Innenmeniskushinterhorns, welches durch Texturstörungen verändert war, kernspintomographisch gesichert.

Der Versicherte war in der Zeit vom 01.06.2001 bis 15.07.2004 Handballprofi. Zuvor hatte er – beginnend im „Kindesalter" – alle „Jugendmannschaften" durchlaufen.

Die Meniskusschäden im Bereich des Außenmeniskusvorderhorns und des Innenmeniskushinterhorns wurden in beiden Fällen als *belastungskonform* bezeichnet. Der Ursachenzusammenhang mit der beruflichen Tätigkeit als Berufsfußball- bzw. -handballspieler wurde bejaht. In beiden Fällen wurde durch LSG-Urteil eine Berufskrankheit nach Nr. 2102 festgestellt. Diese Entscheidungen werfen folgende Fragen auf:

1.
Seit Aufnahme der Profisportler unter den Versicherungsschutz der Gesetzlichen Unfallversicherung wird zur Berufskrankheit „Meniskopathie" über das belastungskonforme Schadensbild diskutiert. Übereinstimmung besteht, dass zu unterscheiden ist zwischen rauer Bewegungsbeanspruchung und belastender Zwangshaltung. Beide zur Diskussion gestellten kontroversen Gerichtsentscheidungen betreffen die raue Bewegungsbeanspruchung. Dazu liegen aus der Vergangenheit umfangreiche Untersuchungen von Pressel (1980) vor. Dieser hat zu dieser Belastung der Kniegelenke das Schadensbild beim Rangierer untersucht und dort eine bevorzugte Betroffenheit des Innenmeniskus gesichert, wobei Pressel das Ergebnis seiner Habilitationsschrift dadurch relativierte, indem er feststellte:

„Es ist somit nicht möglich, das Erkrankungsrisiko einzelner Berufe oder Tätigkeiten in Abhängigkeit zur Kniegelenksbelastung mit ausreichender Wahrscheinlichkeit anzugeben. Für eine allgemein gültige Beschreibung einer kausalen Exposition fehlen deshalb die Voraussetzungen."

Das heißt also, dass umfangreiche Überlegungen und statistische Untersuchungen in der Vergangenheit es nicht erlauben, einen ursächlichen Zusammenhang zwischen versicherter Exposition und Meniskusschaden herzustellen, und dass die Bedeutung der Berufskrankheit darin zu sehen ist, dass ein Meniskusschaden zukünftigen kniegelenksbelastenden Tätigkeiten entgegensteht.

Ausgehend von dieser Aussage bleibt demnach nur der Weg, bestimmte Schadensbilder als nicht belastungskonform auszuschließen. Es entsprach bisher – in Auswertung aller statistischer Erkenntnisse aus der Vergangenheit, anatomischer sowie biomechanischer Überlegungen und gesicherter therapeutischer Erfahrungen – der herrschenden Meinung, dass ein ausschließlicher Außenmeniskusschaden nicht belastungskonform ist.

Beteiligt sein muss der Innenmeniskus. Fehlt es an dessen Beteiligung, lässt sich ein belastungsinduziertes Schadensbild – sei es infolge belastender Haltungskonstanz oder rauer Bewegungsbeanspruchung – nicht begründen. Diese Erkenntnisse verwirft das LSG Hamburg und hält ein Schadensbild ausgehend vom Außenmeniskusvorderhorn bei einem Fußballer für belastungskonform, während das LSG Baden-Württemberg – in Übereinstimmung mit der herrschenden Meinung – bei der gleichen Berufsgruppe (Profihandballer) dies für das Innenmeniskushinterhorn feststellt. Diese beiden kontroversen Entscheidungen geben Veranlassung, die Überlegungen zum belastungskonformen Schadensbild der BK Nr. 2102 zu überprüfen. Dabei stellen sich folgende Fragen:

a) Unterscheidet sich das Belastungsprofil des Profisportlers (Fußballer/Handballer) maßgeblich vom Belastungsprofil des Rangierers?
b) Gibt es belastbare neue Erkenntnisse zur Verteilung des Meniskusschadens bei Profihand- oder -fußballern?

Diese Fragen gilt es durch eine Aufbereitung der umfangreich vorliegenden Statistiken und durch anatomische, biomechanische und funktionelle Überlegungen zu klären. Das Gutachten nach § 109 SGG (auf Antrag des Versicherten/Klägers), auf das das LSG Hamburg sein Urteil stützt, ist eine Einzelmeinung, die vor allem nicht erklärt, wieso der Rangierer – zu diesem Belastungsprofil liegen breite statistische Untersuchungen vor (Pressel 1980) – sich von dem des Fußballprofis grundsätzlich unterscheidet. Zum Meniskusschaden bei Berufssportlern sind die im Urteil des LSG Hamburg zitierten beiden Veröffentlichungen, auf die sich das Gutachten nach § 109 SGG beruft, teils völlig ungeeignet, weil isolierte Außenmeniskusschäden nicht ausgewiesen sind, teils unzureichend, weil nur 8 Fußballprofis von 885 Patienten isolierte Außenmeniskusschäden aufwiesen, jedoch nicht ausgewiesen ist, wie hoch die absolute Zahl von Fußballern unter den 885 Personen war und welche Veränderungen die weiteren Fußballer hatten.

Die kontroversen Entscheidungen des LSG Hamburg und des LSG Baden-Württemberg lassen eine breite Diskussion erwarten *(→ Abschn. 5.11)*.

Eine Stellungnahme des „Ärztlichen Sachverständigenbeirats Berufskrankheiten" beim BMAS zur Frage des belastungskonformen Schadensbildes ist in nächster Zeit nicht zu erwarten. Auf Anfrage hat das BMAS mit Schreiben vom 09.12.2020 mitgeteilt, dass der „Ärztliche Sachverständigenbeirat Berufskrankheiten" beschlossen hat, zur BK Nr. 2102 u. a. zu der Art der Einwirkung, zum erforderlichen Schichtanteil, zu anderen belastenden Tätigkeiten sowie zum „aktueller Erkenntnisstand in Bezug auf das Krankheitsbild" eine wissenschaftliche Stellungnahme zu erarbeiten, aber die „Beratungen noch einen längeren, voraussichtlich mehrjährigen Zeitraum umfassen" werden.

5.2.3 Der Meniskus-„Schaden"

Ein anderes Problem, das bisher – soweit ersichtlich – nicht thematisiert wurde, ist die Differenzierung zwischen Schaden und Erkrankung (LSG Baden-Württemberg, Urteil vom 29.06.2012 – L 8 U 384/09). Argumentiert wird,

> *„nach der Rechtsprechung des Senats erfordert der Tatbestand der BK Nr. 2102 der BKV – anders als etwa die Berufskrankheit Nr. 2108 der BKV, die neben einem*

Bandscheibenschaden ausdrücklich eine Bandscheibenerkrankung voraussetzt – nur einen Meniskusschaden. Nicht erforderlich ist, dass der Meniskusschaden fortbestehende Beschwerden und eine klinische Symptomatik, eine Erkrankung, verursacht."

Dem Urteil lag folgender Sachverhalt zu Grunde:

Der Kläger, ein Fliesenleger, war bis 2009 46 Jahre in seinem Beruf tätig. Als Berufskrankheit anerkannt war eine Chronische Schleimbeutelerkrankung (BK Nr. 2105, → Kap. 8) ohne Rentenanspruch. Am 12.12.2007 wurde das linke Kniegelenk und am 05.12.2010 das rechte Kniegelenk gespiegelt. Befundet wurden Veränderungen/Zusammenhangstrennungen im Bereich des Innenmeniskushinterhorns beiderseits und im Bereich des rechten Kniegelenkes auch des Außenmeniskushinterhorns, die jeweils reseziert wurden und gemäß dem Ergebnis der feingeweblichen Untersuchung „degenerativ" verändert waren.

Die vom Kläger im Rahmen des Rechtsstreits vorgebrachten Beschwerden/Funktionseinbußen wurden erklärt durch eine Arthrose vor allem im Bereich des Kniescheiben-Oberschenkelgelenks und nicht durch den Teilverlust der Menisken, der sich in Bezug auf Beschwerden und Funktionseinbußen nicht auswirke. Dies entspricht einer durchaus realistischen Beurteilung, wenn nur das jeweilige Meniskushinterhorn betroffen ist. So haben z.B. kernspintomographische Untersuchungen an sog. Meniskusgesunden, d.h. an Personen ohne das klinische Bild von Meniskusveränderungen, Zeichen von Texturstörungen bis zum höchsten Schweregrad, dem Grad 4, erbracht, was zu der Erkenntnis geführt hat, dass der bildgebende Befund nur bedingt eine Operationsindikation sein kann (Jerosch et al. 1993). Eine Meniskusveränderung ist also nicht identisch mit einem Meniskusschaden.

Irgendwelche funktionellen Auswirkungen sind auch für die Zukunft nicht naheliegend, insbesondere dann, wenn ein erhebliches beschwerdefreies Intervall nach Teilentfernung der Menisken abgelaufen ist.

Der Klage wurde dennoch insoweit stattgegeben, als eine „Berufskrankheit nach Nr. 2102 der BKV" festgestellt wurde, jedoch ohne messbare MdE (unter 10 %). Die BK Nr. 2102 der BKV verlange *„zusätzlich zu einem Meniskusschaden" keine „Kniegelenkserkrankung bzw." keine „bestehende Beschwerdesymptomatik"*.

Der Duden (online) erläutert den Begriff *Schaden* wie folgt:

- Etwas, was die Gegebenheit, die bestehende Situation in einer negativen, nicht wünschenswerten Weise verändert.
- Teilweise Zerstörung; Beschädigung; Defekt; körperliche, gesundheitliche Beeinträchtigung.
- Durch Verlust oder (teilweiser) Zerstörung eines Guts entstandene Einbuße.

Ein Teilverlust der Menisken (Hinterhorn) führt jedoch mit Ausnahme der akuten Krankheitszeiten in der Vergangenheit – ausgehend vom o.g. Urteil – zu keinerlei „gesundheitlicher Beeinträchtigung" oder Funktionseinbuße. Die Anerkennung eines Meniskusschadens (BK Nr. 2102) zu einem Zeitpunkt, zu dem weder gegenwärtige noch aufgrund präventiver Überlegungen meniskusbedingte Funktionseinbußen feststellbar sind – abgesehen von der Frage, ob die Indikation für die Spiegelung der Kniegelenke tatsächlich Zusammenhangstrennungen im Bereich des Meniskushinterhorns waren – ist sehr fragwürdig. Der vom LSG Baden-Württemberg herausgearbeitete Unterschied in der Wortwahl zwischen der BK Nr. 2102 (Meniskusschaden) und der BK Nr. 2108 (Bandscheibenbedingte Erkrankung) ist dafür keine Begründung. Dabei ist zu berücksichtigen, dass der Verordnungsgeber nicht immer sauber formuliert. Dazu darf aus der im Urteil des LSG zitierten und als Argumentationshilfe verwandten Entscheidung des BSG (Urteil vom 31.05.2005 – B 2 U 12/04 R) zitiert werden:

> *„Allein nach dem Wortlaut einer Nummer der Anlage 1 zur BKVO kann indes der Inhalt einer bestimmten BK oftmals nicht bestimmt werden. Im Laufe der Jahrzehnte hat der Verordnungsgeber der BKVO BKen in unterschiedlicher Fassung in die Anlage aufgenommen; wegen der oftmals recht unbestimmten Fassung der Tatbestände dieser BKen sind die Träger der gesetzlichen Unfallversicherung und die Gerichte verpflichtet, deren Inhalt über den Wortlaut hinaus zu bestimmen, wobei hierfür die allgemein anerkannten juristischen Methoden anzuwenden sind.“*

Dennoch kann das Ergebnis des LSG Baden-Württemberg zutreffen. Der Versicherungsfall einer Berufskrankheit liegt vor, wenn kumulativ folgende Voraussetzungen gegeben sind:

- Eine Krankheit oder ein regelwidriger Körperzustand im medizinischen Sinn
- Zur Verursachung der Krankheit geeignete, dem BK-Tatbestand entsprechende Einwirkungen aus der versicherten Tätigkeit (Einwirkungskausalität)
- Die Verursachung der Krankheit durch diese Einwirkungen (haftungsbegründende Kausalität)

Veränderungen der Menisken, bei denen eine operative Behandlung indiziert ist, sind ein „regelwidriger Körper- oder Geisteszustand, auch wenn noch keine Krankheit im Sinne der Krankenversicherung vorliegt“ (BSG, Urteil vom 20.06.1995 – 8 RKnU 2/94). Der Versicherungsfall ist also gegeben, nicht aber der Leistungsfall. Nach Ausheilung der operativen Behandlung entfallen eine MdE und auch sonstige Leistungen.

5.2.4 Die Chondrokalzinose

Das Urteil des Sächsischen LSG vom 10.04.2017 (L 2 U 234/13) befasst sich mit der Frage, ob die histologisch gesicherte Chondrokalzinose (sog. Pseudogicht) im Bereich des rechten Kniegelenks der Anerkennung von Veränderungen im Bereich des Innenmeniskus rechts als Berufskrankheit entgegensteht. Dies wird verneint.

Ätiologie und Pathogenese der Chondrokalzinose sind bis heute noch teilweise ungeklärt. Die Chondrokalzinose ist eine Stoffwechselerkrankung, eine Kristallarthropathie, deren klassischer Vertreter die Gicht mit Ablagerungen von Harnsäurekristallen ist. Die Krankheit ist charakterisiert durch Ablagerung von Calciumpyrophosphatdihydrat-Kristallen (CPPD) im Bereich des Gelenkknorpels, der Menisken und der Gelenkkapsel. Die krankheitsbedingten Kristallablagerungen führen zu einem Verlust an Elastizität und damit zu einer deutlichen Minderbelastbarkeit der betroffenen Strukturen. Die Erkrankung ist makroskopisch, feingeweblich und bildgebend *(→ Abb. 5.16)* zu sichern. Betroffen sind vornehmlich die Knie- und Hüftgelenke.

Teilweise kontrovers diskutiert wird die Ursache der Chondrokalzinose. Es geht um die Frage, ob sie ihrerseits Ursache oder Folge von Kniegelenksverletzungen/-operationen/Texturstörungen im Bereich der Menisken ist bzw. sein kann. Müller (1988) vertrat die Ansicht, dass Veränderungen der Menisken, gleich welcher Ursache, wenn sie der Chondrokalzinose vorausgingen, deren Ursache sein könnten, dass also die Chondrokalzinose auch Folge eines Überlastungsschadens sein könne. Ihm lagen dazu statistische Erkenntnisse vor, die feingeweblich auffallend häufig Veränderungen im Sinne einer Chondrokalzinose nach Meniskusverletzungen/-veränderungen in der Vergangenheit ergaben. Er blieb jedoch jede plausible Erklärung dafür schuldig, wie eine Stoffwechselerkrankung Folge von vorausgegangenen unfallbedingten bzw. operativen Kniegelenkschäden sein kann. Als möglicher Pathomechanismus soll es im Rahmen des operativen Eingriffs über eine Knorpelschädigung zur Freisetzung von intrazellulären Pyrophosphaten aus den Chondrozyten in den Extrazellularraum kommen, wo sie zu dem schwer löslichen Calciumpyrophosphatdihydrat auskristallisieren können (Fisseler-Eckhoff et al. 1988). Nicht thematisiert wurde allerdings die Frage, ob es naheliegender war, dass die angeblichen Meniskusverletzungen bereits Folge der Stoffwechselerkrankung waren.

Das LSG führt dazu zunächst aus, dass es „keine herrschende Meinung" zu dieser Frage gebe. Das kann mit der ganz erheblichen Einschränkung akzeptiert werden, dass dennoch weit überwiegend vertreten wird, dass die Stoffwechselerkrankung Chondrokalzinose die Ursache und nicht die Folge von Meniskusveränderungen ist. Das LSG kommt dann jedoch zu dem überraschenden Schluss, dass eine Chondrokalzinose nicht gegen eine „primäre Meniskopathie" spreche. Richtig ist, dass ein Nebeneinander eines Überlastungsschadens im Bereich des Innenmeniskus und der Stoffwechselerkrankung Chondrokalzinose möglich ist. Diese zwar mögliche aber wenig realistische Ausnahme von der Regel, dass Veränderungen der Menisken der Stoffwechselerkrankung nachfolgen und dass diese allein den Verlauf bestimmt, hätte jedoch einer weit eingehenderen Begründung bedurft. Die Gründe im Urteil des LSG tragen diesen Schluss nicht.

Der Gesundheitsschaden, die Meniskopathie, muss sicher sein. Bereits daran bestehen Zweifel, wenn es in dem Urteil heißt, es liege eine „hochgradige Chondrokalzinose" vor. Diese entwickelt sich nicht – naheliegend – innerhalb von 3 Jahren, wie es im Urteil unterstellt wird mit der Behauptung, eine 3 Jahre zuvor angefertigte Kernspintomographie zeige diese noch nicht. Dazu hätte es einer fachradiologischen Nachbefundung dieser Aufnahmen bedurft, denn Ablagerungen von Calciumkristallen im Gelenk kommen kernspintomographisch nicht zur Darstellung. Dem Urteil fehlt die kritische Distanz zum Schadensbild.

Der Belastungszusammenhang muss hinreichend wahrscheinlich sein, es muss also mehr dafür als dagegen sprechen. Das ist, wenn gleichzeitig mit der intraoperativ gesicherten Zusammenhangstrennung im Bereich des Innenmeniskus eine „hochgradige Chondrokalzinose" feingeweblich gesichert ist, nicht zu begründen.

Ein Zusammenhang zwischen einer kniegelenksbelastenden/meniskusbelastenden – versicherten – Exposition lässt sich nicht sichern. Die Chondrokalzinose ist Ursache und nicht Folge einer Meniskopathie und lässt einen Ursachenzusammenhang einer besonderen Exposition nicht begründen. Die theoretische Möglichkeit eines Nebeneinanders bedarf in der Praxis einer eingehenden Begründung.

5.2.5 Der Anscheinsbeweis (§ 9 (3) SGB VII)

Die nachfolgend zitierte ältere Rechtsprechung bezieht sich – soweit sie von der Beweiserleichterung des Anscheinsbeweises ausgeht – auf die bis zum 01.04.1988 geltende Fassung der Berufskrankheit Meniskopathie, die den Geltungsbereich auf Tätigkeiten unter Tage einschränkte. Die herrschende Meinung geht davon aus, dass diese Beweiserleichterung nicht auf die ab dem 01.04.1988 geltende Fassung, die die BK Nr. 2102 für alle Berufe geöffnet hat, übertragbar ist, es sei denn „der Versicherte hat während seiner Untertagetätigkeit mindestens drei Jahre regelmäßig (a) irgendeine Tätigkeit in hockender, knieender oder liegender Körperhaltung verrichtet“ und „(b) in schräger Lage in niederen (geringmächtigen) Flözen“ gearbeitet (BSG, Urteil vom 20.06.1995 – 8 Rkn U 2/94), wobei das BSG zwar dann weiter einschränkend in Frage stellt, ob die Arbeitsbedingungen 1988 den Arbeitsbedingungen zum Zeitpunkt der erstmaligen Kodifikation der Berufskrankheit im Jahr 1952 noch vergleichbar sind.

Nach dem BSG gilt der Anscheinsbeweis nur nach einer Untertagetätigkeit. Bei allen anderen meniskusbelastenden Berufen gelten, weil eine Vielzahl konkurrierender Ursachen zur Diskussion steht, die allgemein gültigen Beweisregeln. Der Antragsteller trägt die Beweisnachteile.

BSG, Urteil vom 21.11.1958 – 5 RknU 33/57:

> *„Nach allgemeinen Grundsätzen trägt der Kläger die Beweislast für das Vorliegen dieses Kausalzusammenhangs, da er seinen Anspruch darauf stützt. ... Der Nachweis kann allerdings in geeigneten Fällen als erbracht angesehen werden, wenn nach dem normalen Lauf der Dinge auf Grund allgemeiner Erfahrung anzunehmen ist, dass eine Untertagebeschäftigung im Bergbau die Erkrankung des Meniskus verursacht hat, es sei denn, dass die Besonderheiten des Einzelfalles diesen normalen Geschehensablauf ausnahmsweise als nicht wahrscheinlich erscheinen lassen (Beweis des ersten Anscheins).“*

Die die Beweiserleichterung auslösende Noxe entnimmt die Entscheidung der amtlichen Begründung der Verordnung. Der Anscheinsbeweis sei nur auf Fälle anwendbar, in denen als Hauer *„mindestens drei Jahre regelmäßig irgendeine Tätigkeit in hockender, kniender oder liegender Körperhaltung verrichtet oder in schräger Lage in niederen Flözen gearbeitet“* wurde und zwar während eines *„wesentlichen“* Teils der Arbeitszeit. In allen anderen Fällen verbleibt es bei der allgemeinen Verteilung der Beweisnachteile. Diese gehen zu Lasten des Anspruchstellers.

BSG, Urteil vom 27.11.1986 – 5 a RknU 3/85:

So wie für den Nachweis des Ursachenzusammenhangs ist auch für das Entkräften des Anscheinsbeweises die Wahrscheinlichkeit ausreichend. Der prima-facie-Beweis muss aber durch konkrete andere Ursachen erschüttert werden. Demgemäß muss der Unfallversicherungsträger z.B. feststellen ob

- die ernsthafte Möglichkeit eines atypischen Geschehensablaufs bejaht werden kann und
- von der versicherten Tätigkeit unabhängige Belastungen für den Meniskusschaden ursächlich sein können (z.B. Sport, Anomalien etc.).

Die Erschütterung des Anscheinsbeweises setzt also voraus, dass die alternativen Ursachen im Vollbeweis gesichert sind und ihr Ursachenzusammenhang mit dem versicherten Schaden möglich ist.

BSG, Urteil vom 20.06.1995 – 8 RknU 2/94:

Eine Ausdehnung des Anscheinsbeweises außerhalb des Untertagebereichs ist mangels entsprechender typischer Geschehensabläufe nicht zulässig.

5.2.6 Das belastungsfreie Intervall

LSG NRW, Urteil vom 19.02.1987 – L 1 BU 37/86:

Liegt die letzte meniskusschädigende Tätigkeit mehr als fünf Jahre zurück, ist die Frage des Ursachenzusammenhangs besonders kritisch zu prüfen.

Bayerisches LSG, Urteil vom 24.10.2011 – L 2 U 537/09:

Ein meniskusbelastendes freies Intervall von 7 Jahren spricht gegen den Belastungszusammenhang von Veränderungen, zumal dann, wenn sich innerhalb der 7 Jahre belastungsunabhängige Veränderungen zeigen.

LSG NRW, Urteil vom 26.02.1992 – L 2 BU 80/91:

Der prima-facie-Beweis gilt als erschüttert, wenn zwischen Ende der schädigenden Tätigkeit und dem Auftreten der Meniskusschäden 17 Jahre liegen.

5.2.7 Einschätzung der MdE bei Veränderungen mehrerer Menisken

BSG, Urteil vom 24.08.1978 – 5 RKnU 6/77:

Beruflich verursachte Meniskusschäden können zeitlich versetzt an allen vier Menisken auftreten. Sie gelten dann als *Systemerkrankung*, die als einheitliche Berufskrankheit behandelt werden muss. Auf den ersten Meniskusschaden folgende weitere Meniskusschäden gelten als Verschlimmerung der bereits anerkannten BK Nr. 2102 mit der Konsequenz, dass nur *eine* MdE zu bilden ist.

Eine Ausnahme gilt nur dann, wenn unterschiedliche, voneinander zu trennende, berufliche Belastungen benannt werden können, auf die die einzelnen Meniskusveränderungen zurückgehen, was aber faktisch nicht möglich ist.

Das Bundessozialgericht (Breithaupt 1967, 112) hat in einem Einzelfall – zur einheitlichen MdE – anders entschieden, da zwischen den einzelnen Krankheitserscheinungen ein Zeitraum lag, in dem weder Behandlungsbedürftigkeit/Arbeitsunfähigkeit noch eine messbare MdE vorgelegen hatten. Diese Rechtsansicht ist jedoch nicht die herrschende Meinung.

Merke (Zusammenfassung der Rechtsprechung zu Abschn. 5.2)

1. Zur belastenden Zwangshaltung ist die Rechtsprechung divergierend dazu, welche Meniskusbelastung je Arbeitsschicht zu verlangen ist, was also unter „andauernder oder häufig wiederkehrender" „überdurchschnittlich belastender Tätigkeit" im Sinne der BK Nr. 2102 zu verstehen ist, ob 20 %, 25 % oder 30 % oder weniger oder mehr. Bei Kodifikation der Berufskrankheit wurde von einer Meniskusbelastung von mindestens 30 % ausgegangen, da angenommen wurde, dass sich die Menisken bei weniger als 30 % Belastung erholen könnten, was wissenschaftlich jedoch nicht begründet ist.
2. Zur rauen Bewegungsbeanspruchung ist davon auszugehen, dass eine überdurchschnittliche Kniebelastung dann gegeben ist, wenn hierdurch das Erscheinungsbild des Berufes und/oder des jeweiligen Arbeitsplatzes geprägt wird. Es ist davon auszugehen, dass es in Zukunft zu einer weiteren Herabsetzung der erforderlichen täglichen Belastung kommen wird (BMAS, Schreiben vom 09.12.2020). Das belastungskonforme Schadensbild ist bezogen auf die belastende Haltungskonstanz der Innenmeniskusschaden. Bezogen auf die raue Bewegungsbeanspruchung wird vertreten, ein isolierter Schaden im Bereich des Außenmeniskusvorderhorns und -mittelstücks sei belastungskonform, was jedoch nicht herrschender Meinung entspricht.
3. Thematisiert wird der Unterschied zwischen „Schaden" (BK Nr. 2102) und „Erkrankung" (z.B. BK Nr. 2108). Aus der Formulierung „Meniskusschaden" wird abgeleitet, dass funktionelle Auswirkungen von Meniskusveränderungen als Voraussetzung für deren Anerkennung als Berufskrankheit nicht erforderlich seien. Einmal wird der Wortlaut überinterpretiert, zum anderen bedingt der Schaden funktionelle Auswirkungen.
4. Zum Nebeneinander von Chondrokalzinose und beruflich induzierter Meniskopathie liegt eine – jedoch unzureichend begründete – Entscheidung vor. Theoretisch ist dies möglich, praktisch jedoch äußerst fernliegend.
5. Die ältere Rechtsprechung hat die Anforderungen an das Beweismaß zum Gegenstand, die an die Kausalität der meniskusbelastenden Exposition, die im Vollbeweis gesichert sein muss, und den Meniskusschaden, der ebenfalls im Vollbeweis zu sichern ist, zu stellen sind. Der Anscheinsbeweis gilt nur nach dreijähriger Tätigkeit unter Tage. Nach Öffnung der BK Nr. 2102 für alle Berufe entfällt dieser. Tatsachen, die den Anscheinsbeweis entkräften, müssen – wie alle Tatsachen – im Vollbeweis vorliegen.
6. Je länger das belastungsfreie Intervall bis zur Manifestation eines Meniskusschadens ist, umso mehr löst sich der Zusammenhang mit belastender Tätigkeit. Die Rechtsprechung geht von einem belastungsfreien Intervall von mindestens 5 Jahren aus.
7. Meniskusschäden an mehreren Menisken bedingen eine MdE.

5.3 Statistik und Rückblick

Die Statistik *(→ Tab. 5.1)* spiegelt die abnehmende Bedeutung der Berufskrankheit Nr. 2102 wider – trotz Ausweitung auf alle Berufe und trotz Herabsetzung der arbeitstechnischen Anforderungen durch die Rechtsprechung. Ursächlich ist nicht die abnehmende Zahl von Meniskusschäden. Für die Verminderung der anerkannten Fälle ist einmal ursächlich, dass der Steinkohlebergbau in Deutschland weggefallen ist. Zum anderen liegt es nahe, dass ein Teil der meniskusbelastenden Arbeitsplätze durch Einsatz von Maschinen abgelöst wurde. Die signifikante Absenkung der Renten seit 1980 ist auch auf die geänderte/verbesserte Operationstechnik zurückzuführen.

Tab. 5.1: Statistische Daten zur BK Nr. 2102 (DGUV-Statistiken für die Praxis 2021)

Jahr	1980	1990	2000	2005	2010	2015	2020	2021
Verdachtsmeldungen	1169	1738	2359	1607	1411	1053	978	960
anerkannte Fälle	457	345	334	277	176	228	176	195
neue Renten	450	276	142	77	57	77	71	80

In die Berufskrankheitenliste aufgenommen wurde die BK Nr. 2102 erst nach dem 2. Weltkrieg durch die 5. BKV vom 26.07.1952, die am 01.08.1952 in Kraft trat, und zwar als Nr. 26 mit folgendem Wortlaut:

> *„Meniskusschäden bei Bergleuten nach mindestens dreijähriger regelmäßiger Tätigkeit unter Tage.“*

Der Kodifizierung durch den Verordnungsgeber gingen medizinisch-wissenschaftliche Erfahrungen im Ruhrkohlebergbau voraus, die historisch mit den Namen *Andreesen, Bürkle de la Camp* und *Magnus* eng verbunden sind. Als Ergebnis einer gemeinsamen Tagung aller deutschen Gewerbeärzte im Herbst 1949 in Heidelberg trat am 27.10.1950 in der DDR die 6. BKV in Kraft, durch die u.a. die chronischen Erkrankungen der Menisken und der Bandscheiben (BK Nr. 25) uneingeschränkt entschädigungspflichtig wurden (Andreesen 1961). In etwa gleichzeitig wurde auch in Österreich die primäre Meniskopathie als Berufskrankheit eingeführt. Die Anerkennung wurde jedoch durch eine Erläuterung im Gesetzestext auf Bergarbeiter mit dreijähriger regelmäßiger Tätigkeit unter Tage sowie auf andere Personengruppen mit regelmäßigen, die Kniegelenke in gleicher Weise in Anspruch nehmenden Tätigkeiten beschränkt. Diese Entwicklung fand durch die Kodifizierung der Berufskrankheit Meniskopathie (BK Nr. 26) am 26.07.1952 in der Bundesrepublik Deutschland zunächst ihren Abschluss.

Ursächlich für die Einführung der Berufskrankheit Meniskopathie war auch der politische Wettstreit mit der DDR, aus dem heraus sich eine Schlechterstellung der Arbeiter in der Bundesrepublik Deutschland verbot.

Die Bundesrepublik Deutschland war damals vier Jahre alt. Von einem Wirtschaftswunder konnte noch keine Rede sein. Aber es war absehbar, dass die Wirtschaft wieder in Gang kam. Von den Arbeitnehmern wurde während des Krieges und nunmehr nach dem Krieg eine hohe Leistungsbereitschaft gefordert. Der Steinkohlebergbau expandierte und war einer der Motoren der aufkeimenden Wirtschaft. Die weitgehende Mechanisierung der Arbeitsplätze unter Tage hatte noch nicht eingesetzt. So ist es nachvollziehbar, dass den Arbeitnehmern ein Teil der Einkommensverluste durch Gesundheitsschäden, die wahrscheinlich mit der Arbeit unter den besonderen Arbeitsbedingungen unter Tage in Zusammenhang standen, erstattet werden sollte durch Aufnahme der seit langem in der Diskussion befindlichen Berufskrankheit Meniskopathie in die Berufskrankheitenliste. Die strenge Eingrenzung auf Bergarbeiter und Unternehmen des Bergbaus und die Voraussetzung einer mindestens dreijährigen meniskusbelastenden Exposition erfolgte in dem Bemühen, einen medizinisch schwierigen Sachverhalt juristisch einzufangen.

Die nachfolgenden Erweiterungen der BK Nr. 2102 betrafen weder das versicherte Schadensbild noch die versicherte Exposition, sondern ausschließlich den versicherten Personenkreis. Die 6. BKV vom 28.04.1961 erweiterte den Versicherungsschutz auf alle Untertagearbeiter, die mindestens regelmäßig eine dreijährige Untertagearbeit verrichtet hatten (z.B. Tunnelbau, Stollenvortrieb, Brunnen-, Bahn- und Straßenbau). Die BK Nr. 42 lautete:

> *„Meniskusschäden nach mindestens dreijähriger regelmäßiger Tätigkeit unter Tage.“*

Der aktuelle Stand wurde durch die Änderungsverordnung (ÄndVO) vom 22.03.1988 geschaffen, mit der der Versicherungsschutz erheblich ausgedehnt wurde und zwar als BK Nr. 2102:

> *„Mehrjährige andauernde oder häufig wiederkehrende, die Kniegelenke überdurchschnittlich belastende Tätigkeiten.“*

Seit dem 01.04.1988 ist die Berufskrankheit Nr. 2102 eine sogenannte *offene* Berufskrankheit, also offen für *alle* Berufsgruppen. Dies hatte zur Folge, dass sich die versicherte berufliche Exposition in ihrer Pathophysiologie zwar nicht grundsätzlich änderte, aber die Schwerpunkte sich verschoben.

Zwischen der 6. BKV im Jahre 1961 und der Kodifizierung der aktuellen Fassung im Jahre 1988 liegt die wesentliche Neuorientierung des Berufskrankheitenrechts, die *kausale* Ausrichtung durch das UVNG vom 30.04.1963 – in Kraft getreten am 01.07.1963.

Bei der Aufnahme der BK Nr. 26 durch die 5. BKV im Jahre 1952 wurde – entsprechend der seit 1913 geltenden Rechtslage – nach den dazu vorliegenden Veröffentlichungen nicht maßgeblich auf epidemiologische Erkenntnisse abgestellt. Der Dosis-Wirkung-Zusammenhang, den § 551 RVO durch das UVNG vom 30.04.1963 erstmals festschrieb, wurde nicht bzw. nicht aussagekräftig geprüft, abgesehen davon, dass solche Untersuchungen bei Krankheiten, deren eigentliche Ursache eine anlagebedingte Erkrankungsbereitschaft ist (Laarmann 1976), nicht aussagekräftig möglich sind. Die Ergebnisse, die 1949 der gemeinsamen Tagung aller Deutschen Gewerbeärzte in Heidelberg vorlagen, waren – je nach dem Einzugsbereich der untersuchten Kollektive – sehr unterschiedlich. Nicht in das Bild passte z.B. der hohe Anteil von Frauen, die im Bevölkerungsquerschnitt an einer Meniskopathie erkrankten (Rostock u. Runge 1937). Maßgeblich für die Kodifizierung waren letztlich ärztliche Erfahrungen, die insbesondere aus den Berufsgenossenschaftlichen Krankenanstalten „Bergmannsheil“, Bochum, beigetragen wurden, und pathophysiologische Überlegungen zur Mechanik der Kniegelenke.

Die sogenannte *Lex montana*, die von 1952 bis 1988 praktisch nur Bergleute versicherte, erklärte sich vor allem vor dem Hintergrund der damals großen wirtschaftlichen und sozialen Bedeutung dieser Berufsgruppe und der zentralen Gesundheitsfürsorge durch die Knappschaft, die die Häufung bestimmter Veränderungen besonders augenfällig machte (Pressel 1985).

Die unzureichenden epidemiologischen Grundlagen der Berufskrankheit Meniskopathie wurden zu keinem Zeitpunkt „nachgebessert". Die in § 551 RVO und § 9 SGB VII aufgestellten Anforderungen an einen Dosis-Wirkung-Zusammenhang lassen sich aufgrund der besonderen Voraussetzungen, die die Meniskopathie mit den anderen Berufskrankheiten auf chirurgisch-orthopädischem Gebiet teilt, nicht erfüllen. Der weitgehend klinisch stumme Verlauf, das Fehlen belastungsspezifischer struktureller Reaktionsmöglichkeiten der versicherten Struktur, das Fehlen einer Gefährdungsgrenze, also einer Belastungsschwelle, die generell – mit statistischer Signifikanz – mit einem erhöhten Erkrankungsrisiko verbunden ist, und die Multikausalität des Schadensbildes lassen den Nachweis eines Dosis-Wirkungs-Zusammenhangs auch nicht erwarten. Die Öffnung der Berufskrankheit Nr. 2102 am 01.04.1988 für alle Berufe, die mit einer Meniskusbelastung verbunden sind, beruhte dementsprechend ebenfalls nicht auf epidemiologischen Erkenntnissen, sondern auf dem Gedanken der Gleichbehandlung vergleichbarer beruflicher Expositionen. Pressel (1980), auf dessen statistischen Erhebungen/Auswertungen die Öffnung der Berufskrankheit Nr. 2102 zum 01.04.1988 maßgeblich beruhte, stellt ausdrücklich als Ergebnis seiner Habilitationsschrift fest:

> *„Es ist somit nicht möglich, das Erkrankungsrisiko einzelner Berufe oder Tätigkeiten in Abhängigkeit zur Kniegelenksbelastung mit ausreichender Wahrscheinlichkeit anzugeben. Für eine allgemein gültige Beschreibung einer kausalen Exposition fehlen deshalb die Voraussetzungen."*

Pressel begründete die Kodifizierung der Meniskopathie als Berufskrankheit wie folgt:

> *„Ein Meniskusschaden wird dadurch zum sozialen und versicherungsmedizinischen Problem, dass eine überdurchschnittliche Belastung der Kniegelenke Konsequenzen nach sich zieht, die bei fehlender Belastung nicht erforderlich wären oder sich zumindest noch einige Zeit hinausschieben ließen."*

Dies besagt aber nichts anderes, als dass die innere Rechtfertigung der Berufskrankheit Meniskopathie nicht in ihrer belastungsinduzierten Verursachung, sondern in ihren belastungsbedingten Auswirkungen liegt.

Mit dieser Sicht der Dinge stimmen die Ergebnisse kernspintomographischer Untersuchungen überein (Herrmann et al. 1990), die ebenfalls einen ursächlichen Zusammenhang zwischen einer meniskusbelastenden Exposition und strukturellen Veränderungen nicht erkennen lassen. Untersucht wurde ein Kollektiv sogenannter Kniegelenksgesunder, Mitglieder kniegelenksschonender Berufsgruppen, die keinen kniegelenksbelastenden Freizeitsport betrieben und keine Unfälle im Bereich der Kniegelenke erlitten hatten. Bei 128 von 146 Personen fanden sich Meniskusveränderungen. Die altersabhängige weite Verbreitung vorzeitiger Texturstörungen bei asymptomatischen Probanden wurde auch in anderen Untersuchungsserien bestätigt. So fanden Jerosch et al. (1993) in der Gruppe der über 50-Jährigen in der PS- (Partial Saturation) Sequenz in 40,7 % Grad 3- (deutlich erhöhtes lineares Signal, welches die obere und untere Gelenkfläche des Meniskus erreicht) und Grad 4- (Spaltbildung oder Fragmentierung des Meniskus) Veränderungen.

Die sozialpolitische Bedeutung der Berufskrankheit „Meniskopathie" steht in umgekehrtem Verhältnis zum Ausmaß der sie betreffenden Veröffentlichungen, Statistiken und Rechtsprechung. Andreesen (1961) führte dazu bereits aus:

> *„Wenn auch viel über den Meniskusschaden des Bergarbeiters geschrieben und gestritten wurde, so steht die Häufigkeit seines Vorkommens dazu in keinem Verhältnis."*

Nach der Statistik der ehemaligen Bergbau-Berufsgenossenschaft waren es 1953 0,059 % und 1958 0,2344 % aller ihrer Versicherten.

Merke
Die Berufskrankheit Meniskopathie (BK Nr. 26) trat in Kraft am 01.08.1952. Versichert waren nur Bergleute – Folge der Erfahrungen im Ruhrkohlebergbau und der Konzentrierung dieser Berufsgruppe in der Knappschaft. Am 01.04.1988 erfolgte die Öffnung für alle Berufsgruppen, wobei die innere Rechtfertigung für die BK Nr. 2102 nicht in ihrer belastungsbedingten Verursachung, die nicht belegt werden konnte und kann, sondern in ihren Auswirkungen liegt.

5.4 Der versicherte Schaden, die Meniskopathie

Versichert ist nach dem Wortlaut der Verordnung die anatomische Einheit „Menisken". Dem lag die Vorstellung zugrunde, dass bei kniebelastender Tätigkeit die Menisken übermäßig, alle anderen Strukturen des Kniegelenks aber physiologisch beansprucht werden (Laarmann 1977). Die Neuformulierung der BK Nr. 2102 hat diese Vorstellung übernommen, wobei zum 11.06.2009 die BK Nr. 2112 (Gonarthrose) kodifiziert wurde, wodurch die Vorstellung von der belastungsinduzierten alleinigen Gefährdung der Menisken relativiert wurde *(→ Kap. 14)*.

Der pathologisch-anatomische Befund der versicherten Meniskopathie ist abzugrenzen von der alterskorrigierten Norm und der Meniskusverletzung. Ein typisch belastungsinduziertes Schadensbild gibt es nicht. Es gibt also keine morphologischen Abgrenzungskriterien, um vorzeitige Texturstörungen der Menisken einer bestimmten Ursache zuzuordnen. Ursächlich dafür ist – wie bei allen durch mechanische Einwirkungen hervorgerufenen Berufskrankheiten – die Bedeutung der allein anlagebedingten Schadensbereitschaft (Disposition, Schadensanlage) für die Manifestation der Erkrankung. Die Meniskopathie trägt ihre Ursache nicht auf der Stirn.

Zur Sicherung des morphologischen Substrats der Meniskopathie ist schwerpunktmäßig der Pathologe zuständig. Die morphologischen Befunde der „physiologischen Degeneration", der alterskorrigierten, altersentsprechenden Norm, sind in aussagekräftigen Untersuchungsserien dokumentiert (Müller 1988). Feingeweblich bestehen die Menisken aus Faserknorpel mit einem bindegewebigen Kern (75 % Wasser, 25 % Kollagen Typ I,

Proteoglykane und Fibrochondrozyten). Nur in der Randzone zur Gelenkkapsel hin sind ernährende Blutgefäße nachweisbar. Im Übrigen erfolgt die Ernährung durch Diffusion (Durchsaftung). Der dadurch bedingte langsame Stoffwechsel ist verantwortlich für eine herabgesetzte Regenerations- und Reparationspotenz. Für die mechanische Festigkeit des Meniskusgewebes sind vor allem die Anordnung und der Verlauf der fibrillären Strukturen (Kollagenfasern) verantwortlich. Die Faserelemente verlaufen vorwiegend horizontal (oberflächliche Querfasern) und parallel zur Meniskusperipherie (tiefgelegene Längsfasern). Die Fasern sind in großen Bündeln parallel geordnet und zeigen eine regelmäßige Struktur.

Physiologische Altersvorgänge lassen keine grundsätzlichen Änderungen des strukturellen Aufbaus erkennen. Leicht gelbliche Einlagerungen beim Erwachsenen sind bedeutungslos. Demgegenüber dominieren vorzeitige Texturstörungen durch schwere Entartungserscheinungen mit Zerstörung der Meniskusgrundsubstanz. Diese morphologischen Befunde sind gekennzeichnet durch asbestartige, mukoide und vakuoläre Faserveränderungen, Kernverarmung, herdförmige Verfettungen, umschriebene Verschleimungsherde, Mikroganglien, Pseudozysten, Ablagerungen sudanophiler Substanzen und Proliferationen von Pseudoknorpelzellen mit sog. Brutkapseln (Müller 1988).

Die Menisken gleichen als Zwischengelenkscheiben die Inkongruenz zwischen den Oberschenkelgelenkkörpern und dem Schienbeinkopfplateau aus. Sie vergrößern dadurch die Kontaktfläche und reduzieren den Gelenkdruck (Kummer 1994). Daneben haben sie eine gelenkstabilisierende Funktion – insbesondere auf die anteromediale und posteromediale Rotation (Müller 1994). Die Meniskushinterhörner verhindern mit den Kreuzbändern als „Bremsklotz“ ein Überrollen der Oberschenkelgelenkkörper hinter das Schienbeinkopfplateau bei der Beugung im Kniegelenk und die Meniskusvorderhörner schützen vor der Überstreckung im Gelenk. Mit zunehmender Beugung im Kniegelenk werden die Menisken von den Oberschenkelgelenkkörpern nach dorsal mitgenommen. Da der Außenmeniskus nur im Vorder- und Hinterhorn fixiert ist, folgt er der Dorsalverlagerung zwanglos, während der Innenmeniskus an seiner Basis im mittleren Anteil und am Übergang zum Hinterhorn mit der Gelenkkapsel und der tiefen Schicht des Innenbandes verwachsen ist und dadurch bei maximaler Kniebeuge im Bereich des Hinterhorns vom inneren Oberschenkelgelenkkörper aufgewalzt wird. Zusätzlich wirkt auf ihn eine Scherwirkung ein durch die Innenrotation des Unterschenkels bei der Beugung aufgrund der leichten Medialsierung des Drehpunkts des Kniegelenks (Kentner 2017). Aufgrund ihrer Bandverbindungen (Lig. transversum, Ligg. meniscofemoralia) haben die Menisken eine stoßdämpfende Wirkung. Sind die Bänder fest, ist diese Wirkung effektiv. Sind die Bänder schlaff, dann werden die Menisken unter Stress mehr bewegt und deformiert. Bei abnehmender Brems- und Dämpferwirkung werden sie dann zunehmend zermürbt (Müller 1994).

Problematisch ist vor allem die Abgrenzung verletzungsbedingter von allein durch vorzeitige Texturstörungen bedingter Veränderungen. Sekundär verletzungsbedingte Veränderungen unterscheiden sich mit zunehmendem zeitlichen Abstand nicht von allein vorzeitigen Veränderungen, da die Reaktionsphasen bei durch Verschleiß bedingten Veränderungen zwar verzögert und verlangsamt, nicht aber grundsätzlich andersartig verlaufen als nach Verletzungen.

Merke
Zuständig für die Sicherung feingeweblicher Veränderungen, Grundlage der Berufskrankheit Meniskopathie, ist in erster Linie die Pathologie. Vorzeitige Texturstörungen der Menisken können sowohl belastungsinduziert als auch verletzungsbedingt als auch allein anlagebedingt sein. Die feingeweblichen Veränderungen sagen in aller Regel nichts zu ihrer Ursache aus. Die Menisken haben auf Dauer nur eine Möglichkeit zu reagieren – und zwar durch Texturstörungen.

5.5 Primärer/sekundärer Meniskusschaden

Der Verordnungstext gibt die versicherte anatomische Einheit und die versicherte Exposition vor, nicht jedoch die Art der ursächlichen Verknüpfung zwischen diesen beiden Säulen der Berufskrankheit. Er unterscheidet insbesondere nicht zwischen primärem und sekundärem Meniskusschaden, also zwischen einer Meniskopathie, die unmittelbar belastungsabhängig ist oder die mittelbar – durch eine andere belastungsabhängige Veränderung vermittelt – zum versicherten Schaden in einer Ursache-Wirkung-Beziehung steht. Der Verordnungstext gibt also expressis verbis eine bestimmte Ursachenkette nicht vor.

Dennoch spricht der Wortlaut des Verordnungstextes dafür, dass der Verordnungsgeber die Ursache und die Wirkung benannt hat, bei denen er von einem generellen Belastungszusammenhang ausgeht. Wenn also der Verordnungsgeber isoliert die Menisken versichert und diese Struktur aus der Vielzahl der Kniegelenksstrukturen herausgreift, weist dies darauf hin, dass seine Überlegungen ein bestimmtes Krankheitsbild betreffen und sich auf den unmittelbaren Zusammenhang zwischen den benannten beiden Gliedern der Kausalkette beziehen. Stehen andere Krankheitsbilder im Vordergrund und sind Meniskusveränderungen deren Begleitbefunde, so liegt es nach dem Wortlaut nicht nahe, einen Teilaspekt dieses Schadensbildes, die vorzeitigen Meniskusveränderungen, unter Versicherungsschutz zu stellen. Diesem Verständnis entsprachen auch die ärztlichen Beobachtungen, die zur Kodifizierung der Berufskrankheit führten. Aufgefallen waren die schweren Texturstörungen/Verfärbungen im Bereich der Menisken (Andreesen 1963). Nicht von ungefähr war einer der energischsten Verfechter der Berufskrankheit „Meniskopathie“, *Bürkle de la Camp*, der prominenteste Vertreter der Krankheitstheorie, also der Aussage, dass Meniskusveränderungen in aller Regel durch Texturstörungen bedingt und nicht unfallbedingt seien (Bürkle de la Camp u. Rostock 1956). Die ärztliche Diskussion drehte sich um die Ursache von primären Meniskusveränderungen. Folgeschäden im Bereich der Menisken nach primären Veränderungen anderer Strukturen (Gelenkknorpel, Kapsel-Bandapparat, Achsabweichungen, chronische Entzündungen) der anatomischen Einheit „Kniegelenk“ wurden von den „Vätern“ der Berufskrankheit „Meniskopathie“ unter dieser Krankheitsbezeichnung nicht verstanden.

Von 1952 bis 1988 war es deshalb einhellige Meinung, dass zwar Folgeschäden einer belastungsbedingten Meniskopathie (z.B. Kniegelenksergüsse, Gelenkschleimhautentzündungen, Instabilitäten, Arthrose nach Meniskusoperation) versichert sind, wie dies für alle Folgeschäden von versicherten Erst-Körperschäden (seit 1997 Erst-Gesundheitsschäden) gilt, nicht jedoch sekundäre Meniskusschäden (Schilling 1977). Gemeint sind Meniskusschäden, die ihrerseits verursacht sind durch mechanische Abläufe und/ oder Reaktionen infolge Erkrankungen andersartiger Genese. Umformende (arthrotische) Veränderungen der den Menisken benachbarten Gelenkflächen führen z.B. zwangsläufig zu einer mechanischen Belastung der zwischen den Gelenkflächen liegenden Menisken. Der daraus resultierende Meniskusschaden ist sekundär und damit ein Folgeschaden der Arthrose. Um einen sekundären Meniskusschaden handelt es sich also, wenn der – als gesichert unterstellten – Ursachenkette belastende Tätigkeit-Meniskopathie ein Glied vor- oder zwischengeschaltet ist. Die Meniskopathie ist in diesem Fall nicht der Erst-Schaden.

Die bis dahin herrschende Meinung, dass nur der *primäre* Meniskusschaden versichert ist, wurde im Jahre 1987 grundlegend in Frage gestellt (LSG Nordrhein-Westfalen, Urteil vom 04.06.1987 – L 2 BU 13/84 und – dieses bestätigend – BSG, Urteil vom 07.06.1988 – 8/5a RKnU 4/87, dagegen abweichend LSG Rheinland-Pfalz, Urteil vom 07.06.1989 – L 3 U 55/88 – nicht veröffentlicht; Bayerisches LSG, Urteil vom 26.01.2005 – L 2 U 332/03 und Bayerisches LSG, Urteil vom 05.12.2007 – L 2 U 446/04), wobei das Bundessozialgericht diese Streitfrage nicht entschieden hat, da die Tatsachenfeststellungen der Vorinstanzen für das BSG bindend waren. Es geht dabei um die Frage, ob arthrotische Veränderungen, also Veränderungen im Bereich des Gelenkknorpels ihrerseits wahrscheinlich wesentlich belastungsbedingt und in der Lage sind, einen Belastungszusammenhang zu vermitteln.

Die 1988 aufgekommene Diskussion, ob die Arthrose belastungsinduziert ist und einen belastungsinduzierten Meniskusschaden vermitteln kann, ist zwischenzeitlich seit Kodifizierung der BK Nr. 2112 (Gonarthrose, → *Kap. 14*) nicht mehr aktuell. Dennoch wird diese von vornherein haltlose These – unreflektiert – nach wie vor vertreten (Schiltenwolf et al. 2021, S. 132). Kommt es als Folgeschaden nach einem belastungsinduzierten primären Meniskusschaden sekundär zu umformenden Veränderungen (Arthrose) eines Kniegelenkes, ist dieses Schadensbild über die BK Nr. 2102 (→ *Kap. 14*) versichert. Liegen demgegenüber die Voraussetzungen der BK Nr. 2112 vor und kommt es nach einer primären Gonarthrose als Folgeschaden zu einem Meniskusschaden, ist dieser über die BK Nr. 2112 versichert.

Merke

Die „Väter" der BK Nr. 2102 gingen davon aus, dass als belastungsinduziert nur der primäre Meniskusschaden in Frage kommt. Nur dieser ist als Berufskrankheit versichert. Die 1988 aufgekommene Diskussion, ob die primäre Arthrose belastungsinduziert ist und der dadurch vermittelte sekundäre Meniskusschaden ein über die BK Nr. 2102 versichertes Schadensbild ist, hat sich mit Kodifikation der BK Nr. 2112 („Gonarthrose") zum 01.07.2009 erledigt. Der über eine berufsbedingte Gonarthrose vermittelte Meniskusschaden ist ein Folgeschaden der Arthrose und umgekehrt.

5.6 Beweis des versicherten Schadens

Das versicherte Schadensbild, die primäre Meniskopathie, ist im Vollbeweis zu sichern. Dieser setzt in der Regel den positiven klinischen, bildgebenden, makroskopischen und mikroskopischen Befund voraus. Die Abklärung und Sicherung des medizinischen Befundes rücken damit in den Mittelpunkt der Begutachtung. Zur Befundsicherung stehen die klinische und die bildgebende Untersuchung, der unmittelbare Augenschein (intraoperativ) und die feingewebliche Untersuchung zur Verfügung, wobei die *Anamnese* (bewegungs-/belastungsabhängige Schmerzen, Nacht-/Ruheschmerzen, Blockaden, Instabiliät, Schwellungen) erste Hinweise geben kann.

Die *klinische Untersuchung* (Meniskusteste: McMurray, Apley, Steinmann I und Steinmann II, Krömer, Bragard, Böhler, Payr) ist zu unspezifisch (Sensitivität und Spezifität ca. 70 %), um die meniskusbedingte Genese von Beschwerden/Funktionseinbußen zu sichern. Eine Abgrenzung gegenüber Knorpel-Knochen-Veränderungen im betroffenen Gelenkanteil ist nicht ausreichend sicher möglich. Die Ergänzung der klinischen Untersuchung durch bildgebende Verfahren, insbesondere die sonographische und kernspintomografische Untersuchung, bringt zwar die Strukturen aussagekräftig zur Darstellung. Die Diskrepanz zwischen bildgebend zur Darstellung kommenden Veränderungen und ihrer klinischen Relevanz ist jedoch so groß, dass diese Erkenntnismöglichkeit häufig nicht ausreicht (Herrmann et al. 1990).

So haben z.B. kernspintomographische Untersuchungen an sog. Meniskusgesunden, d.h. an Personen ohne das klinische Bild von Meniskusveränderungen, Zeichen von Texturstörungen bis zum höchsten Schweregrad, dem Grad 3 nach Krenn et al. (2010), erbracht, was zu der Erkenntnis geführt hat, dass der bildgebende Befund keine ausreichende Operationsindikation sein kann (Jerosch et al. 1993). Problematisch ist zudem die Deutung der bildgebend zur Darstellung kommenden Befunde in Bezug auf die Ursachen der Meniskusveränderungen. Sie ersetzen nicht die Aussagekraft feingeweblicher Untersuchungen. Sie erlauben insbesondere keine stets sichere Aussage dazu, ob die Veränderungen stoffwechselbedingt sind.

Der Vollbeweis im Sinne der BK Nr. 2102 setzt also in aller Regel den positiven klinischen, bildgebenden, makroskopischen und mikroskopischen Befund voraus. Der Ansicht von Bolm-Audorff et al. (2020), dass unter Berufung auf die S2k-Leitlinie Meniskuserkrankung der DGOU – Stand 07/2015 – der klinische und kernspintomographische Befund ausreichend sind, kann nur bedingt gefolgt werden. Abgesehen davon, dass die Leitlinie zwischenzeitlich veraltet ist, da eine Überprüfung bereits 07/2018 geplant war, sind Röntgen-Nativaufnahmen in 3 Ebenen – pa nach Rosenberg *(Abb. 14.9)* – erforderlich zur Beurteilung der Gelenkspaltweiten, zu umformenden Veränderungen/Dysplasien, und zu Kristallablagerungen, die kernspintomographisch nicht ausreichend zur Darstellung kommen und histologisch durch Auswaschung der Kristalle mitunter übersehen werden. Histologisch lassen sich u.U. Stoffwechselerkrankungen und Ganglien sichern.

In den letzten Jahren werden allerdings Meniskusschäden zunehmend konservativ behandelt, insbesondere wenn neben Meniskusveränderungen auch degenerative Gelenkveränderungen vorliegen. Diese Gruppe, Probanden mit komplexen degenerativen Gelenkschäden, kommt für die Anerkennung einer BK 2102 zwar nicht in Betracht, es werden allerdings zunehmend auch Probanden mit primären Meniskusschäden und geringeren klinischen Symptomen konservativ behandelt. Nach wie vor ist bei massiven Beschwerden, Blockaden und erheblichen Gelenkergüssen eine OP-Indikation gegeben.

Wenn ein primärer Meniskusschaden konservativ behandelt wird, ergibt sich daraus zwangsläufig, dass die ursprünglich für den Vollbeweis geforderten makroskopischen und histologischen Befunde wegfallen.

In diesen, eher seltenen Fällen, kann diskutiert werden, dass ein positiver MRT-Befund (Grad III nach Stoller), der mit einer entsprechenden Klinik und Funktionseinbußen, die über einen längeren Zeitraum (z.B. 3 Monate) anhalten, einhergehen, ausreicht für den Vollbeweis (Spahn et al. 2022).

Wie bei jeder Kausalitätbegutachtung sind alle vorhandenen/möglichen Fakten und Indizien zu prüfen und medizinisch-naturwissenschaftlich zu werten. Ausnahmen von der Regel, insbesondere der Beweis des versicherten Schadens ohne feingewebliche Untersuchung, sind nur dann möglich, wenn der makroskopische oder kernspintomographische Befund ausreichend aussagekräftig dokumentiert ist und in Übereinstimmung steht mit den klinischen und bildgebenden Informationen. Dies setzt voraus, dass makroskopisch und bildgebend die Texturstörungen gesichert sind.

Vertreten wird, dass für den „Vollbeweis" eines belastungsinduzierten Meniskusschadens der „arthroskopisch erhobene visuelle Befund", dokumentiert durch die Video-Bilddokumentation vor und nach dem operativen Eingriff, ausreichend sei (Spahn et al. 2016: „Eine histologische Untersuchung des Meniskusgewebes mit Standardfärbungen dürfte … zunehmend verlassen werden"). Dabei wird übersehen, dass völlig unstreitig der intraoperative Befund in einer Vielzahl von Fällen unterschiedlich interpretiert wird (Jerosch 1997) – auch wenn eine Videodokumentation vorliegt und das Ausmaß von Texturstörungen, anders als z.B. das Schadensbild einer Chondrokalzinose, bildgebend nicht ausreichend erkennbar ist.

Dass auf den feingeweblichen Befund eigentlich nicht verzichtet werden kann, belegen die häufigen Widersprüche zwischen den Aussagen der Operateure – videodokumentiert – und dem dann folgenden Ergebnis der feingeweblichen Untersuchung.

Die große Zahl arthroskopischer Operationen führt in einer Vielzahl von Fällen dazu, dass Veränderungen der Menisken in Randbereichen Gegenstand intraoperativer Maßnahmen bzw. diagnostischer Aussagen werden. Ohne kritische Prüfung ihrer klinischen Relevanz und Ätiologie werden sie zum Anknüpfungspunkt von Entschädigungsansprüchen. Derartige Veränderungen zeigen weder eine Meniskopathie noch einen Belastungszusammenhang an. Aus intraoperativen Maßnahmen kann nicht – reflektorisch – auf ein Schadens-/Krankheitsbild geschlossen werden. Dies gilt auch dann, wenn Alternativursachen für Kniegelenksbeschwerden nicht benannt werden können. Die Durchführung arthroskopischer Operationen zeigt nicht gleichzeitig ihre Indikation, insbesondere ihre meniskusbedingte Indikation, an. Ebenso wie in anderen Bereichen kann von der Therapie nicht auf die Sicherung des Schadens als Voraussetzung finanzieller Entschädigung rückgeschlossen werden.

Merke

Die Meniskopathie ist im Vollbeweis zu sichern. Entscheidend ist in aller Regel der feingewebliche Befund, der vor allem zur Abgrenzung anderer Ursachen des vorzeitigen Verschleißes, z.B. von Stoffwechselstörungen, erforderlich ist. Der Vollbeweis kann aber auch durch den makroskopischen Befund, wenn dieser aussagekräftig ist, erbracht werden und durch einen eindeutigen kernspintomographischen Befund.

Nicht ausreichend sind Veränderungen nur der freien Meniskusrandbereiche. Es müssen vielmehr wesentliche Anteile der Menisken vorzeitige Texturstörungen aufweisen.

5.7 Die versicherte Exposition

Seit dem 01.04.1988 ist der Kreis der Versicherten, die unter den Schutzbereich der Berufskrankheit Nr. 2102 (Meniskopathie) fallen, nicht mehr eingegrenzt. Die im Merkblatt für die ärztliche Untersuchung (→ *Abschn. 5.19*) aufgeführten Berufe stellen keine abschließende Aufzählung dar. Beispielhaft sind Berufsgruppen aufgeführt, denen arbeitsbedingt – zur Erzielung des Arbeitserfolgs – bestimmte Arbeitshaltungen und/oder Gelenkbeanspruchungen abverlangt werden.

In dem Bemühen, Risikoberufe für bestimmte „mechanische“ Berufskrankheiten herauszufiltern, wurde die Verteilung zahlenmäßig relevanter Berufskrankheiten auf die unterschiedlichen Berufsgruppen untersucht (Liebers et al. 2016). Für die Jahre 2002 bis 2010 wurde die Berufskrankheit Nr. 2102 bei Männern in 2 329 Fällen anerkannt, bei Frauen in 9 Fällen. Die Zahl 9 ist zu gering, um daraus Rückschlüsse auf belastete Berufe ziehen zu können. Die Verteilung auf einzelne Berufsgruppen ist deshalb nur für Männer von Interesse. Betroffen sind 38 Berufsgruppen. In ca. 80 % der Fälle handelt es sich um die Alternative der „andauernden“ meniskusbelastenden Tätigkeit. 48 % der Fälle betreffen „Bergleute, Sprengmeister, Steinarbeiter und Steinbildhauer“. Der Anteil dieser Risikogruppe wird bis zum heutigen Zeitpunkt signifikant zurückgegangen sein infolge der Minimierung/des Wegfalls des Anteils der „Bergleute“. Es folgen dann „Ausbau- und verwandte Berufe“ (27 %), also Asphaltbauer, Ausbaufacharbeiter, Fachpraktiker im Ausbaufachwerk, Bauten- und Objektbeschichter, Bauwerksabdichter, Bodenleger, Dachdecker, Estrichleger, Fachkräfte Holz- und Bautenschutzarbeiten, Fachpraktiker für Maler und Lackierer, also ein buntes Bild, das es nicht erlaubt, die Meniskopathie einem bestimmten Beruf zuzuordnen.

Aus der Zusammenstellung der Berufe ergibt sich letztlich keine Hilfestellung zur Sicherung der beruflichen Exposition. Risikoberufe für die Berufskrankheit Nr. 2102 können heutzutage in dieser Pauschalität nicht mehr benannt werden (Pressel 1983).

Im Merkblatt nicht enthalten ist eine Vorgabe dazu, mit welchem zeitlichen Anteil eine Meniskusbelastung als gefährdend angesehen wird. Dazu darf auf den Gliederungspunkt *„Rechtsprechung zur Berufskrankheit Nr. 2102“ (→ Abschn. 5.2.1* und *5.2.2)* verwiesen werden. Während überwiegend eine Meniskusbelastung von ⅓ der Arbeitszeit verlangt wird, hat die Berufsgenossenschaft der Bauwirtschaft – in Kenntnis der Rechtsprechung – für ihren Zuständigkeitsbereich die Anforderungen an die meniskusbelastende Tätigkeit gesenkt. Als unterste Belastungsgrenze hält sie eine Meniskusbelastung von 20 % an 111 Schichten/Jahr für ausreichend.

Unter Berufung auf eine Arbeit aus dem englischen Sprachraum (Baker et al. 2002) wird vertreten, es reiche eine Belastung durch Knien oder Hocken von mehr als einer Stunde pro Tag aus, um das Risiko eines Meniskusschadens zu verdoppeln. Einmal fragt sich, ob diese Arbeit „andauernde“ Belastungen erfasst, wie es für die Berufskrankheit Meniskopathie vom Verordnungsgeber vorgegeben ist. Denn diese Arbeit differenziert nicht zwischen kurzzeitigen wiederholten Belastungen und einer Dauerzwangshaltung. Zum anderen beruht die Studie ausschließlich auf einer Befragung der Betroffenen und der Kontrollgruppe zur beruflichen Exposition, was immer mit einer hohen Fehlerquote verbunden ist. Von der Kontrollgruppe haben zudem nur 28 % der dazu aufgeforderten an der Befragung teilgenommen. Zum Dritten sind die Ergebnisse der Befragung nicht überzeugend. Danach hätten Berufskraftfahrer annähernd das gleiche Risiko, an einer Meniskopathie zu erkranken, wie Menschen mit einer mehr als einstündigen Körperhaltung im Knien. Das gleiche gilt für Menschen, die mehr als 30-mal am Tag Treppen steigen. Diese haben nach dieser Studie das höchste Risiko, an einer Meniskopathie zu erkranken. Diese Studie ist als Argumentationshilfe nicht verwertbar.

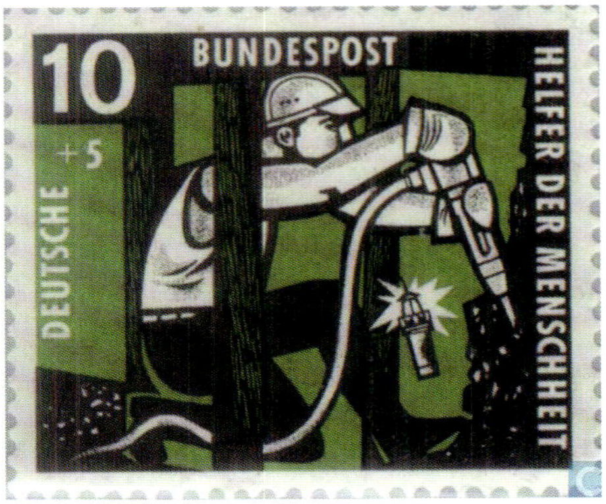

Abb. 5.1: Briefmarke: Hauer vor Ort

Von Spahn et al. (2016) wird – wie von Mehrtens/Brandenburg (2018) – vertreten, man solle sich von derartigen Belastungsgrenzen lösen und darauf abstellen, ob eine „überdurchschnittliche Kniegelenksbelastung" „das Erscheinungsbild des Berufs und/oder des jeweiligen Arbeitsplatzes" präge. Diese Vorgabe ist jedoch semiobjektiv und vom Präventionsdienst kaum umzusetzen. Sie ist jedoch die einzige Möglichkeit in Bezug auf die Profisportler *(→ Abschn. 5.2.1)*.

Dem Verlangen nach einer „überdurchschnittlichen Kniegelenksbelastung" liegt nicht die Vorstellung zu Grunde, dass den Menisken die Erholungsphase genommen werde. Die Menisken als bradytrophes Gewebe haben nur begrenzt die Fähigkeit, sich zu regenerieren. „Überdurchschnittliche" Belastungen fördern aber vorzeitige Veränderungen.

Voraussetzung einer Risikoerhöhung/generellen Gefährdung ist die unphysiologische Gelenkbelastung. Koordinierte und kontrollierte Beanspruchungen/Belastungen sind grundsätzlich physiologisch, es sei denn, es handelt sich um eine belastete Haltungskonstanz, für die die betroffenen Gelenke nicht bestimmt sind. Dies bedeutet – in Übereinstimmung mit dem Merkblatt –, dass versichert sind

- die belastete Haltungskonstanz der Kniegelenke und
- die raue Bewegungsbeanspruchung.

Die belastete Haltungskonstanz war die berufliche Exposition, die 1952 zur Kodifizierung der Berufskrankheit führte (Andreesen 1976). Die bergwerkstypischen Wegeverhältnisse wurden demgegenüber – in Übereinstimmung mit dem Merkblatt – nur in Ausnahmefällen als wesentlich teilursächlich für Meniskusschäden verantwortlich gemacht. Dies änderte sich grundlegend mit der Erweiterung der Berufskrankheit am 01.04.1988 auf kniegelenkstrapazierende Tätigkeiten über Tage.

Leitfunktion für die Abgrenzungskriterien der durch die BK Nr. 2102 versicherten beruflichen Exposition hat die Physiologie (die Lehre von den normalen Lebensvorgängen). Vorbild für eine meniskusbelastende Exposition (belastete Haltungskonstanz) war und ist eine Arbeitshaltung, die es kaum noch gibt: Der Hauer vor Ort bei der Arbeit mit dem Abraumhammer (→ *Abb. 5.1 und Abb. 5.2*). Dieser arbeitete in beengten Räumen im unteren Wandbereich. Den Arbeitserfolg erzielte er dadurch, dass er aus einer Haltungskonstanz der Kniegelenke, die er als Widerlager einsetzte, Kraft aufbrachte zum Einsatz des Abraummhammers. Diese Arbeitshaltung war/ist durch folgende Merkmale geprägt:

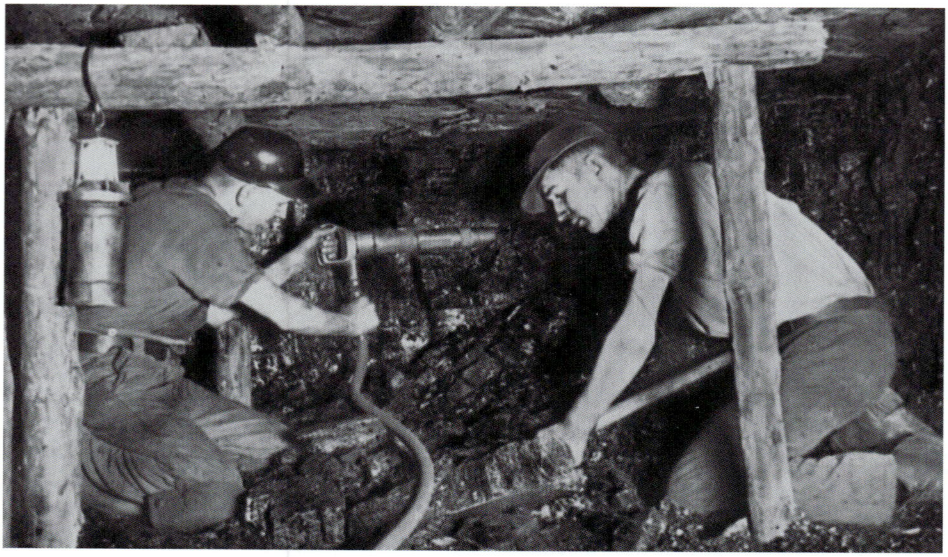

Abb. 5.2: Hauer vor Ort unter Tage (mit freundlicher Genehmigung von SLUB Dresden/Deutsche Fotothek)

- Das Kniegelenk (die Kniegelenke) befindet (befinden) sich in einer extremen Beugestellung
- Aus dieser unphysiologischen Körperhaltung wird unter Einsatz der Kniegelenke Kraft aufgebracht
- Die aufgezwungene Arbeitshaltung ist Voraussetzung für den Arbeitserfolg

Über den Pathomechanismus, also den Mechanismus, der für vorzeitige Texturstörungen der Menisken verantwortlich gemacht wird, bestehen verschiedene Theorien.
Diskutiert wird, dass ein derartiger Mechanismus zu einer Drosselung der Durchblutung/Durchsaftung führt oder die Menisken einer andauernden Zugspannung in der „Knorrenzange" unterliegen. Es ist zwar experimentell nicht gesichert, aber biomechanisch nachvollziehbar, dass derartige Dauerbelastungen zu Ernährungsstörungen und Schädigungen bradytropher Strukturen führen, die anlagebedingt minder durchblutet sind.

Einen ähnlichen Ansatz hat die Überlegung, dass eine Kompression der basisnahen intrameniskalen Gefäße zu deren Thrombosierung führt und dadurch zu Ernährungsstörungen.

Ein anderer Ansatz macht Scherkräfte im Meniskusgewebe infolge schwerer Gelenkarbeit durch Gelenkbewegungen gegen äußeren Widerstand für den vorzeitigen Verschleiß verantwortlich.

Nach der Erweiterung der Berufskrankheit für alle Berufe mit meniskusbelastenden Tätigkeiten fragt sich, welche weiteren Arbeitsprofile mit gleichen oder ähnlichen Belastungen verbunden sind. Das Merkblatt definiert die versicherte berufliche Exposition wie folgt:

> *„Dauerzwangshaltung, insbesondere bei Belastungen durch Hocken oder Knien bei gleichzeitiger Kraftaufwendung."*

Das Merkblatt geht beispielhaft bei folgenden Berufsbildern von einer überdurchschnittlichen Belastung der Kniegelenke durch belastete Haltungskonstanz aus:

> *„Bergbau unter Tage, ferner bei Ofenmaurern, Fliesen- oder Parkettlegern ... und bei Tätigkeiten unter besonders beengten Raumverhältnissen."*

Mit der Benennung eines Arbeitsprofils im Merkblatt ist keine Beweiserleichterung verbunden. Die Merkblätter richten sich nicht an den ärztlichen Gutachter/Sachverständigen, sondern geben dem anzeigenden Arzt/Zahnarzt eine Hilfestellung für das Erkennen des Verdachts einer Berufskrankheit. Es sind Arbeitsprofile benannt, bei denen zu prüfen ist, ob die besondere meniskusbelastende Exposition erfüllt ist. Die Nennung im Merkblatt hat zwar eine erhebliche faktische Auswirkung, weil sie die Vorstellung des Verordnungsgebers widerspiegelt und die Erwartung der begünstigten Berufsgruppen prägt, sie hat aber weder medizinisch noch juristisch eine verbindliche Wirkung.

Besonders strittig ist die Meniskusbelastung bei Fliesen- und Parkettlegern. Diese Tätigkeiten werden überwiegend im Knien ausgeführt. Sie sind in der Regel nicht mit einem besonderen Kraftaufwand verbunden und das Arbeitsfeld liegt vor den Kniegelenken. Ähnlich ist die Belastung bei Estrichlegern und Bodenlegern. Diese Berufsgruppen erfüllen in der Mehrzahl der Fälle die beruflichen (arbeitstechnischen) Voraussetzungen einer den Meniskus belastenden Exposition nicht.

Um – im Sinne der Arbeitsvereinfachung und Gleichbehandlung – die Ermittlung der beruflichen Exposition möglichst zu vereinheitlichen, sind von der Arbeitsgemeinschaft der ehemaligen Bau-Berufsgenossenschaften eine Reihe von Bildmappen entwickelt worden. Diese sind – nicht glücklich – wie folgt betitelt: „Bildmappen über die kniebelastenden Tätigkeiten des ... ".

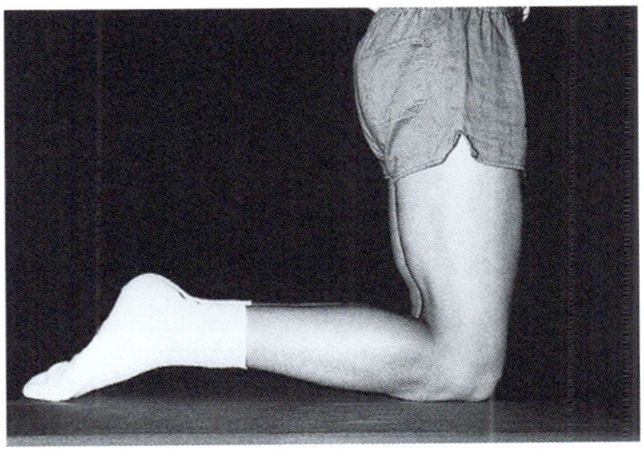

Abb. 5.3: Kniende Position (rechtwinklige Beugung im Kniegelenk)

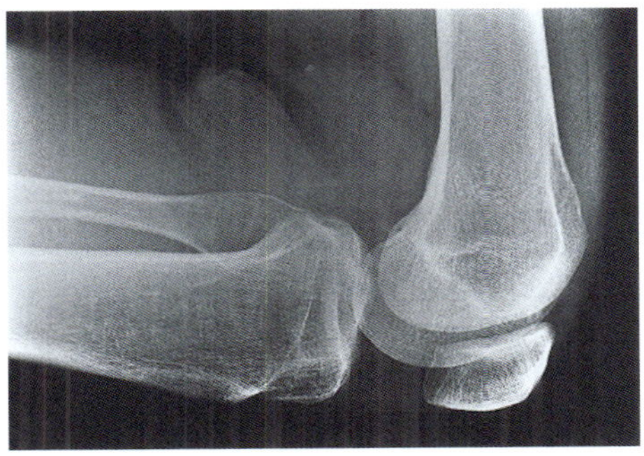

Abb. 5.4: Röntgen-Bild zu Abb. 5.3

Es werden u.a. kniende Tätigkeiten dargestellt, die aber nicht gleichbedeutend mit meniskusbelastenden Tätigkeiten sind. Gekniet wird auf der Vorderseite des Schienbeinkopfes und der Kniescheibe (→ *Abb. 5.3 und Abb. 5.4*). Belastet/beansprucht werden die vorgelagerten Weichteile, insbesondere die Schleimbeutel (BK Nr. 2105, → *Kap. 8*). Die Menisken sind in kniender Position (rechtwinkelige Beugung im Kniegelenk) weder stark verschoben, noch stark verformt, noch erheblich druckbelastet. Die Abbildungen (Arbeitshaltungen) in den vom Technischen Aufsichtsdienst zusammengestellten Bildmappen wurden daher aus ärztlich-gutachtlicher Sicht kommentiert mit „meniskusbe-

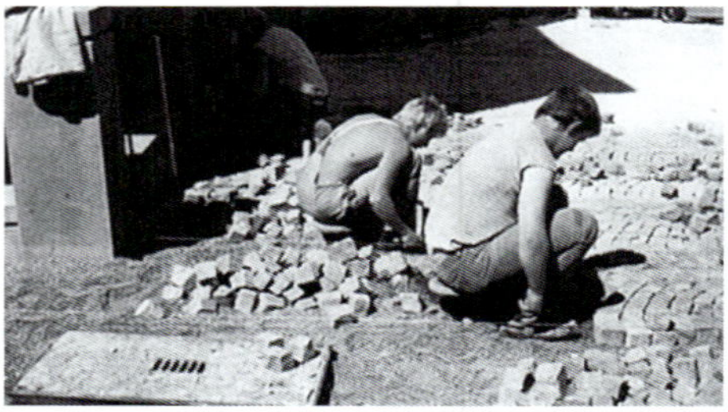

Abb. 5.5: Pflastern vom einbeinigen Schemel aus

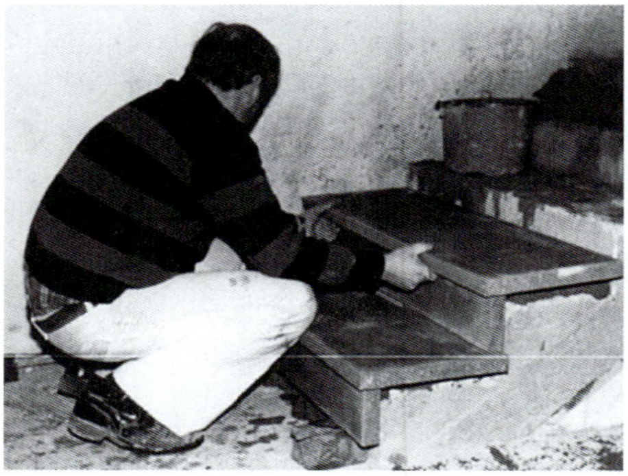

Abb. 5.6: Körperhaltung beim Ausrichten der Treppenplatten

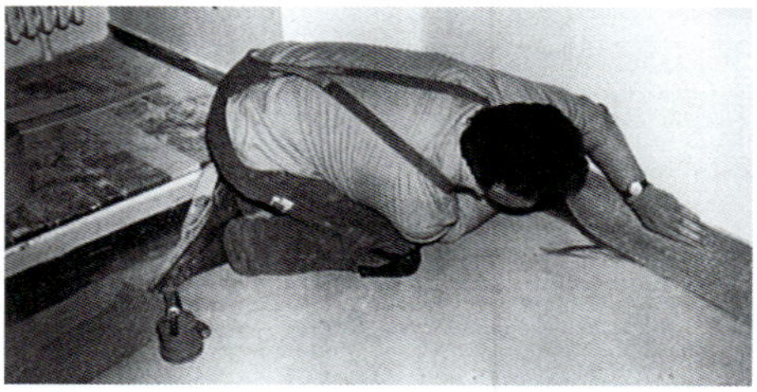

Abb. 5.7: Körperhaltung beim Ankleben der Belagstreifen als Sockelbelag. Die Weiterbewegung erfolgt rutschend auf den Knien

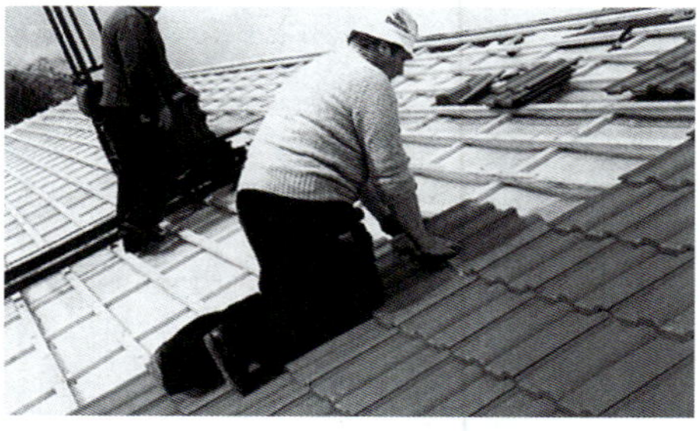

Abb. 5.8: Körperhaltung beim Verlegen von Dachziegeln. Fortbewegung durch Rutschen auf den Knien

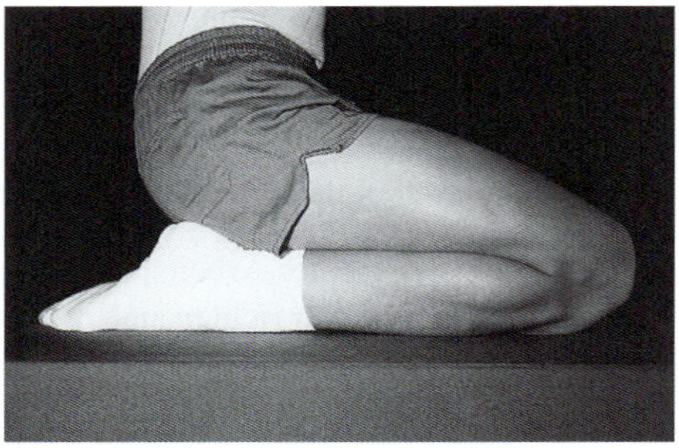

Abb. 5.9: Der Fersensitz

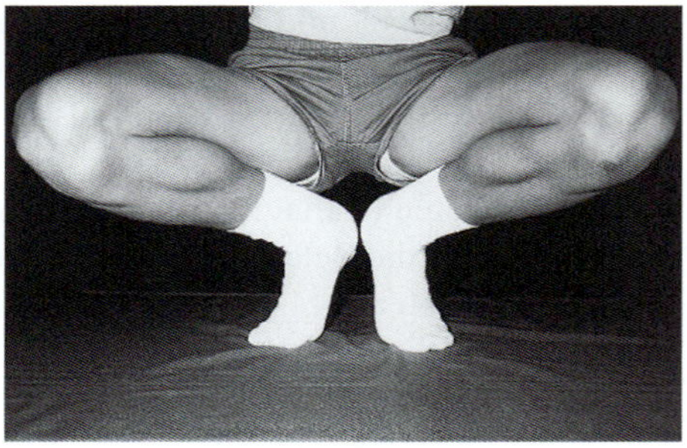

Abb. 5.10: Die Hocke (Knie-Hüftbeuge)

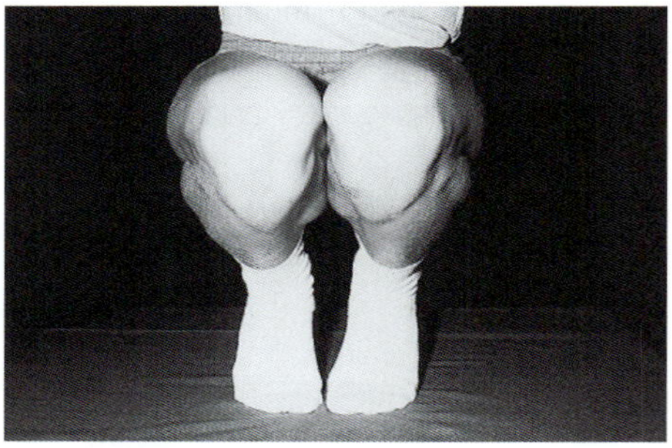

Abb. 5.11: Die Hocke (Knie-Hüftbeuge)

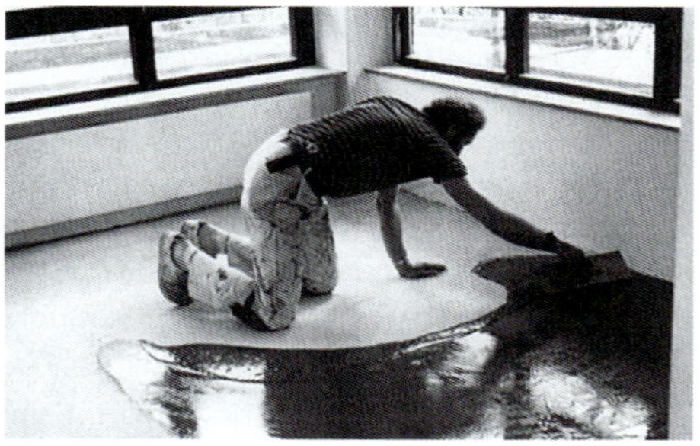

Abb. 5.12: Körperhaltung beim Spachteln und Glätten des Untergrunds

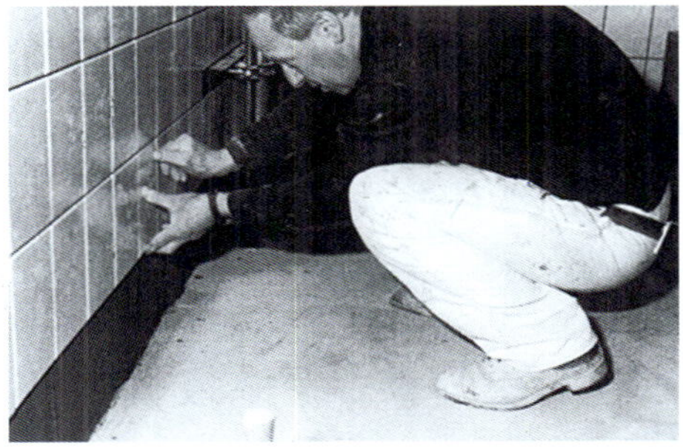

Abb. 5.13: Hockende Körperhaltung beim Fliesenlegen im unteren Wandbereich

lastend“ und „nicht meniskusbelastend“ (→ *Abb. 5.5, Abb. 5.6, Abb. 5.7, Abb. 5.8*). Überdurchschnittlich die Kniegelenke belastende Tätigkeiten sind grundsätzlich deshalb nur folgende Arbeitshaltungen:

Der *Fersensitz* und die *Hocke* (→ *Abb. 5.9, Abb. 5.10, Abb. 5.11*). Der Fersensitz ist in der Regel nicht die typische Arbeitshaltung, wenn das Arbeitsfeld vor den Kniegelenken liegt. Körperdrehungen bis zu 90° – z.B. beim Spachteln und Glätten des Untergrundes – führen zwar zu gewissen einseitigen Gewichtsverlagerungen. Diese belasten jedoch nicht die Menisken. Es sind fließende Bewegungen ohne Haltungskonstanz bei voller muskulärer Steuerung (→ *Abb. 5.12*). Sie werden schwerpunktmäßig aus der Lendenwirbelsäule und den Hüftgelenken erbracht. Dies hat die Auswertung von Video-Aufnahmen ergeben. Eine besondere berufliche Exposition lässt sich insbesondere bei Arbeiten in unteren Wandbereichen und in engen Räumen begründen (→ *Abb. 5.13*).

Nicht kniegelenkstrapazierend sind Körperdrehungen bei aufrechter Körperhaltung oder das Vorwärtsneigen des Rumpfes bei nur leicht gebeugtem Kniegelenk. Menisken sind dazu geschaffen, kontrollierten Bewegungen im Kniegelenk zu folgen.

Der Ausdruck „Dauerzwangshaltung“ ist ein unbestimmter Rechtsbegriff, weist aber darauf hin, dass Einzeltätigkeiten, z.B. mit Kraftaufwand verbundene kurzfristige Arbeiten in unteren Wandbereichen, die als grundsätzlich meniskusbelastend in einer Vielzahl von Berufen (Installateur, Werksmonteur, Kundendienstmonteur, Schreiner, Zimmermann) anfallen, als Noxe nicht ausreichen. Gelegentliche Belastungen, die mit Phasen der Entlastung wechseln, sind nicht menikusgefährdend. Je vielfältiger die Körperhaltungen sind, desto weniger schädlich sind sie. Wird der Körperteil zudem nicht zwangsweise durch die Art der Arbeit (Terminarbeit, Akkord, Trocknen von Klebern etc.) und/oder die Enge des Raums in einer belastenden Haltung fixiert, entlastet der Mensch instinktiv. Ist diese Möglichkeit gegeben, ist davon auszugehen, dass der Betroffene bei der Arbeit Schäden ausweicht.

Die Vorstellung, dass körperliche Beanspruchung und Bewegung grundsätzlich schädigen, ist vor dem heutigen gesicherten medizinischen Erkenntnisstand zu revidieren. Der Körper kann Höchstleistungen trainieren, ohne Schaden zu nehmen. Der Körper toleriert dagegen nicht andauernde unphysiologische Haltungskonstanz.

Die zweite Alternative spielt in der Praxis – im Gegensatz zur Rechtsprechung – bisher nur eine untergeordnete Rolle, was sich aber ändern kann, weil alle Profisportler nunmehr auch gesetzlich unfallversichert *(→ Abschn. 5.19)* sind. Im Merkblatt ist diese Gruppe wie folgt definiert:

> *„Häufig wiederkehrende erhebliche Bewegungsbeanspruchung, insbesondere Laufen oder Springen mit häufigen Knick-, Scher- oder Drehbewegungen auf grob unebener Unterlage.“*

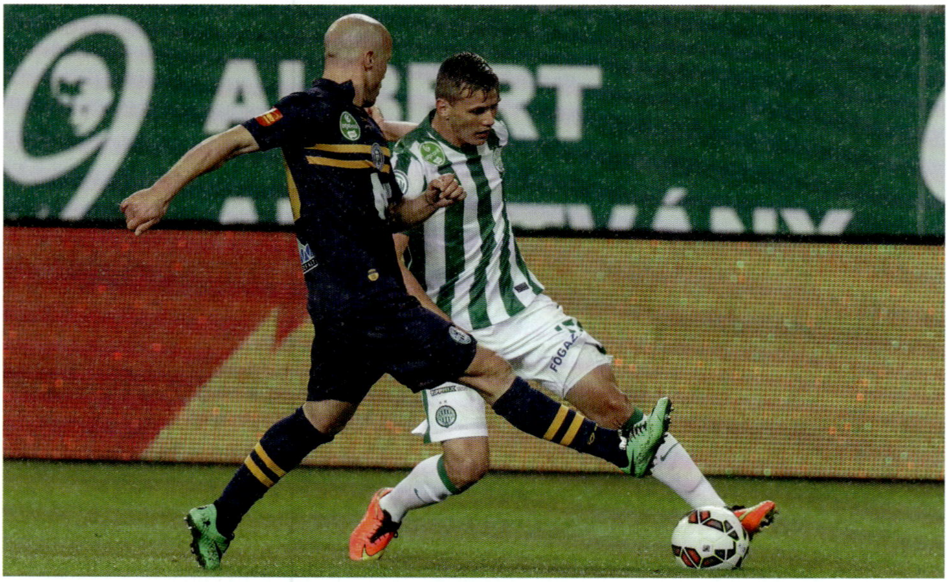

Abb. 5.14: Raue Bewegungsbeanspruchung der Kniegelenke beim Fußballspiel (mit freundlicher Genehmigung von szirtesi/Shotshop.com)

Beispielhaft sind Rangierarbeiter und Berufssportler (Fußballspieler, → *Abb. 5.14*) benannt. Diskutiert wird eine vergleichbare Belastung beim Steiger, der unter schlechten Lichtverhältnissen unebene Wege zurücklegt oder bei Bergführern, die beladen mit einem Rucksack unebene Hänge überwinden. Ursächlich für die besondere Gefährdung dieser Berufsgruppen sind Mikrotraumen durch häufige brüske Überforderung durch muskulär nicht oder nur unvollkommen kontrollierte Bewegungen. Die Zahl der Steiger nimmt mit fortschreitendem Personalabbau stetig ab und ist nach Beendigung des Steinkohlebergbaus in Deutschland eine Rarität. Das Berufsbild des Rangierers hat sich seit 1988 ebenfalls stark gewandelt. Es verbleiben vor allem die Berufssportler. Deren zahlenmäßig geringe Bedeutung erklärt sich daraus, dass bei dieser Berufsgruppe Verletzungen der Kniegelenke häufig im Vordergrund stehen und vorzeitige Texturstörungen der Menisken von Verletzungsfolgen dann überlagert werden.

Je vielschichtiger ein Arbeitsprofil in seinen körperlichen Anforderungen ist, umso geringer ist sein schädigendes Potenzial.

Merke

Versichert sind nach dem Merkblatt die Dauerzwangshaltung und die raue Bewegungsbeanspruchung.

Eine *Dauerzwangshaltung* liegt vor, wenn

- die Kniegelenke sich in einer extremen Beugestellung befinden,
- aus dieser unphysiologischen Körperhaltung unter Einsatz der Kniegelenke Kraft aufgebracht wird und
- die Arbeitshaltung Voraussetzung für den Arbeitserfolg ist.

Eine *raue Bewegungsbeanspruchung* setzt voraus Laufen oder Springen mit häufigen Knick-, Scher- oder Drehbewegungen auf grob unebener Unterlage.

Bei den im Merkblatt benannten Berufen ist zu prüfen, ob die beruflichen Voraussetzungen im Einzelfall vorliegen. Deren Benennung führt nicht zu Beweiserleichterungen.

Je abwechslungsreicher eine Tätigkeit ist, umso weniger gefährdend ist sie.

5.8 Das versicherte Merkmal „mehrjährig"

Das versicherte Merkmal „mehrjährig" ist ein unbestimmter Rechtsbegriff. Es dient der Abgrenzung beruflich bedingter Meniskusschäden von Meniskusschäden sonstiger Genese.

Die zeitlichen Mindestanforderungen an die versicherte Tätigkeit waren bereits bei der BK Nr. 26 (5. BKVO) umstritten. Andreesen (1961) führt u.a. aus, dass die dort kodifizierte mindestens dreijährige Exposition weder in der Praxis noch in der medizinischen Wissenschaft eine Stütze gefunden habe. Aus Erfahrung wisse man nichts darüber, wie viele Jahre kniende Arbeit nötig seien, um einen Meniskusschaden zu verursachen. *Bürkle de la Camp* (1939) hielt die Frist von drei Jahren für viel zu kurz. Andere Autoren machten geltend, dass unter bestimmten Voraussetzungen ein geringerer Zeitraum ausreichen könnte (Pressel 1980).

Weder der Verordnungstext noch das Merkblatt definieren den Begriff „mehrjährig". Unter- bzw. Obergrenzen werden nicht aufgezeigt. Der Merkblattentwurf erläuterte dazu:

„Das mittlere Berufsalter beträgt beim ersten Auftreten mehr als zehn Jahre".

Als „mehrjährig" kann bereits eine zweijährige kniegelenksstrapazierende Arbeit verstanden werden (Bauers 1988, Schürmann 1989). Befragt man den Duden, sind mit „mehreren" Jahren in aller Regel mehr als zwei Jahre gemeint, ebenso wie unter „mehreren Leuten" oder „mehreren" Möglichkeiten in aller Regel nicht nur zwei Personen/Alternativen verstanden werden. Diskutieren kann man wiederum darüber, ob ein „mehrjähriger" Zeitraum identisch ist mit einem Zeitraum von „mehreren Jahren". Derartig unzureichende legislatorische Definitionen problematisieren die Umsetzung der Regelung.

Belastende Tätigkeiten müssen nicht in einem ununterbrochenen Zeitraum von mindestens zwei Jahren verrichtet worden sein, um das rechtliche Tatbestandsmerkmal „mehrjährig" zu erfüllen, wobei es eine medizinische Frage ist, ab welchem Zeitpunkt belastungsfreie Intervalle der grundsätzlich meniskusbelastenden Exposition die schädigenden Auswirkungen nehmen oder den Belastungszusammenhang ganz unterbrechen.

Nach der Rechtsprechung des BSG (Urteil vom 19.10.1967 in Breithaupt 1968, S. 384) waren/sind Fehlzeiten (Tarifurlaub, Krankheitszeiten) bei der Berechnung der Dreijahresfrist als Untertagetätigkeit zu berücksichtigen, also im Rahmen der meniskusbelastenden Exposition mitzurechnen, soweit sie in Kalendermonaten liegen, die knappschaftliche Beitragsmonate sind. Eine entsprechende Rechtsprechung zum Tatbestandsmerkmal „mehrjährig" liegt nicht vor. Auch in diesem Punkt ist wiederum darauf hinzuweisen, dass aus medizinischen Gründen die Unterschreitung bestimmter Belastungsgrenzen den Belastungszusammenhang löst.

Unterschieden werden muss zwischen belastender Zwangshaltung und rauer Bewegungsbeanspruchung. Überträgt man zur belastenden Zwangshaltung die Erfahrungen aus der Untertagetätigkeit auf Übertageberufe, die erfahrungsgemäß weniger meniskusbelastend sind, so sind als „mehrjährig“ Zeiträume von bis zu 20 Jahren zu erwarten. Tritt ein Meniskusschaden nach wenigen Jahren auf, bedarf die Annahme einer BK Nr. 2102 einer besonders kritischen Prüfung.

Anders ist dies jedoch bei Berufssportlern (rauhe Bewegungsbeanspruchung) und vergleichbaren Berufen.

Merke

Der Begriff „mehrjährig“ ist nicht näher eingegrenzt. Erforderlich sind mindestens 2 Jahre. Ein Meniskusschaden nach wenigen Jahren bedarf jedoch einer besonders kritischen Prüfung. Je älter der Versicherte ist, umso kürzer ist der Zeitraum bis zum Schadenseintritt.

5.9 Beweis der versicherten Exposition

Die Prüfung, ob während eines wesentlichen Teils der täglichen Arbeitszeit eine „Dauerzwangshaltung“ eingenommen wurde bzw. eine raue Bewegungsbeanspruchung erfolgt ist, ist eine Frage der Abwägung im Einzelfall. Die beruflichen (arbeitstechnischen) Voraussetzungen bedürfen wie alle Tatsachenfeststellungen des Vollbeweises, also eines Grades an Gewissheit, der vernünftigen Zweifeln Schweigen gebietet.

Die Sicherung der beruflichen Exposition erfolgt durch Befragung des Versicherten, des Unternehmers und insbesondere durch Ermittlungen der Präventionsabteilungen der Berufsgenossenschaften/Unfallkassen. Diese geben also das tatsächliche Arbeitsprofil vor. Der ärztliche Gutachter ist zu Ermittlungen selbst nicht gefordert, er ist insoweit nicht sachverständig. Gefordert ist er aber zur Frage, ob die vorgegebene berufliche Exposition tatsächlich kniegelenksbelastend, besser *meniskusbelastend*, war. Diese Beurteilung bedarf ärztlichen Sachverstandes, weil der Verordnungstext nicht die Tätigkeit, sondern ausschließlich das damit verbundene Gesundheitsrisiko benennt.

Merke

Die berufliche Exposition ist im Vollbeweis zu sichern. Der ärztliche Sachverständige ist – nachdem dies der Verordnungsgeber nicht vorgegeben hat – sachverständig zu der Frage, ob die von der Präventionsabteilung vorgegebene berufliche Exposition meniskusbelastend war/ist.

5.10 Zusammenhangsbegutachtung

Aus dem Tatbestandsmerkmal Meniskusschaden „nach“ ist zu folgern, dass die versicherte Tätigkeit z.B. als Bergmann, Monteur, Rangierer oder Fußballspieler rechtlich wesentlich teilursächlich (Kausalitätstheorie der wesentlichen Bedingung) den chronischen Meniskusschaden verursacht haben muss. Versicherte Exposition und versicherter Gesundheitsschaden sind also kausal zu verknüpfen.

Wie bei allen durch mechanische Einwirkungen verursachten Berufskrankheiten sind ursächlich für die Manifestation der Berufskrankheit Meniskopathie multifaktorielle Einflussgrößen/konkurrierende Kausalfaktoren sowohl exogener (von außen einwirkender) Genese aus dem privaten und dem versicherten Bereich als auch endogener (anlagebedingter) Genese. Diese lassen sich nicht addieren, weil sie auf teils unterschiedlichen, teils unbekannten Schädigungsmechanismen beruhen. Es lässt sich im medizinisch-naturwissenschaftlichen Sinn keine Dosis-Wirkung-Beziehung herstellen. Was für den einen Versicherten „gesund" ist, schädigt den anderen. Aus der großen Zahl der Versicherten erkranken nicht – statistisch signifikant – diejenigen mit der längsten und intensivsten beruflichen Exposition. Das gleiche Krankheitsbild findet sich zudem ohne jede belastende berufliche Exposition im Bevölkerungsquerschnitt. Es gibt kein belastungsspezifisches Schadensbild und keinen belastungsspezifischen Verlauf. Vor diesem Hintergrund ist es ausgeschlossen, das belastungsinduzierte Schadensbild positiv zu sichern.

Es gibt zwei Wege, um dennoch die Berufskrankheit Meniskopathie umzusetzen. Beide sind faktisch mit einer Reduzierung der Anforderungen an die Sicherung der Tatbestandsvoraussetzungen verbunden. Der eine – medizinische – Weg besteht darin, aus der Gesamtheit der Krankheitsbilder diejenigen herauszufiltern, die mit den Vorstellungen zur Pathogenese der Berufskrankheit Meniskopathie und den ihr zugrundeliegenden physikalischen/biomechanischen Überlegungen übereinstimmen, bei denen das Schadensbild und/oder der Verlauf also belastungskonform sind. Der zweite – rechtliche – Weg besteht in der Beweiserleichterung des Anscheinsbeweises, der jedoch nach der ab dem 01.04.1988 kodifizierten Fassung der BK Nr. 2102 allenfalls noch für Fälle gelten kann, die der Untertagetätigkeit in regelmäßig a) hockender, kniender oder liegender Stellung oder b) einer Arbeit in schräger Lage in niederen Flözen entsprechen (Mehrtens et al. 2018), was aber realistisch nicht mehr zu dem in Deutschland vorhandenen Allgemeinen Arbeitsmarkt gehört.

Merke

Das Schadensbild und die meniskusbelastende Exposition, beides im Vollbeweis gesichert, müssen im Sinne der Kausalitätstheorie der wesentlichen Bedingung ursächlich miteinander verknüpft sein. Für die Tatsachen, Meniskusschaden und meniskusbelastende Exposition, gilt die mit an Sicherheit grenzende Wahrscheinlichkeit (Vollbeweis); für den Ursachenzusammenhang zwischen den beiden Tatsachen reicht die hinreichende Wahrscheinlichkeit. Die hinreichende Wahrscheinlichkeit würde eine Dosis-Wirkung-Beziehung zwischen den beiden Tatsachen voraussetzen, die sich jedoch nicht begründen lässt. Abgestellt wird deshalb auf die Belastungskonformität von Schadensbild und Verlauf.

5.11 Das belastungskonforme Schadensbild/konkurrierende Ursachen

Ausgehend von den versicherten Noxen – raue Bewegungsbeanspruchung sowie Kraftaufwand aus unphysiologischer Stellung der Kniegelenke – sind alle die Schadensbilder belastungskonform, die sich durch erhebliche Verschiebung, Verlagerung und Verformung der Menisken, insbesondere des Innenmeniskus, und durch rezidivierende Mikrotraumen erklären. Alle diese Mechanismen lassen – entweder unmittelbar infolge von Ernährungsstörungen oder mittelbar durch reaktive Veränderungen auf rezidivierende Mikrotraumen – einen nicht nur punktuellen vorzeitigen Gewebeverschleiß (Texturstörungen) erwarten. Die Ursachen der Berufskrankheit, die versicherten Noxen, erfordern also ein Schadensbild, von dem *wesentliche* Anteile der Menisken, nicht nur freie Randbereiche, erfasst sind. Das Innenmeniskushinterhorn ist die bevorzugte Lokalisation der Veränderungen – nicht nur der allein schicksalsmäßig entstandenen, sondern auch der zumindest wesentlich teilursächlich belastungsbedingten Veränderungen. Dies ist Folge anatomischer, biomechanischer und funktioneller Besonderheiten (Kentner 2017). Der Außenmeniskus ist demgegenüber aus biomechanischen Gründen nur selten betroffen. Es ist epidemiologisch gut abgesichert, dass die Häufigkeit der Innenmeniskusschäden mit der Höhe der Belastung ansteigt. Während bei Frauen das Verhältnis von Innenmeniskusschäden zu Außenmeniskusschäden 3 : 1 beträgt, bei Männern im nicht belasteten Kollektiv 5 : 1, betrug es bei Untertagearbeitern in den 1950er Jahren etwa 10 : 1 (Husten 1953), in den 1930er Jahren bis 36 : 1 (Springorum 1969). Je stärker die Kniebelastung ist, umso mehr ist der Innenmeniskus gefährdet. Wenn beide Menisken verändert sind, kann der akute Schaden sich entweder zuerst innen oder außen manifestieren. Ein ausschließliches Schadensbild außenseitig bei völlig unauffälligem Innenmeniskus ist nicht belastungskonform, auch nicht infolge einer rauen Bewegungsbeanspruchung (Spahn et al. 2022).

Anders sieht dies das LSG Hamburg (Urteil vom 28.04.2021 – L 2 U 11/19). Zur Entscheidung stand der Zusammenhang einer isolierten Zusammenhangstrennung im Bereich des linken Außenmeniskusvorderhorns – am 12.07.1999 intraoperativ gesichert –, bei einem Fußballprofi *(→ Abschn. 5.2.2).* Feingeweblich wurden befundet:

> *„Meniskusgewebe mit geringen Auffaserungen, einzelnen kleinen Verschleimungsherden sowie fokalen, scharf begrenzten Einlagerungen eines unspezifischen Granulationsgewebes, vereinbar mit einer 4–5 Wochen alten Läsion, Anteile der Synovialmembran mit kleinen Gichttophi und unspezifischen Entzündungszeichen."*

Aus der Vorgeschichte war bekannt ein operativer Eingriff am 27.06.1996. Der Versicherte klagte zu diesem Zeitpunkt seit etwa 10 Wochen über Kniebeschwerden links. Intraoperativ wurden eine übergroße Schleimhautfalte und ein übergroßer Hoffa´scher Fettkörper entfernt.

Der Entscheidung des LSG lag ein orthopädisch-unfallchirurgisches Gutachten zugrunde, das – jeweils sinngemäß – wie folgt argumentierte:

- *Entgegen der bisher herrschenden Meinung sei die Beweglichkeit des Außenmeniskus nicht wesentlich größer als die des Innenmeniskus.*

Fakt ist jedoch, das beide Menisken an ihrem vorderen und hinteren Ende mit dem Schienbeinkopfplateau verwachsen sowie durch Bandverbindungen miteinander und mit den Kreuzbändern verbunden sind, der Innenmeniskus darüber hinaus jedoch an seiner Basis im mittleren Anteil sowie am Übergang zum Hinterhorn mit der tiefen Schicht des inneren Knieseitenbandes. Das ist der entscheidende Unterschied, warum der Innenmeniskus Bewegungen im Kniegelenk schlechter folgen kann als der Außenmeniskus. Das ist einer der Gründe, warum die große Zahl von Meniskusschäden im Bereich des Innenmeniskus – und dort im Bereich des Innenmeniskushinterhorns – auftritt.

- *Die Statistiken würden insgesamt aus dem letzten Jahrhundert herrühren.*

Das trifft für die überwiegende Zahl zu, insbesondere für Pressel (1980), der statistische Erhebungen zu Balletttänzern und Fußballspielern durchgeführt hat. Deshalb sind sie aber nicht falsch, wenn ein Verhältnis von Innenmeniskusschäden zu Außenmeniskusschäden bei Fußballern von 7:1 mitgeteilt wird. Der Meniskusschaden bei rauem Sport ist kein Phänomen des 22. Jahrhunderts. Neue Erkenntnisse, die insofern eine sicherere Aussage zulassen würden, sind insofern nicht ersichtlich (→ *Abschn. 5.2.2*).

- *Argumentiert wird mit Meniskusschäden bei Kreuzbandverletzungen.*

Diese Argumentation ist insofern nicht stimmig, als die Meniskusverletzung eine Begleitverletzung ist und Kapsel-Bandverletzungen anderen Mechanismen folgen als dies bei einem belastungsinduzierten Meniskusschaden der Fall ist.

- *Die Besonderheit beim Fußballspiel sei das „Pivotieren".*

Der Ausdruck kommt aus dem Französischen. Pivot ist der Drehpunkt, der Punkt also, um den sich etwas dreht. Bekannt ist dieser Ausdruck beim Baskettballspiel, wenn sich der Spieler auf dem Standbein stehend um die eigene Achse dreht. Wenn die Ausführungen des Sachverständigen richtig verstanden werden, meint er damit Drehbewegungen des Ober- gegenüber dem Unterschenkel. Diese seien fußballspezifisch. Ein „typisches Bewegungsmuster" sei das „Flexionsvalgusaußenrotationstrauma". Einmal ist das Fußballfeld deutlich größer, so dass derartige Bewegungen auf kleinem Raum, also Drehbewegungen um die eigene Achse, selten und in der Auseinandersetzung mit dem Gegner auch wenig effektiv sind. Zum anderen führt gerade die fehlende Fixierung des Außenmeniskus dazu, dass er diesen Bewegungen eher ausweichen kann als der Innenmeniskus. Zum Dritten sind derartige Drehbewegungungen, für die das Wort „pivotieren" sehr hoch gegriffen ist, mit gebeugtem Kniegelenk physiologisch, mit gestrecktem Kniegelenk unmöglich.

- *Die Belastung vor allem des Vorderhorns wird damit begründet, dass das Knie bei Schussbewegungen „regelmäßig" „erheblich überstreckt" werde. Diese „Überstrekkung" belaste vor allem das Vorderhorn, wobei das Vorderhorn des Außenmeniskus durch die in „Überstreckstellung wirkende Abschlussrotation" besonders belastet werde.*

Unabhängig von der Frage, ob diese Behauptungen zur fußballerischen Belastung zutreffend sind, soll diese These zunächst unterstellt werden.

Eine „Überstreckung", also eine das normale Maß übersteigende Streckung im Kniegelenk, setzt eine Instabilität des Kniegelenks voraus. Diese stand vorliegend jedoch nicht zur Diskussion. Zur Diskussion steht offensichtlich die physiologische Außenrotation des Unterschenkels durch die Kreuzbänder im Rahmen der Schlussrotation, wenn das gebeugte und rotierte Kniegelenk gestreckt wird. Die biomechanisch zwingende Schlussrotation ist kein Defizit des Kniegelenks, sondern Voraussetzung für seine Stabilität in Streckstellung. Sofern die Bewegungen im Kniegelenk planmäßig und kontrolliert ablaufen, ist eine Verletzung der Menisken ausgeschlossen (Ludolph 1998). Dies gilt auch für die Schussbewegungen beim Fußballspiel.

- *Zitiert werden dann Arbeiten von Hagimo et al. (2019) und Bezuglov et al. (2019). Diese Arbeiten sollen belegen, dass das Außenmeniskusvorderhorn bei Fußballspielern statistisch besonders häufig verletzt wird.*

Aussagen gezielt zum Außenmeniskusvorderhorn enthalten diese Arbeiten nicht. Zum Außenmeniskus haben Hagimo et al. unter 885 Patienten 8 Fußballspieler mit isolierten Außenmeniskusschäden ausgemacht. Einmal ist diese Zahl für eine Aussage auf statistischer Grundlage zu klein. Zum anderen wäre sie nur aussagekräftig, wenn gesichert wäre, dass Fußballspieler nicht vermehrt unter den 885 Patienten vorhanden gewesen sind. Die weiter genannte Arbeit ist ungeeignet, da nur ein kleiner Prozentsatz der Untersuchten isolierte Außenmeniskusschäden hatte. Diese Statistiken müssten zudem der Vielzahl anderer Statistiken gegenübergestellt werden, deren Ergebnis ein anderes ist.

Näherliegend ist bezogen auf den o. g. Fußballspieler die Erklärung, dass im Rahmen der Spiegelung 1996 entweder eine Verletzung des Außenmeniskusvorderhorns erfolgt ist, die dann im Laufe von 3 Jahren zum weiteren Schaden des Außenmeniskusvorderhorns geführt hat oder dass dieser Folge des beschriebenen wiederholten Reizergusses war. Überzeugend ist dieses Gutachten jedenfalls nicht.

Zur Ausprägung der Meniskopathie ist aufgrund der Studienergebnisse von Rytter et al. (2009) eine beidseitige mindestens drittgradige Innenmeniskopathie nach Stoller et al. (1987) im MRT zu fordern. Die Studie von Rytter et al. (2009) ist deshalb so aussagekräftig, weil bei Exponierten und Nicht-Exponierten unabhängig vom Vorliegen einer Beschwerdesymptomatik Kernspintomographien beider Kniegelenke angefertigt wurden.

Nicht belastungskonform sind Schadensbilder:

- mit Veränderungen nur in Randbereichen des Meniskus
- unter Ausschluss des Innenmeniskushinterhorns (Meyer-Clement 2018)
- nur Außenmeniskusveränderungen
- mit Einschränkung – nur einseitige Meniskusveränderungen

Diese Anforderungen an die Belastungskonformität des Schadensbildes sind Mosaiksteine einer Gesamtabwägung, die zwar die grundsätzliche Fragestellung aufzeigen, aber entsprechend der breiten Normvarianten menschlicher Kniegelenke unterschiedlich ausfallen. Gegen die Belastungskonformität des Schadensbildes sprechen Veränderungen/Normvarianten, die ihrerseits zu einer besonderen Belastung der Menisken führen.

Als Alternativursachen kommen in Betracht

- massives Übergewicht (Adipositas – Fettleibigkeit)
- massiver Nikotinkonsum
- eine erhebliche anlagebedingte und/oder unfallbedingte Achsabweichung der Beine (→ *Abb. 5.15*)
- Systemerkrankungen (insbesondere rheumatische), Muskelatrophien

- Stoffwechselerkrankungen (z.B. sog. Pseudogicht; → *Abb. 5.16*), Durchblutungsstörungen
- Anomalien (z. B. Scheibenmeniskus), die aufgrund gesicherter ärztlicher Erfahrung zu vorzeitigen Veränderungen der Menisken führen

Es ist physikalisch/biomechanisch plausibel, dass das Übergewicht auch die Menisken belastet. In der Praxis fehlen aber in aller Regel ausreichende Verlaufsinformationen. Es kann unter Berücksichtigung der versicherten Exposition nicht unterstellt werden, dass ein wesentliches Übergewicht während der aktiven Berufsarbeit bestanden hat. Ein wesentliches Übergewicht ist demgegenüber aber von Bedeutung, wenn es um die Gewichtung eines expositionsfreien Intervalls geht. Die Frage, ob drei, fünf, zehn oder mehr Jahre zwischen Aufgabe der versicherten Tätigkeit und Manifestation der Erkrankung einen Belastungszusammenhang nicht mehr begründen lassen, hängt wesentlich vom Ausmaß der Einwirkungen aus dem nicht versicherten Bereich ab. Dabei ist das Übergewicht ein wesentlicher Faktor.

Nikotinkonsum kann zu Gefäßschäden führen, wodurch auch die Ernährung der Menisken betroffen ist. Wann jedoch eine Mangeldurchblutung und Mangeldiffusion ursächlich für einen Meniskusschaden ist, ist bis auf Fälle, in denen die Durchblutung der Beine massiv beeinträchtigt ist, konkret kaum nachweisbar. Deshalb ist der Nikotinkonsum zwar ein Mosaikstein, der gegen den Ursachenzusammenhang mit der versicherten Exposition spricht, er kann ihn jedoch nicht entkräften.

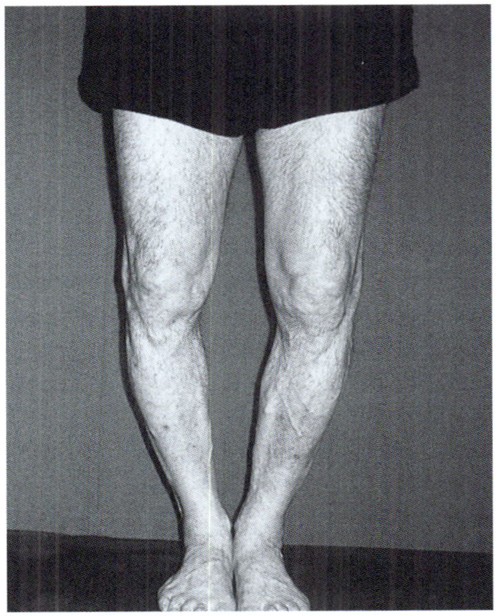

Abb. 5.15: Anlagebedingte Achsabweichung beider Beine im O-Sinn (Varus-Knie)

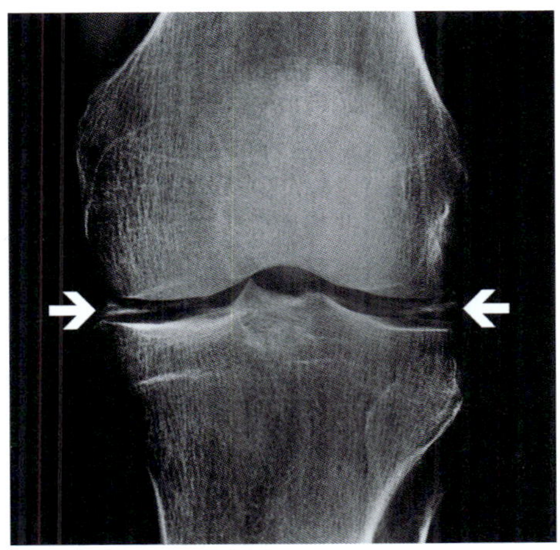

Abb. 5.16: Chondrokalzinose im Bereich beider Menisken (Pfeile)

Achsabweichungen der Beine führen zu einer Verlagerung der Hauptbelastungszone und erklären eine – bestimmungswidrige – Mehrbelastung der Menisken. Im Vordergrund stehen Achsabweichungen im O-Sinn (→ *Abb. 5.15*). Diese, wenn sie entsprechend eindrucksvoll sind, können vorzeitige Veränderungen im Bereich des inneren Kniehauptkompartiments erklären. Sie können geeignet sein, den Ursachenzusammenhang einer besonderen beruflichen Belastung zu verdrängen, wobei dies differenziert diskutiert wird

(Schiltenwolf u. Rompe 2000). Bei Abwägung des Beitrags einer Achsabweichung für einen Meniskusschaden ist jedoch zwischen Ursache und Wirkung zu unterscheiden. Vorzeitige Texturstörungen der Menisken können zu einer Verschmälerung des Gelenkspaltes führen und damit ihrerseits die Ursache von geringen Achsabweichungen sein.

Der Ursachenbeitrag von Verletzungen oder Vorerkrankungen im Bereich der Kniegelenke für vorzeitige Texturstörungen der Menisken bedarf einer Einzelfallabwägung, je nach dem Ausmaß der mechanischen und/oder chemischen Betroffenheit der Menisken. Kniegelenkergüsse können sowohl durch Druckerhöhung im Gelenk als auch durch chemische Reaktionen zu sekundären Meniskusschäden führen. Schon ein leichter Gelenkerguss, der seinerseits nicht zu einer Druckerhöhung im Gelenk führt, ist mit einer Destabilisierung des Kniegelenkes verbunden, mit einem sogenannten „Schwimmknie" (Müller 1994), d.h. mit einer Erweiterung des Gelenkspiels und mit einer Belastung der Menisken. Wiederholte Kniegelenksergüsse in der Vorgeschichte sind eine deutlich näherliegende Erklärung für eine Mitbeteiligung der Menisken als eine meniskusbelastende berufliche Exposition.

Unstreitig ist die Bedeutung der Chondrokalzinose (sog. Pseudogicht) für die Entstehung oder Förderung der Meniskopathie, des durch vorzeitige Texturstörungen bedingten Meniskusschadens (→ *Abschn. 5.2.4*). Die Erkrankung ist makroskopisch, feingeweblich und bildgebend (→ *Abb. 5.16*) zu sichern.

Merke

Das belastungskonforme Schadensbild setzt voraus, dass wesentliche Teile, insbesondere beider Innenmenisken, verändert sind. Ein isolierter Außenmeniskusschaden ist nicht belastungskonform. Als konkurrierende Ursachen sind massives Übergewicht und massiver Nikotinabusus zu diskutieren. Deutliche Achsabweichungen können den wesentlichen Ursachenbeitrag einer beruflichen Meniskusbelastung widerlegen. Widerlegt wird er durch Stoffwechselstörungen, zu denen vor allem die Chondrokalzinose zählt.

5.12 Der belastungskonforme Verlauf

Belastungsspezifische Verläufe gibt es nicht, weil auch im Bevölkerungsquerschnitt Meniskusschäden in jeder Altersgruppe auftreten, diese also auch im belasteten Kollektiv allein anlagebedingt zu erwarten sind. Denn auch das belastete Kollektiv umfasst die im Bevölkerungsquerschnitt relevanten Schadensursachen. Ein Hinweis auf die Belastungskonformität eines Verlaufs sind statistische Angaben zum üblichen Zeitpunkt der Manifestation der Erkrankung – in Relation zur Dauer der Exposition und zum Lebensalter. Bei der Auswertung der statistischen Angaben ist zu unterscheiden zwischen belastender Dauerzwangshaltung und rauer Bewegungsbeanspruchung.

Zur beruflichen Exposition durch raue Bewegungsbeanspruchung gibt es keine aussagefähigen Erhebungen. Diese sind auch nicht zu erwarten, weil die Fallzahl zu gering ist, und die beruflichen Belastungen/Voraussetzungen zu unterschiedlich sind.

Die Altersverteilung von Meniskuserkrankungen nach belastender Dauerzwangshaltung unterscheidet sich nach den vorliegenden Statistiken im belasteten Kollektiv unter keinem Gesichtspunkt signifikant von dem Auftreten derartiger Erkrankungen im Bevölkerungsquerschnitt. In beiden Gruppen wird die Erkrankung im gleichen Lebensabschnitt manifest (schwerpunktmäßig jenseits des 40. Lebensjahres) und zwar unabhängig davon, wann die berufliche Exposition aufgenommen wurde und wann sie vor Manifestation der Erkrankung eingestellt wurde (Pressel 1980, Greinemann 1983). Versicherte, die z.B. mit 20 Jahren eine kniegelenksstrapazierende Arbeit aufnehmen, halten danach der Belastung statistisch signifikant deutlich länger stand – in der Regel über 20 Jahre – als Versicherte mit einem Belastungsbeginn erst z.B. ab dem 40.Lebensjahr. Das Durchschnittsalter zum Zeitpunkt der BK-Anzeige ist auch unabhängig davon, wie weit das Ende der Exposition zurückliegt. Es gibt also keine verlaufsorientierten Kriterien, um aus dem großen Kollektiv der an einer Meniskopathie Erkrankten diejenigen auszufiltern, bei denen die Erkrankung belastungsinduziert ist.

Die Statistiken lassen aber Hinweise auf nicht belastungsinduzierte Verläufe erkennen. Ein deutliches Indiz für die allein anlagebedingte Genese der Veränderungen ist die Manifestation bereits im ganz jungen Erwachsenenalter. Beim jungen Erwachsenen bewirkt die in der Regel kräftige Muskulatur eine solide Stabilisierung der Kniegelenke. Die Manifestation des Schadens bereits im jungen Erwachsenenalter weist auf die überragende Bedeutung der Schadensanlage für das Krankheitsbild hin. Ausnahme ist die raue Bewegungsbeanspruchung der Berufssportler, insbesondere der Fußball- und Handballprofi.

Nicht selten liegt der Zeitpunkt der erstmaligen Manifestation der Meniskopathie deutlich nach Abkehr von der belastenden Tätigkeit. In einer Vielzahl von gerichtlichen Entscheidungen geht es deshalb um die Frage, welches Intervall den Zusammenhang zwischen beruflicher Exposition und Manifestation der Meniskopathie löst. Die Angaben reichen von 5 bis 27 Jahre (Andreesen u. Schramm 1975, Pallesen 1976). Der Vorschlag von Andreesen, als Grenzwert von einem Zeitraum von fünf Jahren auszugehen, hat nur teilweise Zustimmung gefunden (Laarmann 1977). Sichere medizinische Erkenntnisse gibt es nicht. Unbestreitbar und durch die kernspintomographischen Untersuchungen an sogenannten Kniegelenksgesunden eindrucksvoll belegt, kann eine Meniskopathie klinisch lange Zeit „stumm“ bleiben. Eine Meniskopathie, die während meniskusbelastender Exposition klinisch manifest wird, kann also ebenso nicht beruflich bedingt sein, wie eine Meniskopathie, die Jahre nach Aufgabe der beruflichen Exposition manifest wird, beruflich bedingt sein kann. Der zunehmende zeitliche Abstand zwischen Aufgabe der Exposition und erstmaliger Manifestation der Erkrankung löst aber den Zusammenhang zunehmend.

Pressel (1980) hat 327 als Berufskrankheit anerkannte Fälle aus dem Bereich des Bergbaus auf den zeitlichen Zusammenhang zwischen Aufgabe der beruflichen Exposition und Erstattung der Anzeige der Berufskrankheit überprüft. In 10,7 % der Fälle dauerte die Exposition noch an, in weiteren 30,9 % der Fälle wurde die BK-Anzeige im gleichen Jahr erstattet, in dem die meniskusbelastende Exposition aufgegeben wurde und in weiteren 36,1 % der anerkannten Fälle innerhalb eines Zeitraums von fünf Jahren nach Aufgabe der versicherten Belastung. Die Aussagekraft dieser Statistik ist dadurch begrenzt, dass es nicht möglich war, die im gleichen Zeitraum nicht anerkannten Fälle zu analysieren. Der Anteil der Anzeigen (41,2 %), der im unmittelbaren zeitlichen Zusammenhang mit der beruflichen Exposition erstattet wurde, zeigt den grundsätzlich engen zeitlichen Zusammenhang zwischen beruflicher Exposition und Manifestation des Schadens an.

Mehrtens et al. (2018) differenzieren zwischen der Manifestation eines Meniskusschadens im noch jungen Erwachsenenalter (Durchschnitt 34 Jahre), einer langen Untertagearbeit (Durchschnitt 16 Jahre), einer mehrjährigen meniskusbelastenden Exposition (Durchschnitt 73 Monate und einem kurzen beschwerdefreien Intervall (bis zu 5 Jahren). Dies spreche für einen Ursachenzusammenhang.

Ein höheres Lebensalter (45 Jahre), eine kurze Gesamtarbeitszeit unter Tage (8 Jahre), eine kurze Tätigkeit mit besonderer Beanspruchung der Kniegelenke (27 Monate) und ein verhältnismäßig langes Intervall zwischen Aufgabe der meniskusbelastenden Tätigkeit und Manifestation des Meniskusschadens spreche gegen einen durch die berufliche Belastung induzierten Meniskusschaden.

Ein Schadensbild, das sich nicht signifikant von Schadensbildern aus dem nicht versicherten Bereich unterscheidet, erfordert einen engen zeitlichen Zusammenhang, um eine Zuordnung gerade zum versicherten Bereich wahrscheinlich zu machen. Zwar sind andere Verläufe möglich. Mit zunehmendem Intervall zwischen Exposition und Manifestation des Schadens verlieren die Argumente für einen ursächlichen Zusammenhang jedoch an Bedeutung. Es spricht deshalb viel dafür, mit Ablauf von fünf Jahren ab Aufgabe der beruflichen Exposition eine Zäsur zu machen und den Ursachenzusammenhang zunehmend kritischer zu prüfen (Bonnermann 1988). Damit kommt man wieder in die Nähe des Vorschlages von Andreesen (1975).

Merke
Meniskusschäden zeigen keinen belastungskonformen Verlauf. Manifestiert sich jedoch ein Meniskusschaden mehr als 5 Jahre nach Aufgabe der belastenden Exposition, wird der Ursachenzusammenhang mit dieser immer unwahrscheinlicher.

5.13 Beweis des Ursachenzusammenhangs

Für den Geltungsbereich der bis zum 31.03.1988 gültigen Fassung der Berufskrankheit Nr. 2102, für die Beurteilung des Meniskusschadens eines Bergmanns also, hat das Bundessozialgericht den Beweis des ersten Anscheins und damit Beweiserleichterungen zugelassen (Urteil vom 21.11.1958 – 5 RKn 33/57). Nach seiner Auffassung ist der ursächliche Zusammenhang zwischen einer mindestens dreijährigen belasteten Dauerzwangshaltung und einem Meniskusschaden wahrscheinlich, es sei denn, Besonderheiten des Einzelfalls sprechen ausnahmsweise gegen einen Kausalzusammenhang. Diese zur Anwendung des Anscheinsbeweises maßgebliche Entscheidung bezieht sich – überraschenderweise – auf einen Sachverhalt, in dem Beweiserleichterungen verneint wurden. Es ging um den Meniskusschaden eines Hauers nach einer Exposition von 17 ½ Jahren – jedoch unter günstigen Abbauverhältnissen. Der Anscheinsbeweis sei nur auf Fälle anwendbar, in denen „mindestens drei Jahre regelmäßig irgendeine Tätigkeit in hockender, kniender oder liegender Körperhaltung verrichtet oder in schräger Lage in niederen Flözen gearbeitet" wurde.

Eine Entscheidung dazu, ob unter Berücksichtigung der veränderten Arbeitsbedingungen im Bergbau die im Jahre 1958 angewandten Beweiserleichterungen auch heute noch gerechtfertigt sind und ob die 1958 ausgesprochenen Grundsätze für den Bereich des Bergbaus auch auf die seit dem 01.04 1988 geltende Fassung der BK Nr. 2102 anwendbar sind, steht aus. Folgt man den Grundsätzen der zuvor benannten Entscheidung, ist der Anscheinsbeweis unter Berücksichtigung der heutigen Arbeitsbedingungen nicht anwendbar. Eine Ausdehnung des Anscheinsbeweises außerhalb des Untertagebereichs ist mangels entsprechender typischer Geschehensabläufe nicht zulässig (BSG, Urteil vom 20.06.1995 – 8 RKnU 2/94). Gegen Beweiserleichterungen sprechen die nicht katalogmäßig vorgenommenen Berufsgruppenaufzählungen im Verordnungstext und im Merkblatt, die vielfältigen Belastungsarten des Kniegelenks sowie deren unterschiedliche Dauer.

Um dem Willen des Verordnungsgebers gerecht zu werden und die BK Nr. 2102 mit Inhalt zu füllen, hat – wenn das Schadensbild und der Verlauf belastungskonform sind – eine Schadensanlage außer Betracht zu bleiben. Für weitere Beweiserleichterungen besteht zurzeit kein ausreichender Anhaltspunkt.

Merke

Für die bis zum 31.03.1988 gültige Fassung der Berufskrankheit Meniskopathie gilt für den ursächlichen Zusammenhang zwischen versicherter Exposition und versichertem Schaden der Anscheinsbeweis. Der Zusammenhang wird also vermutet, es sei denn, es sind Tatsachen gesichert, die den Erfahrungssatz, dass ein Meniskusschaden nach einer entsprechenden Tätigkeit belastungsinduziert ist, widerlegen – z.B. zu langes Intervall.

Für die ab dem 01.04.1988 geltende Fassung gilt dieser Erfahrungssatz in aller Regel nicht, weil die Arbeitsbedingungen denen unter Tage nicht vergleichbar sind, also nicht mehr „mindestens drei Jahre regelmäßig irgendeine Tätigkeit in hockender, kniender oder liegender Körperhaltung verrichtet oder in schräger Lage in niederen Flözen gearbeitet" wird (BSG, Urteil vom 21.11.1958 – 5 RKn 33/57).

5.14 Verschlimmerung

Eine belastungsinduzierte Verschlimmerung eines nicht belastungsinduzierten Vorschadens lässt sich nicht begründen.

Bedeutung hat die „Verschlimmerung"– wobei sich die Meniskopathie, also die Berufskrankheit, „verschlimmert" – insofern, als die Meniskopathie eine Systemerkrankung ist. Sind alle vier Menisken – Innen- und Außenmeniskus beider Kniegelenke – betroffen, so handelt es sich um nur *eine* Erkrankung, es sei denn, es lägen voneinander unabhängige versicherte meniskusbelastende Expositionen als Ursache für die Krankheitsbilder vor, was sich realistischerweise nicht begründen lassen wird. „Sind aber mehrere gleichartige Gesundheitsschäden auf dieselbe Ursache, auf die eine Einheit bildende gefährdende Tätigkeit zurückzuführen, so sind sie versicherungsrechtlich ebenso zu behandeln, als ob sie auf einem einzigen Unfall beruhten. Es handelt sich also selbst dann nicht um mehrere Berufskrankheiten, sondern um eine Berufskrankheit, wenn es sich medizinisch nicht um eine Systemerkrankung, sondern um voneinander unabhängige Gesundheitsschäden handelt" (BSG, Urteil vom 24.08.1978 – 5 RKnU 6/77). Kommt es also nach Anerkennung einer Innenmeniskopathie als Berufskrankheit zu Veränderungen im Bereich eines

Außenmeniskus oder der Außenmenisken, und liegen auch insoweit die Voraussetzungen vor, die bereits zur Anerkennung der Berufskrankheit nach Nr. 2102 geführt haben, so hat sich die Berufskrankheit „verschlimmert“.

Merke

Die Meniskuserkrankung ist eine Systemerkrankung. Folgen auf vorzeitige Texturstörungen der Innenmenisken vorzeitige Texturstörungen eines Außenmeniskus oder beider Außenmenisken liegt eine Verschlimmerung der Berufskrankheit vor mit einer einheitlichen MdE.

5.15 Einschätzung der MdE

Die Einschätzung der durch eine versicherte Meniskopathie bedingten MdE richtet sich zum einen nach den individuell verbliebenen funktionellen Auswirkungen (z.B. Bewegungseinschränkung, Minderbelastbarkeit) und zum anderen nach dem Anteil des Arbeitsmarktes, der aus präventiven Überlegungen verschlossen ist.

Eine „Meniskus-MdE“ gibt es nicht, d.h. allein der „Organ“-Verlust bedingt keine MdE – auch nicht für einige Monate – sozusagen zur Gewöhnung oder als „Schmerzensgeld“. In der Vergangenheit war Standard die Einschätzung einer MdE von 20 % für sechs Monate ab Wiedereintritt der Arbeitsfähigkeit. Diese unter Berücksichtigung anderer Operationstechniken damals wohl richtige Praxis ist heute ein „alter Zopf“. Den Fortschritten der Therapie ist auch in der Begutachtung Rechnung zu tragen. Während in der Vergangenheit der veränderte Meniskus offen und in der Regel ganz entfernt wurde, ist heute Standard die gewebsschonendere, meist ambulant durchgeführte arthroskopische Operation (Kniegelenksspiegelung) und die Beschränkung auf Minimaleingriffe (Teilentfernung des Meniskus nur im veränderten Bereich). Die Ergebnisse arthroskopischer Operationen mit Wiedereintritt der Arbeitsfähigkeit nach teilweise wenigen Tagen rechtfertigen eine rentenberechtigende MdE – „gewohnheitsrechtlich“ – nicht mehr, insbesondere keine „Regel“-MdE von 20 % für sechs Monate. Die Einschätzung einer rentenberechtigenden MdE ist Einzelfällen vorbehalten und bedarf einer besonderen Begründung. Dass dies in der Praxis auch so vollzogen wird, zeigt die Diskrepanz zwischen anerkannten Fällen der BK Nr. 2102 und BK-Rentenfällen (→ *Abschn. 5.3)*.

Zu diskutieren ist, ob präventive Überlegungen nach Entfernung bzw. Teilentfernung des Meniskus/der Menisken bei der Einschätzung der MdE zu berücksichtigen sind. Die Einschätzung der MdE bezieht sich nur auf zurückliegende und gegenwärtige Funktionseinbußen. Mögliche zukünftige Schadensentwicklungen sind nur dann relevant, wenn aus *gegenwärtig* präventiven Überlegungen Anteile des Allgemeinen Arbeitsmarktes nach Meniskusoperation verschlossen wären. Dies würde aber voraussetzen, dass es Erfahrungen dazu gäbe, dass präventive Maßnahmen – Unterlassen kniegelenksbelastender Tätigkeiten – die weitere Entwicklung günstig beeinflussen würden. Nach Meniskusentfernung/-teilentfernung kommt es in einem gewissen Prozentsatz zu Spätschäden. Aus dem Kollektiv der Betroffenen kann aber die Risikogruppe nicht herausgefiltert werden. Es gibt auch keine Erkenntnisse dazu, dass Spätschäden statistisch signifikant Folge der Fortsetzung einer kniegelenksbelastenden Tätigkeit sind. Vielmehr spricht mehr dafür, dass allein anlagebedingte Faktoren dafür maßgeblich sind, ob der Verlust/Teilverlust des Meniskus durch das betroffene Gelenk kompensiert werden kann. Nachdem eine meniskusschonende Operationstechnik heute zum gültigen Standard gehört, haben die präventiven Überlegungen weitgehend ihre Bedeutung verloren.

Da es sich bei der BK Nr. 2102 um eine Systemerkrankung handelt, ist eine einheitliche MdE einzuschätzen, auch wenn die versicherte Exposition ursächlich für Veränderungen im Bereich mehrerer Menisken ist (→ *Abschn. 5.2.6*). Die Höhe der MdE richtet sich nach den Befunden im stärker betroffenen Kniegelenk. Das sind die Befunde, die die Anteile des Allgemeinen Arbeitsmarktes bestimmen, der verschlossen ist.

Merke

Eine wirtschaftlich messbare MdE ist mit der BK Nr. 2102 nicht reflektorisch verbunden, weder aus funktionellen noch aus gegenwärtigen präventiven Überlegungen.

5.16 Die gutachtliche Untersuchung

Unverzichtbare Voraussetzung ist ein vollständiges Vorerkrankungsverzeichnis, das umfassend alle Erkrankungen ausweisen muss. Dies ergibt sich einmal daraus, dass Informationen zu Vorerkrankungen im Bereich des Skeletts und auf internistischem Fachgebiet für die Beurteilung relevant sein können, als auch Vorverletzungen im Bereich der betroffenen Gliedmaßen. Von Relevanz können sein: Rheumatische Erkrankungen, Gicht, Chondrokalzinose, Speicherkrankheiten wie die Ochronose, Infektionen im Bereich der unteren Gliedmaßen wie Furunkel, Abszesse, Phlegmonen oder Osteomyelitiden, Psoriasis, Gelenktuberkulose, venerische Erkrankungen (Lues, Gonorrhoe), schwere Allgemeininfekte wie Ruhr, Scharlach, Masern und ähnliche Erkrankungen (Prescher u. Decker 1988).

Nach § 188 Satz 2 und § 203 Satz 2 SGB X „sollen" die Unfallversicherungsträger ihre Vorerkrankungsermittlungen (Auskunftsverlangen) bei den Krankenkassen und Ärzten auf solche Erkrankungen oder deren Bereiche beschränken, die mit dem Versicherungsfall in einem ursächlichen Zusammenhang stehen können. Bei einer BK Nr. 2102 dürfte es dem Unfallversicherungsträger kaum möglich sein, das Auskunftsverlangen so zu konkretisieren, dass nur die Daten übermittelt werden, die er für die Erfüllung seiner Anfrage benötigt. Der Gesetzgeber hat die Kollision der datenschutzrechtlichen Grundsätze mit dem Amtsermittlungsprinzip vorausgesehen und die vorgenannten Rechtsvorschriften als Sollvorschriften formuliert. Bei der BK Nr. 2102 ist in der Regel ein *vollständiges* Vorerkrankungsverzeichnis erforderlich.

Unverzichtbar sind der Operationsbericht, der Bericht über eine durchgeführte feingewebliche Untersuchung, die unverändert stets zu veranlassen ist, fachradiologische Befundberichte über durchgeführte bildgebende Untersuchungen, insbesondere sonographische und kernspintomographische Untersuchungen, die vollständige Vorlage aller bildgebenden Aufnahmen, insbesondere auch der Nativ-Röntgen-Aufnahmen, sowie möglichst aussagefähige ärztliche Berichte über Vorerkrankungen/Vorbehandlungen.

Vorzulegen und verbindlich vorzugeben ist der Bericht der Präventionsabteilung über die berufliche Exposition.

Mit der Mitteilung des Begutachtungstermins an den Versicherten ist dieser zu bitten, bereits vorhandene bildgebende Aufnahmen zum Untersuchungstermin mitzubringen. Es geht dabei zum einen um möglichst umfassende Verlaufsinformationen und zum anderen um die Vermeidung unnötiger Strahlenbelastungen und Kosten.

Die klinische Untersuchung hat mit einer orientierenden Allgemeinuntersuchung zur Abklärung möglicher Systemerkrankungen zu beginnen. Die Untersuchung der unteren Gliedmaßen unterliegt keinen Besonderheiten. Liegen keine bildgebend einwandfreien aktuellen Röntgenaufnahmen vor, sind Röntgenaufnahmen beider Kniegelenke in zwei Ebenen sowie eine axiale Kniescheibenaufnahme unerlässlich. Ob weitere bildgebende Untersuchungen erforderlich sind, richtet sich nach den Besonderheiten des Einzelfalls.

Die Durchführung einer Kniegelenksspiegelung allein aufgrund gutachtlicher Indikation ist unzulässig. Es handelt sich um einen invasiven Eingriff, der einer strengen Indikation bedarf. Gegebenenfalls ist eine kernspintomographische Untersuchung durchzuführen, um beurteilen zu können, inwieweit Beschwerden/Funktionseinbußen meniskusbedingt sind.

Merke

Für die ärztliche Begutachtung sind unerlässlich ein umfassendes Vorerkrankungsverzeichnis sowie die Stellungnahme der Präventionsabteilung zur kniegelenks-/meniskusbelastenden Exposition. Im Übrigen folgt die gutachtliche Untersuchung den allgemeinen Grundsätzen. Die Spiegelung eines Kniegelenks zur Sicherung der Diagnose Meniskopathie ist nicht zulässig.

5.17 Hinweise für die Praxis

1. Die berufliche Exposition ist zu sichern. Die arbeitstechnischen Voraussetzungen sind vorzugeben (Vollbeweis). Dies ist die Aufgabe/Vorgabe des Präventionsdienstes der Berufsgenossenschaft/Unfallkasse.
2. Die berufliche Belastung ist meniskusbelastend. Sie gefährdet die Menisken (Einwirkungskausalität, hinreichende Wahrscheinlichkeit – im Dienstunfallrecht Vollbeweis).
3. Die Meniskopathie ist gesichert (Vollbeweis).

Es muss sich um eine *primäre* Meniskopathie handeln, nicht um die Folge eines anderen nicht über die Berufskrankheit versicherten Schadens, also z.B. nicht um die Folge eines Kreuzbandschadens.

Veränderungen der Menisken lediglich im freien Randbereich erfüllen nicht das Schadensbild einer Meniskopathie. Das gleiche gilt von einem Meniskusschaden, der nur einseitig ist, isoliert den Außenmeniskus betrifft bzw. das Innenmeniskushinterhorn ausspart.

Kernspintomographisch sind mindestens drittgradige Veränderungen nach Stoller zu fordern (→ *Abschn. 5.11*).

4. Der Kausalzusammenhang zwischen beruflicher Belastung und Meniskopathie ist gesichert (hinreichende Wahrscheinlichkeit im Sozialrecht, Vollbeweis im Dienstunfallrecht).

Voraussetzung sind das belastungskonforme Schadensbild und der belastungskonforme Verlauf. Dabei ist zu differenzieren zwischen der Dauerzwangshaltung und rauer Bewegungsbeanspruchung. Bei Dauerzwangshaltung ist es eher nicht belastungskonform, wenn das Schadensbild im jungen Erwachsenenalter nach relativ kurzer beruflicher Exposition auftritt. Meniskusschäden nach einem mehr als 5-jährigen belastungsfreien Intervall sind stets kritisch zu hinterfragen.

5.18 Literatur

Andreesen R (1961). Meniskusschäden bei Bergleuten. Handbuch der gesamten Arbeitsmedizin. Bd. II/2. Urban und Schwarzenberg, Berlin München Wien, 485–499

Andreesen R (1963). Geschichtliche Entwicklung und Grundlagen der Berufskrankheit 42 (Bergmannmeniskus). Mschr Unfallheilk 66: 196

Andreesen R, Schramm W (1975). Meniskusschäden als Berufskrankheit. Münch med Wschr 973

Andreesen R (1976). Meniskusschäden als Berufskrankheit. Der Kompass, Heft 2: 36–40

Baker P, Coggon D, Reading I, Barrett D, McLaren M, Cooper C (2002). Sports injury, occupational physical activity, joint laxity, and meniscal damage. The Journal of Rheumatology 29: 557–562

Bauers G (1988). Erweiterung der BK Nr. 2102 nach § 551 Abs. 2 RVO – Arbeitstechnische Voraussetzungen. In: Hierholzer G, Ludolph E, Hamacher E (Hrsg). Gutachtenkolloquium 3. Springer, Berlin Heidelberg New York London Paris Tokyo

Bezuglov EN et al. (2019). Prevalence of Asymptomatic Intra-articular Changes of the Knee in Adult Professional Soccer Players. Orthop J Sports Med. 7(11): 2325967119885370

Bolm-Audorf U, Braunschweig R, Grosser V, Ochsmann E, Schiltenwolf M (2020). Zur Diskussion über das Krankheitsbild im Sinne der Berufskrankheit 2102 Meniskopathie. Der Orthopäde 10: 925–927

Bonnermann R (1988). Erweiterung der BK Nr. 2102 nach 551 Abs. 2 RVO – Erste Erfahrung aus der Sicht der Verwaltung. In: Hierholzer G, Ludolph E und Hamacher E (Hrsg). Gutachtenkolloquium 3. Springer, Berlin Heidelberg New York London Paris Tokyo

Breithaupt. Sammlung von Entscheidungen aus dem Sozialrecht. Boorberg, Stuttgart-München-Hannover-Berlin-Weimar-Dresden

Bürkle de la Camp H (1939). Meniskusschäden des Kniegelenkes. Das ärztliche Gutachten im Versicherungswesen. Barth, Leipzig

Bürkle de la Camp H, Rostock P (1956). Handbuch der gesamten Unfallheilkunde. III. Bd., Enke, Stuttgart

Fisseler-Eckhoff A, Müller KM (1988). Arthroskopie und Chondrocalcinose. Arthroskopie 1: 132–137

Greinemann H (1983). Prädestinieren Kniescheibenhochstand, Knie- und Kniescheibenform sowie Beinachsenfehlstellungen bei kniebelastenden Berufen zu vorzeitigen Verschleißschäden? Forschungsbericht Nr. 362 der Bundesanstalt für Arbeitsschutz. Wirtschaftsverlag, NW Bremerhaven

Hagino T, Ochial S, Sato E, Watanabe Y, Senga S (2011). Footballer´s Lateral Meniscus: Anterior Horn Tears of the Lateral Meniscus with a Stable Knee. ISRN Surg. 2011: 170402

Herrmann J, Hofmann G, Kladny B, Willauschus W, Arnold H (1990). Klinische Aspekte zur Erfassung der frühen Arthrose. Degenerative Veränderungen der Menisken des Kniegelenkes. Orthopäde 19: 36–42

Husten K (1953). Der Meniskusschaden des Bergmanns. Verh Deutsche Gesellschaft Arbeitsschutz 1: 49–74

Jerosch J (1997). Interobservervarianz bei der diagnostischen Arthroskopie. Unfallchirurg 100: 782

Jerosch J, Castro WHM, Halm H, Assheuer J (1993). Kernspintomographische Meniskusbefunde bei asymptomatischen Probanden. Unfallchirurg 96: 457–461

Kentner M (2008). Berufskrankheiten Meniskopathie und Gonarthrose – Funktionelle Anatomie und Biomechanik des Kniegelenkes. Gibt es ein belastungskonformes Schadensbild? MedSach 104: 228–235

Kentner M (2017). Berufskrankheiten „Meniskopathie“ und „Gonarthrose“. In: Ludolph/Schürmann/Gaidzik (Hrsg). Kursbuch der ärztlichen Begutachtung. ecomed MEDIZIN, Landsberg

Krenn V, Knöß P, Rüther W, Jacobs M, Otto M, Krukemeyer MG, Heine A, Möllenhoff G, Kurz B (2010). Meniskusdegenerationsscoore und NITEGE-Expression. Orthopäde 39: 475–485
Kummer B (1994). Biomechanik des Meniskus. Orthopäde 23: 90–92
Laarmann A (1976). Geweberegression als Berufskrankheit. Arch. Orthop. Unfall-Chir. 84: 261–268
Laarmann A (1977). Berufskrankheiten nach mechanischen Einwirkungen. Enke Verlag, Stuttgart
Liebers F, Latza U (2016). Berufskrankheiten durch mechanische Einwirkungen – Raten bestätigter BK-Fälle in Einzelberufen. 1. Aufl., BAuA (Bundesanstalt für Arbeitsmedizin): Bericht, Forschung Projekt F 2277
Ludolph E (1998).Meniskusschaden. In: Ludolph/Schürmann/Gaidzik (Hrsg). Kursbuch der ärztlichen Begutachtung. ecomed MEDIZIN, Landsberg
Magnus G (1938). Unsere Stellungnahme in der Meniskusfrage. Zentralbl Chir 23: 80
Mehrtens G, Brandenburg S (2018). Die Berufskrankheitenverordnung (BKV). Loseblatt. Erich Schmidt Verlag, Berlin
Meyer-Clement M (2018). Kausalitätsbeurteilung Berufskrankheit Nr. 2102. Trauma und Berufskrankheit 2: 102–107
Müller KM (1988). Anatomie, Mechanik und Verletzungsmuster der Menisken – Pathologisch-anatomischer Befund. In: Hierholzer G., Ludolph E und Hamacher E (Hrsg). Gutachtenkolloquium 3. Springer, Berlin Heidelberg New York London Paris Tokyo
Müller W (1994). Menisken und Knieinstabilität. Orthopäde 23: 93–97
Pallesen J (1976). Ergebnisse nach Meniskusläsionen. H Unfallheilk 128: 32
Pressel G (1980). Die Bedeutung der beruflichen Exposition für die Ätiologie des chronischen Meniskusschadens (Meniskopathie) – eine arbeitsmedizinische Studie. Habilitationsschrift für das Fach Arbeitsmedizin des Fachbereichs Humanmedizin der Johann Wolfgang Goethe-Universität, Frankfurt am Main
Pressel G (1983). Die Bedeutung der beruflichen Exposition für die Ätiologie des chronischen Meniskusschadens (Meniskopathie). Arbeitsmedizin Sozialmedizin Präventivmedizin. 2: 43–44
Pressel G (1985). Der chronische Meniskusschaden als Berufskrankheit. Druck: Bau-Berufsgenossenschaft, Frankfurt am Main
Rostock P, Runge H (1937). Zusammenhang zwischen Meniskusschädigung und Beruf und Sport. Arch orthop Chir 38: 460
Rytter S, Jensen LK, Bonde JP, Jurik AG, Egund N (2009). Occupational kneeling and meniscal tears: a magnetic resonance study in floor layers. J Rheumatol 36: 284–289
Schilling H (1977). Gibt es eine Kausalität zwischen dem „Bergmannsmeniskus“ (BK 42) und der Chondropathie der Kniescheibe? Hefte zur Unfallheilkunde 129: 324–327
Schiltenwolf M, Rompe G (2000). O-Bein und Meniskusschaden. Trauma und Berufskrankheit 3: 195–200
Schiltenwolf M, Hollo D F, Gaidzik P W (2021) Begutachtung der Haltungs- und Bewegungsorgane. 7. Auflage, Georg Thieme Verlag, Stuttgart New York
Schürmann J (1989). Spezielle versicherungsrechtliche Probleme bei der BK Nr. 2102. In: Hierholzer G, Ludolph E, Hamacher E (Hrsg). Gutachtenkolloquium 4. Springer, Berlin Heidelberg New York London Paris Tokyo Hongkong
Spahn G, Pressel G, Schiele R (2016). Berufsbedingte Schäden des Kniegelenkes. In: Letzel S, Nowak D (Hrsg). Handbuch der Arbeitsmedizin. Loseblatt. ecomed MEDIZIN, Landsberg. 42. Erg.-Lfg. 9/16
Spahn G, Grifka J, Hofmann GO, Klemm HT, Grosser V, Ludolph E, Meyer-Clement M (2022). Die Berufskrankheit Nr. 2102 (Meniskuserkrankung durch dynamische Bewegungsbeanspruchung des Kniegelenks) beim Profifußballer. Ergebnisse eines systematischen Reviews. MedSach 118 3: 119–133
Spitzer B, Hettinger Th (1964). Tafeln für den Kalorienumsatz bei körperlicher Arbeit. Beuth, Berlin-Köln-Frankfurt/M
Springorum PW (1969). Der Einfluß der Arbeitsweise auf Meniskusschäden bei Bergleuten. Monatsschrift für Unfallheilkunde 72, 11, 477–481
Stoller DW, Martin C, Crues JV, Kaplan L, Mink JH (1987). Meniscal tears: pathologic correlation with MR imaging. Radiology 163: 731–735

5.19 Merkblatt zur Berufskrankheit Nr. 2102

Meniskusschäden nach mehrjährigen andauernden oder häufig wiederkehrenden, die Kniegelenke überdurchschnittlich belastenden Tätigkeiten

[Bek. des BMA vom 11.10.1989, BArbBl. 2/1999, S. 135]

I. Gefahrenquellen

Chronische Meniskopathien können anlagebedingt in unterschiedlichem Ausmaß auftreten, aber auch z.B. in ursächlichem Zusammenhang mit verschiedenen Sportarten (Fußball, Tennis, Skilaufen und -springen, Slalom). Im Berufsleben muß mit einer überdurchschnittlichen Belastung der Kniegelenke (s. unter II.), z.B. im Bergbau unter Tage, ferner bei Ofenmaurern, Fliesen- oder Parkettlegern, bei Rangierarbeitern, bei Berufssportlern und bei Tätigkeiten unter besonders beengten Raumverhältnissen gerechnet werden.

II. Pathophysiologie

Eine überdurchschnittliche Belastung der Kniegelenke ist biomechanisch gebunden an eine

- Dauerzwangshaltung, insbesondere bei Belastungen durch Hocken oder Knien bei gleichzeitiger Kraftaufwendung oder
- häufig wiederkehrende erhebliche Bewegungsbeanspruchung, insbesondere Laufen oder Springen mit häufigen Knick-, Scher- oder Drehbewegungen auf grob unebener Unterlage.

Unter diesen Umständen werden die halbmondförmigen, auf den Schienbeinkopfgelenkflächen nur wenig verschiebbaren Knorpelscheiben, insbesondere der Innenmeniskus, in verstärktem Maße belastet. Dadurch können allmählich Deformierungen, Ernährungsstörungen des bradytrophen Gewebes sowie degenerative Veränderungen mit Einbuße an Elastizität und Gleitfähigkeit der Menisken entstehen.

Ein derart vorgeschädigter Meniskus kann beim Aufrichten aus kniender Stellung, bei Drehbewegungen, beim Treppensteigen oder auch bei ganz normalem Gehen von seinen Ansatzstellen ganz oder teilweise gelöst werden. Man spricht hier von Spontanlösung aus Gelegenheitsursache.

Die berufsbedingte Meniskopathie kann als Folgeschaden auch zu Arthrosis deformans führen.

III. Krankheitsbild und Diagnose

Ein chronischer Meniskusschaden kann lange Zeit unbemerkt verlaufen, kann aber auch mit Schmerzen am Gelenkspalt, medial oder lateral, und späteren Funktionsstörungen einhergehen. Ein plötzlich auftretender scharfer Schmerz, nicht selten kombiniert mit Gelenksperre, deutet auf eine Einklemmung hin. Ein Gelenkerguß kann das Bild eines „Reizknies" hervorrufen. Der Gelenkspalt ist häufig wulstartig geschwollen und druckschmerzhaft.

Die Diagnose ergibt sich aus Vorgeschichte und Befund bei meist typischem Beschwerdebild. Die Untersuchung umfaßt die allgemein anerkannten Verfahren einschließlich der verschiedenen „Meniskuszeichen". Differentialdiagnostisch sind u.a. abzugrenzen:

- Meniskusanomalien,
- Osteochondrosis dissecans,
- primäre Arthropathien spezifischer oder unspezifischer Genese,
- retropatellare Chondromalazien und
- Einklemmungen von Synovialfalten und -zotten des Hoffa'schen Fettkörpers.

Verwechslungen mit der akut-traumatischen Form lassen sich oft durch die histologische Untersuchung des Operationsproduktes richtigstellen (Kapillarsprossung, bindegewebliche Vernarbung).

IV. Weitere Hinweise

Die berufsbedingte chronische Meniskopathie tritt früher auf als in der beruflich nicht belasteten Bevölkerung. Die Prognose unterscheidet sich nicht von derjenigen bei chronischen Meniskopathien anderer Genese.

Die Abgrenzung gegen Entstehung durch Unfall kann gelegentlich Schwierigkeiten bereiten.

Eine gleichzeitig mit der Meniskopathie vorliegende Arthropathie spricht nicht gegen das Vorliegen einer Berufskrankheit.

Literatur

Andreesen R, Schramm W (1975). Meniskusschäden als Berufskrankheit. Münch. Med. Wschr. 117: 973

Aufdermaur M (1971). Die Bedeutung der histologischen Untersuchung des Kniegelenkmeniskus. Schweiz. med. Wschr. 101: 1405 und 1441

Laarmann A (1977). Berufskrankheiten nach mechanischen Einwirkungen. 2. Aufl., Stuttgart, 1977

Pressel G (1980). Die Bedeutung der beruflichen Exposition für die Ätiologie des chronischen Meniskusschadens. Habilitationsschrift Frankfurt (M)

Pressel G (1988). Die BK 2102 „Meniskusschaden" nach der Neuregelung - Hinweise für die Begutachtung. Arbeitsmed. Sozialmed. Präventivmed. 23: 308

Refior HJ, Fischer H (1974). Vergleichende mikrostrukturelle Untersuchungen zur Degeneration der Kniegelenkmenisken. Z. Orthopädie, 112: 128

Springorum PW (1969). Der Einfluß der Arbeitsweise auf Meniskusschäden bei Bergleuten. Mschr. Unfallheilk., 72: 478

Wittgens H, Pressel G (1987). Die Meniskuserkrankung unter dem Gesichtspunkt neuer rechtlicher und medizinischer Erkenntnisse - Arbeitsmedizinische Gesichtspunkte. Aus dem Bericht über die Unfallmedizinische Tagung des Landesverbandes Rheinland-Westfalen der gewerblichen Berufsgenossenschaften am 28./29. März 1987 in Düsseldorf (BG-UMed. 62)

6 Die Berufskrankheit Nr. 2103 – Pressluftschaden

6.1 Verordnungstext

Erkrankungen durch Erschütterung bei Arbeit mit Druckluftwerkzeugen oder gleichartig wirkenden Werkzeugen oder Maschinen

6.2 Rückblick

Die Berufskrankheit Nr. 2103 ist die älteste durch physikalische Einwirkungen verursachte Berufskrankheit. Sie wurde als Nr. 14 in die 2. Berufskrankheiten-Verordnung vom 11.02.1929 mit folgendem Text aufgenommen:

> *„Erkrankung der Muskeln, Knochen und Gelenke durch Arbeiten mit Preßluftwerkzeugen."*

Pressluftwerkzeuge waren seit Beginn des 19. Jahrhunderts im Einsatz. Werksärzte, die in Bergbaubetrieben tätig waren, beobachteten, dass manche Bergleute, die unter Tage mit handgeführten Drucklufthämmern Steinkohle und Erz abbauten, an vorzeitigen Veränderungen der Knochen und Gelenke des Hand-Arm-Systems litten.

Da im Laufe der Jahre auch andere Geräte als der Presslufthammer, jedoch mit gleicher Wirkung, entwickelt wurden, des Weiteren auch sogenannte Anklopfmaschinen in der Schuhindustrie als Ursache für Vibrationsschäden angesehen wurden, kam es mit der 4. Berufskrankheiten-Verordnung vom 29.01.1943 zur Aufnahme gleichartig wirkender Werkzeuge und Anklopfmaschinen in den Verordnungstext.

Die aktuelle Fassung wurde in der Verordnung zur Änderung der 7. Berufskrankheiten-Verordnung vom 08.12.1976 formuliert. Sie trat am 01.01.1977 in Kraft.

Die ersten Pressluftwerkzeuge kamen um die Jahrhundertwende zum Einsatz:
1900 richtete die Flensburger Schiffswerft den ersten Pressluftbetrieb ein. Von Anfang an wurde der Einsatz pressluftbetriebener Werkzeuge von Gewerbeärzten und Gewerbeaufsichtsbehörden kritisch gesehen. Es war nicht das Bekanntwerden oder die Häufung von Krankheitsfällen, sondern die anfangs rein theoretisch begründete Erwartung solcher Schäden als Folge der heftigen Erschütterung des Körpers, wie sie mit der Handhabung von durch Pressluft angetriebenen Werkzeugen einherging, die die Gewerbeaufsichtsbehörden veranlasste, immer wieder Berichte über die Wirkung der Pressluftgeräte anzufordern.

So heißt es z.B. im Jahresbericht der Deutschen Gewerbeaufsichtsbeamten 1913:

> *„Dass durch die außerordentlich schweren, aufeinander folgenden Schläge des Hammers der Körper des Arbeiters mehr oder weniger heftig erschüttert werde, sodass demnach Gesundheitsschädigungen zu erwarten wären, bisher aber nicht beobachtet wurden" (Laarmann 1944).*

Während des ersten Weltkrieges und der Nachkriegsjahre traten die kritischen Berichte über Pressluftarbeiten in den Hintergrund.

In den 1920er Jahren wurden vermehrt Durchblutungsstörungen beobachtet. Von Gelenkerkrankungen nach Pressluftarbeiten war erstmals 1926 die Rede (Laarmann 1944).

Es waren ausschließlich kasuistische Mitteilungen aus der eisen- und steinverarbeitenden Industrie, den Gewerbebetrieben, die letztendlich dazu führten, dass Erkrankungen, die auf Arbeiten mit Pressluftwerkzeugen zurückgeführt wurden, in die 2. Berufskrankheiten-Verordnung 1929 aufgenommen wurden.

Die vermehrte Erkrankung der Muskeln, Knochen und Gelenke durch Arbeiten mit Pressluftwerkzeugen war ein rein versicherungstechnischer Begriff, ohne dass zum damaligen Zeitpunkt bekannt war, um welche Erkrankungen es sich konkret handelte. Die Knappschaftsberufsgenossenschaft Bochum, die für Prüfung und Entschädigung der gemeldeten Krankheitsfälle des gesamten Bergbaus zuständig war, beschloss, alle gemeldeten Krankheitsfälle ausschließlich im „Bergmannsheil" Bochum untersuchen zu lassen, um den unzureichenden medizinischen Erkenntnisstand zu vereinheitlichen. Unsere heutigen Erkenntnisse wurden durch die systematischen Untersuchungen von Rostock geprägt, der als erster feststellte, dass die Ellenbogengelenke bei den Pressluftarbeitern bevorzugt befallen waren (Rostock 1933).

1930 teilte Rostock seine bisherigen Erkenntnisse auf dem Deutschen Chirurgenkongress mit. Er wies darauf hin, dass nicht alle Bergleute, die Pressluftwerkzeuge bedienen, Schädigungen aufweisen würden. Rostock errechnete nach den damaligen Unterlagen, dass sich Pressluftschäden nur bei 0,008 % der Belegschaft des gesamten Ruhrkohlebergbaus finden ließen. 1986 wurden bei 282 von 251 840 Bergleuten Pressluftschäden festgestellt (0,11 %).

Rostock wies bereits 1930 darauf hin, dass ein Zusammenhang zwischen der Länge der Arbeit und der Schwere der Veränderung nicht nachgewiesen werden konnte. Während zahlreiche Bergleute, die 20 Jahre lang Bohrhämmer bedient hatten, nicht die geringsten Veränderungen aufwiesen, zeigten andere Bergleute schon nach kürzerer Arbeit schwere Gelenkschäden (Laarmann 1944).

Laarmann (1944) wies darauf hin, dass von den anerkannten Fällen, die je nach Jahr zwischen 10 % und 63 % (bezogen auf die angezeigten Fälle) schwankten, sich zahlreiche befänden, die einer Überprüfung nicht standhalten würden.

Laarmann hielt fest, dass die Presslufterkrankung eine ausgesprochen seltene Erkrankung sei, die nur einen kleinen Bruchteil eines Prozents der Pressluftarbeiter befalle. Bei den anerkannten Fällen der Jahre 1930 bis 1938 fiel auf, dass fast 90 % der Fälle ausschließlich Erkrankungen der Ellenbogengelenke aufwiesen, 5 % Erkrankungen der Handgelenke und nur wenige Prozent Erkrankungen im Bereich der Schultereckgelenke.

In der Vielzahl der untersuchten Fälle fand Rostock (1934) auch Knochennekrosen im Bereich des Handgelenks – z.B. in Form einer Nekrose des Mondbeins. Laarmann (1944) erwähnte, dass man auch Fälle von Falschgelenkbildungen des Kahnbeins gefunden hätte, die man, da eine unfallbedingte Fraktur nicht ermittelt werden konnte, auf den Einfluss von Pressluftwerkzeugen zurückgeführt habe. In diese Zeit fiel auch die Beobachtung, dass am Ellenbogengelenk nicht nur typische Verschleißumformungen und Knochenausziehungen auftreten können, sondern auch ein Krankheitsbild, welches als Osteochondritis bezeichnet wurde (aktuelle Bezeichnung: Osteochondrosis dissecans). Die Mondbeinnekrose und die Kahnbeinpseudarthrose sind die zwei auch heute noch anerkannten Sonderformen des Pressluftschadens, während zur Osteochondrosis dissecans ein Zusammenhang mit einer beruflichen Belastung durch Arbeiten mit Pressluftwerkzeugen nicht mehr diskutiert werden kann.

Merke
Die Einführung der BK Nr. 2103 im Jahre 1929 beruhte vor allem auf der Erwartung, dass Arbeiten mit Pressluftwerkzeugen zu einem Gesundheitsschaden führen müssten. Als Schadensbild wurden bei wenigen Versicherten schwere umformende Veränderungen vor allem im Bereich der Ellenbogengelenke, aber auch der Handgelenke und der Schultereckgelenke gesichert und als Sonderformen Mondbeinnekrosen und Kahnbeinpseudarthrosen, während die Osteochondrosis dissecans derzeit nicht mehr als belastungsinduziertes Schadensbild diskutiert werden kann.

6.3 Statistik/Epidemiologie

Nach Expertenabschätzung gibt es derzeit in Deutschland ca. 1,5 bis 2 Mio. Beschäftigte, die gesundheitsgefährdenden Belastungen durch Hand-Arm-Vibrationen ausgesetzt sind. Die Zahl der Verdachtsanzeigen ist jedoch äußerst gering. Sie hat sich zwischen 400 bis 450 Fällen pro Jahr eingependelt (→ *Tab. 6.1*).

Tab. 6.1: Statistische Daten zur BK Nr. 2103 (DGUV-Statistiken für die Praxis 2021)

Jahr	**1980**	**1990**	**2000**	**2005**	**2010**	**2015**	**2020**	**2021**
Verdachtsmeldungen	795	594	632	440	451	432	403	422
anerkannte Fälle	307	146	146	106	77	100	67	69
neue Renten	205	115	93	63	49	58	50	48

Bis heute gibt es keine Studien zu den Ursachen des Schadensbildes, die den wissenschaftlichen Ansprüchen genügen würden. Es handelt sich mehr um kasuistische Einzelfallbeschreibungen, wobei bereits bei Aufnahme der Berufskrankheit in die Liste 1929 festgestellt wurde, dass nur ein verschwindend kleiner Anteil der Pressluftarbeiter tatsächlich erkrankt.

Bovenzi wies 1998 darauf hin, dass es zwar einen Zusammenhang zwischen Hand-Arm-Vibration und peripheren sensiblen Missempfindungen gebe, jedoch keine verlässlichen Daten, die einen Zusammenhang zwischen Hand-Arm-Vibration und Gelenkerkrankung belegen würden. Vibrationsinduzierte Gelenkerkrankungen werden in der Literatur kontrovers diskutiert. Eine signifikante Zunahme arthrotischer Veränderungen sei bei Exponierten im Vergleich zu Normalkollektiven nicht festgestellt worden (Bovenzi 1998, 2006).

Eine Fall-Kontroll-Studie beim Institut für Arbeitsschutz der Gesetzlichen Unfallversicherung St. Augustin (IFA, Projekt-Nr. 1105), die 2009 gestartet wurde, deren Ergebnis mit Stand 12.09.2022 vorgestellt wurde, dem jedoch nur 209 Fälle zugrunde lagen, und das durch Änderungen der Lärm- und Vibrationsschutzverordnung aus den Jahren 2015 und 2017 verzögert wurde, kam dazu, dass eine „intensive Hand-Arm-Vibrationsbelastung“ nach „ca. 7,3 Jahren“ „zu einer Verdopplung des Risikos“ von „muskoloskelettalen Erkrankungen im Sinne der BK 2103“ führt.

Es ist demnach festzuhalten, dass die epidemiologische Datenlage schwach ist. Seit Einführung der Berufskrankheit im Jahre 1929 wurde lediglich über Einzelfälle berichtet. Laut Laarmann könne auch schwerste Gelenkbeanspruchung durch Pressluftarbeit gesunde Gelenke nicht schädigen. Erst unter der Voraussetzung einer Gelenkminderwertigkeit käme es zu Krankheitserscheinungen.

Merke
Bis zum heutigen Tag gibt es keine verlässlichen Zahlen darüber, dass Pressluftarbeit im Vergleich zum Normalkollektiv die Gelenke der Betroffenen schädigt.

6.4 Biomechanik und Pathophysiologie

Die Wirkung, die ein Pressluftgerät ausübt, war von Anfang an unumstritten. Beim Bedienen eines Pressluftgerätes, z.B. eines Gesteinsbohrhammers, kommt es, abhängig von der Natur des zu bearbeiteten Materials, zu mehr oder weniger großen rhythmischen Rückstoßerschütterungen. Rostock postulierte, dass diese Erschütterungen von der Muskulatur des führenden Arms aufgefangen würden, so dass an den Ansatzstellen der Muskeln und Sehnen Verkalkungen und Verknöcherungen auftreten würden. Der Rückstoß könne jedoch so stark sein, dass er bei muskelschwachen und ermüdeten Arbeitern die Gelenkflächen im Rhythmus des arbeitenden Werkzeugs aneinanderpresse. Hierbei käme es zu einer partiellen Nekrose eines Gelenkteils, einem Krankheitsbild, welches als Osteochondrosis dissecans bezeichnet würde. Hieraus würden dann die arthrotischen Veränderungen entstehen.

Laarmann postulierte hingegen, dass Muskel- und Sehnenerkrankungen, die Rostock noch angenommen hatte, nicht auftreten würden. Die Muskulatur würde zwar beim Pressluftarbeiter in einen vermehrten Spannungszustand versetzt. Hierbei handele es sich jedoch nicht um krankhafte Abweichungen, sondern lediglich um eine Beantwortung schwerer Armarbeit durch die Körpermuskulatur im Rahmen des Naturgewollten. Laarmann (1977) sah ausschließlich eine Schädigungsmöglichkeit der Gelenke, in erster Linie des Ellenbogengelenks.

Nach Laarmann (1977) würde der Arbeiter das Pressluftwerkzeug an den Werkstoff andrücken. Der Meißelansatz würde von der Pressluft vorgetrieben, vom Andruck wieder in die Ausgangsstellung zurückgebracht. Der Pressluftarbeiter sei mit seiner Arbeitskraft in die mechanische Wirkung des Hammers eingebunden:

> *„Das Preßluftgerät andrücken heißt so viel wie die Gegenstöße des Hammers abfangen, um die Arbeitswirkung der Meißelspitzen gegen Kohle oder Stein oder Stahl zu richten. Da aber die mechanische Wirkung von Stoß und Gegenstoß gleichzusetzen ist, ist der Preßluftarbeiter derselben Wucht der Hammerstöße ausgesetzt, wie der Werkstoff, den er bearbeitet. Dieser beträchtlichen Gewalteinwirkung auf seinen Körper wird der Preßluftarbeiter dadurch Herr, dass er unter Ausnutzung der Elastizität des Gelenkspieles seiner Arme und durch die Bremswirkung der am Arbeitsrhythmus des Gerätes entfalteten und ihm entgegen gerichteten Kraft der Armmuskulatur die Gegenstöße des Preßluftwerkzeuges*

aktiv abfängt. Bei diesem Vorgang sind die Unterarmdrehgelenke, die Ellenbogengelenke und Schultergelenke beteiligt, ganz besonders die Ellenbogengelenke, denn abgesehen davon, dass im Ellenbogengelenk die Kraftrichtung geändert wird, da es meist abgewinkelt gehalten wird, führt auch der Umstand, dass bei der Preßluftarbeit Elle und Speiche im Verlauf des Unterarmes sich gegeneinander bewegen, wie ich durch Versuche nachgewiesen habe, zur besonderen Beanspruchung des Ellenbogengelenkes. Die Hammerwirkung wird von den fest in den Werkzeuggriff gespannten Fingern aufgenommen, vom muskulär fixierten Handgelenk weitergeleitet und dann auf die Speiche übertragen. Im Unterarmverlauf gelangt die Krafteinwirkung des Hammers unter federnden Gegenbewegungen der beiden Unterarmknochen von der Speiche zur Elle und wird von dieser auf die Oberarmrolle übertragen. Bei diesem Vorgang nähert sich die Elle unten dem Handgelenk und die Speiche oben der Oberarmrolle. Es mag sein, dass ein Teil der Hammerwirkung auch unmittelbar von der Speiche auf das Capitulum humeri übergeht, im Wesentlichen aber wird die Kraft des Hammerstoßes von der breiten Speichenfläche im Handgelenk übernommen und von der breiten Gelenkfläche der Elle an den Oberarm weitergegeben."

An der Schulter ist es das Eckgelenk, welches den Rest der noch vorhandenen Hammerstöße abfängt. Die von den Vätern der Berufskrankheit vorgetragene Auffassung, dass das Schultergelenk geschädigt würde, konnte von Bürkle de la Camp, Rostock, Laarmann und zahlreichen weiteren Autoren nicht bestätigt werden.

Dabei ist es unerheblich, ob die vibrierenden Geräte mit Druckluft, hydraulisch, elektrisch, durch Verbrennungsmotoren oder externe Antriebswellen betrieben werden. Es kommt vielmehr darauf an, dass solche gleichartig wirkenden Maschinen die gleichen Wirkungen erzeugen, d.h. es ist zu prüfen, ob für die Geräteführung ein hoher Kraftschluss zwischen Hand und Griff oder das Abfangen von Rückstoßerschütterungen mit hohen Andruckkräften erforderlich ist.

Bereits Laarmann (1977) postulierte aufgrund seiner biomechanischen Überlegungen, dass die Fingergelenke, obwohl sie der Hammerwirkung am nächsten liegen, nur passiv mit erschüttert werden und entsprechend nicht erkranken könnten. Auch das Schultergelenk würde nur passiv mit erschüttert. Die Schwingungen würden am stärksten im Bereich des Ellenbogengelenks wirksam, des Weiteren im Handgelenksbereich, hier vor allem im Speichen-Ellengelenk. Laarmann postulierte weiterhin, dass durch die Erschütterungen Abnutzungserscheinungen primär minderwertiger Gelenke auftreten würden, vergleichbar üblicher arthrotischer Umbauvorgänge.

Hinsichtlich der Pathogenese der vorzeitigen Verschleißerscheinungen besteht mittlerweile weitgehende Einigkeit dazu, wie es zu diesen pathophysiologischen Prozessen kommt (Dupuis 1999), wobei Übereinstimmung dahingehend besteht, dass stets neben der Erschütterung als weitere Ursache individuelle Schadensanlagen („verminderte Leistungsfähigkeit der Gelenke des Hand-Arm-Systems") gegeben sein müssen (Dupuis 1991). Denn die große Zahl der Belasteten toleriert die Einwirkung der Erschütterungen.

Als Folge der Erschütterung kommt es zu einem Verlust der elastischen Eigenschaften des Gelenkknorpels. Es treten Auffaserungen, Zysten und Spalten auf, Knorpelgewebe wird durch minderwertiges Bindegewebe ersetzt. Es kommt weiterhin zu einem Einbruch von Knochenbälkchen (Spongiosa) mit nachfolgender Resorption und Wucherung des subchondralen (unter dem Knorpel gelegenen) Gewebes. Es entstehen Randwülste (Osteophyten). Schließlich kommt es zu starken Abflachungen der Gelenkflächen. Es tritt das klassische Bild der Arthrosis deformans auf, welches sich röntgenologisch nicht vom sonstigen Verschleiß (Arthrose) unterscheidet. Dupuis postuliert, dass diese Verschleißerscheinungen unter Schwingungsbelastung vorzeitig und verstärkt auftreten.

Frank (2006) stellt darauf ab, dass die Erschütterungen zu gelenknahen Knochenkontusionen führen würden, die auch im MRT einen stadienhaften Verlauf erkennen ließen. Es würden anfangs diffuse, später abgegrenzte Kontusionsherde im Knochenmark mit Dichteunterschieden zu normalem Gewebe auftreten. Diese Ödemherde würden die Diffusion, also die Ernährung im Knochen behindern und letztendlich zu einer Schwächung der Knochentrabekel führen. Zu dem Bild fortgesetzter Mikrofrakturen mit Kallusbildung erfolge eine Fließverformung im Gelenk. Am Knorpelbelag würden dann oberflächliche Aufrauhungen, später Spalten bis auf den Knorpelgrund entstehen. Die Knorpelmatrix erweicht, der Knorpelbelag dünnt aus und wird durch Narbengewebe (Faserknorpel) ersetzt.

6.5 Krankheitsbilder

6.5.1 Arthrosis deformans

Während die Gewerbeärzte in den 1920er Jahren hauptsächlich schwere Erkrankungen des Schultergelenks mit Verknöcherung der Gelenkkapsel und Zerstörung des Oberarmkopfes fanden (Holtzmann 1926), fand Rostock schwerpunktmäßig Verschleißumformungen der Ellenbogengelenke. Während auch die Verschleißumformung des Schultergelenks selbst und nicht nur des Schultereckgelenks in den Anfangsjahren nach 1929 noch anerkennungsfähig war, wies Laarmann darauf hin, dass das Schultergelenk bei der Pressluftarbeit nicht beansprucht wird und daher auch nicht abgenutzt werden kann. Die von den Gewerbeärzten in den 1920er Jahren beobachteten Einzelfälle müssten auf eine andere Ursache zurückgeführt werden. Die Beobachtungen von Rostock sowie die biomechanischen Überlegungen von Laarmann wurden durch die Schwingungsmessungen von Dupuis bestätigt.

Rostock und Laarmann beobachteten vermehrte Abnutzungserscheinungen am Gelenk zwischen Elle und Oberarmrolle, zwischen Speichenkopf und Köpfchen der Oberarmrolle, sowie am handgelenknahen und ellenbogengelenknahen Ellen-Speichengelenk.

Die Verschleißumformung, die auf mechanische Schwingungen zurückgeführt wird, unterscheidet sich nicht von der idiopathischen Gelenkerkrankung, der Arthrosis deformans.

Laut Laarmann (1977) würden durch mechanische Schwingungen geschädigte Ellenbogengelenke zu gröberen Ausziehungen und Anlagerungen führen. Die Gelenke sähen im Röntgenbild plumper aus als eine Verschleißumformung im Rahmen natürlichen Alters.

Merke

Die Schwingungen wirken am stärksten im Bereich des Ellenbogengelenks und nachfolgend im Bereich des handgelenknahen Ellen-Speichengelenks. Das Schultergelenk wird nur passiv mit erschüttert. Die Fingergelenke sind nicht betroffen. Sie wirken ebenso wie das Schultergelenk den Schwingungen nicht entgegen.

6.5.2 Sonderformen

6.5.2.1 Osteochondrosis dissecans (OCD)

Bereits in den 1920er Jahren wurden auch Schäden im Ellenbogengelenk ohne Verschleißumformung festgestellt, die als Osteochondritis dissecans bezeichnet wurden. Des Weiteren wurden ein Absterben des Mondbeins (Lunatummalazie) sowie Falschgelenkbildungen des Handkahnbeins (Kahnbeinpseudarthrose) beobachtet, die auf die Einwirkung mechanischer Schwingungen zurückgeführt wurden. Diese drei Krankheitsbilder wurden als *„Sonderformen der Presslufterkrankung"* angesehen, eine Bezeichnung, die sich bis zum heutigen Tag gehalten hat.

Bereits Rostock (1934) wies darauf hin, dass im Röntgenbild des *Pressluft-Ellenbogens* sich Veränderungen entweder im Sinne einer Arthrosis deformans oder einer Osteochondritis dissecans zeigen würden.

Laarmann (1961) war der Auffassung, dass es durch die Schwingungsbelastung zu einem *Durchschlagen* der Gelenkpufferung käme, wodurch sich schließlich eine Knorpel-Knochen-Schale aus dem gesunden Gewebe demarkiere und zum Schluss abgestoßen würde.

Laarmann wies weiter darauf hin, dass auch durch einen einzelnen Stoß eine Osteochondrosis dissecans auftreten könne, hierbei würde es sich um einen Unfallschaden handeln. Bei der Presslufterkrankung müsse man das Zusammenwirken vieler kleiner Stöße, die für sich allein nicht schädigend seien, annehmen. Die Überlegungen seien rein theoretischer Art.

Laarmann (1977) wies insbesondere darauf hin, dass die Osteochondrosis dissecans häufig als Spontanerkrankung, nicht selten sogar als Systemerkrankung, auftreten würde, so dass ein gewisser Zweifel begründet sei, ob eine äußere Einwirkung den Ausschlag gegeben habe. Würde eine Osteochondrosis dissecans in mehreren Gelenken auftreten, so würde es sich nicht um eine Berufskrankheit handeln.

Ein freier Gelenkkörper allein sei zur Diagnosesicherung nicht ausreichend, da bei freien Gelenkkörpern differenzialdiagnostisch auch andere Erkrankungen, wie die Gelenkchondromatose, in Frage kämen. Es müsse der Nachweis eines freien Gelenkkörpers und eines Mausbetts erbracht werden.

Im Merkblatt (→ *Abschn. 6.14*) wird darauf hingewiesen, dass das gleichzeitige Vorhandensein arthrotischer Veränderungen beim Vorliegen einer Osteochondrosis dissecans nicht gefordert wird.

Die Pathogenese der Osteochondrosis dissecans (OCD) ist mittlerweile gut untersucht und unumstritten. Es handelt sich um eine Erkrankung des wachsenden Skeletts, um eine auf den Wachstumsknorpel begrenzte Knorpelnekrose. Hierdurch entsteht eine Störung der enchondralen Ossifikation. Ausgelöst wird die Knorpelwachstumsstörung durch eine anlagebedingte Unterbrechung der Gefäßversorgung, die zu einer durchblutungsbedingten Nekrose des Knorpels führt. Wenn ein größerer Bezirk betroffen ist, dann heilt dieser nekrotische Knorpelbezirk nicht aus, es resultiert ein kegelartiger Bereich nekrotischen Knorpels, um welchen sich die Verknöcherungsfront legt. Der abgestorbene Knorpel wird von einer Verknöcherungsfront umgeben und durch Bindegewebe ersetzt. Es entwickelt sich ein Knochen-Knorpel-Bezirk, der letztendlich die Voraussetzung für eine Osteochondrosis dissecans schafft. Wenn man von einer Störung der Durchblutung durch Schwingungsbelastung ausgeht, müsste diese Schwingungsbelastung während des Wachstumsalters einwirken (Hempfling 2012, 2015b). Die Osteochondrosis dissecans entsteht also während des Wachstumsalters, wird aber meist erst im Erwachsenenalter manifest.

Merke
Die Osteochondrosis dissecans als Erkrankung im Wachstumsalter, die sich meist erst im Erwachsenenalter zeigt, ist in aller Regel nicht Folge von Schwingungsbelastungen, es sei denn, diese würden während des Wachstumsalters einwirken.

6.5.2.2 Mondbeinnekrose (Lunatummalazie)

Rostock (1934) wies darauf hin, dass neben der Schädigung des Ellenbogengelenks im Bereich des Handgelenks Knochen-Knorpel-Nekrosen auftreten würden. Am häufigsten befallen sei das Mondbein (Os lunatum). Es würde mit dem auch sonst bekannten Krankheitsbild der Lunatumnekrose reagieren.

Hagen (1956) war der Auffassung, dass eine länger dauernde oder wiederholte Drosselung der Blutdurchströmung des Mondbeins eine Nekrose zur Folge haben könne. Die Pressluftarbeit könne eine Ursache einer derartigen Ernährungsstörung sein.

Auch Laarmann (1961) wies darauf hin, dass ausschließlich die Störung der Blutversorgung ursächlich für die Lunatummalazie sei. Die Theorie einer nicht erkannten Frakturschädigung des Mondbeins durch Schwingungsbelastung verwarf er. In einer späteren Arbeit (Laarmann 1970) wies er darauf hin, dass die Mondbeinveränderungen, kaum seltener als beim Pressluftarbeiter, auch ohne jede Pressluftarbeit beobachtet würden. Die Erkrankungsziffer läge bei 0,01 bis 0,02 % aller Pressluftarbeiter. Da es sich um eine derart geringe Häufigkeit handele, müsse ein Anlageschaden mitwirken.

Der beginnende Mondbeintod äußert sich durch diffuse belastungsabhängige Beschwerden. Ein röntgenmorphologisches Korrelat findet sich im Frühstadium nicht. Im Magnetresonanztomogramm (MRT) können im Frühstadium Signalminderungen nachgewiesen werden, während das Röntgenbild noch negativ ist (Hempfling 2016).

Es gibt verschiedene Stadieneinteilungen. Am bekanntesten sind die nach Röntgenkriterien vorgeschlagenen Richtlinien von Decoulx (1957) und die MRT-Klassifikation von Nägele (1990).

- Im *Stadium I* besteht ein Nebeneinander von Verdichtungen und Aufhellungen, häufig nur im Kernspintomogramm nachzuweisen
- Im *Stadium II* kommt es zu Kontur- und Strukturveränderungen des Mondbeins mit Eindellung gegenüber der Speiche (Radius)
- Im *Stadium III* kommt es zu einer Zusammensinterung des Mondbeins, nachfolgend zu einer Ausbildung eines karpalen Kollapses (Handwurzel)
- Das *Stadium IV* ist durch die Arthrose gekennzeichnet

In der Regel wird innerhalb der ersten zwei Jahre nach Auftreten der ersten Erscheinungen im Kernspintomogramm das Stadium III erwartet. Ab dem 4. Jahr der Erkrankung ist mit Ausbildung einer Arthrose zu rechnen (Hempfling 2012, 2016).

Die nicht belastungsbedingte Mondbeinnekrose tritt zwischen dem 20. und 40. Lebensjahr auf. Männer sind doppelt so häufig betroffen wie Frauen.

Als Risikofaktoren für die Entstehung der Mondbeinnekrose werden insbesondere Ulnavarianten und die Gefäßversorgung diskutiert. Hulten (1928) fand in 74 % der Fälle Minusvarianten der Elle (Ulna). Im asiatischen Raum wurden vermehrt Plusvarianten der Elle bei der Mondbeinnekrose festgestellt, d.h. die Literatur ist nicht eindeutig (Hempfling 2015a). Es hält sich jedoch die Auffassung, dass bei der Minusvariante der Elle die notwendige Abstützung zum Diskus bzw. Ellenkopf für das Mondbein fehlt und somit ein Missverhältnis bei dessen Belastung bestünde. Das Mondbein „reitet" gleichsam auf einem zu hohen Speichenfirst, so dass es auf Dauer zu einer „Zermörserung" des Mondbeins kommt.

Die Durchblutung des Mondbeins kann sowohl im arteriellen als auch im venösen Schenkel gestört und unterbrochen werden. Die arterielle Blutversorgung erfolgt von beuge- und streckseitig. Die Versorgung kann auf Höhe der bestehenden intraossären Gefäßverbindungen, z.B. bei Frakturen, unterbrochen werden, des Weiteren auch bei Zerreißungen der extraartikulären Strukturen im Rahmen von Verrenkungen des Mondbeins. Der venöse Schenkel, der vorwiegend dorsal (streckseitig) verläuft, kann durch eine Überstreckstellung des Handgelenks komprimiert werden. Das Mondbein ist ein Knochen mit einem besonderen venösen Risiko. Resultat der Dorsalextension ist die intraossäre Drucksteigerung, eine Voraussetzung für die Entstehung einer Nekrose.

Bei der forcierten Überstreckung eines Handgelenks kann es auch zu einer Unterbrechung der arteriellen beugeseitigen Gefäßversorgung kommen. Sowohl bei venösen als auch bei arteriellen Störungen resultiert letztendlich eine ischämische (durchblutungsbedingte) Knochennekrose.

Die Hauptursache der Mondbeinnekrose sind Erkrankungen, die zu einer vaskulären Komplikation führen. Bei Verrenkungen des Mondbeins oder den seltenen Frakturen kann es ebenfalls zu einer Zerreißung der Blutgefäße mit nachfolgendem Mondbeintod kommen.

Merke

Der Mondbeintod kann durch Schwingungsbelastungen verursacht werden. Mechanische Fehlbelastungen – auch Schwingungsbelastungen – können zu Überlastungen trabekulärer Strukturen führen, die im Zusammenhang mit Durchblutungsstörungen dann zu einer Ermüdungsfraktur oder zu Mikrofrakturen führen und letztendlich zum Mondbeintod. In diese Gruppe fallen die durch Schwingungsbelastung verursachten Schäden.

6.5.2.3 Kahnbeinpseudarthrose (Falschgelenk des Handkahnbeins)

In den 1920er Jahren wurden Einzelfälle von Kahnbeinpseudarthrosen beschrieben, die auf berufliche Einwirkung zurückgeführt wurden. Während in den Anfangsjahren die Kahnbeinpseudarthrose, ebenso wie der Mondbeintod, als Folge einer Knochennekrose angesehen wurde, war Laarmann (1961) der Auffassung, dass es sich bei der Kahnbeinpseudarthrose um eine Folge von Kahnbeinbrüchen im Sinne von Ermüdungsbrüchen handele. Laarmann wies allerdings darauf hin, dass Kahnbeinpseudarthrosen häufig nach Handverletzungen, die schmerzarm blieben und deshalb für unwichtig gehalten wurden, als Folge fehlender oder unzureichender Ruhigstellung festgestellt wurden. Da der verletzungsbedingte Kahnbeinbruch relativ wenig Beschwerden verursache, gelte dies auch für den Ermüdungsbruch. Laarmann postulierte, dass zunächst eine sogenannte Ermüdungszyste, dann ein Wandeinbruch einer solchen Zyste und dann eine Falschgelenkbildung entstehen würden. Wenn es erst einmal zu einer Ermüdungsfraktur des Kahnbeines gekommen sei, dann sei der weitere Verlauf genauso wie nach einem *„Gewaltbruch"* dieses Knochens.

Wenn der Pressluftarbeiter den Presslufthammer bis zum Handgriff in die Kohle eintreibe und dann die Kohle durch seitwärtiges Ausbrechen des arbeitenden Hammers gewinne, käme es zu einer Abknickung des Handgelenks nach daumenwärts und zu einer Verbiegung des Kahnbeins über den Speichengriffel. Hinzu komme die Erschütterung des Pressluftgeräts, die das über den Speichengriff gebogene Kahnbein rhythmisch belaste.

Laarmann (1977) wies darauf hin, dass man die Entwicklungsstufe von der Ermüdungszyste bis zum Falschgelenk nur selten einmal als Zufallsbefund nachverfolgen könne. Die Zystenbildung würde keine Beschwerden verursachen – in der Regel auch nicht die Ermüdungsfraktur, da sie schleichend entstünde. Erst nach Entwicklung einer Kahnbeinpseudarthrose käme es – häufig erst nach Jahren – zu sekundären Reizerscheinungen, wenn nachfolgend arthrotische Veränderungen auftreten würden. Laarmann wies u.a. auch darauf hin, dass die Ermüdungszysten des Kahnbeins die einzigen Zysten seien, die durch Pressluftarbeit entstehen könnten.

Hempfling (2015c) sieht den Schadensmechanismus in einer Infraktion (unvollständiger Knochenbruch/Einknickbruch) und damit verbundenen Ödemen am Kapselbandapparat mit einer Minderung der „Diffusionsleistung" (Verminderung der Durchblutung). Diese Ödembildung im Zusammenhang mit der Knochenkontusion sieht er als Ursache einer belastungsinduzierten Kahnbeinarthrose an.

Merke

Es ist allgemein akzeptiert, dass Kahnbeinpseudarthrosen durch Schwingungsbelastung entstehen können. Zum Entstehungsmechanismus werden unterschiedliche Theorien vertreten.

6.5.2.4 Abnutzungserscheinungen an Knie- und Hüftgelenken, Wirbelsäulenschäden

In den frühen Jahren nach Einführung der Berufskrankheit Nr. 2103 wurde vermutet, dass auch die Gelenke der unteren Gliedmaßen durch Pressluft geschädigt würden, da nicht selten Pressluftgeräte auch mit den Beinen bedient bzw. angedrückt werden. In den Anfangsjahren gab es durchaus Fälle, in denen Kniebeschwerden als Folge der Arbeit mit Pressluftwerkzeugen anerkannt wurden.

Balthasar (1953) untersuchte 1 000 Probanden, die Abbau- oder Bohrhämmer auch mit den Beinen bedienten und fand keine Häufung vermehrter Verschleißerscheinungen an Knie- oder Hüftgelenken.

Laarmann (1977) wies darauf hin, dass durch Pressluftarbeit weder Meniskusschäden noch Arthrosen oder Spondylosen der Wirbelsäulenabschnitte noch Arthrosen von Knie- oder Hüftgelenken entstehen könnten. Derartige krankhafte Veränderungen könnten während der Erschütterungsarbeit Erscheinungen machen, seien durch die Erschütterung jedoch nicht verursacht.

Merke
An den unteren Gliedmaßen sind Veränderungen durch Schwingungsbelastungen unbekannt.

6.6 Exposition und Gefährdung

Unter mechanischer Schwingung wird die Bewegung eines festen Körpers verstanden, die durch den Schwingweg, die Schwinggeschwindigkeit oder Schwingbeschleunigung definiert ist. Schwingungsbelastung ist die Einwirkung von mechanischen Schwingungen auf den Menschen, die durch Schwingungsmessungen an der Einleitungsstelle in den Körper erfasst werden kann. Die Periodendauer ist die Zeitdauer, in der eine einzelne Schwingung abläuft. Man unterscheidet harmonische, periodische und stochastische Schwingungen (stochastisch = zufälliges Muster). Die Frequenz ist die Anzahl der Perioden pro Sekunde bzw. der Kehrwert der Periodendauer.

Bis 2002 wurde in Deutschland die Schwingstärke (K-Wert) gemessen. Der K-Wert wurde abgelöst durch die frequenzbewertete Beschleunigung a_w (m/s^2), die international verwendet wird. Die aktuelle VDI-Richtlinie (2057: 2002) übernimmt die frequenzbewertete Beschleunigung a_w als Maßgröße.

Eine Ermittlung der mechanischen Schwingung an der Übertragungsstelle in den menschlichen Körper ist die Voraussetzung für eine Bewertung der körperlichen Beanspruchung. Die Auswahl der Messorte richtet sich nach der Art und dem Ort der Schwingungseinleitung in den Körper. Bei Hand-Arm-Schwingungen werden Messungen zwischen Handgriffen bzw. Greifflächen und Handflächen vorgenommen – entsprechend DIN EN ISO 20643:2005. Die Messungen erfolgen in drei rechtwinklig zueinander stehenden Richtungen gemäß eines auf die Einwirkungsstellen bezogenen Koordinatensystems (→ *Abb. 6.1*).

Aus den gleichzeitig getrennt messtechnisch erfassten Effektivwerten der frequenzbewerteten Beschleunigungen der drei Richtungen des Koordinatensystems wird zur Beurteilung der Schwingungsbelastung der Schwingungsgesamtwert a_{hv} (Vektorbetrag) berechnet. Die Tagesschwingungsbelastung a_{hv} (8) wird durch Normierung der täglichen Einwirkungsdauer auf eine Arbeitsschicht von 8 Stunden berechnet. Die Tagesschwingungsbelastung wird auch vereinfachend mit A (8) bezeichnet.

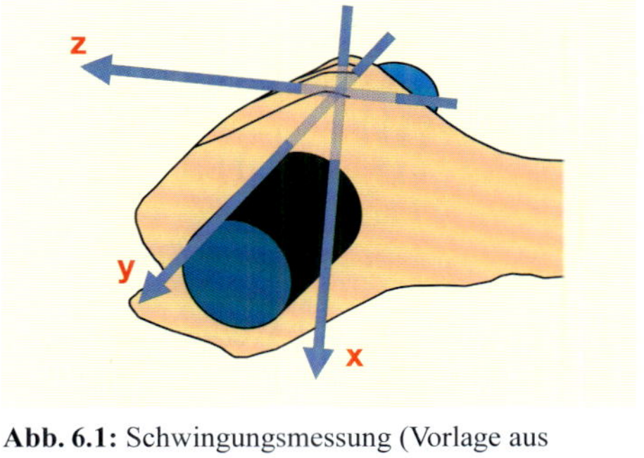

Abb. 6.1: Schwingungsmessung (Vorlage aus „Handbuch Hand-Arm-Vibration" des Bundesministeriums für Arbeit und Soziales, 2007)

Nach Dupuis (1991) sind es insbesondere niedrige Frequenzen zwischen 8 und 33 Hz, grenzwertig bis 50 Hz, die stoßhaltige Schwingungen verursachen. Schwingungen im tieffrequenten Bereich (8 bis 50 Hz) sollen eher zu Knochen- und Gelenkerkrankungen führen, im höher frequenten Bereich (über 50 Hz) eher periphere Durchblutungs- und Nervenfunktionsstörungen hervorrufen (→ *BK Nr. 2104, Kap. 7*). Als Grenz- oder Übergangszone wurde der Bereich von 30 bis 50 Hz definiert. Bei steigender Frequenz wird die Stoßenergie zunehmend im weichen Gewebe der Hand- und Fingerinnenfläche absorbiert, während bei geringer Stoßfolge bzw. längeren Stoßabständen sich die maximale Amplitude des einzelnen Stoßes gegenüber dem Effektivwert der Beschleunigung beträchtlich herausheben kann. Bei entsprechend hohen Schwingungsamplituden können solche mechanischen Stoßeinwirkungen bis auf die Knochen und Gelenke des Hand-Arm-Systems durchschlagen. Eine besondere Gefährdung wird im Frequenzbereich zwischen 15 und 30 Hz gesehen, da hier Resonanzen im Bereich des Hand-Arm-Systems auftreten. Gefährdende Werkzeuge sind solche, die geradlinige schlagende Bewegungen ausführen, d.h. Geräte, die schlagende Rückstoßerschütterungen erzeugen, die vom Hand-Arm-System abgefangen werden müssen. Das Ausmaß der Schwingungen ist vom Gewicht des Gerätes, der Schlagfrequenz, der Beschaffenheit des zu bearbeitenden Materials und der aufgewendeten Andruckkraft abhängig.

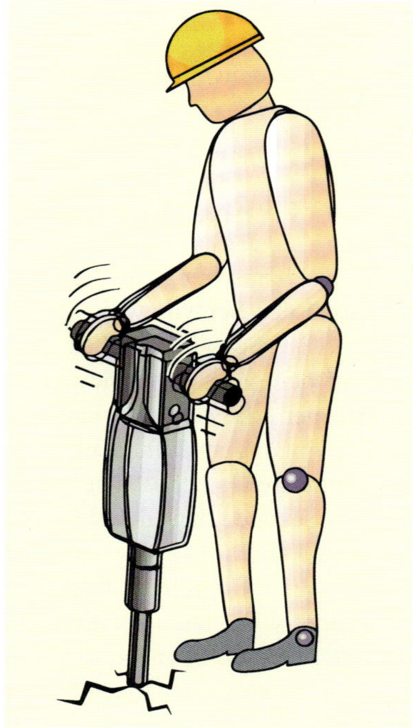

Abb. 6.2: Aufbruchhammer (Vorlage aus „Handbuch Hand-Arm-Vibration" des Bundesministeriums für Arbeit und Soziales, 2007)

Ganz allgemein zählen zu den gefährdenden Werkzeugen und Geräten solche, die geradlinige schlagende Bewegungen ausführen, während Geräte und Werkzeuge mit drehenden Bewegungen, z.B. Schlagschrauber, in dieser Hinsicht weniger gefährdend sind. Es sind vor allem Maschinen und Geräte, die sogenannte rhythmische Rückstoßerschütterungen erzeugen, deren Kräfte vom Hand-Arm-System abgefangen werden müssen. Hierzu gehören:

- Abbau-, Aufbruch- und Bohrhämmer im Tagebau (→ *Abb. 6.2*), im Hoch- und Tiefbau und im Baugewerbe
- Stampfer und Rüttelplatten vorwiegend im Straßenbau
- Meißelhämmer bei der Stein- und Metallbearbeitung
- Niethämmer im Stahlbau
- Entroster im Stahl- und Schiffsbau, Motorkettensägen und Freischneider in der Land- und Forstwirtschaft
- Schleifmaschinen im Stahlbau (Hecker et al. 2008)

„Gleichartig wirkende" Werkzeuge sind solche, bei denen technischer Aufbau und Funktion des Arbeitsmittels und die Arbeitsweise, d.h. der Umgang mit dem Arbeitsmittel, vergleichbar sind. Es geht weniger um gleichartige Schwingungen, als vielmehr um die gleichartige Wirkung verschiedenartiger Schwingungsbelastungen und Arbeitsweisen. Entscheidungserheblich ist die Prüfung, ob für die Geräteführung ein hoher Kraftschluss zwischen Hand und Griff oder das Abfangen von Rückstoßerschütterungen mit hohen Armandruckkräften erforderlich ist (Dupuis 1991).

Keine gleichartig wirkenden Werkzeuge sind solche, bei denen es an derartigen rhythmischen Rückstoßerschütterungen bzw. einer Intensität der Schwingungsbelastung und Expositionsdauer fehlt. Nicht gefährdend im Sinne der BK Nr. 2103 sind:

- Motorrammen
- Gravier- und Fräsmaschinen
- Handschleifmaschinen
- Schlagschrauber
- Nagelpistolen
- Schlecht gefederte Autositze (Ganzkörperschwingungen)
- Ortsfest arbeitende Maschinen

In der Regel liegen für gängig verwendete Maschinentypen Emissionswerte in den Datenbanken, z.B. der Bundesanstalt für Arbeitsschutz und Arbeitsmedizin, vor. Diese Vibrationsmesswerte sind dann zur konkreten Gefährdungsbeurteilung zu verwenden. Sollten in Ausnahmefällen keine verwendbaren Vibrations-Emissionswerte zur Verfügung stehen, müssen fachkundige Vibrationsmessungen am Gerät vorgenommen werden. Als nächstes muss die tägliche Einwirkungsdauer bestimmt werden.

Die Richtlinie 2002/44/EG des Europäischen Parlaments und des Rates zum Schutz von Sicherheit und Gesundheit der Arbeitnehmer vor Gefährdung durch physikalische Einwirkungen hatte die Einführung von Mindestvorschriften auf Gemeinschaftsebene zum Ziel, um die Arbeitnehmer am Arbeitsplatz vor der Gefährdung durch mechanische Schwingungen zu schützen. Diese Richtlinie wurde in Deutschland mit der Lärm- und Vibrations-Arbeitsschutzverordnung am 09.03.2007 in Kraft gesetzt. Die Richtlinie nennt sogenannte Expositionsgrenzwerte und Auslösewerte.

Ein Arbeitgeber, der die Durchführung von Arbeiten plant, von denen eine Gefährdung einer Vibrationsexposition ausgeht, muss eine Reihe von Schutzmaßnahmen vor oder/und während der Arbeit umsetzen. Die Lärm- und Vibrations-Arbeitsschutzverordnung legt einen Auslösewert für die tägliche Vibrationsexposition fest, bei dessen Erreichen oder Überschreiten der Arbeitgeber verpflichtet ist, die Gefährdung durch Hand-Arm-Vibrationen für seine Beschäftigten zu überwachen (→ *Abb. 6.3*). Der Auslösewert für die Tagesexposition beträgt 2,5 m/s^2.

Der Expositionsgrenzwert von 5 m/s^2 darf nicht überschritten werden bzw. bei dessen Erreichen sind unverzüglich Maßnahmen zu ergreifen. Bei Überschreiten des Expositionsgrenzwertes müssen die Gründe für eine Überschreitung ermittelt werden und Maßnahmen zur Verringerung der Exposition ergriffen werden.

Farbcode	Zeit bis zur Erreichung des Auslösewertes 2,5 m/s^2	Zeit zur Erreichung des Grenzwertes 5 m/s^2
rot	Weniger als ½ Stunde	Weniger als zwei Stunden
gelb	Zwischen ½ Stunde und zwei Stunden	Zwischen zwei und acht Stunden
grün	Mehr als zwei Stunden	Mehr als acht Stunden

Abb. 6.3: Beispiel für die Farbcodierung von handgehaltenen und handgeführten Maschinen im „Ampelsystem" (Vorlage aus „Handbuch Hand-Arm-Vibration" des Bundesministeriums für Arbeit und Soziales, 2007)

Fallbeispiel

Ein Forstarbeiter arbeitet insgesamt 4,5 Stunden am Tag mit einem Freischneider. Die Vibration am Freischneider im Betrieb liegt bei 4 m/s².

Die Tagesdosis A (8) beträgt:

$$A(8) = 4\ m/s^2 \sqrt{\frac{4.5}{8}} = 3\ \text{m/s}^2$$

Die ermittelte Tagesvibrationsexposition von 3 m/s² liegt oberhalb des Auslösewertes, aber unterhalb des Expositionsgrenzwertes. Die entsprechenden Maßnahmen nach Lärm- und Vibrations-Arbeitsschutzverordnung sind zu veranlassen (→ *Abb. 6.4*).

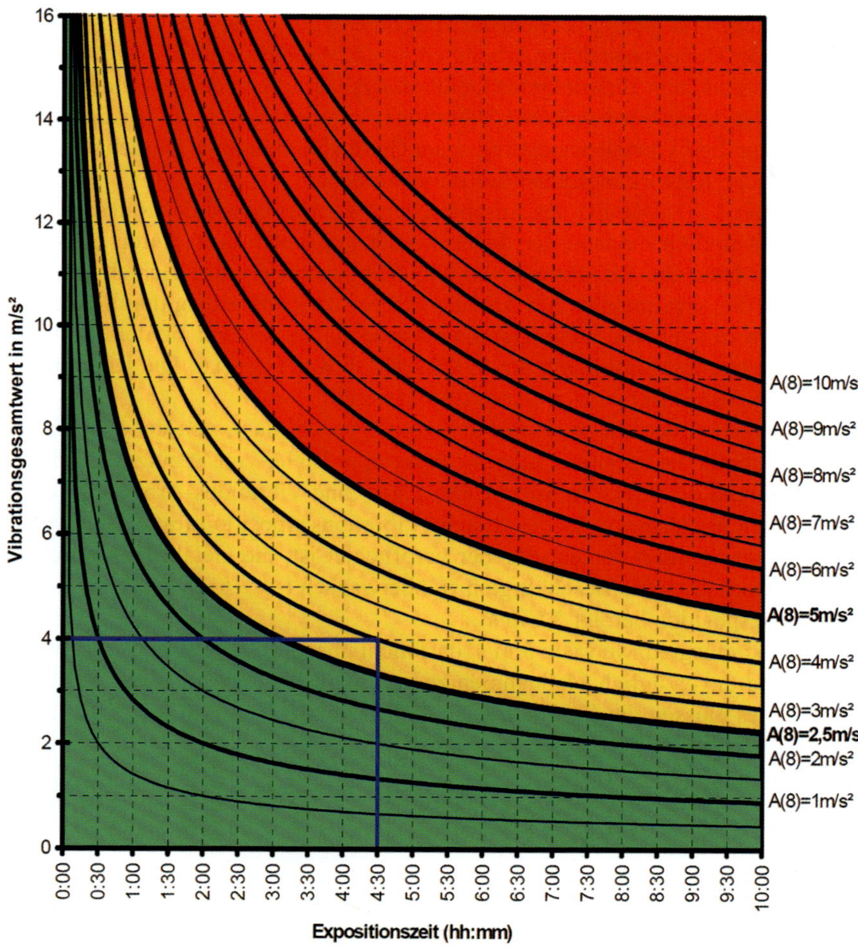

Abb. 6.4: Grafische Darstellung der Tagesexposition im Beispielfall (Vorlage aus „Handbuch Hand-Arm-Vibration" des Bundesministeriums für Arbeit und Soziales, 2007)

6.6.1 Berechnung der Dosis

Dupuis (1999) leitete aus der multiplikativen Verknüpfung der Expositionsdauer mit der Schwingungsintensität eine notwendige Dosis ab. Erforderlich seien eine starke Ankopplung der Hände an den vibrierenden Handgriffen, eine vorwiegend in Unterarmrichtung wirkende Schwingungsbelastung und ein Anteil der frequenzbewerteten Beschleunigung im Frequenzbereich 8 bis 50 Hz von mehr als 75 % des Gesamtwertes.

Dupuis forderte eine Mindestexpositionsdauer von 2 Jahren – gestützt auf Erfahrungen bei der Zusammenhangsbegutachtung bei Bauarbeitern, Bauhelfern, Bauwerkern, Betonbauern, Maurern und Straßenbauern, die durch Druckluftaufbruchhämmer schwingungsbelastet waren. Bei Unterschreitung von etwa einer Stunde regelmäßig täglicher Exposition und einer Gesamtexposition von etwa 2 500 Stunden sei die Wahrscheinlichkeit einer gesundheitlichen Schädigung nicht gegeben.

Aus der Schwingstärke, der täglichen Expositionsdauer, der Tagesdosis, den Arbeitsschichten pro Jahr und der Mindestexpositionsdauer errechnete Dupuis eine Gesamtbelastungsdosis, unter der kein gesundheitliches Risiko bestünde.

Diese gängige Praxis wurde nach einem Urteil des LSG Baden-Württemberg vom 19.03.2009 (L 10 U 1405/05) aufgegeben.

Das Landessozialgericht bezog sich auf das 2005 herausgegebene aktualisierte Merkblatt (→ *Abschn. 6.14*), in dem es heißt, dass eine kumulative Dosis der Schwingungsbelastung, die als Richtwert herangezogen werden könnte, sich nach dem derzeitigen Kenntnisstand nicht festlegen lasse. Die bei Bergleuten gewonnenen Erfahrungen würden zwar darauf hinweisen, dass die arthrotischen Veränderungen an den Gelenken in der Regel nicht vor Ablauf einer zweijährigen täglich wiederholten mehrstündigen Arbeit mit hoher Schwingungsintensität auftreten würden.

Die Vorschläge von Dupuis hätten sich im „Ärztlichen Sachverständigenbeirat Berufskrankheiten" beim Bundesarbeitsministerium nicht durchgesetzt, da sie nicht dem aktuellen wissenschaftlichen Erkenntnisstand entsprächen.

Das Bundessozialgericht hatte bereits am 27.06.2006 (B 2 U 20/04) entschieden, dass eine Mindestbelastungsdosis so niedrig bemessen werden müsse, dass im Falle ihrer Unterschreitung auch in besonders gelagerten Fällen der Kausalzusammenhang mit einer Erkrankung ohne weitere medizinische Prüfung ausgeschlossen ist.

Das LSG Baden-Württemberg bezog sich auch auf ein Urteil des Bayerischen Landessozialgerichts (Urteil vom 29.01.2008 – L 18 U 162/05), dass bei einer täglich mehrstündigen Arbeit über mindestens zwei Jahre mit den von der BK Nr. 2103 erfassten Werkzeugen die arbeitstechnischen Voraussetzungen grundsätzlich zu bejahen seien.

Das Urteil des Bayerischen Landessozialgerichts wurde vom BSG im Übrigen aufgehoben und der Rechtsstreit an das LSG zurückverwiesen (Urteil vom 02.04.2009 – B 2 U 9/08 R), da es das LSG versäumt hatte, die konkreten Einwirkungen zu ermitteln. Das BSG wies allerdings darauf hin, dass Dosiswerte lediglich Orientierungswerte darstellten, aus denen Rückschlüsse auf die Verursachung der Erkrankung durch die Einwirkung möglich sind, weil bei Dosis-Wirkungs-Beziehungen eine höhere Einwirkungsdosis eher für und eine niedrigere eher gegen einen Ursachenzusammenhang sprächen.

Da ein Dosisrichtwert sich nach derzeitigem wissenschaftlichen Erkenntnisstand nicht festlegen lässt, werden die in der Lärm- und Vibrations-Arbeitsschutzverordnung vom 09.03.2007 vorgeschriebenen Grenzwerte zugrunde gelegt. Eine Mindesttagesdosis entsprechend dem sogenannten Auslösewert von 2,5 m/s^2 wird demnach als ausreichende Belastung angesehen.

Bei einer Unterschreitung von einer Stunde regelmäßiger täglicher Exposition und einer weniger als zweijährigen regelmäßig durchgeführten Arbeit ist der Ursachenzusammenhang wenig wahrscheinlich. Diese Erfahrungswerte können jedoch im Einzelfall widerlegt werden.

Als gewisses Indiz dafür, welche Berufe insbesondere für die Feststellung einer BK Nr. 2103 in Frage kommen, darf zitiert werden aus der Veröffentlichung des BAuA: „Berufskrankheiten durch mechanische Einwirkungen – Raten bestätigter BK-Fälle in Einzelberufen“ (Liebers u. Latza 2016). Die Untersuchung bezieht sich auf den Zeitraum 2002 bis 2011. Während dieses Zeitraums erfolgte eine Anerkennung der BK Nr. 2103 bei nur 4 Frauen. Bei den Männern betrugen die anerkannten Fälle 950. Zu diesen liegen ganz überwiegend aussagekräftige Informationen vor (→ *Tab. 6.2*).

Tab. 6.2: BK-Fälle (Nr. 2103) pro Beruf (absteigend nach Fallzahl sortiert (Liebers u. Latza 2016)

Beruf	Fallzahl	in % zu 950	Erwerbstätige
Bergleute, Sprengmeister, Steinarbeiter, Steinbildhauer	438	46 %	746 000
Baukonstruktions- und verwandte Berufe	174	18 %	5 039 000
Maschinenmechaniker und -schlosser	68	7 %	8 970 000
Ausbau- und verwandte Berufe	65	7 %	10 961 000
Former (für Metallguss), Schweißer, Blechkaltformer, Baumetallverformer und verwandte Berufe	56	6 %	5 854 000
Hilfsarbeiter im Bergbau und Baugewerbe	38	4 %	969 000
Holzbearbeiter, Möbeltischler und verwandte Berufe	32	4 %	3 716 000
Nicht näher einzuordnende Berufe	19	2 %	2 816 000
Führer von Landmaschinen und anderen mobilen Anlagen	12	1 %	2 920 000
Elektro- und Elektronikmechaniker und Monteure	12	1 %	4 074 000
Grobschmiede, Werkzeugmacher, verwandte Berufe	10	1 %	4 249 000
Montierer	7	1 %	805 000
Verfahrensanlagebediener in der Metallerzeugung und Metallumformung	6	1 %	853 000
Architekten, Ingenieure u. verwandte Berufe	6	1 %	9 786 000
Maschinenbediener für chemische Erzeugnisse	5	1 %	403 000
Nicht näher einzugrenzen	2		

Merke
Zugrunde gelegt werden die in der Lärm- und Vibrations-Arbeitsschutzverordnung vom 09.03.2007 vorgeschriebenen Grenzwerte. Eine Mindesttagesdosis entsprechend dem sogenannten Auslösewert von 2,5 m/s² wird demnach als ausreichende Belastung angesehen.

Bei einer Unterschreitung von einer Stunde regelmäßiger täglicher Exposition und einer weniger als zweijährigen regelmäßig durchgeführten Arbeit ist der Ursachenzusammenhang wenig wahrscheinlich.

6.7 Begutachtung

Vom Auftraggeber sind zwingend vorzugeben:

- ein vollständiges Vorerkrankungsverzeichnis
- eine Aufstellung über die berufliche Vergangenheit des Versicherten
- ärztliche Berichte, möglichst vollständig
- arbeitstechnische Vorgaben

Fachkundig für die Begutachtung sind der Chirurg, der Unfallchirurg oder der Orthopäde. Zur Sicherung des Krankheitsbildes ist das Anfertigen von Röntgen-Nativ-Aufnahmen der Schultergelenke (Schultergürtel in Aufsicht, sog. Panoramaaufnahme, Schultergelenke axial und Zielaufnahme der Schultereckgelenke), der Ellenbogengelenke in zwei Ebenen und der Handgelenke in drei Ebenen unerlässlich – wenn immer möglich, in einem Strahlengang. Bei Hinweisen auf eine Polyarthrose müssen auch Hüft- und Kniegelenke geröntgt werden. Röntgenaufnahmen der Wirbelsäule sind grundsätzlich nicht erforderlich.

6.8 Belastungskonformes Schadensbild

Gestützt insbesondere auf die Beobachtungen von Rostock und Laarmann, bestätigt durch die biodynamischen Messungen von Dupuis, wirken sich die Schwingungsbelastungen, insbesondere bei Resonanzschwingungen des Hand-Arm-Systems, am stärksten im Bereich des Ellenbogengelenks aus, etwas geringer im Bereich des Handgelenks, hier insbesondere im handgelenknahen Speichen-Ellengelenk und im Speichen-Handwurzelgelenk (Radiokarpalgelenk), sowie – gering – im Bereich des Schultereckgelenks. Die Fingergelenke und das Schulterhauptgelenk sind nicht betroffen.

Da die Exposition abhängig ist von der Andruckkraft bzw. der Ankopplung der Hände an das Gerät sowie der Rückstoßerschütterung, ist der Andruckarm deutlich stärker gefährdet als der Haltearm. Hieraus ergibt sich ein belastungskonformes Schadensbild:

Das Ellenbogengelenk des Andruckarms erkrankt zuerst und am stärksten, weitere Gelenke erkranken nachrangig.

Bei beidseitiger Belastung, z.B. bei Arbeiten mit Aufbruchhämmern, können die Veränderungen in beiden Armen gleichermaßen stark auftreten. Abhängig von der Einwirkung erkrankt zuerst das Ellenbogengelenk des Andruckarms, gefolgt vom handgelenknahen Speichen-Ellengelenk und dem Handgelenk des Andruckarms, dem Ellenbogengelenk des Haltearms, dem körperfernen Speichen-Ellengelenk des Haltearms, dem Handgelenk des Haltearms, dem Schultereckgelenk des Andruckarms und dem Schultereckgelenk des Haltearms.

Diese Erkrankungskette stellt aus medizinischer Sicht das wichtigste Indiz bei der Kausalitätsprüfung dar.

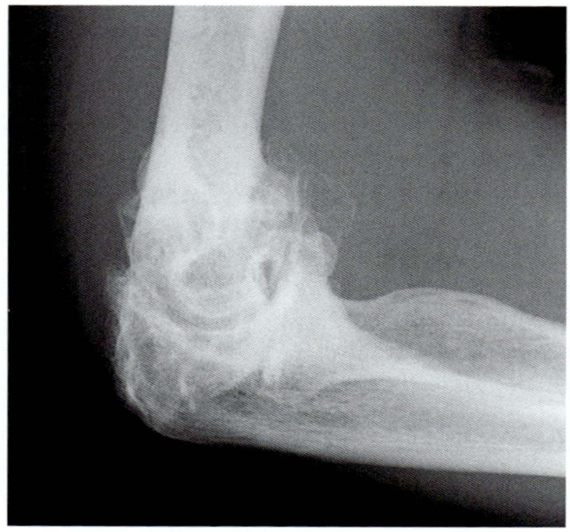

Abb. 6.5: Arthrose des Ellenbogengelenks

Nicht belastungskonform sind Schadensbilder, die mit der Exposition nicht übereinstimmen. Isolierte Erkrankungen des Schultereckgelenks, isolierte Erkrankungen des Handgelenks, Veränderungen im Haltearm gleich oder stärker ausgeprägt als im Andruckarm, nur geringe Veränderungen im Ellenbogengelenk, aber starke Veränderungen im Handgelenk oder Schultereckgelenk sind nicht belastungskonform.

Bei den Krankheitsbildern handelt es sich um röntgenologisch nachweisbare Arthrosen, hauptsächlich im Ellenbogengelenk (→ *Abb. 6.5*).

Allerdings können auch ausgeprägte arthroskopisch (→ *Abschn. 6.12*) oder kernspintomographisch nachgewiesene Knorpelschäden ausreichen, um das Krankheitsbild im Vollbeweis zu sichern.

Merke

Umformende Veränderungen im Ellenbogengelenk und auch in den Handgelenken indizieren – bei entsprechender beruflicher Exposition – eine Verursachung durch Schwingungsbelastung.

6.9 Konkurrierende Ursachen

Als konkurrierende Ursachen kommen in Betracht:

- Verletzungsfolgen
- Systemerkrankungen aus dem rheumatischen Formenkreis, Gelenkchondromatose
- Idiopathische Erkrankungen (Mondbeinnekrose, Osteochondrosis dissecans)
- Epicondylitiden

Verletzungsfolgen lassen sich von den belastungsbedingten Schadensbildern, der Arthrose, dem Mondbeintod und dem Kahnbeinfalschgelenk, dann gut abgrenzen, wenn der zeitliche Zusammenhang gegeben ist. Dann lässt der bildgebende Befund eine klare Unterscheidung zu. Dies gilt aber nicht für veraltete Verletzungsfolgen.

Der Verschleißschaden muss sich auf pressluftgefährdete Gelenke beschränken.

Eine Polyarthrose, d.h. eine gleichförmige Abnutzung aller großen Gelenke, deutet auf eine andere Ursache hin.

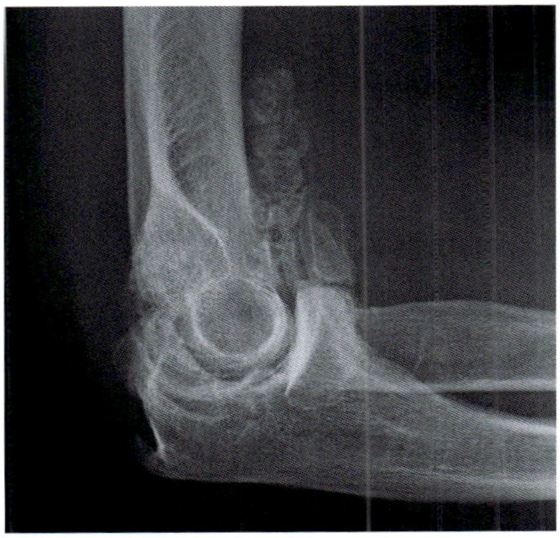

Abb. 6.6: Chondromatose des Ellenbogengelenks

Soweit es sich um die Folgen von Systemerkrankungen handelt, sind diese durch Veränderungen an anderen Gelenken und durch laborchemische Untersuchungen zu sichern.

Bei Auftreten von Abnutzungserscheinungen mit zahlreichen freien Gelenkkörpern muss eine Gelenkchondromatose ausgeschlossen werden (→ *Abb. 6.6*).

Das BSG (Urteil vom 02.04.2009 – B 2 U 9/08 R) hat zu Recht darauf hingewiesen, dass als erster Schritt der Kausalitätsbegutachtung die medizinisch-naturwissenschaftliche Kausalität und als zweiter Schritt die wesentliche Teilursache der beruflichen Exposition für ein über die BK Nr. 2103 versichertes Schadensbild zu prüfen ist. Wird diese Kausalität bejaht, sind als dritter Schritt konkurrierende Ursachen und deren Ursachenbeitrag für das Schadensbild zu hinterfragen.

Merke

Konkurrierende Ursachen sind erst zu prüfen, wenn die wesentliche Teilursache einer Schwingungsbelastung für das Schadenbild zu begründen ist. Die Teilursächlichkeit kann entkräftet werden insbesondere durch Unfallfolgen oder durch entsprechende Veränderungen auch an anderen nicht schwingungsbelasteten Gelenken.

6.10 Technische Ermittlungen

Aufgabe des Präventionsdienstes ist es, den Tagesvibrationswert und die zeitliche Dauer zu bestimmen. Ein Tagesexpositionswert entsprechend dem Auslösewert ab 2,5 m/s^2 gilt grundsätzlich als geeignet, Schäden zu verursachen. Bei Unterschreitung des Auslösewertes wird eine Gefährdung in der Regel nicht mehr angenommen. Eine Exposition unter einer Stunde pro Arbeitsschicht sowie eine Gesamtexposition unter zwei Jahren muss hinsichtlich der Kausalität sehr kritisch betrachtet werden.

Wenn eine gefährdende Exposition vorliegt und ein belastungskonformes Schadensbild gesichert ist, ist der Ursachenzusammenhang hinreichend wahrscheinlich.

Einen belastungskonformen Verlauf gibt es nicht. Nach Laarmann (1977) kann eine viele Jahre zurückliegende, mindestens zweijährige Pressluftarbeit einen Abnutzungsschaden verursachen. Der Schaden kann lange Jahre klinisch stumm bleiben. Mit der Länge des beschwerdefreien Intervalls sinkt jedoch die Wahrscheinlichkeit des Ursachenzusammenhangs. Ab einem beschwerdefreien Intervall von fünf Jahren ist dieser besonders und zunehmend kritisch zu beurteilen.

Die Einschätzung der MdE erfolgt entsprechend den MdE-Erfahrungswerten. Das funktionelle Defizit ist zu benennen und vergleichbar zu Unfallfolgezuständen einzuschätzen (Schönberger et al. 2017).

6.11 Begutachtung der Sonderformen

6.11.1 Osteochondrosis dissecans

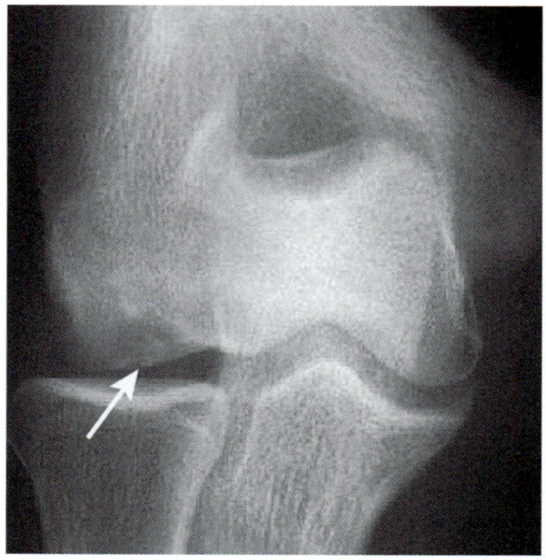

Abb. 6.7: Typische Osteochondrosis dissecans (Pfeil) im Ellenbogengelenk

Eine rein mechanische Ursache einer Osteochondrosis dissecans (→ *Abb. 6.7*) wird heute nicht mehr diskutiert (Hempfling 2015b).

Da eine Osteochondrosis dissecans immer Folge einer Durchblutungsstörung am wachsenden Skelett ist, können allenfalls Schwingungsbelastungen mit Überlastungsschäden in Verbindung mit Durchblutungsstörungen am wachsenden Skelett als Ursache einer Osteochondrosis dissecans angesehen werden. Letztendlich führt dies zur Forderung, dass die schädigende Einwirkung während der Knochenwachstumsphase stattgefunden hat, was jedoch außerordentlich selten der Fall sein dürfte, so dass die Osteochondrosis dissecans als beruflich induzierter Gesundheitsschaden praktisch auszuschließen ist.

Eine zeitliche Begrenzung der Exposition gibt es bei der Osteochondrosis dissecans nicht.

Das gleichzeitige Vorliegen einer Arthrose wird nicht gefordert.

Bei Nachweis einer Osteochondrosis dissecans sind präventive Maßnahmen erforderlich, d.h. die Betroffenen dürfen keiner Schwingungsbelastung mehr ausgesetzt werden.

6.11.2 Mondbeinnekrose (Lunatummalazie)

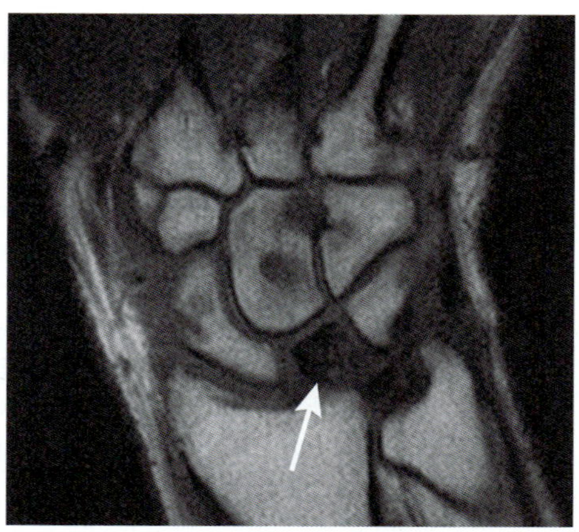

Abb. 6.8: Mondbeinnekrose (Lunatummalazie) im Frühstadium (MRT)

Auch wenn es keine Häufung von Mondbeinnekrosen im gefährdeten Kollektiv im Vergleich zum Normalkollektiv gibt, besteht in der Literatur Einigkeit darüber, dass die Kombination von Schwingungsbelastung und venösen Durchblutungsstörungen aufgrund einer Überstreckung des Handgelenks ursächlich sein kann (Laarmann 1977, Hempfling 2015a, Dupuis 1999).

Die Diagnose wird im Frühstadium kernspintomographisch (→ *Abb. 6.8*) und im späteren Stadium röntgenologisch (→ *Abb. 6.9*) gestellt.

Während Bürkle de la Camp (1956) und Andreesen (1970) der Auffassung waren, dass eine mindestens drei- bis fünfjährige Tätigkeit mit Pressluftwerkzeugen erforder-

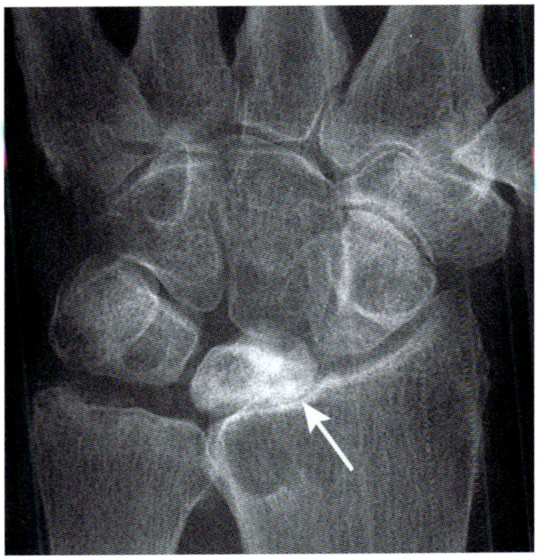

Abb. 6.9: Röntgenbild einer Mondbeinnekrose (Lunatummalazie)

lich sei, um einen Mondbeintod zu verursachen, postulierte Laarmann (1977) eine Mindestarbeitszeit von zwei Jahren. Eine unter zwei Jahren liegende Tätigkeit mit Pressluftwerkzeugen ist annähernd ein Abschneidekriterium, da dann ein wesentlicher beruflicher Ursachenbeitrag in aller Regel nicht mehr hinreichend wahrscheinlich ist (Heitmann et al. 2001; LSG Baden-Württemberg, Urteil vom 19.03.2009 – L 10 U 1405/05).

Des Weiteren forderte Laarmann einen klaren zeitlichen Zusammenhang zwischen der Pressluftarbeit und dem Auftreten von Symptomen. Durch die Beschwerden, die beim Mondbeintod zwangsläufig auftreten, würde die Pressluftarbeit unterbrochen. Bei wesentlich später auftretenden Symptomen könne die Pressluftarbeit daher ursächlich nicht mehr herangezogen werden. Die Zeitspanne zwischen Beendigung der Tätigkeit und Auftreten des Mondbeintodes betrage höchstens sechs Monate.

Der beginnende Mondbeintod äußert sich durch diffuse belastungsabhängige Beschwerden und führt zur diagnostischen – kernspintomographischen – Abklärung. Der beginnende Mondbeintod ist die Folge aktueller Durchblutungsstörungen und aktueller Überlastung trabekulärer Strukturen. Erforderlich ist also in aller Regel der zeitliche Zusammenhang mit der Pressluftarbeit. Das Intervall zwischen deren Aufgabe und der Manifestation von Beschwerden kann allenfalls wenige Monate betragen. Ansonsten ist der Zusammenhang mit der belastenden Tätigkeit nicht mehr hinreichend wahrscheinlich.

Da der Mondbeintod unbehandelt zum Handwurzelkollaps führt und nicht selten in der Notwendigkeit der Teilversteifung oder Versteifung des Handgelenks endet, wird in der Regel bei einem durch Pressluftarbeit bedingten Mondbeintod eine MdE die Folge sein.

6.11.3 Ermüdungsbruch des Kahnbeins und Kahnbeinpseudarthrose

Die Diagnose einer Pseudarthrose (Falschgelenk) des Handkahnbeins ist bildgebend eindeutig zu stellen (→ *Abb. 6.12*).

Intensiven Schwingungsbelastungen mit wiederholten Handgelenksbewegungen, z.B. beim seitlichen Losbrechen von Kohlelagen mit dem tief eingetriebenen Drucklufthammer, wird man in Deutschland nicht mehr begegnen.

Ein Ermüdungsbruch des Kahnbeins könne nach Laarmann (1977) bereits nach wenigen Wochen auftreten. Selten gelänge es, die Entwicklungsstufen von der Ermüdungszyste (→ *Abb. 6.10*) über einen Ermüdungsbruch zum Falschgelenk nachzuweisen. Nur selten könne eine derartige Kette als Zufallsbefund festgestellt werden. In der

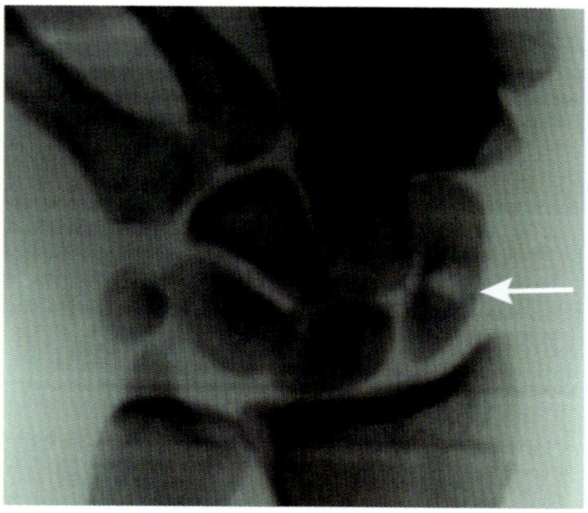

Abb. 6.10: Handkahnbeinzyste

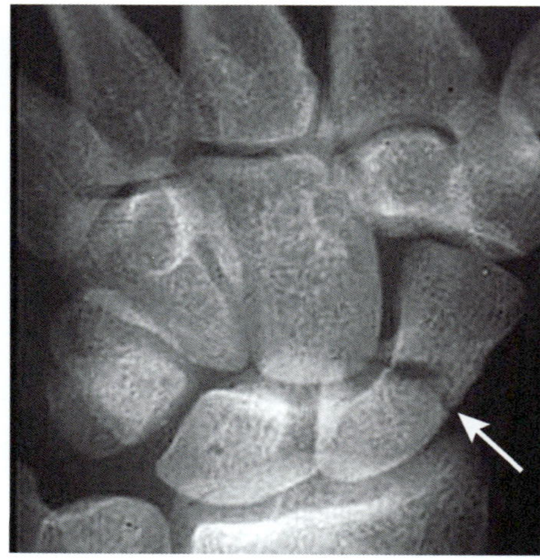

Abb. 6.11: Frische Fraktur eines Handkahnbeins

Regel würden Kahnbeinpseudarthrosen erst nach Monaten und Jahren diagnostiziert. Dann stelle sich grundsätzlich die Frage, ob es sich nicht um eine unfallbedingte Pseudarthrose nach nicht erkannter Kahnbeinfraktur (→ *Abb. 6.11*) handelt.

In der gutachtlichen Praxis wird man heutzutage ein derartiges Krankheitsbild nicht mehr antreffen. Es handelt sich daher um eine rein historische Betrachtung. Bei Feststellung einer durch Schwingungsbelastung verursachten Kahnbeinpseudarthrose dürfte in der Regel eine MdE in rentenberechtigendem Umfang resultieren.

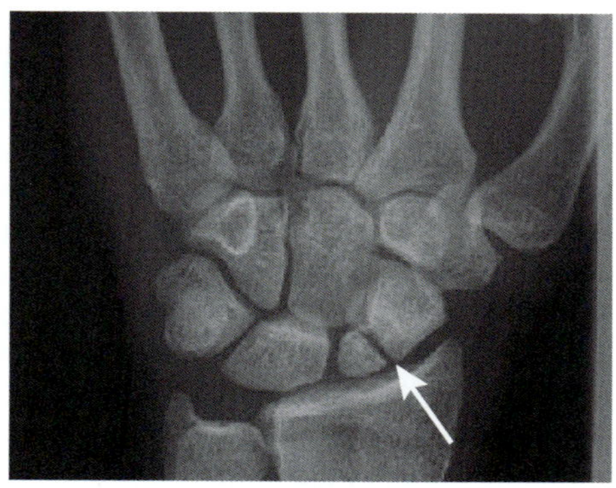

Abb. 6.12: Handkahnbeinpseudarthrose

6.12 Rechtsprechung

Die Notwendigkeit eines belastungskonformen Schadensbildes wird von der Rechtsprechung weitestgehend akzeptiert.

Fallbeispiel

Ein Versicherter, dessen Aufgabe darin bestand, in Dieselmotorenwerken Zwingerblöcke und Laufbuchsen für Motoren zu bearbeiten und zusammenzuschrauben, wobei er mit Presslufthämmern und Druckschleifmaschinen arbeitete, erkrankte im Alter von 40 Jahren an einer isolierten Verschleißumformung des rechten Schultereckgelenks. Anlässlich einer Begutachtung wurde eine isolierte Verschleißumformung des rechten Schultereckgelenks festgestellt, keine Verschleißumformung im

Bereich der Ellenbogengelenke oder Handgelenke. Der Beratende Arzt der zuständigen Berufsgenossenschaft war der Auffassung, dass eine isolierte Verschleißumformung eines Schultereckgelenks biomechanisch nicht vorstellbar sei, wenn die vorgeschalteten Gelenke in der Belastungskette unbehelligt blieben. Dieser Auffassung schloss sich der Gewerbearzt an.

Nachdem eine gefährdende Exposition seitens des Präventionsdienstes der Berufsgenossenschaft gesichert worden war, verurteilte das Sozialgericht Rostock die Berufsgenossenschaft, die Verschleißumformung des Schultereckgelenks als BK Nr. 2103 festzustellen. Begründet wurde das Urteil damit, dass keine außerberuflichen Ursachen für das Leiden des Schultereckgelenks nachzuweisen seien.

Das Landessozialgericht Mecklenburg-Vorpommern hob am 20.05.1999 das Urteil des Sozialgerichtes Rostock auf und wies die Klage ab (LSG Mecklenburg-Vorpommern L 5 U 35/98). Der Grad der hinreichenden Wahrscheinlichkeit zwischen der bewiesenen Exposition und der isolierten Verschleißumformung des Schultereckgelenks sei nicht gegeben. Grundsätzlich würden in der Belastungskette die Gelenke als erstes erkranken, die dem geführten Werkzeug am nächsten liegen. Dies seien das Handgelenk und das Ellenbogengelenk. Den Schluss der Belastungskette bilde das Schultereckgelenk. Erst wenn die Veränderungen im Handgelenk und/oder Ellenbogengelenk am stärksten ausgeprägt seien, bei ausgeprägter und langer Einwirkung, reagiere schließlich auch das Schlusslicht der Belastungskette, das Schultereckgelenk.

Merke

Eine isolierte Verschleißumformung eines Schultereckgelenks ohne Nachweis einer Verschleißumformung in den vorgeschalteten Gelenken ist nicht mit dem Grad der hinreichenden Wahrscheinlichkeit Folge einer Schwingungsbelastung.

Fallbeispiel

Bei einem Rechtshänder, der einer berufsbedingten Vibrationseinwirkung ausgesetzt war, wurden vorauseilende Verschleißumformungen des linken Ellenbogengelenks festgestellt. Von einem Gutachter wurden diese Veränderungen nicht als berufsbedingt angesehen, jedoch beginnende Verschleißumformungen des rechten Ellenbogengelenks. Nach Einholung eines röntgenologischen Zusatzgutachtens wurden die Veränderungen im rechten Ellenbogengelenk als altersgemäß angesehen. Das Sozialgericht Trier erkannte daraufhin eine BK Nr. 2103 an. Das Landessozialgericht Rheinland-Pfalz (Urteil vom 26.06.2001 – L 3 U 33/00) war hingegen der Auffassung, dass eine isolierte Verschleißumformung eines linken Ellenbogengelenkes bei einem Rechtshänder eindeutig gegen den beruflichen Zusammenhang spricht.

Fallbeispiel

Ein 46-jähriger Versicherter stellte im Jahr 2009 wegen einer beidseitigen STT-Arthrose (Arthrose im Übergang vom Kahnbein zum großen und kleinen Vieleckbein) sowie einer Rhizarthrose (Daumensattelgelenksarthrose) einen Antrag auf Feststellung einer BK Nr. 2103.

Die Rhizarthrose schied von vornherein als Folge von „Erschütterungen bei Arbeit mit Druckluftwerkzeugen" aus, da es herrschender Meinung entspricht, dass die mit dem „Druckluftwerkzeug" eng verbundenen Finger keine „Erschütterungen" erleiden. Die STT-Arthrose wurde als belastungsinduziert abgelehnt, weil das Schadensbild insgesamt nicht typisch sei für ein durch „Stauung im Bereich der blutabführenden Gefäße" bedingtes Schadensbild. Dieses würde sich vielmehr im Bereich von Kahn- und Mondbein sowie zwischen Speiche und Elle ausbilden. Bei einem Rechtshänder sei die verstärkte Ausbildung von umformenden Veränderungen links zudem nicht belastungskonform (SG Lüneburg, Urteil vom 15.05.2013 – S 2 U 43/11).

Merke

Das Schadensbild der BK Nr. 2103 muss belastungskonform sein. Bei einem Rechtshänder ist es nicht hinreichend wahrscheinlich, dass ein isoliertes Schadensbild im Bereich des linken Ellenbogengelenks durch berufliche Belastung bedingt ist. Es ist auch nicht hinreichend wahrscheinlich, dass umformende Veränderungen verstärkt und isoliert das linke Handgelenk betreffen.

Fallbeispiel

Ein 56-jähriger Pflasterer stellte zwei Jahre nach Beginn einer Erwerbsunfähigkeitsrente einen Antrag, eine BK Nr. 2103 festzustellen. Bei dem Kläger wurden degenerative Veränderungen der Schultergelenke, wahrscheinlich auf dem Boden von Rotatorenmanschettenschäden, festgestellt. Im Bereich der Ellenbogengelenke lag ein altersentsprechender Befund vor. Lediglich im Bereich des rechten Handgelenks fand sich ein dem Alter vorauseilender Verschleißschaden im handgelenknahen Speichen-Ellengelenk. Eine Funktionsstörung des Handgelenks fand sich allerdings nicht. Da nur in einem exponierten Gelenk ein altersvorauseilender Verschleiß vorlag, lehnte das Sozialgericht Dortmund die Anerkennung einer BK Nr. 2103 ab – bestätigt am 18.07.2001 durch das Landessozialgericht Nordrhein-Westfalen (L 17 U 203/99).

Merke

Ein isolierter Verschleiß eines handgelenknahen Speichen-Ellengelenks bei fehlender Verschleißumformung des Ellenbogengelenks ist kein Tatbestand der BK Nr. 2103.

Fallbeispiel

Ein 50-jähriger Versicherter machte eine Verschleißumformung beider Handgelenke, die letztendlich zu einer Versteifungsoperation beider Handgelenke führte, als Folge von Bohr- und Stemmarbeiten mit Boschhämmern und HILTI-Bohrhämmern geltend.

Da eine Verschleißumformung der Ellenbogengelenke und Schultereckgelenke fehlte, wies das Sozialgericht Dortmund die Klage ab, nachdem ein Sachverständiger ausgeführt hatte, dass beim Bedienen eines Bohrhammers es zu rhythmischen Abwinklungen des Handgelenks mit immer wiederkehrenden Beanspruchungen käme, die auch zu Ermüdungsfrakturen des Kahnbeins führen könnten. Der Kläger hätte die Bohrmaschine mit beiden Händen kraftschlüssig führen müssen, was den beidseitigen Befall der Handgelenke erkläre. Darüber hinaus habe der Kläger in nicht optimalen Arbeitshaltungen mit Zwangshaltungen in alle möglichen Richtungen Bohrungen durchführen müssen.

Das LSG Nordrhein-Westfalen wies darauf hin, dass im Allgemeinen ein derartiges Schadensbild gegen den Ursachenzusammenhang spräche. Im konkreten Fall gebe es jedoch eine einleuchtende Erklärung dafür, dass auch ein solches Krankheitsbild mit den Einwirkungen im Sinne der BK Nr. 2103 vereinbar sei (Urteil vom 26.04.2007 – L 15 U 160/05).

> *„Der Kläger musste die Bohrmaschinen mit beiden Händen kraftschlüssig führen, was den beidseitigen Befall der Handgelenke erklärt. Bohrarbeiten der hier in Frage stehenden Art werden eher mit Körpereinsatz und gebeugtem Ellenbogen- und Schultergelenk ausgeführt. Die Erschütterungen werden durch die Beugestellung im Ellenbogen und die daraus folgende Beugung des Schultergelenkes in diesen beiden Gelenken eher gedämpft, während im Vergleich dazu im Handgelenk die Erschütterungen durch den Bandapparat nicht gut absorbiert werden können.“*

Merke

Das anerkannte Verteilungsmuster kann bei bestimmten konkreten Einwirkungen abweichen, wobei die Erklärung überzeugend sein muss, was vorliegend der Diskussion bedarf. Denn eine „Beugestellung im Ellenbogengelenk“ ist infolge der dort stattfindenden Kraftumleitung eher mit einer stärkeren Gefährdung der Ellenbogengelenke verbunden und nicht mit einer „gedämpften Erschütterung“. Insbesondere das Gelenk zwischen Elle und Oberarmrolle ist durch die gegenläufige Bewegung von Elle und Speiche bei Pressluftarbeit gefährdet (Laarmann 1944).

Fallbeispiel

Ein 44-jähriger Arbeiter machte vier Jahre nach einem Unfall Knorpelschäden im Bereich des rechten Ellenbogengelenks als Unfallfolge geltend. Die Knorpelschäden wurden durch zwei arthroskopische Eingriffe bestätigt. Nachdem der Unfallzusammenhang rechtskräftig abgelehnt wurde, wurde ein Berufskrankheitenverfahren eingeleitet. Der Kläger hatte mit Schlagschraubern, Winkelschleifern und Meißelhämmern gearbeitet. Es wurde ein Tagesdosiswert von 2,2 m/s^2 ermittelt. Die Berufsgenossenschaft lehnte die Anerkennung einer BK Nr. 2103 ab, da die arbeitstechnischen Voraussetzungen nicht vorlagen. Dies wurde durch das Sozialgericht Osnabrück bestätigt.

Im Berufungsverfahren wurde der medizinische Sachverhalt zunächst geklärt. Beim Kläger lag ein Knorpelschaden im Bereich des rechten Ellenbogengelenks mit beginnender Verschleißumformung vor, des Weiteren eine beginnende Verschleißumformung im rechten Handgelenk. Diese ging mit einer Streckhemmung des rechten Ellenbogengelenks von 10°, einer Beugung von 130° sowie einer Einschränkung der Bewegungen im Handgelenk um jeweils 10° einher. Am linken Ellenbogengelenk und am linken Handgelenk fanden sich keine degenerativen Veränderungen. Das Schadensbild wurde als grundsätzlich belastungskonform zu einer Vibrations- oder Schwingungsbelastung eingeordnet.

In der öffentlichen Sitzung des Landessozialgerichtes Niedersachsen-Bremen am 15.01.2015 wies der Senat darauf hin, dass es nach dem aktualisierten Merkblatt keinen gültigen Richtwert gebe. Unter Bezugnahme auf die Rechtsprechung des Bundessozialgerichts wurde auch eine Exposition, die unterhalb des Auslösewertes lag, grundsätzlich als geeignet angesehen, einen durch die Vibration bedingten Gesundheitsschaden zu verursachen. In derartigen Fällen käme es darauf an, ob ein sogenanntes belastungskonformes Schadensbild vorläge. Eine rentenberechtigende MdE resultierte nicht. Die Berufsgenossenschaft erkannte in der öffentlichen Sitzung eine BK Nr. 2103 an (L 6 U 138/06).

Merke

Bei Vorliegen eines belastungskonformen Schadensbildes kann auch eine Exposition, die unterhalb des Auslösewertes liegt, als geeignet angesehen werden, einen vibrationsbedingten Gesundheitsschaden zu verursachen.

Fallbeispiel

Ein 51-jähriger Arbeiter machte Knochenzysten im Bereich des Mondbeins, des Kopfbeins, sowie das Auftreten eines Handgelenkganglions als Folge einer Schwingungsbelastung geltend. Der Kläger hatte bei den Kalisalzwerken Reparaturarbeiten verrichtet. Hierbei fielen Gleisarbeiten an, des Weiteren auch das Befreien von Maschinen, die im Berg festsaßen. Der Kläger war nach dem Ermittlungsergebnis der Techniker zwischen 1980 und 1982 einer Schwingungsbelastung von 2,2 m/s^2 und ab 1983 einer Tagesdosis von 0,4 m/s^2 ausgesetzt. Die Berufsgenossenschaft lehnte wegen fehlender arbeitstechnischer Voraussetzungen die Anerkennung einer BK

Nr. 2103 ab, das Sozialgericht Hannover schloss sich an. Im Berufungsverfahren wurde darauf hingewiesen, dass eine Minimaldosis nicht existiere. Es käme in erster Linie auf das Schadensbild aus medizinischer Sicht an.

Der Kläger war mehrfach im Bereich des Mondbeins operiert worden. Bei den röntgenologisch und kernspintomographisch festgestellten Zysten handelte sich um intraossäre Ganglien *(→ Abb. 6.13 und Abb. 6.14)*. Ein extraossäres Ganglion war bei dem Kläger ebenfalls operiert worden.

In der öffentlichen Sitzung des Landessozialgerichts Niedersachsen-Bremen am 15.09.2016 wurde herausgearbeitet, dass ein intraossäres Ganglion im Mondbein nicht die Vorstufe eines Mondbeintodes darstellt. Hierbei handele es sich um völlig unterschiedliche Krankheitsbilder. Eine primäre Entwicklung eines intraossären Ganglions durch Pressluftarbeit sei in der medizinischen Literatur nicht bekannt. Ein Ganglion könne mittelbare Folge einer Berufskrankheit sein, wenn sich bei einer Zerrüttung eines Meniskus ein Meniskusganglion entwickele. Eine derartige Entstehung von Ganglien sei im Bereich eines Handgelenkes nicht bekannt. Da kein Krankheitsbild vorlag, welches unter der BK Nr. 2103 gelistet war und es keine Erkenntnisse gibt, dass ein derartiges Krankheitsbild durch Schwingungsbelastung entstehen konnte, wurde die Berufung zurückgenommen (LSG Niedersachsen-Bremen L 14 U 337/15).

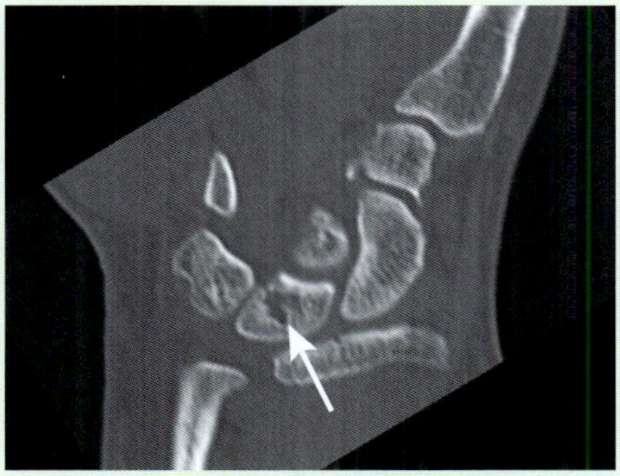

Abb. 6.13: Erstes Rezidiv eines intraossären Ganglions im Mondbein 3 Monate nach der 1. Operation

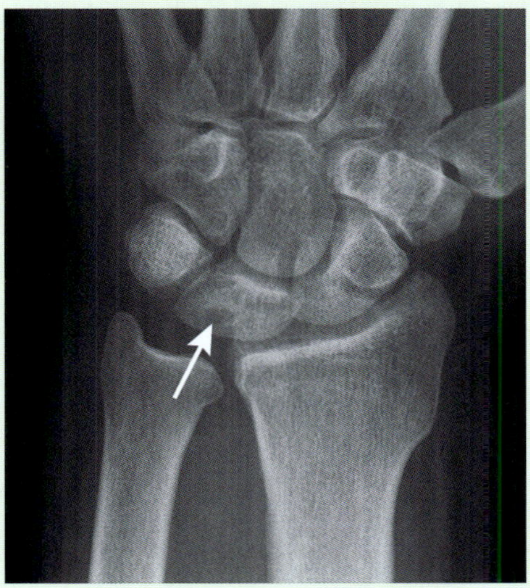

Abb. 6.14: Zweites Rezidiv eines intraossären Mondbein-Ganglions ein Jahr nach der 2. Operation

Fallbeispiel

Bei belastungskonformem Schadensbild – umformenden Veränderungen des rechten Ellenbogengelenks und – gering ausgeprägt – umformenden Veränderungen des linken Ellenbogen- und Schultergelenks bei Rechtshändigkeit und teilweise beidseitiger beruflicher Exposition – war streitig, in welcher Größenordnung diese vorliegen musste, um mit hinreichender Wahrscheinlichkeit als Ursache der umformenden Veränderungen in Betracht zu kommen. Dazu das LSG Baden-Württemberg (Urteil vom 19.03.2009 – L 10 U 1405/05):

„Vielmehr – so das Merkblatt – weisen die zunächst bei Bergleuten gewonnenen Erfahrungen darauf hin, dass die arbeitsbedingten arthrotischen Veränderungen an den Gelenken in der Regel nicht vor Ablauf einer zweijährigen, täglich wiederholten mehrstündigen Arbeit mit hoher Schwingungsintensität auftreten.“

Dies steht in Übereinstimmung mit der von Laarmann (1977) und Heitmann et al. (2001) vertretenen Meinung.

Fallbeispiel

BSG, Urteil vom 02.04.2009 – B 2 U 9/08 R:

Der Kläger litt an einer Mondbeinnekrose rechts. Streitig waren die beruflichen Voraussetzungen. Der Rechtstreit wurde deshalb an das LSG zurückverwiesen. Das Urteil enthält jedoch folgenden wichtigen und häufig nicht beachteten Satz:

„Erforderlich ist aber jeweils eine einzelfallbezogene positive Feststellung sowohl der Verursachung nach der Bedingungstheorie als auch der wesentlichen Verursachung der vorliegenden Erkrankung durch die versicherten Einwirkungen. Das bloße Fehlen von konkurrierenden Ursachen – so aber anscheinend die Auffassung des LSG in dem angeführten Urteil – genügt bei komplexen Krankheitsgeschehen, die mehrere Ursachen haben können, gerade nicht.“

Merke

Bei der BK Nr. 2103 (wie bei allen „mechanischen“ Berufskrankheiten) sind die konkurrierenden Ursachen erst zu prüfen, wenn die erste Kausalkette steht, wenn also Verlauf und Schadensbild belastungskonform sind.

Fallbeispiel

LSG Niedersachsen-Bremen (Urteil vom 18.11.2021 – L 14 U 178/20):

Der Kläger litt an einer isolierten Mondbeinnekrose. Die beklagte Berufsgenossenschaft vertrat im Hinblick auf eine Habilitationsschrift aus dem Jahr 2015 die Ansicht, dass die beim Kläger zu diskutierende berufliche Exposition, wenn sie schadensursächlich sein sollte, stets – und vor allem – Veränderungen im Ellenbogengelenk zur Folge haben müsse, die beim Kläger jedoch völlig fehlen würden. Es fehle das belastungskonforme Schadensbild.

Das Gericht folgte dieser Ansicht nicht. Es berief sich auf das „Merkblatt“. Es würden „Anhaltspunkte dafür, dass inzwischen neuere wissenschaftliche Erkenntnis se vorliegen, nach denen eine Mondbeinnekrose nicht durch Vibrationsbelastungen verursacht werden kann und dementsprechend als anerkennungsfähiges Krankheitsbild aus dem Schutzbereich der BK-Ziffer 2103 ausscheidet," fehlen. „Einzelne Gegenstimmen sind nämlich nicht geeignet, einen einmal gebildeten wissenschaftlichen Erkenntnisstand zu erschüttern, solange nicht die Mehrheit der Fachwissenschaftler den Erkenntnisstand aufkündigt." Als Erklärung für die isolierte Mondbeinnekrose wurde die rechtlich unwesentliche Teilursächlichkeit einer Schadensanlage gesehen. „Epidemiologisch gibt es keine Evidenz, dass berufsbedingte Mondbeinnekrosen durch Belastungen im Sinne der BK-Ziffer 2103 nur gemeinsam mit Arthrosen im Ellenbogengelenk auftreten."

Merke

Die isolierte Mondbeinnekrose ist ein belastungskonformes Schadensbild. Dem Merkblatt ist zu folgen, es sei denn die „Mehrheit der Fachwissenschaftler" kommt zu einem anderen „Erkenntnisstand".

Literatur

Andreesen R (1970). Ist eine Ausheilung der Mondbeinerweichung möglich? Monatsschr Unfallheilkunde 73: 493–502

Balthasar A (1953). Führt die Arbeit mit Preßluftwerkzeugen zu vorzeitigen Abnutzungserscheinungen an Knie- und Hüftgelenken? Hefte zur Unfallheilkunde 47: 217–233

Bochmann F, Eckert W, Kaulbars U, Sun Y (2010). Epidemiologische Fall-Kontroll-Studie zur Risikoabschätzung frequenzabhängiger arbeitsbedingter Hand-Arm-Vibrationen. VDI-Berichte Nr. 2097: 137–155

Bovenzi M (1998). Exposure-response relationship in the hand-arm vibration syndrome: an overview of current epidemiology research. Int Arch Occup Environ Health 71(8): 509–519

Bovenzi M (2006). Health risks from occupational exposures to mechanical vibration. Med Lav 97(3): 535–541

Bürkle de la Camp H (1956). Handbuch der gesamten Unfallheilkunde. Band 3. Enke Verlag, Stuttgart

Bundesministerium für Arbeit und Soziales (2007). Handbuch. Hand-Arm-Vibration

Bundesministerium für Arbeit und Soziales (2015). Technische Regeln zur LärmVibrationsArbSchV. Gemeinsames Ministerialblatt Nr. 25/26: 482–540

Decoulx P, Marchand M, Minet P, Razemon JP (1957). La maladie de Kienböck chez le mineur. Lille Chir 12: 65–81

Dupuis H (1990). Periphere Durchblutungs- und Nervenfunktionsstörung durch Arbeiten mit vibrierenden Handgeräten. Orthop 19:146–149

Dupuis H (1991). Erkenntnisstand zur Pathogenese vibrationsbedingter Erkrankungen. ErgoMed 15: 152–157

Dupuis H (1999). Erkrankungen durch Hand-Arm-Schwingungen. In: Konietzko J, Dupuis H (Hrsg). Handbuch der Arbeitsmedizin. ecomed MEDIZIN, Landsberg

Dupuis H, Hartung E (1999). Vibrationsbedingte Erkrankungen des Knochen- und Gelenksystems (BK 2103). In: Konietzko J, Dupuis H (Hrsg). Handbuch der Arbeitsmedizin. ecomed MEDIZIN, Landsberg

Dupuis H (1991). Wirkung von Stößen und stoßhaltigen Schwingungen auf das Hand-Arm-System. In: Konietzko J, Dupuis H (Hrsg). Handbuch der Arbeitsmedizin. ecomed MEDIZIN, Landsberg

Dupuis H, Hartung E (1998). Arbeitstechnische Voraussetzungen für die Berufskrankheit Nr. 2103. Arbeitsmed Sozialmed Umweltmed 33: 490–496

Frank K (2006). Gelenkerkrankungen durch Erschütterungen bei der Arbeit – pathophysiologische Grundlagen der Berufskrankheit Nr. 2103 BKV und das Problem der Disposition. Zentrbl Arbeitsmed. 56: 194–210

Hagen J (1956). Über Preßluftschäden. In: Bürkle de la Camp H, Rostock P (Hrsg). Handbuch der gesamten Unfallheilkunde. Enke Verlag, Stuttgart
Hartung E (1997). Differenzierte Beurteilung der Schwingungsbelastung des Hand-Arm-Systems im Hinblick auf Knochen- und Gelenkveränderungen und Durchblutungsstörungen. VDI-Berichte 1345: 101–108
Hecker C, Fischer S, Kaulbars U, Hartung E, Dupuis H (2008). In: Konietzko J, Dupuis H (Hrsg). Handbuch der Arbeitsmedizin. ecomed MEDIZIN, Landsberg
Hempfling H, Weise K (2012). Begutachtung der Mondbeinnekrose. Trauma Berufskrankheit 14: 213–225
Hempfling H (2015a). Begutachtung der Lunatummalazie. MedSach 111, 3: 126–139
Hempfling H (2015b). Begutachtung der Osteochondrosis dissecans. MedSach 111, 1: 12–18
Hempfling H (2015c). Begutachtung der Skaphoidpseudarthrose – Unfallfolge oder BK? MedSach 111, 5: 228–241
Hempfling H (2016). Schadenbeurteilung am Bewegungsapparat. De Gruyter, Berlin
Heitmann Ch, Tränkle M, Sauerbier M, Germann G (2001). Berufsbedingte Erkrankungen durch Erschütterung sowie vibrationsbedingte Durchblutungsstörungen an den Händen. Trauma und Berufskrankheit 3: 148–151
Holtzmann F (1926). Eine Gelenkveränderung durch Arbeit mit Preßlufthämmern. Zentrbl für Gewerbehygiene 3: 235–237
Hulten O (1928). Über anatomische Variationen der Handgelenkknochen. Acta Radiol 9: 155–168
Laarmann A (1944). Der Preßluftschaden. Thieme Verlag, Leipzig
Laarmann A (1961). Kahnbeinpseudarthrose und Mondbeintod als Preßluftschaden. Dt Med J 12: 189–197
Laarmann A (1970). Differentialdiagnose der Preßluftschäden. Zbl Arb Med 20: 118–121
Laarmann A (1977). Berufskrankheiten nach mechanischen Einwirkungen. Enke Verlag, Stuttgart
Liebers F, Latza U (2016). Berufskrankheiten durch mechanische Einwirkungen – Raten bestätigter BK-Fälle in Einzelberufen. Bundesanstalt für Arbeitsschutz und Arbeitsmedizin (BauA) Berlin
Nägele M, Wilhelm K, Kuglstatter W, Hahn D (1990). Kienböcksche Erkrankung: Kernspintomographie und röntgenologische Vergleichsstudie. Handchir Mikrochir Plast Chir 22: 23–27
Reich B (1933). Ein Fall von doppelseitiger Spaltung des Naviculare der Hand durch Berufsschädigung. Aseptische Nekrose? Arch Orthop Unfallchir 32: 247–253
Richtlinie 2002/44/EG des europäischen Parlaments und des Rates vom 25. Juli 2002 über Mindestvorschriften zum Schutz von Sicherheit und Gesundheit der Arbeitnehmer vor der Gefährdung durch physikalische Einwirkungen (Vibrationen) (16. Einzelrichtlinie im Sinne des Art. 16 Abs. 1 der Richtlinie 89/391/EWG)
Rostock P (1933). Erkrankungen der Knochen, Muskeln und Gelenke durch Arbeit mit Preßluftwerkzeugen. In: König F, Magnus G (Hrsg). Handbuch der gesamten Unfallheilkunde. Bd. 2, Stuttgart
Rostock P (1931). Durch Arbeit mit Preßluftwerkzeugen hervorgerufene Veränderungen am Ellenbogengelenk. Arch Orthop Unfallchir 29: 284–290
Rostock P (1934). Gelenkschäden durch chronische Erschütterungen. Zentrbl Chir 11: 630–634
Schönberger A, Mehrtens G, Valentin H (2017). Arbeitsunfall und Berufskrankheit. 9. Aufl., Schmidt Verlag, Berlin
Verordnung zum Schutz der Beschäftigten vor Gefährdungen durch Lärm und Vibrationen (Lärm- und Vibrations-Arbeitsschutzverordnung – LärmVibrationsArbSchV) vom 06.03.2007 (Bundesgesetzblatt 1, Nr. 8, Seite 261) in Kraft getreten am 09. März 2007

6.13 Merkblatt zur Berufskrankheit Nr. 2103

Erkrankungen durch Erschütterung bei Arbeiten mit Druckluftwerkzeugen oder gleichartig wirkenden Werkzeugen oder Maschinen

[BArbBl. Nr. 3/2005 S. 51]

I. Vorkommen und Gefahrenquellen

Diese Erkrankungen kommen bei Arbeiten mit bestimmten Werkzeugen oder Maschinen vor, die durch Vibrationen mit vorrangig tiefen Frequenzanteilen (8–50 Hz) erzeugte Schwingungsenergie über die Handgriffe auf das Hand-Arm-Schulter-System übertragen. Längere Einwirkungen solcher „Hand-Arm-Schwingungen“ können pathologische Veränderungen an den Gelenken und Knochen des Hand-Arm-Schulter-Systems verursachen.

Gefahrenquellen sind z.B. bei Arbeiten mit schlagenden Werkzeugen, Geräten oder Maschinen gegeben, zu denen u.a. Aufbruchhämmer, Abbauhämmer, schwere Meißelhämmer, Gleisstopfer, Bohrhämmer, Vibrationsstampfer und Bodenverdichter zählen, sofern die übertragenen Schwingungen in dem genannten Frequenzbereich liegen. Solche Geräte werden u.a. im Hoch- und Tiefbau, im Tunnelbau, in Steinbrüchen und bei der Steinbearbeitung, im Bergbau, in Kesselschmieden, Gussputzereien sowie im Schiffs- und Straßenbau verwendet. Für die „gleichartige Wirkung“ ist es unerheblich, ob diese Geräte pneumatisch, elektrisch oder hydraulisch angetrieben werden. Dagegen ist für Arbeiten mit einfachen handgeführten Hammer- und Meißelwerkzeugen nicht generell eine „gleichartige Wirkung“ zu unterstellen.

II. Pathophysiologie

Der Schädigungsmechanismus an den Knochen und Gelenken beruht vorwiegend auf gleichförmigen oder auch regellosen mechanischen Schwingungen und Stößen, sofern diese bei starker Ankoppelung (Greif-, Andruck- und Haltekräfte) der Hände an den Werkzeuggriffen tieffrequente Schwingungsenergie übertragen, so dass das Hand-Arm-System zu Schwingungen angeregt wird. Diese bewirken eine hohe mechanische Belastung der Knochen und insbesondere der Gelenke in Form von Druck- und Zugkräften, die zu einer ständigen Stauchung und Streckung der Gelenkgewebe führen. An den mechanisch belasteten Gelenkknorpelflächen kann es zu einem vermehrten Anfall von Knorpelabriebprodukten, Rissbildungen und subchondralen Knochennekrosen mit Einbruch von Geröllzysten kommen. Vermehrter Anfall von Knorpelabriebprodukten führt zu einer reaktiven Entzündung der Innenhaut der Gelenkkapsel (Membrana synovialis). Dabei werden mit den Entzündungsmediatoren zytolytische Enzyme freigesetzt, die das Gleichgewicht zwischen knorpelgewebeauf- und -abbauenden Prozessen stören, die Knorpelsubstanz schädigen und den Aufbrauch von Knorpelgewebe beschleunigen.

Vibrationsschäden können sich am Handgelenk, am Ellenbogengelenk und am Schultereckgelenk (Akromioklavikulargelenk) manifestieren. Es entwickeln sich typischerweise degenerative Veränderungen (Arthrosis deformans), wobei besonders das Ellenbogengelenk und das Handgelenk, selten auch das Schultereckgelenk betroffen sind.

Neben den degenerativen Veränderungen der Gelenke können die folgenden Sonderformen der vibrationsinduzierten Schädigungen auftreten:

- die aseptische Nekrose des Os lunatum (Synonyme: Mondbeinnekrose, Lunatummalazie, Kienböck-Krankheit),
- der Ermüdungsbruch des Os scaphoideum (Synonyme: Kahnbein, früher auch Os naviculare) mit der möglichen Folge einer Falschgelenkbildung (Kahnbeinpseudarthrose),
- die Osteochondrosis dissecans im Ellenbogengelenk.

Am schwingungsbelasteten Handgelenk führen die Bremswirkung der Elle gegenüber der Speiche und die Kraftübertragung von Elle zu Speiche dazu, dass die arthrotischen Veränderungen häufig das distale Ellen-Speichen-Gelenk betreffen.

Die aseptische Nekrose des Mondbeines wurde vorwiegend bei Beschäftigten nachgewiesen, die mit Drucklufthämmern arbeiteten (Betzel, 1964). Für ihre Entstehung werden Durchblutungsstörungen sowohl durch Makro- als auch durch Mikrotraumen verantwortlich gemacht.

Am Kahnbein kann durch die anhaltende Traumatisierung bei Arbeiten mit Drucklufthämmern oder gleichartig wirkenden Geräten eine Ermüdungsfraktur entstehen.

Das Ellenbogengelenk wird durch tieffrequente Schwingungen besonders belastet, wenn es beim Halten des Werkzeugs gebeugt ist. Hierdurch erfolgt eine Änderung der Vektoren der einwirkenden Kräfte. Die von den Werkzeugen übertragenen Schwingungen können im Bereich des Ellenbogengelenkes zu Arthrosen und gelegentlich zu einer subchondralen aseptischen Knochennekrose (Osteochondrosis dissecans) im Bereich der besonders belasteten Gelenkflächen führen.

Am Schultereckgelenk geht die schädigende Wirkung der Schwingungsbelastung insbesondere von Scherbewegungen aus, die bereits frühzeitig degenerative Veränderungen verursachen können. Parallel dazu finden sich Knorpeldefekte mit subchondraler Sklerosierung und Ausbildung von Randosteophyten.

III. Krankheitsbild und Diagnose

Arthrotische Veränderungen im Bereich der Handgelenke

Typische Frühzeichen der beginnenden vibrationsinduzierten Erkrankung sind Schmerzen im Bereich der Handgelenke. Beweglichkeitseinschränkungen und in bildgebenden Verfahren nachweisbare arthrotische Veränderungen, oft mit einer Entrundung des Ellenköpfchens, treten immer erst viel später auf.

Differentialdiagnostisch sind Arthritiden und Arthrosen anderer Genese, insbesondere infolge posttraumatischer Fehlstellungen, auszuschließen.

Mondbeinnekrose (Lunatummalazie, Morbus Kienböck)

Die Mondbeinnekrose beginnt meist mit zunehmenden, insbesondere belastungsabhängigen Schmerzen im Handgelenk. Typischerweise findet sich ein umschriebener Druckschmerz dorsal über dem Mondbein. Häufig kann eine Einschränkung der Dorsalextension der Hand, in späten Stadien gelegentlich auch eine leichte dorsale Schwellung beobachtet werden. Der aktive Faustschluss sowie das Strecken und Spreizen der Finger sind gestört.

Die Mondbeinnekrose kann isoliert, aber häufig auch zusammen mit in bildgebenden Verfahren nachweisbaren Arthrosen am distalen Ellen-Speichen-Gelenk (Steinhäuser und Abele, 1974) vorkommen.

Während das Frühstadium einer Mondbeinnekrose röntgenologisch meist noch nicht nachweisbar ist, lässt es sich bereits im Szintigramm und im Magnetresonanztomogramm darstellen. Die Einteilung verschiedener Stadien erfolgt nach den Veränderungen im Nativröntgenbild sowie dem Magnetresonanztomogramm unter Berücksichtigung therapeutischer Gesichtspunkte [siehe „Leitlinie Lunatumnekrose (Morbus Kienböck)“ der Deutschen Gesellschaft für Handchirurgie].

Die Differentialdiagnose kann bei uncharakteristischen Beschwerden und anfänglich negativem Befund bildgebender Verfahren schwierig sein.

Ermüdungsbruch des Kahnbeins und Kahnbeinpseudarthrose

Ermüdungsbrüche des Kahnbeins können symptomlos verlaufen und stellen dann einen Zufallsbefund in Form der Kahnbeinpseudarthrose dar. Meist finden sich starke, zunehmend belastungsabhängige Schmerzen dorsal und palmar über dem Kahnbein, besonders jedoch in der Tabatière (Tabatière-Druckschmerz). Es besteht neben einem Druck- und Bewegungsschmerz auch ein Stauchungsschmerz besonders des Daumens und gelegentlich des Zeigefingers. Auftreten kann auch eine Schwellung besonders dorsal und in der Tabatière. Bei radialer oder ulnarer Abwinkelung des Handgelenkes kann die Instabilität des Kahnbeins zwischen Daumen und Zeigefinger getastet werden.

Der Nachweis einer Ermüdungsfraktur oder einer Pseudarthrose des Kahnbeins erfolgt in aller Regel mittels bildgebender Verfahren. Zu empfehlen sind Kahnbeinspezialaufnahmen (Lücke zwischen Kahn- und Mondbein im a.-p.-Strahlengang, Verkippung des Mondbeins nach dorsal oder palmar im seitlichen Bild), um die Instabilität der proximalen Reihe bei zusätzlicher Bandverletzung zu sichern. Im Frühstadium der Ermüdungsfraktur des Kahnbeins kann nur die Skelettszintigraphie positiv sein.

Die Abgrenzung dieser Befunde gegenüber gleichartigen Veränderungen anderer Ätiologie erfordert eine besonders ausführliche Anamnese. Die Kahnbeinpseudarthrose ist meist Folge einer übersehenen oder falsch behandelten Kahnbeinfraktur (Andreesen, 1964). Nach traumatischer Kahnbeinfraktur kann sich eine sekundäre Zyste um den Frakturspalt ausbilden.

Arthrose des Ellenbogengelenks

Zu Beginn der Arthrose bestehen belastungsabhängige Schmerzen und Muskelverspannungen, die vom Gelenkraum oder von den periartikulären Weichteilen ausgehen können. Häufig ist die Schmerzhaftigkeit der überlasteten Strukturen nur durch Palpation feststellbar. Entzündungen der Innenhaut der Gelenkkapsel (Membrana synovialis) mit tastbarer Schwellung und ggf. mit Ergussbildung sind ein klinisch relevantes Zeichen der aktivierten Arthrose. Sie kann intermittierend auftreten, wobei für die Arthrose ein Wechsel von schmerzhaften und schmerzarmen Episoden typisch ist. Im fortgeschrittenen Stadium der Arthrose kommt es zum Bewegungsschmerz und schließlich auch zum Ruheschmerz sowie zu passiver Bewegungseinschränkung mit Streck- und Beugedefizit. Schmerzen bei passiver Bewegung gehen insbesondere von der Gelenkkapsel aus (Kapselmuster). Bei aktiver Bewegung auftretende Schmerzen gehen auf Verspannungen der Muskulatur und Störungen im Bereich der periartikulären Sehneninsertionen zurück (Periarthrose). Ruheschmerz ist bei der Arthrose des Ellenbogengelenks vorrangig auf eine Entzündung im Bereich der Gelenkkapsel zurückzuführen.

In bildgebenden Verfahren finden sich typische degenerative Veränderungen mit Gelenkspaltverschmälerungen und osteophytären Ausziehungen. Das Radiusköpfchen kann eine durch Verdickung imponierende Deformierung aufweisen; häufig besteht eine Vergrößerung des Kronenfortsatzes der Elle (Laarmann, 1977). Bei fortgeschrittenen degenerativen Veränderungen können sich freie Gelenkkörper arthrotischen Ursprungs bilden. Differentialdiagnostisch sind Arthrosen anderer Genese auszuschließen.

Osteochondrosis dissecans im Ellenbogengelenk
Bei dieser Erkrankung handelt es sich zunächst um eine umschriebene subchondrale aseptische Knochennekrose. Aus diesem Bereich kann sich ein Knochen-Knorpelstück herauslösen und zur Bildung eines freien Gelenkkörpers (Maus) sowie eines muldenförmigen Defekts (Mausbett) führen. Erst das Auftreten von freien Gelenkkörpern führt zu Einklemmungserscheinungen und schmerzhafter Bewegungseinschränkung. Eine durch mechanische Schwingungen und Stöße induzierte Osteochondrosis dissecans setzt nicht das gleichzeitige Vorhandensein arthrotischer Veränderungen voraus. Differentialdiagnostisch sind traumatische Ursachen und eine Gelenkchondromatose auszuschließen.

Arthrose des Schultereckgelenks
Anamnestisch und klinisch stehen Schmerzen der Schulter im Vordergrund, die besonders nach Überlastung auftreten. Bei der klinischen Untersuchung besteht häufig ein Druckschmerz über dem Akromioklavikulargelenk. In bildgebenden Verfahren finden sich Arthrosezeichen mit osteophytären Ausziehungen am distalen Gelenkbereich, ggf. mit Ausbildung eines Sporns. Differentialdiagnostisch sind posttraumatische Arthrose, infektiöse und rheumatoide Arthritis und Osteolysen auszuschließen.

IV. Weitere Hinweise

Eine Anzeige des Verdachtes auf das Vorliegen einer Berufskrankheit nach der Nummer 2103 ist begründet, wenn eine entsprechende Arbeitsanamnese und ein Befund gemäß Abschnitt III vorliegen.

Für die Beurteilung der arbeitstechnischen Voraussetzungen wird davon ausgegangen, dass die degenerativen Veränderungen von der Dauer und der Intensität der Schwingungsbelastung sowie von der Stärke der Ankoppelung der Hände an den vibrierenden Handgriffen abhängig sind. Eine kumulative Dosis der Schwingungsbelastung des Hand-Arm-Systems, die als Richtwert für die Begründung einer Erkrankung im Sinne der BK-Ziffer 2103 herangezogen werden könnte, lässt sich nach derzeitigem Erkenntnisstand nicht festlegen. Die zunächst bei Bergleuten gewonnenen Erfahrungen weisen darauf hin, dass die arbeitsbedingten arthrotischen Veränderungen an den Gelenken in der Regel nicht vor Ablauf einer zweijährigen, täglich wiederholten mehrstündigen Arbeit mit hoher Schwingungsintensität auftreten.

Für den Ermüdungsbruch des Kahnbeins, die Mondbeinnekrose und die Osteochondrosis dissecans sind Mindestexpositionszeiten derzeit nicht bekannt.

Die arthrotischen Gelenkschäden können auch noch nach Aufgabe der gefährdenden Tätigkeiten in Erscheinung treten oder sich verschlimmern.

V. Literatur

Andreesen RH (1964). Entstehung, Begutachtung und Behandlung der Kahnbeinpseudarthrose. Arch. Klin. Chir. 309: 56

Betzel F (1964). Die Sonderformen des Pressluftschadens. Hefte zur Unfallheilkunde 78: 67

Dupuis H, Hartung E, Konietzko J (1998). Arbeitstechnische Voraussetzungen für die Berufskrankheit Nr. 2103. Arbeitsmed. Sozialmed. Umweltmed. 33: 490–496

Dupuis H, Hartung E (1999). Vibrationsbedingte Erkrankungen des Knochen- und Gelenksystems (BK 2103). In: Konietzko J und Dupuis H (Hrsg): Handbuch der Arbeitsmedizin. Kap. IV-3.4.1, 1–11, ecomed, Landsberg

Hartung E, Dupuis H, Scheffer M (1991). Einfluss der Greif- und Andruckkraft am Handgriff unter Schwingungsbelastung auf die akute Beanspruchung des Hand-Arm-Systems. Z. Arb. wiss. 45: 174–179

Laarmann A (1977). Berufskrankheiten nach mechanischen Einwirkungen. Enke Verlag, Stuttgart, 31–76

Ley FX (1993). Bone and joint disorders associated with hand-arm vibration syndrome – Histology and pathophysiology. In: Dupuis H et al. (Hrsg): Proceedings 6th Int. Conf. on Hand-Arm-Vibration. Hauptverband der gewerblichen Berufsgenossenschaften e. V., Sankt Augustin, 267–279

Malchaire J, Maldague B, Huberlaint JM, Croquet F (1986). Bone and joint changes in the wrists and elbows and their association with hand and arm vibration exposure. Ann. occup. Hyg. 30: 461–468

Rehm S (1983). Chronische Wirkungen auf das Knochen- und Gelenksystem. In: Dupuis, H.: Wirkung mechanischer Schwingungen auf das Hand-Arm-System – Expertenkolloquium. Bundesanstalt für Arbeitsschutz, Fb, 348. Wirtschaftsverlag, Bremerhaven, 19–28

Schenk Th (1992). Retrospektive statistische Analyse der vibrationsbedingten Hand-Arm-Schäden von 203 Bauarbeitern der DDR. Forschungsbericht; Bundesanstalt für Arbeitsmedizin, Berlin

Steinhäuser J, Abele H (1974). Beitrag zur Pathogenese der Mondbeinnekrose. Arch. Orthop. Unfallchir. 78: 227

7 Die Berufskrankheit Nr. 2104 – Vibrationsschäden

7.1 Verordnungstext

Vibrationsbedingte Durchblutungsstörungen an den Händen

7.2 Rückblick

Die Berufskrankheit Nr. 2104 geht auf die Berufskrankheit Nr. 2103 zurück. Mit der 4. Verordnung über die Ausdehnung der Unfallversicherung auf Berufskrankheiten vom 29.01.1943 wurde zur Sonderform Vasospasmen des „Preßluftschadens“ der Zusatz eingefügt: „... sowie durch Arbeit an Anklopfmaschinen“ (Reichsgesetzblatt Teil I, 1943, Nr. 14, § 2; Laarmann 1977).

Die praktische Erfahrung in der Umsetzung der Berufskrankheit Nr. 2103 seit 1929 ergab, dass Pressluftwerkzeuge je nach Schlaggeschwindigkeit unterschiedliche Auswirkungen hatten. Schnellschlagende Pressluftwerkzeuge verursachten keine Abnutzungsschäden an den Armgelenken, jedoch Gefäßspasmen an den Händen. Gleiche Gefäßspasmen wurden nach Tätigkeiten an Anklopfmaschinen und Pinnmaschinen in der Schuhindustrie beobachtet (Laarmann 1977).

Die epidemiologischen Grundlagen und Erkenntnisse, dass regelmäßig wiederkehrende intensive Vibrationseinwirkungen durch handgestützte oder handgehaltene Arbeitsgeräte zu strukturellen Gesundheitsschäden führen können, veranlasste den Verordnungsgeber zur Einführung der Berufskrankheit Nr. 2104 durch die Verordnung zur Änderung der 7. Berufskrankheiten-Verordnung vom 08.12.1976, die am 01.01.1977 in Kraft trat (BGBl. Teil I, Nr. 142, S. 3329).

Die Bezeichnung „Vibrationsbedingtes vasospastisches Syndrom“ (VVS) entspricht dem Verordnungstext.

Der Unterlassungszwang ist zum 01.01.2021 weggefallen. Da die Krankheit grundsätzlich als schwerwiegend anzusehen ist, wurde eine Ergänzung des Verordnungstextes zum Ausprägungsgrad des Krankheitsbildes nicht für erforderlich erachtet.

Im Hinblick auf das Merkblatt hat das Bundesministerium für Arbeit und Soziales am 30.03.2022 die dortigen Ausführungen zum Unterlassungszwang für gegenstandslos erklärt. Das entsprechende Hinweispapier wurde im Gemeinsamen Ministerialblatt veröffentlicht (Ausgabe 16/2022 S. 380).

7.3 Statistik

Tab. 7.1: Statistische Daten zur BK Nr. 2104 (DGUV-Statistiken für die Praxis 2021)

Jahr	2000	2005	2010	2015	2020	2021
Verdachtsmeldungen	81	64	67	82	74	106
anerkannte Fälle	14	10	15	22	19	46
neue Renten	7	8	9	17	15	23

Die auffallend geringe Zahl der gemeldeten, anerkannten und entschädigten Fälle (→ *Tab. 7.1*) weist – wie bei allen durch mechanische Einwirkungen verursachten Berufskrankheiten – auf die erhebliche Disposition, also die Schadensanlagen, hin, die einen Ursachenbeitrag aus dem versicherten Bereich kaum begründen lassen. Von 1 bis 2 Millionen gefährdend belasteter Beschäftigter (grobe Schätzung) ist es ein verschwindend kleiner Anteil, bei dem sich ein Ursachenbeitrag aus dem versicherten Bereich sichern lässt, wobei aber auch eine erhebliche Dunkelziffer vermutet wird.

Die geringe Zahl der anerkannten Fälle ist naheliegend ursächlich für die geringen Forschungsaktivitäten zu diesem Krankheitsbild. Diese erstrecken sich dagegen extensiv auf die schwingungsbelastenden Arbeitsgeräte vor dem Hintergrund präventiver Überlegungen.

Die geringe Zahl wird auch verantwortlich gemacht für eine besonders lange Laufzeit der Verwaltungsverfahren. Es fehlt die Routine bei der Beiziehung der erforderlichen ärztlichen und arbeitstechnischen Informationen (Deutscher Bundestag, Drucksache 18/13543 vom 08.09.2017, 18. Wahlperiode).

7.4 Ätiologie, Krankheitsbild und Diagnose

Durch mechanische Schwingungen (Vibrationen, Erschütterungen) von Massen entstehen, wenn sie in den Körper eindringen, Teilvibrationen (Hand) oder Ganzkörpervibrationen (Füße, Wirbelsäule, Kopf).

Unter einer Vibration versteht man eine schwingende Bewegung. Startet z.B. ein Kind auf einer Schaukel von Punkt A nach Punkt B, sodann durch Punkt A zu Punkt C und wieder nach Punkt A zurück (→ *Abb. 7.1*), so handelt es sich um einen vollständigen Vibrationszyklus.

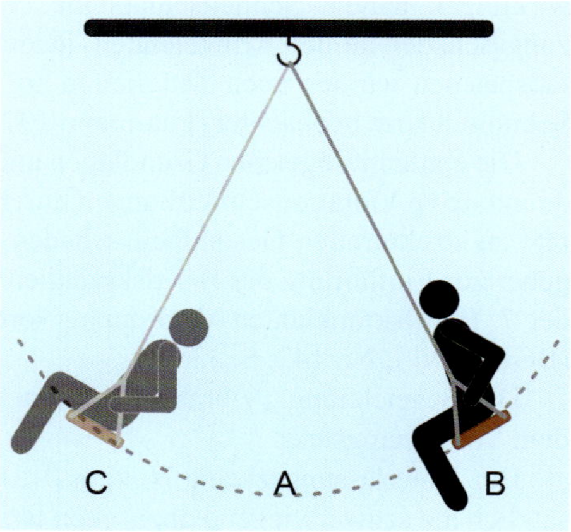

Abb. 7.1: Vibrationszyklus *(Erläuterung siehe Text)*

Die für die Berufskrankheit Nr. 2104 spezifischen Veränderungen, die Erkrankungen der Fingerarterien (Vibrationsbedingtes vasospastisches Syndrom – VVS), gehen in aller Regel von vibrierenden Maschinen mit *hoher Frequenz* (Schwingungszahl) – > 20 Hz – und *niedriger Amplitude* (Entfernung zwischen Umkehrpunkt C und Ruhepunkt A) aus, also von schnellschlagenden Maschinen mit geringem Schwingungsausschlag. Darunter fallen in der Regel handgeführte/handgehaltene Arbeitsgeräte wie Motorkettensägen, Meißelhämmer, Fräsen oder Schleif-, Schneide- und Poliermaschinen, hochtourige Bohrer, sowie Niethämmer und Anklopfmaschinen. Bei der Lederschuhherstellung ist das Anklopfen eine Nacharbeit, die erforderlich ist, um die bei der ersten (behelfsmäßigen) Verbindung des über den Leisten gezogenen Schaftes mit der Brandsohle entstandenen Falten, den „Zwickeinschlag“, zu beseitigen. Nicht versichert ist die Arbeit mit Handwerkzeugen. Diese vibrieren nicht.

Betroffene Berufe sind vor allem Schleifer und Gussputzer sowie Forstwirte (Waldarbeiter), Steinmetze, Bauarbeiter (Hoch- und Tiefbau), Arbeiter der metallverarbeiten-

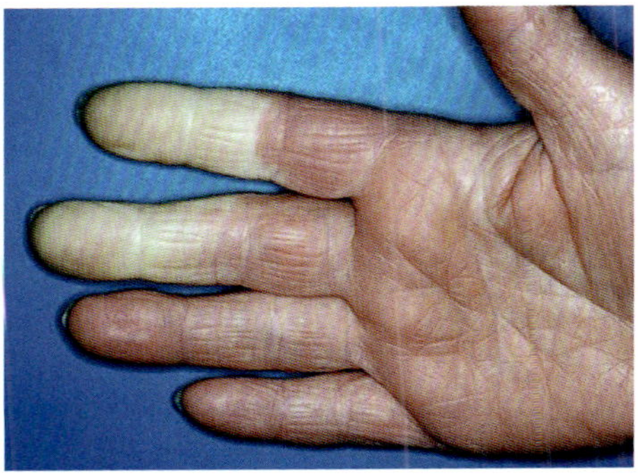

Abb. 7.2: Vasospastisches Krankheitsbild (Weißfingerkrankheit)

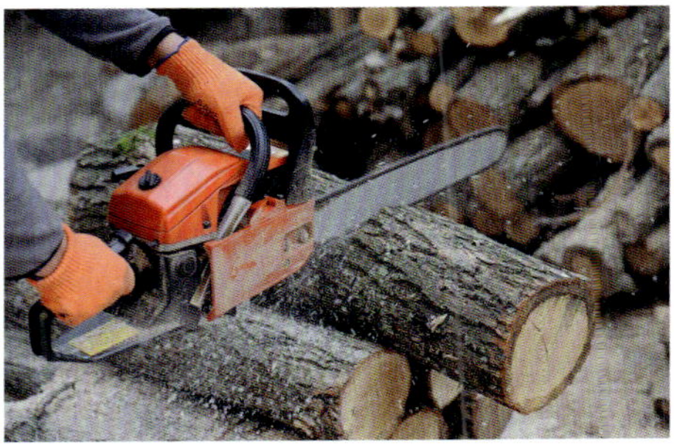

Abb. 7.3: Handgeführte Motorkettensäge: Übertragung der Vibration auf die „angekoppelten“ Hände (AdobeStock©byrdyak)

den Industrie und im Schiffsbau, Schuhmacher usw., wenn sie weitgehend ständig mit derartigen Maschinen arbeiten, welche auf das Hand-Arm-System einwirken. Diese berufliche Belastung kann – neben anderen Gesundheitsschäden, die über die BK Nr. 2104 nicht versichert sind, zu vasospastischen Anfällen, der sog. Weißfingerkrankheit (→ *Abb. 7.2*), führen.

Damit sich die Vibration der Geräte auf die Hände überträgt, ist entscheidend, dass diese zur Erzielung des Arbeitserfolgs an diese „angekoppelt“ sind (→ *Abb. 7.3*). Die Hände müssen das Arbeitsgerät also fest umfassen. Niedrige Temperaturen verstärken die Wirkung.

Frequenzen < 50 Hz wirken auf das Knochengewebe und die Gelenke ein (Gemne et al. 1987; → BK Nr. 2103), während Frequenzen > 50 Hz überwiegend in den Weichteilen der Finger und der Handfläche absorbiert werden (Dupuis 1999).

Als ursächlich für das Schadensbild werden verschiedene Schadensmechanismen diskutiert (Dupuis 1990, 1991), ohne dass die Ursachen letztlich gesichert sind:

- eine Schädigung der Blutgefäßwand und der Nervenenden durch lang andauernde Exposition
- eine ständig wiederholte erhöhte Aktivierung der örtlichen sympathischen Nervenstrukturen durch Irritation der betroffenen Fingerarterien
- eine Kallusbildung in Haut und Unterhaut – wobei für diese Theorie jegliche Anhaltspunkte fehlen
- anfallsartige Gefäßkrämpfe, bedingt durch eine belastungsinduzierte Überentwicklung der Gefäßmuskulatur bzw. der die Gefäße umgebenden Muskulatur

Das Krankheitsbild ist im Vollbeweis zu sichern. Dies ist grundsätzlich eine Selbstverständlichkeit, bedarf vorliegend aber deshalb der Betonung, weil die Diagnose der sog. Weißfingerkrankheit wiederholt vor allem aufgrund der Angaben der Betroffenen gestellt wird. Eine Reihenuntersuchung an 317 Beschäftigten während eines Beobachtungszeitraums von 1984 bis 2002 (Untersuchungsintervall 2 Jahre) hat jedoch ergeben, dass die subjektiven Beschwerdeangaben nicht ausreichend mit den thermometrischen Untersuchungsergebnissen übereinstimmen (Völter-Mahlknecht et al. 2007). Deshalb sind das Krankheitsbild und dessen Schweregrad zu sichern durch objektive Testverfahren, die Thermometrie (standardisiert nach DIN ISO 14835-1:2015), auf die nicht verzichtet werden kann.

Klinisch ist der Ablauf wie folgt:

Der sog. „Weißfinger-Anfall" setzt voraus, dass die Finger bzw. Hände zunächst der Kälte ausgesetzt wurden, was vornehmlich im Winterhalbjahr der Fall ist. Diese Kälteexposition verbunden mit dem Einsatz der benannten handgeführten vibrierenden Maschinen führt dann in typischer Weise zu einer Weißverfärbung einzelner oder mehrerer Finger (End- bis Grundglied) der das Gerät bedienenden Hand, verbunden mit einem Taubheitsgefühl und einer eingeschränkten Feinmotorik. Die Durchblutungsstörungen sind begrenzt auf den Teil der Hand, der die Vibrationen vornehmlich aufnimmt. Betroffen sind in aller Regel die Langfinger – bevorzugt der Arbeitshand –, die die vibrierende Maschine umfassen. Meist beginnt die Durchblutungsstörung (Vasokonstriktion) in den Langfingerkuppen und breitet sich dann nach proximal aus (→ *Abb. 7.2*), selten über den ganzen Finger und nur ausnahmsweise auf den Daumen und/oder die Mittelhand.

Bei Wiedererwärmung kommt es zu einer reaktiven Hyperämie (Blutüberfülle) mit einer Blau-Rot-Verfärbung sowie einem Brennen und Kribbeln, einem Zustand, wie er grundsätzlich entsteht, wenn Finger oder Zehen kältebedingt sozusagen abgestorben sind. Je nach Stärke der gefäßbedingten Störung dauert dieser Prozess ca. 15 bis 60 Minuten, läuft also verzögert ab. Zwischen den anfallsweisen Durchblutungsstörungen sind die Betroffenen beschwerdefrei. Trophische Dauerschäden treten praktisch nie auf (Wahl et al. 2019).

Angiospastische Anfälle können mehrfach täglich auftreten. Voraussetzung ist eine Temperatur unter 15° C, wobei eine feuchte Witterung die Anfälle begünstigt (Koch 2011).

Als Therapie ist zu empfehlen das Vermeiden von Kälte auf die Hände (z.B. beheizte Handgriffe an den Geräten), die Reduzierung der Ankoppelungskräfte (Verminderung der Greif- und Andruckkräfte) und – letztlich – die Aufgabe der gefährdenden Exposition, wobei für die Arbeitgeber „Technische Regeln zur Lärm- und Vibrations-Arbeitsschutzverordnung" (TRLV) von März 2015 (Vibration) zu beachten sind. Weitere erfolgversprechende Behandlungsmaßnahmen sind nicht bekannt.

Abzugrenzen ist das Krankheitsbild vom klassischen (primären/anlagebedingten/idiopathischen) *Raynaud-Syndrom* mit dem typischerweise symmetrischen Befall der Finger beider Hände jüngerer Frauen (20. bis 40. Lebensjahr) infolge emotionaler oder Kälte-Reize, wobei häufig auch die Zehen mit betroffen sind, den *vasospastischen Erkrankungen* wie Akrocyanose (blau-rote Verfärbung der Akren), Livedo reticularis (marmorierte Haut) und familiär gehäuft zu beobachtenden sog. kalten Händen, die allesamt bei Kälteexposition auftreten, von *chronischen Erkrankungen* der Arterien (z.B. Thrombangiitis obliterans) und von Veränderungen nach Ergotamin-*Medikation* bzw. Noradrenalin (Merkblatt; → *Abschn. 7.8*). Verwiesen werden darf auf den Abschnitt „Konkurrierende Ursachen" (→ *Abschn. 7.6*).

Eine Vielzahl von Veröffentlichungen setzt sich mit der Schwingungsbelastung (> 20 Hz) einzelner Arbeitsgeräte auseinander, die gut erforscht ist. Der ärztliche Gutachter ist dazu nicht sachverständig. Die arbeitstechnischen Voraussetzungen sind diesem von der Präventionsabteilung der Berufsgenossenschaften/Unfallkassen vorzugeben. Ohne diese Vorgabe sollte er nicht tätig werden (Koch 2011).

Ohne dass dafür eine gesicherte wissenschaftliche Erklärung gegeben werden kann, haben Beobachtungen ergeben, dass die Gefahr der belastungsinduzierten Weißfingererkrankung ansteigt mit der Dauer der Exposition (Lebensarbeitszeitdosis) und deren Intensität (Tagesdosis). Langzeitbelastete, also Versicherte, die deutlich über 10 Jahre mit vibrierenden Maschinen gearbeitet haben, sind also eher gefährdet, als Versicherte, die relativ kurzfristig – 6,3 Jahre (Rack et al. 1995) – exponiert waren. Bestätigt werden diese Ergebnisse durch eine international abgesicherte Datenbasis.

Je höher die tägliche Schwingungsbelastung ist, umso geringer ist die Anzahl der erforderlichen Jahre bis zum Auftreten von Krankheitserscheinungen. Bei Tagesschwingungsbelastungen unterhalb des Auslösewerts (Verordnung zur Umsetzung der EG-Richtlinien 2002/44/EG und 2003/10/EG zum Schutz der Beschäftigten vor Gefährdungen durch Lärm und Vibrationen; Bundesgesetzblatt 2007, Teil I Nr. 8) von 2,5 m/s² sind Symptome selten, unterhalb von 1 m/s² nicht belegt. Belastungszeiträume unter einem Jahr liegen außerhalb des Beurteilungsbereichs. Mit Hilfe einer Grafik, abgebildet in der Richtlinie VDI 2057-2 (2016) können die Schwingungsbelastungen abgelesen werden, bei der in einer Gruppe schwingungsbelasteter Personen das Auftreten von Krankheitssymptomen in 10 % der Fälle zu erwarten ist (→ *Tab. 7.2*) Wird dieser Zusammenhang zwischen Schwingungsbelastung und Auswirkung auf die Gesundheit orientierend herangezogen, so kann bei Überschreitung der errechneten Expositionsjahre davon ausgegangen werden, dass die arbeitstechnischen Voraussetzungen erfüllt sind. (Wahl et al. 2019).

Tab. 7.2: Beziehung zwischen Schwingungsbelastung und Expositionsjahren für das Auftreten von Krankheitssymptomen in 10 % der Exponierten (VDI 2057-2; nach Wahl et al. 2019)

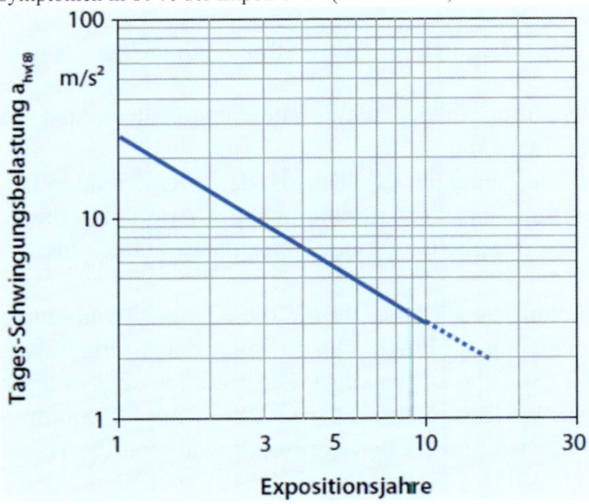

Tab. 7.3: Stadien der vasospastischen und sensorischen Symptome (Gemne et al. 1985, Koch 2011)

vasospastische Symptome	Stadium	sensorische Symptome	Stadium
Gelegentliche Anfälle: nur Kuppen eines oder mehrerer Finger betreffend	1 V	Gelegentliches Taubheitsgefühl ohne oder mit Kribbeln	1 SN
Gelegentliche Anfälle: distale und mittlere Phalangen eines oder mehrerer Finger betreffend	2 V	Gelegentliches oder andauerndes Taubheitsgefühl, reduzierte Sensibilität der Haut	2 SN
Häufige Anfälle: alle Glieder der meisten Finger betreffend	3 V	Gelegentliches oder andauerndes Taubheitsgefühl, reduzierte taktile Diskrimination und feinmotorische Geschicklichkeit	3 SN
Wie Stadium 3, mit trophischen Hautveränderungen an den Fingerkuppen	4 V		

Präventionsmaßnahmen (VDI 2057-2:2016 und TRLV 2015) sind dann indiziert, wenn der Schwingungsgesamtwert (Lebensarbeitszeitdosis) und die tägliche Einwirkungsdauer (Tagesdosis) den Richtwert übersteigen (Hecker et al. 2008). Dabei ist aber zu beachten, dass die geringe Zahl der anerkannten Fälle derartige Statistiken sehr relativiert.

Merke

Die versicherte Exposition, die Krankheit, ist im Vollbeweis (mit an Sicherheit grenzender Wahrscheinlichkeit) zu sichern. Zwingend erforderlich sind thermometrische Untersuchungen. Im Vollbeweis zu sichern, durch den Präventionsdienst, ist die Schwingungsbelastung. Die Erfahrung, die hinreichende Wahrscheinlichkeit zwischen Erkrankung und Belastung, zeigt, dass das Erkrankungsrisiko abhängig ist von der Dauer der täglichen Belastung und der Langzeitbelastung (10 Jahre und mehr).

7.5 Begutachtung

Sachverständig ist der „Angiologe“, also der angiologisch erfahrene Gutachter – unabhängig vom Fachgebiet.

Die Untersuchung des Probanden sollte auf das Winterhalbjahr gelegt werden, da warme Witterung das Ergebnis verfälschen kann.

Die Untersuchung beginnt mit dem allgemeinen Gefäßstatus, der orientierenden Untersuchung der peripheren Arterien (Arteria carotis, Arteria brachialis, Arteria femoralis, Arteria tibialis). Auszuschließen ist eine periphere arterielle Verschlusskrankheit als Ursache.

Zum Ausschluss eines Gefäßverschlusses als Ursache für die Mangeldurchblutung einzelner Finger folgt dann die Untersuchung der Fingerarterien sowie der Arteria ulnaris (Ellenschlagader) und Arteria radialis (Speichenschlagader). Die Befunde sind klinisch und dopplersonographisch zu erheben. Bei fortgeschrittenem VVS ist die Pulsamplitude der besonders betroffenen Fingerarterien nicht selten verringert, während die Handarterien immer unauffällig sind (Koch 2011). Für Wahl et al. (2019) sind Sonographie und farbkodierte Duplexsonographie der Hand- und Fingerarterien mit hochfrequenten Linearschallköpfen zur differenzialdiagnostischen Abgrenzung peripherer arterieller Verschlusskrankheiten (PAVK, HHS, THS, Thrombangiitis obliterans) unverzichtbar.

Im Anschluss an diese Untersuchungen folgt der Kaltwasserprovokationstest (Kältebelastungstest).

7.5.1 Kaltwasserprovokationstest

Nach ausreichender Gewöhnung an die Zimmertemperatur (21 °C) und Messung der Temperatur mittels Kontaktplatten-Thermographie werden beide Hände für 2 Minuten in ein Wasserbad von 12 °C gegeben. Im Anschluss daran wird die Wiedererwärmung im 2,5-Minuten-Takt – ebenfalls mittels Kontaktplatten-Thermographie, da diese Methode die Erhebung der Temperatur (Wärmestrahlung) gleichzeitig für jeden Finger erlaubt – gemessen und fotographisch (Infrarotkamera/Wärmekamera) festgehalten bzw. in einer Temperaturkurve aufgezeichnet.

Die ermittelten Temperaturverläufe erlauben eine Aussage über den Grad der verzögerten Wiedererwärmung als Ausdruck der gestörten Gefäßdynamik der betroffenen Fingerarterien (Koch 2011).

- N = normale Reaktion:
  Erreichen der Ausgangstemperatur innerhalb von 15 Minuten.
- mV = mäßig verzögerte Wiedererwärmung:
  Erreichen der Ausgangstemperatur innerhalb von 16 bis 25 Minuten.
- sV = stark verzögerte Wiedererwärmung:
  Die Ausgangstemperatur ist nach 25 Minuten noch nicht erreicht.

Die *Abb. 7.4*, *Abb. 7.5* und *Abb. 7.6* zeigen den Verlauf einer kontinuierlichen Wiedererwärmung.

Ergebnis: Mäßig verzögerte Wiedererwärmung Finger 2 links und rechts, stark verzögerte Wiedererwärmung Finger 3 rechts.

Beurteilung: VVS der Finger 2 und 3 rechts sowie 2 links Stadium 2V und 1 SN (nach Koch 2011).

7.5.2 Pallästhesiometrie

Sofern außerhalb der vasospastischen Anfälle sensorische Störungen berichtet werden, empfiehlt sich die Durchführung einer Pallästhesiometrie. Die Messung erfolgt mit einem speziellen Messgerät (Pallästhesiometer). Hierdurch kann die Vibrationssensibilität der einzelnen Finger ermittelt werden und gemäß den Empfehlungen der „Stockholm Workshop Classification" eingestuft werden.

7.5.3 Laborchemische Untersuchungen

Bei Verdacht auf Systemerkrankungen mit Gefäßbeteiligung (Kollagenosen u.a.;

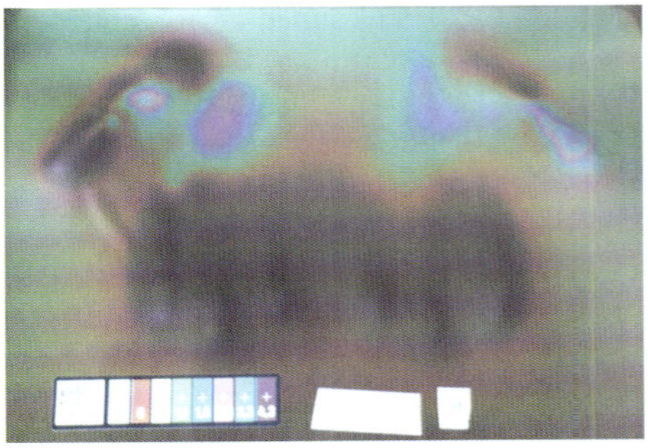

Abb. 7.4: Kontaktplatten-Thermographie 5 Minuten nach Kaltwasserexposition: Verzögerte Wiedererwärmung Finger 2 und 3 rechts und Finger 2 links

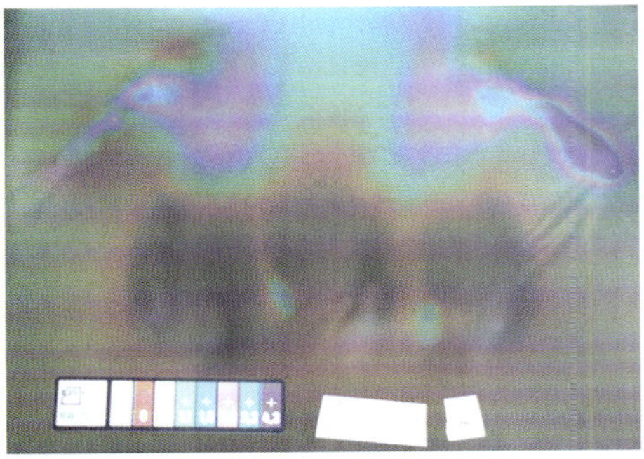

Abb. 7.5: Kontaktplatten-Thermographie 15 Minuten nach Kaltwasserexposition: Verzögerte Wiedererwärmung Finger 2 und 3 rechts und Finger 2 links

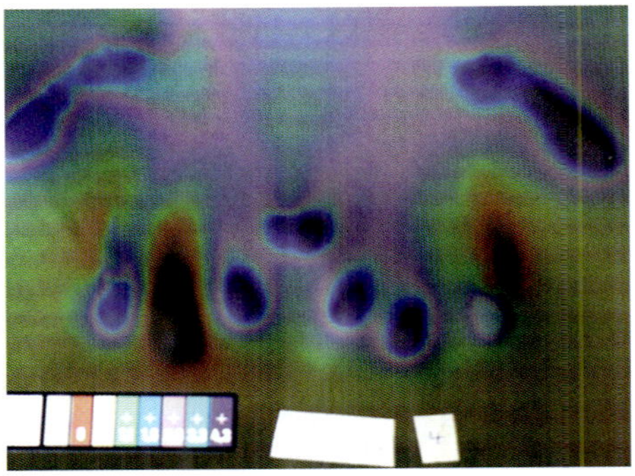

Abb. 7.6: Kontaktplatten-Thermographie 25 Minuten nach Kaltwasserexposition: Verzögerte Wiedererwärmung Grund- und Mittelglied Finger 3 rechts

Wahl et al. 2019) können entsprechende Untersuchungen (Rheumafaktor, Antinukleärer Faktor, Kälteagglutinine) hilfreich sein.

Die *Diagnose* eines VVS (BK Nr. 2104) setzt folgende wesentliche Beurteilungskriterien voraus:

1. Die arbeitstechnischen Voraussetzungen sind vorgegeben.
2. Die typischen vasospastischen Anfälle im Zusammenhang mit den Triggerfaktoren (Kälte, Vibrationsbelastung) im Sinne des Weiß-Blau-Rot-Phänomens sind gesichert bzw. können gesichert werden.
3. Im Kaltwasserprovokationstest (obligatorisch!) ist die verzögerte Wiedererwärmung der klinisch betroffenen Finger nachgewiesen.
4. Mittels sonographischer Untersuchung sind Verschlüsse der Hand- oder Fingerarterien (z.B. Hypothenar-Hammer-Syndrom und Thenar-Hammer-Syndrom → *Kap. 16*) ausgeschlossen. Eine Arteriographie ist nur bei unklarem Sachverhalt indiziert.
5. Die klinische Untersuchung der Hände ergibt bei dieser funktionellen Gefäßerkrankung keinen pathologischen Befund. Trophische Gewebsveränderungen sprechen für eine nicht ausreichend kompensierte dauerhafte arterielle Minderdurchblutung.
6. Differenzialdiagnostische Überlegungen müssen in die Beurteilung einfließen, entsprechende Erkrankungen ggf. ausgeschlossen werden (Primäres Raynaud-Phänomen, Hypothenar-Hammer-Syndrom und Thenar-Hammer-Syndrom, Autoimmunkrankheiten des Bindegewebes, Frostbeulen usw.).

Sofern alle notwendigen Beurteilungskriterien für das Vorliegen eines VVS sprechen, ist die MdE einzuschätzen (→ *Tab. 7.3* und *Tab. 7.4*). Die Bestimmung der Stadien ist immer für jede Hand und die betroffenen Finger vorzunehmen. Als Grundlage der Einschätzung dient die Stockholm Workshop Classification in Anlehnung an Gemne et al. (1985).

Tab. 7.4: MdE-Einschätzung des VVS nach Stadien (Gemne et al. 1985)

Stadium 1 V und 1 SN	10 %
Stadium 2 V und 2 SN	20 %
Stadium 3 V und 3 SN	30 %
Stadium 4 V	40 %

Eine alternative MdE-Bewertung stammt von Völter-Mahlknecht et al. (2010). Vorgeschlagen wird ein Kriterienkatalog, der die Lokalisation der Symptome, den Wiedererwärmungsverlauf nach Kälteprovokation, Art und Umfang der Auslöseschwelle für die Anfallssituation sowie die Feinmotorik und die Sensibilität berücksichtigt (→ *Tab. 7.5*).

Tab. 7.5: MdE-Vorschlag nach Völter-Mahlknecht et al. (2010)

Parameter	**Minderung der Erwerbsfähigkeit**		
	10%	**20%**	**±30%**
1. Beurteilungsebene			
Wiener-Testsystem (Beurteilung der Feinmotorik)	Normal	Leicht eingeschränkt (0,1 , PR* = 2,3)	Stark eingeschränkt (2,3 , PR* = 15,9)
Pallästhesiometrie/Neurologie	Normal	Eingeschränkt	Eingeschränkt
Wiedererwärmungsverlauf nach Kälteprovokation	Leicht verzögert	Verzögert	Keine Wiedererwärmung
Nötige Intensität des Auslösers zur Anfallsprovokation	Stark	Mittel	Schwach
Subjektive Einschränkung der Feinmotorik und Sensibilität in der anfallsfreien Zeit	Normal	Leicht	Stark
Subjektive Ausprägung der Erkrankung (Schwere und Häufigkeit der Anfälle)	Gering	Mittel	Stark
2. Beurteilungsebene			
Lokalisation der Beschwerden (Händigkeit des zu Begutachtenden, Finger/eine Hand/beide Hände)			

* PR = Prozentrang

Nach Beendigung der schädigenden Tätigkeit empfiehlt sich eine gutachtliche Nachuntersuchung nach Ablauf von drei Jahren.

Merke

Die berufliche Schwingungsbelastung ist dem angiologisch erfahrenen ärztlichen Gutachter vorzugeben. Zwingend sind zur Sicherung der Berufskrankheit der Kaltwasserprovokationstest und die darauf folgende verzögerte Wiedererwärmung. Auszuschließen sind berufskrankheitsfremde Ursachen. Die berufskrankheitsbedingte MdE liegt zwischen 10 % und 40 % – abhängig vom Schweregrad der Erkrankung.

7.6 Konkurrierende Ursachen

Das vibrationsbedingte vasospastische Syndrom ist eine Untergruppe des sekundären Raynaud-Phänomens. Abzugrenzen sind folgende konkurrierende Krankheitsbilder (Schiltenwolf et al. 2021):

- Kollagenosen: Sklerodermie, systematischer Lupus erythematodes, Dermatomyositis, Polymyositis
- Kälteagglutinine, Kryoglobulinämie, Kryofibrinogenämie, myeloproliferative Erkrankungen, Myelome
- Chronische Erkrankungen der Arterien (z. B. Thrombangiitis obliterans, Thoracic Outlet Syndrom)
- Pulmonale Hypertension
- Syringomyelie, Rückenmarkstumoren
- Medikamentennebenwirkung: Ergotamin, Methysergid, Betablocker, Belomycin, Vinblastin, Cisplatin

7.7 Literatur

Dupuis H (1990). Periphere Durchblutungs- und Nervenfunktionsstörung durch Arbeiten mit vibrierenden Handgeräten. Orthop 19: 146–149

Dupuis H (1991). Erkenntnisstand zur Pathogenese vibrationsbedingter Erkrankungen. ErgoMed 15, 5, 152–157

Dupuis H (1999). Erkrankungen durch Hand-Arm-Schwingungen. In: Konietzko J, Dupuis H (Hrsg). Handbuch der Arbeitsmedizin. ecomed MEDIZIN, Landsberg

Gemne G, Pyykko J, Taylor W, Pelmear PL (1985). The Stockholm Workshop scale for the classification of cold-induced Raynaud's phenomen in the hand-arm vibration syndrom (Revision of the Taylor-Pelmear scale). Scand J Work Environ Health 13: 275–278

Gemne G, Seraste H (1987). Bone and joint pathology in workers using handheld vibrating tools. Scand J Work Environ Health 13: 290–300

Hecker Ch, Fischer S, Kaulbars U, Hartung E, Dupuis H (2008). Mechanische Schwingungen. In: Letzel S, Nowak D (Hrsg). Handbuch der Arbeitsmedizin. ecomed MEDIZIN, Landsberg

Koch R (2011). „Vibrationsschaden" – Das vibrationsbedingte vasospastische Syndrom (BK Nr. 2104). In: Ludolph E, Schürmann J, Gaidzik PW (Hrsg). Kursbuch der ärztlichen Begutachtung. ecomed MEDIZIN, Landsberg

Laarmann A (1977). Berufskrankheiten nach mechanischen Einwirkungen. Enke, Stuttgart

Rack R, Meyer-Falcke A, Abendroth RR (1995). Vibrationsbelastende Tätigkeit unterschiedlicher Expositionsdauer. ASU, 30

Schiltenwolf M, Hollo DF, Gaidzik PW (2021). Begutachtung der Haltungs- und Bewegungsorgane. 7. Aufl., Georg Thieme Verlag, Stuttgart New York

Verordnung zum Schutz der Beschäftigten vor Gefährdungen durch Lärm und Vibration vom 06.03.2007. Bundesgesetzblatt 1, Nr. 8, S. 261

VDI 2057 (2016): Einwirkung mechanischer Schwingungen auf den Menschen

Völter-Mahlknecht S, Muttray A, Riedel S, Dupuis H, Letzel S (2007). Bedeutung der Anamnese bei der Diagnostik des Vibrationsbedingten Vasospastischen Syndroms (VVS). ASU 42, 9

Völter-Mahlknecht S, Gigic B, Muttray A et al. (2010). MdE-Verlauf und MdE-Beurteilung beim Vibrationsbedingten Vasospastischen Syndrom (VVS). ASU 45: 582–591

Wahl U, Kaulbars U, Ernst F, Hirsch T (2019). Vibrationssyndrom der Finger. Trauma und Berufskrankheit 21: 276–285

7.8 Merkblatt zur Berufskrankheit Nr. 2104*

* (→ *Abschn. 7.2*)

Vibrationsbedingte Durchblutungsstörungen an den Händen, die zur Unterlassung aller Tätigkeiten gezwungen haben, die für die Entstehung, die Verschlimmerung oder das Wiederaufleben der Krankheit ursächlich waren oder sein können

[Bek. des BMA vom 10.7.1979, BArbBl. Nr. 7–8/1979 S. 72]

Vibrationen sind mechanische Schwingungen, die durch hohe Frequenzen mit niedriger Amplitude, Erschütterungen solche, die durch niedrige Frequenzen mit hoher Amplitude gekennzeichnet sind. Beide Begriffe überlappen sich.

I. Gefahrenquellen

Vibrierende, von Hand geführte technische Werkzeuge und Maschinen können Durchblutungsstörungen an den Fingern verursachen. Nach praktisch-klinischen Erfahrungen werden diese Störungen bei Vibrationen mit Frequenzen hauptsächlich im Bereich von etwa 20 bis 1 000 Hz beobachtet.

Derartige Vibrationen treten auf z.B. bei der Bedienung von hochtourigen Bohrern, Meißeln, Fräsen, Sägen, Schneide-, Schleif- und Poliermaschinen sowie Niethämmern und Anklopfmaschinen, ferner bei Handrichtern.

Bevorzugt eingesetzt werden diese pneumatisch oder motorbetriebenen Arbeitsmittel in der Forstwirtschaft, dem Hoch- und Tiefbau, der metallverarbeitenden Industrie und im Schiffsbau.

II. Pathophysiologie

Durch die Einwirkung von Vibrationen kann es an der betroffenen Hand zu Schäden an den Gefäßen und/oder peripheren Nerven kommen. Die Krankheitsbezeichnung „Vibrationsbedingtes Vasospastisches Syndrom (VVS)" drückt die ursächlichen Beziehungen aus. Früher verwendete Synonyme waren meist deskriptiver Art: „Weißfinger-Krankheit", „traumatisches Raynaud-Phänomen". Im Schrifttum finden sich ferner die Bezeichnungen „Traumatic Vasospastic Disease (TDV)" bzw. „Vibration Induced White Finger (VWM)" sowie Vibrations-Syndrom.

III. Krankheitsbild und Diagnose

Das Krankheitsbild mit anfallsartig und örtlich begrenzt auftretenden Störungen der Durchblutung und Sensibilität an den Händen tritt im Allgemeinen nach einigen Monaten bis Jahren auf. Es besteht eine Abhängigkeit von Dauer und Intensität der täglichen Exposition. Meist treten die Beschwerden im Winterhalbjahr bei Arbeitsbeginn auf. Typischerweise werden die Anfälle durch Kälteeinfluss begünstigt, in fortgeschrittenen Stadien auch unabhängig von der Arbeit.

Die Anfallshäufigkeit variiert von vereinzeltem bis zu täglich mehrmaligem Auftreten. Die Dauer der vasomotorischen Störungen beträgt einige Minuten bis mehrere Stunden und kann durch Aufwärmen verkürzt werden.

Die Symptome der chronisch-intermittierend auftretenden Durchblutungsstörungen sind örtlich begrenzt auf den Teil der Hand, der die Vibrationen hauptsächlich aufnimmt. In den meisten Fällen sind betroffen die Finger II bis V der Halte- und Bedienungshand. Nur ausnahmsweise treten Beschwerden im Daumen und in der Hohlhand auf. Die überwiegende Zahl der Patienten gibt einseitig bestehende Störungen der Durchblutung und Sensibilität an: Absterbe- und Kältegefühl bei Weißwerden der Finger mit Schwäche und Steifigkeit. Zyanotische Verfärbung und spätere Rötung mit Wärmegefühl sind nicht obligat. Parästhesien in Form von Nadelstichen werden oft beschrieben. Die Ausbreitung und Rückbildung dieser Missempfindungen erfolgt innerhalb von Minuten von den Fingerspitzen nach proximal. Komplikationen infolge trophischer Störungen treten bei vibrationsbedingten Durchblutungsstörungen praktisch niemals auf. Zwischen den nur anfallsweise auftretenden Durchblutungsstörungen sind die davon betroffenen Personen beschwerdefrei.

Die Diagnose der Erkrankung ist im beschwerdefreien Intervall schwierig: Inspektion und Palpation ergeben keine für die Krankheit charakteristischen Veränderungen. Sie sind aus differentialdiagnostischen Gründen jedoch wichtig. Bedeutsam ist die Arbeitsanamnese und die genaue Beschreibung der Beschwerden im zeitlichen und örtlichen Verlauf. Die Durchführung eines Provokationstests (z.B. Kaltwassertest bei 12°C) ist erforderlich. Eine Objektivierung der arbeitsbedingten Durchblutungsstörung wird ermöglicht durch die Messung der Hauttemperatur, die Bestimmung der Wiedererwärmungszeit, den Fingernagel-Pressversuch und neurologische Untersuchungen mit Prüfung der Sensibilität und Motorik. Ergänzend können sphygmomanometrische Untersuchungen und speziellere Tests, die jedoch standardisiert sein sollten, durchgeführt werden. Röntgenaufnahmen der Hand zeigen keine für diese Erkrankung spezifischen Veränderungen.

IV. Weitere Hinweise

Die chronisch-rezidivierend und örtlich begrenzt auftretenden vibrationsbedingten Störungen der Durchblutung und Sensibilität sind aufgrund von Arbeitsanamnese, Beschwerdebild und Lokalbefund nach Provokationstests zu diagnostizieren. Mit Hilfe des Krankheitsverlaufes und der erhobenen Befunde lassen sich differentialdiagnostisch andere, nicht beruflich verursachte periphere Durchblutungsstörungen abgrenzen: Der klassische M. Raynaud (typischerweise symmetrischer Befall der Finger jüngerer Frauen, infolge emotionaler oder Kältereize), vasospastische Erkrankungen wie Akrozyanose, Livedo reticularis und familiär gehäuft zu beobachtende sog. kalte Hände, die allesamt bei Kälteexposition auftreten, chronische Erkrankungen der Arterien (z.B. Thrombangiitis obliterans) und Zustände nach Ergotamin-Medikation bzw. Noradrenalin. Das Raynaud'sche Phänomen beobachtet man meist als plötzlich auftretendes und zunehmende Beschwerden verursachendes Symptom bei systematischen Erkrankungen ungünstiger Prognose (Kollagenosen, Myelome). Ähnliche Symptome treten auf bei hämatologischen Erkrankungen, wobei Dysproteinämien und Kryoglobuline nachweisbar sind. Prädisponierende Faktoren für die Manifestation arbeitsbedingter Durchblutungsstörungen sind Kälteexposition (auch in der Freizeit), Nikotinabusus und eine noch nicht weiter abgeklärte individuelle Disposition, wobei das Alter offensichtlich keinen Einfluss hat.

Die Prognose der Erkrankung ist abhängig von der Dauer des Bestehens und dem Schweregrad der Beschwerden: Die intermittierenden Durchblutungsstörungen sind anfangs reversibel und verlieren sich bei fehlender Exposition. Auch noch in fortgeschrittenen Fällen kann die Unterlassung der gefährdenden Tätigkeit zu einer Besserung der Erkrankung hinsichtlich Intensität, Häufigkeit und Ausmaß der Beschwerden führen.

V. Literatur

Iwata, H, Dupius H, Freund JL, Hartung E (1973). Bei Hand-Arm-Schwingungen auftretende Erkrankungen. Arbeitsmed. Sozialmed. Sozialmed. Präventivmed. 12: 295–296
Jancik G (1973). Durchblutungsstörungen der Hände durch Vibrationen bei Holz- und Metallarbeitern. Verhandlungsbericht über den 13. Kongress für Arbeitsschutz und Arbeitsmedizin 1973 in Düsseldorf
Klosterkötter W (1975). Kriterien für vibrationsbedingte Durchblutungsstörungen bei beruflichen Tätigkeiten. In: Ergonomische Aspekte der Arbeitsmedizin. Verhandlungen der Deutschen Gesellschaft für Arbeitsmedizin, Jahrestagung 1975, Gentner-Verlag, Stuttgart, 191–199
Laarmann A (1977). Berufskrankheiten nach mechanischen Einwirkungen. 2. Aufl., Enke Verlag, Stuttgart
Lidström J-M (1974). Periphere Kreislauf- und Nervenfunktionsstörungen bei Personen, die Vibrationseinwirkungen über die Hände ausgesetzt sind. Arbeitsmed. Sozialmed. Präventivmed. 11: 142–144
McCallum RL (1972). Vibration Syndrome. Brit. J. industr. Med. 28: 90–99

* Bundesministerium für Arbeit und Soziales, Bonn, den 30. März 2022 (IVa 4-45000-3/68)
Hinweise zu den Berufskrankheiten Nr. 1315, 2101, 2104, 2108 bis 2110, 4301, 4302, 5101
Wegfall des Unterlassungszwangs
Durch Artikel 24 Nummer 3a des Gesetzes vom 12. Juni 2020 (BGBl. I S. 1248 ff.) ist mit Wirkung ab dem 1. Januar 2021 bei den Berufskrankheiten Nummer 1315, 2101, 2104, 2108 bis 2110, 4301, 4302, 5101 die Aufgabe der schädigenden Tätigkeit als Voraussetzung für die Anerkennung als Berufskrankheit (sog. „Unterlassungszwang“) gestrichen worden.
Soweit die Merkblätter zu diesen Berufskrankheiten Ausführungen zur Aufgabe der schädigenden Tätigkeit enthalten, sind diese ab dem 1. Januar 2021 gegenstandslos.

8 Die Berufskrankheit Nr. 2105 – Chronische Schleimbeutelerkrankung

8.1 Verordnungstext

Chronische Erkrankungen der Schleimbeutel durch ständigen Druck

8.2 Rückblick

Der ursprüngliche Text dieser durch die 5. BKV am 26.07.1952 als Nr. 24 eingeführten Berufskrankheit lautete:

„Chronische Erkrankungen der Schleimbeutel der Gelenke durch ständigen Druck oder ständige Erschütterung."

Mit der 6. BKV am 28.04.1961 – damals BK Nr. 22 – entfielen der Zusatz *„oder ständige Erschütterung"* und die Worte *„der Gelenke"*, da die Erkrankungsursache allein im ständigen Druck gesehen wurde und auch Schleimbeutel betroffen sein können, die nicht unmittelbar mit Gelenken in Verbindung stehen – z.B. am Trochanter major (großer Rollhügel) und im Ansatzbereich der Achillessehne (Bursa tendinis calcanei). Die Berufskrankheit erhielt die auch heute noch gültige Fassung:

„Chronische Erkrankungen der Schleimbeutel durch ständigen Druck".

8.3 Anatomie und Funktion

Schleimbeutel (Bursae) sind Hohlräume, die von Schleimhaut (Synovialis) ausgekleidet sind, mit einer fadenziehenden, muzin-(mukoid-)haltigen, also Schleimstoffe enthaltenden Flüssigkeit, die der Gelenkflüssigkeit (Synovia) entspricht, gefüllt sind, und mit Gelenken in Verbindung stehen können. Sie finden sich als „Schutz"mechanismen in zahlreichen Regionen des Organismus, die besonderen mechanischen Belastungen/Beanspruchungen in Form von Druck, Stoß, Scherung oder Reibung ausgesetzt sind. Sie „polstern" z.B. Sehnen oder Faszien gegen den Knochen oder den Knochen – meist Knochenvorsprünge und Gelenke – gegen Druck von außen und gewährleisten das Gleiten, die Verschiebung, also die Bewegung einzelner Strukturen gegenüber der Unterlage und untereinander. Die Anzahl der Schleimbeutel ist individuell unterschiedlich. Nach Baumgartl (1964) können z.B. am Kniegelenk bis zu 30 Schleimbeutel vorhanden sein. Die meisten Schleimbeutel sind anlagebedingt (Mohr 2000). Die direkt unter der Haut (subkutan) gelegenen Schleimbeutel entwickeln sich erst nach der Geburt – z.B. der Schleimbeutel über dem Ellenhaken (Bursa subcutanea olecrani) erst zwischen dem 7. und 10. Lebensjahr (Canoso 1990, Pressel et al. 2015). Schleimbeutel entwickeln sich aber auch überall da, wo neue Situationen dies erfordern – z.B. über Exostosen (Knochensporn, → *Abb. 8.1*), über Implantaten, an Amputationsstümpfen, an Auflagestellen von Prothesen („Prothesenränder"), nach knochenbruchbedingten Deformierungen oder nach

Sehnenverpflanzungen (Laarmann 1977), da sich die pluripotenten mesenchymalen Stammzellen in Synoviazellen umwandeln und ein synoviaähnliches Gewebe produzieren können (Hameed et al. 1995). Derartige Neo- oder Pseudobursen sind z.B. die „Frostbeule" über dem Großzehengrundgelenk beim Hallux valgus (X-Zehe) oder die durch Schuhdruck über der Ferse entstehende „Haglund-Beule" (Pressel et al. 2015).

Im Normalfall sind die Schleimbeutel weder sicht- noch tastbar (Thürauf 2009) – auch dann nicht, wenn sie, wie z.B. am Kniegelenk, direkt unter der Haut liegen (Bursa subcutanea/subfascialis praepatellaris, Bursa subcutanea infrapatellaris, Bursa subcutanea tuberositatis tibiae).

8.4 Krankheitsbild und Diagnose

Versichert ist nur die *chronische* Schleimbeutelerkrankung durch *ständigen*, beruflich bedingten *Druck*. Damit sind tatbestandlich alle Schleimbeutel*verletzungen*, alle *akuten* Schleimbeutelerkrankungen und alle chronischen Schleimbeutelerkrankungen, die nicht durch ständigen beruflich bedingten Druck verursacht sind, über die Berufskrankheit Nr. 2105 nicht erfasst. Die spärliche Rechtsprechung zur Berufskrankheit Nr. 2105 setzt sich intensiv gerade mit dieser Frage auseinander. Beispielhaft darf aus einer Entscheidung des Hessischen LSG vom 05.06.2012 (L 3 U 125/07) zitiert werden:

> *„Zur Überzeugung des Senats fehlt es nach den aktenkundigen medizinischen Unterlagen bei dem Kläger bereits an dem im Vollbeweis zu erbringenden Nachweis einer chronischen Erkrankung der Schleimbeutel für die – im Falle ihrer Verursachung durch Einwirkungen am Arbeitsplatz – Entschädigungsleistungen geltend gemacht werden könnten". ... „Chronizität im Sinne der BK-Nr. 2105 der Anlage 1 zur BKV setzt ein längeres Andauern oder ein wiederholtes Auftreten der Krankheit voraus, ist also Ausdruck einer bestimmten Schwere der Erkrankung". ... „Becker" (2006) „fordert eine Dauer von zumindest sechs Monaten oder ein wiederholtes Auftreten mit mindestens 3 Krankheitsschüben. Der Senat schließt sich diesen Grundsätzen für die Annahme einer Chronizität an, die insbesondere auch übereinstimmen mit den Maßstäben, wie sie in Literatur und Rechtsprechung im Rahmen der BK-Nr. 5101 der Anlage 1 zur BKV" (Schönberger et al. 2010) „für die Beurteilung einer schweren Hauterkrankung (mindestens 6 Monate) oder einer wiederholt rückfälligen Hauterkrankung (mindestens drei gleichartige Krankheitsschübe, d.h. zweiter Rückfall) Anwendung finden."*

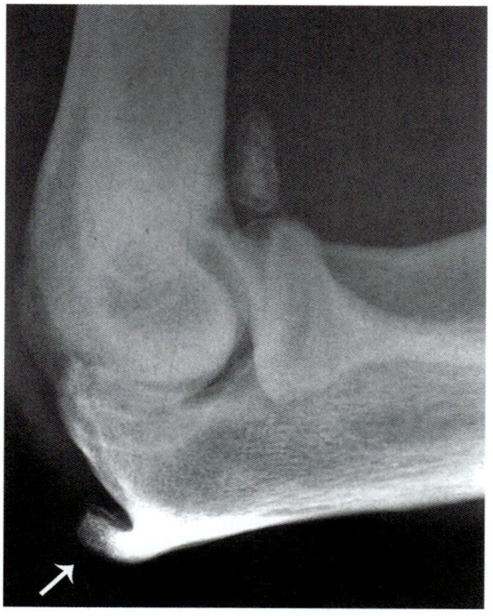

Abb. 8.1: 52-jähriger Mann. Anlagebedingter Ellenhakensporn (Pfeil)

Offene oder stumpfe (geschlossene) *Schleimbeutelverletzungen* durch direkte Krafteinwirkung und ihre Folgen – z.B. Entzündung (Infektion), Empyem (Eiteransammlung), Serom (Ansammlung von Lymphe oder weitgehend hämoglobinfreiem Blut) – tragen ihre Ursache durch äußere Verletzungszeichen und den zeitlichen Ablauf sozusagen auf der Stirn und bereiten differenzialdiagnostisch in aller Regel keine Probleme. Eine Schleimbeutelreizung (Bursitis) über dem Ellenhaken (Olecranon) nach einem heftigen Stoß mit der Streckseite des gebeugten Ellenbogengelenks gegen eine Wand – objektiviert durch eine Prellmarke und einen Bluterguss als Erstgesundheitsschaden – ist Verletzungsfolge, auch wenn die Entwicklung wesentlich mitbedingt ist durch einen anlagebedingten Ellenhakensporn (→ *Abb. 8.1, Abb. 8.2, Abb. 8.3*).

Akute Schleimbeutelerkrankungen (→ *Abb. 8.4*) sind meist infektiös bedingt durch von außen (exogen) eingedrungene Krankheitserreger oder fortgeleitet auf dem Blut- und/oder Lymphweg entstanden bei chronischen (Tuberkulose, Gonorrhö, Syphilis, Rheumatismus) oder akuten Infektionen – z.B. einer infektiösen Hauterkrankung (Furunkel/Furunkulose, Haut-/Schleimhautgeschwüre).

Als *chronische Schleimbeutelerkrankungen*, die nicht durch ständigen Druck entstehen, sind abzugrenzen Stoffwechselerkrankungen – z.B. Pseudogicht oder Lipokalzinogranulomatose, eine Lipidspeicherkrankheit mit Kalkeinlagerungen (Thürauf 2009) – und die sehr seltenen gutartigen bzw. bösartigen Neubildungen (Tumor/Geschwulst).

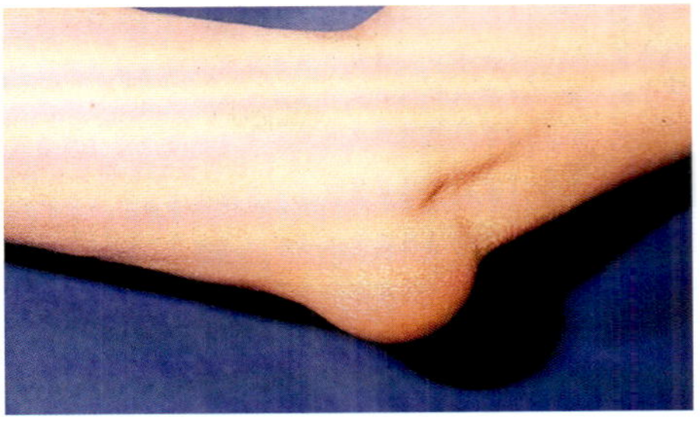

Abb. 8.2: Chronische Bursitis olecrani

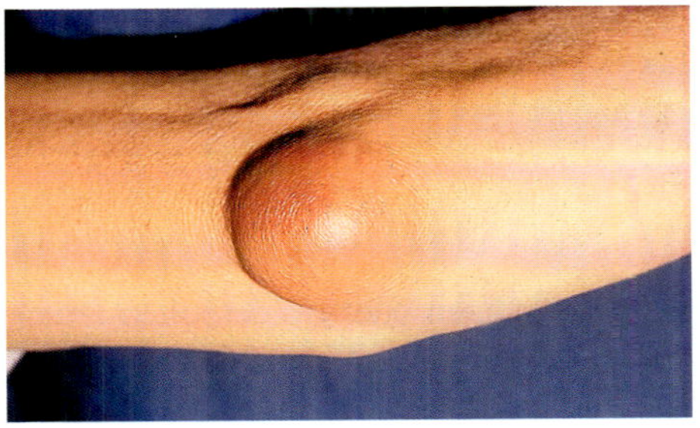

Abb. 8.3: Chronische Bursitis olecrani

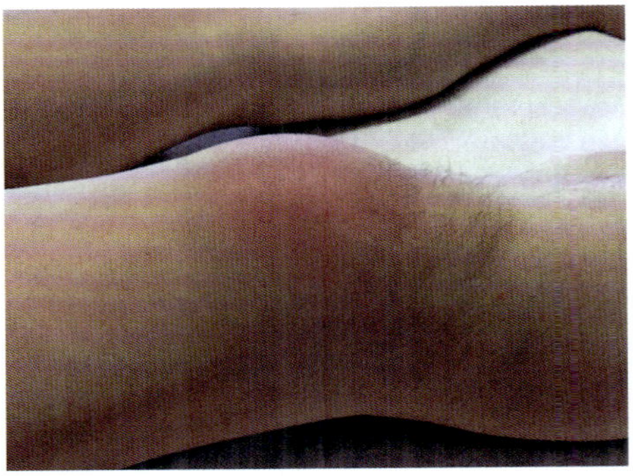

Abb. 8.4: Akute Entzündung des vor der Kniescheibe gelegenen Schleimbeutels nach einer Nadelstichverletzung (akute Bursitis praepatellaris). (Mit freundlicher Genehmigung vom Georg Thieme Verlag KG Stuttgart · New York, Brkic et al. Diagnostik des Kniegelenks. Orthopädie und Unfallchirurgie up2date 2013: 8 (5): 359-378)

Nicht unwichtig ist der bereits von Laarmann (1977) gemachte Hinweis, dass es sich bei dem chronisch erkrankten Gewebe tatsächlich auch um Schleimbeutelgewebe handeln muss und dass differenzialdiagnostisch auf alte Hämatome (Blutergüsse), die gelegentlich als Serome „ausheilen“, und alte Abszessreste (Abszessschwielen) zu achten ist. *Die feingewebliche Untersuchung (Histologie) ist auch aus diesen Gründen zwingend.*

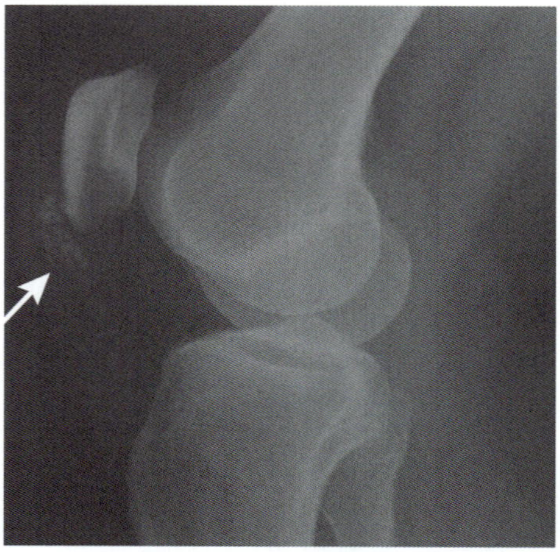

Abb. 8.5: Ausgedehnte Verkalkungen in der Bursa praepatellaris (Pfeil)

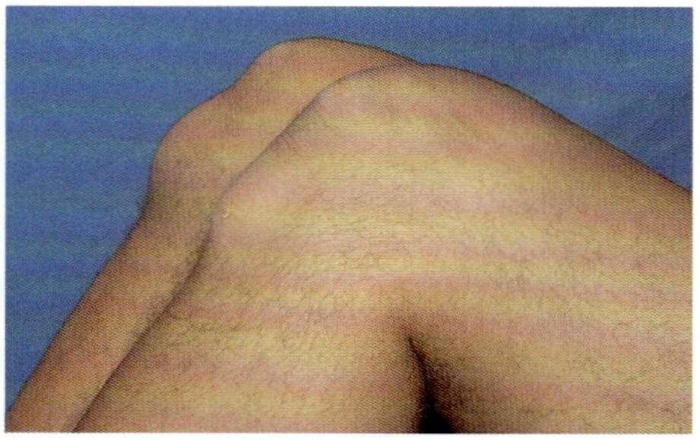

Abb. 8.6: 46-jähriger Fußbodenleger. Chronische Bursitis praepatellaris bds.

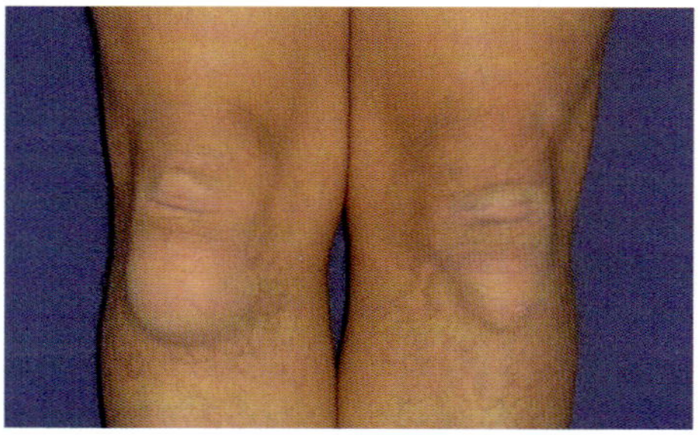

Abb. 8.7: 46-jähriger Fußbodenleger. Chronische Bursitis praepatellaris bds.

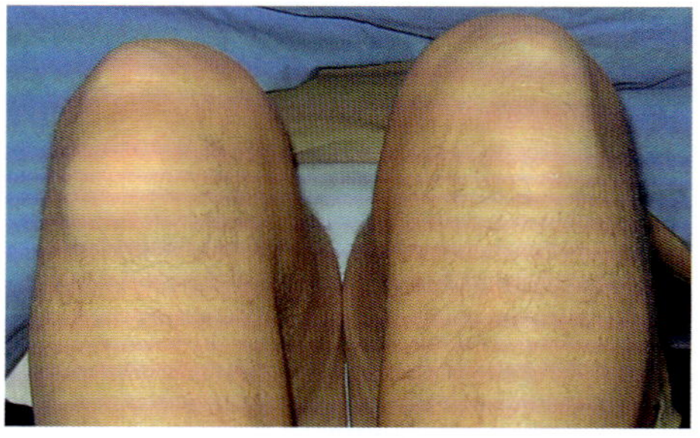

Abb. 8.8: 46-jähriger Fußbodenleger. Chronische Bursitis praepatellaris bds.

Durch ständigen oder wiederholten Druck kommt es im betroffenen Schleimbeutel zu einer chronischen Reizung (Bursitis) mit einer serösen Flüssigkeitsansammlung (Exsudat), die zu einer Schwellung, zu einer Fluktuation (tastbare Flüssigkeitsbewegung) und zu Belastungsschmerzen führt. Das Exsudat wandelt sich im weiteren Verlauf fibrinös (flockig-trüb) um. Diese Umwandlung geht mit der Bildung neuer feinster Blutgefäße (Kapillaren) einher, aus denen es gelegentlich bluten kann, so dass der Erguss, das Exsudat, Blutbeimengungen enthalten kann, der Erguss also blutig-serös wird. Durch die Bildung bindegewebiger Stränge können mehrkammerige Hohlräume entstehen mit zotten- und warzenförmigen Erhebungen, aus denen sich reiskornähnliche Ablagerungen (Corpora oryzoidea) bilden können, die mitunter klinisch zu tasten sind. Gelegentlich kommt es zu Verkalkungen (→ *Abb. 8.5*). Es entwickelt sich ein Hygrom, eine chronische Schleimbeutelentzündung (→ *Abb. 8.6, Abb. 8.7, Abb. 8.8*).

Die Haut über einem durch ständigen Druck veränderten Schleimbeutel ist meist schwielig verdickt durch eine Anpassung der Hornschicht der Haut (Hyperkeratose – Apfelsinenschalen-Haut). Mitunter kommt es zu Sekundärinfektionen. Die Betroffenen klagen über ein Spannungsgefühl, über Druckschmerzen und evtl. über eine Bewegungseinschränkung.

Die Diagnosestellung erfolgt durch die Anamnese, die klinischen und röntgenologischen Befunde, den bakteriologischen sowie den makroskopischen (intraoperativen) und feingeweblichen Befund.

Merke
Die medizinischen Voraussetzungen, eine chronische Schleimbeutelerkrankung durch Druck, sind im Vollbeweis zu sichern. Orientierungspunkt für die Chronizität der Erkrankung kann die oben aufgeführte Rechtsprechung sein. Dabei sind aber Besonderheiten des Einzelfalls zu berücksichtigen.

8.5 Statistik und Disposition

Die insgesamt nur geringe Zahl der gemeldeten, anerkannten und entschädigten Fälle (→ *Tab. 8.1*) weist – wie bei allen durch physikalische Einwirkungen verursachten Berufskrankheiten – auf eine Disposition, also auf eine Schadensanlage, hin. Nach Thürauf (2009) wird auch der Verlauf der Erkrankung entscheidend durch die Disposition beeinflusst. Außerberufliche Ursachen der chronischen Schleimbeutelerkrankungen (→ *Abschn. 8.4*) müssen ausgeschlossen werden bzw. wertend abgewogen werden (Sächsisches LSG, Urteil vom 30.06.2004 – L 2 U 155/00; Hessisches LSG, Urteil vom 05.06.2012 – L 3 U 125/07). So schließt z.B. ein anlagebedingter Ellenhakensporn (→ *Abb. 8.1*) als wesentliche Teilursache bei Zutreffen der beruflichen (arbeitstechnischen) Voraussetzungen („ständiger Druck“) als weitere wesentliche Teilursache das Vorliegen einer Berufskrankheit nicht aus.

Tab. 8.1: Statistische Daten zur BK Nr. 2105 (DGUV-Statistiken für die Praxis 2021)

Jahr	1995	2000	2005	2010	2013	2015	2017	2021
Verdachtsmeldungen	683	746	496	381	377	373	306	301
anerkannte Fälle	199	199	145	72	100	56	57	45
neue Renten	6	5	1	1	1	1	3	-

8.6 Die Bezeichnung „chronisch“

Der unter dem Gliederungspunkt „Krankheitsbild und Diagnose“ (→ *Abschn. 8.4*) geschilderte Ablauf (Entwicklung) des Krankheits-(Schadens-)bildes bedingt auch den Verlauf. Der Beginn ist meist schleichend mit zunehmenden klinischen und feingeweblichen Veränderungen, die in aller Regel Wochen bis Monate benötigen. Die Rezidivneigung bestätigt die Chronizität, ist aber nicht, wie es sich aus dem oben zitierten Urteil ergeben könnte, zwingende Voraussetzung. Ist also ein Schleimbeutelhygrom gesichert, ist das Merkmal „chronisch“ erfüllt – auch wenn es nach einmaliger Behandlung definitiv abheilt. Das Merkmal „chronisch“ lässt sich nicht an einem schematisch festgelegten Zeitraum oder an der Zahl der Rezidive festmachen – z.B. an einer Erkrankungsdauer von 6 Monaten oder an drei Krankheitsschüben (Mehrtens u. Brandenburg 2018). Maßgeblich ist der Verlauf im Einzelfall. So kann auch eine zunächst akute Erkrankung chronifizieren. Aber auch ein durch Behandlung oder Prävention gleichbleibendes subakutes Krankheitsbild erfüllt das Merkmal „chronisch“.

8.7 Die beruflichen (arbeitstechnischen) Voraussetzungen

Betroffen sind Personen, die durch ihre berufliche Tätigkeit häufig einer von außen kommenden *Druck*belastung an exponierten Körperpartien ausgesetzt sind. Nicht in Betracht kommen Kompressionen als Folge wiederholter Bewegungs- und Hebeabläufe – z.B. bei Überkopfarbeiten, bei denen der große Muskelhöcker (Tuberculum majus) des Oberarmkopfes den unter der knöchernen Schulterhöhe (Acromion) gelegenen Schleimbeutel (Bursa subacromialis) und den unter dem Deltamuskel (M. deltoideus) gelegenen Schleimbeutel (Bursa subdeltoidea), die meist zusammenhängen, gegen die knöcherne Schulterhöhe drücken soll. Es handelt sich fast nur noch um die Ellenbogen- und Kniegelenke („Nonnenknie", „Housmaid´s knee"), da die Schulter, die früher bei Lastenträgern betroffen war, heute beruflich nicht mehr exponiert ist. Betroffen sind also Personengruppen, die im Knien arbeiten, z.B. Fußbodenleger, Fußbodenabzieher, Fußbodenreiniger und Fliesenleger sowie Steinsetzer/Pflasterer oder Berufsgruppen, die mit aufgestützten Armen arbeiten (Uhrmacher, Glas- und Steinschleifer, Feinmechaniker). Voraussetzung ist eine Druckbelastung, die tätigkeitstypisch sein muss. So wird eine Bursitis am Fersenbein durch Schuhdruck wohl nicht als Berufskrankheit in Betracht kommen (Thürauf 2009). Stoßbelastungen sowie Reibe- und Scherbewegungen sind nicht gleichzusetzen mit Druckbelastungen. Nach dem Wortlaut der Berufskrankheit sind diese Einwirkungen nicht versichert.

Eine weitere Voraussetzung ist das Merkmal „ständig". „Ständig" ist ein unbestimmter Rechtsbegriff. Er enthält keine genauen zeitlichen Festlegungen. Nach Laarmann (1977) ist der Begriff assoziiert mit „arbeitsüblich", „über längere Zeit hin" oder „gewohnheitsmäßig". Nicht ausreichend ist aber der Zeitraum einer Arbeitsschicht. „Ständig" bedeutet aber nicht „ununterbrochen". Auch immer wieder auftretende kurze Druckbelastungen erfüllen die Voraussetzung.

In dem Bemühen, Risikoberufe für bestimmte mechanische Berufskrankheiten herauszufiltern, wurde die Verteilung zahlenmäßig relevanter Berufskrankheiten auf die unterschiedlichen Berufsgruppen untersucht (Liebers et al. 2016). Für die Jahre 2002 bis 2010 wurde die Berufskrankheit 2105 bei Männern in 1 443 Fällen anerkannt, bei Frauen in einem Fall. Ein Fall ist zu gering, um daraus irgendwelche Rückschlüsse ziehen zu können. Die Verteilung auf einzelne Berufsgruppen ist deshalb nur für Männer von Interesse. Betroffen sind 32 Berufsgruppen. Der im Verhältnis zur Zahl der Beschäftigten größte prozentuale Anteil fällt auf „Textil-, Bekleidungs- und verwandte Berufe" (13,17 %). Dies zeigt, dass derartig pauschale Statistiken weder bei der Begutachtung noch bei der Prävention hilfreich sind. Denn es ist nicht erkennbar, inwiefern sich bei diesen Berufen eine Druckbelastung sichern lässt.

Medizinischer Sachverstand ist für die Sicherung der beruflichen Voraussetzungen nicht erforderlich. Zuständig sind der Technische Aufsichtsdienst bzw. die Präventionsabteilungen der Berufsgenossenschaften/Unfallkassen. Im Einzelfall/Zweifelsfall sollte eine Fotodokumentation vorgelegt werden.

Merke
Arbeitstechnische Voraussetzung ist eine Druckbelastung, also keine Stoßbelastung bzw. Reibe- und Scherbewegung. Diese muss „ständig“ gewirkt haben, wobei auch immer wieder auftretende Druckbelastungen diese Voraussetzung erfüllen. Die beruflichen Voraussetzungen sind im Vollbeweis zu sichern.

8.8 Therapie und Prävention

Die Therapie der chronischen berufsbedingten Schleimbeutelerkrankung ist entweder konservativ (Expositionskarenz, vorübergehende Ruhigstellung, Punktion, Injektion) oder operativ (Schleimbeutelentfernung). Beim operativen Vorgehen muss bedacht werden, dass Narben mitunter auf Dauer druck- und berührungsempfindlich bleiben, was mitunter störender sein kann als eine reizlose chronische Schleimbeutelverdickung. Vorteilhaft kann deswegen die endoskopische Vorgehensweise sein (Spahn 2002). Insgesamt handelt es sich jedoch um ein „gutartiges“ Schadensbild, welches auch in der Regel keine MdE bedingt.

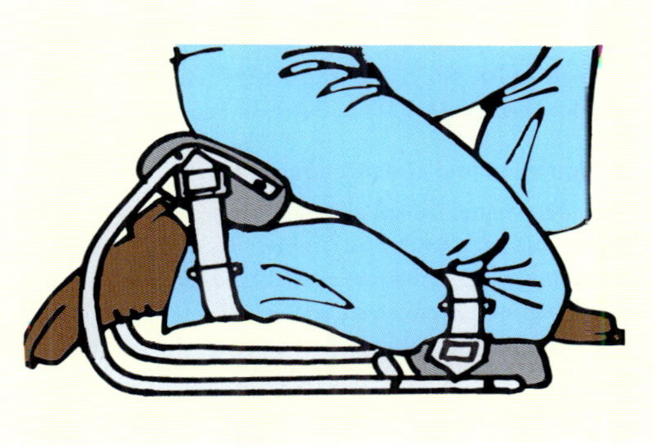

Abb. 8.9: Knieschoner

Der Schwerpunkt liegt bei der Prävention und ggf. bei Maßnahmen nach § 3 BKV. Die berufliche Druckbelastung sollte möglichst reduziert bzw. vermieden werden. Lokale Schutzmaßnahmen (Knie-/Ellenbogenschoner, → *Abb. 8.9*) bzw. wechselnde Arbeitshaltungen sind angezeigt.

8.9 Literatur

Baumgartl F (1964). Das Kniegelenk. Springer Verlag, Berlin Göttingen Heidelberg

Becker P (2006). Gesetzliche Unfallversicherung – Kommentar. Band 2. § 9, Seite 272: In: Becker P, Burchardt K, Krasney OE, Kruschinsky M (Hrsg)

Bischoff M, Kinzl L, Hehl G (2001). Erkrankungen der Sehnenscheiden oder des Sehnengleitgewebes sowie der Sehnen- oder Muskelansätze (2101) und der Schleimbeutel (2105). Trauma und Berufskrankheit 2

Canoso JJ (1990). Bursitis, tenosynovitis, ganglions and painful lesions of the wrist, elbow and hand. Curr Opin Rheumatol 2: 276–281

Hameed MR, Erlandson R, Rosen PP (1995). Capsular synovial-like hyperplasia around mammary implants similar to detritic synovitis. A morphologic and immunohistochemical study of 15 cases. Am J Surg Path 19: 433–438

Laarmann A (1977). Berufskrankheiten nach mechanischen Einwirkungen. Enke Verlag, Stuttgart

Letzel S, Nowak D (2015). Handbuch der Arbeitsmedizin. ecomed MEDIZIN, Landsberg

Liebers F, Latza U (2016). Berufskrankheiten durch mechanische Einwirkungen – Raten bestätigter BK-Fälle in Einzelberufen. 1. Aufl., Bundesanstalt für Arbeitsmedizin: Bericht, Forschung Projekt F 2277

Mehrtens G, Brandenburg S (2018). Die Berufskrankheiten-Verordnung (BKV). Kommentar. Erich Schmidt Verlag, Berlin

Mohr W (2000). Gelenkpathologie. Springer Verlag, Berlin Heidelberg New York
Pressel G, Spahn G (2015). Chronische Schleimbeutelerkrankungen durch ständigen Druck. In: Letzel S, Nowak D (Hrsg). Handbuch der Arbeitsmedizin. ecomed MEDIZIN, Landsberg
Schönberger A, Mertens G, Valentin H (2010). Arbeitsunfall und Berufskrankheit. 8. Aufl., Schmidt Verlag, Berlin
Spahn G (2002). Bursoskopie (Arthroskopie nicht präformierter Räume) – eine Möglichkeit zur Therapie chronischer Bursitiden. Akt Traumatol 32: 20–23
Thürauf J (2009). Orthopädische Aspekte der Berufskrankheiten: In: Schiltenwolf M, Hollo DF (Hrsg). Begutachtung der Haltungs- und Bewegungsorgane. 5. Aufl., Thieme Verlag, Stuttgart New York

8.10 Merkblatt zur Berufskrankheit Nr. 2105

Chronische Erkrankungen der Schleimbeutel durch ständigen Druck

Merkblatt zu BK Nr. 22 der Anl. 1 zur 7. BKVO
[Bek. des BMA v. 18.2.1963, BArbBl. Fachteil Arbeitsschutz 1963, 21]

I. Vorkommen und Gefahrenquellen

Die Schleimbeutel stellen eine Schutzvorrichtung des Organismus gegen Druck- und Stoßbelastung dar. Fortgesetzte lang anhaltende, die Grenzen des Physiologischen überschreitende Belastungen können zu chronischen Erkrankungen der Schleimbeutel führen. Hiervon können auch Schleimbeutel betroffen werden, die nicht in Verbindung mit Gelenken stehen.

Gefährdet sind vorwiegend Personen, die bei ihrer beruflichen Tätigkeit häufig Druckbelastungen im Bereich der Knie-, Ellbogen- und Schultergelenke ausgesetzt sind. Dies trifft insbesondere für Bergleute, Bodenleger und -abzieher, Fliesenleger, Straßenbauer, Steinsetzer, Reinigungspersonal, Glas- und Steinschleifer sowie Lastenträger zu.

II. Krankheitsbild und Diagnose

In den betroffenen Schleimbeuteln kommt es zunächst zu einer Reizung und Entwicklung eines serösen Exsudates, das später fibrinös (flockig-getrübt) umgewandelt werden kann. Da die degenerative Umwandlung mit kapillärer Neubildung einhergeht, sind gelegentlich hämorrhagische Beimengungen im Exsudat möglich. Nach längerer Zeit kann sich ein Schleimbeutelhygrom bilden. Dieses besteht aus einem schwielig-fibrösen ein- oder mehrkammerigen Hohlraum, dessen Innenwand zotten- und warzenähnliche Erhebungen aufweist. Aus diesen können sich im weiteren Verlauf reiskornähnliche Körperchen entwickeln. Kalkeinlagerungen sind möglich. Die Haut über diesen Schleimbeuteln ist oft schwielig verändert. Im Bereich des erkrankten Gebietes sind mitunter Spannungsgefühl und evtl. auch Bewegungsbehinderung vorhanden. Sekundärinfektionen mit nachfolgender Vereiterung des betreffenden Schleimbeutels kommen vor.

Differentialdiagnostisch sind die nicht beruflich verursachten Schleimbeutelerkrankungen abzugrenzen. Dies sind z.B. Verletzungsfolgen, akute und spezifische Entzündungen, chronische, mechanisch bedingte Erkrankungen der Schleimbeutel sowie körpereigene Ursachen, wie Exostosen und Geschwülste.

III. Hinweise für die ärztliche Beurteilung

Für die Beurteilung der Erkrankung ist die Arbeitsanamnese wichtig. Nur selten treten durch Komplikationen vorübergehende oder bleibende Folgezustände auf.

9 Die Berufskrankheit Nr. 2106 – Druckschädigung der Nerven

9.1 Verordnungstext

Druckschädigung der Nerven

9.2 Rückblick

Eingeführt wurde die Berufskrankheit Nr. 2106 durch die 5. Berufskrankheiten-Verordnung vom 26.07.1952 unter der damaligen Nr. 23 mit der Bezeichnung „Drucklähmungen der Nerven". Diese Fassung war jedoch zu eng. So wurden z.B. rein sensible Nervenschäden nicht von dieser Berufskrankheit erfasst. Durch die Änderungsverordnung zur Berufskrankheiten-Verordnung vom 05.09.2002 trat deshalb die aktuelle Fassung „Druckschädigung der Nerven" in Kraft.

Zwar nicht der Wortlaut, aber der Geltungsbereich der Berufskrankheit wurde begrenzt durch die Kodifikation der BK Nr. 2115 (→ *Kap. 17*) in der Vierten Verordnung zur Änderung der Berufskrankheiten-Verordnung zum 01.08.2017. Das Merkblatt zur Berufskrankheit Nr. 2106 aus dem Jahr 2002 (→ *Abschn. 9.9*) enthält unter III.3. „Krankheitsbilder und Diagnosen" folgende Aussage:

> *„N.: N. facialis, N. trigeminus*
> *V.: Druckneuropathie*
> *B.: Druckbelastungen im Versorgungsbereich des Nerven, z.B. beim Gebrauch von Blasinstrumenten, Ansatzstörung, fokale Dystonie."*

Dieses Krankheitsbild beurteilt sich nunmehr ausschließlich nach der BK Nr. 2115 (→ *Kap. 17*) und der für sie geltenden Voraussetzungen: *„Fokale Dystonie als Erkrankung des zentralen Nervensystems bei Instrumentalmusikern durch feinmotorische Tätigkeit hoher Intensität."*

Die früheren Aussagen zur Berufskrankheit Nr. 2106 sind insoweit überholt.

Ausgenommen von der BK Nr. 2106 war und ist ausdrücklich das „Carpaltunnel-Syndrom" (Merkblatt zur BK Nr. 2106 unter III.1. → *Abschn. 9.9*). Dieses Krankheitsbild wurde jedoch am 01.01.2015 in die Liste der Berufskrankheiten als BK Nr. 2113 aufgenommen (→ *Kap. 15*).

9.3 Statistik

Die Fallzahl der als Berufskrankheit Nr. 2106 anerkannten Fälle und der jeweils neuen Renten ist ausgesprochen gering (→ *Tab. 9.1*). Das hängt damit zusammen, dass das Schadensbild meist rechtzeitig bemerkt wird und in der Regel nur vorübergehend ist, da es sich in einer Vielzahl von Fällen durch eine Änderung der Arbeitshaltung bzw. der Haltungskonstanz oder durch organisatorische, ergonomische und/oder Schutzmaßnahmen (Polsterungen) vermeiden lässt und dann nicht zur Anzeige kommt.

Tab. 9.1: Statistische Daten zur BK Nr. 2106 (DGUV-Statistiken für die Praxis 2021)

Jahr	1995	2000	2005	2010	2015	2017	2021
Verdachtsmeldungen	90	131	87	82	98	81	62
anerkannte Fälle	9	13	18	9	16	12	18
neue Renten	3	4	9	2	2	3	3

Diese Beobachtung gilt auch für die Vergangenheit, wie die nachfolgende, zwar unvollständige, Statistik ausweist (→ *Tab. 9.2*).

Tab. 9.2: Statistische Daten zur BK Nr. 2106 für die Jahre 1970, 1980 und 1990

Jahr	1970	1980	1990
Verdachtsmeldungen	26	45	70
anerkannte Fälle	–	7	11
neue Renten	5	5	5

Demzufolge finden sich auch keine statistischen Erhebungen zu betroffenen Berufsgruppen (Liebers et al. 2016). Soweit Berufsgruppen aufgeführt sind, sind diese zwar dem Merkblatt entnommen, das jedoch einerseits durch die „Wissenschaftliche Stellungnahme" vom 01.08.2017 (→ *Abschn. 9.10*) in Bezug auf die „Berufsmusiker" teilweise korrigiert wurde, und andererseits auch keine nachvollziehbare Begründung für die angeblich besonders betroffenen Berufsgruppen angibt.

9.4 Rechtsprechung

Entsprechend der geringen Zahl von Verdachtsmeldungen ist höchstrichterliche Rechtsprechung zu dieser Berufskrankheit ausgesprochen selten.

Thema des LSG Nordrhein-Westfalen (Beschluss vom 24.01.2017 – L 4 U 641716) sind die medizinischen Voraussetzungen der Berufskrankheit Nr. 2106. Beim Kläger konnten keinerlei Nervenversorgungsstörungen nachgewiesen werden.

> *„Allein aus dem Vorliegen der arbeitstechnischen Voraussetzungen kann angesichts der multifaktoriellen Entstehung von Erkrankungen nicht automatisch auf das Bestehen der Anspruchsvoraussetzungen einer BK geschlossen werden; vielmehr müssen medizinische Kriterien hinzukommen."*

Im Vollbeweis zu sichern sind also die medizinischen und die arbeitstechnischen Voraussetzungen der BK Nr. 2106. Die Klage wurde abgewiesen.

Das LSG Sachsen-Anhalt (Urteil vom 12.01.2012 – L 6 U 108/08) setzt sich mit den arbeitstechnischen Voraussetzungen auseinander. Erforderlich ist eine Schädigung eines Nervs durch Druck, sei es unmittelbar durch äußeren Druck oder mittelbar durch druckbedingte Veränderungen von den Nerv umgebenden Strukturen, so dass von diesen Druck auf den Nerv ausgeübt wird. Zur Diskussion stand eine Teilschädigung des Ellennervs in Höhe des Ellenbogengelenks (Nervus-ulnaris-Syndrom) beiderseits.

Versicherte Tätigkeit waren das Tragen schwerer Lasten (Möbelträger) oder die Lenkung eines Lkw, d.h. die vom Lenkrad eines Lkw ausgehenden Vibrationen. Beide Expositionen wurden nicht als gefährdend bewertet. Von ihnen werde weder unmittelbarer Druck auf die Ellenbogen ausgeübt, noch erkläre sich das Schadensbild durch wiederholtes Beugen und Strecken in den Ellenbogengelenken und der dadurch verursachten Reibung des Ellennervs im „Sulcus" (Rinne), eine immer wieder diskutierte Belastung, wobei Reibung nicht identisch ist mit Druck. Sie führt nicht zu einer Drucklähmung.

Das LSG Baden-Württemberg (Urteil vom 08.10.2004 – L 1 U 2104/03) setzte sich mit der Frage auseinander, ob ein Karpaltunnelsyndrom (KTS) eines Montierers, der im Rahmen seiner alle 2 Stunden wechselnden Arbeit beim Montieren eines Knieschutzes zu dessen besserer Anpassung 2- bis 3-mal mit der Hand gegen eine Abdeckung klopfen musste, als Berufskrankheit nach Nr. 2106 anzuerkennen sei.

Diese Frage wurde einmal mit der Begründung verneint, dass das Merkblatt das Karpaltunnelsyndrom ausdrücklich nicht unter die BK Nr. 2106 fasste:

> *„In der genannten Begründung wird aber ausdrücklich darauf hingewiesen, dass das KTS nicht Gegenstand der BK Nr. 2106 ist. Dieser Hinweis ist bei der Frage, welche Krankheiten unter den Begriff der „Druckschädigung der Nerven" im Sinne der Nr. 2106 der Anlage zur BKV zu subsumieren ist, zu berücksichtigen, denn insoweit handelt es sich um authentische Normauslegung durch den Normgeber. Es wird dadurch deutlich, dass die für die Druckschädigungen der Nerven vorliegenden Erkenntnisse für das KTS gerade nicht zutreffen."*

Zum anderen verneinte das LSG die arbeitstechnischen Voraussetzungen der BK Nr. 2106:

> *„Die gruppenspezifische Risikoerhöhung muss sich darüber hinaus jedoch in jedem Fall letztlich aus „Erkenntnissen der medizinischen Wissenschaft" ergeben. Mit wissenschaftlichen Methoden und Überlegungen muss zu begründen sein, dass bestimmte Einwirkungen die generelle Eignung besitzen, eine bestimmte Krankheit zu verursachen. Solche Erkenntnisse liegen in der Regel dann vor, wenn die Mehrheit der medizinischen Sachverständigen, die auf den jeweils in Betracht kommenden Gebieten über besondere Erfahrungen und Kenntnisse verfügen, zu derselben wissenschaftlich fundierten Meinung gelangt ist. Es muss sich um gesicherte Erkenntnisse handeln; nicht erforderlich ist, dass diese Erkenntnisse die einhellige Meinung aller Mediziner sind. Andererseits reichen vereinzelte Meinungen einiger Sachverständiger grundsätzlich nicht aus (BSG, Urteil vom 04.06.2002 – B 2 U 20/01 R mit weiteren Nachweisen). Das Tatbestandsmerkmal der gruppentypischen Risikoerhöhung ist vorliegend nicht erfüllt. Es ist nicht erkennbar, dass die Berufsgruppe, der der Kläger angehört, in höherem Maße an einem KTS leidet als die übrige Bevölkerung."*

Das LSG Berlin-Brandenburg hat sich im Urteil vom 18.02.2011 (L 3 U 157/07) mit den arbeitstechnischen Anforderungen auseinandergesetzt, die im Vollbeweis (Strengbeweis) zu sichern sind:

Der Kläger litt an einem „Sulcus-ulnaris-Syndrom", das er auf seine berufliche Tätigkeit als Schlosser zurückführte. Der Kläger hatte angegeben, dass seine Tätigkeit geprägt gewesen sei durch eine Arbeitsweise „unter Zwangshaltungen und unter Einsatz schwerer Arbeitshandgeräte wie Winkelschleifer und Schweißgeräte".

Die Klage wurde abgewiesen mit der insoweit zutreffenden Begründung, dass die Schwere der Belastung kein eine Druckbelastung des Nervs erklärendes Element sei. Entscheidend seien vielmehr äußerer Druck auf den Nerv oder „repetitive Beuge- und Streckbewegungen im Bereich des Ellenbogengelenks", – wobei diese Alternative ein „Sulcus-ulnaris-Syndrom" nicht erklärt – was sich jedoch beides nicht begründen lasse.

Das LSG Berlin-Brandenburg (Urteil vom 28.01.2016 – L 3 U 84/13) lehnte – zutreffend – die Anerkennung der BK Nr. 2106 ab. Die Klägerin, die ein Karpaltunnelsyndrom beiderseits aufwies, hatte viele Jahre in der DDR an einem Großrechner gearbeitet. Die Ablehnung wurde damit begründet, dass das Amtliche Merkblatt (→ *Abschn. 9.9*) das Karpaltunnelsyndrom ausdrücklich nicht unter die BK Nr. 2106 fasst:

> *„Nicht Gegenstand dieser Berufskrankheit sind ... das Karpaltunnel-Syndrom (CTS)."*

Zu den arbeitstechnischen Ursachen der BK Nr. 2106 führt das LSG aus:

> *„Zu den arbeitstechnischen Anforderungen bei Tätigkeiten mit körperlichen Zwangshaltungen, Haltungskonstanz, einseitigen Belastungen oder Arbeiten mit hohen Wiederholungsraten, insbesondere ständig sich wiederholende, gleichartige Körperbewegungen im Sinne mechanischer Überbelastungen, überwiegend haltungskonstante Arbeiten mit nicht oder nur schwer korrigierbaren Zwangshaltungen, zum Beispiel Daueraufstützen des Handgelenks oder der Ellenbogen, Andrücken eines Werkzeugs oder bestimmte Gelenkstellungen, die längere Zeit beibehalten werden müssen ... Es bestehen Hinweise auf vermehrt betroffene Berufsgruppen wie zum Beispiel Berufsmusiker, Schleifer, Metzger, Lebensmittelhändler etc. Zusätzlich gibt es zahlreiche Hinweise auf bestimmte schädigende berufliche Expositionsfaktoren wie zum Beispiel großer Kraftaufwand bei Greifbewegungen, repetitive Bewegungen im Handgelenk, gebeugtes oder überstrecktes Handgelenk, wobei diese Expositionsfaktoren auch bei einer Vielzahl anderer Tätigkeiten zu finden sind ... Jedoch werden im arbeitsmedizinischen Schrifttum als typische morphologische Schädigungsmöglichkeiten lediglich von außen wirkender Druck, zum Beispiel bei aufgestütztem Ellenbogen, und Friktionstrauma durch repetitive Flexion und Extension im Ellenbogengelenk, zum Beispiel bei Pianisten, Bläsern und Saiteninstrumentalisten genannt."*

Das Bundessozialgericht (Urteil vom 17.12.2015 – B 2 U 11/14 R) setzte sich im Rahmen der BK Nr. 2106 mit den Ursachen eines Thoracic-outlet-Syndroms (TOS) auseinander. Dieses Krankheitsbild, das unterschiedliche Ursachen und dementsprechend unterschiedliche Auswirkungen haben kann, ist gekennzeichnet – in Abhängigkeit von seinen Ursachen – durch Durchblutungsstörungen oder Gefühlsstörungen oder Lähmungserscheinungen im Bereich eines Arms. Das Merkblatt zur BK Nr. 2106 geht davon aus, dass das Krankheitsbild Folge einer Druckschädigung sein kann. Wenn Ausgangspunkt eine Druckschädigung eines Nervs ist, sind betroffen die Nervenwurzeln C5 bis Th1. Ursächlich könnte dann u.a. ein Lastendruck auf die Schulter oder ein Lastenzug am Arm sein – so jedenfalls das Merkblatt.

Der Kläger, ein Obstbauer, sah den Schadensmechanismus darin, dass er während der Erntezeit 8 bis 10 Wochen während vieler Jahre eine „Pflückschürze" getragen habe, die immer wieder neu gefüllt wurde mit bis zu 20 kg Äpfeln.

Das Landessozialgericht Niedersachsen-Bremen (Urteil vom 27.03.2014 – L 14 U 89/10) verneinte einen Ursachenzusammenhang mit der Begründung, ein Thoracic-outlet-Syndrom könne ausschließlich „durch innere Reibung ohne äußeren Druck" entstehen. Die im Merkblatt vertretenen Thesen seien unrichtig. Aufgeklärt waren – vor dem Hintergrund der vom LSG vertretenen Aussage konsequent – weder die genaue Ursache der vom Kläger angegebenen Beschwerden noch die arbeitstechnischen Voraussetzungen. Das BSG wies den Rechtsstreit an das LSG zurück mit der Begründung, das Merkblatt sei zwar weder eine „verbindliche Konkretisierung der Tatbestandsvoraussetzungen der BK noch ein antizipiertes Sachverständigengutachten oder eine Dokumentation des Standes der einschlägigen Erkenntnisse der medizinischen Wissenschaft". Es gebe jedoch den „aktuellen medizinisch-wissenschaftlichen Erkenntnisstand" wieder. Hinweise darauf, dass „die große Mehrheit der auf dem betreffenden Gebiet tätigen Fachwissenschaftler" diesen im Merkblatt niedergelegten Konsens aufgekündigt hätte, seien nicht zu erkennen. (Wobei gefragt werden darf, ob das Merkblatt zu diesem Krankheits-/Beschwerdebild überhaupt die herrschende Meinung zu irgendeinem Zeitpunkt widerspiegelt.)

Der Entscheidung des BSG ist insofern zu folgen, als vor dem Hintergrund des Merkblatts die Diagnose und deren Ursache, nämlich fraglicher Druck auf das Gefäß-Nervenbündel durch Druck auf die Schulter, hätten überprüft werden müssen, was sich nicht begründen lassen wird.

Die Entscheidung des BSG ist jedoch nicht so zu interpretieren, als habe das Gericht festgestellt, dass das Krankheits-/Beschwerdebild tatsächlich durch Druck verursacht werden könne. Soweit das BSG dahingehend zitiert wird (Schwenkreis et al. 2017), es lägen „keine neueren wissenschaftlichen Erkenntnisse vor, dass das im Merkblatt genannte Thoracic-outlet-Syndrom (TOS) nicht durch Druckbelastung verursacht werden" könne, werden die Urteilsgründe missverständlich wiedergegeben. Dem LSG, an das der Rechtsstreit zurückverwiesen wurde, wurde vielmehr aufgegeben, dazu Gründe vorzutragen. Eine Aussage dazu, dass das Schadensbild über die Berufskrankheit Nr. 2106 versichert sei, ist mit dem Urteil nicht verbunden:

> *„Anhaltspunkte dafür, dass inzwischen neuere wissenschaftliche Erkenntnisse vorliegen, nach denen ein TOS nicht durch Druckbelastung verursacht werden kann und dementsprechend als anerkennungsfähiges Krankheitsbild aus dem Schutzbereich der BK 2106 ausscheidet, wurden dem Senat weder vorgetragen noch sind sie gerichtsbekannt. Nach ständiger Rechtsprechung des erkennenden Senats sind die die einzelnen Tatbestandsmerkmale der jeweiligen BK unterfütternden allgemeinen (generellen) Tatsachen, die für alle einschlägigen BKen-Fälle gleichermaßen von Bedeutung sind, anhand des aktuellen wissenschaftlichen Erkenntnisstands auch revisionsrechtlich überprüfbar". „Als aktueller Erkenntnisstand sind solche durch Forschung und praktische Erfahrung gewonnenen Erkenntnisse anzusehen, die von der großen Mehrheit der auf dem betreffenden Gebiet tätigen Fachwissenschaftler anerkannt werden, über die also, von vereinzelten, nicht ins Gewicht fallenden Gegenstimmen abgesehen, Konsens besteht."*

Es fehlt also sowohl in der Entscheidung des BSG als auch des LSG die Auseinandersetzung mit dem über die BK Nr. 2106 versicherten Schadensbild und dessen mögliche Ursachen. Dazu darf auf den Abschnitt „Thoracic-outlet-Syndrom" (→ *Abschn. 9.6*) verwiesen werden. Die Argumentation des BSG bezieht sich ausschließlich auf die Bedeutung der Merkblätter und auf die Frage, inwieweit sie die herrschende Meinung wiedergeben.

Nach Zurückverweisung des Rechtsstreits an das Landessozialgericht Niedersachsen-Bremen hat dieses der Klage stattgegeben (Urteil vom 21.11.2019 – L 14 U 36/16 ZVW). Die Begründung überzeugt jedoch nicht. Als Schadensbild wird von einer „Plexusschädigung des Nervengeflechts im Bereich des Segments C7 (mittlerer Plexus)" ausgegangen. Gesichert wurde die Diagnose – geht man von den Urteilsgründen aus – jedoch durch rein subjektive Angaben zu einem „berichteten Schmerzpunkt" und zu einem „Plexus-Dehnungsschmerz", die jedoch während des Krankheitsverlaufs nicht konstant waren. „Das galt namentlich auch für das Ergebnis der neurophysiologischen Untersuchungen". Der Gesundheitsschaden ist im Strengbeweis zu sichern. Inkonstante rein subjektive Beschwerdeangaben sind dazu nicht ausreichend, auch nicht inkonstante neurophysiologische Untersuchungen.

Vor allem überzeugen jedoch nicht die Ausführungen zur Verursachung durch beruflich bedingte Belastungen.

- Die Belastung ist vergleichbar derjenigen von Müttern, die ihre Kinder in Babytragegurten tragen, die in der Regel bis 20 kg belastbar sind. Abgesehen davon, dass für Babytragegurte geworben wird, ohne dass auch nur ansatzweise auf das Risiko hingewiesen wird, an einem „Thoracic-outlet-Syndrom" zu erkranken, ein derartiges Beschwerdebild in der Bevölkerungsgruppe von Babys tragenden Müttern offensichtlich unbekannt ist, war die Belastung des Klägers – im Gegensatz zu den Müttern – keine „anhaltende" Belastung. Sie wechselte mit Entlastung.
- Irgendwelche Erkenntnisse dazu, dass die Belastung des Klägers gesundheitsgefährdend war, fehlen. Argumentiert wird mit „Geigern", „Wurfsportarten, Schwimmern, Volleyballspielern, Gewichthebern, Friseuren und Fließbandarbeitern", mit völlig unterschiedlichen Belastungen also.
- Bezug genommen wird auf eine Plexusschädigung bei sog. Rucksackträgern (→ *Abschn. 9.6*). Abgesehen davon, dass die zu tragende Last in der Regel weit größer ist, werden diese auf dem Rücken getragen und nicht vorne. Das Beschwerdebild tritt zudem alsbald auf und nicht erst nach 30 Jahren (1971 bis 2002).
- Es fehlt jede Erklärung/Überlegung dafür, dass eine Belastung 30 Jahre lang toleriert wird, dann aber – bei gleichbleibender Belastung – zum Schaden führen soll.
- Als Schadensbild wird davon ausgegangen, dass „Veränderungen mit verkürzter Muskulatur und Einengung im Bereich der physiologischen Enge" vorlägen, was „in letzter Konsequenz zu einem Nervenschaden führe". Es werden also objektivierbare Veränderungen unterstellt. Es fehlt aber jede Begründung dafür, warum diese – unstreitig – nicht feststellbar waren.

Das LSG Sachsen-Anhalt (Urteil vom 09.12.2010 – L 6 U 114/07) setzt sich mit der Polyneuropathie (Folge der Zuckerkrankheit) als konkurrierender Ursache auseinander. Zwar wurde die BK Nr. 2106 durch die zuständige Berufsgenossenschaft anerkannt. Eine dadurch bedingte MdE wurde jedoch verneint, zumal der Verlauf des Beschwerdebildes bestimmt war durch den Verlauf der Polyneuropathie.

Merke
Die wenigen Entscheidungen zur BK Nr. 2106 setzen sich vor allem mit den arbeitstechnischen Anforderungen auseinander, die im Vollbeweis gesichert sein müssen. Im Vollbeweis gesichert werden müssen aber auch die medizinischen Voraussetzungen, die „Druckschädigung der Nerven".

9.5 Vorkommen, Gefahrenquellen, Pathophysiologie, Schadensbilder

Versichert ist die „Nervenschädigung" durch Druck. Dieser kann von außen oder von innen kommen. Oberflächlich liegende Nerven, die aufgrund ihrer anatomischen Lage einem Druck von außen nicht ausweichen können, wie z.B. der Ellennerv (N. ulnaris) an der Innen-Streckseite des Ellenbogengelenks, der bei Arbeiten mit aufgestütztem Ellenbogen unter Druck geraten kann. Der Nerv verläuft an der Innen-Streckseite des Ellenbogengelenks in einer knöchernen Rinne (Sulcus, „Musikantenknochen") und ist deshalb bei bestimmten Arbeitshaltungen Druck von außen ausgesetzt, dem er nicht ausweichen kann (→ *Abb. 9.1*)

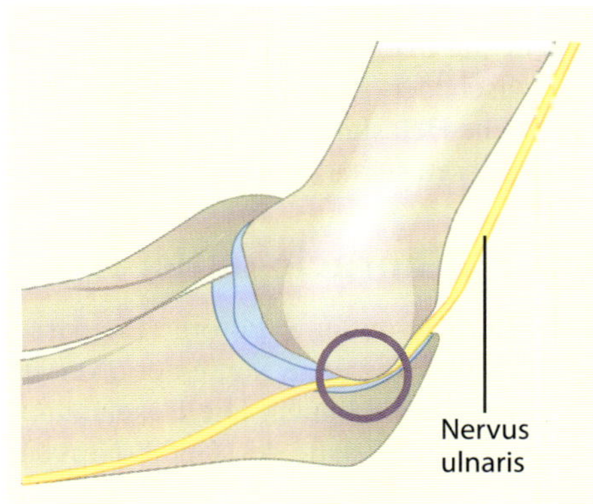

Abb. 9.1: Verlauf des Ellennervs in Höhe des Ellenbogengelenks

Der gleiche Mechanismus kann ablaufen, wenn Nervenabschnitte durch äußeren Druck von Arbeitsgeräten – Tragen schwerer Lasten auf Schultern oder Rücken („Steinträgerlähmung", „Tornisterlähmung") – oder durch starke Beugung in einem Gelenk (Knie-/Ellenbogengelenk) gegen die harte Knochenunterlage oder gegen einen Knochenvorsprung gedrückt werden. Zwischen dem vollständigen Ausfall aller 3 Qualitäten und lediglich einer leichten Sensibilitätsstörung gibt es alle Übergänge mit entsprechenden prognostischen Möglichkeiten (Laarmann 1977).

Zum Druck von innen kann es durch eine Überentwicklung (Hypertrophie) umgebender Weichteilstrukturen – z.B. durch repetitive Bewegungen oder durch knöcherne Reaktionen kommen, denen die Nerven nicht ausweichen können.

Im Wesentlichen kann zu den Einzelheiten, um Wiederholungen zu vermeiden, vollinhaltlich auf das Merkblatt (→ Abschn. 9.9) verwiesen werden und dessen Ergänzung durch die „Wissenschaftliche Stellungnahme zur Berufskrankheit Nr. 2106 – Druckschädigung der Nerven – vom 01.08.2017" (→ Abschn. 9.10).

Die Druckschädigung des Nervs oder des Nervengeflechts setzt stets den zeitlichen und örtlichen Zusammenhang voraus. Ein weiteres Kriterium ist, dass die Druckschädigung (Lähmung) nicht mit Schmerzen verbunden ist, sondern mit Missempfindungen und einem Taubheitsgefühl einhergeht. Mit Schmerzen verbundene Lähmungen weisen auf eine entzündliche und/oder toxische Ursache hin.

Dem Merkblatt kann jedoch nicht gefolgt werden, soweit es das Thoracic-outlet-Syndrom als Folge eines durch berufliche Belastung induzierten Nervenschadens aufführt. Dazu darf auf die nachfolgenden Ausführungen *(→ Abschn. 9.6)* verwiesen werden.

Die Manifestation der Gefährdung, d.h. also die Sicherung des Schadensbildes, des Nervenschadens, bedarf stets einer klinischen und elektrophysiologischen neurologischen Untersuchung. Da die die Schweißsekretion regulierenden sympathischen Nervenfasern mit den peripheren Nerven verlaufen, können periphere Nervenläsionen an Hand von Schweißsekretionsstörungen (Hände/Füße) mit dem Ninhydrintest (Moberg-Test) sichtbar gemacht werden. Diese Untersuchung bezieht sich auf die Lokalisation und die Ausprägung des Schadensbildes. Versichert sind sowohl motorische als auch sensible Nervenschäden.

Für die Prüfung des Ursachenzusammenhangs zwischen beruflicher Belastung und Nervenschaden sind zuständig die Neurologie, die Chirurgie und die Orthopädie. Die berufliche Belastung selbst ist durch den Präventionsdienst der Berufsgenossenschaften/Unfallkassen sicherzustellen.

9.6 Thoracic-outlet-Syndrom (TOS)

Das Thoracic-outlet-Syndrom (Engpasssyndrom der oberen Brustkorböffnung) nimmt im Merkblatt die erste Stelle der „Nervenschäden“ ein, die angeblich durch Druck verursacht werden können. Die Bezeichnung geht auf Peet et al. (1956) zurück. Als Ursache wird der Verlauf des Gefäß-Nervenbündels, bestehend aus Plexus brachialis, der Arteria subclavia und der Vena subclavia, also dem Armnervengeflecht und den unter dem Schlüsselbein verlaufenden Blutgefäßen, vom Hals in Richtung obere Gliedmaße, angesehen, wobei drei Engstellen zu überwinden sind (→ *Abb. 9.2*), die Bezeichnung Thoracic-outlet-Syndrom jedoch nicht zwischen den einzelnen Lokalisationsmöglichkeiten und Gründen für die Kompression oder Schädigung der Strukturen differenziert:

1. Die Scalenus-Lücke (Raum zwischen M. scalenus anterior und medius – vorderer und mittlerer Treppenmuskel – sowie 1. Rippe als Basis, → *Abb. 9.3*),
2. der Costo-Clavicular-Raum (Raum zwischen erster Rippe, Schlüsselbein und M. subclavius – Unterschlüsselmuskel, → *Abb. 9.3*) sowie
3. der Coraco-Pectoral-Raum (Raum zwischen Processus coracoideus – Rabenschnabelfortsatz – und M. pectoralis minor – kleiner Brustmuskel, → *Abb. 9.4*).

Durch die dreieckige Scalenus-Lücke verlaufen der Plexus brachialis (Armnervengeflecht) und die A. subclavia (Unterschlüsselschlagader).
Durch den Costo-Clavicular-Raum verläuft die V. subclavia (Unterschlüsselblutader).
Durch den Coraco-Pectoral-Raum verlaufen das Armnervengeflecht, die Unterschlüsselschlagader und die Unterschlüsselblutader.

Auftreten kann eine Engstelle (1. Alternative) durch eine beim Menschen sehr seltene Halsrippe, durch einen verlängerten Querfortsatz des 7. Halswirbels in Verbindung mit einem von dort zur ersten Rippe verlaufenden fibrösen Band (Müller-Vahl et al. 2014) und – das gilt generell für alle Engpasssyndrome – durch Strukturveränderungen infol-

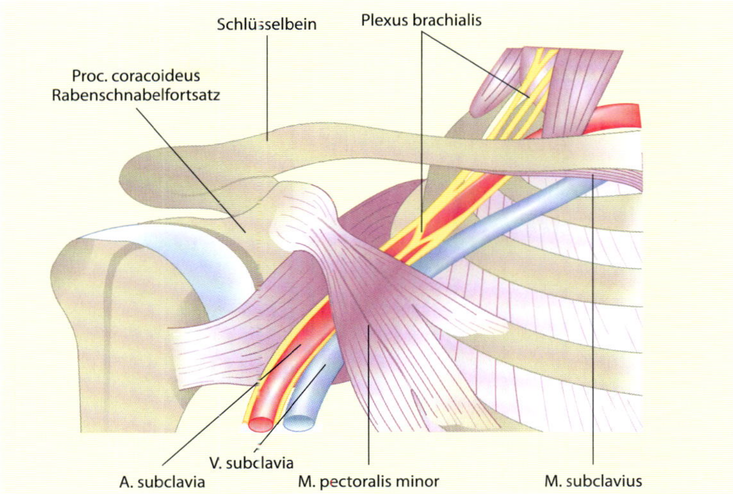

Abb. 9.2: Die Engstellen des Thoracic-outlet-Syndroms

ge Verletzungen, durch eine Überentwicklung der Scalenusmuskulatur, durch knöcherne Anbauten im Bereich der ersten Rippe oder durch deren Steilstellung sowie durch fibromuskuläre Besonderheiten. Die 2. Alternative des Schadensbildes ist vor allem Folge eines Schlüsselbeinbruchs, wenn es nachfolgend zu einer übermäßigen Neubildung von Knochen (Kallus) im Bruchbereich kommt mit der Ausbildung einer Knochennarbe.

Als 3. Alternative wird vor allem eine Überentwicklung des kleinen Brustmuskels diskutiert.

Die Berufskrankheit Nr. 2106 bezieht sich ausschließlich auf Nervenversorgungsstörungen als Folge eines Thoracic-outlet-Syndroms, also auf das *neurogene* Thoracic-outlet-Syndrom (nTOS) und nicht auf das arterielle (aTOS) und das venöse (vTOS). Kommt es also zu einer Störung des Blutflusses, ist dies nicht als Berufskrankheit zu diskutieren.

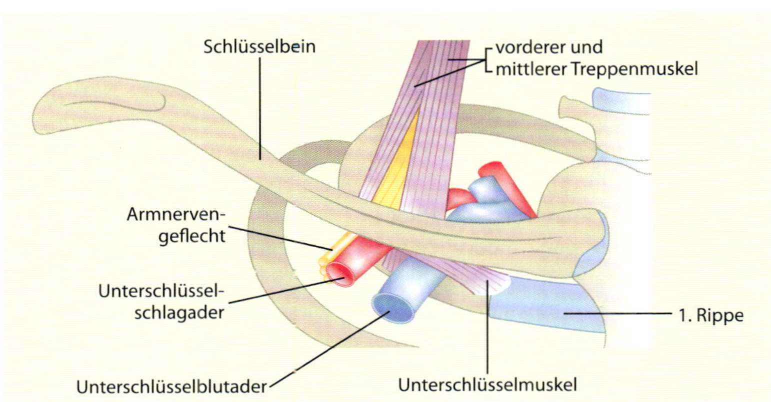

Abb. 9.3: Scalenus-Lücke und Costo-Clavicular-Raum

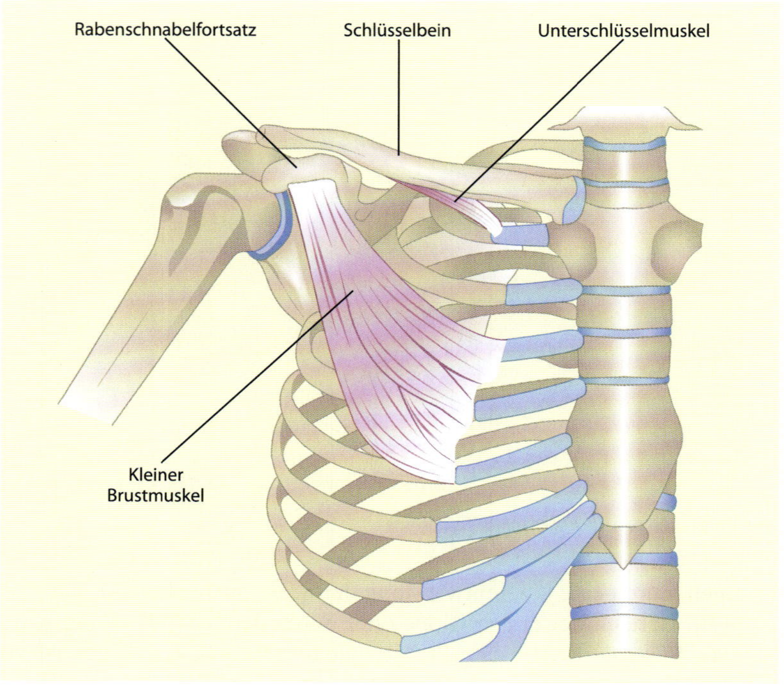

Abb. 9.4: Der kleine Brustmuskel (M. pectoralis minor)

Nach der neueren internationalen Literatur ist das nTOS mit 82–95 % die häufigste TOS-Art (Dengler et al. 2022).

Das Schadensbild ist insgesamt selten (Müller-Vahl et al. 2014). Zu etwa 70 % sollen Frauen im Alter zwischen 20 und 50 Jahren betroffen sein. Als ursächlich wird eine geringere Ausprägung des „Aufhängeapparates“ (Band-Muskelapparat) erörtert. Als häufigste Ursache wird eine Muskelfunktionsstörung diskutiert, bei der es u.a. zu einer Anspannung der Scalenusmuskulatur kommen kann. Bei Sportlerinnen (Schwimmen, Rudern, Volleyball) wird von deutlich höheren Zahlen ausgegangen (Dengler et al. 2022).

Differenzialdiagnostisch sind nach Mielke (2022) abzuklären Nervenverlaufsvarianten, Tumore (Pancaost, Ganglion), Bandscheibenschäden, Stoffwechselstörungen (periphere Neuropathien bei Diabetes mellitus, Alkoholabusus, Urikämie etc.), Schwangerschaft, Borreliose, Fibromyalgie und iatrogene Schäden (Injektionen, Operationen, Strahlentherapien, medikamentöse Therapien).

Die *Therapie* erfolgt ganz überwiegend konservativ durch physiotherapeutische Übungen. Zu einer operativen Behandlung fehlen gesicherte Erkenntnisse, es sei denn, die Ursache des Schadensbildes kann eindeutig, wie z.B. im Fall einer Halsrippe oder einer übermäßig ausgeprägten Knochennarbe, gesichert werden. Beschwerden, die mit einem Thoracic-outlet-Syndrom erklärt werden, sind nicht selten psychisch bedingt. Als Ursachen werden benannt Somatisierungsstörungen und Fibromyalgie, ein Krankheitsbild, dessen psychische Ursachen in der Diskussion sind. Als Ursache benannt wird auch das sog. Schleudertrauma, ein Beschwerdebild, das, wenn es objektiviert werden kann, in einer Vielzahl der Fälle psychisch bedingt bzw. überlagert ist.

Es fragt sich, ob berufliche Belastungen zu einem Engpass im Bereich der benannten Strukturen führen können.

Grundsätzlich wird vertreten, dass ein physiologisches Absinken der Schulter durch Tonusverlust der Schultergürtelmuskulatur ab dem 30. Lebensjahr ursächlich für die Ausbildung eines Engpasses in diesem Bereich sein könne. Ausgehend von dieser These werden Mechanismen überprüft, ob diese einen ähnlichen Effekt haben können und zu einem Druck auf das Gefäß-Nervengeflecht führen können (Thetter et al. 1985).

Eine abnorme Schulterretraktion infolge einer Zugspannung, z.B. ausgelöst durch das Tragen eines Rucksacks („Rucksacklähmung"), durch Fahrradfahren oder durch Heben und Tragen schwerer Lasten soll die kostoklavikuläre Distanz, also den Abstand zwischen Schlüsselbein und erster Rippe verringern und dadurch einen Druck auf den Gefäß-Nervenstrang bewirken. Die „Rucksacklähmung" ist ein gesichertes Schadensbild, das jedoch eine grundsätzlich gute Prognose hat. Betroffen ist der Armplexus, auf den durch das Tragen des Rucksacks Druck ausgeübt wird, der sich aber nach Abnahme des Rucksacks erholt. So blieben 60 von 81 Soldaten der schweizerischen Armee nach einer Rucksacklähmung militärdiensttauglich, wobei bei allen 81 Soldaten keine Folgen verblieben (Müller-Vahl et al. 2014). Dass es durch das Tragen des Rucksacks zu einem Thoracic-outlet-Syndrom kommt, belegen die durchgeführten Untersuchungen nicht.

Als weiterer Mechanismus wird das Anheben des Arms bis zur Horizontalen diskutiert. Dadurch soll das Gefäß-Nervenbündel unter Kompression kommen, da es eine nahezu rechtwinkelige Abknickung unter dem Ansatz des kleinen Brustmuskels (M. pectoralis minor) am Rabenschnabelfortsatz (Processus coracoideus) erfahre.

Die angegebenen Mechanismen sind zwar nachvollziehbar. Das Anheben des Arms zur Horizontalen ist sogar ein Untersuchungsgang, um die Ursache von angegebenen Beschwerden zu finden, wobei keine Untersuchungen vorliegen, dass diese Haltung zu strukturellen Veränderungen führen würde als Voraussetzung für eine Berufskrankheit. Es fehlen insgesamt jegliche Hinweise, dass Rucksackträger oder Fahrradfahrer vermehrt an entsprechenden anatomischen Veränderungen (Thoracic-outlet-Syndrom) leiden (gruppentypische Risikoerhöhung). Das gleiche gilt für Menschen, die schwere Lasten heben und/oder tragen oder für Menschen, die ständig über Kopf arbeiten, wobei eine Arbeitshaltung mit einer ständigen Hebung des Arms über Kopf kaum vorstellbar ist – allenfalls beim Schwimmen, wobei Belastung und Entlastung sich bei dieser Tätigkeit abwechseln –, so dass all diesen Hypothesen die epidemiologische Grundlage fehlt. Dazu darf auch auf die detaillierten Untersuchungen im Zusammenhang mit den Berufskrankheiten Nrn. 2108 bis 2110 hingewiesen werden, die keinen Hinweis in dieser Richtung erbracht haben.

Im Merkblatt aufgeführt ist zudem das „Spielen von Streichinstrumenten". Diese werden – soweit sie überhaupt in Betracht kommen – in dem Bereich aufgelegt/gehalten, der für ein Thoracic-outlet-Syndrom in Frage kommt. Sie werden mit dem Kinn fixiert. Einmal geht davon nur ein geringer Druck aus, dessen Schadensursächlichkeit nicht plausibel ist, zum anderen fehlt aber gerade bei diesen Musikern jede statistische Auffälligkeit, so dass eine Verursachung des Thoracic-outlet-Syndroms durch die Auflage von Streichinstrumenten nicht zu begründen ist.

Diskutiert wird zudem langzeitige Arbeit am Computer. Zu dieser Alternative fehlt jede Erklärung, wie diese Tätigkeit unphysiologisch auf die obere vordere Brustkorbpartie wirken soll.

Abgesehen davon, dass die Lokalisation von Beschwerden innerhalb der drei möglichen Engstellen problematisch ist, ist die Zuordnung der Engstellen zu einer beruflichen Belastung infolge des Fehlens jeglicher statistischer Grundlagen nicht zu begründen. Das Thoracic-outlet-Syndrom ist – nach dem derzeitigen Informationsstand – nicht belastungsinduziert, auch wenn es im Merkblatt unter „Krankheitsbilder und Diagnosen“ an erster Stelle aufgeführt ist.

Damit steht in Übereinstimmung, dass eine Schädigung des Armplexus im Sinne eines Thoracic-outlet-Syndroms in den aktuellen Standardwerken ausschließlich als Folge einer massiven „unfall“bedingten Krafteinwirkung oder anlagebedingter Normabweichungen diskutiert wird und nicht als Folge einer Berufskrankheit (Müller-Vahl et al. 2014, Widder et al. 2018).

Zusammengefasst fehlt jede epidemiologische und statistische Grundlage dafür, dass das Thoracic-outlet-Syndrom belastungsinduziert ist, wobei nochmals darauf hinzuweisen ist, dass sich die Diskussion nur auf das *nerval* bedingte Schadensbild bezieht.

Merke

Die Druckschädigung des Nervs oder des Nervengeflechts setzt stets den zeitlichen und örtlichen Zusammenhang zwischen Druckausübung und Schadensbild voraus. Ein weiteres Kriterium ist, dass die Druckschädigung (Lähmung) nicht mit Schmerzen verbunden ist, sondern mit Missempfindungen und einem Taubheitsgefühl einhergeht.

Im Merkblatt zitiert wird an erster Stelle das Thoracic-outlet-Syndrom, ein Beschwerdebild, das in aller Regel anlagebedingt oder unfallbedingt ist.

9.7 Begutachtung

Die Begutachtung folgt der üblichen Schiene: Sicherung der beruflichen Gefährdung, des Schadensbildes, des zeitlichen Zusammenhangs und des ursächlichen Zusammenhangs. Die berufliche Exposition ist dem ärztlichen Gutachter vorzugeben. Die Sicherung des Schadensbildes – im Vollbeweis – durch klinische und elektrophysiologische Untersuchung obliegt dem Gebiet Neurologie. Den zeitlichen Zusammenhang gibt der Schadensmechanismus vor. Die Entstehung durch Druck führt in aller Regel mit der Ausübung des Drucks auf den Nerv zum Schaden. Pathophysiologisch handelt es sich meist um eine Neuropraxie (Schädigung der Markscheide der Nervenfasern), selten um eine Axonotmesis (Schädigung des Axons). Erforderlich ist also in der Regel der unmittelbare zeitliche Zusammenhang. Ausnahmsweise kann es durch in der Vergangenheit ausgeübten – in aller Regel langdauernden – Druck zu einer Sensibilisierung eines Nervs kommen, so dass eine geringe Irritation zum Nervenschaden führt. Das sind aber Ausnahmefälle, die der eingehenden Begründung bedürfen.

Zum ursächlichen Zusammenhang sind zum einen zentrale Erkrankungen des Nervensystems abzugrenzen. Zu nennen ist vor allem die Neuritis, die zwar in aller Regel mit heftigen Schmerzen und Fieber beginnt, aber auch die Multiple Sklerose, die

Syringomyelie, die Gesichtsnervenlähmung, die Tendovaginitiden, Erkrankungen des Sehnengleitgewebes und Stoffwechselstörungen (Polyneuropathie). Zum anderen sind Nervenschäden abzugrenzen, die nicht durch – von außen kommenden – Druck und nicht durch eine zentral bedingte Erkrankung erklärt sind, z.B. Bandscheibenschäden und iatrogene Schäden, z.B. durch Injektionen. Abzugrenzen sind aber auch Nervenschäden, für die allein wesentlich anlagebedingte Veränderungen, z.B. eine Halsrippe, ursächlich sind.

Die *Prävention* erfordert die Unterbrechung der beruflichen Tätigkeit und bei Wiederaufnahme die Aufklärung des Versicherten (Änderung der Arbeitsweise) und Schutzmaßnahmen (Polsterungen), wobei weniger die gefährdete Körperpartie gepolstert werden sollte, als vielmehr der gefährdende Arbeitsplatz.

Merke

Die Begutachtung erfordert die Sicherung der beruflichen Voraussetzungen, des Schadensbildes durch eine fachneurologische Untersuchung – beides im Vollbeweis – und des ursächlichen Zusammenhangs – mit hinreichender Wahrscheinlichkeit. Es gilt die Kausalitätstheorie der wesentlichen Bedingung. Die berufliche Tätigkeit muss eine wesentliche (Teil-)Ursache für das Schadensbild sein.

9.8 Literatur

Dengler NF, Petro MT, Kretschmer Th, Heinen Ch, Rosahl StK, Antoniadis G (2022). Neurogenes Thoracic-Outlet-Syndrom. Deutsches Ärzteblatt, Jg.119, Heft 43: 735-742

Laarmann A (1977). Berufskrankheiten nach mechanischen Einwirkungen. 2. Aufl., Enke Verlag, Stuttgart

Liebers F, Latza U (2016). Berufskrankheiten durch mechanische Einwirkungen – Raten bestätigter BK-Fälle in Einzelberufen. Bundesanstalt für Arbeitsschutz und Arbeitsmedizin (BauA) Berlin

Mielke R (2022). Neurologie. In: Ludolph E (Hrsg.). Der Unfallmann. 14. Aufl., Springer Verlag, Heidelberg

Müller-Vahl H, Tegenthoff M (2014). Läsionen peripherer Nerven und radikuläre Syndrome. 10. Aufl., Thieme Verlag, Stuttgart

Peet RM, Henriksen JD, Anderson TP, Martin GM (1956). Thoracic-outlet syndrome: evaluation of a therapeutic exercise program. Proc Staff Meet Mayo Clin 31: 281–287

Schwenkreis P, Drechsler-Schlund C (2017) Druckschädigung der Nerven (BK-Nr. 2106). In: Schönberger A, Mehrtens G, Valentin H (Hrsg). Arbeitsunfall und Berufskrankheit. 9. Aufl., Erich Schmidt Verlag, Berlin

Thetter O, Van Dongen RJAM, Barwegen MGMH (1985). Das Thoracic-Outlet-Compression-Syndrom und seine vaskulären Komplikationen. Zentralbl für Chirurgie, Bd. 110, Heft 8: 449–456

Widder B, Gaidzik PW (2018). Neurowissenschaftliche Begutachtung. Gutachten in Neurologie und nichtforensischer Psychiatrie. 3. Aufl., Thieme Verlag, Stuttgart

Weitere Literaturhinweise in → *Abschn. 9.10*: „Wissenschaftliche Stellungnahme zur BK Nr. 2106“

9.9 Merkblatt zur Berufskrankheit Nr. 2106

Druckschädigung der Nerven

[Bek. des BMA v. 1.10.2002, BArbBl. 11/2002, S. 62]

I. Vorkommen und Gefahrenquellen

Eine arbeitsbedingte Druckschädigung eines Nervs im Sinne dieser Berufskrankheit setzt wiederholte mechanische und durch Druck schädigende Einwirkung voraus. Betroffen sind einerseits Nerven, die einer von außen kommenden anhaltenden Einwirkung gut zugänglich sind, andererseits Nerven, die wiederholten mechanischen Einwirkungen aufgrund einer anatomischen Enge nicht genügend ausweichen können, z.B. über einer knöchernen Unterlage, innerhalb eines knöchernen oder fibrösen Kanals (z.B. Sulcus-ulnaris-Syndrom) oder an Sehnenkreuzungen. Es können sowohl motorische als auch sensible Nerven oder Nervenanteile geschädigt werden.

Als Gefahrenquellen sind bekannt:

- ständig wiederholte, gleichartige Körperbewegungen im Sinne von mechanischen Überbelastungen,
- überwiegend haltungskonstante Arbeiten mit nicht oder nur schwer korrigierbaren Zwangshaltungen, z.B. Daueraufstützen des Handgelenkes oder der Ellbogen, Andrücken eines Werkzeuges oder bestimmte Gelenkstellungen, die längere Zeit beibehalten werden müssen,
- Überbeanspruchung von Muskeln mit nachfolgender Druckeinwirkung auf Nerven,
- Dehnungs- und Traktionswirkungen mit indirekter Einwirkung auf den Nerven,
- von außen kommende direkte Druck- oder Zugbelastungen,
- wiederholte Einwirkungen von Schlag- oder Reibungskräften,
- häufiges Greifen mit hohem Kraftaufwand.

Es bestehen Hinweise auf vermehrt betroffene Berufsgruppen, z.B. Berufsmusiker, Schleifer, Metzger, Lebensmittelhändler, Beschäftigte in der Tiefkühlkostherstellung, Supermarktkassiererinnen und Bodenreiniger. Zusätzlich gibt es zahlreiche Hinweise auf bestimmte schädigende berufliche Expositionsfaktoren (z.B. großer Kraftaufwand bei Greifbewegungen, repetitive Bewegungen im Handgelenk, gebeugtes bzw. überstrecktes Handgelenk). Diese Expositionsfaktoren treten in den untersuchten Berufsgruppen vermehrt auf, sind aber auch bei einer Vielzahl anderer Tätigkeiten zu finden.

Schäden können auch durch das Ausüben bestimmter Sportarten hervorgerufen werden. Dies ist sowohl von ätiologischem Interesse als auch hinsichtlich der berufsmäßigen Ausübung bestimmter sportlicher und artistischer Tätigkeiten zu beachten (z.B. Radfahrer, Golfer, Kegler, Reiter).

Im Weiteren werden nur diejenigen Druckeinwirkungen betrachtet, die aufgrund ihrer Charakteristik einen diagnostizierbaren und evtl. bleibenden Nervenschaden hervorrufen.

Nicht Gegenstand dieser Berufskrankheit sind akute traumatische Nervenschädigungen, das Karpaltunnel-Syndrom (CTS) sowie Nervenschäden durch bestimmte Erkrankungen, die über andere Berufskrankheiten erfasst sind (z.B. bandscheibenbedingte Erkrankungen der Hals- oder Lendenwirbelsäule oder Nervenschädigungen durch toxische Substanzen).

II. Pathophysiologie

Kennzeichnend für das Vorliegen einer Berufskrankheit gemäß dieser Begründung ist eine eindeutige Beziehung zwischen der Lokalisation des einwirkenden Drucks und dem anatomisch zuzuordnenden klinisch-neurologischen Befund.

Jede Druckschädigung am peripheren Nerv beginnt mit einem reversiblen Leitungsblock durch umschriebene funktionelle Veränderungen an den Markscheiden (Neurapraxie); die elektrische Erregbarkeit des Nerven bleibt distal der Läsion erhalten. Bei chronischem oder intermittierendem Weiterwirken der Druckbelastung kommt es jedoch zum umschriebenen Untergang der Myelinscheide (segmentale Demyelinisierung), dem nosologisch typischen Stadium. Gleichzeitig oder später kann es zur Kontinuitätsunterbrechung von Axonen und endoneuralen Strukturen bei erhaltener Nervenhülle (Axonotmesis) kommen. Eine komplette Durchtrennung von Nervenfasern und Nervenhülle (Neurotmesis) ist nicht zu erwarten.

Mehrfachen und unterschiedlich lokalisierten Einwirkungen auf den Nerven, sog. Double-Crush-Syndromen, wird ein kumulativer Effekt zugeschrieben: Ein geringfügiger proximal lokalisierter Druck, der allein nicht ausreicht, um einen Schaden zu verursachen, kann die Empfindlichkeit der distal gelegenen Nervenanteile gegenüber Druck deutlich erhöhen.

III. Krankheitsbilder und Diagnosen

Das typische pathophysiologische und klinische Bild einer durch Druck verursachten Nervenschädigung ist ein Nebeneinander von segmentaler De- und Remyeliniserung. Betroffen sein können die Nervenwurzel, ein Plexusbereich (z.B. Plexus cervicalis, Plexus brachialis, Plexus lumbo-sacralis) und periphere Nerven. Isolierte Ausfälle peripherer Nerven (Mononeuropathien) haben nahezu immer mechanische Ursachen. Störungen im peripheren motorischen Neuron führen zum Syndrom des schlaffen Lähmungstyps, dessen Symptomatik vom Umfang und Schweregrad der Schädigung abhängig ist. Frühsymptome sind Reizerscheinungen, Sensibilitätsstörungen und Kraftminderung in den betroffenen Regionen. Bei fortgeschrittener Schädigung sind Muskelatrophien und ausgeprägte Paresen oder Paralysen zu beobachten.

Bei Druckschädigungen von Nerven werden typischerweise schon in frühen Stadien anamnestische Angaben über „Kribbeln, pelziges Gefühl, Ameisenlaufen, eingeschlafener Körperteil etc." oder „allgemeines Ermüdungsgefühl" gemacht. Ebenfalls schon früh werden Schmerzen im Versorgungsgebiet des Nerven angegeben. Diese treten häufig auch in Ruhe und nachts auf und können über den unmittelbar schädigenden Druckbereich hinausgehen. Typischerweise finden sich bei diesen Nervenläsionen auffällige elektroneurographische und elektromyographische Befunde; besonders kennzeichnend ist eine herabgesetzte Nervenleitgeschwindigkeit.

Folgende Sensibilitätsstörungen sind zu unterscheiden:

- **Reizsymptome** (z.B. Schmerzen, Parästhesien, Dysästhesien, Neuralgien, Hyperpathien),
- **Ausfallsymptome** (z.B. Anästhesie, taktile Hypästhesie, thermische Hypästhesie oder Anästhesie, Hypalgesie oder Analgesie, Oberflächen- oder Tiefensensibilitätsstörungen),
- **partielle Leitungsstörungen** mit pathologischem Funktionswandel (z.B. Kausalgien, Phantomschmerzen).

Meist bestehen Reiz- und Ausfallsymptome sowie trophische Störungen nebeneinander. Partielle Leitungsstörungen sind bei arbeitsbedingten Druckschädigungen kaum zu erwarten. Bei Plexusschäden oder Läsionen peripherer Nerven, die auch autonome Fasern führen, ist auch mit Reiz- oder Ausfallserscheinungen der vegetativen Innervation zu rechnen. Eine vollständige Unterbrechung eines peripheren Nerven verursacht dann beispielsweise eine Anhidrose. Die Symptome sind auf das Versorgungsgebiet des jeweiligen Nerven begrenzt und besitzen somit hohe diagnostische Bedeutung. Zu beachten ist, dass die Symptomatik aufgrund der histologisch nachweisbaren Markscheidenveränderungen über den Bereich der unmittelbaren Druckwirkung hinausreichen kann.

Mögliche Symptome bei druckbedingten Nervenschäden sind ohne wertende Reihung nachfolgend aufgelistet:

- Spontanschmerzen mit Ausstrahlung,
- Klopfschmerzen im Nervenverlauf,
- Druckschmerzempfindlichkeit,
- Überempfindlichkeit,
- Missempfindungen,
- Unempfindlichkeit,
- Muskelschwäche, -atrophie,
- Reflexausfälle, -abschwächungen,
- gestörte Schweißsekretion,
- trophische Störungen von Haut- und Hautanhangsgebilden
- „elektrisierende Sensationen" durch Beklopfen des Nervenkompressionsortes (Tinel'sches Zeichen),
- Veränderungen der Nervenleitgeschwindigkeit,
- Veränderungen im Elektromyogramm,
- Entartungsreaktion in der Reizstromdiagnostik.

Nachstehend werden beispielhaft und ohne Anspruch auf Vollständigkeit für betroffene Nerven (N) die typischen morphologischen Schädigungsmöglichkeiten, ggf. mit Hinweisen auf anatomische Varianten (V), und bekannte arbeitsbedingte Belastungen (B) sowie ggf. bestimmte Krankheitsbilder aufgelistet:

1. Nervenschäden an der oberen Extremität

N.: **Armplexusschaden im Wurzelbereich (C4) C5–Th1** (Thoracic-outlet-Syndrom);
V.: Engpassproblematik im Bereich der Skalenuslücken, der kosto-klavikulären Passage und/oder des Korakoids;
B.: Lastendruck auf der Schulter, Lastenzug am Arm, repetitive Abduktions- und Adduktionsbewegungen im Schultergelenk, Überkopfarbeiten mit nach hinten gestrecktem Arm, Spielen von Streichinstrumenten.
N.: **N. axillaris**
V.: Einengung der lateralen Achsellücke;
B.: Passiver Druck in der Axilla durch Hebel.
N.: **N. medianus** (mit Ausnahme des CTS)
V.: Beeinträchtigung der A. brachialis und des Muskelbauches des M. brachialis, suprakondyläre Prozesse („Struthers ligament"), M. pronator teres, Muskelkopf M. flexor pollicis longus, M. interosseus anterior. Wird der Nerv in der Ellenbeuge oder proximal davon geschädigt, fallen die Hand- und die langen Fingerbeuger aus („Schwurhand"). Bei einer Schädigung distal der Ellenbeuge kommt es vorwiegend zu Sensibilitäts- und vegetativ-trophischen Störungen, aber auch zu motorischen Störungen.
B.: *Pronator-teres-Syndrom:* Repetitive Pro- und Supinationsbewegungen bei gleichzeitigen repetitiven Fingerbewegungen, insbesondere Fingerflexion;
Interosseus-anterior-Syndrom (*Kiloh-Nevin*): Forcierte Pronation mit gleichzeitiger Beugung, Tragen von Lasten auf dem gebeugten Unterarm.
N.: **N. musculocutaneus**
V.: Meist im Rahmen einer Armplexusschädigung;
B.: Tragen schwerer Lasten, am gebeugten Unterarm hängendes Gewicht, exzessives fortlaufendes Schrauben.
N.: **N. radialis**
V.: Axilla, Humerusschaft, M. triceps brachii, Radialistunnel bzw. M.supinator (Supinatorsyndrom), Kompression des Ramus superficialis N. radialis. Wird der Nerv proximal der Ellenbeuge geschädigt, finden sich muskuläre Störungen bei der Unterarmstreckung bis zu einem Totalausfall, Sensibilitätsauffälligkeiten und Supinationsstörungen („Fallhand"). Beim Supinatorsyndrom finden sich motorische Ausfälle der Hand- und Fingerstrecker, aber keine Sensibilitätsausfälle.
B.: *Axilla- und Oberarmkompression*: Druck von Hebeln („Krückenlähmung"), chronische Überbeanspruchung des M. triceps brachii, z.B. bei Maurern, Zimmerleuten;
Supinatorsyndrom: Repetitive Pro- und Supinationsbewegungen bei extendiertem Ellbogengelenk;
Ramus superficialis (Cheiralgia paraesthetica): Repetitive Pro- und Supination mit Drehbewegungen, z.B. Wickeln, Blumenbinden, Töpferarbeiten; Druck auf den Unterarm bei gestrecktem Handgelenk, z.B. Steinetragen, Spielen von Tasteninstrumenten etc.
N.: **N. suprascapularis**
V.: Relative Fixation des Nerven in der Incisura scapulae mit mechanischem Reibungsschaden;
B.: Repetitive kombinierte Außen/Innenrotationsbewegungen in Abduktion zur Gegenseite, z.B. Spielen von Musikinstrumenten, repetitive Überkopfarbeiten, einseitiges Heben und Tragen schwerer Lasten über der Schulter.
N.: **N. thoracicus longus**
V.: Untere Armplexusschädigung (C8, Th1) oder klavikulärer Engpass;
B.: Tragen starrer und schwerer Lasten auf den Schultern („Rucksacklähmung"), Arbeiten in Bauchlage, wuchtige Schläge mit schwerem Werkzeug.
N.: **N. ulnaris**
V.: Medialer Epikondylus bzw. Sulcus ulnaris, Muskelkopf M. flexor carpi ulnaris (Kubitaltunnel-Syndrom), Guyon'sche Loge. Die motorischen Ausfälle bei Nervenschädigungen proximal des Handgelenkes sind unter dem Begriff „Krallenhand" bekannt.
B.: *Sulcus-ulnaris-Syndrom*: von außen einwirkender Druck, z.B. bei aufgestütztem Ellbogen, Friktionstrauma im Sulcus durch repetitive Flexion und Extension im Ellbogengelenk, z.B. bei Pianisten, Bläsern und Saiteninstrumentalisten;
Kubitaltunnel-Syndrom: Repetitive Bewegungen im Ellbogengelenk und Druckeinwirkungen am proximalen Unterarm bei gebeugtem Ellbogengelenk, z.B. Hämmern, Heben/Tragen;
Guyon-Logensyndrom: Druck von Arbeitsmitteln im Hohlhandbereich, gelegentlich mit Hyperextension im Handgelenksbereich verbunden, z.B. Kristallglasschleifer, Elektronikarbeiter, Kellner.

2. Nervenschäden an der unteren Extremität

N.: **Beinplexusschaden im Wurzelbereich Th12–S5**
V.: N. ilioinguinalis beim Durchtritt durch die Mm. transversus abdominis und obliquus internus abdominis, N. cutaneus femoris lateralis, N. obturatorius, N. ischiadicus;
B.: Anhaltende Ventralbeugung des Rumpfes, anhaltend angespannte Bauchmuskulatur, Hyperflexion oder Hyperextension im Hüftgelenk, selten Druckparesen des N. ischiadicus, z.B. bei Reitern.
N.: **N. tibialis**
V.: Kompression unter dem Retinaculum flexorum (Tarsaltunnelsyndrom);
B.: Enges Schuhwerk, langes Gehen unter Belastung, repetitive Fußbeugung und -streckung, z.B. Pedalbetätigungen, Arbeiten im Knien mit zurückgelegter Körperhaltung, Arbeiten im Sitzen mit hängenden Beinen.
N.: **N. peronaeus (N. fibularis)**
V.: Oberflächliche Lage des Nerven am Caput fibulae;
B.: Hocken und Knien, z.B. Fliesenlegen, Asphaltieren; längerdauernde Kälteexposition.

3. Sonstige Nervenschäden

N.: **N. facialis, N. trigeminus**
V.: Druckneuropathie;
B.: Druckbelastungen im Versorgungsbereich des Nerven, z.B. beim Gebrauch von Blasinstrumenten (Ansatzstörung, fokale Dystonie). Da im Lippenbereich sehr umschriebene Bezirke betroffen sein können, sind elektroneurographisch – entgegen der gegenwärtig üblichen Vorgehensweise – gegebenenfalls eine Ableitung mit Nadelelektroden und eine multilokuläre Reizung erforderlich.

IV. Weitere Hinweise

Beim Zusammenwirken von arbeitsbedingten und nicht arbeitsbedingten Faktoren muss deren jeweilige Bedeutung abgewogen werden. Die wichtigsten differentialdiagnostischen Erwägungen sind nachstehend aufgeführt:

- Anatomische Varianten (z.B. suprakondyläre Prozesse, Halsrippe etc.),
- angeborene Schäden (z.B. Geburtslähmung d. Plexus),
- Nervenverlaufsvarianten,
- Erkrankungen des zentralen Nervensystems (z.B. Neuritis, multiple Sklerose, Syringomyelie, Vorderhornprozesse etc.),
- idiopathische Fazialisparese,
- Tendovaginitiden oder andere Erkrankungen des Sehnengleitgewebes,
- primäre Muskelerkrankungen,
- Infiltration durch Tumore (z.B. Pancoast-tumor),
- Bandscheibenschäden,
- Blutkrankheiten,
- Frakturen und Frakturfolgen (z.B. Druckschäden durch Gipsbandage, Fehlstellungen),
- Schnitt-, Scher-, Stich- und Quetschverletzungen,
- Schwangerschaft,
- Stoffwechselstörungen oder Einwirkung toxischer Substanzen (z.B. Polyneuropathie bei Diabetes mellitus, Alkoholabusus, Urikämie etc.),
- Stromeinwirkung,
- thermische Schäden,
- iatrogene Schäden (z.B. Injektionen, Operation, Anwendung von Röntgenstrahlen, medikamentöse Therapien).

Eine sorgfältige Einzelfallprüfung auf objektivierbare und reproduzierbare neurologische und neurophysiologische Parameter, differentialdiagnostische Überlegungen sowie eine sorgfältige Arbeitsanamnese sind unentbehrlich, um eine eindeutige Diagnose vor allem im Hinblick auf eine arbeitsbedingte Ursache stellen zu können. Der elektroneurographische Nachweis einer Veränderung der peripheren Nervenleitfähigkeit ist dabei in der Regel unverzichtbar. Die Expositionsvermeidung mit Ausschaltung der schädigenden Druckbelastung ist für die Heilung bzw. für die Besserung der Symptome unerlässlich.

V. Literatur

Bundesministerium für Arbeit und Sozialordnung – BMA (Hrsg). Wissenschaftliche Begründung für die Berufskrankheit „Druckschädigung der Nerven". BArbBl. 9/2001, 59–63

9.10 Wissenschaftliche Stellungnahme zur Berufskrankheit Nr. 2106 – Druckschädigung der Nerven

[Bek. d. BMAS vom 01.08.2017 – IVa 4-45222 – 2106]

Der Ärztliche Sachverständigenbeirat „Berufskrankheiten" beim Bundesministerium für Arbeit und Soziales hat am 1. August 2017 die nachstehende wissenschaftliche Stellungnahme zu der Berufskrankheit Nr. 2106 der Anlage 1 zur Berufskrankheiten-Verordnung beschlossen:

Wissenschaftliche Stellungnahme zu der Berufskrankheit Nr. 2106 der Anlage 1 zur Berufskrankheiten-Verordnung „Druckschädigung der Nerven"

Die wissenschaftliche Begründung zu der Berufskrankheit Nr. 2106 der Anlage 1 zur Berufskrankheiten-Verordnung aus dem Jahr 2001 (BMAS 2001) enthält im Abschnitt 1.3.2. „Krankheitsbilder und Diagnosen" im Unterabschnitt 1.3.2.3. „Sonstige Nervenschäden" folgende Aussage:

„N.: N. facialis, N. trigeminus
V.: Druckneuropathie
B.: Druckbelastungen im Versorgungsbereich des Nerven, z.B. beim Gebrauch von Blasinstrumenten, Ansatzstörung, fokale Dystonie (Lederman 1995, Schuppert 1999, Zeller 1992)".

Das Merkblatt zu dieser Berufskrankheit aus dem Jahr 2002 (BMAS 2002) enthält im Abschnitt III. „Krankheitsbilder und Diagnosen" im Unterabschnitt 3. „Sonstige Nervenschäden" folgende Aussage:

„N.: N. facialis, N. trigeminus
V.: Druckneuropathie
B.: Druckbelastungen im Versorgungsbereich des Nerven, z.B. beim Gebrauch von Blasinstrumenten (Ansatzstörung, fokale Dystonie). Da im Lippenbereich sehr umschriebene Bezirke betroffen sein können, ist elektroneurographisch – entgegen der gegenwärtig üblichen Vorgehensweise – gegebenenfalls eine Ableitung mit Nadelelektroden und eine multilokuläre Reizung erforderlich."

Der Ärztliche Sachverständigenbeirat „Berufskrankheiten" weist hierzu auf Folgendes hin:

Der Sachverständigenbeirat hat in seiner Sitzung am 1. Dezember 2015 empfohlen (BMAS 2016), in die Anlage 1 zur Berufskrankheiten-Verordnung folgende Berufskrankheit aufzunehmen:

„Fokale Dystonie als Erkrankung des zentralen Nervensystems bei Instrumentalmusikern durch feinmotorische Tätigkeit hoher Intensität".

Durch die Vierte Verordnung zur Änderung der Berufskrankheiten-Verordnung ist die Erkrankung mit dieser Bezeichnung unter der Nr. 2115 in die Anlage 1 zur Berufskrankheiten-Verordnung aufgenommen worden (BKV 2017). Die Verordnung ist am 1. August 2017 in Kraft getreten.

Die Anerkennung von fokalen Dystonien als Berufskrankheit bei Instrumentalmusikern richtet sich daher ausschließlich nach der Berufskrankheit Nr. 2115 und den für sie geltenden Voraussetzungen. Die früheren Aussagen zur Berufskrankheit Nr. 2106 sind insoweit überholt.

Literatur

BKV (2017). Vierte Verordnung zur Änderung der Berufskrankheiten-Verordnung vom 10. Juli 2017, Bundesgesetzblatt 2017 Teil I, 2299

BMAS (2001). Bundesministerium für Arbeit und Sozialordnung: Wissenschaftliche Begründung für die Berufskrankheit „Druckschädigung der Nerven", Bundesarbeitsblatt 9/2001, 59–63

BMAS (2002). Bundesministerium für Arbeit und Sozialordnung: Merkblatt zu der Berufskrankheit Nr. 2106 der Anlage zur Berufskrankheiten-Verordnung (BKV) „Druckschädigung der Nerven“, Bundesarbeitsblatt 11/2002, 62–64

BMAS (2016). Bundesministerium für Arbeit und Soziales: Empfehlung des Ärztlichen Sachverständigenbeirats „Berufskrankheiten“ – Fokale Dystonie, Gemeinsames Ministerialblatt 33-34/2016, 666–687

10 Die Berufskrankheit Nr. 2107 – Abrissbrüche der Wirbelfortsätze

10.1 Verordnungstext

Abrissbrüche der Wirbelfortsätze

10.2 Rückblick

Erstmals vermehrt aufgefallen bzw. systematisch erfasst – das Schadensbild ist bekannt, seit der Mensch mit der Schaufel arbeitet – wurde das Auftreten von Abrissbrüchen der Wirbelfortsätze, speziell der Dornfortsätze, beim Bau des Nord-Ostsee-Kanals (1887–1895).

Dieser Seeverkehrsweg durch Schleswig-Holstein, der Nord- und Ostsee verbindet, hat seinen Ursprung bereits bei der großen Seefahrernation der Wikinger, die unter Benutzung der Flüsse Eider, Treene und Schlei und einer verbleibenden relativ kurzen Landbrücke die oft gefährliche Fahrt durch das Skagerrak und Kattegat um die Halbinsel Jütland umgingen. 1777 startete dann der erste Kanalbau, der jedoch nur für kleine Schiffe ausgelegt war. Insbesondere auf Drängen der Kriegsmarine wurde im Jahr 1887 mit dem Bau des Nord-Ostsee-Kanals begonnen, der in der Folgezeit wiederholt vertieft und erweitert wurde. Die große Zahl der Arbeiter – zeitweise bis zu 8 000 gleichzeitig – und deren Unterbringung in Massenquartieren machte eine ärztliche Überwachung unerlässlich. Dies war einer der Ursprünge der Arbeitsmedizin und führte zur systematischen Erfassung auch von Abrissbrüchen der Wirbelfortsätze (→ *Abb. 10.1*).

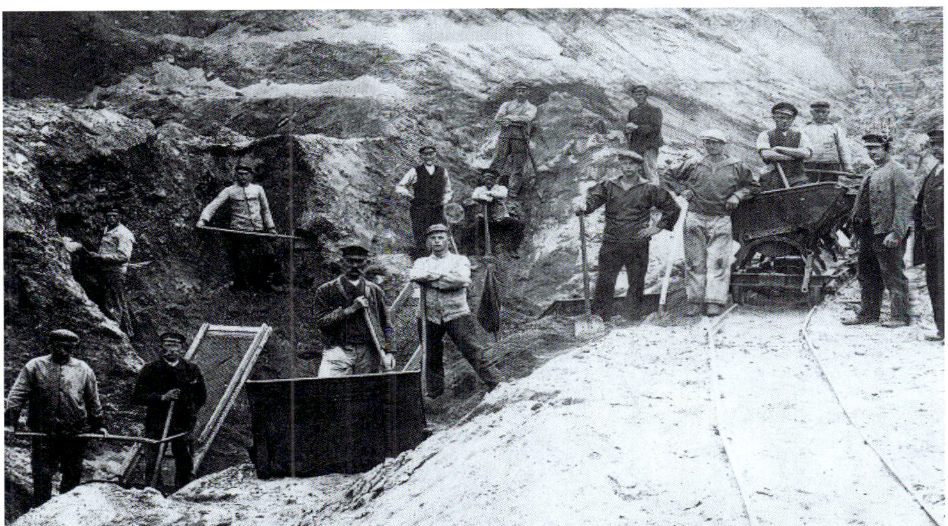

Abb. 10.1: Bau des Nord-Ostsee-Kanals (mit freundlicher Genehmigung von Jennes/Kammeritsch, Dithmarschen-Wiki)

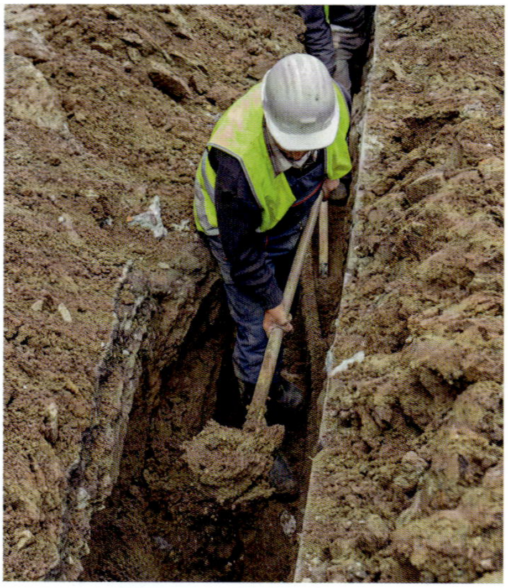

Abb. 10.2: Schaufelarbeit „hoch und weit“ (AdobeStock©kalpis)

Arbeiter, die mit der Schaufel Erdmassen bewegten, vor allem, wenn diese hoch und weit geschaufelt wurden (→ *Abb. 10.2*), litten vermehrt unter dem Schadensbild der sog. „Schipperkrankheit“ (Koepchen et al. 1937). In England war die Erkrankung als clay shoveler´s fracture (Lehm-Schaufler-Bruch) und in Frankreich als Maladie des terrassiers (Krankheit der Erdbauarbeiter) bekannt.

Beim Bau der Reichsautobahn in den 1930er/1940er Jahren mit ihren umfangreichen, weitgehend von Hand durchgeführten Erdbewegungen, wurde das Schadensbild erneut vermehrt diagnostiziert und von den Arbeitsmedizinern, die zu diesem Zeitpunkt die gewerbliche Arbeit bereits vermehrt überwachten und dokumentierten, registriert (→ *Abb. 10.3*). Im Bauabschnitt bei Gladbeck wurden z.B. 193 und in einem Bauabschnitt bei Heidelberg 106 Fälle dokumentiert (Liniger et al. 1931).

Das gleiche Krankheitsbild zeigte sich bei Schneeschippern und wurde aus der Schweiz und anderen schneereichen Ländern berichtet (Baader 1960).

Am 26.07.1952 wurde durch die 5. Berufskrankheiten-Verordnung die Berufskrankheit „Abrissbrüche der Wirbelfortsätze“ (Schipperkrankheit) als BK Nr. 25 kodifiziert, die dann am 08.12.1976 durch die „Verordnung zur Änderung der 7. Berufskrankheiten-Verordnung“ zur BK Nr. 2107 wurde – ohne Veränderung ihres Wortlauts.

Kaum war die Berufskrankheit installiert, da war sie aber auch schon vom Aussterben bedroht (→ *Tab. 10.1*). Zwar hat sich die Anatomie des Menschen nicht geändert, wohl

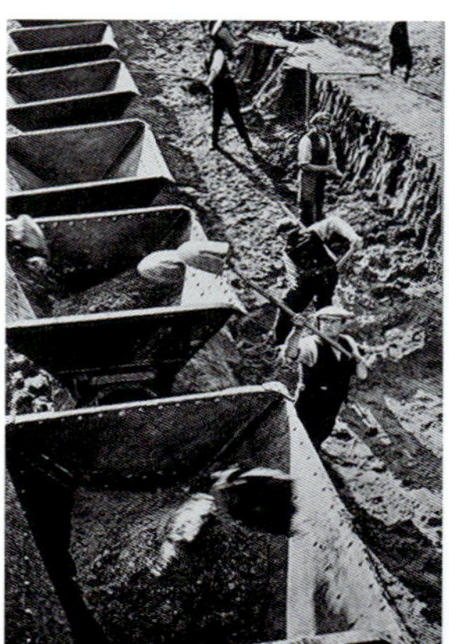

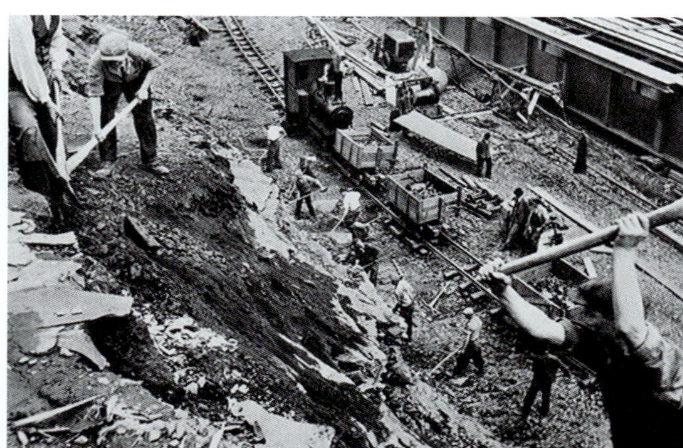

Abb. 10.3: Bau der Reichsautobahn 1939 (ehemals Gauverlag Bayerische Ostmark GmbH Bayreuth)

aber die Arbeitswelt. Händisches Schaufeln wird im gewerblichen Bereich (Erdarbeiter, Bergarbeiter) zwischenzeitlich nahezu zu 100 % mit Maschinen erledigt. Das gleiche gilt für das Schneeschippen. Auch diese Arbeit wird im gewerblichen Bereich mittlerweile mit Hilfe von Schneeräumgeräten verrichtet (Schröter 2001). Die letzte BK Nr. 2107 wurde im Jahre 2012 anerkannt.

Stattdessen findet sich das Schadensbild in unserer „Sportgesellschaft" jetzt eher bei Kricketspielern, Hammer- und Diskuswerfern, Gewichthebern, die aber weitgehend nicht dem Schutz der Gesetzlichen Unfallversicherung unterliegen, es sei denn, es handelt sich um eine berufsmäßig ausgeübte Sportart (Hochleistungssport).

10.3 Statistik

Die Statistik (→ *Tab. 10.1*) spiegelt das Auslaufen der BK Nr. 2107 wider. Seit 2006 wurde lediglich 1 Fall anerkannt. Allerdings unterbleibt die Meldung der BK häufig auch deshalb, weil der Abrissbruch in aller Regel nach wenigen Wochen – wenngleich oft nur bindegewebig – zur Ausheilung kommt und keine Beschwerden/Funktionseinbußen verbleiben.

Tab. 10.1: Statistische Daten zur BK Nr. 2107 (DGUV-Statistiken für die Praxis 2021)

Jahr	1995	2000	2005	2010	2015	2017	2021
Verdachtsmeldungen	10	6	4	3	1	3	2
anerkannte Fälle	0	1	2	0	1	0	0
neue Renten	0	0	0	0	0	0	0

Noch eine statistisch interessante Information: Die Zeitspanne zwischen Anzeige einer Berufskrankheit nach Nr. 2107 und der Entscheidung durch die Verwaltung war 2016 mit 14,9 Monaten die längste überhaupt. Als Begründung wird die Seltenheit des Schadensbildes und damit die Schwierigkeit der beruflichen Ermittlungen benannt (Deutscher Bundestag, Drucksache 18/13543, vom 08.09.2017), was nicht nachvollzogen werden kann. Denn die als ursächlich zur Diskussion stehende berufliche Exposition ist typisch und ihre Ermittlung ist daher nicht mit besonderen Schwierigkeiten verbunden. Das Schadensbild entsteht zudem in aller Regel im zeitlichen Zusammenhang mit der beruflichen Belastung, was deren Ermittlung eher erleichtert.

10.4 Schadensbild

Als Berufskrankheit versichert sind Ermüdungsbrüche bzw. sog. Ablösungsbrüche vor allem an den langen Dornfortsätzen am Übergang von der Hals- zur Brustwirbelsäule, wobei in Einzelfällen auch Lendenwirbelquerfortsatzbrüche als Folge des Schaufelns, Schneeschippens oder belastender sportlicher Betätigung gesichert wurden. Vornehmlich betroffen sind der 7. Halswirbel und der 1. Brustwirbel.

Als Schadensbild (Schipperkrankheit) diskutiert wird auch eine Avulsionsfraktur, also ein knöcherner Ausriss/Abriss durch Zug des Ligamentum supraspinale, des über die Dornfortsätze verlaufenden Bandes (Krumbiegel 2011). Nicht schlüssig erklärt ist jedoch eine auf das Band einwirkende Zugbelastung.

Dem Vollbild der Schipperkrankheit gehen häufig ein zwischen den Schulterblättern lokalisiertes Spannungsgefühl, ein Ermüdungsgefühl sowie ziehende, stechende Schmerzen voraus. Der Abrissbruch selbst kann mit einem hörbaren Knacken verbunden sein. Die frische Fraktur führt in der Regel zu einer Bewegungssperre des Kopfes, der in Zwangshaltung gehalten wird (Krumbiegel 2011).

Das manifeste Schadensbild kann klinisch mitunter durch eine deutliche Delle über dem Dornfortsatz mit druckschmerzhafter Umgebung getastet werden. Die klinischen Zeichen verstärken sich bei einer passiven Rückwärtsbewegung des Kopfes, einer Drehbewegung des Oberkörpers sowie bei der aktiven Hebung beider Arme über die Horizontale. In vielen Fällen ist eine Krepitation (Knochenreiben) zu hören.

Objektiviert wird die Diagnose bildgebend – und zwar in erster Linie durch Röntgen-Nativ-Aufnahmen des Übergangs von der Hals- zur Brustwirbelsäule in 2 Ebenen. Hinweise auf einen Abbruch des Dornfortsatzes zeigen sich durch dessen Doppelkontur auf der Aufsichtsaufnahme. Die seitliche Aufnahme ist durch eine Funktionsaufnahme in Vorneigung zu ergänzen. Eine Distanzzunahme sichert das Schadensbild (Krumbiegel 2011). Ist eine Abgrenzung zu einer frischen Verletzung fraglich, ist eine Kernspintomographie das Mittel der Wahl. Die dort zur Darstellung kommenden Zeichen einer äußeren Krafteinwirkung bzw. deren Fehlen (Ödeme) lassen eine sichere Zuordnung des Schadensbildes zu.

Bildgebend liegt beim Erwachsenen die Schipperfraktur im mittleren Drittel des Dornfortsatzes, wobei die Frakturlinie senkrecht verläuft. Bei Jugendlichen im Alter zwischen 14 und 17 Jahren findet sich das Schadensbild demgegenüber an der Spitze des Dornfortsatzes (→ *Abb. 10.4*). Naheliegend kommt es bei noch vorhandener Apophyse (Knochenkern) dort zu einem Überlastungsschaden.

Differenzialdiagnostisch sind von einem Ermüdungsbruch (Schipperkrankheit) abzugrenzen eine Verknöcherung (knöcherne Metaplasie) des Nackenbandes, Metastasen (Tochtergeschwülste) von Tumoren, eine persistierende Apophyse (Knochenkern), eine Pseudarthrose (Falschgelenk) sowie zahlreiche Dornfortsatzvarianten.

Hinsichtlich der Ätiologie ist man sich heute bei der wissenschaftlichen Bewertung einig, dass es sich um Ermüdungsbrüche des altersentsprechenden Knochengewebes handelt, um „Spontanfrakturen“, wie man sie als Ermüdungsbruch des Handkahnbeins bei Pressluftarbeiten (BK Nr. 2103, → *Kap. 6*), bei der Marschfraktur (z.B. Mittelfußknochen) oder sonstigen Ermüdungsbrüchen des Bewegungsapparates kennt.

Ermüdungsbrüche sind das Produkt der eingeleiteten Last und der Anzahl der Belastungen (Netter 1997). Auf die im Bereich der unteren Halswirbelsäule und der oberen Brustwirbelsäule besonders langen Dornfortsätze wirken erhebliche Scherkräfte, wenn die sich kreuzenden Muskelansätze einerseits des Rumpfes und andererseits der oberen Gliedmaßen, vermittelt über die Rautenmuskeln (M. rhomboideus major und minor) und den hinteren oberen Sägemuskel (M. serratus posterior superior), gegensätzliche Belastungen verursachen.

Der Knochen reagiert auf ungewohnte repetitive Belastungen mit Umbauvorgängen. Physiologischerweise richten sich die Knochenbälkchen nach Zug- und Druckbeanspruchungen aus. Wechseln die Bedingungen, ist der Knochen anpassungsfähig, indem er hypertrophieren (mächtiger werden) und auch die Verlaufsrichtung der Knochenbälkchen ändern kann. Die Knochenbälkchen werden zunächst resorbiert und dann entlang der Belastungslinien neu gebildet. Während dieses Umbauprozesses ist der Knochen besonders gefährdet. Wird der Knochen in diesem Stadium einer vermehrten Belastung ausgesetzt,

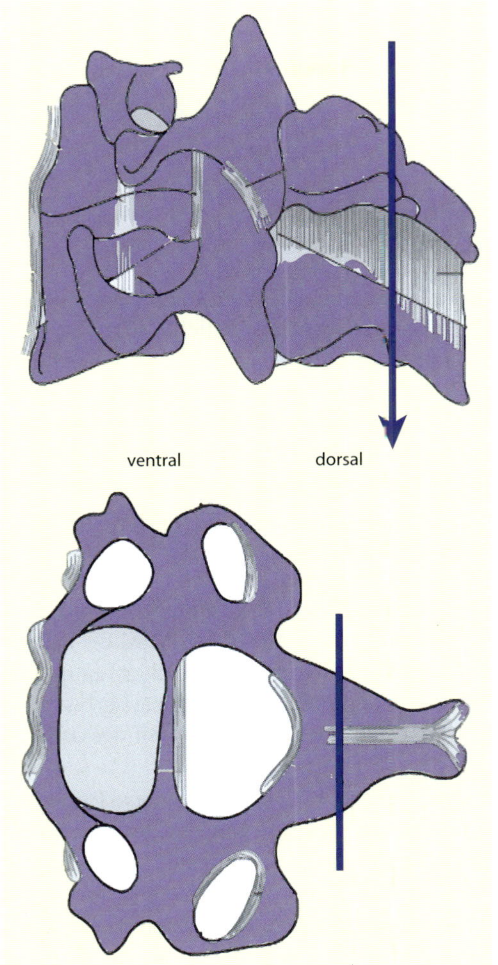

Abb. 10.4: Halswirbelanatomie seitlich und in Aufsicht. Die senkrechten Pfeile markieren die anatomischen Bereiche, die bei den Ermüdungsbrüchen und Abrissbrüchen am häufigsten betroffen sind

kommt es zu Mikrofrakturen, Knochenauflockerungen, -aufhellungen und sog. Umbauzonen (Looser'sche Zeichen), die, wenn die Belastung fortgesetzt wird, zu durchgehenden Frakturlinien führen können (Netter 1997, Steeger 1989).

Vorausgehen sollen den Ermüdungsbrüchen Auflösungsvorgänge an den Knochenkristallen bzw. Ermüdungszysten. Ermüdungsbrüche im Bereich der Wirbelfortsätze haben die gleiche Ursache und weisen ein vergleichbares Schadensbild auf wie Ermüdungsbrüche des Handkahnbeins oder des Mittelfußknochens (sog. Marschfrakturen).

In der DDR waren vergleichbare Berufskrankheiten nicht auf die Wirbelfortsätze begrenzt. Versichert waren auch Ermüdungsbrüche an anderen Körperstellen, so z.B. bei dauernder Überbeanspruchung durch die Zugkräfte des Kniescheibenbandes an der Schienbeinrauigkeit (Tuberositas tibiae), durch Zug der Quadrizepssehne an der Basis der Kniescheibe bei landwirtschaftlich arbeitenden Männern und Frauen sowie auch die Ellenbrüche beim Garbenbinden. In seltenen Fällen waren auch die Querfortsätze betroffen. Dies fand man insbesondere bei Hochleistungssportlern, z.B. bei Ringern, Turnern oder Gewichthebern, selten auch bei Fechtern.

Merke

Als Berufskrankheit versichert sind Ermüdungsbrüche, wie sie auch z.B. am Handkahnbein und an den Mittelfußknochen zu sichern sind. Betroffen sind vorrangig die untere Hals- und die obere Brustwirbelsäule. Das Schadensbild ist in aller Regel zu sichern durch Röntgen-Aufnahmen in 2 Ebenen.

10.5 Ätiologie

Am lebenden Menschen kann kaum experimentiert werden. Deshalb gibt es zum Pathomechanismus des Schadensbildes auch nur Überlegungen, die sich auf die Beantwortung folgender Fragen gründen:

- Wer ist vom Schadensbild betroffen?
- Zu welchem Zeitpunkt tritt das Schadensbild auf?
- Bei welchen Bewegungen/Belastungen tritt das Schadensbild auf?

Betroffen sind sowohl muskelstarke als auch muskelschwache Menschen (Versicherte). Die generelle Ausprägung der Muskulatur ist dafür also nicht ursächlich.

Betroffen sind vor allem Menschen, die die konkreten Schaufelbewegungen nicht trainiert haben. Der Ungeübte arbeitet nur zu Anfang mit einem natürlichen „Muskelgleichgewicht". Er ermüdet und setzt dann seine Muskulatur willkürlich und erzwungen ein. Da die Antagonisten (entgegengesetzt wirkende Muskulatur) aber unwillkürlich und reflektorisch zum Einsatz kommen, bleibt diese Gegenwirkung beim Einsatz des Ermüdeten aus. Es überwiegt der Zug der Arbeitsmuskeln, während sich beim trainierten Arbeiter Zug und Gegenzug das Gleichgewicht halten. Der einseitige Muskelzug soll die Ursache für eine stets erneute Spannung/Biegung der Fortsätze und – ähnlich einem Draht, dessen Bruch durch wiederholtes Biegen verursacht wird – für deren Ermüdungsbruch sein. Vermutet wird, dass die durch Mehrarbeit eines schwachen Muskels herbeigeführte Hypertrophie ursächlich für ein Missverhältnis zwischen Muskelkraft und Knochenfestigkeit ist. Es kommt zu einer vielfachen „Überlastung" der Fortsätze, bis diese frakturieren. Ursächlich ist also die sich stets wiederholende Bewegung mit der dadurch bedingten „Überlastung" der Fortsätze.

Das Schadensbild tritt im zeitlichen Zusammenhang mit der beruflichen Belastung auf, also bei fortbestehender „Überlastung" der Dornfortsätze. Ein gewisser zeitlicher Abstand zwischen der zur Überlastung führenden Arbeit bis zur Diagnose des Ermüdungsbruchs ist allerdings die Regel.

Nicht vorgegeben ist eine bestimmte Dauer der Belastung. Wenn der Ungeübte besonders anfällig ist, muss die Belastung zwar mehrere Wochen betragen, aber nicht Jahre (Schönberger et al. 2017).

Bei welchen Bewegungen das Schadensbild manifest wird, ist deshalb kein Beurteilungskriterium zum Belastungszusammenhang, weil ein Ermüdungsbruch bei jeglicher muskulärer Belastung der betroffenen Körperregion Beschwerden machen kann.

Merke
Betroffen sind sowohl muskelschwache als auch muskelstarke Versicherte. Das Schadensbild tritt auf in engem zeitlichen Zusammenhang mit einer Tätigkeit, die mit dem Schaufeln, vor allem über Kopfhöhe, verbunden ist. Ausreichend ist eine Belastung von Wochen.

10.6 Therapie

Die Erkrankung kann knöchern oder durch eine straffe Pseudarthrose, also bindegewebig, ausheilen. Indiziert ist ausschließlich eine Schonung von drei bis vier Wochen und – zukünftig – das Unterlassen/Vermeiden von Bewegungen/Arbeitsbedingungen, die für den Ermüdungsbruch ursächlich waren. Operative Maßnahmen und lokale Maßnahmen, wie Massagen etc. sind kontraindiziert. Ihr Nutzen ist nicht zu sichern. Sie stehen zudem als Ursache von Dauerbeschwerden und Rentenneurosen in der Diskussion.

10.7 Begutachtung

Im Vollbeweis zu sichern sind alle Fakten/Tatsachen, also die versicherte Tätigkeit, die von dieser ausgehenden Gefährdung (Einwirkung) und der Gesundheitsschaden, das heißt also die der Arbeit mit einer Schaufel entsprechende Tätigkeit und der Ermüdungsbruch im Bereich der Wirbelfortsätze. Der Zusammenhang des Gesundheitsschadens mit der beruflich bedingten Gefährdung muss hinreichend wahrscheinlich sein, d.h. das Schadensbild und der Verlauf müssen belastungskonform sein.

Der über die BK Nr. 2107 versicherte Gesundheitsschaden, der Ermüdungsbruch, ist in aller Regel durch Röntgen-Nativ-Aufnahmen in 2 Ebenen zu sichern. Diese erlauben es, Normvarianten etc. auszuschließen.

Zum Ursachenzusammenhang des Ermüdungsbruches mit der versicherten Tätigkeit bedarf es der Begründung, dass der von der versicherten Tätigkeit ausgehende Muskelzug gerade auf die betroffenen Dornfortsätze wirkte, dass eine gewisse Intensität der Belastung und der zeitliche Zusammenhang mit der gefährdenden beruflichen Tätigkeit gegeben waren. Die Erkrankung muss also im zeitlichen Zusammenhang mit der entsprechenden Tätigkeit mit der Schaufel manifest werden, wobei wenige Wochen der gefährdenden beruflichen Exposition ausreichen. Eine zeitliche Mindestbelastung (Monate/Jahre) sieht die Berufskrankheit nach Nr. 2107 nicht vor. Sie ist mit den Überlegungen zur Ursache der Krankheit auch nicht vereinbar. Nach einem belastungsfreien Intervall von über einem Jahr lässt sich ein Ursachenzusammenhang ausschließen. Unterbleibt über einen so langen Zeitraum der Muskelzug, lässt sich ein dadurch bedingter Ermüdungsbruch nicht mehr begründen.

Die berufskrankheitsbedingte MdE wird in der Regel mit unter 10 % einzuschätzen sein, weil das Schadensbild generell schnell ausheilt und nur Arbeitsplätze verschlossen sind, die mit der als ursächlich zu diskutierenden Arbeit verbunden sind. Das sind weniger als 10 % des Allgemeinen Arbeitsmarktes. Lediglich bei andauernden Reizzuständen, die zu objektivieren sind, wäre eine höhere MdE zu diskutieren.

Merke
Die versicherte Tätigkeit, die von ihr ausgehende Gefährdung und der Ermüdungsbruch sind im Vollbeweis zu sichern, der Zusammenhang des Ermüdungsbruchs mit der Gefährdung mit hinreichender Wahrscheinlichkeit. Erforderlich ist der enge zeitliche Zusammenhang mit der gefährdenden Tätigkeit. Die MdE ist in aller Regel mit unter 10 v.H. einzuschätzen.

10.8 Literatur

Baader EW (1960). Klinische Grundlagen der sechsundvierzig meldepflichtigen Berufskrankheiten. Urban & Schwarzenberg, München Berlin

Koepchen A, Bauer T (1937). Die Schipperkrankheit in medizinischen und arbeitstechnischen Untersuchungen nebst Vorschlägen zu ihrer Verhütung. Barth, Leipzig

Krumbiegel A (2011). Abrissbrüche der Wirbelfortsätze (BK-Nr. 2107). In: Ludolph E, Schürmann J, Gaidzik P (Hrsg). Kursbuch der ärztlichen Begutachtung. ecomed MEDIZIN, Landsberg

Laarmann A (1977). Berufskrankheiten nach mechanischen Einwirkungen. 2. Aufl., Enke Verlag, Stuttgart

Liniger H, Weichbrodt R, Fischer AW (1931). Handbuch der Ärztlichen Begutachtung. Barth, Leipzig

Netter FH (1997). Art Collection, Farbatlanten der Medizin, Bewegungsapparat III. Thieme, Stuttgart New York

Schönberger A, Mehrtens G, Valentin H (2017). Arbeitsunfall und Berufskrankheit. 9. Aufl., Erich Schmidt, Berlin

Schröter F (2001). Begutachtung bei Berufskrankheiten. Orthopäde 30: 100–116

Steeger D (1989). Berufskrankheiten des Stütz- und Bewegungsapparates. In: Letzel S, Nowak D (Hrsg). Handbuch der Arbeitsmedizin. Kap. IV–7.8.1. ecomed MEDIZIN, Landsberg

10.9 Merkblatt zur Berufskrankheit Nr. 2107

Abrissbrüche der Wirbelfortsätze

Merkblatt zu BK Nr. 45 der Anl. 1 zur 7. BKVO

[Bek. des BMA v. 24.2.1964, BArbBl. Fachteil Arbeitsschutz 1964, 34]

I. Vorkommen und Entstehungsweise

Abrissbrüche der Wirbelfortsätze kommen hauptsächlich bei Schaufelarbeiten mit überhohen und überweiten Würfen vor. Auch während eines Arbeitsschwungs, bei ungewöhnlichen oder selten ausgeführten Körperbewegungen, z.B. beim Aufheben oder Ablegen einer Last, können Abrissbrüche auftreten. Der Abriss kann auch bei einer belanglosen Gelegenheit eintreten, nämlich dann, wenn ein Ermüdungsschaden so weit fortgeschritten ist, dass der endgültige Bruch (Ermüdungsbruch) im degenerierten Knochengewebe zu jedem Zeitpunkt möglich ist.

Für die Entstehung der Schädigung, die auch als sogenannte Schipperkrankheit bezeichnet wird, spielen körperliche Überlastung infolge erschwerter Arbeitsbedingungen, ungeschickte Handhabung des Arbeitsgerätes sowie mangelnde Arbeitsübung eine Rolle. Herabgesetzter Allgemeinzustand, statische Störungen im Bereich der Wirbelsäule und konstitutionelle Faktoren können ebenfalls von Bedeutung sein.

Überwiegend werden die Dornfortsätze der unteren Hals- und oberen Brustwirbelsäule geschädigt. Diese sind durch den dort kreuzenden Kraftverlauf der Rumpf- und Schultergürtelmuskulatur einer besonders hohen Beanspruchung ausgesetzt.

Muskulöse Athletiker sind ebenso gefährdet wie Pykniker und Astheniker.

Pathologisch-anatomisch entstehen sog. Ermüdungsbrüche durch Auflösungsvorgänge an den Knochenkristallen und durch Gestaltsveränderungen der Knochenbälkchen mit kleincystischer Umwandlung der Knochenstruktur, die schließlich zu sichtbarer Spaltbildung führen.

II. Krankheitsbild und Diagnose

Dem Abriss können Schwächegefühl und zeitweise auftretende ziehende und reißende Schmerzen zwischen den Schulterblättern, die oft als rheumatische Beschwerden angesehen werden, vorausgehen.

Auch ohne solche Vorzeichen kann unter plötzlich auftretenden heftigen, meist stechenden Schmerzen überwiegend im Nacken oder zwischen den Schulterblättern der Abriß eines Dornfortsatzes erfolgen. Manchmal ist dies mit hörbarem Knacken verbunden. Danach kommt es zu einer Steifhaltung der Schultern mit Zwangshaltung des Kopfes nach vorn und unten; hierdurch ist u.a. das An- und Ausziehen der Kleidung erschwert.

Die Röntgenaufnahme zeigt einen meist senkrecht verlaufenden Aufhellungsspalt; das gelöste Bruchstück ist in der Regel etwas nach unten verzogen. Die Bruchflächen weisen je nach Alter des Ermüdungsbruchs einen mehr oder weniger ausgeprägten Degenerationssaum auf.

Vorwiegend betroffen ist der Dornfortsatz des 1. Brust- und des 7. Halswirbels, weniger häufig der des 6. Hals- oder 2. Brustwirbels.

Gelegentlich kommen Abrissbrüche gleichzeitig an mehreren Dornfortsätzen, möglicherweise auch an Querfortsätzen von Wirbelkörpern vor.

Differentialdiagnostisch abzugrenzen sind Frakturen als Folge einer einmaligen direkten (z.B. Schlag) oder indirekten (z.B. Zerrung) Gewalteinwirkung, pseudarthrotische Spaltbildungen, seltener Frakturen infolge von Entzündungen, Tumoren u.a.

III. Hinweise für die ärztliche Beurteilung

Die Diagnosestellung stützt sich auf die ausführlich zu erhebende Anamnese, insbesondere Arbeitsanamnese. Die Behandlungsdauer eines Abrissbruches beträgt in der Regel wenige Wochen. Die Heilung erfolgt meist bindegewebig.

Spätschäden sind im Allgemeinen nicht zu erwarten.

11 Die Berufskrankheit Nr. 2108 – Bandscheibenbedingte Erkrankungen der Lendenwirbelsäule

11.1 Verordnungstext

Bandscheibenbedingte Erkrankungen der Lendenwirbelsäule durch langjähriges Heben oder Tragen schwerer Lasten oder durch langjährige Tätigkeiten in extremer Rumpfbeugehaltung, die zu chronischen oder chronisch-rezidivierenden Beschwerden und Funktionseinschränkungen (der Lendenwirbelsäule) geführt haben

11.2 Rückblick und Statistik

Die Berufskrankheit Nr. 2108 hat, ebenso wie die Berufskrankheiten Nrn. 2109 und 2110, ihren Ausgangspunkt in der DDR, die die Wirbelsäule von Anfang an als geschützte Struktur in ihrer Berufskrankheitenliste hatte. Seit dem 01.01.1950 wurde dort als Berufskrankheit Nr. 25 anerkannt: „Chronische Erkrankungen der Bandscheiben …".

Durch Verordnung vom 14.11.1957 wurden unter der Sammel-Nummer 22 „Berufsbedingte Verschleißerscheinungen des gesamten Bewegungsapparates" als Berufskrankheit zusammengefasst. Darunter fielen auch Wirbelsäulenveränderungen. Es bedarf einer nur geringen Phantasie, um sich vorzustellen, wie inhomogen und vor allem extensiv die Anerkennungspraxis war.

In dem Bemühen, die Anerkennungen einzuschränken, wurde durch die Verordnung vom 26.02.1981 als Reaktion auf diese Defizite eine eigene Berufskrankheit „Wirbelsäulenschäden" als Nr. 70 in die Berufskrankheitenliste der DDR aufgenommen mit folgendem Wortlaut:

> *„Verschleißkrankheiten der Wirbelsäule (Bandscheiben, Wirbelkörperabschlussplatten, Wirbelfortsätze, Bänder, kleine Wirbelgelenke) durch langjährige mechanische Überlastung."*

Als weitere Voraussetzung wurde eine „erhebliche Funktionseinschränkung des Bewegungsapparates mit der Aufgabe der schädigenden Tätigkeit" verlangt. Dieser Zusatz führte dazu, dass die Berufskrankheit zunehmend restriktiv gehandhabt wurde. Während im Jahr 1982 noch 704 Fälle anerkannt wurden, sank die Zahl stetig bis 1988. Anerkannt wurden nur noch 293 Fälle. Dies lag insbesondere an der Anforderung der „erheblichen Funktionseinschränkung", die sowohl bildgebend als auch klinisch zu begründen war. Erforderlich waren objektive chronische Funktionseinbußen. Den Großteil, 56,4 % aller als Berufskrankheit anerkannten „Verschleißkrankheiten der Wirbelsäule", machten Bandscheibenveränderungen aus (Krüger 1991). Bis zum 31.12.1991 galt das Berufskrankheitsrecht der DDR mit der eigenen Berufskrankheitenliste fort. Auch danach konnten noch Berufskrankheiten nach der Liste der DDR entschädigt werden, sofern der Eintritt der Erkrankung vor dem 01.01.1992 lag und die Anzeige der Berufskrankheit bis zum 31.12.1993 erfolgte.

Der deutsch-deutsche Einigungsvertrag von 1990 berührte auch das Berufskrankheitenrecht.

Artikel 30 Abs. 6 hat folgenden Wortlaut:

„Bei der Fortentwicklung der Berufskrankheiten-Verordnung ist zu prüfen, inwieweit die bisher in dem in Artikel 3 des Vertrags genannten Gebiet geltenden Regelungen berücksichtigt werden können."

Den Unterschied machte vor allem die Berufskrankheit „Wirbelsäule". Mit dem Schwung des Einigungsvertrages von 1990 wurden die „Bandscheibenbedingten Erkrankungen" (BK Nrn. 2108, 2109 und 2110) am 01.01.1993 in die Berufskrankheitenliste der Bundesrepublik Deutschland aufgenommen.

Die Verdachtsmeldungen überstiegen 2017 die anerkannten Fälle noch um gut das 10-fache. Im Jahr 1996, der ersten statistischen Erfassung der BK Nr. 2108, lagen 20-mal so viele Verdachtsmeldungen wie Anerkennungen vor (→ *Tab. 11.1*). Die Zahl der anerkannten Berufskrankheiten hat sich zwischenzeitlich bei ca. 400 Fälle pro Jahr eingependelt.

Tab. 11.1: Statistische Daten zur BK Nr. 2108 (DGUV-Statistiken für die Praxis 2021)

Jahr	1996	2000	2005	2010	2013	2014	2015	2017	2021
Verdachtsmeldungen	12 606	12 401	5 515	5 114	4 722	5 228	5 144	5 165	6 698
anerkannte Fälle	516	353	179	392	363	371	413	419	635
neue Renten	355	135	118	273	234	234	254	259	348

Zwischenzeitlich gibt es fünf amtliche bzw. von den Berufsgenossenschaften initiierte Erkenntnisquellen zur Begutachtung der BK Nr. 2108:

- das Merkblatt (BMA 1993) zur BK Nr. 2108
- den BK-Report 2/03 „Wirbelsäulenerkrankungen"
- die Konsensempfehlungen zur BK Nr. 2108 (→ *Abschn. 11.13*)
- das neue Merkblatt (BMAS 2006) zur BK Nr. 2108 (→ *Abschn. 11.12*)
- die Deutsche Wirbelsäulenstudie von März 2007

Es gibt zahlreiche höchstrichterliche Entscheidungen, die den Geltungsbereich der BK Nr. 2108 abstecken. Hinzu kommen als Orientierung für den ärztlichen Gutachter fachradiologische und orthopädisch-unfallchirurgische Veröffentlichungen, so dass die Ergebnisse gutachtlicher Beurteilungen weitgehend vorhersehbar sind.

11.3 Begutachtung

11.3.1 Aufgaben des Präventionsdienstes

In der Regel überprüfen die Träger der Gesetzlichen Unfallversicherung in den Verwaltungsverfahren, ob eine bandscheibenbedingte Erkrankung vorliegt. Sie veranlassen dann technische Ermittlungen über ihren Präventionsdienst. Kann eine Gefährdung ermittelt werden, wird eine Begutachtung veranlasst. Grundlage für die Ermittlung des Präventionsdienstes sind neben der Legaldefinition der BK Nr. 2108 die Vorgaben durch Entscheidungen des Bundessozialgerichts und die *Konsensempfehlungen* (*→ Abschn. 11.13*), insbesondere der Teil „Konstellation B2".

In Anlehnung an das Bundessozialgerichtsurteil vom 30.10.2007 (B 2 U 4/06 R; *→ Abschn. 11.10)* – wird als Voraussetzung einer gefährdenden Belastung nicht die sogenannte Verdoppelungsdosis von 25×10^6 Nh, sondern das „untere Abschneidekriterium" von $12{,}5 \times 10^6$ Nh als ausreichend angesehen.

Die Aufgabe des Präventionsdienstes ist es, hinsichtlich des 2. und 3. Zusatzkriteriums zur Konstellation B2 der Konsensempfehlungen (*→ Abschn. 11.13*), *eine besonders intensive Belastung* und das Vorliegen eines besonderen Gefährdungspotenzials durch hohe Belastungsspitzen zu ermitteln.

Beim Zusatzkriterium *besonders intensive Belastung* muss der Richtwert, d.h. die Verdopplungsdosis von 25×10^6 Nh, in weniger als 10 Jahren erreicht werden.

Hinsichtlich des Zusatzkriteriums *besonderes Gefährdungspotenzial durch hohe Belastungsspitzen* muss der Präventionsdienst ermitteln, in welchen Schichten über welchen Zeitraum die Tagesschichtdosis, bei Männern von $5{,}5 \times 10^3$ Nh und bei Frauen von $3{,}5 \times 10^3$ Nh, durch hohe Belastungsspitzen erreicht wurde. Unter einer hohen Belastungsspitze wird eine Einzelbelastung durch Heben und/oder Tragen von 6 000 N bei Männern und 4 500 N bei Frauen verstanden.

Beim zweiten Zusatzkriterium zu B2 der Konsensempfehlungen, der *besonders intensiven Belastung*, ist es ausreichend, wenn der Präventionsdienst diese feststellt.

Beim dritten Zusatzkriterium zu B2 der Konsensempfehlungen, dem *besonderen Gefährdungspotenzial durch hohe Belastungsspitzen*, bedarf es der medizinischen Interpretation, ob die hohen Belastungsspitzen ausreichend waren, einen Bandscheibenschaden zu verursachen. Beim dritten Zusatzkriterium handelt es sich demnach nicht um ein rein technisches Kriterium. Die gutachtliche Bewertung des ärztlichen Sachverständigen ist unabdingbar. Die Stellungnahme des Präventionsdienstes muss daher so formuliert sein, dass der ärztliche Sachverständige erkennen kann, in welchen Arbeitsschichten über welchen Zeitraum hohe Belastungsspitzen vorgelegen haben.

Hierbei ist anzumerken, dass die sogenannte Tagesdosis bei der Berechnung der Gesamtdosis laut Urteil des Bundessozialgerichts vom 30.10.2007 (B 2 U 4/06 R; *→ Abschn. 11.10)* keine Rolle mehr spielt, hinsichtlich der Überprüfung des besonderen Gefährdungspotenzials durch hohe Belastungsspitzen jedoch ermittelt werden muss.

11.3.2 Sicherung der bandscheibenbedingten Erkrankung

Um eine bandscheibenbedingte Erkrankung im Sinne des Verordnungstextes feststellen zu können, bedarf es eines pathologischen bildgebenden Befundes und eines hierzu passenden Krankheitsbildes.

Laut den Konsensempfehlungen (→ *Abschn. 11.13, 1.1 bis 1.3*) ist der bildgebende Nachweis eines Bandscheibenschadens die unabdingbare, aber nicht hinreichende Voraussetzung für den Nachweis einer bandscheibenbedingten Erkrankung. Hinzukommen muss eine korrelierende klinische Symptomatik. Es muss sich um chronisch rezidivierende Funktionsstörungen der Lendenwirbelsäule handeln.

Laut den Konsensempfehlungen werden unterschieden:
Lokales Lumbalsyndrom mit folgenden Kriterien

- Radiologie: Altersuntypische Höhenminderung einer oder mehrerer Bandscheiben
- Symptom: Schmerz durch Bewegung
- Klinik: Segmentbefund mit provozierbarem Schmerz
- Funktionell: Entfaltungsstörung der LWS
- Muskulatur: Erhöhter Tonus
- Ggf. pseudoradikuläre Schmerzausstrahlung

Lumbales Wurzelsyndrom mit folgenden Kriterien

- Radiologie: Vorfall oder Chondrose mit Bandscheibenverschmälerung mit Nervenwurzelbedrängung, ggf. in Verbindung mit Retrospondylose, Spondylarthrose, Foramenstenose, Recessus-Stenose und/oder Spinalkanalstenose, im Ausnahmefall bei engem Spinalkanal auch Protrusion
- Neurologie: Zeichen der Reizung bzw. Schädigung der entsprechenden Nervenwurzel(n)

11.3.3 Gutachtliche Untersuchung

Von Seiten des Auftraggebers sind vorzugeben:

- ein vollständiges Vorerkrankungsverzeichnis
- die Krankheitsvorgeschichte einschließlich bildgebender Aufnahmen und deren fachradiologischer Befundung
- Informationen zur sportlichen Vergangenheit des Versicherten und zu außerberuflichen Aktivitäten, die mit einer Wirbelsäulenbelastung verbunden waren/sind
- die Vorgaben des Präventionsdienstes, insbesondere zum Zeitpunkt, zu dem die beruflichen Voraussetzungen erstmals erfüllt waren

11.3.3.1 Anamnese

Das erste Auftreten der Beschwerden/Funktionseinbußen ist möglichst exakt zu hinterfragen. Die Angaben des Probanden sind mit dem Leistungsverzeichnis der Krankenkasse sowie den medizinischen Befundberichten abzugleichen.

Neben der allgemeinen Krankenvorgeschichte sind die aktuelle Schmerzanamnese und die Angabe der aktuellen Schmerzmedikation von Bedeutung, die, wenn Zweifel an der Validität der Angaben bestehen, zu überprüfen sind.

11.3.3.2 Untersuchung

Die gutachtliche Untersuchung orientiert sich an bekannten Schemata, z.B. Schröter (1998) oder BK-Report 2/03 (2004).

Eine klinische Ganzkörperuntersuchung mit Körperlänge und Körpergewicht, mit Funktionsprüfung der Schultergelenke, sowie Erfassen der Funktion der Hüft- und Kniegelenke, inklusive Arm- und Beinumfänge ist obligat.

Die Untersuchung der Wirbelsäule hat nach der Neutral-Null-Methode zu erfolgen. Globale Bewegungsmuster, wie Stand-/Gangbild, differenzierte Stand- und Gangarten, Hinsetzen, Aufstehen, Vor-, Rückwärts-, Seitneigung, Knie-Hüftbeuge etc. sind zu erheben – und zwar im Stehen/Sitzen/Liegen. Die Achsenverhältnisse der Wirbelsäule, der Schulter- und Beckenstand sind ebenso festzustellen wie Beinlängendifferenzen und Achsabweichungen der unteren Gliedmaßen.

Eine besondere Bedeutung kommt dem lokalen Befund zu. Hier sind segmentale Störungen aufzudecken. Eine orientierende neurologische Untersuchung ist unabdingbar. Bei neurologischen Ausfällen ist – nicht nur, wenn es um die Höhe der MdE geht – eine fachneurologische Zusatzbegutachtung erforderlich.

11.3.3.3 Bildgebende Diagnostik

Es müssen relativ aktuelle Aufnahmen der Hals-, Brust- und Lendenwirbelsäule vorliegen, die nicht älter als ein Jahr sind Bei bestimmten Fragestellungen können auch Zusatzuntersuchungen veranlasst werden, wie Funktionsaufnahmen der Lendenwirbelsäule oder Schrägaufnahmen. Bei statischen Abweichungen sowie bei Funktionsstörungen des lumbosakralen Überganges bzw. der Hüftgelenke sollte eine Übersichtsaufnahme des Beckens angefertigt werden.

Das Anfertigen von aktuellen Kernspintomographieaufnahmen ist bestimmten Fragestellungen vorbehalten und hat in Abstimmung mit dem Auftraggeber zu erfolgen. Bei Überprüfung des ersten Kriteriums zur Konstellation B2 der Konsensempfehlungen, dem Nachweis einer sogenannten black disc, kann ggf. das Anfertigen von Kernspintomographieaufnahmen erforderlich sein.

Bei der Auswertung der Verteilungsmuster der Bandscheibenschäden und dem Ausprägungsgrad sollten – soweit möglich – Röntgenaufnahmen vorliegen, die zum Zeitpunkt der Aufgabe der Tätigkeit angefertigt wurden.

Die Höhenminderung der Bandscheiben an der Hals- und Lendenwirbelsäule (Chondrose) muss graduiert werden:

- HWS Grad I: Höhenminderung bis zur Hälfte
- HWS Grad II: Höhenminderung mehr als die Hälfte

- LWS Grad I: Höhenminderung > ⅕ bis ⅓
- LWS Grad II: Höhenminderung > ⅓ bis ½
- LWS Grad III: Höhenminderung > ½
- LWS Grad IV: Ankylosierende Chondrose

Die Höhenminderung der Bandscheibe im Bereich der Lendenwirbelsäule kann nach der Methode von Hurxthal (1968) bestimmt werden (→ *Abb. 11.1*). Hierzu steht ein Programm als Excel-Datei zur Verfügung, welches die normierten relativen Bandscheibenhöhen errechnet (http://www.dguv.de/de/versicherung/berufskrankheiten/muskel-skelett/bandscheibenbedingte/index.jsp).

Die Technik der Messung wird ausführlich in den Konsensempfehlungen oder von Hering (2005) beschrieben.

Bei nicht exakt orthogonal getroffenen Wirbeln hat sich die Messmethode nach Hurxthal II bewährt. Falls Deck- und Bodenplatte eines Wirbels sich als ovale Flächen abbilden, entspricht die Bandscheibenhöhe dem Abstand der Mittellinien dieser ellipsenförmigen Flächen (→ *Abb. 11.2*).

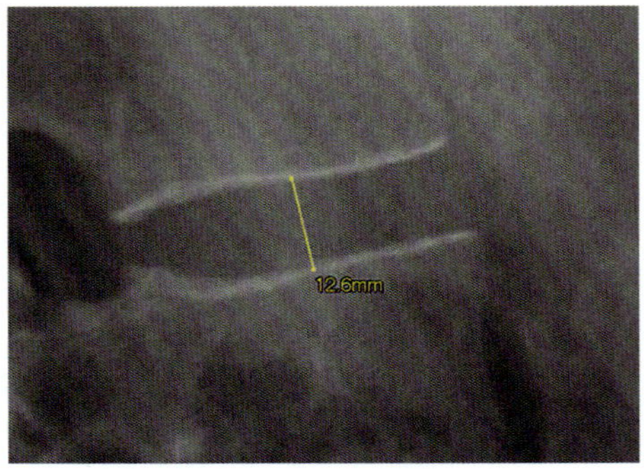

Abb. 11.1: Messung der Bandscheibenhöhe nach Hurxthal bei orthogonal getroffenem Segment

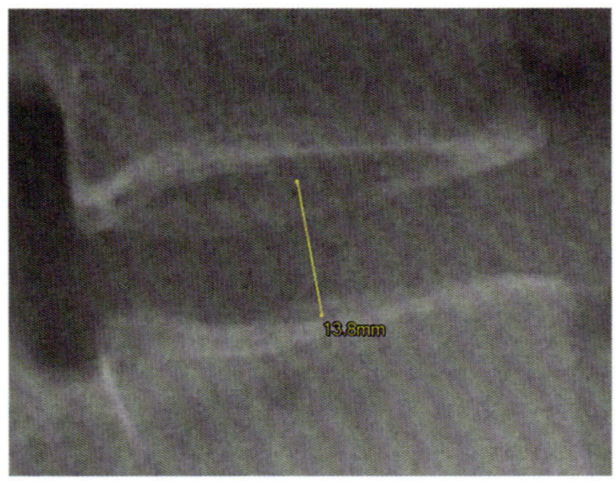

Abb. 11.2: Messung der Bandscheibenhöhe nach Hurxthal II bei ovaler Darstellung der Wirbelkörper-Abschlussplatten

Braunschweig (2022) schlägt vor, die ossären Befundkriterien durch systematische Bildanalyse der Röntgenbilder (Projektionsradiographie) zu erfassen.

Die systematische Bildanalyse definiert sich methodenunabhängig-grundsätzlich als Kontur- und Strukturerfassung der jeweilig untersuchten Zielorgane (Röntgen/CT, MR) der Wirbelkörper und -Gelenke, sowie beim MR der Bandscheiben. Methodisch werden die Bildkriterien hinsichtlich ihres Nachweises („vorhanden") oder Ausschlusses („nicht-vorhanden") geprüft und dokumentiert. Diese Ja/Nein-Erfassung ist ein „binärer Entscheidungsprozess".

Mithilfe von Vergleichsbildern – (eine Bilddatenbank bei der Deutschen Röntgengesellschaft ist im Aufbau) – ist ein referentieller Entscheidungsprozess, sowie die semiquantitative Graduierung der Schweregrade möglich. Eine Messung der Bandscheibenhöhe kann zudem in Zweifelsfällen die Aussage unterstützen, ist aber nicht grundsätzlich erforderlich. Hingegen kann eine Messung aber auch bei einem eindeutigen Befund (z.B. Chondrose Grad III) erforderlich sein, wenn es auf die Höhenminderung weiterer Bandscheiben ankommt.

Bei eindeutig-anerkennungsfähigen Befundkonstellationen (drei betroffene Bandscheiben oder Bandscheibenvorfall und/oder Begleitspondylose) kann die Messung entfallen. Bei eindeutigem Fehlen einer Höhenminderung einer Bandscheibe, ist eine Messung ebenfalls nicht erforderlich. Sowohl konventionelle seitliche Röntgenaufnahmen (Projektionsradiographie) als auch Darstellungen der Sagittalebene bei CT- oder MRT-Aufnahmen können herangezogen werden. Im Bereich der Halswirbelsäule ist eine Messung der Bandscheibenhöhen nicht etabliert.

Hinsichtlich der Einordnung der Bandscheibenschäden in die Konstellationen der Konsensempfehlungen (→ *Abschn. 11.13*) ist die Suche nach Spondylophyten elementar.

Die Begleitspondylose ist definiert als eine Spondylose, die in einem nicht von primärer Chondrose oder Bandscheibenvorfall betroffenem Segment auftritt oder in diesem Segment vor Eintritt einer Chondrose oder eines Vorfalls aufgetreten ist. Die Begleit-

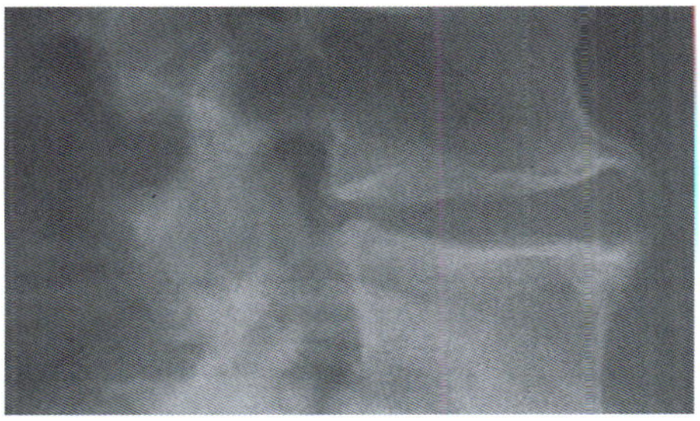

Abb. 11.3: Submarginale Spondylophyten an der Lendenwirbelsäule

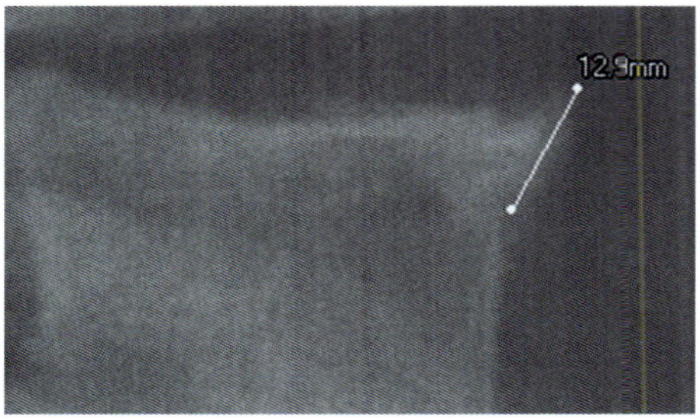

Abb. 11.4: Messung der Spondylophyten

spondylose muss in mindestens zwei Segmenten nachweisbar sein, wobei diese Segmente nicht nebeneinanderliegen müssen.

Spondylophyten sind vordere und seitliche Randzackenbildungen an den Wirbelkörpern. Es handelt sich um sogenannte submarginale Osteophyten, die dicht unterhalb des Wirbelkörperrandes beginnen, daher der Name (Dihlmann 1987). Der submarginale Spondylophyt wächst an der Vorder- und Seitenfläche der Wirbelkörper – zunächst horizontal und danach kranial- oder kaudalwärts (→ *Abb. 11.3*). Der submarginale Spondylophyt ist formalgenetisch ein Traktionsosteophyt (Macnab 1971).

Die Definition der Begleitspondylose ist darüber hinaus abhängig von der Länge der Spondylophyten und vom Alter der Betroffenen. Im Bereich der Lendenwirbelsäule und der unteren Brustwirbelsäule gelten Spondylophyten Grad II mit einer Länge von 3 bis 5 mm bei Probanden unter 50 Jahren als altersuntypisch. Eine Spondylose Grad III mit Spondylophyten, die eine Länge von mehr als 5 mm haben, sowie eine Spondylose Grad IV mit Spondylophyten, die eine vollständige Brückenbildung aufweisen, gelten grundsätzlich als altersuntypisch (→ *Abb. 11.5*).

Spondylotische Randzackenbildungen ventral und lateral:

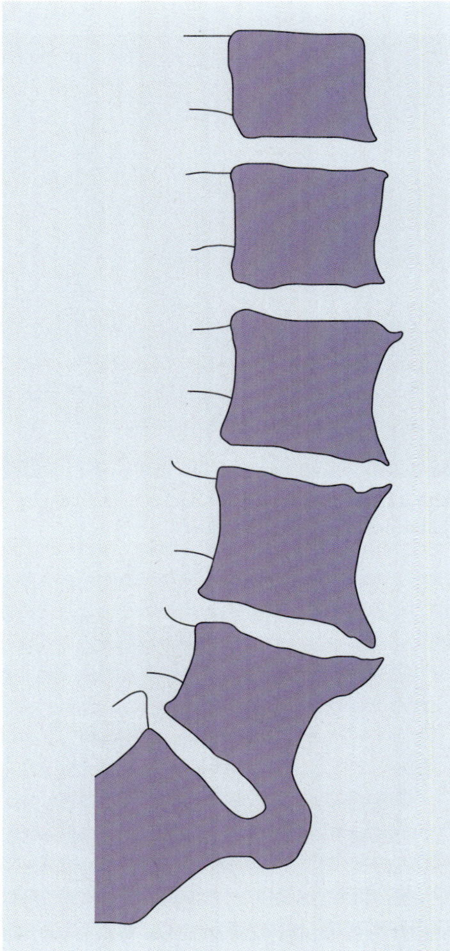

Abb. 11.5: Die verschiedenen Grade der Spondylose im Bereich der Lendenwirbelsäule: Von unten nach oben: Grad IV, Grad III, Grad II, Grad I

- Grad I: HWS/obere BWS bis 1 mm, untere BWS/LWS bis 2 mm
- Grad II: HWS/obere BWS bis 2–3 mm, untere BWS/LWS bis 3–5 mm
- Grad III: HWS/obere BWS über 3 mm, untere BWS/LWS über 5 mm
- Grad IV: Tendenzielle und vollständige Brückenbildung

2019 wurde von der DGUV eine Arbeitsgruppe „Begutachtungsempfehlung Wirbelsäule“ ins Leben gerufen. Die AG bestand aus 21 Mitgliedern, Delegierte einzelner Fachgesellschaften sowie Vertretern von Berufsgenossenschaften. Die Unterarbeitsgruppe „Krankheitsbild der bandscheibenbedingten Erkrankung“ erarbeitete konsentierte Empfehlungen, bevor die Arbeit der gesamten Arbeitsgruppe, unter anderem wegen der Corona-Situation, eingestellt wurde. Hinsichtlich der Messung der Spondylophyten wurde vorgeschlagen, diese tangential vom tiefsten Punkt des Spondylophyten bis zur Spitze vorzunehmen (Meyer-Clement 2022).

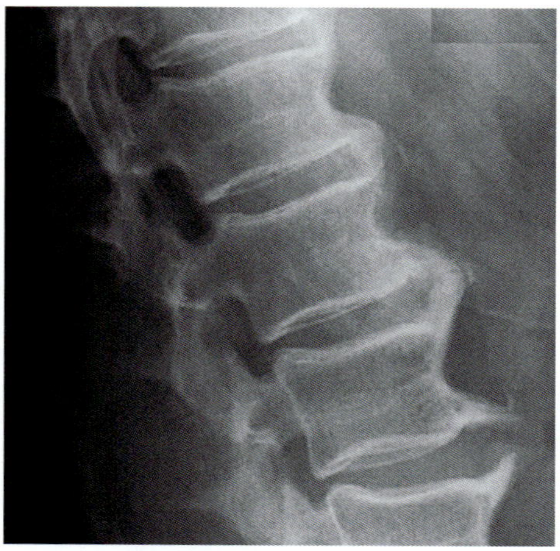

Abb. 11.6: Überschießende Knochenneubildung im Rahmen eines Morbus Forestier

Die submarginalen Spondylophyten unterscheiden sich von den Knochenwucherungen im Sinne von Syndesmophyten, die z.B. im Rahmen eines Morbus Forestier (Spondylosis hyperostotica) auftreten (→ *Abb. 11.6*) oder den Parasyndesmophyten, die z.B. bei entzündlichen Wirbelsäulenerkrankungen beobachtet werden.

Darüber hinaus sind sekundäre Phänomene, wie Sklerosierung der Deck- und Bodenplatten, Retrospondylophyten und Verschleißumformungen der Wirbelgelenke (Spondylarthrosen) zu beschreiben.
Eine Bandscheibenvorwölbung (Protrusio) bis 3 mm über die Verbindungslinie der dorsalen Begrenzung der Wirbelkörperhinterkante (→ *Abb. 11.7*) gilt bei unter 40-Jährigen als altersuntypisch. Der Bandscheibenvorfall

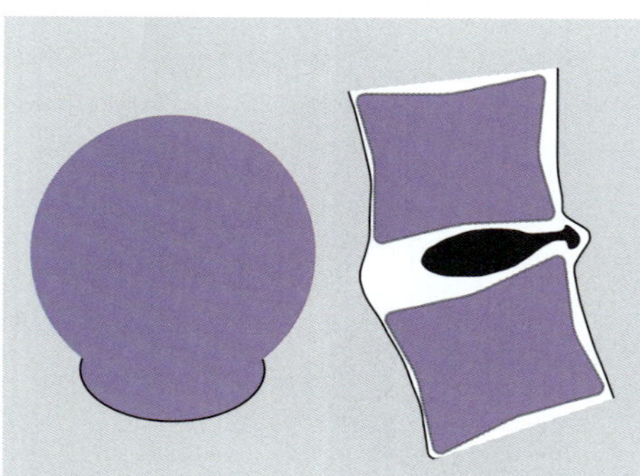

Abb. 11.7: Protrusion = Bandscheiben-Verlagerung, die in sagittalen Schnitten weder nach kranial oder kaudal eine Überschreitung der Randkonturen der Wirbelkörperabschlussplatten aufweist und transversal im stumpfen Winkel zur Kontur der Bandscheibe ausläuft

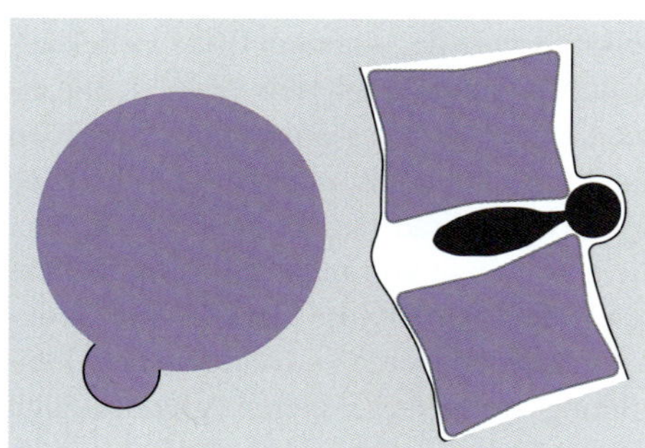

Abb. 11.8: Extrusion (Prolaps) = Bandscheiben-Verlagerung, die in sagittalen Schnitten nach kranial oder kaudal eine Überschreitung der Randkonturen der Wirbelkörperabschlussplatten aufweist und transversal im spitzen Winkel zur Kontur der Bandscheibe ausläuft

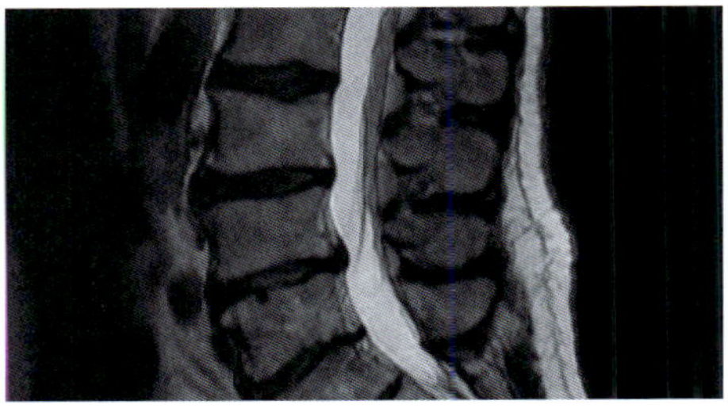

Abb. 11.9: Vermeintlicher „Grenzbefund" der Verlagerung von Bandscheibengewebe

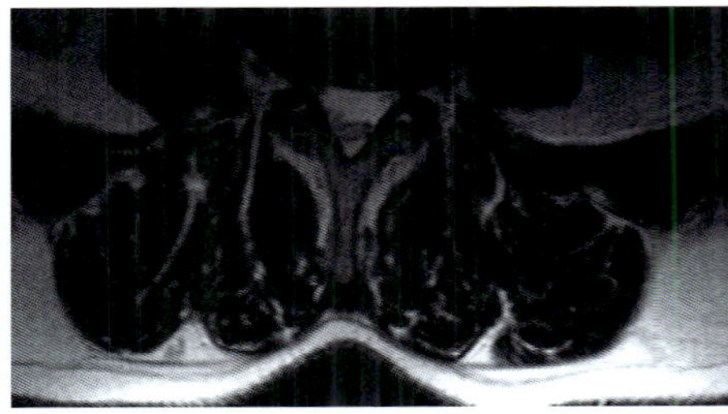

Abb. 11.10: Vermeintlicher „Grenzbefund" der Verlagerung von Bandscheibengewebe

(Prolaps), die Vorwölbung der Bandscheibe von 5 mm und mehr über die Verbindungslinie der dorsalen Begrenzung der Wirbelkörperhinterkante hinaus (→ *Abb. 11.8*), gilt grundsätzlich als altersuntypisch, ebenso wie der Bandscheibenvorfall mit Sequesterbildung.

Hinsichtlich der Definition der Bandscheibenvorwölbung und des Bandscheibenvorfalls kann auch auf Vahlensieck et al. (2006) verwiesen werden.

Problematisch ist der in den Konsensempfehlungen genannte „Grenzbefund" zwischen Bandscheibenvorwölbung und Bandscheibenvorfall. Laut Konsensempfehlungen handelt es sich bei den Grenzbefunden um eine Vorwölbung der Bandscheibe von 3 bis 5 mm über die Verbindungslinie der dorsalen Begrenzung der Wirbelkörperhinterkante hinaus. Je fokaler der Befund ausgedehnt ist, umso eher handelt es sich um einen Bandscheibenvorfall. Insbesondere ein basaler Abgangswinkel (Winkel zwischen Wirbelkörper und Bandscheibe) des verlagerten Bandscheibengewebes von 60–90° spricht für einen Bandscheibenvorfall, ebenso eine im Verhältnis zur Länge des dorsalen Bandscheibenumfangs sowie zur dorsalen Ausdehnung des Befundes geringe Breite der Bandscheibenverlagerung.

Die Interpretation des Grenzbefundes fällt auch bei Radiologen unterschiedlich aus. Bei einem Fall (→ *Abb. 11.9* und *Abb. 11.10*) sah ein Radiologe entsprechend den Konsensempfehlungen einen Grenzbefund mit einer Vorwölbung der Bandscheibe von 3,7 mm über die Hinterkante hinaus, während andere Radiologen lediglich ein sogenanntes Bulging der Bandscheibe beschrieben, also einen Normalbefund.
Da unter keinen Umständen ein hoher basaler Abgangswinkel des verlagerten Bandscheibengewebes vorlag, des Weiteren insbesondere auch keine geringe Breite der Bandscheibenverlagerung, konnte letztendlich in diesem Fallbeispiel kein Grenzbefund im Sinne der Konsensempfehlungen gesehen werden.

Wegen der Möglichkeit der Fehlinterpretation des sogenannten Grenzbefundes schlug die oben erwähnte Arbeitsgruppe vor, den „Grenzbefund" in Tabelle 8 des „Konsenspapiers" zu streichen und dafür aufzunehmen: „Eine Protrusion von mehr als 5 mm über die Verbindungslinie der dorsalen Begrenzung der WK-Hinterkante wird in der Beurteilung einem Prolaps gleichgestellt (Meyer-Clement 2022).

Hering (2005) definiert die Herniation von Bandscheibengewebe wie folgt:

Protrusion: Fokale (< 25 % des Umfangs) oder breitbasige (25–50 % des Umfangs) Verlagerung von Bandscheibengewebe aus dem Zwischenwirbelraum – aber mit Kontakt zur Herkunftsbandscheibe, wobei die Basis der Vorwölbung in allen Ebenen breiter ist als die Spitze.

Extrusion: Verlagerung von Bandscheibengewebe aus dem Zwischenwirbelraum – aber noch mit Kontakt zur Herkunftsbandscheibe, wobei die Basis der Verlagerung in mindestens einer Ebene schmaler sein muss als die Spitze.

Auch Hering (2005) weist auf die Schwierigkeit der Definition des sogenannten Grenzbefundes hin. Als Kriterium gelte insbesondere die fokale Ausbildung des Befundes. Ein enger Spinalkanal sei besonders zu berücksichtigen, da bei engen räumlichen Verhältnissen bereits eine geringe Bandscheibenvorwölbung zu erheblichen klinischen Beschwerden führen könne.

Erst wenn entsprechende strukturelle Veränderungen der Wirbelsäule gesichert sind, d.h. ein pathologischer bildgebender Befund, der mit dem Beschwerdebild und den Funktionsstörungen übereinstimmt, liegt eine bandscheibenbedingte Erkrankung vor.

Fallbeispiel

Ein 50-jähriger Proband, der ausreichend belastet war (24×10^6 Nh), erleidet eine akute Schmerzausstrahlung ins rechte Bein. Als Ursache wird eine Einengung des Nervenkanals L4/L5 rechts auf dem Boden einer sogenannten Facettenhypertrophie (Überentwicklung der Wirbelgelenke) festgestellt. Bei einer operativen Erweiterung des Nervenkanals wird eine intakte Bandscheibe beschrieben, die belassen wird. Da keine Beschwerdefreiheit eintritt, erfolgt ein weiterer operativer Eingriff. Die Nervenkanäle der beiden unteren Etagen (L4/5 und L5/S1) rechts werden erneut freigelegt, Knochenwucherungen an den Wirbelgelenken werden abgetragen. Beide Bandscheiben sehen unauffällig aus und werden belassen.

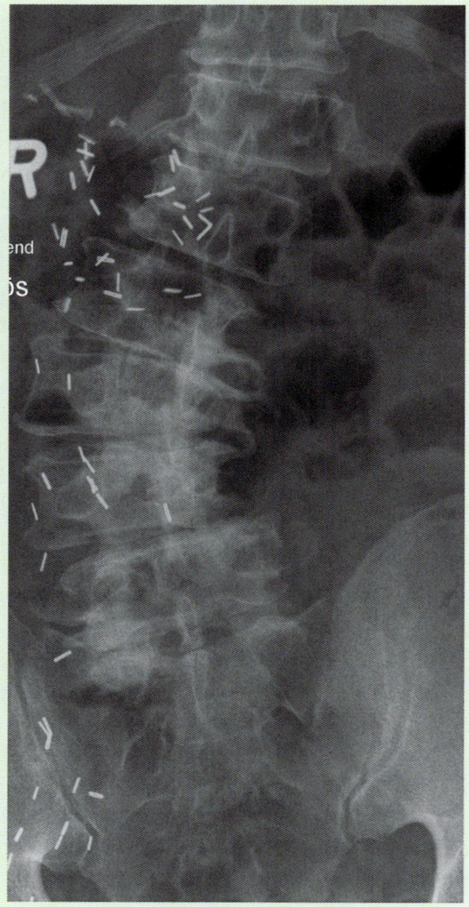

Abb. 11.11: Keine „bandscheibenbedingte Erkrankung“ trotz außergewöhnlich fortgeschrittener vorzeitiger Veränderungen (Die abgebildeten Gefäß-Clips sind Folge einer Lymphadenektomie im Jugendalter)

Das Röntgenbild zeigte fortgeschrittene vorzeitige Veränderungen, hauptsächlich der mittleren Lendenwirbelsäule, auf dem Boden einer Skoliose mit einem Cobb´schen Winkel von 35° (→ *Abb. 11.11*).

Bei der klinischen Untersuchung fand sich keine mit dem Röntgenbild übereinstimmende segmentale Störung. Es lagen lediglich Nervenreizerscheinungen nach zweifachem Eingriff im Bereich der Nervenwurzeln L5 und S1 rechts auf dem Boden knöcherner Einengungen der Nervenkanäle vor. Damit handelte es sich nicht um eine bandscheibenbedingte Erkrankung. (Das Verfahren wurde durch Rücknahme der Berufung beim LSG Niedersachsen-Bremen beendet).

Fallbeispiel

Eine 46-jährige Krankenpflegerin gibt seit ihrem 33. Lebensjahr wiederkehrende funktionelle Beschwerden der Hals- und Lendenwirbelsäule an. Im Alter von 41 Jahren klagt sie nach einem „Verheben" über akute Rückenschmerzen. Danach ist sie dauerhaft arbeitsunfähig. Ein MRT zeigte eine flache Bandscheibenvorwölbung im Segment L4/L5, keine black disc. Anlässlich einer Begutachtung findet sich eine vielörtliche Schmerzsymptomatik ohne gravierende Funktionsstörungen und ohne segmentale Auffälligkeiten.

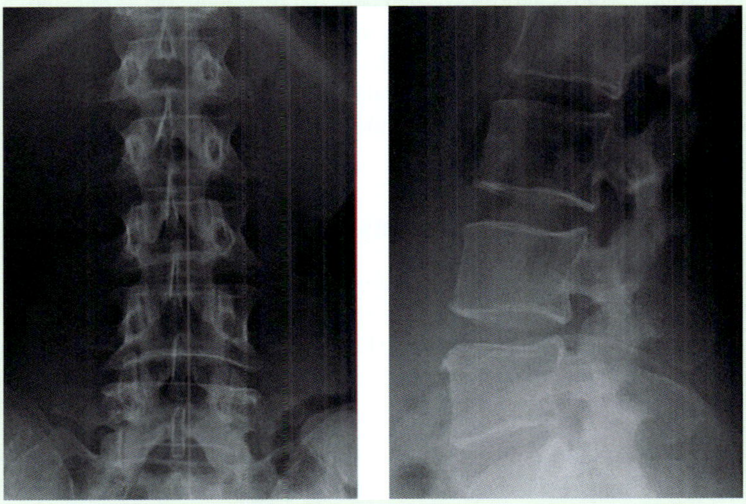

Abb. 11.12: Röntgenaufnahmen der Lendenwirbelsäule einer 46-jährigen Krankenpflegerin

Die Röntgenaufnahmen der Lendenwirbelsäule *(Abb. 11.12)* zeigten bis auf eine kleine spondylotische Randkantenausziehung an der Deckplatte L5 keine Auffälligkeiten. Die Höhen der Bandscheiben wurden nach Hurxthal wie folgt ausgemessen:

L1/2	L2/3	L3/4	L4/5	L5/S1
10,2	**10,2**	**12,0**	**11,8**	**9,7**
1,26	1,13	1,05	1	1,16
12,852	11,526	12,6	11,8	11,252
12,852	12,852	12,852	12,852	12,852
100 %	**90 %**	**98 %**	**92 %**	**88 %**
95 %	85 %	94 %	88 %	83 %
100 %	94 %	100 %	96 %	92 %
keine Chondrose	keine Chondrose	keine Chondrose	keine Chondrose	keine Chondrose

Abb. 11.13: Messung der Bandscheibenhöhen in *Abb. 11.12* nach Hurxthal

Damit lag ein unspezifisches funktionelles Beschwerdebild der Lendenwirbelsäule vor, jedoch keine „Bandscheibenbedingte Erkrankung" im Sinne des Verordnungstextes. (Das Verfahren wurde durch Klagerücknahme vor dem Sozialgericht beendet).

11.4 Zusammenhangsbeurteilung

Wenn eine ausreichende berufliche Belastung durch den Präventionsdienst der Berufsgenossenschaft/Unfallkasse ermittelt wurde und eine plausible zeitliche Korrelation zur Entwicklung der bandscheibenbedingten Erkrankung vorliegt, des Weiteren die bandscheibenbedingte Erkrankung mit altersuntypischen bildgebenden Befunden einhergeht, die mit hierzu passenden klinischen Funktionsstörungen übereinstimmen, erfolgt die individuelle Kausalitätsprüfung.

Im ersten Schritt muss der Schaden im Bereich der Lendenwirbelsäule lokalisiert werden. Insbesondere muss geprüft werden, wieviel Segmente betroffen sind. Voraussetzung ist eine Chondrose Grad II oder höher und/oder ein Bandscheibenvorfall. Bei unter 50-Jährigen genügt eine Chondrose 1. Grades und bei unter 40-Jährigen eine Bandscheibenvorwölbung, um die radiologischen Voraussetzungen zu erfüllen. Wenn die Lokalisation des Schadens feststeht, erfolgt eine Einordnung in die Konstellationen der Konsensempfehlungen.

11.5 Konstellationen der Konsensempfehlungen (→ *Abschn. 11.13*)

Bei den *Konstellationen A1 und A2* handelt es sich im Grunde genommen um eine Vorprüfung. Wenn keine bandscheibenbedingte Erkrankung vorliegt (Konstellation A1) oder wenn die Exposition nicht ausreichend war (Konstellation A2), ist die Prüfung im Prinzip beendet und es bedarf keiner Begutachtung.

11.5.1 Konstellation B

Über 90 % der bandscheibenbedingten Erkrankungen manifestieren sich sowohl im Normalkollektiv als auch im belasteten Kollektiv in den beiden unteren Segmenten der Lendenwirbelsäule. Wenn ein Bandscheibenschaden in einem oder in beiden Segmenten der unteren Lendenwirbelsäule, L4/L5 und/oder L5/S1, auftritt, erfolgt eine Einordnung in die B-Konstellation.

11.5.2 Konstellation C

Tritt der Bandscheibenschaden im Segment L3/L4 oder höher auf, erfolgt eine Einordnung in die C-Konstellation.

11.5.3 Konstellation D

Bei dieser Konstellation handelt es sich um Bandscheibenvorwölbungen, die nur Krankheitswert haben, wenn zusätzlich ein enger Spinalkanal (Wirbelkanal) vorliegt. Ggf. sind Präventivmaßnahmen nach § 3 BKV erforderlich.

11.5.4 Konstellation E

Diese Konstellation ist in der Praxis selten anzutreffen. Es handelt sich um einen Bandscheibenschaden mit dem Ausprägungsgrad einer Chondrose Grad I. Bei Versicherten unter 50 Jahren können ggf. Präventivmaßnahmen erforderlich werden. Bei Versicherten über 50 Jahren handelt es sich bei einer Chondrose Grad I nicht um eine bandscheibenbedingte Erkrankung im Sinne der Konsensempfehlungen.

11.5.5 Begleitspondylose

Unabhängig von der Lokalisation des Bandscheibenschadens wird zunächst nach einer sogenannten Begleitspondylose gefahndet.

Der Begleitspondylose kommt deshalb eine überragende Bedeutung zu, weil im Kollektiv der Schwerarbeiter die Spondylose aus epidemiologischer Sicht der bedeutsamste Befund ist, wie aus der *Abb. 11.14* hervorgeht. Die Spondylose ist bei weitem häufiger anzutreffen als die Chondrose. (Hult 1954) Sie erlaubt es, das Kollektiv der Schwerarbeiter vom Kollektiv der Nichtbelasteten zu unterscheiden.

Wie oben ausgeführt, müssen sogenannte submarginale Spondylophyten nachgewiesen werden. Bei unter 50-Jährigen reicht eine Spondylose Grad II mit einer Länge der Spondylophyten von 3 bis 5 mm aus, bei über 50-Jährigen ist der Nachweis von Spondylophyten mit mehr als 5 mm (Grad III) oder tendenziellen bzw. vollständigen Brückenbildungen (Grad IV) erforderlich.

Bei Vorliegen einer Begleitspondylose sind die Anerkennungsvoraussetzungen wesentlich erleichtert. Es reicht ein Bandscheibenschaden (Vorfall oder/und Chondrose Grad II) in einem Segment aus, um zu einer Anerkennung zu kommen.

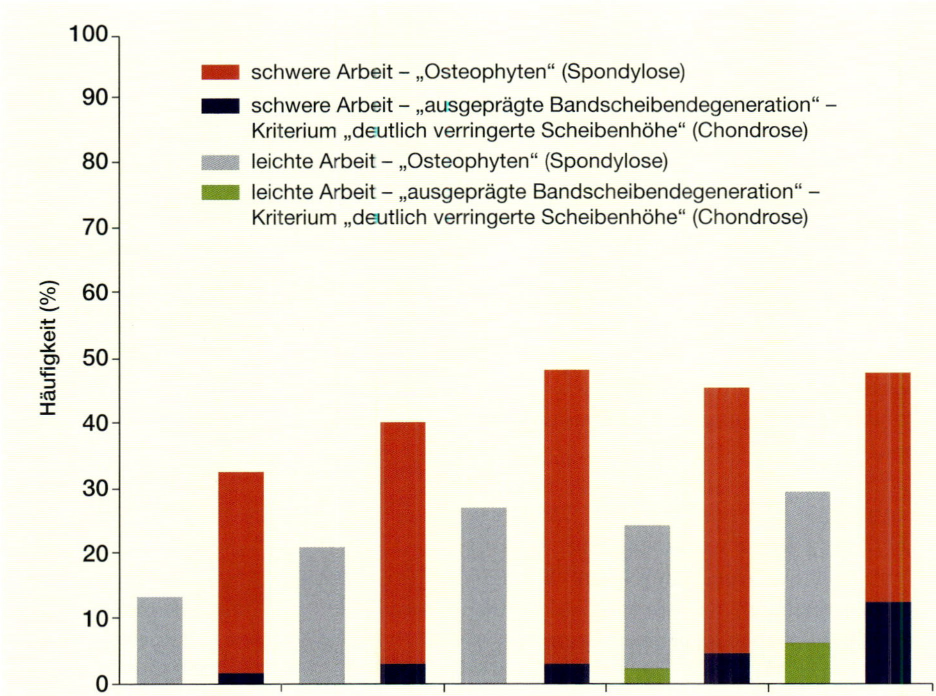

Abb. 11.14: Häufigkeit der Osteochondrosen und Spondylosen in belasteten und nicht belastenden Kollektiven (Hult 1954)

Fallbeispiel

Ein 51-jähriger Lagerarbeiter war einer Exposition von 19,8 × 10^6 Nh ausgesetzt. Er erkrankte an einem Bandscheibenvorfall im Segment L3/L4 mit Nervenausfällen. Es wurde eine Bandscheibenoperation erforderlich. Es lag ein weiterer Bandscheibenvorfall im Segment L5/S1 vor, der nicht operationspflichtig war. Eine BK Nr. 2108 wurde abgelehnt mit der Begründung, dass auch ein Bandscheibenschaden im Bereich der Halswirbelsäule vorläge.

Beim Versicherten bestand ein Bandscheibenvorfall im Segment C6/C7, der operativ behandelt wurde. Versteift wurde das Segment C6/C7. Weitere Bandscheibenschäden fanden sich nicht. Die Bandscheibenschäden in der Lendenwirbelsäule waren führend. Im Klageverfahren wurde von einem Sachverständigen vorgetragen, dass eine Begleitspondylose nicht vorläge. In einer Beratenden Stellungnahme wurde auf eine Begleitspondylose im Segment L2/L3 hingewiesen, dies reiche für eine Anerkennung nicht aus. Das Sozialgericht bestätigte die ablehnenden Bescheide der Berufsgenossenschaft.

Beim Kläger lag eine bandscheibenbedingte Erkrankung im Segment L3/L4 vor, die operationspflichtig war und hinsichtlich der einzuteilenden Konstellation nach den Konsensempfehlungen damit führend war. Zusätzlich fanden sich ein Bandscheibenvorfall im Segment L5/S1 sowie eine Osteochondrose Grad II in diesem Segment.

Eine Begleitspondylose Grad IV konnte im Segment L2/L3, eine weitere Spondylose Grad III im Segment L4/L5 nachgewiesen werden. In diesem Segment fand sich keine primäre Chondrose bzw. kein primärer Bandscheibenvorfall.

Damit lag beim Kläger eine Begleitspondylose in zwei Segmenten vor. Da das Segment L3/L4 hinsichtlich der bandscheibenbedingten Erkrankung führte, wurde eine C1-Konstellation nach den Konsensempfehlungen angenommen (C1 = bandscheibenbedingte Erkrankung betrifft nicht die beiden unteren LWS-Segmente, Begleitspondylose vorhanden) und eine BK Nr. 2108 zur Feststellung vorgeschlagen. Es kam zu einer Anerkennung im Berufungsverfahren vor dem Landessozialgericht Niedersachsen-Bremen (→ *Abb. 11.15*).

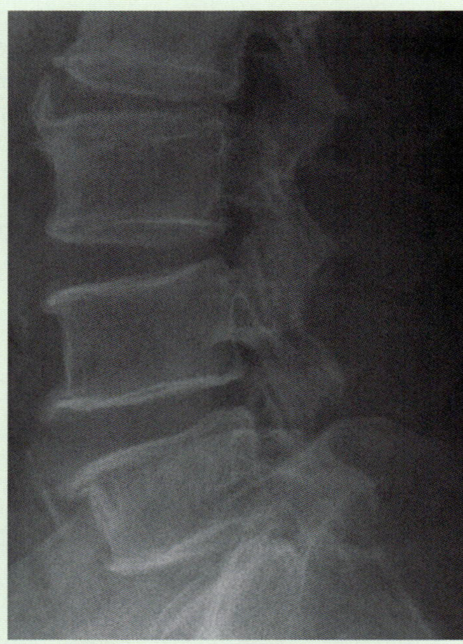

Abb. 11.15: Begleitspondylose L2/L3 und L4/L5 bei operiertem Bandscheibenvorfall im Segment L3/L4 und nicht operiertem Bandscheibenvorfall im Segment L5/S1

Falls keine Begleitspondylose vorliegt, ist die Kausalitätsprüfung hinsichtlich der Konstellationen C, D und E im Grunde genommen beendet, da ohne Begleitspondylose keine Anerkennung für diese Konstellationen möglich ist.

Merke

Zur Anerkennung der BK Nr. 2108 ist bei einem Bandscheibenschaden in einem oder in beiden Segmenten der unteren Lendenwirbelsäule eine Begleitspondylose erforderlich, die jedoch nicht in 2 benachbarten Segmenten vorliegen muss.

11.5.6 Zusatzkriterien

Bei einem Bandscheibenschaden im Bereich der beiden unteren Segmente der Lendenwirbelsäule (B-Konstellation) wird weiter geprüft, ob sogenannte Zusatzkriterien vorhanden sind.

11.5.6.1 Erstes Zusatzkriterium zu B2

Das erste Zusatzkriterium wird in den Konsensempfehlungen wie folgt definiert:

> *„Höhenminderung und/oder Prolaps an mehreren Bandscheiben – bei monosegmentaler/m Chondrose/Vorfall in L5/S1 oder L4/L5 „black disc" im Magnetresonanztomogramm in mindestens 2 angrenzenden Segmenten."*

Hieraus ergibt sich:

Liegen Bandscheibenschäden in den unteren drei Segmenten der Lendenwirbelsäule vor, ist das erste Zusatzkriterium zur Konstellation B2 erfüllt. Wenn eine Chondrose Grad II oder ein Bandscheibenvorfall in einem oder in beiden Segmenten der unteren Lendenwirbelsäule vorliegt, reichen Signalveränderungen im Sinne einer sogenannten black disc im Kernspintomogramm aus, um die Voraussetzungen für eine B2-Konstellation zu erfüllen. Hierbei muss die black disc in mindestens zwei angrenzenden Segmenten vorliegen, falls die Höhenminderung oder der Bandscheibenvorfall in einem Segment der unteren Lendenwirbelsäule vorliegt. Sind primär zwei Bandscheibenschäden durch Höhenminderung oder Bandscheibenvorfall betroffen, reicht eine black disc in einem weiteren Segment aus.

Merke

Es müssen immer drei Segmente der Lendenwirbelsäule betroffen sein, um eine B2-Konstellation anerkennen zu können.

Lediglich die Landessozialgerichte Sachsen und Baden-Württemberg sahen den Zusammenhang bereits bei Vorliegen von zwei geschädigten Segmenten für wahrscheinlich an. Das Landessozialgericht Nordrhein-Westfalen war dieser Auffassung mit Urteil vom 21.12.2016 entgegengetreten, was vom BSG mit Urteil vom 06.09.2018 (B 2 U 13/17 R) bestätigt wurde (→ *Abschn. 11.10*).

Hinsichtlich der Definition der sogenannten black disc wird auf die Klassifikation von Pfirrmann (2001) verwiesen (→ *Abb. 11.16*). Unter einer black disc wird eine inhomogene Struktur der Bandscheibe mit einem hypointensiven dunkelgrauen Signal verstanden. Die Abgrenzung zwischen Bandscheibenkern und Bandscheibenring ist verloren. Pfirrmann (2001) weist darauf hin, dass bei der Grad IV- oder Typ D-Klassifikation der sogenannten black disc die Höhe der Bandscheibe noch normal ist oder gering verringert sein kann.

Während die Signaländerung der Bandscheibe laut Pfirrmann (2001) nicht zwangsläufig mit einer Höhenminderung assoziiert ist, (*„normal or slightly decreased“*), definiert Hering (2005) die black disc als Höhen- und Signalminderung der Bandscheibe.

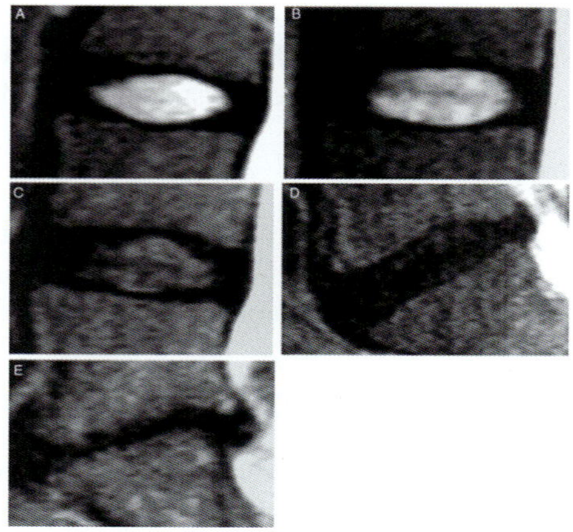

Abb. 11.16: Gradeinteilung der Signalveränderungen der Bandscheibe nach Pfirrmann (2001). Links oben Grad I, rechts oben Grad II, links Mitte Grad III, rechts Mitte Grad IV, links unten Grad V

Hier sollte eine einheitliche Definition gefunden werden. In den aktuellen Begutachtungsempfehlungen wird dann auch eine zusätzliche Höhenminderung nicht gefordert (Meyer-Clement 2022).

11.5.6.2 Zweites Zusatzkriterium zu B2

Beim zweiten Zusatzkriterium handelt es sich um ein rein technisches Kriterium. Wenn der Richtwert von 25×10^6 Nh in weniger als zehn Jahren erreicht ist, liegt eine B2-Konstellation vor. Wenn bei Vorliegen einer bandscheibenbedingten Erkrankung in einem oder beiden unteren Segmenten der Lendenwirbelsäule, also L4/L5 und/oder L5/S1, das Zusatzkriterium der besonders intensiven Belastung erfüllt ist, ist der Zusammenhang wahrscheinlich.

Lediglich das Landessozialgericht Sachsen (Urteil vom 29.01.2014 – L 6 U 111/11) legte als *Richtwert für die Lebensdosis* das vom BSG im Urteil vom 30.10.2007 formulierte untere Abschneidekriterium von $12{,}5 \times 10^6$ Nh zugrunde (→ *Abschn. 11.10*). Hierzu sei angemerkt, dass mit dem Begriff Richtwert die Verdopplungsdosis von 25×10^6 Nh gemeint ist und nicht ein fiktiver Wert, dem es an der epidemiologischen Evidenz fehlt.

11.5.6.3 Drittes Zusatzkriterium zu B2

Hohe Belastungsspitzen liegen dann vor, wenn die Hälfte der Tagesdosis, bei Männern von $5{,}5 \times 10^3$ Nh, bei Frauen von $3{,}5 \times 10^3$ Nh, durch Einzelbelastungen bei Männern von 6 000 N und mehr, bei Frauen von 4 500 N und mehr erreicht wird.

Zur Dauer der Spitzenbelastungen wurde keine exakte Aussage in den Konsensempfehlungen getroffen. Es heißt lediglich:

> *„Bei beruflichen Belastungen, bei denen sich die Gefährdung hauptsächlich aus wiederholten Spitzenbelastungen ergibt, hat das Fehlen einer Begleitspondylose keine negative Indizwirkung.“*

Bei dieser Aussage bezogen sich die Mitarbeiter der Konsens-Arbeitsgruppe auf Ergebnisse der Begutachtung von Pflegekräften im Forschungsprojekt, welches seinerzeit von der Berufsgenossenschaft Gesundheitsdienst und Wohlfahrtspflege (BGW) im Berufsgenossenschaftlichen Unfallkrankenhaus Hamburg in Auftrag gegeben worden war (Seide et al. 1997). Im Kollektiv der Krankenpfleger und Krankenpflegerinnen fanden sich gehäuft monosegmentale Bandscheibenschäden ohne Begleitspondylose. Die Tätigkeit der Pflegekräfte war hauptsächlich geprägt durch hohe Spitzenbelastungen (Rehder et al. 1998). Die Spitzenbelastungen wirkten sich insbesondere auf die beiden unteren Segmente der Lendenwirbelsäule (L4 bis S1) aus.

Das Fehlen der Begleitspondylose erklärte man dadurch, dass bei hohen Spitzenbelastungen die Bandscheibe Schaden nimmt, bevor das Wirbelsegment durch Ausbildung einer Spondylose reagieren kann.

Erforderlich ist jedoch, dass die Spitzenbelastungen einen überragenden Anteil an der beruflichen Tätigkeit haben, damit eine Verursachung des Bandscheibenschadens erklärbar wird.

Bei Schwerarbeitern, also bei dauerhaft schwer arbeitenden Probanden, werden ein mehrsegmentales Schadensbild und insbesondere eine Begleitspondylose erwartet (Hult 1954).

Auch wenn in den Konsensempfehlungen keine Mindestanzahl für die erforderlichen Schichten genannt ist, handelt es sich erstmal nicht um ein „formelles“ Kriterium, sondern bei Vorliegen von Spitzenbelastungen ist die Diskussion eröffnet, ob hierdurch das Schadensbild der Bandscheiben modifiziert worden sein kann. Dies wird immer dann der Fall sein, wenn die Tätigkeit hauptsächlich oder überwiegend durch Spitzenbelastungen geprägt ist, wie bei den Pflegeberufen. Außerhalb der Pflegeberufe kommen Spitzenbelastungen in besonders hoher Anzahl ansonsten noch bei Hafenarbeitern und bei Gerüstarbeitern vor. Im Baugewerbe sind Spitzenbelastungen ansonsten eher die Ausnahme, bzw. die Tätigkeit wird nicht hauptsächlich durch Spitzenbelastungen geprägt.

Es handelt sich bei dem dritten Zusatzkriterium damit nicht um ein rein technisches Kriterium. Bei Vorliegen der arbeitstechnischen Voraussetzungen kann nicht automatisch auf das Bestehen der Anspruchsvoraussetzung der BK Nr. 2108 geschlossen werden, vielmehr müssen medizinische Kriterien hinzukommen (BSG, Urteil vom 06.09.2018 – B 2 U 10/17 R; → *Abschn. 11.10*).

Es reicht demnach nicht aus, wenn aus arbeitstechnischer Sicht ein bestimmter Zeitanteil durch das Vorliegen von hohen Belastungsspitzen geprägt war, es muss auch ein hierzu passendes Schadensbild der Lendenwirbelsäule vorliegen.

So wird ein Schwerarbeiter mehrsegmentale Osteochondrosen und Spondylosen entwickeln – unabhängig davon, ob er gelegentlich auch Belastungsspitzen ausgesetzt war. Ergibt sich eine Gefährdung hauptsächlich aus wiederholten Spitzenbelastungen, kann durchaus ein monosegmentaler Bandscheibenschaden auch ohne Begleitspondylose erwartet werden.

Fallbeispiel

Ein 38-jähriger Arbeiter, dessen Aufgabe darin bestand, Kies und Sand in eine Mischmaschine zu schaufeln, war über einen Zeitraum von 20 Jahren einer Belastung von

38,5 × 10^6 Nh ausgesetzt. Der Präventionsdienst ermittelte, dass über einen Zeitraum von 13,7 Jahren der Tagesdosiswert 11,7 × 10^3 Nh betrug. Über den gesamten Beschäftigungszeitraum wurde die Hälfte der Tagesdosis durch hohe Belastungsspitzen von mindestens 6 000 N erreicht.

Bei dem Kläger trat ein monosegmentaler Bandscheibenvorfall im Segment L4/L5 auf, der operationspflichtig wurde, da er mit Nervenausfällen einherging. Die Berufsgenossenschaft lehnte die Anerkennung einer BK Nr. 2108 ab, da kein mehrsegmentales Schadensbild vorläge. Erst im weiteren Verlauf des Verfahrens erfolgten technische Ermittlungen.

Das Sozialgericht Hannover verurteilte die Berufsgenossenschaft, eine BK Nr. 2108 festzustellen. Das Zusatzkriterium „Besonderes Gefährdungspotenzial durch hohe Belastungsspitzen" sei bei dem Kläger erfüllt.

Im Berufungsverfahren stellte die Berufsgenossenschaft auf das BSG-Urteil vom 30.10.2007 ab, dass eine Tagesdosis nicht mehr berechnet würde. Auf Grundlage der BSG-Entscheidung sei das Zusatzkriterium „Besonderes Gefährdungspotenzial durch hohe Belastungsspitzen" demnach nicht mehr anzuwenden.

Im Berufungsverfahren wurde nochmals festgestellt, dass der Kläger in der überwiegenden Arbeitszeit einem besonderen Gefährdungspotenzial durch hohe Belastungsspitzen ausgesetzt war. Es wurde darauf aufmerksam gemacht, dass das BSG die Tagesdosis nicht abgeschafft hat, sondern verfügt hat, dass das Unterschreiten des Tages-Schwellenwertes von 5,5 × 10^3 Nh (bei Frauen 3,5 × 10^3 Nh) bei der Berechnung der Gesamtdosis keine Rolle mehr spielen darf. Bei Vorliegen von Belastungsspitzen muss demnach die Tagesdosis weiter berechnet werden. Die Konsensempfehlungen hinsichtlich des dritten Zusatzkriteriums haben weiter Gültigkeit.

Die Berufung gegen das Urteil des Sozialgerichts Hannover wurde vor dem Landessozialgericht Niedersachsen-Bremen von der Berufsgenossenschaft zurückgenommen und eine BK Nr. 2108 festgestellt.

Die Berufsgenossenschaft für Gesundheitsdienst und Wohlfahrtspflege (BGW) ist von Anfang an einen anderen Weg gegangen, um das dritte Zusatzkriterium festzustellen. Das Kriterium gilt als erfüllt, wenn hohe Belastungsspitzen hieran 35 % Anteil an dem Richtwert von 25 × 10^6 Nh haben, d.h. erforderlich ist ein Anteil mit Belastungsspitzen von mindestens 8,75 × 10^6 Nh (Grosser 2014).

Seidler et al. (2022) haben die Daten der Deutschen Wirbelsäulenstudie (DWS) nochmals hinsichtlich der Zusatzkriterien besonders „intensive Belastung" und „Belastungsspitzen" ausgewertet. Sie fanden bei intensiver Belastung kein erhöhtes Risiko für die Entstehung einer bandscheibenbedingten Erkrankung, waren jedoch der Ansicht, dass das Zusatzkriterium „Belastungsspitzen" erfüllt sei, wenn Tagesdosen bei Männern von 2,0 kNh und bei Frauen von 0,5 kNh in mindestens 500 Schichten während des gesamten Arbeitslebens durch Belastungsspitzen von 6 kN bei Männern und 4,5 kN bei Frauen erreicht würden. Da das BSG in seinem Urteil vom 30.10.2007 auf die Tagesdosis verzichtet habe, legten sie die Werte der sogenannten Richtwertestudie (Seidler et al. 2014) zugrunde. Für die erneuten Berechnungen, die sich auf die Deutsche Wirbelsäulenstudie stützen, gelten die gleichen Kritikpunkte, wie sie im nachfolgenden Kapitel dargestellt werden. Die Deutsche Wirbelsäulenstudie erlaubt aufgrund ihrer grundlegenden methodischen Mängel ohnehin keine Differenzierung, ob errechnete Risikoerhöhungen belastungsbedingt zusätzlich entstandene strukturelle Bandscheibenschäden widerspiegeln oder nur eine Beschwerdeauslösung. Es ist darüber hinaus nicht plausibel, dass bereits eine derart geringe Gesamtbelastung von 1,2 MNh (600 x 2,0 kNh) bei Männern oder 0,3 MNh (600 x 0,5 kNh) bei Frauen das Schadensbild der Bandscheiben modifizieren könnte.

Die erneute Nachauswertung der Daten der DWS bringt keine neuen Erkenntnisse hinsichtlich der Ermittlung der Zusatzkriterien zur Konstellation B2.

11.5.6.4 B3-Konstellation

Wenn weder eine Begleitspondylose vorliegt noch eines der drei Zusatzkriterien erfüllt ist, handelt es sich um eine sogenannte B3-Konstellation. Hinsichtlich des Ursachenzusammenhangs bestand in der Konsensus-Arbeitsgruppe bei dieser Konstellation kein Konsens.

Laut Grosser und Schröter (Anmerkungen zu den nicht im Konsens beurteilten Fallkonstellationen. Anhang 1. der Konsensempfehlungen) handele es sich bei isolierten Bandscheibenschäden in einem oder beiden unteren Segmenten der Lendenwirbelsäule um die häufigste Manifestationsform eigenständiger Bandscheibenerkrankungen innerer Ursache. Epidemiologische Studien mit dem Nachweis, dass bei derartigen Schadensbildern bei beruflich Exponierten im Vergleich zur Normalbevölkerung eine statistisch erhöhte Risikoerhöhung bestünde, würden nicht existieren.

Das BSG hat in seinem Urteil vom 23.03.2015 (B 2 U 6/13 R; → *Abschn. 11.10*) ausgeführt, dass mit Bejahung der Konstellation B3 die Ermittlungen allerdings nicht bereits beendet seien. Es sei darüber hinaus zu ermitteln, ob es einen nach dem neuesten Stand der medizinischen Wissenschaft anerkannten Erfahrungssatz gibt, nach dem isolierte Bandscheibenvorfälle ohne die in der Konstellation B2 genannten Zusatzkriterien durch schweres Heben und Tragen verursacht werden können.

Es ist demnach Aufgabe der Verwaltungen bzw. der Tatsacheninstanzen zu prüfen, ob individuelle, dem aktuellen wissenschaftlichen Erkenntnisstand entsprechende Umstände vorliegen, die im konkreten Einzelfall den Ursachenzusammenhang als hinreichend wahrscheinlich erscheinen lassen.

Was neue wissenschaftliche Erkenntnisse angeht, so wird insbesondere auf die Ergebnisse der Deutschen Wirbelsäulenstudie (DWS I) und insbesondere deren Nachauswertung (DWS II) abgestellt (Seidler et al. 2012).

Seidler (2014) und Bolm-Audorff (2014a) hatten eine Nachauswertung der Deutschen Wirbelsäulenstudie (sogenannte Richtwertestudie bzw. Machbarkeitsstudie) am 24.05.2014 auf den Potsdamer BK-Tagen vorgestellt. Es folgten weitere Veröffentlichungen (Bolm-Audorff et al. 2014b, Linhardt et al. 2015).

Ziel der sogenannten Richtwertestudie (Seidler et al. 2012, 2014) war es, im Rahmen einer Nachauswertung der Daten der Deutschen Wirbelsäulenstudie ein Dosismodell unter Berücksichtigung geeigneter Schwellenwerte abzuleiten. Hierbei wurden Verdoppelungsdosen bei Männern von 7×10^6 Nh und bei Frauen von 3×10^6 Nh ermittelt, was dazu führen würde, dass z.B. im Stahlbetonbau bereits nach fünf Jahren die erforderliche Lebensexpositionsdauer erreicht wäre, im Hafenumschlag nach zwei Jahren und in Pflegeberufen ebenfalls nach zwei Jahren. Die geschlechtsspezifischen Verdoppelungsdosen würden auch in der bevölkerungsbezogenen Kontrollgruppe von 38 % der Männer und 35 % der Frauen erreicht.

Die abgeleiteten Werte für die Verdoppelungsdosen in der Richtwertestudie stehen im Widerspruch zu den Studien, welche primär bei der Einführung der BK Nr. 2108 zugrunde lagen.

Die Diskrepanzen sind dadurch zu erklären, dass Fallkontrollstudien erheblich in ihrer Aussagekraft limitiert sind. Bei einer Fallkontrollstudie führt erst die Inanspruchnahme ärztlicher Behandlung zur Aufnahme in die Fallgruppe. Bei eindeutigen Krankheitsbildern, wie z.B. dem Bronchialkarzinom, kann man davon ausgehen, dass alle Personen in ärztliche Behandlung kommen. Bei vorzeitigen Veränderungen des Bewegungsapparates ist jedoch ein Großteil der Personen mit strukturellen Bandscheibenschäden beschwerdefrei. Diese Personen werden in einer Fallkontrollstudie überhaupt nicht erfasst. Die Prävalenz der Bandscheibenvorfälle bei beschwerdefreien Personen liegt zwischen 20 und 36 % (Boden et al. 1990, Wiesel et al. 1984).

Die Prävalenz der in der DWS erfassten Chondrosen Grad II und höher oder Bandscheibenvorfälle wird mit 0,1 bis 0,4 % abgeschätzt. Hieraus ergibt sich, dass im Untersuchungszeitraum nur ein sehr kleiner Anteil der Personen mit Osteochondrosen und Bandscheibenvorfällen ärztliche Behandlung in Anspruch nahmen und in der DWS erfasst wurden. Hinzu kommt, dass Rückenschmerzen häufig multifaktoriell verursacht sind im Sinne eines biopsychosozialen Krankheitsmodells. Die Inanspruchnahme ärztlicher Behandlung ist stark von psychosozialen Faktoren abhängig.

Aufgrund des Studien-Designs der Deutschen Wirbelsäulenstudie kann damit nicht differenziert werden, ob eine berufliche Belastung strukturelle Bandscheibenschäden verursacht hat oder lediglich zu einer häufigeren Inanspruchnahme ärztlicher Behandlung geführt hat. Diese Interpretationsprobleme hätten sich vermeiden lassen, wenn die DWS nicht als Fallkontrollstudie, sondern als Kohorten-Studie durchgeführt worden wäre.

In der Nachauswertung der DWS wurde keine signifikante Abhängigkeit des Schadensbildes an der Wirbelsäule von der Expositionsdosis gefunden. Dies betraf die Begleitspondylose und die Zahl der Segmente, die betroffen waren, sowie die Häufigkeit von Bandscheibenschäden an der Halswirbelsäule. Ein sogenanntes belastungskonformes Schadensbild wurde im untersuchten Kollektiv nicht festgestellt. Hieraus schlossen die Autoren der Richtwertestudie, dass jedes Schadensbild der Bandscheiben der Lendenwirbelsäule als berufsbedingt verursacht anzusehen sei.

Bei der Bewertung der Aussagekraft der Nachauswertung ist allerdings zu berücksichtigen, dass sich in den Fallgruppen der DWS mit 9,5 % nur relativ wenig Personen fanden, welche die Orientierungswerte für die Lebensdosis von 25×10^6 Nh für Männer bzw. 17×10^6 Nh für Frauen erreichten.

Erstaunlicherweise war bei den Höherbelasteten das Erkrankungsrisiko nicht signifikant erhöht. Bei den gering Belasteten war die Häufigkeit der Bandscheibenschäden ungleich höher als bei den Hochbelasteten. Bereits deshalb erlauben die Daten der Deutschen Wirbelsäulenstudie keine verwertbaren Schlussfolgerungen über das Schadensbild bei Expositionsdosen, welche die Orientierungswerte für die Lebensdosis erreichen. Falls die in der Richtwertestudie abgeleiteten Verdoppelungsdosen tatsächlich die Verursachung von strukturellen Bandscheibenschäden widerspiegeln würden, wäre, ausgehend von der biomechanischen epidemiologischen Gesamtevidenz zum belastungskonformen Schadensbild zu erwarten gewesen, dass in den Gruppen mit einer Expositionsdosis von 12,5 × 10^6 Nh oder mehr zumindest eine gewisse Modifikation des Schadensbildes gegenüber den Gruppen erkennbar geworden wäre, die diesen Wert nicht erreichten. Da dies nicht der Fall war, muss vermutet werden, dass die in der DWS bei niedriger Lebensdosis gesehene häufigere Inanspruchnahme von ärztlicher Behandlung vornehmlich auf eine Beschwerdeauslösung bei berufsunabhängig entstandenen Bandscheibenschäden zurückzuführen war.

Die Ergebnisse der Deutschen Wirbelsäulenstudie und ihrer Nachauswertung stehen nicht in Einklang mit der bisherigen epidemiologischen Gesamtevidenz und sind biologisch auch wenig plausibel. Um gesicherte wissenschaftliche Erkenntnisse handelt es sich jedenfalls nicht.

Der „Ärztliche Sachverständigenbeirat Berufskrankheiten" hat dementsprechend nach Anhörung der Autoren der Nachauswertung der Deutschen Wirbelsäulenstudie im Dezember 2014 beschlossen, nicht in weitere Beratungen einzutreten.

Wenn überprüft wird, ob mittlerweile neue wissenschaftliche Erkenntnisse vorliegen, dass eine B3-Konstellation anerkennungsfähig ist oder bereits geringere Belastungen ausreichen, eine berufsbedingte bandscheibenbedingte Erkrankung zu verursachen, ist festzustellen, dass es diese Erkenntnisse nicht gibt, so dass die Konsensempfehlungen in der bisherigen Fassung weiter anzuwenden sind.

Schwieriger ist es, individuellen Umständen einen Ursachenbeitrag am Vorliegen einer bandscheibenbedingten Erkrankung, die normalerweise nicht anerkennungsfähig ist, zuzuordnen. So könnten konstitutionelle Besonderheiten, wie asthenischer Habitus in die Beurteilung einfließen. In der Praxis dürfte der Einfluss der Konstitution eher gering sein, da muskelschwache, d.h. schmächtige Individuen, in der Regel keine langjährigen schweren körperlichen Tätigkeiten verrichten können.

11.6 Konkurrierende Ursachen

11.6.1 Bandscheibenschaden im Bereich der Halswirbelsäule

Ein Befall der Halswirbelsäule und/oder der Brustwirbelsäule kann je nach Fallkonstellation gegen einen Ursachenzusammenhang sprechen. Es ist zu erwarten, dass sich berufliche Belastungen im Sinne der BK Nr. 2108 hauptsächlich an der Lendenwirbelsäule auswirken. Bei langjährigen intensiven Belastungen kann es auch zu einer Mitreaktion belastungsferner Wirbelsäulenabschnitte kommen, es muss jedoch eine Betonung der Bandscheibenveränderungen im belasteten Wirbelsäulenabschnitt, d.h. im Bereich der Lendenwirbelsäule vorliegen. Sind die Bandscheibenschäden in belastungsfernen Wirbelsäulenabschnitten stärker ausgeprägt als im belasteten Wirbelsäulenabschnitt, ist der Zusammenhang nicht wahrscheinlich.

In der Konsens-Arbeitsgruppe vertrat ein Teil der Mitglieder die Meinung, dass ein Bandscheibenschaden im Bereich der Lendenwirbelsäule nicht als belastungsinduziert anerkannt werden könne, wenn ein klinisch und bildgebend manifestes Krankheitsbild im Bereich der Halswirbelsäule vorliegt (→ *Abschn. 11.13*).

Für den Vergleich zwischen der Lendenwirbelsäule und der Halswirbelsäule sind Chondrosen, also Verschmälerungen der Bandscheiben und/oder Bandscheibenvorfälle, maßgeblich. Da es im Bereich der Halswirbelsäule hinsichtlich der Chondrose lediglich zwei Gradeinteilungen gibt, nämlich Höhenminderung bis zur Hälfte und Höhenminderung um mehr als die Hälfte, im Bereich der Lendenwirbelsäule jedoch vier Abstufungen, ist eine Quantifizierung der Bandscheibenschäden und ein Vergleich, z.B. im Sinne eines Scores, wegen der unterschiedlichen anatomischen Verhältnisse und der unterschiedlichen Graduierung der Bandscheibenschäden nicht möglich.

Eine Chondrose Grad I, d.h. die nicht ausgeprägte Höhenminderung bzw. Höhenminderung bis zur Hälfte im Bereich der Halswirbelsäule, entspricht dem Grad I und Grad II der Lendenwirbelsäule und eine ausgeprägte Chondrose Grad II im Bereich der Halswirbelsäule, d.h. eine Höhenminderung um mehr als die Hälfte, entspricht einer Chondrose Grad III oder Grad IV im Bereich der Lendenwirbelsäule.

11.6.2 Spondylolyse und Spondylolisthesis

Eine anlagebedingte Spaltbildung im Bereich der Wirbelbögen (Spondylolyse) ohne Wirbelgleiten hat keinen Einfluss auf die Entwicklung eines Bandscheibenschadens.

Bei einer Spondylolisthesis (→ *Abb. 11.17*) Grad I nach Meyerding (1932) mit einer Verschiebung von weniger als 25 % ist die Wahrscheinlichkeit, an einem Bandscheibenschaden im betroffenen Segment zu erkranken, relativ gering, so dass trotz Spondylolis-

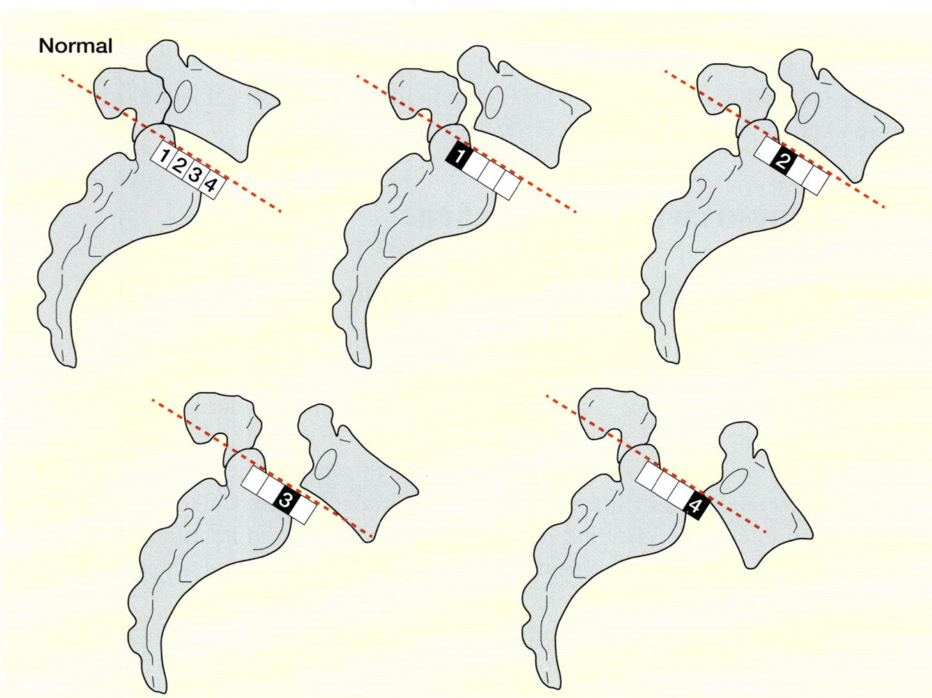

Abb. 11.17: Gradeinteilung der Spondylolisthesis (Wirbelgleiten) nach Meyerding (1932)

thesis Grad I die Anerkennung einer Berufskrankheit in Betracht kommt. Ein signifikant erhöhtes Risiko liegt jedoch ab einer Gleitwirbelbildung Grad II vor.

11.6.3 Übergangswirbel

Übergangswirbel kommen im lumbosakralen Übergangsbereich vor. Sie können Merkmale der lumbalen oder auch der sakralen Wirbelsäulenstrukturen aufweisen. Man unterscheidet symmetrische und asymmetrische Übergangswirbel. Bei symmetrischen Übergangswirbeln handelt es sich lediglich um eine numerische Variante. Ein erhöhtes Risiko für die Entwicklung eines Bandscheibenschadens ist nicht bekannt.

Bei asymmetrischen Übergangswirbeln treten signifikant häufiger Bandscheibenschäden im ersten freien Segment, also oberhalb des Übergangswirbels, auf. Einem asymmetrischen Übergangswirbel kommt damit ein überragender Ursachenbeitrag an der Entwicklung eines Bandscheibenschadens zu.

11.6.4 Skoliosen

Langstreckige Skoliosen (Drehverbiegungen) der Lendenwirbelsäule leichten Grades mit einem Cobb'schen Winkel von weniger als 25° erhöhen das Risiko eines Bandscheibenschadens nicht signifikant. Erst ab einem Skoliosegrad von 25° wird mit einem signifikant erhöhten Risiko gerechnet, so dass derartigen Skoliosen eine überragende Qualität bei der Verursachung einer bandscheibenbedingten Erkrankung zukommt.
Als Sonderfälle sind die tiefen Lumbalskoliosen (→ *Abb. 11.18*) anzusehen, die mit einer Knickbildung von mehr als 10° nach Cobb einhergehen, was zu einer biomechanischen Überlastung der unteren Segmente der Lendenwirbelsäule führt (→ *Abb. 11.19*). Derartige Fälle bedürfen einer individuellen Bewertung.

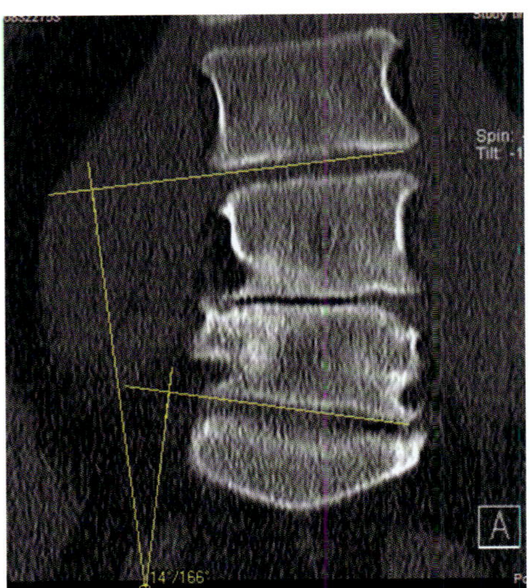

Abb. 11.18: Tiefe Lumbalskoliose mit einem Cobb'schen Winkel von 14°

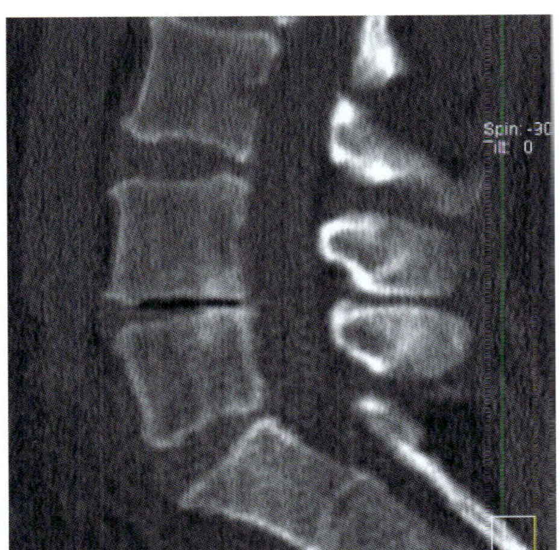

Abb. 11.19: Entsprechendes seitliches Schnittbild mit isoliertem Bandscheibenschaden im Segment L4/L5 als Folge der tiefen Lumbalskoliose

11.6.5 Beckenschiefstand

Eine Beinverkürzung von 3 cm und mehr führt auf Dauer zu einer fixierten statischen Seitverbiegung der unteren Lendenwirbelsäule, was eine Ursache für eine anlagebedingte biomechanische Überlastung der unteren Segmente der Lendenwirbelsäule sein kann. Eine individuelle Abwägung ist erforderlich.

11.6.6 Hyperlordose

Epidemiologische Studien, die bei Hyperlordose (verstärktes Hohlkreuz) ein signifikant erhöhtes Risiko eines Bandscheibenschadens der unteren Lendenwirbelsäule belegen, gibt es nicht.

11.6.7 Blockwirbelbildung und mit Achsabweichung verheilte Wirbelfrakturen

Bei Blockwirbelbildung kommt es zu einer biomechanischen Überlastung in den angrenzenden Segmenten, die als Teilursache eines Bandscheibenschadens diskutiert werden kann. Eine individuelle Beurteilung ist erforderlich.

Bei Wirbelfrakturen, die ohne Achsabweichung und ohne Bandscheibenbeteiligung verheilt sind, entsteht kein erhöhtes Risiko eines vorzeitigen Bandscheibenschadens. Bei mit Keilwirbelbildung verheilten Frakturen kann es zu einer biomechanischen Überbelastung in den angrenzenden Segmenten kommen. Eine individuelle Beurteilung ist erforderlich.

11.6.8 Morbus Scheuermann

Der Name geht auf den dänischen Radiologen Holger Werfel Scheuermann zurück (Scheuermann 1936). Andere Begriffe sind juvenile Wachstumsstörung oder Adoleszenten-Kyphose.

Die Ätiologie des Morbus Scheuermann ist bis heute nicht eindeutig geklärt. Mehrheitlich wird sie als Folge einer Knochen-Knorpel-Entwicklungsstörung im weitesten Sinne verstanden. Es handelt sich um Verformungen der Wirbelkörper als Folge einer Fließverformung, die im frühen jugendlichen Alter einsetzt.

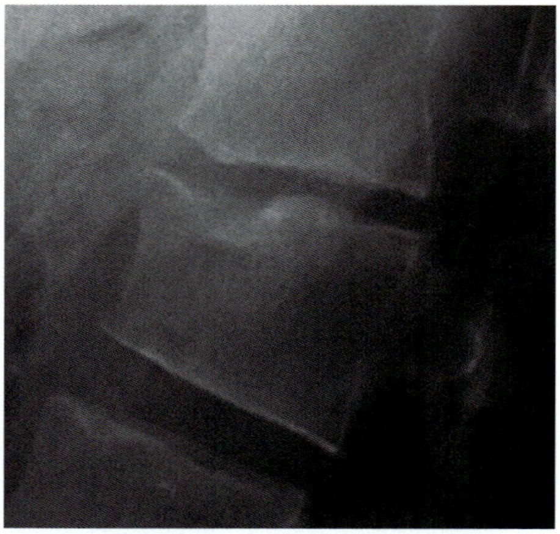

Abb. 11.20: Edgren-Vaino-Zeichen beim Morbus Scheuermann vom Randleistentyp

Man unterscheidet den Morbus Scheuermann vom Randleistentyp, der durch flächenhafte Defekte hinter und unter den Randleisten-Apophysen gekennzeichnet ist. Die Folge ist ein vermindertes Wachstum im Bereich der Ring-Apophysenfuge, die letztendlich zur keilförmigen Verformung führt. Nicht selten finden sich auch größere Defekte im Bereich des vorderen Drittels mit reaktivem knöchernem Wulst an der gegenüberliegenden Bodenplatte (sogenanntes Edgren-Vaino-Zeichen, → *Abb. 11.20*).

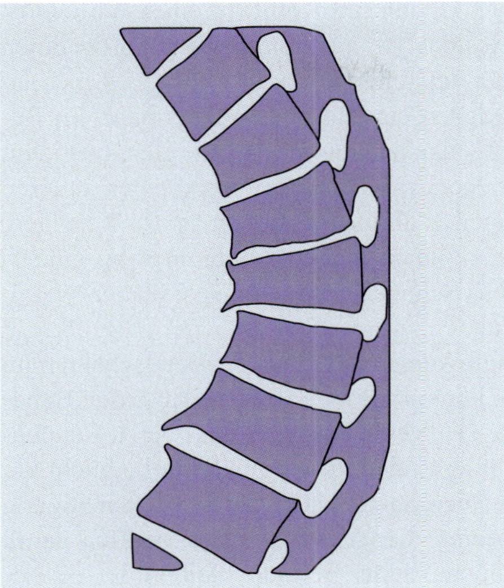

Abb. 11.21: Keilform der Wirbelkörper der BWS beim Morbus Scheuermann mit verstärkter Kyphose

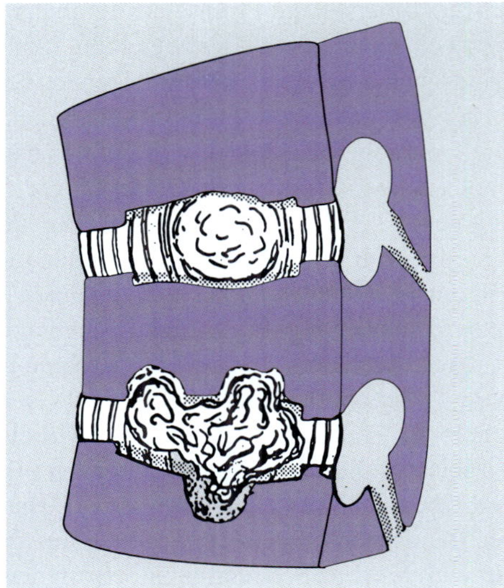

Abb. 11.22: Erweichung der Knorpelabschlussplatten der Wirbelkörper mit Ausbildung von Schmorl´schen Knötchen

Der Morbus Scheuermann von Randleistentyp zeigt die stärkste Deformierung von allen Typen, wobei insbesondere keilförmige Verformungen im mittleren Brustwirbelsäulenabschnitt auftreten, die zu einer erheblichen Kyphose, d.h. zu einer verstärkten nach hinten konvexen Krümmung führen können (→ *Abb. 11.21*).

Beim Morbus Scheuermann vom Deckplattentyp kommt es zu Einbrüchen der Bandscheiben in die Deck- und Bodenplatten. Es entwickeln sich Grund- und Deckplatten-Eindellungen, die sogenannten Schmorl'schen Knötchen (→ *Abb. 11.22*). Diese Form des Morbus Scheuermann ist gekennzeichnet durch eine stark ausgeprägte Bandscheibenverschmälerung.

Entsprechend werden in den Konsensempfehlungen als typische Befunde des Morbus Scheuermann aufgezählt:

- Unregelmäßig begrenzte Grund- und Deckplatten der Wirbelkörper
- Keilwirbel
- Einbrüche von Bandscheiben in die Wirbelkörper, sogenannte Schmorl'sche Knötchen
- Verschmälerung der Zwischenwirbelräume

Bei der dorsolumbalen und lumbalen Lokalisation des Morbus Scheuermann kommt es in der Regel nicht zu einer pathologischen Kyphose. Die lumbale Lokalisation befällt die Wirbelkörper L1 bis L3, nur in Ausnahmefällen auch die Wirbelkörper L4 und L5 (Brocher 1966).
Die vorliegenden epidemiologischen Studien belegen, dass bei einem Morbus Scheuermann der Brustwirbelsäule kein erhöhtes Risiko für einen Bandscheibenvorfall im Bereich der unteren Lendenwirbelsäule besteht.

Liegt die seltene Form eines lumbalen Scheuermann mit Keilform eines Wirbelkörpers vor, kann eine Achsabweichung von mindestens 10° ein erhöhtes Risiko für einen Bandscheibenschaden im angrenzenden Segment darstellen.

Es gibt zahlreiche Fallkonstellationen, bei denen ein Morbus Scheuermann im Bereich der oberen Lendenwirbelsäulenabschnitte nachzuweisen ist bei gleichzeitigem Bandscheibenvorfall oder gleichzeitiger Osteochondrose in einem der beiden unteren Segmente der Lendenwirbelsäule. Bei derartigen Fallkonstellationen ist zu beachten, dass der Morbus Scheuermann primär mit einer Bandscheibenverschmälerung einhergeht, insbesondere wenn es sich um einen Morbus Scheuermann vom Deckplattentyp mit entsprechenden Schmorl'schen Knötchen handelt.

Eine durch den Morbus Scheuermann bedingte Verschmälerung der Bandscheiben im Bereich der oberen Lendenwirbelsäule ist keine konkurrierende Ursache für einen Bandscheibenvorfall der unteren Lendenwirbelsäule. Die Veränderungen der oberen Lendenwirbelsäule müssen jedoch dahingehend Beachtung finden, dass es sich hierbei nicht um berufsbedingte Verschmälerungen der Bandscheiben handelt. Bei der Berücksichtigung der Bandscheibenschäden, bezogen auf die gesamte Lendenwirbelsäule, müssen damit die vom Morbus Scheuermann betroffenen Segmente außer Betracht bleiben.

Fallbeispiel

Bei einer 37-jährigen Krankenschwester, die in einem Zeitraum von knapp 20 Jahren (inklusive der Ausbildung) einer Belastung von 24,3 × 10^6 Nh ausgesetzt war, des Weiteren das dritte Zusatzkriterium nach B2 (besonderes Gefährdungspotenzial durch hohe Belastungsspitzen) erfüllt war, trat eine bandscheibenbedingte Erkrankung im Segment L4/L5 auf mit einer drittgradigen Osteochondrose im Segment L4/L5 und einer zweitgradigen Osteochondrose im Segment L5/S1. Eine Bandscheibenoperation war nicht erforderlich.

Röntgen- und Kernspintomographieaufnahmen zeigten die drittgradige Osteochondrose L4/L5 sowie die zweitgradige Osteochondrose L5/S1. Darüber hinaus lag ein Morbus Scheuermann im Bereich der gesamten unteren Brustwirbelsäule und im Bereich der Lendenwirbelsäule bis in das Segment L3/L4 vor mit Einbrüchen der Deck- und Bodenplatten sowie einer Verschmälerung der Bandscheibenräume (→ *Abb. 11.23*).

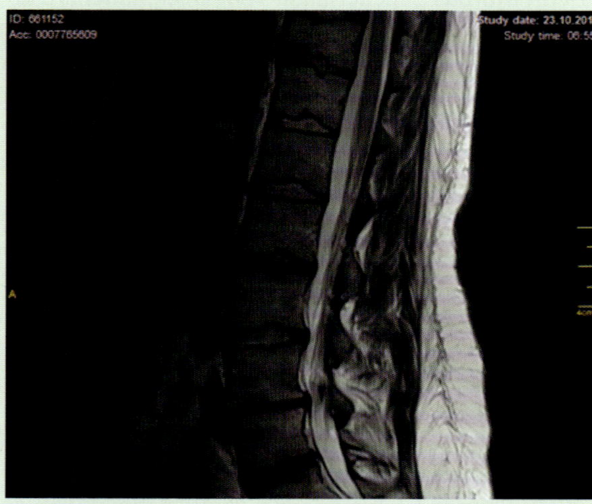

Abb. 11.23: Anerkannte BK Nr. 2108 bei Morbus Scheuermann

Diese Bandscheibenverschmälerungen konnten bei der Gesamtbetrachtung der Bandscheiben der Lendenwirbelsäule nicht berücksichtigt werden. Sie stellten keine konkurrierende Ursache für das Auftreten einer Bandscheibenschädigung in den Segmenten L4/L5 und L5/S1 dar. Da das dritte Zusatzkriterium, d.h. das besondere Gefährdungspotenzial durch hohe Belastungsspitzen, erfüllt war, konnte eine B2-Konstellation angenommen werden. Eine belastungsinduzierte bandscheibenbedingte Erkrankung (BK Nr. 2108) war gegeben.

Im Klageverfahren ging es lediglich noch um die Höhe der MdE. Abgegrenzt werden mussten Funktionseinbußen, bedingt durch die Scheuermann´schen Veränderungen, von der belastungsinduzierten bandscheibenbedingten Erkrankung. Bei einem lokalen Lumbalsyndrom mit geringer Bewegungseinschränkung ohne Nervenausfälle oder Nervenreizerscheinungen wurde die BK-bedingte MdE mit 10 % eingeschätzt.

Fallbeispiel

Ein 48-jähriger Bauarbeiter war einer Belastung von 33,5 × 10^6 Nh über einen Zeitraum von 31 Jahren ausgesetzt. Die Zusatzkriterien 2 und 3 der Konstellation B2 der Konsensempfehlungen waren nicht erfüllt. Im Segment L4/L5 wurde ein Bandscheibenvorfall festgestellt und operativ behandelt. Darüber hinaus lag eine Osteochondrose Grad III im Segment L5/S1 vor.

Bereits relativ früh waren im Leistungsverzeichnis der Krankenkasse Arbeitsunfähigkeitszeiten wegen Rückenschmerzen dokumentiert. 2001 wurde erstmals ein Morbus Scheuermann in den Segmenten L1/L2 und L2/L3 diagnostiziert.

Röntgenologisch und kernspintomographisch wurden keilförmige Verformungen, insbesondere des 2. Lendenwirbelkörpers, nachgewiesen als Folgen eines Morbus Scheuermann vom sogenannten Randleistentyp. Die Bandscheiben in den betroffenen Segmenten L1/L2 und L2/L3 waren erheblich verschmälert *(→ Abb. 11.24)*.

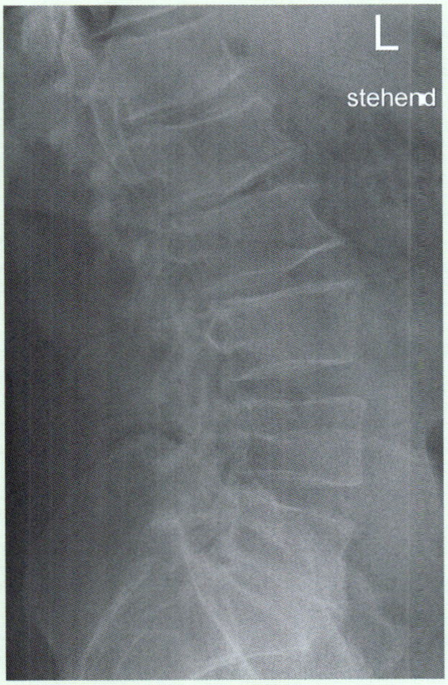

Abb. 11.24: Bandscheibenschäden in den Segmenten L4/L5 und L5/S1. Die Schäden der Bandscheiben in den oberen beiden Segmenten L1/L2 und L2/L3 sind Folge des Morbus Scheuermann und bleiben unberücksichtigt

Damit lagen beim Versicherten Bandscheibenschäden in den beiden unteren Segmenten (L4/L5 und L5/S1) vor. Der Morbus Scheuermann der oberen Lendenwirbelsäule war keine Ursache für die Bandscheibenschäden der unteren Lendenwirbelsäule.

Die Bandscheibenschäden in den oberen Segmenten (L1/L2 und L2/L3) folgten allerdings einer eigenständigen Kausalkette, d.h. sie waren Folge des Morbus Scheuermann und konnten bei der Gesamtbetrachtung der Wirbelsäule nicht mit berücksichtigt werden. Das Segment L3/L4 wies keine Veränderungen auf. Da die Zusatzkriterien der Konstellation B2 nicht erfüllt waren, wurde eine B3-Konstellation angenommen und eine Anerkennung nicht empfohlen.

Eine Übersicht über alle Konstellationen findet sich in *Tab. 11.2*.

Tab. 11.2: Konstellationen nach den Konsensempfehlungen

Konstellation	Beschreibung	Zusammenhang
A1	ausreichende Exposition, keine bandscheibenbedingte Erkrankung	nein
A2	keine ausreichende Exposition, bandscheibenbedingte Erkrankung gesichert	nein
B1	BS-Erkrankung in den Segmenten L4/5 und/oder L5/S1 + Begleitspondylose	ja
B2	dto, ohne Begleitspondylose, Zusatzkriterium black disk oder besonders intensive Belastung oder hohe Belastungsspitzen	ja
B3	dto, kein Zusatzkriterium	kein Konsens
B4	wie B2 + BS-Schaden an der HWS, geringer ausgeprägt als an der LWS	ja
B5	wie B2 + BS-Schaden an der HWS, stärker ausgeprägt als an der LWS + klinische Symptomatik	nein
B5	wie B2 + BS-Schaden an der HWS, stärker ausgeprägt als an der LWS ohne klinische Symptomatik	kein Konsens
B6	wie B2 + BS-Schaden an der HWS, gleich stark ausgeprägt wie an der LWS	kein Konsens
B7	wie B1 + BS-Schaden an der HWS, gleich stark ausgeprägt wie an der LWS	ja „Grenzfall“
B8	wie B1 + BS-Schaden an der HWS, stärker ausgeprägt als an der LWS + klinische Symptomatik	nein „Grenzfall“
B8	wie B1 + BS-Schaden an der HWS, stärker ausgeprägt als an der LWS ohne klinische Symptomatik	kein Konsens
B9	wie B1 + wesentliche konkurrierende Ursachen *mit* überragender Qualität	nein
B9	wie B1 + wesentliche konkurrierende Ursachen *ohne* überragende Qualität	ja
B10	wie B2 + wesentliche konkurrierende Ursachen	nein
C1	BS-Erkrankung oberhalb L4/5 + Begleitspondylose	ja
C2	BS-Erkrankung L3/4 ohne Begleitspondylose	kein Konsens
C2	BS-Erkrankung L2/3 und höher ohne Begleitspondylose	nein
C3	wie C1 + BS-Schaden an der HWS, geringer ausgeprägt als an der LWS	ja
C4	wie C1 + BS-Schaden an der HWS, gleich stark ausgeprägt wie an der LWS + klinische Symptomatik	nein
C4	wie C1 + BS-Schaden an der HWS, gleich stark ausgeprägt wie an der LWS ohne Symptomatik	kein Konsens

Tab. 11.2: Konstellationen nach den Konsensempfehlungen (*Forts.*)

Konstellation	Beschreibung	Zusammenhang
C5	wie C1 + wesentliche konkurrierende Ursachen mit überragender Qualität	nein
C5	wie C1 + wesentliche konkurrierende Ursachen ohne überragende Qualität	ja
D	Bandscheibenprotrusion (i.d.R. keine Aufgabe)	evtl. § 3 BKV
E	Chondrose Grad I (i.d.R. keine Aufgabe)	evtl. § 3 BKV

Die Konstellationen ab B4 setzen voraus, dass eine anerkennungsfähige Konstellation nach B1 oder B2 vorliegt. Die Konstellationen B4 bis B10 stellen das Ergebnis der Prüfung konkurrierender Ursachenfaktoren dar. Wenn keine B1- oder B2-Konstellation vorliegt, sondern eine B3-Konstellation, ist die Begutachtung beendet. Die B3-Konstellation kennt keine Unterkonstellationen.

Fallbeispiel

Ein 46-jähriger Arbeiter war mit dem Ausladen und Kommissionieren von Containerwaren in der Fleischindustrie zwischen 1984 und 2008 einer Hebe- und Tragebelastung von 23,3 × 10^6 Nh ausgesetzt. Über einen kurzen Zeitraum fiel auch der Transport von Rindervierteln 2 × die Woche an. Eine Gefährdung im Sinne der BK Nr. 2109 wurde nicht ermittelt. Die Tätigkeit wurde wegen einer bandscheibenbedingten Erkrankung der Hals- und Lendenwirbelsäule aufgegeben. 2008 erfolgte eine Spondylodese L5/S1 und eine dynamische Spondylodese L4/L5 mit Abstandshaltern aus Kunststoff zwischen den Schanz'schen Schrauben (sogenanntes Dynesis-Verfahren). Ein halbes Jahr später erfolgte eine Spondylodese der Segmente C4 bis C6.

Im Bereich der Lendenwirbelsäule lagen Bandscheibenschäden in den unteren beiden Segmenten vor, lediglich an der Deckplatte des 4. Lendenwirbelkörpers fand sich eine kleine unbedeutende spondylotische Randzacke. Eine Begleitspondylose lag nicht vor, die 3 Zusatzkriterien zur Konstellation B2 waren nicht erfüllt.

Im Bereich der Halswirbelsäule fanden sich eine angeborene Blockwirbelbildung C2/C3, mäßige degenerative Veränderungen im Segment C3/C4, jedoch fortgeschrittene Veränderungen in den unteren 4 Segmenten. Damit waren die degenerativen Veränderungen der Halswirbelsäule führend.

Da im Bereich der Lendenwirbelsäule weder eine B1- noch eine B2-Konstellation vorlag, wurde eine B3-Konstellation festgestellt mit dem Hinweis, dass zusätzlich noch weitere Faktoren vorlägen, die den Ursachenzusammenhang nicht wahrscheinlich machten – konkret ein wesentlich stärker fortgeschrittener Bandscheibenschaden der Halswirbelsäule *(→ Abb. 11.25* und *Abb. 11.26)*.

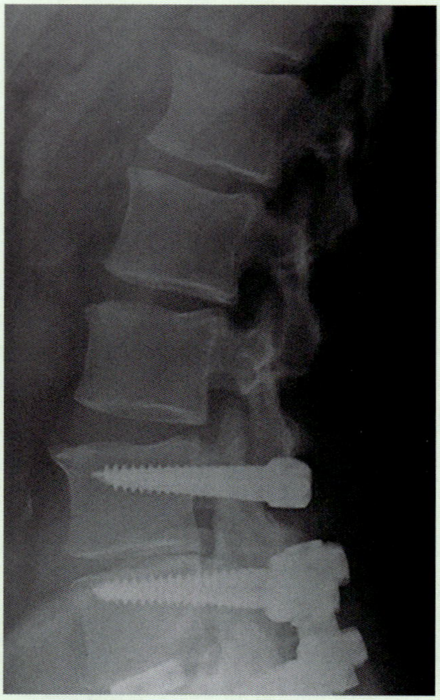

Abb. 11.25: Spondylodese L5/S1, „dynamische Spondylodese" L4/L5

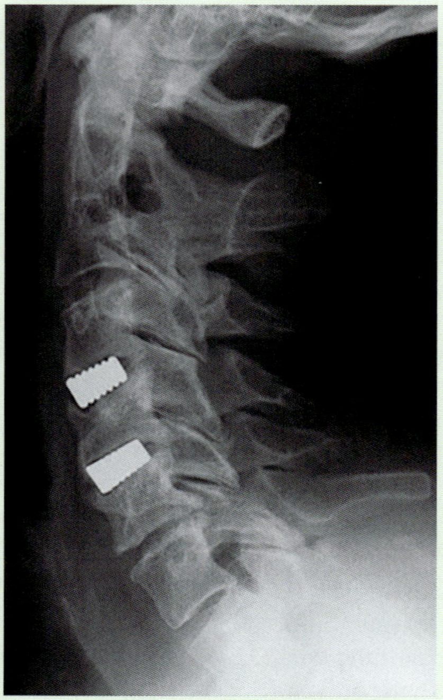

Abb. 11.26: Bandscheibenschäden der Halswirbelsäule mit Versteifungen der Segmente C4 bis C6

11.7 Wegfall des Unterlassungszwangs

Mit Wegfall des Unterlassungszwangs ab 01.01.2021 *(→ Kap. 2.12)* hat sich der Verordnungstext der Berufskrankheit Nr. 2108 geändert. Die Legaldefinition ist um das Tatbestandsmerkmal *„die zu chronischen oder chronisch-rezidivierenden Beschwerden und Funktionseinschränkungen (der Lendenwirbelsäule) geführt haben"* ergänzt worden. Trotz dieses Tatbestandsmerkmals ist keine zusätzliche Prüfung erforderlich, da die Ergänzung bereits in der Legaldefinition verdeutlicht, dass insbesondere Rückenbeschwerden in ihrer allgemeinen Form weiterhin keine Berufskrankheit darstellen (BT-Drs. 19/17586, S. 134). Dies entspricht den geltenden medizinischen Anforderungen, die seit jeher in den Merkblättern zu diesen Berufskrankheiten beschrieben werden und bedeutet daher keine Verschärfung der bisherigen Anerkennungsvoraussetzungen (DGUV – RS 0323/2020 vom 07.09.2020).

Grundsätzlich ist zu beachten, dass chronische oder chronisch-rezidivierende Beschwerden mit Funktionseinschränkungen zusammentreffen müssen, d. h. beide Merkmale nicht alternativ zueinanderstehen. (Mehrtens u. Brandenburg 2021)

Im Hinblick auf das Merkblatt hat das Bundesministerium für Arbeit und Soziales am 30.03.2022 die dortigen Ausführungen zum Unterlassungszwang für gegenstandslos erklärt. Das entsprechende Hinweispapier wurde im Gemeinsamen Ministerialblatt (Ausgabe 16/2022, S. 380) veröffentlicht.

11.8 Zeitlicher Zusammenhang

Zwischen der beruflichen Belastung und der Entwicklung der bandscheibenbedingten Erkrankung muss eine plausible zeitliche Korrelation vorliegen. So muss eine ausreichende Exposition der Krankheit vorausgehen. Laut den Konsensempfehlungen nimmt die Wahrscheinlichkeit des Ursachenzusammenhangs mit der Zunahme des zeitlichen Intervalls zwischen Ende der Exposition und erstmaliger Diagnose der Erkrankung zunehmend ab. Der Zeitraum wurde jedoch nicht näher eingegrenzt.

Die Fallkonstellationen, dass eine bandscheibenbedingte Erkrankung vorliegt, die Tätigkeit jedoch wegen einer anderen Erkrankung aufgegeben wurde, sind relativ einfach zu lösen. Hier machen die Konsensempfehlungen eine eindeutige Aussage. Hinsichtlich einer eventuell später vorzunehmenden Kausalitätsbeurteilung ist immer der Befund zum Zeitpunkt der Aufgabe bzw. Beendigung der Tätigkeit wegweisend.

Dieser Leitsatz, quasi eine Anleitung zur Begutachtung, kann dazu führen, dass ein Versicherter z.B. 5 Jahre nach Aufgabe bzw. Beendigung der belastenden Tätigkeit begutachtet wird. Es liegt ein belastungskonformes Schadensbild vor. Eine Anerkennung kann trotzdem nicht erfolgen, da ein derartiges Schadensbild zum Zeitpunkt der Aufgabe der Tätigkeit noch nicht vorgelegen hat. Es ist unwahrscheinlich, dass sich ein belastungsinduziertes Schadensbild erst bis zu 5 Jahre nach Aufgabe der Belastung entwickelt.

Sehr selten sind die Fallkonstellationen, dass die Tätigkeit aufgegeben bzw. beendet wurde, eine eindeutige Diagnose jedoch noch nicht gestellt wurde. Wenn dann z.B. ein oder vielleicht zwei Jahre später Röntgen- und Kernspintomographieaufnahmen eine ausgeprägte fortgeschrittene Verschleißschädigung der Bandscheiben zeigen, dann darf man aus medizinischer Sicht extrapolieren, d.h. man muss eine Aussage treffen, wie die Wirbelsäule zum Zeitpunkt der Aufgabe bzw. Beendigung der Tätigkeit ausgesehen hat, da sich fortgeschrittene verschleißbedingte Veränderungen nicht innerhalb von 1 bis 2 Jahren entwickeln. Das Zeitfenster ist aus medizinischer Sicht hierfür allerdings eher klein und liegt nach hiesiger Auffassung bei maximal 3 Jahren.

Dies liegt u.a. darin begründet, dass es der bandscheibenbedingten Erkrankung an der Belastungsspezifität fehlt. Bei einer sogenannten Volkskrankheit treten Bandscheibenschäden auch ohne jegliche Belastung mit großer Inzidenz im Normalkollektiv auf. Die beiden Kollektive unterscheiden sich lediglich durch die Kriterien *belastungskonformes Schadensbild und belastungskonformer Verlauf*, d.h. es muss eine enge zeitlich Beziehung zwischen Auftreten der Krankheit und der belastenden Tätigkeit vorhanden sein.

Wenn die Erkrankung später als 3 Jahre nach Aufgabe bzw. Beendigung der Tätigkeit zum Ausbruch kommt, fehlt es am belastungskonformen Verlauf. Insbesondere wenn ein isolierter Bandscheibenvorfall auftritt, kann man nicht mehr differenzieren, ob es sich um einen schicksalhaften oder berufsbedingten Bandscheibenschaden handelt.

Gelegentlich wird argumentiert, dass laut der Deutschen Wirbelsäulenstudie (DWS) Bandscheibenschäden auch nach mehr als 10 Jahren nach Beendigung der Exposition aufgetreten seien. Die zum Teil erstaunlichen Resultate der Deutschen Wirbelsäulenstudie wurden bereits diskutiert. Aufgrund des Designs der Deutschen Wirbelsäulenstudie (Fallkontrollstudie) ist nicht zu differenzieren, ob ein Strukturschaden der Bandscheiben durch berufliche Belastung entsteht, oder ob ein berufsunabhängiger Bandscheibenschaden lediglich zu einer häufigeren Inanspruchnahme ärztlicher Behandlung im Sinne einer Beschwerdeauslösung geführt hat. Aufgrund der methodischen Limitationen der DWS und ihrer Nachauswertungen ist es nicht gerechtfertigt, aus der DWS neue medizinische Kriterien für die Zusammenhangsbeurteilung abzuleiten. Dies gilt auch für die zeitliche Latenz zwischen Ende der Tätigkeit und Auftreten einer bandscheibenbedingten Erkrankung.

Da diese Fallkonstellationen selten sind, gibt es nur wenige Entscheidungen der Sozialgerichte.

Das Landessozialgericht Hessen hatte bei einer 1972 geborenen Schreinerin, die bis 1999 einer Gefährdung ausgesetzt war, eine BK Nr. 2108 festgestellt. Die Tätigkeit wurde wegen einer bösartigen Schilddrüsenerkrankung aufgegeben. Die Versicherte war bereits vor Aufgabe der Tätigkeit mehrfach wegen Rückenschmerzen mit Schmerzausstrahlung arbeitsunfähig, ohne dass eine entsprechende Diagnostik erfolgt war. 3,5 Jahre nach Aufgabe der Tätigkeit wurde ein Bandscheibenvorfall festgestellt. Das LSG war der Auffassung, dass ein ursächlicher Zusammenhang auch 3,5 Jahre nach Aufgabe der Tätigkeit noch vorliegen könne (Urteil vom 29.10.2013 – L 3 U 248/07).

Das Landessozialgericht Berlin-Brandenburg lehnte den Zusammenhang zwischen einer bandscheibenbedingten Erkrankung und einer gefährdenden Exposition ab, da der Bandscheibenschaden erst 11 Jahre nach Aufgabe der Tätigkeit aufgetreten sei. Es fehle an einer plausiblen zeitlichen Korrelation (Urteil vom 07.10.2010 – L 2 U 553/08).

Gelegentlich kommen auch Fallkonstellationen vor, dass zum Zeitpunkt der Aufgabe, bzw. Beendigung der Tätigkeit kein belastungskonformes Schadensbild vorlag, dieses sich jedoch im weiteren Verlauf entwickelt hat, wie im folgenden Fall:

Fallbeispiel

Ein zum Zeitpunkt der Aufgabe der Tätigkeit 51-jähriger Hausgärtner und Landschaftspfleger einer Wohnungsbaugesellschaft war 31 Jahre lang, bis 2011, einer Belastung von 18,67 × 106 Nh ausgesetzt. Bereits in jungen Jahren wurde der Versicherte wegen einer Psorias-Arthritis, auch der Iliosakralgelenke behandelt. Ab 1998 waren auch zunehmend Rückenbeschwerden behandlungsbedürftig, ab 2011 eine Radikulopathie der Lendenwirbelsäule. Eine bandscheibenbedingte Erkrankung im Segment L2/L3 wurde von der BG und auch erstinstanzlich nicht als belastungskonformes Schadensbild angesehen. Da eine Begleitspondylose nicht vorlag, handelte es sich um eine nicht anerkennungsfähige Konstellation C2 nach „Konsenspapier".

6 Jahre nach Aufgabe der Tätigkeit wurden auch Bandscheibenschäden in den darunter liegenden Segmenten L3/L4 und L4/L5 nachgewiesen.

Von Seiten des Versicherten wurde vorgetragen, dass er auch nach 2011 noch belastend tätig war, was durch den Präventionsdienst nicht bestätigt werden konnte.

Grundsätzlich stellte sich im Berufungsverfahren die Frage, ob ein Konstellationswechsel von C2 nach B2 belastungskonform ist.

Maßgeblich ist der Zustand der Bandscheiben zum Zeitpunkt der Aufgabe oder Beendigung der Tätigkeit. Da zu diesem Zeitpunkt lediglich das Segment L2/L3 betroffen war, ändert sich an der Konstellation nichts, wenn mehr als 3 Jahre später zusätzliche Veränderungen an weiteren Bandscheiben auftreten. Falls eine fortgesetzte gefährdende Exposition vorgelegen hätte, kommt es darauf an, wie sich der Schaden weiterentwickelt hat. Da der Bandscheibenschaden zuerst im Segment L2/L3 aufgetreten war und auch bis 2020 führte, ändert sich an der C2-Konstellation nichts, unabhängig davon, ob weitere Bandscheibenschäden hinzugetreten waren.

Das LSG Niedersachsen-Bremen war dieser Auffassung mit Urteil vom 16.02.2023 gefolgt. Es sei insbesondere für eine Bk unspezifisch, dass ein Verschleißschaden der Bandscheiben sich von oben nach unten entwickele (L 14 U 111/20).

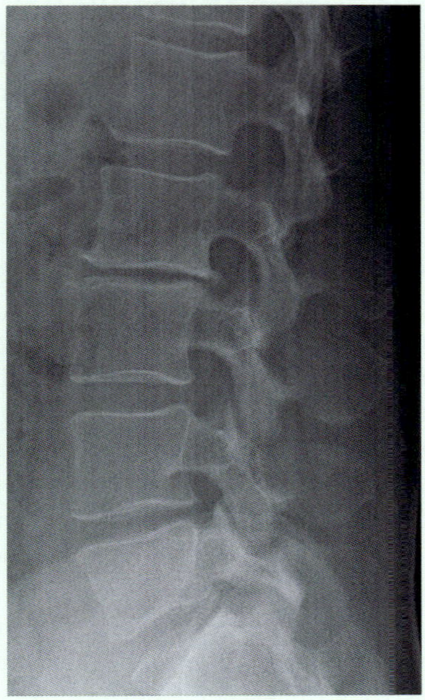

Abb. 11.27: Osteochondrose Grad III im Segment L2/L3 zum Zeitpunkt der Aufgabe der Tätigkeit

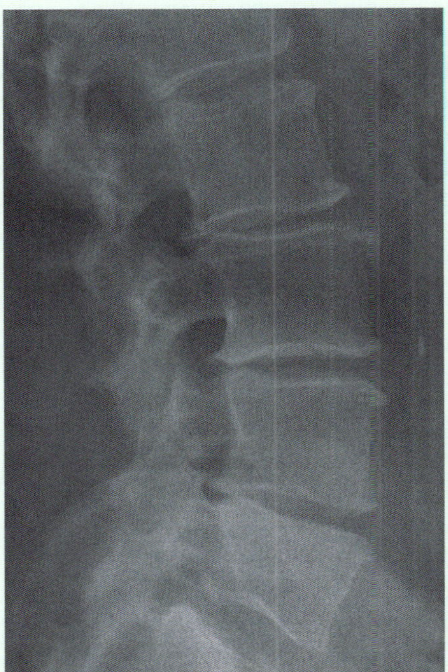

Abb. 11.28: Osteochondrosen auch in den Segmenten L3/L4 und L4/L5 6 Jahre nach Aufgabe der Tätigkeit

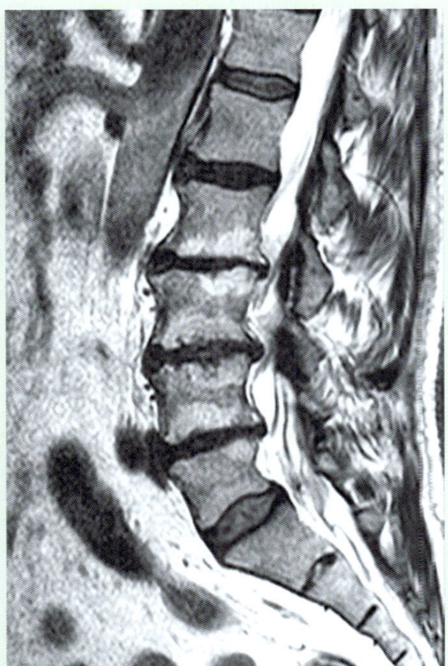

Abb. 11.29: MRT 2020 – Der Bandscheibenschaden im Segment L2/L3 ist nach wie vor führend

11.9 Einschätzung der MdE

Bei der Einschätzung der Minderung der Erwerbsfähigkeit (MdE) sind zunächst die Funktionseinschränkungen aufgrund der erhobenen medizinischen Befunde festzustellen. Im nächsten Schritt ist eine zusammenfassende Aussage darüber zu treffen, in welchem Umfang der Erkrankte den Anforderungen des Arbeitsmarktes nicht mehr gewachsen ist.

Bei der MdE-Bewertung ist zu berücksichtigen, dass bandscheibenbedingte Erkrankungen einen wechselhaften Verlauf aufweisen. Nicht selten kommt es bei Bandscheibenvorfällen, auch operierten Bandscheibenvorfällen, nach Aufgabe der Tätigkeit bei entsprechender Behandlung zu einer Besserung der Beschwerden, bedingt durch ein Schrumpfen des Bandscheibenvorfalls mit Verfestigung der Bandscheiben, und zu einer rückläufigen neurologischen Symptomatik. Es können auch anhaltende lokale Lumbalsyndrome mit starken Beschwerden und erheblicher Funktionseinschränkung verbleiben. Insbesondere nach Bandscheibenoperation können dauerhafte erhebliche Nervenreizerscheinungen, ggf. auch Nervenausfälle, zurückbleiben. Bei der Chronifizierung des Krankheitsbildes spielen auch psychosoziale Faktoren häufig eine Rolle.

Die primäre Begutachtung und Einschätzung der MdE obliegt dem Chirurgen, Unfallchirurgen oder Orthopäden. Bei neurologischen Begleiterscheinungen, z.B. bei Nervenausfällen (nicht Nervenreizerscheinungen) sowie bei Chronifizierung der Beschwerden ohne objektivierbare Nachweisbarkeit zum Lokalbefund, ist eine nervenärztliche Zusatzbegutachtung erforderlich.

Die Auffassung von Mehrtens et al. (2018), dass bei Aufgabe der Tätigkeit wegen einer bandscheibenbedingten Erkrankung die MdE eher im Bereich ab 20 %, als darunter liegt, kann so pauschal nicht übernommen werden. Die gutachtliche Praxis zeigt, was sich auch in der Statistik (→ *Tab. 11.1*) niederschlägt, dass knapp die Hälfte der anerkannten Berufskrankheiten nicht mit einer rentenberechtigenden MdE einhergeht.

Folgende MdE-Bewertung wird in den Konsensempfehlungen vorgeschlagen (→ *Tab. 11.3*), wobei anzumerken ist, dass der individuelle Gesamtzustand des Erkrankten sich mit einer vereinfachten tabellarischen Darstellung nicht vollständig erfassen lässt.

Tab. 11.3: MdE-Einschätzung: „Erfahrungswerte“

Stufe	Leistungs-einschränkung	MdE	Diagnose
1	leicht	10 %	lokales LWS-Syndrom oder lokales Wurzelkompressionssyndrom mit leichten (auch anamnestischen) belastungsabhängigen Beschwerden und leichten Funktionseinschränkungen, auch nach ggf. operiertem Prolaps
2	mittel	20 %	lokales LWS-Syndrom oder lumbales Wurzelkompressionssyndrom mit mittelgradigen belastungsabhängigen Beschwerden; Lumboischialgie mit belastungsabhängigen Beschwerden, deutliche Funktionseinschränkung; mittelgradige Funktionseinschränkung, Beschwerden nach Operation

Tab. 11.3: MdE-Einschätzung: „Erfahrungswerte“ (*Forts.*)

Stufe	Leistungs-einschränkung	MdE	Diagnose
3	schwer	30–40 %	lumbales Wurzelkompressionssyndrom mit starken belastungsabhängigen Beschwerden und motorischen Störungen funktionell wichtiger Muskeln; starke Funktionseinschränkung mit Beschwerden nach Operation
4	schwerst	> 50 %	lumbales Wurzelkompressionssyndrom mit schwersten motorischen Störungen; persistierendes gravierendes Kaudasyndrom; schwerste Funktionseinschränkung und Beschwerden nach Operation

11.10 Rechtsprechung

BSG, Urteil vom 23.03.1999 – B 2 U 12/98 R

Das Sozialgericht Hannover hatte bei einem Versicherten eine BK Nr. 2108 festgestellt. Nach Überprüfung der vorliegenden epidemiologischen Studien war das Landessozialgericht zu der Auffassung gelangt, es lägen keine gesicherten wissenschaftlichen Erkenntnisse vor, dass schwere Arbeit eine Wirbelsäulenerkrankung verursachen könne.

Das Bundessozialgericht hob das Urteil des Landessozialgerichts Niedersachsen vom 05.02.1998 auf. Es war der Auffassung, dass dem Verordnungsgeber bei der Prüfung der Voraussetzung zur Anerkennung einer Listen-BK ein Beurteilungsspielraum zustünde. Es sei nicht Aufgabe der Rechtsprechung, darüber zu entscheiden, ob es arbeits- oder sozialmedizinisch oder sozialpolitisch vertretbar oder sogar angebracht wäre, bestimmte Krankheiten in die BK-Liste aufzunehmen. Der Verordnungsgeber habe einen Regelungs- und Gestaltungsspielraum bezüglich der Entscheidung über die Aufnahme oder Nichtaufnahme einer Krankheit in die BK-Liste. Er sei ermächtigt, die sozialpolitische Notwendigkeit gesteigerten Schutzes gegen betriebliche Risiken mit zu berücksichtigen.

Das BSG kritisierte allerdings, dass die vom Verordnungsgeber auferlegten Probleme nicht immer eindeutig zu beantworten seien, da die Entschädigungstatbestände wenig konkret und präzise gefasst worden seien.

Merke
Der Verordnungsgeber hat einen hohen Ermessensspielraum, eine Krankheit in die Berufskrankheitenliste aufzunehmen.

BSG, Urteil vom 30.10.2007 – B 2 U 4/06 R

Das Landessozialgericht Baden-Württemberg hatte sich durch Urteil vom 23.06.2005 am Mainz-Dortmunder Dosismodell (MDD) orientiert und festgestellt, dass ein Versicherter lediglich einer Gesamtbelastungsdosis von $14{,}8 \times 10^6$ Nh ausgesetzt war, so dass das Vorliegen der arbeitstechnischen Voraussetzungen ohne weitere Ermittlungen zu verneinen war.

Das Bundessozialgericht hob das Urteil auf. Es war der Auffassung, dass die vom Mainz-Dortmunder Dosismodell vorgegebenen Orientierungswerte im Lichte neuerer wissenschaftlicher Erkenntnisse modifiziert werden müssten. Verwiesen wurde auf die Deutsche Wirbelsäulenstudie. Diese würde darauf hindeuten, dass auch unterhalb der Orientierungswerte nach dem MDD ein erhöhtes Risiko für eine bandscheibenbedingte Erkrankung der Lendenwirbelsäule bestehen könne. Ohne weitere Überprüfung ging das Bundessozialgericht davon aus, dass es sich bei den Ergebnissen der Deutschen Wirbelsäulenstudie um neue wissenschaftliche Erkenntnisse handele. Der Orientierungswert von 25 x 10^6 Nh wurde halbiert, damit wurde den Ergebnissen der Deutschen Wirbelsäulenstudie Rechnung getragen.

Das BSG wies darauf hin, dass Grenzwerte so bemessen werden müssten, dass im Falle ihrer Unterschreitung auch in besonders gelagerten Fällen und unter Berücksichtigung der multifaktoriellen Entstehung von bandscheibenbedingten Erkrankungen ein rechtlich relevanter Kausalzusammenhang ohne weitere medizinische Prüfung ausgeschlossen sei. Ebenfalls gestützt auf Ergebnisse der Deutschen Wirbelsäulenstudie wurde eine Absenkung der Mindestdruckkraft pro Arbeitsvorgang von 3 200 N bei Männern auf 2 700 N vorgenommen. Da eine Mindesttagesdosis sich nach dem wissenschaftlichen Erkenntnisstand der Deutschen Wirbelsäulenstudie nicht begründen lasse, wurde ein Verzicht auf die Tagesdosis angeraten. Alle Hebe- und Tragebelastungen, die eine Mindestbelastung von 2 700 Nh bei Männern erreichten, seien zu berechnen und aufzuaddieren.

Anmerkung

Der „Ärztliche Sachverständigenbeirat Berufskrankheiten“ hat es 2014 abgelehnt, hinsichtlich der Deutschen Wirbelsäulenstudie in weitere Beratungen einzutreten. Die wissenschaftliche Grundlage der Deutschen Wirbelsäulenstudie wurde als nicht ausreichend erachtet, um dem Verordnungsgeber eine Anpassung der Legaldefinition zur BK Nr. 2108 vorzuschlagen.

Eine Rückkehr zur früheren Regelung haben jedoch weder die Verwaltungen noch die Tatsachengerichte bisher realisiert.

BSG, Urteil vom 23.04.2015 – B 2 U 6/13 R

Das Bundessozialgericht sah bei einem monosegmentalen Bandscheibenvorfall grundsätzlich die nicht anerkennungsfähige Konstellation B3 als gegeben an, da keine Begleitspondylose vorläge und keine Zusatzkriterien erfüllt seien.

Das Bayerische LSG, Urteil vom 31.10.2013, habe die Konsensempfehlungen aus dem Jahre 2005 in nicht zu beanstandender Weise zugrunde gelegt. Diese würden weiterhin den aktuellen Erkenntnisstand abbilden. Es seien zwar infolge der Veröffentlichung der Deutschen Wirbelsäulenstudie Fachaufsätze publiziert worden, die Zweifel an den Aussagen der Konsensempfehlungen äußern würden. Es sei jedoch nicht zu erkennen, dass die Erkenntnisse der Konsensarbeitsgruppe aus dem Jahre 2005 veraltet wären.

Das Bundessozialgericht wies aber darauf hin, dass es bei der Konstellation B3 keinen Konsens in der Konsensarbeitsgruppe gegeben habe. Der fehlende Konsens könne aber nicht so gedeutet werden, dass damit eine Anerkennung des Ursachenzusammenhangs im Einzelfall unmöglich wäre.

Die Schlussfolgerung des LSG würde zwar grundsätzlich zutreffen, seine generelle Aussage, dass bei der Konstellation B3 die Anerkennung einer BK Nr. 2108 nicht möglich sei, sei jedoch nicht belegt. Es müsse daher im Einzelfall festgestellt werden, ob individuelle, dem aktuellen wissenschaftlichen Erkenntnisstand entsprechende Umstände vorliegen würden, die im konkreten Einzelfall den Ursachenzusammenhang als hinreichend wahrscheinlich erscheinen lassen.

Das Bundessozialgericht wies den Rechtsstreit an das LSG zurück. Es wurde aufgefordert zu ermitteln, ob es einen nach dem neuesten Stand der medizinischen Wissenschaft anerkannten Erfahrungssatz gebe, nachdem isolierte Bandscheibenvorfälle ohne die in der Konstellation B2 genannten Zusatzkriterien durch die versicherte Exposition verursacht werden können.

Merke
Die Konsensempfehlungen haben weiter Gültigkeit. Bei Vorliegen einer Konstellation in den Empfehlungen, bei der es keinen Konsens gab, muss grundsätzlich geprüft werden, ob es mittlerweile neue wissenschaftliche Erkenntnisse gibt, dass eine derartige Konstellation anerkennungsfähig ist.

BSG, Urteil vom 23.04.2015 – B 2 U 10/14 R

Beim Versicherten lag ein Bandscheibenschaden in den beiden unteren Segmenten der Lendenwirbelsäule (L4/L5 und L5/S1) vor. Das Landessozialgericht war der Auffassung, dass bei dem Versicherten eine besonders intensive Belastung im Sinne des zweiten Zusatzkriteriums B2 gegeben war, da er innerhalb von zehn Jahren einer Belastung von 15×10^6 Nh ausgesetzt war. Unter Hinweis auf die Entscheidung des Bundessozialgerichts vom 13.10.2007 sei auf die Hälfte des Richtwertes von 25×10^6 Nh abzustellen. Darüber hinaus sei auch das erste Zusatzkriterium zur Konstellation B2 der Konsensempfehlungen erfüllt, da bei dem Versicherten ein bisegmentaler Bandscheibenschaden vorläge.

Das Bundessozialgericht hat die Berufung gegen das Urteil des Landessozialgerichts Sachsen vom 29.01.2014 (L 6 U 111/11) zurückgewiesen. Es wies darauf hin, dass der Wortlaut der Konsensempfehlungen für die Konstellation B2/zweites Zusatzkriterium nur das Erreichen des Richtwertes für die Lebensdosis in weniger als 10 Jahren verlange, ohne konkret die Lebensdosis zu erwähnen. Verwiesen wurde auf Ausführungen in der wissenschaftlichen Literatur – z.B. Seidler und Bolm-Audorff, die auf die Hälfte des MDD-Richtwertes abstellen würden. Es läge ein kontroverser Stand der wissenschaftlichen Erkenntnisse vor. Dies könne dazu führen, dass Tatsachengerichte zur Feststellung unterschiedlicher Erfahrungssätze gelangen könnten, die dann revisionsrechtlich in den aufgezeichneten Grenzen akzeptiert werden müssten. Diese Rechtsunsicherheit sei zumindest partiell auch Folge des Normtatbestandes der BK Nr. 2108, dessen Reform das BSG bereits mehrfach angemahnt habe.

Hinsichtlich des ersten Zusatzkriteriums, dass auch bei Vorliegen eines Bandscheibenschadens in lediglich zwei statt drei Segmenten die Voraussetzungen erfüllt seien, musste das BSG nicht mehr Stellung beziehen, da revisionsrechtlich die Feststellung des zweiten Zusatzkriteriums B2 nicht zu beanstanden war.

Merke

Den Tatsachengerichten wird ein hoher Ermessensspielraum eingeräumt bei der Feststellung eines Erfahrungssatzes, wenn wissenschaftliche Erkenntnisse kontrovers diskutiert werden.

BSG, Urteil vom 23.04.2015 – B 2 U 20/14 R

Der Versicherte war einer Belastung durch Heben von Lasten von 9,71 × 10^6 Nh ausgesetzt. Hinzu kam eine bückende Tätigkeit von 3–4 Minuten mit einer Belastung von 8,83 × 10^6 Nh und einer hierdurch bedingten Gesamtbelastung von 18,54 × 10^6 Nh.

Das Bundessozialgericht wies die Berufung gegen das Urteil des Landessozialgerichts Nordrhein-Westfalen vom 23.05.2014 zurück. Es war der Auffassung, dass auch bei Tätigkeiten mit einer etwas weniger als 90° ausgeführten Rumpfbeuge eine extreme Rumpfbeugehaltung vorläge.

Das Landessozialgericht habe die Tätigkeiten in extremer Rumpfbeugehaltung in korrekter Weise addiert. Hinsichtlich der erforderlichen Regelmäßigkeit der wirbelsäulenbelastenden Tätigkeiten würden 60 Arbeitsschichten ausreichen auch ohne, dass eine genaue Zeitgrenze pro Arbeitsschicht genannt würde. Bei nicht regelmäßiger Belastung hätten die Bandscheiben genügend Zeit zur Regeneration, bei einer Belastung in mindestens 60 Schichten im Jahr könne von einer relevanten Wirbelsäulenbelastung ausgegangen werden.

Merke

Die Druckkraft auf die Bandscheibe beträgt sowohl in 45° als auch in 90° Rumpfbeuge 1 700 N. Dieser Wert liegt deutlich unterhalb des mechanisch gefährdenden Bereichs. Als Pathomechanismus bei der Rumpfbeugehaltung (ohne Last) ist nur eine Ernährungsstörung der Bandscheibe plausibel. Diese setzt voraus, dass die Rumpfbeugehaltung länger andauert. Eine Dauer von 3–4 Minuten reicht hierzu nicht aus. Bücken, kurzzeitiges Einnehmen der Rumpfbeugehaltung und Wiederaufrichten verschlechtert die Ernährung der Bandscheibe nicht, sondern verbessert sie aufgrund der damit verbundenen Druckschwankungen.

Auch bei diesem Urteil hat das Bundessozialgericht den Landessozialgerichten bezüglich der Feststellung der Erfahrungssätze weiten Spielraum gelassen. Bei entsprechender korrekter medizinischer Begründung kann durchaus auch eine andere Auffassung vertreten werden, die revisionsrechtlich nicht zu beanstanden wäre.

BSG, Urteil vom 06.09.2018 – B 2 U 10/17 R

Ein 1955 geborener Versicherter war einer Belastung von 17,3 × 10^6 Nh ausgesetzt. Bei ihm waren Bandscheibenschäden in den beiden unteren Segmenten der Lendenwirbelsäule nachgewiesen worden.

Das LSG war der Auffassung, dass beim Versicherten keine anerkennungsfähige Konstellation nach den Konsensempfehlungen vorläge. Des Weiteren sei der Versicherte keiner besonderen Gefährdung durch hohe Belastungsspitzen ausgesetzt gewesen, da eine Zahl von mindestens 60 Schichten nicht erreicht worden sei. Nach der Rechtsprechung des BSG seien mindestens 60 Arbeitsschichten pro Jahr erforderlich. Bezug genommen wurde auf das BSG-Urteil vom 23.04.2015 (s.o.).

Das Bundessozialgericht hob das Urteil des Hessischen Landessozialgerichtes vom 02.11.0216 auf und wies den Rechtsstreit zur erneuten Verhandlung und Entscheidung an das LSG zurück. Es rügte, dass das LSG die medizinische Beurteilung selbst vorgenommen habe und sich nicht der Sachverständigenhilfe bedient habe. Auch bei der Bestimmung und Auslegung der Quellen des aktuellen wissenschaftlichen Erkenntnisstandes müsse ein sachkundiger medizinischer Rat eingeholt werden. Eine bloße Literaturauswertung durch einen auf dem einschlägigen Gebiet nicht fachgerecht ausgebildeten Richter genüge hierzu nicht.

Das Gericht habe in noch nicht zu beanstandender Weise die B1-Konstellation abgelehnt, da mit Hilfe eines Sachverständigen eine fehlende Begleitspondylose festgestellt worden sei. Das LSG habe aber die Grenzen der freien richterlichen Beweisführung überschritten, da es die Befundkonstellationen B2 erstes und drittes Zusatzkriterium selbst interpretiert habe.

Das LSG habe die Erkenntnis, dass eine Höhenminderung an mindestens drei Bandscheiben vorliegen müsse, durch eigene Interpretation der Konsensempfehlungen gewonnen, ohne seine Interpretation durch einen sachkundigen Sachverständigen bestätigen zu lassen. Die Konsensempfehlungen seien für Verwaltung und Gerichte oder Gutachter nicht unmittelbar verbindlich, so dass sich deren Auslegung unter strikter Anwendung der Regel der juristischen Methodenlehre verbiete. Konsensempfehlungen dienten lediglich zur Erleichterung der Beurteilung im Einzelfall, um typische Befundkonstellationen im Hinblick auf die Kausalbeziehungen unter Zugrundelegung des aktuell wissenschaftlichen Erkenntnisstandes einordnen zu können. Ihre Interpretation sei zuvorderst sachkundigen Medizinern vorbehalten. Eine rein am Wortlaut und den klassischen juristischen Auslegungsmethoden orientierte Interpretation eines solchen primär naturwissenschaftlichen Textes sei nicht zielführend.

Eine Bestätigung des Sachverständigen, dass die vom Rechtsanwender bevorzugte Lesart der Konsensempfehlungen auch dem aktuellen wissenschaftlichen Erkenntnisstand entspräche, ließe sich der Urteilsbegründung nicht entnehmen. Auch bei der Verneinung des dritten Zusatzkriteriums der B2-Konstellation habe das Berufungsgericht die Grenzen der freien richterlichen Beweiswürdigung überschritten. Das LSG habe einen Erfahrungssatz angewendet, ohne diesen naturwissenschaftlich zu fundieren, zumal ein solcher Erfahrungssatz sich noch nicht einmal dem Text der Konsensempfehlungen entnehmen lasse.

Wenn das LSG ausgeführt habe, dass in mindestens 60 Arbeitsschichten hohe Belastungsspitzen vorliegen müssten, und sich dabei auf das Urteil vom 23.04.2015 berufe, dann würde das LSG verkennen, dass die dort genannte erforderliche Regelmäßigkeit weder ein geschriebenes Tatbestandsmerkmal der BK Nr. 2108 sei, noch sich dem Wortlaut der B2-Befundkonstellation ein derartiges Merkmal entnehmen lasse. Nicht ansatzweise ließe sich den Konsensempfehlungen entnehmen, dass die besonders hohen Belastungsspitzen mit einer Regelmäßigkeit von mindestens 60 Schichten im Jahr vorliegen müssten. Ebenso wenig lasse sich den Konsensempfehlungen entnehmen, ob das bloße Vorhandensein solcher Belastungsspitzen an einer geringeren Anzahl von Tagen genüge. Das LSG hätte aufklären müssen, was sich hinter dem Postulat der Häufigkeit verberge und was eine solche Häufigkeit nach aktueller wissenschaftlicher Erkenntnis in quantitativer Hinsicht voraussetze.

Das LSG wurde aufgefordert, einen Sachverständigen zu befragen, wie das Attribut mehrsegmental im ersten Zusatzkriterium der B2-Konstellation zu verstehen ist und ob das vorgetragene Verständnis dem allgemein anerkannten wissenschaftlichen Standard entspräche. Des Weiteren müsse durch Sachverständige geklärt werden, ob die hohen Belastungsspitzen nach dem 3. Zusatzkriterium in einer bestimmten Sequenz erfolgen müssten, um die Anerkennungsempfehlungen auslösen zu können.

Merke

Die Tatsachengerichte sind nicht befugt, medizinische Beurteilungen selbst vorzunehmen. Sie müssen sich hierbei regelmäßig der Sachverständigenhilfe bedienen, um den medizinischen Sachverhalt zu ermitteln.

BSG, Urteil vom 06.09.2018 – B 2 U 13/17 R

Bei einem 1964 geborenen Kläger lag eine bandscheibenbedingte Erkrankung in den beiden unteren Segmenten der Lendenwirbelsäule (L4/L5 und L5/S1) vor. Bei fehlender Begleitspondylose und fehlenden Zusatzkriterien zur Konstellation B2 wurde der Zusammenhang nicht für wahrscheinlich erachtet.

Das Landessozialgericht Nordrhein-Westfalen stellte fest, dass bei dem Kläger die arbeitstechnischen Voraussetzungen mit einer Gesamtbelastungsdosis von $19{,}6 \times 10^6$ Nh erfüllt waren. Des Weiteren wurde eine bandscheibenbedingte Erkrankung im Sinne der BK Nr. 2108 bestätigt.

Das LSG wies insbesondere darauf hin, dass im Anhang 1 und Anhang 2 zur Konstellation B3 in den Konsensempfehlungen beide widerstreitende Autorengruppen davon ausgingen, dass ein rein bisegmentaler Schaden nicht der Konstellation B2 mit Zusatzkriterium, sondern B3 zuzuordnen sei. Eine hiervon abweichende herrschende Auffassung habe sich in der medizinischen Wissenschaft bislang nicht herausgebildet. Daher sei der Rechtsprechung des LSG Sachsen-Anhalt und des LSG Baden-Württemberg, die einen bisegmentalen Schaden für ausreichend hielten, nicht zu folgen.

Das Bundessozialgericht hat das Urteil des Landessozialgerichts Nordrhein-Westfalen vom 21.12.2016 bestätigt. Es war der Auffassung, dass die Ausführungen des LSG revisionsrechtlich nicht zu beanstanden seien. Das LSG habe sachkundigen Rat beim medizinischen Sachverständigen eingeholt. Die Grenzen richterlicher Beweiswürdigung seien bei der Feststellung des LSG, dass das erste Zusatzkriterium zur B2 die Schädigung von mindestens drei Bandscheiben voraussetze, daher nicht überschritten worden. Das LSG habe seine Erkenntnisse auch durch eigene Interpretation der Konsensempfehlungen gewonnen, aber auch die naturwissenschaftliche Grundlage für diese Interpretation durch einen sachkundigen Sachverständigen bestätigen lassen.

Sofern das LSG aus dem Kontext und insbesondere der Formulierung der Befundkonstellation B2 erstes Zusatzkriterium ableite, dass auch bei einem bisegmentalen Befall ein weiteres Segment zumindest eine black disc aufweisen müsse, handele es sich um eine schlüssige Argumentation. Dies sei naturwissenschaftlich-medizinisch durch gerichtliche Sachverständige bestätigt worden.

Der Senat konnte nicht zu der Erkenntnis gelangen, dass dieser, vom LSG durch Sachverständigenbeweis gewonnene, zugrunde gelegte Erfahrungssatz hinsichtlich der Schädigung mehrerer Segmente für das erste Zusatzkriterium der Konstellation B2 in der Wissenschaft allgemein angegriffen würde und deshalb offenkundig nicht dem aktuellen Erkenntnisstand entspräche. Allein die Tatsache, dass auch eine andere Auffassung vertreten würde, reiche nicht aus, die Feststellung des LSG als offensichtlich fehlerhaft in Frage zu stellen.

Merke

Das BSG räumt den Tatsachengerichten einen hohen Ermessensspielraum ein. Es wird jedoch vorausgesetzt, dass die angewandten Erfahrungssätze durch Sachverständigenexpertise gewonnen werden. Der vom LSG NRW angewandte Erfahrungssatz, dass ein bisegmentaler Bandscheibenschaden nicht genüge, um eine Konstellation B2 festzustellen, wird bestätigt.

LSG für das Saarland, Urteil vom 21.10.2020 – L 7 U 18/18

Bei dem 1959 geborenen Versicherten, der von 1974 bis 2006 als Maurer tätig war, lag ein Bandscheibenschaden in den beiden unteren Segmenten der Lendenwirbelsäule vor ohne Begleitspondylose. Das Landessozialgericht folgte insofern dem BSG (Urteil vom 06.09.2018) und verneinte das 1. Zusatzkriterium der Befundkonstellation B2. Ein bisegmentales Schadensbild sei nicht mit Wahrscheinlichkeit belastungskonform. Erforderlich sei ein Bandscheibenschaden an mindestens 3 Segmenten. Es stellte sich jedoch die weitere Frage, ob das 2. Zusatzkriterium der Befundkonstellation B2 gegeben sei, die besonders intensive Belastung als Ursache des Bandscheibenschadens. Diese war in erster Instanz bejaht worden mit der Begründung, dass der hälftige Richtwert des Mainz-Dortmunder Dosismodells, 12,5 MNh, in weniger als 10 Jahren erreicht worden sei. Das LSG verlangte demgegenüber eine Lebensdosis von 25 MNh. Es argumentiert, der Grund für die Halbierung des im Mainz-Dortmunder Dosismodells vorgeschlagenen Orientierungswertes von 25 MNh auf 12,5 MNh sei, dass ein Abschneidekriterium definiert werde. Bei einer Gesamtbelastungsdosis von unter 12,5 MNh sind also die medizinischen Voraussetzungen der BK Nr. 2108 nicht mehr zu prüfen. Ein solches Abschneidekriterium könne jedoch nicht als besonders intensive Belastung gelten. Es stützt sich dabei auf das von ihm eingeholten Sachverständigengutachten, das mit der aktuellen Literatur übereinstimmt.

Merke

Auszugehen ist für das 2. Zusatzkriterium der Befundkonstellation B2 von einer Gesamtbelastung von 25 MNh und nicht vom Abschneidekriterium von 12.5 MNh.

11.11 Literatur

BK-Report 2/03 (2004). Hauptverband der gewerblichen Berufsgenossenschaften (Hrsg). Wirbelsäulenerkrankungen (BK-Nr. 2108–2110). St. Augustin

Boden SD, Davis DO, Dina TS, Patronas NJ, Wiesel SM (1990). Abnormal magnetic resonance scans of the lumbar spine in asymptomatic subjects. A Prospective Investigation. J Bone Joint surg Am 72: 403–408

Bolm-Audorff U et al. (2005). Medizinische Beurteilungskriterien zu bandscheibenbedingten Berufskrankheiten der Lendenwirbelsäule. Trauma und Berufskrankheit 3: 211–252

Bolm-Audorff U (2014a). Machbarkeitsstudie DWS II. In: Tagungsbericht X. Potsdamer BK-Tage. Deutsche Gesetzliche Unfallversicherung (DGUV) (Hrsg) Berlin

Bolm-Audorff U, Bergmann A, Grifka J, Hering KG, Haerting J, Linhardt O, Petereit-Haack G, Vaitl T, Seidler A (2014b). Informationen für den Gutachter der Berufskrankheit 2108 – Auswertung der Deutschen Wirbelsäulenstudie. Zbl Arbeitsmed 64: 35–44

Braunschweig R (2022). Strukturierte Befundung anhand von Vergleichsbildern – „Leipziger Empfehlungen" zur bildgebenden Diagnostik Bk 2108/2110. Vortrag auf dem Deutschen Kongress für Orthopädie und Unfallchirurgie. Berlin, 26.10.2022

Brocher EW (1966). Die Wirbelsäulenleiden und ihre Differentialdiagnose. Thieme Verlag, Stuttgart

Dihlmann W (1987). Gelenke – Wirbelverbindungen. Thieme Verlag, Stuttgart

Grosser V (2014). 20 Jahre Berufskrankheit der Lendenwirbelsäule (BK 2108). Arbeitsmedizin, Sozialmedizin 49, 3: 167–171

Hering KG (2005). Bildgebende Diagnostik von degenerativen Veränderungen an der Wirbelsäule. In: Ludolph E, Lehmann R, Schürmann J (Hrsg): Kursbuch der ärztlichen Begutachtung. Kap. VI–9.3, 1–16, ecomed MEDIZIN, Landsberg

Hering KG (2005). Messmethoden an der Wirbelsäule – Winkel, Torsionen, Listhese und Bandscheibenhöhe. In: Ludolph E, Lehmann R, Schürmann J (Hrsg). Kursbuch der ärztlichen Begutachtung. Kap. VI–9.2, 1–23, ecomed MEDIZIN, Landsberg

Hult L (1954). Cervical, Dorsal and Lumbar Spinal Syndromes. Acta Orthop Scand 17: 1–102

Hurxthal LM (1968). Measurement of anterior vertebral compressions and biconcave vertebrae. Am Radiol 103: 635–644

Krüger W (1991). Verschleißkrankheiten der Wirbelsäule als Berufskrankheit. Studie zu Rechtsgrundlagen, Begutachtung und Epidemiologie in der DDR. In: Arbeitsmed Sozialmed Präventivmed 26: 9–12

Linhardt O, Grifka J (2015). Auswirkung der Deutschen Wirbelsäulenstudie auf die Berufskrankheit der Lendenwirbelsäule. MedSach 1: 20–22

Macnab I (1971). The traction spur. An indicator of segmental instability. J Bone Jt Surg 53 A: 663–670

Mehrtens G, Brandenburg S (2015). Die Berufskrankheiten-Verordnung (BKV) Kommentar. Lfg.2/21, IV/21. Erich Schmidt Verlag, Berlin

Meyer-Clement M (2022). Praktische Umsetzung des Konsenspapiers zur Bk 2108. Vortrag auf dem Deutschen Kongress für Orthopädie und Unfallchirurgie. Berlin, 26.10.2022

Meyerding HW (1932). Spondylolisthesis. Surg Gynecol Obstet 54: 371–373

Pfirrmann CW, Metzdorf A, Zanetti M, Hodler J, Boos N (2001). Magnetic resonance classification of lumbar intervertebral disc degeneration. Spine Vol 26, 17: 1873–1878

Rehder U, Deuretzbacher G, Kempendorf O, Molatta S, Michaelis H (1998). Biomechanische Analyse von Tätigkeiten in Pflegeberufen. In: Wolter D, Seide K (Hrsg). Berufsbedingte Erkrankungen der Lendenwirbelsäule. Springer, Berlin

Scheuermann HW (1921). Kyphosis dorsalis juvenilis. Ztschr Orthop chir XLI: 305

Scheuermann HW (1936). Kyphosis juvenilis. Fortschr Röntgen 53: 1

Schröter F (1998). Die bandscheibenbedingten BK 2108–2110 – Messungen der Funktionsbeeinträchtigungen. In: Hierholzer G, Kunze G, Peters D (Hrsg). Gutachtenkolloquium 13. Springer

Seide K, Grosser V, Wolter D (1997). Berufsbedingte Lendenwirbelsäulenerkrankungen im Pflegebereich. In: Weber M, Valentin H (Hrsg). Begutachtung der neuen Berufskrankheiten der Wirbelsäule. Gustav Fischer Verlag, Ulm

Seidler A, Bergmann A, Bolm-Audorff U, Ditchen D, Ellegast R, Euler U, Haerting J, Haufe E, Jähnichen S, Jordan C, Kersten N, Kuss O, Lundershausen N, Luttmann A, Morfeld P, Petereit-Haack G, Schäfer K, Voß J, Jäger M (2012). Erweiterte Auswertung der Deutschen Wirbelsäulenstudie mit dem Ziel der Ableitung geeigneter Richtwerte – „DWS-Richtwerteableitung“. Abschlussbericht zum Forschungsvorhaben FF-FB0155A. Deutsche Gesetzliche Unfallversicherung (Hrsg) Berlin

Seidler A, Bolm-Audorff U (2014). Richtwertestudie DWS II: Dosis-Wirkungs-Zusammenhang zwischen physischen Belastungen und Bandscheibenerkrankungen und Ableitung von Richtwerten im Sinne der BK 2108. In: Tagungsbericht X. Potsdamer BK-Tage. Deutsche Gesetzliche Unfallversicherung (Hrsg) Berlin

Seidler A, Ellegast R, Ditchen D, Jäger M. Bolm-Audorff U (2022) Überprüfung der für die Begutachtung der BK-Ziffern 2108 und 2110 relevanten Zusatzkriterien „besonders intensive Belastung“ und „besonderes Gefährdungspotenzial durch hohe Belastungsspitzen“ - Sonderauswertung der Deutschen Wirbelsäulenstudie. Zbl Arbeitsmed. https://doi.org/10.1007/s40664-022-00482-w.

Vahlensieck M, Reiser M (2006). MRT des Bewegungsapparats. Thieme Verlag, Stuttgart

Wiesel SW, Tsourmas N, Feffer HL, Citrin CM, Patronas N (1984). A study of computer-assisted tomography. I. The incidence of positive CAT scans in an asymptomatic group of patients. Spine 9: 549–551

11.12 Merkblatt zur Berufskrankheit Nr. 2108* * (→ *Abschn. 11.7*)

Bandscheibenbedingte Erkrankungen der Lendenwirbelsäule durch langjähriges Heben oder Tragen schwerer Lasten oder durch langjährige Tätigkeiten in extremer Rumpfbeugehaltung, die zur Unterlassung aller Tätigkeiten gezwungen haben, die für die Entstehung, die Verschlimmerung oder das Wiederaufleben der Krankheit ursächlich waren oder sein können

[Bek. des BMAS vom 1.9.2006, BArBl. Nr. 10/2006 S. 30]

I. Gefahrenquellen

Bandscheibenbedingte Erkrankungen der Lendenwirbelsäule (LWS) haben eine multifaktorielle Ätiologie. Sie sind weit verbreitet und kommen in allen Altersgruppen, sozialen Schichten und Berufsgruppen vor. Unter den arbeitsbedingten Einwirkungen, die bandscheibenbedingte Erkrankungen der LWS wesentlich mit verursachen und verschlimmern können sind fortgesetztes Heben oder Tragen schwerer Lasten oder häufiges Arbeiten in extremer Beugehaltung des Rumpfes wichtige Gefahrenquellen. Dabei sind als besondere Ausprägungen des Hebens oder Tragens von Lasten auch untrennbar damit zusammenhängende Lastenhandhabungen wie das Um- oder Absetzen, Halten, Ziehen oder Schieben schwerer Lasten sowie Schaufeln von Schuttgütern zu berücksichtigen. Dadurch entstehen dem Heben oder Tragen schwerer Lasten vergleichbare Belastungen der Lendenwirbelsäule. Das alleinige Ziehen oder Schieben von Lasten ohne damit zusammenhängendes Heben oder Tragen von Lasten ist nicht Gegenstand dieser Berufskrankheit. Derartige arbeitsbedingte Belastungen der LWS können vor allem im untertägigen Bergbau, bei Maurern, Steinsetzern, Stahlbetonbauern und Bauhelfern, bei Schauerleuten, Möbel-, Kohlen-, Fleisch- und anderen Lastenträgern, bei Landwirten, Fischern und Waldarbeitern sowie bei Beschäftigten in der Kranken-, Alten- und Behindertenpflege auftreten. Tätigkeiten mit vergleichbarem Belastungsprofil sind als Gefahrenquelle ebenfalls in Betracht zu ziehen. Bei vielen Tätigkeiten ist Heben oder Tragen mit Ziehen oder Schieben schwerer Lasten verbunden, z.B. in der Pflege oder bei Transportarbeiten. Eine zusätzliche Gefährdung geht von Arbeiten mit Heben und Tragen schwerer Lasten und Arbeiten in extremer Rumpfbeugehaltung aus, wenn sie in verdrehter Körperhaltung durchgeführt werden.

Ein anderer bandscheibengefährdender Faktor im Arbeitsprozess ist die Einwirkung mechanischer Ganzkörperschwingungen (vgl. BK-Nr. 2110).

Als konkurrierende Faktoren sind Fehlbelastungen der Lendenwirbelsäule durch außerberufliche Tätigkeiten im Sinne von Abs. 1, z.B. im Hausbau oder bei schwerer Gartenarbeit zu beachten, sofern diese entsprechend den in Abschnitt IV gegebenen Hinweisen ebenso langjährig durchgeführt werden und mit dem Heben oder Tragen schwerer Lasten oder Tätigkeiten in extremer Rumpfbeugehaltung verbunden sind. Weiterhin sind sportliche Aktivitäten mit Heben oder Tragen schwerer Lasten oder in extremer Rumpfbeugehaltung zu berücksichtigen.

II. Pathophysiologie

Die Zwischenwirbelabschnitte der unteren Lendenwirbelsäule sind beim Menschen schon während des gewöhnlichen Tagesablaufs erheblich belastet. Da die blutgefäßlosen Bandscheiben hinsichtlich ihrer Ernährung besonders von den Diffusionsbedingungen abhängen, sind sie für die mechanischen Dauerbelastungen sehr anfällig. Anhaltende Kompressionsbelastung reduziert die druckabhängigen Flüssigkeitsverschiebungen und beeinträchtigt damit den Stoffwechsel im Bandscheibengewebe.

Durch Laktatakkumulation und pH-Verschiebung zu sauren Werten wird ein Milieu erzeugt, das zytolytisch wirkende Enzyme aktiviert. Damit werden degenerative Veränderungen eingeleitet oder beschleunigt. In diesem Milieu werden die restitutiven Prozesse gehemmt.

Unter Belastungen durch Heben und Tragen schwerer Lasten und Rumpfbeugehaltungen erhöht sich der intradiskale Druck um ein Mehrfaches. Intradiskale Druckmessungen und biomechanische Berechnungen zeigten, dass Kompressionskräfte erreicht werden, die im Experiment an menschlichen Wirbelsäulenpräparaten Deckplatteneinbrüche der Wirbelkörper sowie Einrisse am Anulus fibrosus der Bandscheiben verursachen.

Eingetretene Schäden am Bandscheibengewebe sind irreversibel. Sie setzen einen Prozess in Gang, in dem Bandscheibendegeneration, degenerative Veränderungen der Wirbelkörperabschlussplatten, Massenverschiebungen im Bandscheibeninneren, Instabilität im Bewegungssegment, Bandscheibenvorwölbung, Bandscheibenvorfall (einschließlich Sequester), knöcherne Ausziehungen an den Randleisten der Wirbelkörper, degenerative Veränderungen der Wirbelgelenke sowie durch derartige Befunde hervorgerufene Wirbelsäulenbeschwerden mit Funktionsstörungen in einem ätiopathogenetischen Zusammenhang zu betrachten sind.

Die pathophysiologischen Kenntnisse werden durch zahlreiche epidemiologische Studien gestützt, die belegen, dass mit ansteigender Wirbelsäulenbelastung die Häufigkeit bandscheibenbedingter Erkrankungen erheblich zunimmt. Solche Untersuchungen wurden insbesondere bei Lastenträgern im Hafenumschlag, in Schlachthöfen und im sonstigen innerbetrieblichen Transport durchgeführt (Mach et al. 1976, Chan und Tan 1979, Luttmann et al. 1988). Ebenso gut belegt ist der Zusammenhang zwischen Heben oder Tragen schwerer Lasten und der Häufigkeit von bandscheibenbedingten Erkrankungen der Wirbelsäule bei Maurern, Steinsetzern, Stahlbetonbauern und anderen Beschäftigten im Hoch- und Tiefbau (Yoshida et al. 1971, Häublein 1979, Damlund et al. 1982, Riihimäki 1985, Heliövaara 1987, Riihimäki et al. 1989, Vingard et al. 1992, Stürmer et al. 1997) sowie bei Bergleuten (Kellgren und Lawrence 1952 und 1958, Schlomka et al. 1955, Lawrence 1969, Billenkamp 1972, Brinckmann et al. 1998, Liebers et al. 2003). Ein erhöhtes Risiko für die Entwicklung von bandscheibenbedingten Erkrankungen der Lendenwirbelsäule konnte auch für Beschäftigte in der Krankenpflege, insbesondere bei Pflegehelferinnen gesichert werden (Videmann et al. 1984, Venning et al. 1987, Kaplan und Deyo 1988, Estryn-Behar et al. 1990). Für einen Überblick über die Literatur sei auf Andersson (1991), Bolm-Audorff (1993 und 1998) sowie Hofmann et al. (2002) verwiesen.

Weiterhin ergaben epidemiologische Studien bei Beschäftigten, die beruflich in extremer Rumpfbeugehaltung arbeiten müssen, ein erhöhtes Risiko für bandscheibenbedingte Erkrankungen der Lendenwirbelsäule. Solche Studien wurden bei Bergleuten durchgeführt, die unter Tage in Streben mit einer Höhe von < 100 cm tätig waren und dort häufig auch im Knien, Hocken und verdrehter Körperhaltung arbeiteten (Havelka 1980). Weitere Studien wurden bei Stahlbetonbauern im Hochbau durchgeführt, die neben Heben und Tragen schwerer Lasten in der Summe ca. 1 h/d in extremer Rumpfbeugehaltung arbeiteten (Wickström et al. 1985, Riihimäki et al. 1989).

III. Krankheitsbild und Diagnose

Drei Gesichtspunkte der Diagnosesicherung sind zu beachten:

- Die typische Diagnose umfasst Ort, Art und Ausstrahlungscharakter der Beschwerden und liefert somit erste Voraussetzungen für die sinnvolle Planung des weiteren Untersuchungsganges.
- Die Strukturdiagnose beinhaltet verschiedene Untersuchungstechniken, um die geschilderten Beschwerden den pathogenetisch führenden Strukturen zuzuordnen (Gelenke, Ligamente, Muskeln, Bandscheiben etc.).
- Die Aktualitätsdiagnose berücksichtigt die im Vordergrund stehenden und den Patienten am meisten belastenden Beschwerden, wie Bewegungseinschränkungen, Kraftabschwächung, Sensibilitätsstörung, Schmerzsituation, vegetative Begleitsymptomatik oder psychische Einstellung.

Folgende bandscheibenbedingte Erkrankungen können unter bestimmten Bedingungen durch Heben und Tragen schwerer Lasten oder Arbeiten in extremer Rumpfbeugehaltung verursacht werden:

a) Lokales Lumbalsyndrom

Chronisch rezidivierende Beschwerden in der Kreuz-Lendengegend mit Belastungs-, Entlastungs- sowie Hyperlordose-Kreuzschmerz (z.B. chronisch-rezidivierende Lumbago, Segmentlockerungs- oder Facettensyndrom). Möglich ist auch eine pseudoradikuläre Schmerzausstrahlung in die Oberschenkelmuskulatur. Pathomechanismus: Mechanische Irritation des hinteren Längsbandes (z.B. durch intradiskale Massenverschiebung), der Wirbelgelenkkapsel und/oder des Wirbelperiosts.

b) Mono- und polyradikuläre lumbale Wurzelreizsyndrome

Ein- oder beidseitig segmental ins Bein ausstrahlende, dem Verlauf des Ischiasnerven folgende Schmerzen, meist in Verbindung mit Zeichen eines lokalen Lumbalsyndroms.
Weitere Leitsymptome sind insbesondere: ischialgieforme Fehlhaltung, segmentale Sensibilitätsstörungen, Reflexabweichungen, motorische Störungen, positives Lasègue-Zeichen (→ *Tab. 11.5*).

Tab. 11.5: Leitsymptome bei lumbalen Wurzelsyndromen (nach Krämer 1997)

Segment	peripheres Schmerz- und Hypästhesiefeld	motorische Störungen (Kennmuskel)	Reflex-Abschwächung	Nervendehnungszeichen
L1/L2	Leistengegend	–	–	(Femoralisdehnungsschmerz)
L3	Vorderaußenseite Oberschenkel	Quadrizeps	Patellarsehnenreflex	Femoralisdehnungsschmerz
L4	Vorderaußenseite Oberschenkel, Innenseite Unterschenkel und Fuß	Quadrizeps	Patellarsehnenreflex	(positives Lasègue-Zeichen)
L5	Außenseite Unterschenkel, medialer Fußrücken, Großzehe	Extensor hallucis longus	–	positives Lasègue-Zeichen
S1	Hinterseite Unterschenkel, Ferse, Fußaußenrand, 3.–5. Zehe	Triceps surae, Glutäen	Achillessehnenreflex	positives Lasègue-Zeichen

Pathomechanismus: Mechanische Irritation der Nervenwurzeln L3-S1 durch degenerative Veränderungen der lumbalen Bandscheiben (Bandscheibenvorwölbung und -vorfall, Lockerung und Volumenänderung der Bandscheiben, Instabilität im Bewegungssegment, Randzacken an den Hinterkanten der Wirbelkörper).
Es kommen auch hohe lumbale Wurzelsyndrome (L1 und L2) infolge einer Kompression der ventralen Spinalnervenäste vor, sie sind insgesamt jedoch selten.

c) Kaudasyndrom

Sonderform der polyradikulären lumbalen Wurzelsyndrome mit Reithosenanästhesie, Fehlen des Achillessehnenreflexes bei Schwäche der Wadenmuskeln, Schließmuskel-Insuffizienz von Blase und Mastdarm; auch Potenzstörungen kommen vor. Bei höherliegender Läsion: Fuß- und Zehenheberparese. Quadrizepsschwächen und Patellarsehnenreflexausfälle. In aller Regel handelt es sich beim bandscheibenbedingten Kaudakompressionssyndrom um ein akutes Ereignis.
Pathomechanismus: Medianer Massenprolaps bei L3/L4 und/oder L4/L5 mit Kompression aller Nervenwurzeln der Cauda equina.
Die Diagnose wird auf der Grundlage der Vorgeschichte, der klinischen (vorwiegend orthopädisch-neurologischen) und der radiologischen Untersuchungen gestellt. Veränderungen im Röntgenbild, wie eine Verschmälerung des Zwischenwirbelraumes und eine Verdichtung der Deck- und Grundplatten der Wirbelkörper (Osteochondrose) oder Veränderungen der kleinen Wirbelgelenke (Spondylarthrose) und Randwülste an den Wirbelkörpern (Spondylose), können auf bandscheibenbedingte Erkrankungen hinweisen. Ohne entsprechende chronisch-rezidivierende Beschwerden und Funktionseinschränkungen begründen sie für sich allein keinen Verdacht auf das Vorliegen einer Berufskrankheit, da solche Veränderungen auch bei Beschwerdefreien nachweisbar sein können.
Bei der Diagnostik eines lokalisierbaren Schmerzpunktes in einem Wirbelsäulensegment müssen auch die Bewegungsstörung, die Schmerzausstrahlung und die neurologische Irritation diesem Segment zugeordnet werden können, erst dann kann eine vertebragene Ursache angenommen werden.
Bei der klinischen Untersuchung stehen Inspektion, Palpation, Funktionsprüfung und ein orientierender

neurologischer Status im Vordergrund. Gegebenenfalls sind weiterführende diagnostische Verfahren wie Elektromyographie, Myelographie, Computertomographie, Kernspintomographie oder Diskographie indiziert.

Auf eine sorgfältige Befunddokumentation ist zu achten (z.B. Messblatt für die Wirbelsäule nach der Neutral-Null-Methode).

Differenzialdiagnostisch sind bandscheibenbedingte Erkrankungen der Lendenwirbelsäule von folgenden konkurrierenden vertebralen und extravertebralen Ursachen abzugrenzen:

Tab. 11.6: Differenzialdiagnostisch sind bandscheibenbedingte Erkrankungen der Lendenwirbelsäule von konkurrierenden vertebralen und extravertebralen Ursachen abzugrenzen

vertebral	extravertebral
• angeborene oder erworbene Fehlbildungen der LWS • nicht degenerative Spondylolisthesis • Spondylitis • Tumor (Metastase) • Osteoporose • Fraktur • Kokzygodynie • Wirbelfehlbildungen • idiopathische Wirbelkanalstenose • Fluorose (BK-Nr. 1308) • Morbus Paget • Morbus Bechterew	• gynäkologische Krankheiten • urologische Krankheiten • Krankheiten des Verdauungssystems • hüftbedingte Schmerzen (Koxalgie) • Erkrankungen des Iliosakralgelenkes • Tumoren (z.B. retroperitoneal) • Spritzenschädigung • diabetische Neuropathie • arterielle Durchblutungsstörungen in den Beinen • Aortenaneurysma • statische Beinbeschwerden durch Fußdeformierungen, Achsenabweichungen oder Beinlängendifferenzen • Neuropathien • psychosomatische Erkrankungen

IV. Weitere Hinweise

Die Beurteilung von bandscheibenbedingten Erkrankungen der Lendenwirbelsäule im Hinblick auf arbeitsbedingte Entstehungsursachen stellt sich nicht selten als schwieriges Problem dar.

Zu beachten ist, dass der Begriff „schwere Lasten" nicht allein durch das Lastgewicht bzw. durch die beim Ziehen oder Schieben ausgeübte Aktionskraft definiert wird. Von Bedeutung sind eine Reihe weiterer Faktoren, insbesondere Körperhaltung, Häufigkeit und allgemeine Ausführungsbedingungen der Lastenhandhabung. Die Körperhaltung kann aufrecht, vorgeneigt, gebeugt, verdreht, stehend, sitzend, kniend oder hockend sein; häufig werden Kombinationen angetroffen. Bei der Ausführung können ergonomisch günstige Bedingungen (z.B. ausreichender Platz, ebener fester Boden, ausreichende Beleuchtung, gute Griffbedingungen, günstige Greifhöhe), aber auch eingeschränkte Bedingungen (z.B. Arbeitsfläche unter 1,5 qm, eingeschränkte Höhe, eingeschränkte Standsicherheit) vorliegen.

Anhaltspunkte für den Begriff „schwere Lasten" sind die folgenden Lastgewichte beim Heben, Umsetzen und Tragen bzw. Aktionskräfte beim Ziehen oder Schieben (*Tab. 11.7*).

Tab. 11.7: Lastgewichte (in kg) und Aktionskräfte (in N) mit einem erhöhten Risiko für die Verursachung bandscheibenbedingter Erkrankungen der Lendenwirbelsäule

Tätigkeit	Frauen	Männer
beidhändiges Heben	10 kg	20 kg
einhändiges Heben	5 kg	10 kg
beidhändiges Umsetzen	20 kg	30 kg
einhändiges Umsetzen	5 kg	10 kg
beidseitiges Tragen neben dem Körper, auf den Schultern oder dem Rücken	20 kg	30 kg
Tragen vor oder einseitig neben dem Körper	15 kg	25 kg
Ziehen	250 N	350 N
Schieben	300 N	450 N

Beim Heben von Lasten wird der Oberkörper je nach Höhe der Lastaufnahme oder Lastabgabe mehr oder weniger stark nach vorne geneigt. Aufgrund des Zusammenhangs zwischen Rumpfneigung und Wirbelsäulenbelastung werden deshalb in der Tabelle zwei Kategorien unterschieden: „Heben" ist in der Regel mit deutlicher Rumpfneigung verbunden, während beim „Umsetzen" in diesem Zusammenhang keine starke Rumpfneigung auftritt.

Die in *Tab. 11.7* genannten Lastgewichte oder Aktionskräfte müssen mit einer gewissen Regelmäßigkeit, d.h. Häufigkeit und Dauer pro Schicht, gehandhabt worden sein oder eingewirkt haben, um als Ursache von bandscheibenbedingten Erkrankungen der Lendenwirbelsäule in Frage kommen zu können. Als Anhaltspunkt für die Bewertung der in *Tab. 11.7* genannten manuellen Lastenhandhabungen als gefährdend gilt eine Häufigkeit von ca. 250 Hebe- oder Umsetzvorgängen pro Tag oder eine Gesamttragedauer von ca. 30 Minuten pro Tag (Jäger et al. 1999, LASI 2001). Dies gilt nur für ergonomisch günstige Ausführungsbedingungen. Bei Vorgängen, die eine vorsichtige Handhabung der zu bewegenden Lasten erfordern (z.B. Handhabung zerbrechlicher oder gefährlicher Gegenstände, Positionierung großformatiger Lastobjekte, Transfers von Patienten im Gesundheitswesen), tragen auch geringere Häufigkeiten bzw. Zeitanteile wesentlich zur Entstehung bei.

Grundsätzlich gilt, dass bei großen Häufigkeiten, ungünstigen Körperhaltungen und eingeschränkten Ausführungsbedingungen bereits geringere Lastgewichte bzw. Aktionskräfte als in *Tab. 11.7* als „schwere Lasten" zu werten sind. Umgekehrt sind bei seltenen Lastenhandhabungen in guter Körperhaltung und unter guten ergonomischen Bedingungen auch höhere Lastgewichte bzw. Aktionskräfte akzeptabel.

Unter Tätigkeiten in extremer Rumpfbeugehaltung sind Arbeiten in Bodenhöhe oder unter der Standfläche zu verstehen, bei denen es zu einer Beugung des Oberkörpers aus der aufrechten Körperhaltung um ca. 90° oder mehr kommt. Ferner zählen Arbeiten in Arbeitsräumen dazu, die niedriger als ca. 100 cm sind und somit andauernde Zwangshaltungen mit Arbeiten im Knien, Hocken, im Fersensitz oder gebeugter bzw. verdrehter Körperhaltung bedingen. Solche Tätigkeiten treten z.B. bei Stahlbetonbauern im Hochbau (Wickström et al. 1985), Steinsetzern, Schweißern in engen Räumen oder Bergleuten (Havelka 1980) auf.

Als Anhaltspunkt für eine langjährige Tätigkeit gilt, dass ca. 10 Berufsjahre als untere Grenze der Dauer der belastenden Tätigkeit nach den vorgenannten Kriterien zu fordern ist. Hierfür sprechen epidemiologische Studien bei Bauarbeitern und Pflegepersonal, bei denen in der Regel nach mehr als zehnjähriger Expositionsdauer ein Anstieg in der Häufigkeit von degenerativen Wirbelsäulenerkrankungen zu beobachten war (Häublein 1979, Hofmann et al. 1995). In begründeten Einzelfällen kann es jedoch möglich sein, dass bereits eine kürzere, aber sehr intensive Belastung eine bandscheibenbedingte Erkrankung der Lendenwirbelsäule verursachen kann (Mach et al. 1976). Expositionszeiten mit Heben und Tragen schwerer Lasten sowie Zeiten mit Arbeiten in extremer Rumpfbeugehaltung können für die Berechnung der Gesamtexpositionsdauer addiert werden. Dabei sind auch unterbrochene Tätigkeiten zu berücksichtigen.

Für das Heben oder Tragen schwerer Lasten und für Arbeiten in extremer Rumpfbeugehaltung gilt, dass diese Belastungen in einer erheblichen Zahl der Arbeitsschichten pro Jahr vorgelegen haben müssen, um als Ursache von bandscheibenbedingten Erkrankungen der Lendenwirbelsäule in Frage kommen zu können. Als Anhaltspunkt sind in der Regel 60 Schichten mit relevanter Wirbelsäulenbelastung pro Jahr anzusetzen (Hartung et al. 2000).

Als besondere Formen des Hebens oder Tragens schwerer Lasten im Sinne dieser Berufskrankheit und somit bei der Beurteilung der beruflichen Einwirkung mit zu berücksichtigende Belastungsfälle können auch Tätigkeiten mit schräg auf den Körper über das Hand-Arm-System einwirkenden hohen Kräften gelten, wie sie beim Bewegen von Patienten oder beim Ziehen oder Schieben von schweren Lasten auftreten. Daraus können sich hohe, dem Heben oder Tragen vergleichbare Belastungen der Lendenwirbelsäule ergeben (Jäger et al. 2001, Jäger 2001).

Für die Feststellung, ob eine arbeitsbedingte Belastung eine besondere Einwirkung im Sinne dieser Berufskrankheit darstellt, ist im Einzelfall die so weit wie möglich standardisierte und detaillierte Erfassung der Tätigkeitsmerkmale aller Belastungsabschnitte in einer Arbeitsanamnese und die einheitliche Bewertung der o. g. Faktoren der manuellen Lastenhandhabung in ihrer Kombination erforderlich (Art, Häufigkeit und Dauer, allgemeine Ausführungsbedingungen sowie die Körperhaltung bei der Lastenhandhabung pro Schicht, Kombinationswirkungen mit Ganzkörperschwingung, Arbeitsschichten pro Jahr und im Arbeitsleben).

Die erfassten Merkmale sind so exakt wie möglich im Ermittlungsbericht zu dokumentieren. Zur zusammenfassenden Bewertung der Wirbelsäulenbelastung können ergänzend kumulative Dosismodelle unter Beachtung der jeweiligen Verfahrensvoraussetzungen und -einschränkungen genutzt werden. Die in derartigen Modellen (z.B. Jäger et al. 1999, Hartung et al. 1999 und 2000) genannten Werte sind grundsätzlich keine Grenzwerte. Sie können aber eine Hilfe im Sinne von Orientierungswerten bei der Beurteilung des medizinischen Zusammenhangs zwischen versicherter Einwirkung und Erkrankung darstellen.

Bei der zusammenfassenden Bewertung aller Faktoren zu einer Gesamtbelastung ist zu beachten, dass die in den vorhergehenden Abschnitten genannten Zahlenangaben für die Anhaltspunkte für eine schwere Last mit den zugehörigen Anhaltspunkten für die Häufigkeit von Hebe- und Umsetzungsvorgängen bzw. für die Dauer von Tragevorgängen pro Schicht und für die Anzahl belastender Schichten pro Jahr sowie die Langjährigkeit jede für sich zwar Minimalvoraussetzungen darstellen, die jedoch trotzdem unterschritten werden können, wenn dafür andere Faktoren höhere Werte annehmen. Bei wesentlich schwereren Lasten als den in *Tab. 11.7* angegebenen kann die arbeitsbedingte Belastung auch bei entsprechend niedrigeren Werten für die Häufigkeit von Hebe- und Umsetzvorgängen bzw. für die Dauer von Tragevorgängen pro Schicht oder für die Anzahl belastender Schichten pro Jahr eine Einwirkung im Sinne dieser Berufskrankheit darstellen.

Ganzkörperschwingungen wirken erschwerend und müssen als zusätzlicher Belastungsfaktor berücksichtigt werden. Daher sind Einwirkungen durch Heben oder Tragen schwerer Lasten oder durch Arbeiten in extremer Rumpfbeugehaltung und Einwirkungen durch Ganzkörperschwingungen (s. BK 2110) zusammen zu bewerten (Schäfer und Hartung 1999).

Das akute Lumbalsyndrom mit guter Behandlungsmöglichkeit erfüllt nicht die medizinischen Voraussetzungen zur Anerkennung als Berufskrankheit. Vielmehr müssen chronische oder chronisch-rezidivierende Beschwerden und Funktionseinschränkungen bestehen, die therapeutisch nicht mehr voll kompensiert werden können und die den geforderten Unterlassungstatbestand begründen.

Zusammengefasst ergeben sich folgende Kriterien für die Annahme eines begründeten Verdachts auf das Vorliegen einer bandscheibenbedingten Erkrankung der Lendenwirbelsäule durch Heben oder Tragen schwerer Lasten oder Arbeiten in extremer Rumpfbeugehaltung:

- Vorliegen einer unter Ziffer III genannten bandscheibenbedingten Erkrankungen mit chronisch-rezidivierenden Beschwerden und Funktionseinschränkungen, die therapeutisch nicht mehr voll kompensiert werden können und die den geforderten Unterlassungstatbestand begründen;
- als Anhaltspunkt für den Begriff „langjährig" gilt, als untere Grenze, eine ca. zehnjährige Tätigkeit mit Heben oder Tragen schwerer Lasten oder Arbeiten in extremer Rumpfbeugehaltung;
- als Anhaltspunkte für den Begriff „schwere Last" sind die in *Tab. 11.7* aufgeführten Angaben unter Berücksichtigung der entsprechenden Erläuterungen heranzuziehen;
- die Belastungen durch Heben oder Tragen oder extreme Rumpfbeugehaltung müssen in einer erheblichen Zahl von Arbeitsschichten (Anhaltspunkt: in der Regel mindestens 60 Schichten pro Jahr) eingewirkt haben;
- unter Arbeiten in extremer Rumpfbeugehaltung sind Tätigkeiten in Arbeitsbereichen zu verstehen, die niedriger als ca. 100 cm sind, z.B. im untertägigen Bergbau sowie Arbeiten mit einer Beugung des Oberkörpers aus der aufrechten Haltung um ca. 90° und mehr.

Der alleinige Nachweis von degenerativen Veränderungen wie Osteochondrose, Spondylose und Spondylarthrose ohne chronisch-rezidivierende Beschwerden und Funktionsausfälle begründet keinen Berufskrankheitenverdacht.

Die Unterlassung der gefährdenden Tätigkeit ist nicht Voraussetzung für die Anzeige auf Verdacht einer Berufskrankheit.

V. Literatur

Andersson GBJ (1991).The epidemiology of spinal disorders. In: Frymoyer JW et al. (eds.): The adult spine, principles and practice. Raven Press, New York, 107–146

Billenkamp G (1972). Körperliche Belastung und Spondylosis deformans. Fortschr. Röntgen. 116: 211–216

Bolm-Audorff U (1993). Berufskrankheiten der Wirbelsäule durch Heben oder Tragen schwerer Lasten. In: Konietzko J, Dupuis H (Hrsg): Handbuch der Arbeitsmedizin, Loseblattsammlung, 10. Ergänzungslieferung, Ecomed Verlag, Landsberg

Bolm-Audorff U (1998). Einfluss arbeitsmedizinisch-epidemiologischer Erkenntnisse auf die Kodifizierung der berufsbedingten Bandscheibenerkrankung. In: Kügelgen, B., Böhm, B., Schröter, F. (Hrsg.): Lumbale Bandscheibenkrankheit. Zuckschwerdt Verlag, München, 176–264

Brinckmann P, Frobin W, Biggemann M, Tillotson M, Burton K (1998). Quantification of overload injuries to thoracolumbar vertebrae and discs in persons exposed to heavy physical exertions or vibration at the workplace. Clinical Biomechanics 13, Suppl. 2, 1–36

Chan OY, Tan K (1979). Study of lumbar disk pathology among a group of dockworkers. Ann. Acad. Med. 8: 81–85

Damlund M, Goth S, Hasle B, Jeune B, Munk K (1982). The incidence of disability pensions and mortality among semi-skilled construction workers in Copenhagen. Scand. J. Soc. Med. 10: 43–47

Estryn-Behar M, Kaminski M, Peigne E, Maillard MF, Pelletier A, Berthier C, Delaports MF, Paoli MC, Leroux JM (1990). Strenuous working conditions and musculoskeletal disorders among female hospital workers. Int. Arch. Occup. Environ. Health 62: 47–67

Hartung E, Schäfer K, Jäger M, Luttmann A, Bolm-Audorff U, Kuhn S, Paul R, Francks H-P (1999). Mainz-Dortmunder Dosismodell (MDD) zur Beurteilung der Belastung der Lendenwirbelsäule durch Heben oder Tragen schwerer Lasten oder durch Tätigkeiten in extremer Rumpfbeugehaltung bei Verdacht auf Berufskrankheit Nr. 2108. Teil 2: Vorschlag zur Beurteilung der arbeitstechnischen Voraussetzungen im Berufskrankheiten-Feststellungsverfahren. Arbeitsmed. Sozialmed. Umweltmed. 34: 112–122

Hartung E, Schäfer K, Jäger M, Luttmann A, Bolm-Audorff U, Kuhn S, Paul R, Francks H-P (2000). Methode zur einheitlichen Beurteilung der arbeitstechnischen Voraussetzungen der BK 2108 nach dem Mainz-Dortmunder Dosismodell (MDD). In: J. Konietzko, H. Dupuis (Hrsg.): Handbuch der Arbeitsmedizin, 25. Erg.-Lfg., Kap. IV.7.8.3.1.2., 1–24. Ecomed Verlagsgesellschaft, Landsberg/Lech

Häublein H-G (1979). Berufsbelastung und Bewegungsapparat. VEB Volk und Gesundheit, Berlin

Havelka J (1980). Vergleich der Ergebnisse der Morbiditätsanalyse mit denen aus der arbeitsmedizinischen Tauglichkeits-Screening-Untersuchung bei ausgewählten Tätigkeiten. Z. Ges. Hyg. 26: 181–187

Heliövaara M (1987). Occupation and risk of herniated lumbar intervertebral disc or sciatica leading to hospitalization. J. Chron. Dis. 40: 259–264

Hofmann F, Michaelis M, Siegel A, Stößel U, Stroink O (1995). Bandscheibenbedingte Erkrankungen der Wirbelsäule – Untersuchungen zur Frage der beruflichen Verursachung. In: Wolter, D., Seide, K. (Hrsg.): Berufskrankheit 2108, Kausalität und Abgrenzungskriterien. Springer Verlag, Berlin, 47–64

Hofmann F, Bolm-Audorff U, Dupuis H, Rehder U (2002). Berufsbedingte Wirbelsäulenerkrankungen – Biomechanik, Epidemiologie, Exposition, Klinik und Begutachtung. Zbl. Arbeitsmed. 52: 78–103

Jäger M, Luttmann A (1994). Biomechanische Beurteilung der Belastung der Wirbelsäule beim Handhaben von Lasten. Med. Sach. 90: 160–164

Jäger M, Luttmann A, Bolm-Audorff U, Schäfer K, Hartung E, Kuhn S, Paul R, Francks H-P (1999). Mainz-Dortmunder Dosismodell (MDD) zur Beurteilung der Belastung der Lendenwirbelsäule durch Heben oder Tragen schwerer Lasten oder durch Tätigkeiten in extremer Rumpfbeugehaltung bei Verdacht auf Berufskrankheit Nr. 2108. Teil 1: Retrospektive Belastungsermittlung für risikobehaftete Tätigkeitsfelder. Arbeitsmed. Sozialmed. Umweltmed. 34: 101–111

Jäger M, Jordan C, Theilmeier A, Luttmann A (2001). Dortmunder Lumbalbelastungsstudie 2: Ermittlung und Beurteilung vergleichbarer Tätigkeiten hinsichtlich der Körperhaltung und der Wirbelsäulenbelastung bei verschiedenen beruflichen Tätigkeiten. Schriftenreihe des Hauptverbandes der gewerblichen Berufsgenossenschaften, St. Augustin

Jäger M (2001). Belastung und Belastbarkeit der Lendenwirbelsäule im Berufsalltag, ein interdisziplinärer Ansatz für eine ergonomische Arbeitsgestaltung. VDI-Verlag, Düsseldorf

Kaplan RM, Deyo RA (1988). Back pain in health care workers. Occupational medicine. State of the art reviews 3: 61–73

Kellgren JH, Lawrence JS (1952). Rheumatism in miners, part II: x-ray study. Brit. J. Industr. Med. 9: 197–207

Kellgren JH, Lawrence JS (1958). Osteoarthrosis and disk degeneration in an urban population. Ann. Rheum Dis. 17: 388–397

Krämer J (1997). Bandscheibenbedingte Erkrankungen; Ursachen, Diagnose, Behandlung, Vorbeugung und Begutachtung. Thieme Verlag, Stuttgart

Länderausschuss für Arbeitsschutz und Sicherheitstechnik (LASI): Handlungsanleitung zur Beurteilung der Arbeitsbedingungen beim Heben und Tragen von Lasten. Potsdam, 2001

Lawrence JS (1969). Disc degeneration, its frequency and relationship to symptoms. Ann. Rheum. Dis. 28: 121–138

Liebers F, Caffier G, Frauendorf H, Steinberg U (2003). Inzidenz von Rückenerkrankungen in einer Kohorte von Hauern und Elektrikern im Untertageerzbergbau der SDAG Wismut. Arbeitsmed. Sozialmed. Umweltmed. 38: 556–565

Luttmann A, Jäger M, Laurig W, Schlegel KF (1988). Orthopaedic diseases among transport workers. Int. Arch. Occup. Environ. Health 61: 197–205

Mach J, Heitner H, Ziller R (1976). Die Bedeutung der beruflichen Belastung für die Entstehung degenerativer Wirbelsäulenveränderungen. Z. Ges. Hyg. 22: 352–354

Riihimäki H (1985). Back pain and heavy physical work: a comparative study of concrete reinforcement workers and maintenance house painters. Brit. J. Industr. Med. 42: 226–232

Riihimäki H, Wickström G, Hänninen K, Mattson T, Waris P, Zitting A (1989). Radiographically detectable lumbar degenerative changes as risk indicators of back pain, a cross-sectional epidemiologic study of concrete reinforcement workers and house painters. Scand. J. Work Environ. Health 15: 208–285

Schäfer K, Hartung E (1999). Mainz-Dortmunder Dosismodell (MDD) zur Beurteilung der Belastung der Lendenwirbelsäule durch Heben oder Tragen schwerer Lasten oder durch Tätigkeiten in extremer Rumpfbeugehaltung bei Verdacht auf Berufskrankheit Nr. 2108, Teil 3: Vorschlag zur Beurteilung der arbeitstechnischen Voraussetzungen im Berufskrankheiten-Feststellungsverfahren bei kombinierter Belastung mit Ganzkörper-Schwingungen. Arbeitsmed. Sozialmed. Umweltmed. 34: 143–147

Schlomka G, Schröter G, Ochernal A (1955). Über die Bedeutung der beruflichen Belastung für die Entstehung der degenerativen Gelenkleiden, III. Mitteilung. Z. Inn. Med. 10: 993–999

Stürmer T, Luessenhoop S, Neth A, Soyka M, Karmaus W, Toussaint R, Liebs T, Rehder U (1997). Construction work and low back disorders, preliminary findings of the Hamburg construction worker study. Spine 22: 2558–2563

Venning PJ, Walter SD, Stitt LW (1987). Personal and job related factors as determinants of incidence of back injuries among nursing personnel. J. Occup. Med. 29: 820–825

Videmann, T., Nurminen, T., Tola, S., Kuorinka, I., Vanharanta, H., Troup, J.D.G.: Low-back pain in nurses and some loading factors of work. Spine 9: 400–404

Vingard E, Alfredsson L, Fellenius E, Hogstedt C (1992). Disability pensions due to musculo-skeletal disorders among men in heavy occupations. Scand. J. Soc. Med. 20 (1992) 31–36

Wickström G, Niskanen T, Riihimäki H (1985). Strain on the back in concrete reinforcement work. Brit. J. Industr. Med. 42: 233–239

Yoshida T, Goto M, Nagira T, Ono A, Fujita I, Goda S, Bando M (1971). Studies in low back pain among workers in small scale construction companies. Jap. J. Industr. Health 13: 37–43

* Bundesministerium für Arbeit und Soziales, Bonn, den 30. März 2022 (IVa 4-45000-3/68)
Hinweise zu den Berufskrankheiten Nr. 1315, 2101, 2104, 2108 bis 2110, 4301, 4302, 5101

Wegfall des Unterlassungszwangs

Durch Artikel 24 Nummer 3a des Gesetzes vom 12. Juni 2020 (BGBl. I S. 1248 ff.) ist mit Wirkung ab dem 1. Januar 2021 bei den Berufskrankheiten Nummer 1315, 2101, 2104, 2108 bis 2110, 4301, 4302, 5101 die Aufgabe der schädigenden Tätigkeit als Voraussetzung für die Anerkennung als Berufskrankheit (sog. „Unterlassungszwang“) gestrichen worden.

Soweit die Merkblätter zu diesen Berufskrankheiten Ausführungen zur Aufgabe der schädigenden Tätigkeit enthalten, sind diese ab dem 1. Januar 2021 gegenstandslos.

Berufskrankheiten Nr. 2108 bis 2110

Durch Artikel 24 Nummer 3c bis e des Gesetzes vom 12. Juni 2020 (BGBl. I S. 1248 ff.) sind mit Wirkung ab dem 1. Januar 2021 die Legaldefinitionen der Berufskrankheiten Nummer 2108 bis 2110 (Bandscheibenbedingte Erkrankungen der Lenden- beziehungsweise der Halswirbelsäule) jeweils um das Tatbestandsmerkmal „die zu chronischen oder chronisch-rezidivierenden Beschwerden und Funktionseinschränkungen der Lendenwirbelsäule (BK Nr. 2108 und 2110) / der Halswirbelsäule (BK Nr. 2109) geführt haben“ ergänzt worden.

Die Ergänzung verdeutlicht, dass insbesondere Rückenbeschwerden in ihrer allgemeinen Form weiterhin keine Berufskrankheit darstellen. Dies entspricht den geltenden medizinischen Anforderungen, die seit jeher in den Merkblättern zu diesen Berufskrankheiten beschrieben werden und bedeutet daher keine Verschärfung der bisherigen Anerkennungsvoraussetzunge

11.13 Konsensempfehlungen zur Zusammenhangsbegutachtung der auf Anregung des HVBG eingerichteten interdisziplinären Arbeitsgruppe[1]

Teil I

Zusammenfassung

Seit ihrem Inkrafttreten Anfang 1993 haben die Berufskrankheiten Nr. 2108 und 2110 (bandscheibenbedingte Erkrankungen der Lendenwirbelsäule durch langjährige[s] Heben oder Tragen schwerer Lasten, Tätigkeiten in extremer Rumpfbeugehaltung oder Ganzkörperschwingungen im Sitzen, die zur Unterlassung aller Tätigkeiten gezwungen haben, die für die Entstehung, die Verschlimmerung oder das Wiederauftreten der Krankheit ursächlich waren oder sein können) erhebliche Umsetzungsprobleme bereitet. Als Ergebnisse einer interdisziplinären Arbeitsgruppe werden mit dem vorliegenden Teil I des Beitrags zunächst medizinische Beurteilungskriterien zum belastungskonformen Krankheitsbild und zur Bewertung möglicher Konkurrenzursachen dargestellt. In Heft 4/2005 folgt Teil II, der sich mit Fragen des Unterlassungszwangs sowie der Einschätzung der MdE beschäftigen wird. Die vorgestellten Arbeitsergebnisse sollen auf der Grundlage des in weiten Teilen erzielten Konsenses zur wissenschaftlich fundierten, einheitlichen Begutachtung von LWS-Erkrankungen beitragen, bei denen die Fragen des Vorliegens einer berufsbedingten Bandscheibenerkrankung und deren Auswirkungen zu beurteilen sind.

Vorbemerkungen

In den Ausgaben 3 und 4/2005 der Zeitschrift „Trauma und Berufskrankheit" werden die Ergebnisse einer auf Initiative und mit Unterstützung des Hauptverbandes der gewerblichen Berufsgenossenschaften (HVBG) eingerichteten interdisziplinären Arbeitsgruppe „Medizinische Beurteilungskriterien bei den Berufskrankheiten der Lendenwirbelsäule" veröffentlicht.

Seit ihrem Inkrafttreten Anfang 1993 haben die Berufskrankheiten Nr. 2108–2110 (bandscheibenbedingte Wirbelsäulenerkrankungen der Lendenwirbelsäule bzw. der Halswirbelsäule) erhebliche Umsetzungsprobleme bereitet. Die rechtlichen Berufskrankheitentatbestände enthalten keine eindeutigen Abgrenzungskriterien. Dies gilt sowohl für die Frage, welche Dosis schädigender Einwirkungen für die Verursachung dieser Erkrankungen ausreicht, als auch für die Frage eines belastungskonformen Krankheitsbildes sowie für die Beurteilung konkurrierender Ursachen, um nur einige wichtige Aspekte zu nennen. Auch nach mehreren Jahren praktischer Erfahrungen mit den neuen Berufskrankheiten waren zentrale Fragen der Expositionsbeurteilung wie der Begutachtung nicht gelöst. Die Folge unterschiedlicher Sichtweisen sowohl der medizinischen als auch der arbeitstechnischen Voraussetzungen waren eine uneinheitliche Rechtsanwendung und eine Vielzahl gerichtlicher Auseinandersetzungen. Allein das Bundessozialgericht musste sich in letzter Instanz bisher mehr als 15-mal mit der BK-Nr. 2108 befassen.

In dieser Situation hat im Jahr 2000 der HVBG 2 bedeutende Projekte initiiert, um die Beurteilung der Problembereiche auf eine möglichst valide und von einem breiten wissenschaftlichen Konsens getragene Basis zu stellen.

Zum einen sollen die Dosis-Wirkungs-Beziehungen zwischen beruflichen Belastungen und der Entstehung von bandscheibenbedingten Wirbelsäulenerkrankungen in einer groß angelegten Fallkontrollstudie – der Deutschen Wirbelsäulenstudie [12] – einer besseren epidemiologischen Klärung zugeführt werden, als dies in bisherigen Studien der Fall war, auf denen das derzeit genutzte Verfahren basiert („Main-Dortmunder Dosismodell" – MDD) [59, 77, 139]. Die Forschungsarbeiten laufen seit Herbst 2002, Ergebnisse können voraussichtlich im Jahr 2006 publiziert werden.

Zum anderen wurde mit der Arbeitsgruppe „Medizinische Beurteilungskriterien" Anstoß zu einem interdisziplinären Forum mit dem Ziel gegeben, durch Sachverständige, die selbst intensiv in die Ermittlungen und v.a. (Zusammenhangs-)Begutachtungen bei LWS-Erkrankungen als Berufskrankheitenverdachtsfälle eingebunden

[1] Mit freundlicher Genehmigung von Springer Science and Business Media, aus Trauma Berufskrankh 2005, 7: 211–252, 320–332.

sind, konkretisierte Beurteilungskriterien als Konsensempfehlungen formulieren zu lassen. Diese Arbeitsgruppe hat seit August 2001 im Plenum 8-mal und in den Unterarbeitsgruppen vielfach getagt und die für eine qualifizierte Begutachtung vorliegenden wissenschaftlichen Erkenntnisse zusammengetragen, gesichtet und mit dem Ziel einer fundierten wissenschaftlichen Konsensfindung bewertet. Im Wesentlichen wurden folgende Fragestellungen bearbeitet:

- Klinisch-morphologische Kriterien für ein belastungskonformes Krankheitsbild
- Beurteilung konkurrierender Ursachenfaktoren
- Kriterien für die Beurteilung des Zwangs zur Unterlassung der gefährlichen Tätigkeiten
- Einschätzung der Minderung der Erwerbsfähigkeit

In der Arbeitsgruppe haben Vertreter folgender medizinisch-wissenschaftlicher Fachgebiete mitgewirkt:

- Arbeitsmedizin
- Arbeitsphysiologie
- Epidemiologie
- Neurologie
- Orthopädie
- Radiologie
- Unfallchirurgie

Die personelle Zusammensetzung der Arbeitsgruppe war im Vorfeld mit den maßgebenden wissenschaftlich-medizinischen Fachgesellschaften abgestimmt worden. Außerdem wirkten Experten der berufsgenossenschaftlichen Verwaltungen und Präventionsdienste und des HVBG einschließlich des BGIA in der Arbeitsgruppe mit.

Wichtigstes Prinzip der Arbeitsgruppe war es, die unterschiedlichen Sichtweisen der verschiedenen Fachgebiete im interdisziplinären Austausch miteinander zu vermitteln, die vorliegenden Erkenntnisse kritisch zu sichten und auf diesem Weg für möglichst viele der in der Praxis problematischen Fallkonstellationen fundierte, einvernehmlich getragene Lösungen zu entwickeln.

Die vorgeschlagenen Lösungen – ebenso wie Hinweise auf Fragen, zu denen nach wie vor unterschiedliche Auffassungen bestehen – werden hiermit der Fachwelt vorgestellt. Damit verbindet sich die Hoffnung, dass ein großer Teil der bislang unterschiedlich beurteilten Fragen im Interesse der Gleichbehandlung der Versicherten einheitlich beurteilt wird. Bei den Vorschlägen handelt es sich um gemeinsame, wissenschaftlich gestützte Äußerungen der in der Arbeitsgruppe versammelten Experten. Sie sollen zu gegebener Zeit auf der Grundlage praktischer Erfahrungen und der wissenschaftlichen Bewährung auch Gegenstand einer Fachtagung des HVBG unter Beteiligung der interessierten Ärzteschaft und Vertretern aus Verwaltung und Selbstverwaltung der UV-Träger sowie der Sozialgerichtsbarkeit werden. Mit einem solchen Prozess der Meinungsbildung verbindet sich die Erwartung, die jetzt vorgelegten Konsensempfehlungen für die Praxis als ein antizipiertes Sachverständigengutachten weiter entwickeln zu können.

1 Krankheitsbild

1.1 Voraussetzungen

1.1.1

Die Klassifikation der BK-relevanten Bandscheibenschäden als Basis einer „bandscheibenbedingten Erkrankung“ leitet sich ab aus

- Kriterien bildgebender Verfahren über morphologische Veränderungen (soweit das Verfahren zur Abbildung der Veränderungen geeignet ist) und
- klinischen Kriterien des Wirkungsgrades morphologischer Schäden auf Funktionen der betroffenen Bewegungssegmente sowie topographisch zuzuordnender Nervenwurzeln und
- der damit zu erklärenden Schmerzausprägung.

1.1.2

Das Schadensbild der BK 2108 und 2110 entspricht den Volkskrankheiten durch chronisch-degenerative Veränderungen der Bandscheiben. Es gibt kein hiervon eindeutig abgrenzbares belastungstypisches Krankheitsbild, sondern nur ein belastungskonformes WS-Schadensbild der Berufskrankheit.

1.1.3

Das belastungskonforme Schadensbild wird beschrieben durch den Vergleich der Veränderungen zwischen Beschäftigten mit hoher Wirbelsäulenbelastung und der Normalbevölkerung hinsichtlich der Kriterien

- Lebensalter beim Auftreten der Schädigung
- Ausprägungsgrad in einem bestimmten Alter
- Verteilungsmuster der Bandscheibenschäden an der LWS
- Lokalisationsunterschiede zwischen biomechanisch hoch und mäßig belasteten WS-Abschnitten der gleichen Personen
- Entwicklung einer Begleitspondylose

1.2 Bildgebende Befunde

Für die aktuelle Begutachtung erfolgt die Beurteilung von *Nativröntgenaufnahmen der gesamten Wirbelsäule in 2 Ebenen*, welche in der Regel *nicht älter als 1 Jahr* sein sollten. Bei bereits länger zurückliegender Aufgabe der belastenden Tätigkeit ist der Befund zum Zeitpunkt der Aufgabe der belastenden Tätigkeit wegweisend. Die Indikation zu ergänzenden Untersuchungen wie Funktionsaufnahmen der LWS, Computer- oder Magnetresonanztomogrammen wird einzelfallbezogen (aus diagnostischen Gründen oder zur Beurteilung des Ursachenzusammenhangs, z.B. Konstellation B2 unter Abschnitt 1.4) gestellt.

Mit dem im Abschnitt 1.2A und 1.2B verwendeten Ausdruck „altersuntypisch“ soll ausgedrückt werden, dass ein Befund über die Schwankungsbreite der altersentsprechenden Norm hinausgeht und in diesem Sinn auffällig ist. Soweit in den Tabellen in Abschnitt 1.2A und 1.2B keine speziellen Altersangaben gemacht werden, bezieht sich die Angabe „altersuntypisch“ auf Personen in den erwerbstätigen Altersgruppen, also bis 65 Jahre. Die Feststellung eines „altersuntypischen“ Befunds erlaubt als solche noch keinen Rückschluss auf die Ursache. Bezüglich der Kriterien zur Zusammenhangsbeurteilung wird auf Abschnitt 1.4 verwiesen.

Zu den nachstehenden verbalen Beschreibungen radiologischer Befunde finden sich erläuternd kommentierte Referenzröntgenaufnahmen sowie CT- und MRT-Schnittbilder unter http://www.hvbg.de/d/pages/service/download/bk_rep/index.html

1.2A Nativröntgenbilder

Chondrose. Höhenminderung einer Bandscheibe – beurteilt auf der Basis des in Anhang 3 dargestellten Messverfahrens

LWS (*Übersicht 1*).
HWS (*Übersicht 2*).

Tab. 11.8: Übersicht 1 und 2

Übersicht 1		
Grad	**Befundbeschreibung**	**altersuntypisch**
I	Höhenminderung > 1/5–1/3	< 50 Jahre ja
II	Höhenminderung > 1/3–1/2	ja
III	Höhenminderung > 1/2	ja

Übersicht 2	
Grad	**Befundbeschreibung**
I	Höhenminderung nicht ausgeprägt (≤ 1/2)
II	Höhenminderung ausgeprägt (> 1/2)

Sklerose (Osteose). Vermehrte Sklerosierung der Wirbelkörperabschlussplatten, bei höherem Grad in die Spongiosa der Wirbelkörper hineinziehend – wird unabhängig von einer ggf. gleichzeitig vorliegenden Chondrose beurteilt (*Übersicht 3*).

Tab. 11.9: Übersicht 3

Grad	Befundbeschreibung	altersuntypisch
I	optisch wahrnehmbare vermehrte Sklerosierung	< 45 Jahre ja
II LWS/BWS	in die Spongiosa > 2 mm hineinziehende Sklerosierung	ja
II HWS	in die Spongiosa > 1 mm hineinziehende Sklerosierung	ja

Spondylose. Vordere und seitliche Randzackenbildungen an den Wirbelkörpern – abzugrenzen von der Retrospondylose, Syndesmophyten, Morbus Forestier (*Übersicht 4*).

Tab. 11.10: Übersicht 4

Grad	Befundbeschreibung	altersuntypisch
I LWS und untere BWS	bis 2 mm	nein
I HWS und obere BWS	bis 1 mm	nein
II LWS und untere BWS	3–5 mm	< 50 Jahre ja
II HWS und obere BWS	2–3 mm	< 50 Jahre ja
III/IV LWS und untere BWS	> 5 mm/tendenzielle und vollständige Brückenbildung	ja
III/IV HWS und obere BWS	> 3 mm/tendenzielle und vollständige Brückenbildung	ja

Die Angaben werden immer auf volle mm gerundet. Der Vergrößerungs-/Verkleinerungsfaktor ist besonders bei digitalen Röntgenaufnahmen zu beachten.

Dorsale Spondylophyten („Retrospondylose"). Hintere Randzackenbildungen an den Wirbelkörpern, die das hintere Längsband und dahinter liegende Strukturen irritieren können; abzugrenzen von vorgetäuschten Retrospondylosen durch Retroposition eines Wirbelkörpers (s. Spondylolisthese) (*Übersicht 5*).

Tab. 11.11: Übersicht 5

Grad	Befundbeschreibung	altersuntypisch
I	≤ 2 mm	ja
II	> 2 mm	ja

Die Angaben werden immer auf volle mm gerundet. Der Vergrößerungs-/Verkleinerungsfaktor ist besonders bei digitalen Röntgenaufnahmen zu beachten.

Spondylarthrose. Arthrose der Wirbelgelenke (*Übersicht 6*).

Tab. 11.12: Übersicht 6

Grad	Befundbeschreibung	altersuntypisch
I	vermehrte Sklerosierung der Wirbelgelenke erkennbar	< 45 Jahre ja
II	vermehrte Sklerosierung mit Verplumpungen oder Randanbauten an den Wirbelgelenken	ja

1.2B Magnetresonanztomogramm und Computertomogramm

Signalminderung (nur Magnetresonanztomogramm) (*Übersicht 7*).

Tab. 11.13: Übersicht 7

Grad	Befundbeschreibung	altersuntypisch
nicht differenziert	„black disc“ in der T_2-Gewichtung	nur bei gleichzeitiger Höhenminderung im Nativröntgenbild

Bei der Befundung des Magnetresonanztomogramms oder des Computertomogramms der Wirbelsäule sind die Kriterien bezüglich der Bewertung der Chondrose, Sklerose, Spondylose, Retrospondylose und Spondylarthrose im Nativröntgenbild (s. Abschnitt 1.2A) sinngemäß anzuwenden.

Verlagerung von Bandscheibengewebe (*Übersicht 8*).

Tab. 11.14: Übersicht 8

Grad	Befund	Befundbeschreibung	altersuntypisch
I	Protrusion	normale Konkavität der dorsalen Bandscheibenbegrenzung in der Koronarebene aufgehoben – Bandscheibe wölbt sich bis 3 mm über die Verbindungslinie der dorsalen Begrenzung der WK-Hinterkante	bis 40 Jahre ja
I oder II	Grenzbefund	Bandscheibe wölbt sich > 3 mm bis < 5 mm über die Verbindungslinie der dorsalen Begrenzung der WK-Hinterkante vor	einzelfallbezogene Zuordnung zu Grad I oder II[a]
II	Prolaps	Bandscheibe wölbt sich ≥ 5 mm über die Verbindungslinie der dorsalen Begrenzung der WK-Hinterkante vor	ja
III	Prolaps mit Sequester		ja

[a] Bei den Grenzbefunden handelt es sich umso eher um einen Bandscheibenvorfall, je fokaler der Befund ausgedehnt ist. Bei der Bewertung sind die räumlichen Verhältnisse zu beachten, die fokale Ausdehnung des Befunds wird nach visuellen Einschätzungen in Relationen zu den umgebenden Strukturen eingeordnet. Ein basaler Abgangswinkel des verlagerten Bandscheibengewebes von 60–90° spricht für die Einordnung als Bandscheibenvorfall, ebenso eine im Verhältnis zur Länge des dorsalen Bandscheibenumfangs sowie zur dorsalen Ausdehnung des Befunds geringe Breite der Bandscheibenverlagerung.

1.3 Klinische Kriterien

Der bildgebende Nachweis eines Bandscheibenschadens (Höhenminderung und/oder Vorfall) ist *unabdingbare*, aber *nicht hinreichende* Voraussetzung für den Nachweis einer bandscheibenbedingten *Erkrankung*. Hinzukommen muss eine korrelierende klinische Symptomatik. Als mögliche sekundäre Folge des Bandscheibenschadens können bildgebend darstellbare Veränderungen wie die Spondylose, die Sklerose der Wirbelkörperabschlussplatten, die Retrospondylose, die Spondylarthrose, die degenerative Spondylolisthesis und eine knöcherne Enge des Spinalkanals auftreten. Teilweise können derartige Veränderungen auch unabhängig von einem Bandscheibenschaden vorkommen, wie bei der primären Spondylarthrose, der Spondylarthrose aufgrund eines Hohlkreuzes oder dem anlagebedingt engen Spinalkanal. Dies ist vom Gutachter abzugrenzen.

Bei den klinischen Krankheitsbildern sind zu unterscheiden:

Typ 1: Lokales Lumbalsyndrom. Folgende Kriterien sollen erfüllt sein:

- Radiologie: altersuntypische Höhenminderung einer oder mehrerer Bandscheiben
- Symptom: Schmerz durch Bewegung
- Klinik: Segmentbefund mit provozierbarem Schmerz
- Funktionell: Entfaltungsstörung der LWS
- Muskulatur: erhöhter Tonus
- Ggf. pseudoradikuläre Schmerzausstrahlung

Typ 2: Lumbales Wurzelsyndrom. Folgende Kriterien sollen erfüllt sein:

- Radiologie: Vorfall oder Chondrose mit Bandscheibenverschmälerung mit Nervenwurzelbedrängung, ggf. in Verbindung mit Retrospondylose, Spondylarthrose, Foramenstenose, Recessusstenose und/oder Spinalkanalstenose, im Ausnahmefall bei engem Spinalkanal auch Protrusion
- Neurologie: Zeichen der Reizung bzw. Schädigung der entsprechenden Nervenwurzel(n)
- Typ 1 und 2 kommen häufig auch als Mischform vor. Das Kaudasyndrom ist eine Sonderform des lumbalen Wurzelsyndroms.

Hinweis. Neben der Krankheits- und Belastungsanamnese ist eine Schmerzanamnese zur Abgrenzung einer bandscheibenbedingten Erkrankung gegenüber einem chronisch-unspezifischen Schmerzsyndrom bei parallel vorhandenen degenerativen Veränderungen an den Bandscheiben der Wirbelsäule erforderlich. Die Einordnung der vorgetragenen Schmerzsymptomatik entscheidet wesentlich über die Anerkennung der klinischen Relevanz der übrigen Befunde und somit über die Bewertung der MdE mit. Die Abgrenzung gelingt nicht für die nicht radikulären bandscheibenbedingten Erkrankungen nur mit begrenzter Wahrscheinlichkeit *(„Besteht ein kausaler Zusammenhang zwischen dem bildgebend dargestellten Bandscheibenschaden und etwaigen sekundären bildgebend dargestellten bandscheibenbedingten Veränderungen und den vorgetragenen Beschwerden?")*.

Gegen einen Zusammenhang sprechen folgende Indizien:

- die gleichmäßige Ausbreitung von Schmerzen über weite Bereiche des Rückens mehrere Segmente vom bildgebend dargestellten Bandscheibenschaden entfernt
- die Schilderung von Schmerzen, die sich zugleich über die Gelenke ausbreiten.

Als Leitschnur für die bei der gutachterlichen Untersuchung standardmäßig zu erhebenden klinischen Befunde und ihre Bewertung wird auf den BK-Report 2/03 des HVBG [8], S. 133–141 und 305–308, sowie Schröter [143] verwiesen.

Bei Hinweisen auf eine radikuläre Symptomatik sollte eine fachneurologische Zusatzbegutachtung veranlasst werden. Dies gilt insbesondere dann, wenn bei gegebenem Ursachenzusammenhang zwischen bandscheibenbedingter Erkrankung und beruflicher Belastung über den Zwang zur Aufgabe der belastenden Tätigkeiten bzw. über die Höhe der MdE entschieden werden muss.

1.4 Zusammenhangsbeurteilung

Die nachfolgenden Kriterien ergeben sich

- aus biomechanischen Plausibilitätsüberlegungen
- aus der Auswertung der verfügbaren epidemiologischen Evidenz.

Letztere weist teilweise Lücken bzw. Widersprüche auf. Die Gültigkeit bzw. relative Gewichtung der Kriterien wird deshalb anhand der Ergebnisse zukünftiger Forschungsarbeiten zu überprüfen und ggf. zu modifizieren sein.

Grundvoraussetzungen für die Anerkennung eines Ursachenzusammenhanges sind

- eine nachgewiesene bandscheibenbedingte Erkrankung, wobei der bildgebend darstellbare Bandscheibenschaden seiner Ausprägung nach altersuntypisch (s. Abschnitt 1.2) sein muss
- eine *ausreichende berufliche Belastung*, wobei diese eine *plausible zeitliche Korrelation* zur Entwicklung der bandscheibenbedingten Erkrankung aufweisen muss (z.B. ausreichende Exposition muss der Erkrankung vorausgehen; Wahrscheinlichkeit des Ursachenzusammenhangs nimmt mit der Länge des Zeitraums zwischen Ende der Exposition und erstmaliger Diagnose der Erkrankung ab).

Bei Erfüllung der Grundvoraussetzungen ist anhand der nachfolgenden Kriterien *abzuwägen*, ob ein Ursachenzusammenhang *wahrscheinlich* ist:

- Eine Betonung der Bandscheibenschäden an den unteren 3 Segmenten der Lendenwirbelsäule spricht eher für einen Ursachenzusammenhang mit der beruflichen Belastung.
- Ein Befall der HWS und/oder BWS kann je nach Fallkonstellation gegen einen Ursachenzusammenhang sprechen. Für den Vergleich zwischen LWS und darüber gelegenen Wirbelsäulenabschnitten sind hierbei Chondrosen und Vorfälle maßgeblich.
  Nicht mit Chondrosen einhergehende Spondylosen der HWS und/oder BWS haben bei gleichzeitigem Vorliegen einer altersuntypisch ausgeprägten Spondylose an der LWS keine negative Indizwirkung.
- Eine Aussparung der beiden unteren LWS-Segmente spricht eher gegen eine berufliche Verursachung
- Als *Begleitspondylose* wird definiert eine Spondylose

a) an/im nicht von Chondrose oder Vorfall betroffenen Segment(en) sowie
b) in/im von Chondrose oder Vorfall betroffenen Segment(en), die nachgewiesenermaßen vor dem Eintritt der bandscheibenbedingten Erkrankung im Sinne einer Chondrose oder eines Vorfalls aufgetreten ist.

Um eine positive Indizwirkung für eine berufsbedingte Verursachung zu haben, muss die Begleitspondylose über das Altersmaß (s. Abschnitt 1.2) hinausgehen und mindestens 2 Segmente betreffen. (Anmerkung: Spondylosen, die auf einen konkurrierenden Ursachenfaktor zurückgeführt werden können – wie Abstützreaktionen bei Skoliose – gelten nicht als Begleitspondylose mit Indizwirkung für eine berufliche Verursachung.)

- Bei Vorliegen einer Begleitspondylose als Positivkriterium ist eine Anerkennung als Berufskrankheit auch möglich, wenn konkurrierende Ursachenfaktoren erkennbar werden, die jedoch das Schadensbild nicht durch eine überragende Qualität erklären.
- Bei beruflichen Belastungen, bei denen sich die Gefährdung hauptsächlich aus wiederholten Spitzenbelastungen ergibt, hat das Fehlen einer Begleitspondylose keine negative Indizwirkung.
- Bei monosegmentaler Chondrose im Röntgenbild ohne Begleitspondylose sprechen Plausibilitätsüberlegungen bei fehlenden magnetresonanztomographischen Begleitbefunden in anderen Segmenten („black disc") eher gegen das Vorliegen einer Berufskrankheit, wenn das 45. Lebensjahr überschritten ist.

Zusammenhangsbeurteilung bei typischen Fallkonstellationen. Im Folgenden werden Befundkonstellationen, wie sie sich typischerweise bei der Begutachtung ergeben, definiert und die Einschätzung der Experten zur Beurteilung des Ursachenzusammenhangs entsprechend der jeweiligen Befundkonstellation wiedergegeben. Insgesamt wurden 21 Konstellationen definiert. Bei der Beurteilung von 15 dieser 21 Befundkonstellationen bestand Einigkeit zwischen den Experten, für 6 Konstellationen konnte kein einstimmiger Konsens erzielt werden.

Im Wesentlichen gab es 2 Gründe für den Dissens:

Das Phänomen der Begleitspondylose als Positivkriterium für die Beurteilung des Ursachenzusammenhangs zwischen der Exposition und der bandscheibenbedingten Erkrankung sowie die Bedeutung von degenerativen Veränderungen an der Halswirbelsäule als möglicher Hinweis auf ein schicksalhaftes Geschehen wurden unterschiedlich bewertet.

Ausführliche Erläuterungen zu den unterschiedlichen Bewertungen finden sich in den Anhängen 1 und 2 zu diesem Abschnitt.

a) Konstellation A1:

- *Exposition ausreichend: ja*
- *gesicherte bandscheibenbedingte Erkrankung: nein*
- *Beurteilung: Ablehnung*

b) Konstellation A2:

- *Exposition ausreichend: nein*
- *gesicherte bandscheibenbedingte Erkrankung: ja*
- *Beurteilung: Ablehnung*

Für sämtliche nachfolgenden Konstellationen wird jeweils vorausgesetzt, dass

- ***eine gesicherte bandscheibenbedingte Erkrankung der LWS vorliegt,***
- ***die Exposition ausreichend ist und***

- ***eine plausible zeitliche Korrelation zur Entwicklung der bandscheibenbedingten Erkrankung besteht (z.B. ausreichende Exposition muss der Erkrankung vorausgehen; Wahrscheinlichkeit des Ursachen-zusammenhangs nimmt mit der Länge des Zeitraums zwischen Ende der Exposition und erstmaliger Diagnose der Erkrankung ab).***

Sofern in den folgenden Fallkonstellationen Bandscheibenschäden an der HWS und BWS vorkommen, wird zugrunde gelegt, dass diese nicht durch das Tragen von schweren Lasten auf der Schulter und/oder lokale Ursachenfaktoren wie z.B. stattgehabte Brüche erklärbar sind.

Mit dem Buchstaben „B" beginnende Konstellationen:

- ***Lokalisation: Die bandscheibenbedingte Erkrankung betrifft L5/S1 und/oder L4/L5***
- ***Ausprägung des Bandscheibenschadens: Chondrose Grad II oder höher und/oder Vorfall***

Soweit nachfolgend konkurrierende Ursachenfaktoren angesprochen werden, bezieht sich dies jeweils auf die Ausführungen hierzu unter Abschnitt 2.1.

Konstellation B1. Wesentliche konkurrierende Ursachenfaktoren erkennbar: nein
Begleitspondylose: ja
Beurteilung: Zusammenhang wahrscheinlich

Konstellation B2. Wesentliche konkurrierende Ursachenfaktoren erkennbar: nein
Begleitspondylose: nein
Zusätzlich mindestens eins der folgenden Kriterien erfüllt:

- Höhenminderung und/oder Prolaps an mehreren Bandscheiben – bei monosegmentaler/m Chondrose/Vorfall in L5/S1 oder L4/L5 „black disc" im Magnetresonanztomogramm in mindestens 2 angrenzenden Segmenten (Hinweis: ggf. Magnetresonanztomogramm der Lendenwirbelsäule im Rahmen der Begutachtung veranlassen)
- besonders intensive Belastung; Anhaltspunkt: Erreichen des Richtwertes für die Lebensdosis in weniger als 10 Jahren
- besonderes Gefährdungspotenzial durch hohe Belastungsspitzen; Anhaltspunkt: Erreichen der Hälfte des MDD-Tagesdosis-Richtwertes durch hohe Belastungsspitzen (Frauen ab 4½ kN; Männer ab 6 kN)

Beurteilung: Zusammenhang wahrscheinlich

Konstellation B3. Wie Konstellation B2, aber *keins unter B2 genannten Zusatzkriterien erfüllt*
Beurteilung: Bei dieser Konstellation bestand kein Konsens.

Konstellation B4. Wie Konstellation B2, aber mit Bandscheibenschaden an der HWS, der *schwächer* ausgeprägt ist als an der LWS
Beurteilung: Zusammenhang wahrscheinlich

Konstellation B5. Wie Konstellation B2, aber mit Bandscheibenschaden an der HWS, der *stärker* ausgeprägt ist als an der LWS
Beurteilung: Falls der Bandscheibenschaden an der HWS mit einer klinischen Erkrankung einhergeht: Zusammenhang nicht wahrscheinlich; andernfalls bestand kein Konsens

Konstellation B6. Wie Konstellation B2, aber mit Bandscheibenschaden an der HWS, der *gleich stark* ausgeprägt ist wie an der LWS
Beurteilung: Bei dieser Konstellation bestand kein Konsens.

Konstellation B7. Wie Konstellation B1, aber mit Bandscheibenschaden an der HWS, der *gleich stark* ausgeprägt ist wie an der LWS
Beurteilung: Zusammenhang wahrscheinlich (Grenzfall)

Konstellation B8. Wie Konstellation B1, aber mit Bandscheibenschaden an der HWS, der *stärker* ausgeprägt ist als an der LWS
Beurteilung: Falls der Bandscheibenschaden an der HWS mit einer klinischen Erkrankung einhergeht: Zusammenhang nicht wahrscheinlich (Grenzfall); andernfalls bestand kein Konsens

Konstellation B9. Wesentliche konkurrierende Ursachenfaktoren erkennbar: ja
Begleitspondylose: ja
Beurteilung: Zusammenhang nicht wahrscheinlich, falls die konkurrierenden Krankheitsursachen das Schadensbild durch eine überragende Qualität erklären; sonst: Zusammenhang wahrscheinlich

Konstellation B10. Wesentliche konkurrierende Ursachenfaktoren erkennbar: ja
Begleitspondylose: nein
Beurteilung: Zusammenhang nicht wahrscheinlich

Mit dem Buchstaben „C" beginnende Konstellationen:

- ***Lokalisation: Die bandscheibenbedingte Erkrankung betrifft nicht die unteren beiden LWS-Segmente.***
- ***Ausprägung des Bandscheibenschadens: Chondrose Grad II oder höher und/oder Vorfall***

Konstellation C1. Wesentliche konkurrierende Ursachenfaktoren erkennbar: nein
Begleitspondylose: ja
Beurteilung: Zusammenhang wahrscheinlich

Konstellation C2. Wesentliche konkurrierende Ursachenfaktoren erkennbar: nein
Begleitspondylose: nein
Beurteilung: Bandscheibenschaden ist in L2/3 oder höher lokalisiert: Zusammenhang nicht wahrscheinlich
Bandscheibenschaden ist in L3/4 lokalisiert: kein Konsens

Konstellation C3. Wie Konstellation C1, aber mit Bandscheibenschaden an der HWS, der *schwächer* ausgeprägt ist als an der LWS
Beurteilung: Zusammenhang wahrscheinlich

Konstellation C4. Wie Konstellation C1, aber mit Bandscheibenschaden an der HWS, der *gleich* ausgeprägt ist wie an der LWS
Beurteilung: Falls der Bandscheibenschaden an der HWS mit einer klinischen Erkrankung einhergeht: Zusammenhang nicht wahrscheinlich; andernfalls: kein Konsens

Konstellation C5. Wesentliche konkurrierende Ursachenfaktoren erkennbar: ja
Begleitspondylose: ja
Beurteilung: Zusammenhang nicht wahrscheinlich, falls die schicksalhaften Krankheitsursachen das Schadensbild durch eine überragende Qualität erklären; sonst: Zusammenhang wahrscheinlich

Mit dem Buchstaben „D" beginnende Konstellationen:

- ***Ausprägung des Bandscheibenschadens: Protrusion***

Anmerkung: Die Konstellationen D1 und D2 werden selten zu beurteilen sein, da Protrusionen nur dann Krankheitswert haben, wenn zusätzlich ein enger Spinalkanal (für Hinweise hierzu s. Anlage 3) vorliegt. Durch eine fachneurologische Zusatzbegutachtung ist nachzuweisen, dass klinisch eine radikuläre Symptomatik vorliegt. Auf eine elektrophysiologische Untersuchung sollte nicht verzichtet werden.

Konstellation D1. Wesentliche konkurrierende Ursachenfaktoren erkennbar: nein
Begleitspondylose: ja
Beurteilung: Da bei der hier vorliegenden Konstellation in der Regel kein Aufgabezwang besteht und § 3-Maßnahmen auch ohne bescheidmäßige Anerkennung eines Ursachenzusammenhangs veranlasst werden können, erscheint es bei dieser Konstellation in den meisten Fällen am sinnvollsten, die Frage des Ursachenzusammenhangs zunächst offen zu lassen.
Bei Aufgabezwang: Zusammenhang wahrscheinlich (Grenzfall)

Konstellation D2. Wesentliche konkurrierende Ursachenfaktoren erkennbar: nein
Begleitspondylose: nein
Beurteilung: Zusammenhang nicht wahrscheinlich. Bei Fortführen der belastenden Tätigkeit später ggf. erneute Begutachtung, da im weiteren Verlauf eine berufliche Verursachung noch erkennbar werden könnte.

Mit dem Buchstaben „E" beginnende Konstellationen:

- ***Ausprägung des Bandscheibenschadens: Chondrose Grad I***

Konstellation E1. Wesentliche konkurrierende Ursachenfaktoren erkennbar: nein
Begleitspondylose: ja
Beurteilung: Lebensalter < 50 Jahre: Da bei der hier vorliegenden Konstellation regelhaft kein Aufgabezwang besteht und § 3-Maßnahmen auch ohne bescheidmäßige Anerkennung eines Ursachenzusammenhangs veranlasst werden können, erscheint es bei dieser Konstellation sinnvoll, die Frage des Ursachenzusammenhangs zunächst offen zu lassen.
Lebensalter > 50 Jahre: Zusammenhang nicht wahrscheinlich

Konstellation E2. Wesentliche konkurrierende Ursachenfaktoren erkennbar: nein
Begleitspondylose: nein
Beurteilung: Zusammenhang nicht wahrscheinlich. Bei Fortführen der belastenden Tätigkeit später ggf. erneute Begutachtung, da im weiteren Verlauf eine berufliche Verursachung noch erkennbar werden könnte.

Anmerkungen zu den nicht im Konsens beurteilten Fallkonstellationen

Anhang 1

Autoren: V. Grosser, F. Schröter

Zur Konstellation B3

Beim Tragen von Lasten in aufrechter Körperhaltung sind die Kompressionskräfte in allen lumbalen Bandscheiben nahezu gleich. In Rumpfvorbeuge wird aufgrund der Hebelwirkung die untere Lendenwirbelsäule am stärksten belastet, es fallen aber auch im Bereich der mittleren und oberen Lendenwirbelsäule relevante Belastungen an. Die Unterschiede in den Druckkräften zwischen der unteren Lendenwirbelsäule und den höheren Lendenwirbelsäulensegmenten werden z.T. dadurch ausgeglichen, dass der Querschnitt der Lendenwirbelsäulenbandscheiben nach unten hin zunimmt. Aus biomechanischer Sicht ist deshalb bei einer berufsbedingten Bandscheibenerkrankung der LWS eine Betonung der Bandscheibenschäden an der unteren Lendenwirbelsäule zu erwarten, wobei Spuren der Belastung jedoch auch in den höheren Lendenwirbelsäulensegmenten erkennbar sein sollten.

Die epidemiologische Literatur bestätigt, dass dies tatsächlich der Fall ist. Nach Hult [70] sind deutliche Höhenminderungen (Chondrosen) von Bandscheiben in allen Segmenten der LWS bei Schwerarbeitern deutlich häufiger als in der Normalbevölkerung (→ *Abb. 11.30*). Dabei ist die *relative* Häufung von Chondrosen bei schwerer im Vergleich zu leichter Arbeit an der mittleren und oberen Lendenwirbelsäule am höchsten, *absolut* am häufigsten sind berufsbedingte Chondrosen in den unteren beiden Lendenwirbelsäulensegmenten. Dies ist gut damit vereinbar, dass – wie biomechanisch zu erwarten – ein mehrsegmentaler Befall der LWS mit Betonung der unteren LWS vorliegt. Rechnerisch könnte für die deutlichen Höhenminderungen von Bandscheiben das von Hult [70] angegebene Verteilungsmuster zwar auch durch einen monosegmentalen Befall bei jeweils unterschiedlichen Probanden zustande kommen, dies ist jedoch aus biomechanischer Sicht kaum plausibel. Auch die Erfahrungen aus der Begutachtung zeigen, dass Höhenminderungen in den Segmenten L3/4 und hö-

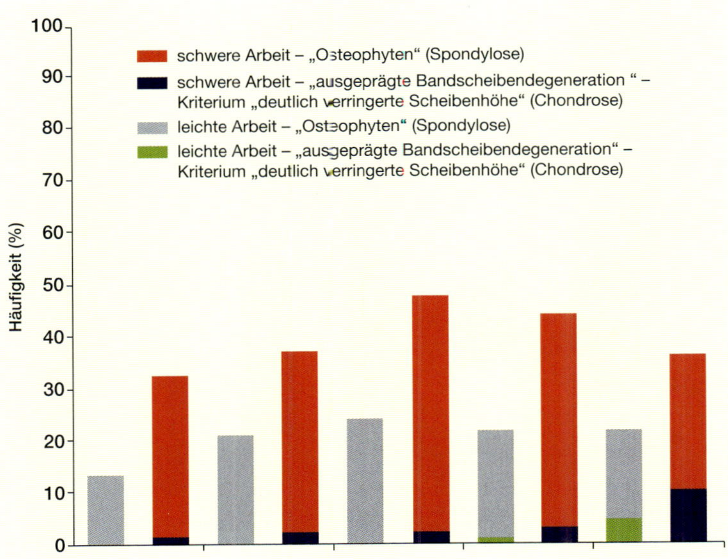

Abb. 11.30: Verteilungsmuster degenerativer LWS-Veränderungen in Abhängigkeit von der beruflichen Belastung (nach Hult [70]). Zu beachten ist, dass in der Studie von Hult nur die Häufigkeit deutlicher Chondrosen dargestellt wird (Kriterium: „clearly decreased disc height“)

her bei belasteten Antragstellern typischerweise im Rahmen eines mehrsegmentalen Befalls mit Betonung der unteren LWS gesehen werden, während isolierte Höhenminderungen der Segmente L3/4 und höher – wie auch in der Normalbevölkerung – selten sind. Die Häufigkeit von Spondylosen ist in der belasteten Gruppe in allen Segmenten der Lendenwirbelsäule deutlich erhöht. Die absolute Häufigkeit von Spondylosen ist hierbei in allen Segmenten der Lendenwirbelsäule deutlich höher als die der Chondrosen. Der Faktor beträgt im Bereich der unteren beiden Lendenwirbelsäulensegmente das 3- bzw. 9-fache, im Bereich der mittleren und oberen LWS das 14- bis 19-fache. Bei den Spondylosen kann das von Hult [70] angegebene Verteilungsmuster bereits rechnerisch nicht durch einen mono- oder bisegmentalen Befall zustande kommen. Hier lässt die Arbeit von Hult [70] bereits für sich nur den Schluss zu, dass bei den Schwerarbeitern ein gehäufter mehrsegmentaler Befall vorliegt.

In der Arbeit von Hult [70] beziehen sich die Häufigkeitsangaben für Chondrosen nur auf *deutliche* Höhenminderungen der Bandscheibe („*clearly* decreased disc height"). Über die Häufigkeit von Chondrosen mit nur leichter Höhenminderung der Bandscheibe lassen sich der Arbeit von Hult [70] keine Angaben entnehmen. Brinckmann et al. [15, 16] haben die Bandscheibenhöhen von Kollektiven mit Schwerarbeit im Vergleich zu einem Normalkollektiv exakt ausgemessen und fanden Höhenminderungen in sämtlichen Lendenwirbelsäulenbandscheiben (→ *Abb. 11.31*).

Die Konstellation B3 entspricht der häufigsten Manifestationsform eigenständiger Bandscheibenerkrankungen innerer Ursache an der LWS. Betroffen sind bei dieser Konstellation lediglich die Segmente L4/5 und/oder L5/S1. Bandscheibenschäden in den übrigen LWS-Segmenten liegen bei dieser Konstellation definitionsgemäß nicht vor. Selbst geringgradige Bandscheibendegenerationen im Sinne einer nur magnetresonanztomographisch nachweisbaren sogenannten „black disk" sind bei dieser Konstellation in keinem der oberhalb L4/5 gelegenen Segmente nachweisbar. Auch eine Begleitspondylose als positives Indiz für eine Auswirkung der beruflichen Belastungen liegt nicht vor. Biomechanische Besonderheiten der beruflichen Einwirkung, welche das Fehlen von Spuren der beruflichen Belastung in den Segmenten der mittleren und oberen LWS plausibel machen könnten, sind bei der Konstellation B3 nicht gegeben.

Epidemiologische Arbeiten, welche nachweisen, dass bei Schadensbildern, die der Konstellation B3 entsprechen, bei beruflich Exponierten im Vergleich zur Normalbevölkerung statistisch eine relevante Risikoerhöhung besteht, existieren nicht. Ein derartiger Nachweis wird auch durch die Fallkontrollstudie von Seidler et al. [146, 147, 148] nicht geführt. Sie räumten ein, dass in ihrer Studie Patienten mit Chondrose und Spondylose ein

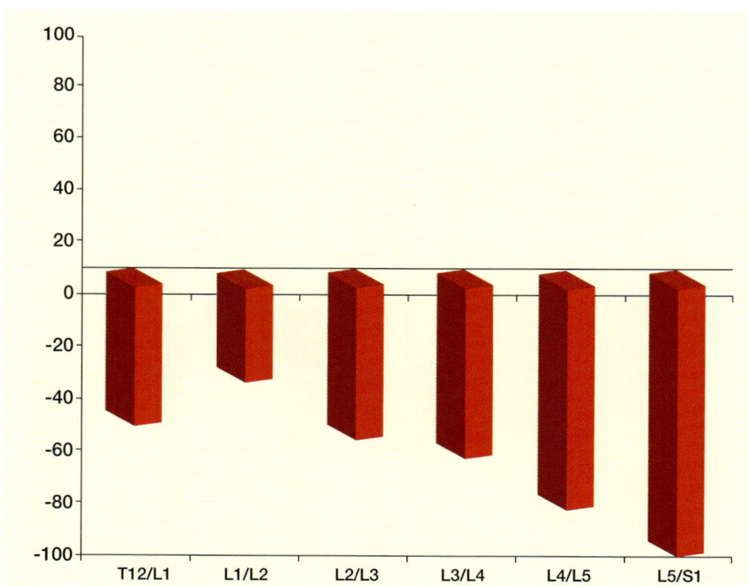

Abb. 11.31: Bandscheibenhöhe im Vergleich zur Norm (in % der Standardabweichung der Bandscheibenhöhe des Normkollektivs) bei einem Kollektiv mit Exposition Schwerarbeit, $p \leq 0{,}05$ (nach Brinckmann et al. [16])

höheres berufliches Erkrankungsrisiko aufwiesen als Patienten mit Chondrose ohne zusätzliche Spondylose. Sie machten aber geltend, dass ihre Studie dennoch eine relevante Risikoerhöhung auch für Schadensbilder, welche der Konstellation B3 entsprechen, nachweise. Dies hält einer kritischen methodischen Überprüfung jedoch nicht Stand. Die beruflichen Belastungen wurden in der Studie lediglich durch eine Befragung der Probanden ermittelt. Die in der Studie verwendeten medizinischen Einschlusskriterien erlauben *keine* Differenzierung, ob die errechneten Erkrankungsrisiken tatsächlich durch eine berufsbedingte Häufung von Bandscheibenschäden verursacht sind oder ob sie lediglich eine höhere Inanspruchnahme ärztlicher Behandlung aufgrund einer berufsbedingten Beschwerdeauslösung bei *berufsunabhängig* entstandenen Bandscheibenschäden widerspiegeln. Im Ergebnis führt dies zu einer erheblichen Überschätzung des Risikos, berufsbedingt Bandscheibenschäden zu entwickeln. In der Studie wird bei Erreichen der Richtdosis nach dem Mainz-Dortmunder Dosismodell (berechnet ohne Schwellenwert auf der Basis der Befragung von Probanden) eine Erhöhung des Erkrankungsrisikos auf etwa das 10-fache errechnet, wenn man die belastete Gruppe insgesamt betrachtet. Nach den methodisch aussagekräftigsten epidemiologischen Arbeiten ist das relative Risiko, berufsbedingt Bandscheibenschäden zu entwickeln, bei vergleichbaren bzw. eher höheren Belastungen jedoch nur auf etwa das 2-fache erhöht [134, 70].

Zu den Konstellationen B5, B6, B8 und C4

Ein Befall der HWS und/oder BWS kann je nach Fallkonstellation gegen einen Ursachenzusammenhang sprechen. Für den Vergleich zwischen LWS und darüber gelegenen Wirbelsäulenabschnitten sind hierbei Chondrosen und Vorfälle maßgeblich. Berufliche Einwirkungen im Sinne der BK 2108 belasten hauptsächlich die Lendenwirbelsäule, während die Belastungen an der Halswirbelsäule und an der Brustwirbelsäule erheblich geringer sind. Entsprechend ist zu erwarten, dass sich berufliche Belastungen im Sinne der BK 2108 hauptsächlich an der Lendenwirbelsäule auswirken. Bei beruflichen Belastungen, die intensiv genug sind und lange genug einwirken, ist es plausibel, dass es neben mehrsegmentalen Veränderungen an der Lendenwirbelsäule auch zu einer Mitreaktion der belastungsfernen Hals- und Brustwirbelsäule kommen kann. Die epidemiologische Literatur bestätigt, dass derartige Mitreaktionen möglich sind, wobei jedoch eine Betonung der berufsbedingten Bandscheibenveränderungen an der Lendenwirbelsäule erkennbar bleibt. So weisen in der Studie von Hult [70] die Exponierten für Chondrosen an der Lendenwirbelsäule eine Verdoppelung des Erkrankungsrisikos auf, für Chondrosen an der Halswirbelsäule ist das Risiko nur auf das 1,3-fache erhöht.

Bei bandscheibenbedingten Erkrankungen innerer Ursache besteht nach ärztlicher Erfahrung eine hohe, aber nicht obligate Konkordanz zwischen Bandscheibenschäden an der Halswirbelsäule und an der Lendenwirbelsäule. Bandscheibenschäden an der Halswirbelsäule, welche gleich stark oder stärker ausgeprägt sind als an der Lendenwirbelsäule, sind daher bei der Abwägung ein deutliches Indiz gegen eine beruflich bedingte Lendenwirbelsäulenerkrankung. Es handelt sich jedoch nicht um ein Ausschlusskriterium, weil die Möglichkeit besteht, dass ein Exponierter an der Wirbelsäule sowohl einen anlagebedingten Bandscheibenschaden im Bereich der Halswirbelsäule als auch eine beruflich bedingte Erkrankung im Bereich der Lendenwirbelsäule aufweisen kann (Mischform). Wenn eine Begleitspondylose als positives Indiz für eine berufliche Verursachung der Lendenwirbelsäulenerkrankung vorliegt, ist deshalb nach den Konsensuskriterien bei sonst erfüllten Voraussetzungen ein Ursachenzusammenhang auch dann hinreichend wahrscheinlich, wenn Bandscheibenschäden an der HWS nachgewiesen sind, welche gleich stark wie an der LWS ausgeprägt sind (Konstellation B7). Bei Fehlen einer Begleitspondylose ist ein Ursachenzusammenhang mit der beruflichen Belastung nach den Konsensuskriterien nur dann wahrscheinlich, wenn mindestens eines der Kriterien der Konstellation B2 erfüllt ist *und* im Vergleich zu den belastungsfernen Wirbelsäulenabschnitten eine Betonung der Bandscheibenschäden an der LWS erkennbar ist. Liegen *weder* eine Betonung der Bandscheibenschäden an der LWS *noch* eine Begleitspondylose vor (Konstellation B6), so bietet sich das typische Bild einer eigenständigen Bandscheibenerkrankung innerer Ursache, welche sich sowohl an der HWS als auch an der LWS manifestiert. Eine berufliche Verursachung der Bandscheibenerkrankung an der LWS ist dann nicht *wahrscheinlich*. Eine andere Beurteilung kann auch mit der Studie von Seidler et al. [146, 147, 148] nicht begründet werden, da diese – wie bereits in der Diskussion zur Fallkonstellation B3 ausgeführt – zur Frage der berufsbedingten Häufung von Bandscheibenschäden keine ausreichende Aussagekraft besitzt.

Soweit ein Teil der Mitglieder der Konsensusarbeitsgruppe einen nachgewiesenen strukturellen Bandscheibenschaden an der HWS bei den Fallkonstellationen B5, B8 und C4 nur dann bei der Abwägung der Zusammenhangsfrage berücksichtigen will, wenn dieser mit einer klinischen Erkrankung einhergeht, ist eine plausible Erklärung hierfür nicht zu erkennen.

Zur Konstellation C2

Aus biomechanischer Sicht ist zu erwarten, dass berufsbedingte Bandscheibenschäden im Segment L3/4 oder höher zusammen mit Bandscheibenschäden in den unteren beiden LWS-Segmenten, welche den höchsten Kompressionskräften ausgesetzt sind, auftreten. Der höhere Querschnitt der unteren beiden Lendenwirbelsäulenbandscheiben gleicht die – verglichen mit der mittleren und oberen LWS – höheren Kompressionskräfte an der unteren LWS in ihren Auswirkungen nur z.T. aus. Die Scherbelastung *kann* bei den oberen Segmenten erhöht sein, also möglicherweise ein entgegengesetztes Belastungsprofil aufweisen [76]. Die epidemiologischen Arbeiten zeigen, dass die absolute Häufigkeit berufsbedingter Bandscheibenschäden in den unteren beiden Lendenwirbelsäulensegmenten am größten ist und dass die berufsbedingten Höhenminderungen der Bandscheiben im Durchschnitt umso ausgeprägter sind, je weiter unten an der Lendenwirbelsäule die Bandscheibe liegt (vgl. hierzu die Ausführungen zur Konstellation B3 weiter oben). Es besteht Konsens, dass Bandscheibenschäden des Segments L3/4 oder höherer Segmente, welche im Rahmen eines mehrsegmentalen Befalls mit Beteiligung der unteren Lendenwirbelsäule auftreten, ein belastungskonformes Schadensbild sind. Epidemiologische Untersuchungen, welche bei einem Bandscheibenschaden des Segments L3/4 oder höherer LWS-Segmente *ohne* Bandscheibenschaden an der unteren Lendenwirbelsäule eine relevante Erhöhung des Erkrankungsrisikos nachweisen, existieren nicht. Ein derartiger Nachweis wird auch durch die Fallkontrollstudie von Seidler et al. [146, 147, 148] nicht erbracht, welche – wie weiter oben bereits ausgeführt – zur Frage der berufsbedingten Häufung von Bandscheibenschäden keine ausreichende Aussagekraft besitzt. Plausibilitätsüberlegungen sprechen dafür, dass bei Bandscheibenschäden im Segment L3/4 oder höherer LWS-Segmente ohne Bandscheibenschaden der unteren beiden LWS-Segmente eine berufsbedingte Verursachung nicht hinreichend wahrscheinlich ist, es sei denn, es liegt eine Begleitspondylose als positives Indiz für eine Auswirkung der beruflichen Belastungen vor.

Anhang 2

Autoren: A. Seidler, U. Bolm-Audorff

Zur Konstellation B3

Konstellation B3 unterscheidet sich von der – im Konsens als Berufskrankheit anerkannten – Konstellation B1 durch das Fehlen einer „Begleitspondylose". Deren hoher Stellenwert für die Beurteilung des Vorliegens einer bandscheibenbedingten Erkrankung der Lendenwirbelsäule ist wissenschaftlich nicht begründbar. Der Studie von Hult [70] zufolge ist bei deutlich weniger als 50 % der untersuchten Schwerarbeiter eine Spondylose feststellbar (→ *Abb. 11.32*). Wenn sich bei Beschäftigten mit beruflicher Wirbelsäulenbelastung eine Spondylose findet, so ist diese häufig in dem mittleren und unteren Bereich der Lendenwirbelsäule lokalisiert (→ *Abb. 11.32*). Da dieser Bereich der Lendenwirbelsäule auch am häufigsten von der bandscheibenbedingten Erkrankung betroffen ist, handelt es sich dann definitionsgemäß nicht um eine Begleitspondylose.

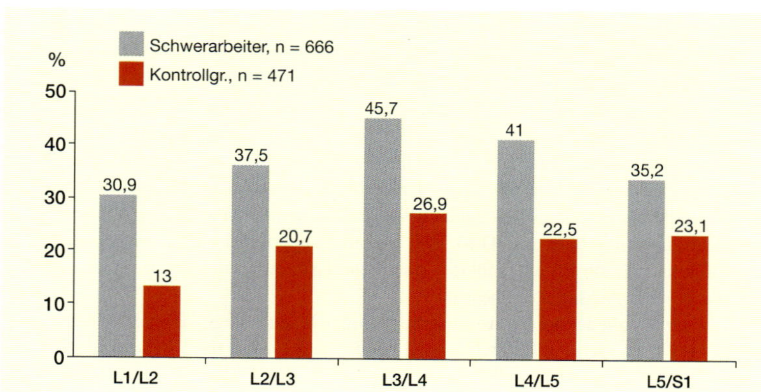

Abb. 11.32: Altersstandardisierte Häufigkeit von Spondylose bei Schwerarbeitern in verschiedenen LWS-Segmenten (nach Hult [70])

Der hohe Stellenwert der „Begleitspondylose" konnte auch in der von Seidler et al. [147] durchgeführten Fall-Kontroll-Studie nicht bestätigt werden. Zwar weisen Patienten mit Chondrose (Zwischenwirbelraumerniedrigung) und Spondylose ein höheres berufliches Erkrankungsrisiko auf als Patienten mit Chondrose ohne zusätzliche Spondylose. Allerdings besteht auch bei den Patienten mit Chondrose *ohne* zusätzliche Spondylose ein statistisch signifikant erhöhtes relatives Erkrankungsrisiko bei hoher Belastung durch Heben, Tragen und durch Tätigkeiten in extremer Rumpfbeugehaltung.

Zu den Konstellationen B5, B6, B8 und C4

Die Ablehnung einer bandscheibenbedingten Erkrankung der Lendenwirbelsäule beim Nachweis eines Bandscheibenschadens der Halswirbelsäule begründet sich aus der Vorstellung, dass in diesem Fall die bandscheibenbedingte Halswirbelsäulenerkrankung anlagebedingter Natur sei. Daraus wird dann der Schluss gezogen, dass neben der anlagebedingten Halswirbelsäulenerkrankung auch die Lendenwirbelsäulenerkrankung anlagebedingt sein müsse. Dieser Schluss ist logisch nicht zwingend, weil ein Beschäftigter an der Wirbelsäule sowohl einen anlagebedingten Bandscheibenschaden im Bereich der Halswirbelsäule als auch eine beruflich bedingte Erkrankung im Bereich der Lendenwirbelsäule aufweisen kann.

Für die fehlende berufliche Verursachung einer bandscheibenbedingten Erkrankung der Lendenwirbelsäule bei gleichzeitigem Bestehen eines klinisch asymptomatischen Bandscheibenschadens der Halswirbelsäule gibt es keine wissenschaftliche Evidenz. Hingegen lassen neuere Forschungsergebnisse an der wissenschaftlichen Stichhaltigkeit dieses Negativkriteriums bei der Begutachtung der Berufskrankheit Nr. 2108 zweifeln. In der Studie von Seidler et al. [148] ist bei Beschäftigten mit hoher beruflicher Belastung durch Heben oder Tragen schwerer Lasten oder Arbeiten in extremer Rumpfbeugehaltung auch dann das Risiko in Bezug auf die Entwicklung einer bandscheibenbedingten Erkrankung der Lendenwirbelsäule signifikant erhöht, wenn gleichzei-

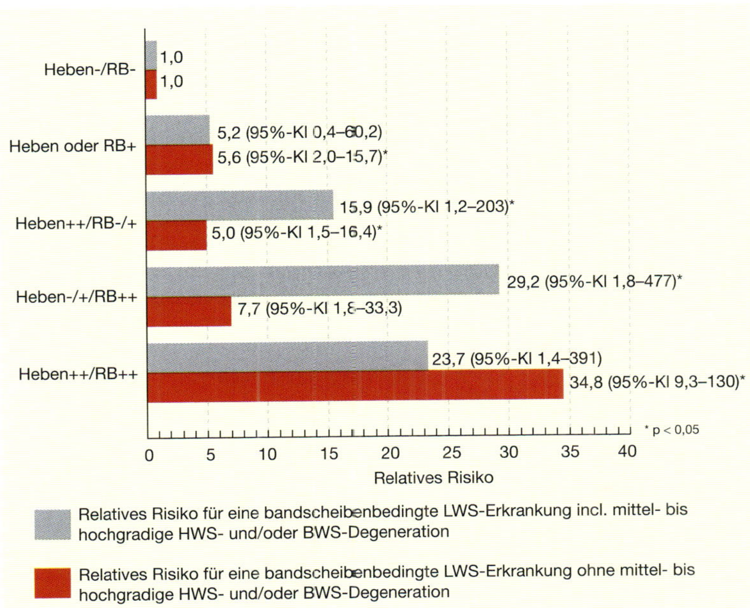

Abb. 11.33: Zusammenhang zwischen beruflichen Wirbelsäulenbelastungen durch Heben oder Tragen schwerer Lasten oder Arbeiten in extremer Rumpfbeugehaltung und dem relativen Risiko für die Entwicklung einer bandscheibenbedingten Erkrankung der Lendenwirbelsäule in Abhängigkeit vom zusätzlichen Befall der HWS und/oder BWS (nach Seidler et al. [147, 148]), Erläuterungen: **Heben-** kein Heben oder Tragen schwerer Lasten, **RB-** keine extreme Rumpfbeugehaltung, **Heben-/+** Heben oder Tragen schwerer Lasten ≤ 150 000 kg^2h, **RB-/+** extreme Rumpfbeugehaltung ≤ 1 500 h. **Heben oder RB+** entweder extreme Rumpfbeugehaltung > 0–≤ 1 500 h oder Heben oder Tragen schwerer Lasten > 0–≤ 150 000 kg^2h, **RB++** extreme Rumpfbeugehaltung > 1 500 h, **Heben++** Heben oder Tragen schwerer Lasten > 150 000 kg^2h, **95%-KI** 95 %-Konfidenzintervall

tig mittel- bis schwergradige Bandscheibenschäden der Halswirbelsäule und/oder Brustwirbelsäule vorliegen (→ *Abb. 11.33*). Auch in der Studie von Hult [70] fand sich bei Schwerarbeitern, die im Wesentlichen keiner Belastung durch das Tragen schwerer Lasten auf der Schulter ausgesetzt waren (z.B. Gießereiarbeitern), eine signifikant erhöhte Prävalenz von fortgeschrittenen Chondrosen der Halswirbelsäule. Darüber hinaus wiesen auch die epidemiologischen Studien von Lawrence [98] sowie Kelsey et al. [83] darauf hin, dass bei beruflicher Einwirkung durch Heben schwerer Lasten ein signifikant erhöhtes Risiko für die Entwicklung eines Bandscheibenschadens der Halswirbelsäule entstehen kann.

Überdies ist auch aus biomechanischer Sicht die Hypothese plausibel, dass es beim ein- oder beidhändigen Heben schwerer Lasten (auch ohne das Tragen schwerer Lasten auf der Schulter) zu einer erhöhten Druckbelastung der Halswirbelsäulenbandscheiben kommt. Dies begründet sich mit dem Umstand, dass die Arme nicht an der Lendenwirbelsäule ansetzen, sondern am Schultergürtel, der über den M. trapezius und die Mm. rhomboidei an den Quer- und Dornfortsätzen der Hals- und oberen Brustwirbelsäule fixiert ist. Daher kommt es bei jedem Hebe- und Tragevorgang mit den Armen vor oder neben dem Körper auch zu einer erhöhten Druckbelastung der Halswirbelsäulenbandscheiben durch Zug über die oben genannten Muskelgruppen an den Dorn- und Querfortsätzen der Hals- und oberen Brustwirbelsäule nach unten.

Zur Konstellation C2

Es liegen keine wissenschaftlichen Erkenntnisse vor, die auf eine fehlende berufliche Verursachung von Lendenwirbelsäulenerkrankungen im Segment L3/4 bei Aussparung der unteren beiden Lendenwirbelsäulensegmente hinweisen. Hult [70] zufolge finden sich Bandscheibenschäden auch im Segment L3/4 erheblich häufiger bei beruflich belasteten als bei beruflich nicht belasteten Beschäftigten. In der von Seidler et al. [146] durchgeführten Fall-Kontroll-Studie standen das Lumbosakralsegment aussparende bandscheibenbedingte Erkrankungen der Lendenwirbelsäule im Zusammenhang mit hohen beruflichen Belastungen. Bisher wurden keine epidemiologischen Studienergebnisse veröffentlicht, die das Erkrankungsrisiko bei Aussparung der beiden unteren Lendenwirbelsäulensegmente untersuchten.

Auch aus biomechanischen Untersuchungen lässt sich – trotz der in kraniokaudaler Richtung zunehmenden Druckkräfte – nicht auf eine ausschließliche Lokalisation berufsbedingter Bandscheibenschäden im Bereich der unteren Lendenwirbelsäule schließen: Jäger u. Luttmann [76] kamen auf der Grundlage eines Vergleichs der auf die einzelnen lumbalen Bewegungssegmente einwirkenden Kompressionskräfte mit In-vitro-Messergebnissen zur Festigkeit bezüglich der Kompression zu dem Schluss, dass nicht nur die Belastung, sondern auch die Belastbarkeit der Bewegungssegmente in kraniokaudaler Richtung zunehme [78]. Der Anstieg von Belastung bzw. *Belastbarkeit* läge dabei in der gleichen Größenordnung; demzufolge lasse sich keine Abhängigkeit des Überlastungsrisikos von der lumbalen Höhe ableiten. Schädigungen durch Lastenhandhabungen könnten demzufolge an allen lumbalen Bewegungssegmenten gleichermaßen auftreten. Die diagnostizierte Lokalisation einer Schädigung erlaube es nicht, Lastenmanipulationen als Ursache auszuschließen [76].

Anhang 3

Autoren: K.G. Hering unter Mitarbeit von U. Bolm-Audorff und A. Seidler (vgl. auch K.G. Hering [64, 66])

Messbasiertes Verfahren zur Einschätzung des Vorliegens einer Chondrose (Bandscheibenverschmälerung)

I Beurteilung der Lendenwirbelsäule

Bei der Beurteilung der Bandscheibenhöhe wird von folgender relativer Beziehung der Höhe der lumbalen Bandscheiben ausgegangen: L1/L2<L2/L3<L3/L4<L4/L5>L5/S1 [7, 33, 157, 136].

Zur Ermittlung der Bandscheibenhöhe wurden unterschiedliche Verfahren vorgeschlagen; für eine genaue Beschreibung der in der → *Tab. 11.15* übersichtsartig dargestellten Verfahren wird auf Abschnitt III verwiesen. Wünschenswert ist für die Messung der Bandscheibenhöhe in seitlichen Röntgenbildern der LWS die Anwendung eines „relativen" Verfahrens, welches die Bandscheibenhöhe in Bezug zur Wirbelkörperhöhe oder zum Bandscheibendurchmesser setzt [128]. Mit einem derartigen Verfahren lässt sich eine Verzerrung der gemessenen Bandscheibenhöhe durch Projektionsfehler vermeiden; weiterhin lässt es eine Beurteilung der Bandscheibenhöhe auch bei Verdacht auf eine generalisierte Bandscheibenverschmälerung zu. Allerdings liegen für derartige „relative" Verfahren bisher mit Ausnahme der von Frobin et al. [48] veröffentlichten Messergebnisse keine verwertbaren Referenzwerte vor. Das Verfahren von Frobin et al. [48] erfordert eine spezielle, nicht allgemein zugängliche Software. Aufgrund seiner Komplexität ist es für einen routinemäßigen Einsatz in der radiologischen Beurteilung derzeit nicht geeignet. Das Verfahren von Frobin et al. [48] sollte daher besonderen Fragestellungen vorbehalten bleiben.

Tab. 11.15: Methoden zur Messung der Bandscheibenhöhe

Methode	**Messprinzip**	**Vorgehen (zur Erklärung s. detaillierte Beschreibung und Bildmaterial im Anhang)**
Hurxthal I	„absolute" Höhenmessung	a = größte Distanz, a' = kleinste Distanz; d.h. Diskushöhe = a + a /2
Hurxthal II		Abstand der Mittellinien der ovalen Fläche der Deck- und Bodenplatten
Farfan	„relative" Höhenmessung (bezogen auf Wirbelkörperhöhe oder Bandscheibendurchmesser)	A' = anteriore Höhe; A = posteriore Höhe; D = Durchmesser; Berechnung der anterioren Höhenrelation (AHR) = A'/D und der posterioren Höhenrelation (PHR) = A/D, daraus Bandscheibenhöhe BH = AHR/PHR
„R1/R2"-Methode		R1 – Bandscheibenhöhe/Wirbelkörperhöhe (A/V) R2 – Bandscheibenhöhe/Durchmesser (A/D)
„Area"-Methode		Gesamtfläche – (Fläche 1 + Fläche 3) × 2/Durchmesser: (A2 – (A1 + A3) × 2/D)
Frobin et al. [48]		Festlegung der Mittelebene der benachbarten Wirbelkörper – Ermittlung der Winkelhalbierenden zwischen den Mittelebenen – lichte Höhe der Bandscheibe = ventraler Abstand der Wirbelkörperkanten von der Winkelhalbierenden (s. weiterer Text)
Hering et al. [65] (auf der Grundlage der Höhenangaben von Roberts et al. [136])	normierte relative Bandscheibenhöhe (auf die – nach Korrektur für physiologische Höhenunterschiede – höchste LWS-Bandscheibe bezogen)	Bestimmung der Segmentbandscheibenhöhe nach Hurxthal II; Berechnung der „korrigierten" Bandscheibenhöhe unter Berücksichtigung der relativen Höhenunterschiede der LWS-Bandscheiben gemäß Roberts et al. [136] (Multiplikation der gemessenen Bandscheibenhöhe mit einem für jedes Segment festgelegten Korrekturfaktor); Angabe der Bandscheibenhöhe in % der größten korrigierten Bandscheibenhöhe (s. Text)
Nach Pope et al. [128], Frobin et al. [48], Hering et al. [65]. → *Abb. 11.41, Abb. 11.42* mit Erläuterungen		

In Ermangelung eines praktikablen „relativen" Verfahrens wird im Folgenden ein neu entwickeltes vereinfachtes Vorgehen beschrieben, welches lediglich auf der Messung der Bandscheibenhöhen basiert. An der Entwicklung eines routinemäßig einsetzbaren „relativen" Verfahrens – insbesondere an der Entwicklung geeigneter Normwerte – sollte weiter gearbeitet werden. Das im Folgenden beschriebene Verfahren versucht die Lücke bis zum Vorliegen eines geeigneten „relativen" Verfahrens zu schließen. Die Messung der Bandscheibenhöhe erfolgt bei konventionellen seitlichen Röntgenbildern der Lendenwirbelsäule sowie bei Darstellungen der Sagittalebene der Lendenwirbelsäule bei CT und MRT nach Hurxthal [71]. Bei orthogonal getroffener Bandscheibe entspricht die Bandscheibenhöhe dem Abstand zwischen der Unter- und Oberkante der beteiligten Wirbelkörper (→ *Abb. 11.34*). Bei nicht orthogonal getroffenen Segmenten bilden die Wirbelkörper-

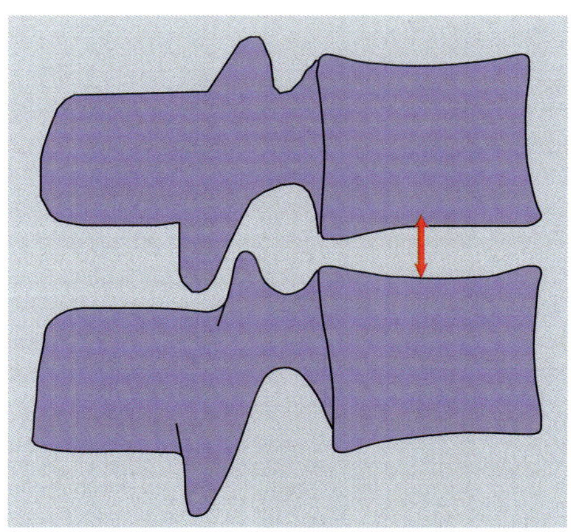

Abb. 11.34: Messung der Bandscheibenhöhe bei orthogonal getroffenem Segment in seitlichen Röntgenbildern und in sagittalen CT- und MRT-Bildern der Lendenwirbelsäule

unter- und -oberseiten in seitlichen Röntgenaufnahmen der LWS ovale Strukturen. Nach Hurxthal [71] werden diese Ovale halbiert. Die Bandscheibenhöhe entspricht der Distanz der beiden Ovalhalbierenden (→ *Abb. 11.35*).

Zur Berechnung der normierten relativen Bandscheibenhöhe. Die folgende Berechnung der „normierten relativen Bandscheibenhöhe" geht von den Messergebnissen einer MRT-basierten Studie [136] aus. In dieser wurden die segmentbezogenen Bandscheibenhöhen von 40 gesunden Männern ausgemessen. Die folgende Berechnungsvorschrift bezieht lediglich die veröffentlichten Messergebnisse der n=18 50- bis 60-jährigen Männer ein (→ *Tab. 11.16*).

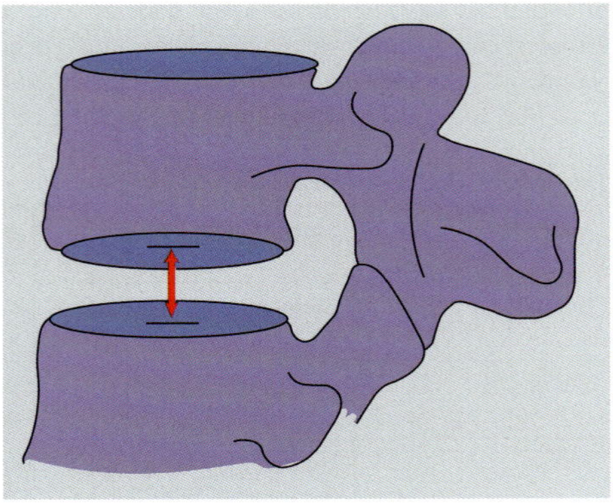

Abb. 11.35: Messung der Bandscheibenhöhe bei nicht orthogonal getroffenem Segment in seitlichen Röntgenaufnahmen der Lendenwirbelsäule (nach Hurxthal [71])

Zur Berechnung der normierten relativen Bandscheibenhöhe werden zunächst die nach Hurxthal [71] gemessenen Bandscheibenhöhen mit den segmentspezifischen Korrekturfaktoren (abgeleitet aus Roberts et al. [136]) multipliziert (→ *Tab. 11.17*). Zum Beispiel entspricht der Korrekturfaktor für die Bandscheibenhöhe im Segment L5/S1 dem Quotient zwischen der von Roberts et al. [136] gemessenen mittleren Bandscheibenhöhe im Segment L4/L5 (→ *Tab. 11.15*) und L5/S1 (13,2 mm/11,4 mm = 1,16). Die übrigen Korrekturfaktoren werden entsprechend berechnet. Mit ihnen werden alle Bandscheibenhöhen auf die Höhe der (in der Regel) höchsten Bandscheibe des Segments L4/5 bezogen. Als Ergebnis der Multiplikation der einzelnen Bandscheibenhöhen mit den segmentspezifischen Korrekturfaktoren errechnet sich die „korrigierte Bandscheibenhöhe".

Tab. 11.16: Mittelwerte und Standardfehler (in Klammern) der lumbalen Bandscheiben bei 50- bis 60-jährigen Männern, nach Roberts et al. [136]

Segment	Bandscheibenhöhe [mm]	Berechnung Korrekturfaktor
L1/L2	10,5 (± 0,3)	13,2 : 10,5 = 1,26
L2/L3	11,7 (± 0,3)	13,2 : 11,7 = 1,13
L3/L4	12,6 (± 0,2)	13,2 : 12,6 = 1,05
L4/L5	13,2 (± 0,4)	13,2 : 13,2 = 1,00
L5/S1	11,4 (± 0,5)	13,2 : 11,4 = 1,16

Tab. 11.17: Korrekturfaktoren für die Berechnung der korrigierten Bandscheibenhöhe

Segment	Korrekturfaktor
L1/2	1,26
L2/3	1,13
L3/4	1,05
L4/5	1,00
L5/S1	1,16

In einem weiteren Schritt wird – nach Multiplizierung mit den Korrekturfaktoren – das Segment mit der größten korrigierten Bandscheibenhöhe („Referenzsegment") herausgesucht. Alle korrigierten Bandscheibenhöhen werden nun mit 100 % multipliziert und durch die korrigierte Bandscheibenhöhe dieses Segments geteilt. Die resultierenden normierten relativen Bandscheibenhöhen lassen sich als Prozentwerte der „normalen" Bandscheibenhöhe interpretieren.

Beispiel 1.

- 1. Schritt: Nach Hurxthal [71] werden bei einem Patienten in einem ersten Schritt (→ *Tab. 11.18*) die angegebenen Bandscheibenhöhen gemessen.
- 2. Schritt: Die einzelnen Bandscheibenhöhen werden mit den in *Tab. 11.17* genannten Korrekturfaktoren multipliziert. Es ergeben sich (als Zwischenergebnis) die angegebenen korrigierten Bandscheibenhöhen.
- 3. Schritt: Das Segment L3/4 weist im Beispiel 1 mit 15,8 mm die größte korrigierte Bandscheibenhöhe auf. Im 3. Schritt werden daher alle korrigierten Bandscheibenhöhen mit 100 % multipliziert und durch 15,8 geteilt (somit wird L3/4 als „Referenzsegment" auf 100 % gesetzt).

Tab. 11.18: Beispiel 1 für die Berechnung der normierten relativen Bandscheibenhöhe

Schritt	Segment	L1/2	L2/3	L3/4	L4/5	L5/S1
1	**Messung der Höhe nach Hurxthal II [71] [mm]**	**11**	**12**	**15**	**12**	**9**
2	**Multiplikation mit Korrekturfaktor nach Roberts et al. [136]**	**× 1,26**	**× 1,13**	**× 1,05**	**× 1,00**	**× 1,16**
Zwischenergebnis	korrigierte Bandscheibenhöhe	= 13,9	= 13,6	= 15,8 100 %	= 12,0	= 10,4
3	**Division durch größte korrigierte Bandscheibenhöhe**	**13,9 : 15,8 × 100 %**	**13,6 : 15,8 × 100 %**	**15,8 : 15,8 × 100 %**	**12,0 : 15,8 × 100 %**	**10,4 : 15,8 × 100 %**
Ergebnis	normierte relative Bandscheibenhöhe	88 %	86 %	100 %	76 %	66 %
Interpretation: *Im Segment L4/5 liegt eine leichtgradige Chondrose (Grad I; ≥ 20, < 33 % im Vergleich mit dem „Referenzsegment" L3/4), im Segment L5/S1 eine mittelgradige Chondrose (Grad II; ≥ 33 %, < 50 % Zwischenwirbelraumerniedrigung im Vergleich mit dem „Referenzsegment" L3/4) vor. Die übrigen Segmente (L1/2, L2/3, L3/4) weisen keine relevante Chondrose auf.*						

Beispiel 2.

- 1. Schritt: Nach Hurxthal [71] werden wiederum die Bandscheibenhöhen gemessen (→ *Tab. 11.19*).
- 2. Schritt: Die einzelnen Bandscheibenhöhen werden mit den in *Tab. 11.17* genannten Korrekturfaktoren multipliziert. Es ergeben sich (als Zwischenergebnis) die angegebenen korrigierten Bandscheibenhöhen.
- 3. Schritt: Das Segment L4/5 weist im Beispiel mit 20,0 die größte korrigierte Bandscheibenhöhe auf. Im 3. Schritt werden daher alle korrigierten Bandscheibenhöhen durch 20,0 geteilt (somit wird L4/5 als „Referenzsegment" auf 100 % gesetzt).

Tab. 11.19: Beispiel 2 für die Berechnung der normierten relativen Bandscheibenhöhe

Schritt	Segment	L1/2	L2/3	L3/4	L4/5	L5/S1
1	**Messung der Höhe nach Hurxthal II [71] [mm]**	**14**	**16**	**18**	**20**	**8**
2	**Multiplikation mit Korrekturfaktor nach Roberts et al. [136]**	**× 1,26**	**× 1,13**	**× 1,05**	**× 1,00**	**× 1,16**
Zwischenergebnis	korrigierte Bandscheibenhöhe	= 17,6	= 18,1	= 18,9	= 20,0 = 100 %	= 9,3

Tab. 11.19: Beispiel 2 für die Berechnung der normierten relativen Bandscheibenhöhe (*Forts.*)

Schritt	Segment	L1/2	L2/3	L3/4	L4/5	L5/S1
3	**Division durch größte korrigierte Bandscheibenhöhe**	**17,6 : 20,0 × 100 %**	**18,1 : 20,0 × 100 %**	**18,9 : 20,0 × 100 %**	**20,0 : 20,0 × 100 %**	**9,3 : 20,0 × 100 %**
Ergebnis	normierte relative Bandscheibenhöhe	88 %	91 %	95 %	100 %	47 %
Interpretation: *Im Segment L5/S1 liegt eine ausgeprägte Chondrose (Grad III; ≥ 50 im Vergleich mit dem „Referenzsegment" L4/5) vor. Die übrigen Segmente (L1/2, L2/3, L3/4, L4/5) weisen keine relevante Chondrose auf.*						

Diskussion. Die Messung der Bandscheibenhöhe nach dem oben genannten Verfahren sollte möglichst mit MRT- oder CT-Bildern der Lendenwirbelsäule durchgeführt werden, weil in diesen die Wirbelsegmente weitgehend orthogonal dargestellt sind und die Projektionsfehler der Röntgenaufnahme vermieden werden. Auf MRT- oder CT-Bilder kann verzichtet werden, wenn die seitlichen Röntgenaufnahmen der LWS keine Hinweise auf eine Bandscheibenverschmälerung aufweisen. Die Datenbasis für die Ableitung der Korrekturfaktoren in → *Tab. 11.16* aus der Studie von Roberts et al. [136] ist mit n=18 MRT-Aufnahmen der LWS gering und bedarf der Überprüfung. Allerdings stimmen die Korrekturfaktoren in → *Tab. 11.16* im Wesentlichen mit den Sektionsdaten von Twomey u. Taylor [157] mit n=204 überein.

Ein Vorteil des Verfahrens liegt darin, dass es unabhängig von der Vergrößerung des LWS-Bildes lediglich auf die relativen Größenverhältnisse ankommt. Die Bewertung von MRT- oder CT-Bildern kann daher auch am Bildschirm bei freier Wahl des Vergrößerungsfaktors erfolgen.

Das oben beschriebene Messverfahren zur Bewertung der Bandscheibenhöhe im Bereich der Lendenwirbelsäule kann nicht angewendet werden, wenn alle Bandscheiben offenkundig verschmälert sind. In diesem Fall sollte das Verfahren von Frobin et al. [48] eingesetzt werden.

II Beurteilung der Halswirbelsäule

Die Beurteilung der HWS-Bandscheibenhöhen steht vor folgenden Schwierigkeiten:

1. In → *Tab. 11.20* sind Angaben zur zervikalen Bandscheibenhöhe in der Literatur zu entnehmen. Ein Vergleich mit den Angaben zur lumbalen Bandscheibenhöhe in → *Tab. 11.16* zeigt, dass die Höhe der zervikalen Bandscheiben um etwa den Faktor 2,5–3 kleiner ist als die Höhe der lumbalen Bandscheiben. Ausgehend von einer Bandscheibenhöhe im Segment C5/6 von 3,1 mm [103, 104] würde beispielsweise der Unterschied zwischen einer radiologisch noch „normal weiten" Bandscheibe (2,5 mm Höhe, entsprechend 19 % Höhenminderung) und einer mittelgradig verschmälerten Bandscheibe (2,0 mm Höhe, entsprechend 35 % Höhenminderung = Osteochondrose Grad II) lediglich 0,5 mm ausmachen. Der Unterschied zwischen einer leichtgradigen Osteochondrose (Grad I) mit 32 % Höhenminderung und einer schwergradigen Chondrose (Grad III) mit 50 % Höhenminderung würde im angegebenen Beispiel lediglich 0,6 mm ausmachen (2,1–1,5 mm = 0,6 mm). In der praktischen Begutachtung lassen sich Höhendifferenzen < 1 mm nicht hinreichend zuverlässig voneinander unterscheiden.

Tab. 11.20: Angaben zur zervikalen Bandscheibenhöhe in der Literatur

Autoren	Jahr	Methode	Probanden	Bandscheibenhöhe [mm]				
			(n)	C2/C3	C3/C4	C4/C5	C5/C6	C6/C7
Lu et al. [103]	1999	Sektion + Photographie	20	4,2 ± 0,6	4,3 ± 1,1	3,7 ± 1,1	3,1 ± 1,1	3,5 ± 0,7
Lu et al. [104]	2000	Sektion + Photographie	16	K.A.[a]	K.A.[a]	3,7 ± 1,1	3,1 ± 1,1	3,5 ± 0,7
Sohn et al. [154]	2004	Sektion + MRT[b]	7	5,3 ± 1,4	4,6 ± 1,5	4,6 ± 1,1	3,9 ± 1,9	4,0 ± 1,8
[a] keine Angaben [b] Magnetresonanztomographie								

2. Die Datenlage zur Höhe der HWS-Bandscheiben ist ungünstiger als die zur Höhe der LWS-Bandscheiben, weil die Untersuchungen von Lu et al. [103, 104] zu anderen Ergebnissen kommen als die Studie von Sohn et al. [154]. Beispielsweise unterscheidet sich die von Sohn et al. [154] angegebene Bandscheibenhöhe im Segment C5/6 von der entsprechenden Bandscheibenhöhe gemäß Lu et al. [103, 104] um 28 % (→ *Tab. 11.20*). Das Verfahren von Frobin et al. [49] erfordert ebenso wie im Bereich der Lendenwirbelsäule eine spezielle, nicht allgemein zugängliche Software und ist deswegen sowie aufgrund seiner Komplexität für die Routinebegutachtung nicht geeignet.

Aus den beschriebenen Schwierigkeiten lassen sich folgende Schlüsse ziehen:

1. Die von der Konsensusarbeitsgruppe zur BK 2108 erarbeiteten Kriterien zur Einteilung der Chondrosen lassen sich in der jetzigen Fassung nicht vorbehaltlos auf die Halswirbelsäule anwenden, da sich die Unterscheidung zwischen einer leichtgradig verschmälerten Bandscheibe und einer schwergradig verschmälerten Bandscheibe bzw. zwischen einer auffälligen Bandscheibe und einer mittelgradig verschmälerten Bandscheibe auf Höhendifferenzen von teilweise deutlich < 1 mm gründen würde. Wir schlagen daher eine Zweiteilung der Chondroseklassifizierung im Bereich der HWS vor:
   I kein Vorliegen einer ausgeprägten Chondrose
   II Vorliegen einer ausgeprägten Chondrose
   Als Kriterium für das Vorliegen einer ausgeprägten Chondrose sollte eine Bandscheibenverschmälerung um mindestens die Hälfte im Vergleich zu den benachbarten, nicht betroffenen Bandscheiben beibehalten werden. Zur Qualitätssicherung sollten die Höhen der zervikalen Bandscheiben in der Befundung grundsätzlich (in mm) angegeben werden.
2. Aufgrund der unzureichenden Datenlage und der teilweise widersprüchlichen Angaben zur Relation der Bandscheibenhöhen untereinander lässt sich das oben dargestellte Verfahren zur Berechnung normierter relativer LWS-Bandscheibenhöhen derzeit nicht auf die Halswirbelsäule übertragen. Es besteht weiterer Forschungsbedarf hinsichtlich der Erarbeitung aussagekräftiger Referenzwerte mit dem Ziel der Entwicklung normierter relativer HWS-Bandscheibenhöhen.
3. Das oben beschriebene Verfahren mit der Bewertung der Bandscheibenhöhe relativ zu benachbarten, nicht betroffenen Bandscheiben kann nicht angewendet werden, wenn alle zervikalen Bandscheiben offenkundig verschmälert sind. In diesem Fall sollte das Verfahren von Frobin et al. [49] zur Anwendung kommen.

Weiterführende Literatur zur Beurteilung (pathologischer) radiologischer Befunde der Bandscheiben und Wirbelkörper der Lendenwirbelsäule findet sich im Verzeichnis unter den Ziffern [41, 44, 112, 131, 152, 169, 171].

III Beschreibung der Messmethoden

Ermittlung der „Mittenebene" durch den Mittelpunkt der ventralen und dorsalen Bandscheibenhöhe. Der Winkel zwischen den Wirbelkörpern wird durch den Winkel zwischen den Mittenebenen vorgegeben, daraus ergibt sich die Winkelhalbierende, die in der Regel die Mitte der Bandscheibenebene repräsentiert. Die ventrale Höhe der Bandscheibe ist die Summe des senkrechten Abstands zwischen Winkelhalbierender und der unteren Umschlagskante des kranialen sowie der oberen Kante des kaudalen Wirbelkörpers. Dadurch wird eine Beeinflussung der Höhenmessung durch Wirbelgleiten vermieden (→ *Abb. 11.36*).

Zum Ausgleich der Röntgenvergrößerung wird die ventrale Höhe der Bandscheibe durch die sogenannte „mittlere Tiefe" des kranialen Wirbelkörpers dividiert [(Länge Deckplatte + Länge Bodenplatte)/2], d.h. Bandscheibenhöhe = ventrale, lichte Höhe der Bandscheibe, geteilt durch mittlere Tiefe des kranialen Wirbels.

Hurxthal I. Bestimmung des größten und mittleren Abstands der oval abgebildeten Endplatten benachbarter Wirbelkörper, daraus Berechnung der „mittleren" Höhe der Bandscheibe (a = größte Distanz, a' = kleinste Distanz; d.h. Diskushöhe = a + a'/2, (→ *Abb. 11.37a*).

Hurxthal II. Abstand der gegenüber liegenden Endplatten in der Mitte. Bei erkennbarer Vorder- und Hinterkante werden Deck- und Bodenplatten als ovale Flächen abgebildet, die Höhe entspricht dem Abstand der Mittellinien dieser ellipsenförmigen Flächen (→ *Abb. 11.37b*).

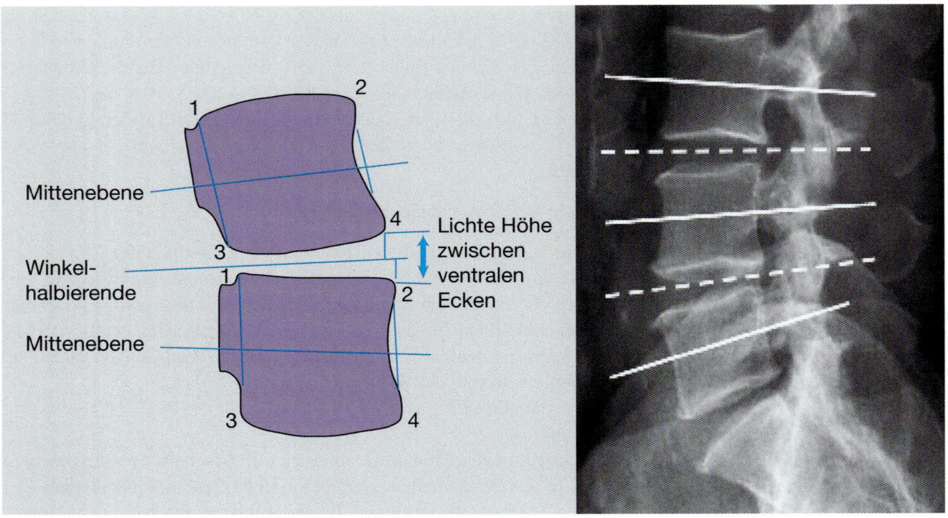

Abb. 11.36: Ermittlung der „Mittenebene" durch den Mittelpunkt der ventralen und dorsalen Bandscheibenhöhe nach Frobin et al. [48], Erläuterung s. Text

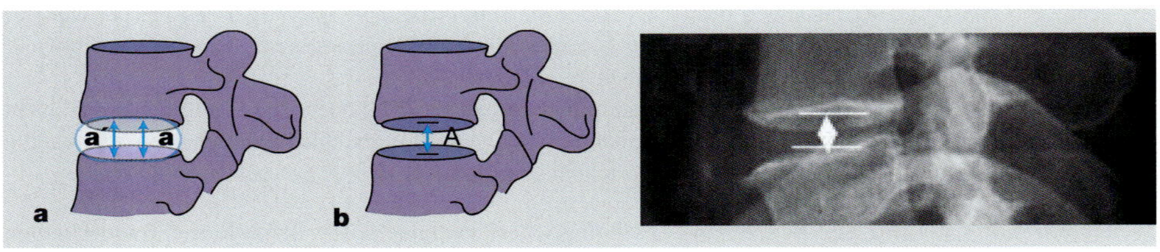

Abb. 11.37: Hurxthal-I- (a) und -II-Methode (b) a größte Distanz, a‘ kleinste Distanz, Erläuterung s. Text

Farfan. Ermittlung des Verhältniswertes der vorderen und hinteren Bandscheibenhöhe in Relation zum Bandscheibendurchmesser (→ *Abb. 11.38*) (AHR = Höhenrelation, A = anteriore Höhe, P = posteriore Höhe, PHR = posteriore Höhenrelation, D = Durchmesser, BH = Bandscheibenhöhe)

AHR = A/P
PHR = P/D
BH = AHR/BHR
R1/R2-Methode.

- R1: Ermittlung der Bandscheibenhöhe nach Hurxthal II (A) und der kranialen mittigen Wirbelkörperhöhe (V) mit R1 = A/V
- R2: Ermittlung der Bandscheibenhöhe nach Hurxthal II (A) und sagittaler Durchmesser der Bandscheibe (D) mit R2 = A/D

Beide Werte werden zur Definition der intervertebralen Bandscheibenhöhe angegeben (→ *Abb. 11.39*).

Area-Methode. Bei projektionsbedingt erkennbarer Vorder- und Hinterkante der Wirbelkörper werden Deck- und Bodenplatten als ovale Flächen abgebildet, dadurch ergibt sich im Segment der Eindruck von 3 ovalen Flächen. Außerdem wird der sagittale Durchmesser der Bandscheibe bestimmt.

Die Gesamtfläche (Area 2) minus der Flächensumme des kranialen (Area 1) und des kaudalen (Area 3) Ovals multipliziert mit 2 und durch den Bandscheibendurchmesser dividiert ergibt die jeweilige Höhe (→ *Abb. 11.38*).

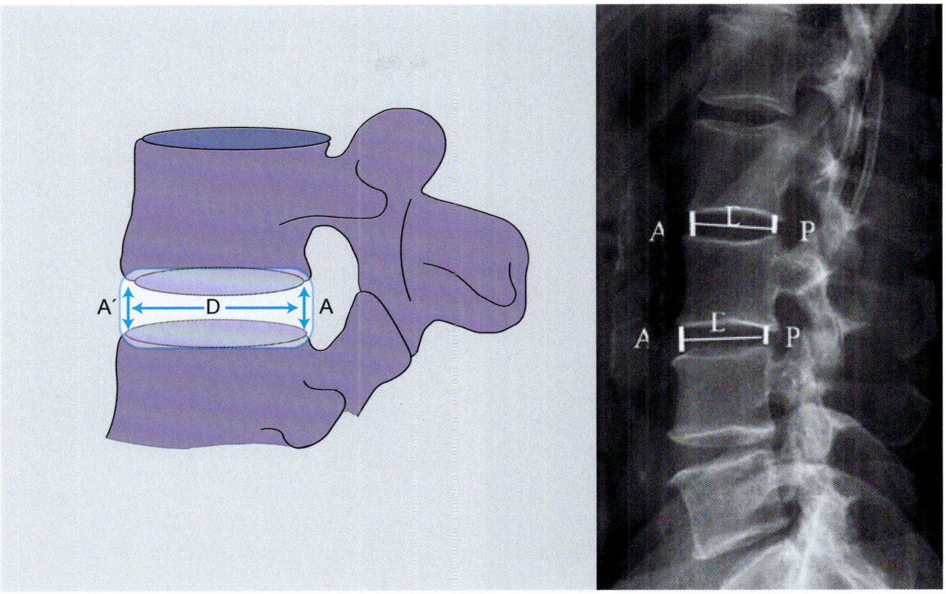

Abb. 11.38: Farfan-Methode, A anteriore Höhe, P posteriore Höhe, AHR Höhenrelation, PHR posteriore Höhenrelation, D Durchmesser, BH Bandscheibenhöhe, Erläuterung s. Text

Normierte relative Bandscheibenhöhe. Zur Berechnung der normierten relativen Bandscheibenhöhe (→ *Abb. 11.41*) werden zunächst die nach Hurxthal II gemessenen Bandscheibenhöhen mit den segmentspezifischen Korrekturfaktoren nach Roberts et al. [136] multipliziert, die sich auf das höchste Segment beziehen, in der Regel L4/L5 beim „Standardpatienten“ (→ *Tab. 11.17*).

Mit diesen Korrekturfaktoren werden alle Bandscheibenhöhen auf die Höhe der (in der Regel) höchsten Bandscheibe des Segments L4/5 bezogen. Als Ergebnis der Multiplikation der einzelnen Bandscheibenhöhen mit den segmentspezifischen Korrekturfaktoren errechnet sich die „korrigierte Bandscheibenhöhe“.

In einem weiteren Schritt wird – nach Multiplizierung mit den Korrekturfaktoren – das Segment mit der größten korrigierten Bandscheibenhöhe („Referenzsegment“) herausgesucht und = 100 % gesetzt. Alle kor-

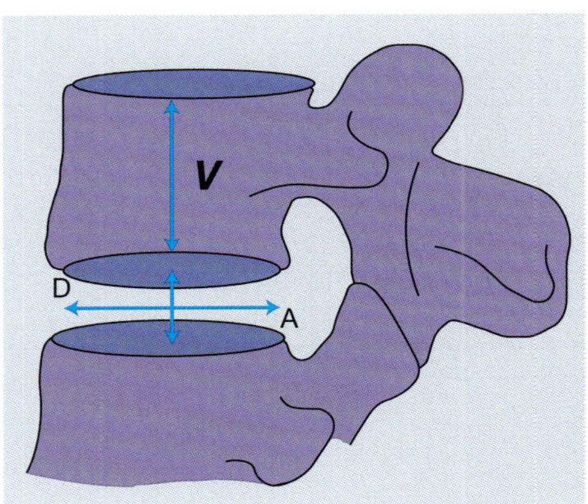

Abb. 11.39: „R1/R2“-Methode, A Bandscheibenhöhe nach Hurxthal II, V kraniale mittige Wirbelkörperhöhe, D sagittaler Durchmesser der Bandscheibe, Erläuterung s. Text

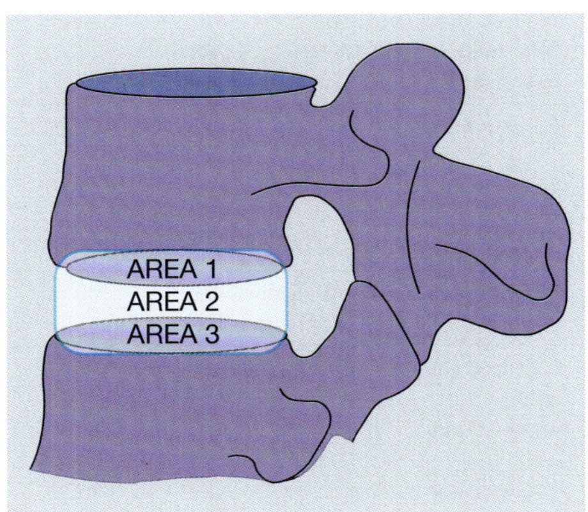

Abb. 11.40: „Area“-Methode, Erläuterung s. Text

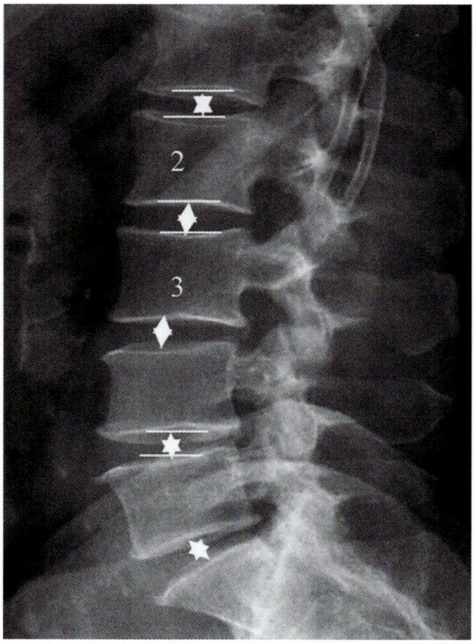

Abb. 11.41: Normierte relative Bandscheibenhöhe nach Hering et al. [65],
L1/2 = 9 mm × 1,26 = 11,34;
L2/3 = 10 mm × 1,13 = 11,3;
L3/4 = 8 mm × 1,05 = 8,4;
L4/5 = 7 mm × 1,00 = 7;
L5/S1 = 5 mm × 1,16 = 5,8.
Das heißt: größte korrigierte Bandscheibe = 11,34 = 100 %;
L1/2 = 100 %;
L2/3 = 100 %;
L3/4 = 74 % = Grad I;
L4/5 = 62 % = Grad II;
L5/S1 = 51 % = Grad II;
Erläuterung s. Text

rigierten Bandscheibenhöhen werden nun durch die größte korrigierte Bandscheibenhöhe dividiert und mit 100 % multipliziert. Die resultierenden normierten relativen Bandscheibenhöhen lassen sich als Prozentwerte der „normalen" Bandscheibenhöhe interpretieren.

Als Arbeitshilfe findet sich unter http://www.hvbg.de/d/pages/service/download/bk_rep/index.html ein Berechnungsprogramm (Excel-Datei, → *Tab. 11.21*) zum Download, über welches nach vollständiger Eingabe der nach vorstehenden Erläuterungen gemessenen Bandscheibenhöhen die Beurteilung des Vorliegens einer Chondrose und deren Ausprägung unterstützt werden. Die Interpretation des Chondrosegrads orientiert sich an der folgenden Bewertung der normierten relativen Bandscheibenhöhe.

Tab. 11.21: Eingabemaske und Bewertungsergebnisse zu beispielhaft gemessenen Bandscheibenhöhen

Segment	**L1/2**	**L2/3**	**L3/4**	**L4/5**	**L5/S1**
Bandscheibenhöhe in mm (bitte eingeben und ENTER- oder Pfeil-Taste drücken!)	**11,0**	**12,0**	**13,0**	**14,0**	**15,0**
Korrekturfaktur	1,26	1,13	1,05	1	1,16
korrigierte Bandscheibenhöhe	13,86	13,56	13,65	14	17,4
größte korrigierte Bandscheibenhöhe	17,4	17,4	17,4	17,4	17,4
normierte relative Bandscheibenhöhe (gerundet)	**80 %**	**78 %**	**78 %**	**80 %**	**100 %**
ausgehend von gemessener Bandscheibenhöhe **minus 0,5 mm***	76 %	75 %	75 %	78 %	97 %
ausgehend von gemessener Bandscheibenhöhe **plus 0,5 mm***	83 %	81 %	81 %	83 %	100 %

Tab. 11.21: Eingabemaske und Bewertungsergebnisse zu beispielhaft gemessenen Bandscheibenhöhen (*Forts.*)

Segment	**L1/2**	**L2/3**	**L3/4**	**L4/5**	**L5/S1**
Interpretation	**Chondrose Grad I**	**Chondrose Grad I**	**Chondrose Grad I**	**keine Chondrose**	**keine Chondrose**

CAVE: Erst nach Eingabe aller vorliegenden Bandscheibenhöhen sind die Ergebnisse interpretierbar!
** Anmerkung: Ausgehend von einer Messgenauigkeit der Bandscheibenhöhe von +/– 0,5 mm sollte die angegebene „Schwankungsbreite" der normierten relativen Bandscheibenhöhe bei der gutachterlichen Beurteilung berücksichtigt werden. Die Interpretation des Chondrosegrads orientiert sich an der folgenden Bewertung der normierten relativen Bandscheibenhöhe:*

keine Chondrose	> 80 %
Chondrose Grad I:	> 66 bis 80 %
Chondrose Grad II:	> 50 bis 66 %
Chondrose Grad III:	< = 50 %

2 Konkurrierende Ursachen

2.0 Einführung

Die Bewertung anlagebedingter Faktoren spielt bei der Begutachtung der „Wirbelsäulen"-Berufskrankheiten eine große Rolle. Dies begründet sich mit dem Umstand, dass bandscheibenbedingte Erkrankungen in der allgemeinen Bevölkerung auch ohne berufliche Einwirkung durch Heben oder Tragen schwerer Lasten oder Arbeiten in extremer Rumpfbeugehaltung bzw. vertikale Ganzkörperschwingungen weit verbreitet sind und eine große Anzahl von anlagebedingten Faktoren existiert, die als Risiko für die Entwicklung bandscheibenbedingter Wirbelsäulenerkrankungen diskutiert werden.

Bereits im Merkblatt zur Berufskrankheit 2108 aus dem Jahr 1993 sind verschiedene anlagebedingte Faktoren benannt, die im Sinn prädiskotischer Deformitäten bei der Kausalbewertung relevant sein sollen. Verwiesen wird hierbei auf entsprechende Literaturfundstellen, z.B. in verschiedenen Medizinischen Standardwerken.

Die nunmehr langjährige Begutachtungspraxis zu bandscheibenbedingten Lendenwirbelsäulenerkrankungen als Berufskrankheit zeigt, dass diesen anlagebedingten Faktoren häufig das entscheidende Gewicht für die Ablehnung eines Ursachenzusammenhangs beigemessen wird.

Zweifel an einer solchen Einschätzung sind aber dann begründbar, wenn die von bandscheibenbedingter Erkrankung betroffenen Versicherten einerseits eine im Sinne der BKV ausreichende Belastung durch die versicherte Tätigkeit haben hinnehmen müssen, andererseits Art und Ausprägung des anlagebedingten Faktors dessen vermeintliche pathomorphologische Relevanz für das Erkrankungsbild nicht ausreichend begründen.

Ein Teil der Mitglieder der Konsensusarbeitsgruppe des HVBG hat sich daher auch mit der Frage beschäftigt, ob und ggf. welche der in den Merkblättern und medizinischer Standardliteratur genannten Faktoren tatsächlich als konkurrierende Ursache für exogen belastungsinduzierte Bandscheibenveränderungen angesehen werden können.

Methodisch wurde dabei wie folgt vorgegangen: Zu den in den Merkblättern bzw. medizinischer Standardliteratur genannten Konkurrenzfaktoren wurde unter Medline eine Literaturrecherche mindestens über die letzten 10 Jahre vorgenommen. Als Suchbegriffe wurde jeweils der konkurrierende Faktor mit dem weiteren Begriff Bandscheibenvorfall/-prolaps und/oder Bandscheibenvorwölbung/-protrusio verbunden. Die Recherche erfolgte sowohl im deutschsprachigen Bereich als auch, mit den entsprechenden Termini, im englischsprachigen Bereich von Medline.

Darüber hinaus wurden, soweit zugänglich, die einschlägigen medizinischen Standardwerke/Lehrbücher gesichtet.

Die Aussagefähigkeit der Rechercheergebnisse wurde in der Unterarbeitsgruppe danach bewertet, ob die in den ermittelten Arbeiten getroffenen Aussagen nach erkennbarem Studiendesign als Ergebnisse evidenzbasierter Forschung angesehen werden konnten.

Waren die gefundenen Arbeiten unter diesem Aspekt nicht nachvollziehbar begründet oder fand sich zu einzelnen Faktoren keine Literatur, wurde in gemeinsamer Diskussion eine Expertenmeinung entwickelt und mit der interdisziplinären Gesamtgruppe abgestimmt.

2.1 Bewertung einzelner – vermeintlicher – Konkurrenzursachen

Nachfolgend finden sich Auswertungen zur Literaturrecherche zu den einzelnen vermeintlichen Konkurrenzfaktoren einschließlich grundsätzlicher Schlussfolgerungen.

In der unter 2.2 aufgenomenen tabellarischen Übersicht finden sich die nachstehenden Faktoren mit z.T. noch größerer Differenzierung in der Bewertung wieder. Diese größere Differenzierung resultiert v.a. aus der Diskussion der Rechercheergebnisse in der Expertenrunde und trägt klinischem und gutachterlichem Erfahrungswissen und Beachtung versicherungsrechtlich anzulegender Beurteilungsmaßstäbe Rechnung.

Hinweis. Im Hinblick darauf, dass diese Veröffentlichung von Konsensempfehlungen zur medizinischen Zusammenhangsbeurteilung auch dem medizinischen Laien aus Verwaltung und Gerichtsbarkeit eine Arbeitshilfe sein soll, wurden allgemeine Erläuterungen zu den angesprochenen Konkurrenzfaktoren jeweils vorangestellt. Fundstellen hierzu finden sich u.a. z.B. bei http://www.m-ww.de (medicine world-wide), http://rheuma-online.de/a-z/; Online Version des Pschyrembel, Leitlinien der AWMF (http://www.awmf-online.de).

2.1.1 Spondylolisthesis mit Spondylolyse

Eine Spondylolisthesis wird auch als Spondylolisthese, Olisthese, Olithesis oder Wirbelgleiten bezeichnet.

Nach den Leitlinien der Arbeitsgemeinschaft der wissenschaftlichen medizinischen Fachgesellschaften – AWMF – wird die Spondylolisthese definiert als *„Gleiten eines Wirbelkörpers mit seinen Bogenwurzeln, Querfortsätzen und oberen Gelenkfortsätzen (und damit auch mit der darüber gelegenen Wirbelsäule) über den nächsttieferen Wirbel nach vorne"*.

Die Spondylolisthesis findet sich bei etwa 2–4 % der Bevölkerung, erstaunlicherweise tritt sie bei Eskimos am häufigsten auf (bis zu 40 %). Sie findet sich aber auch häufig bei Leistungssportlern mit Hyperlordosebelastung der Lendenwirbelsäule (Speerwerfer ca. 50 %, Judokas, Kunstturner und Ringer 25 %). Bei 80 % aller Spondylolisthesen ist der 5. Lendenwirbel betroffen, der 4. Lendenwirbel zu etwa 15 %.

Man unterscheidet beim echten Wirbelgleiten die dysplastischen Formen, die auf einer angeborenen Anlagestörung am lumbosakralen Übergang beruhen, von den spondylolytischen Formen, bei welchen sich, wohl auf dem Boden eines Ermüdungsbruchs, eine Spaltbildung (Spondylolyse) der Interartikularportion entwickelt.

Darüber hinaus kann eine erworbene Gefügelockerung, z.B. im Rahmen der Spondylarthrose (*Arthrose der kleinen Wirbelgelenke*), zu einem „unechten" Wirbelgleiten (Pseudospondylolisthesis) führen, welches jedoch nicht als konkurrierende Ursache zu einer bandscheibenbedingten Wirbelsäulenerkrankung im Sinne der Berufskrankheitenverordnung zu diskutieren ist.

Beim Wirbelgleiten (Olisthese, Olisthesis) unterscheidet man nach *Meyerding* 4 Schwergrade (*→ Abb. 11.42*):

- Grad I: < 25 % verschoben
- Grad II: zwischen 25 und 50 % verschoben
- Grad III: 51–75 % verschoben
- Grad IV: > 75 % verschoben

Die Wirbelverschiebungen haben pathomechanische Folgen. Die Form des betroffenen Wirbelsäulenabschnitts wird gestört, am lumbosakralen Übergang entsteht in der Regel eine kyphotische Deformität, eine Überforderung des Muskel-Ligament-Systems erscheint deshalb plausibel. Der Gleitvorgang selbst oder eventuelle Folgezustände der Bandscheiben können zu Engpasssyndromen führen, schließlich können Instabilitäten nachweisbar sein.

Dennoch treten Beschwerden nicht regelhaft auf, eine große Anzahl der Olisthesen bleibt klinisch stumm, nach Francillion u. Konermann [45], die Brocher [19] zitierten, haben nur 10–25 % Schmerzen.

Das klinische Bild gleicht dem bei den Bandscheibenerkrankten. Es äußert sich als lokales LWS-Syndrom oder als lumbales Wurzelsyndrom mit und ohne Lockerungszeichen. Differenzialdiagnostische Abgrenzungen bei der Frage, ob eine Berufskrankheit vorliegt, sind also erforderlich.

Zur Rolle der Spondylolisthesis als außerberuflichem Risikofaktor veröffentlichte Bolm-Audorff [11] eine umfassende Übersicht nach Literaturrecherchen. Er kam zusammenfassend zu dem Ergebnis, dass die Spondylolisthesis einen außerberuflichen Risikofaktor für die Entwicklung einer Bandscheibenverschmälerung unterhalb und wahrscheinlich auch oberhalb des Segments darstellt. Besondere Risikogruppen sind Personen, bei welchen eine Zunahme des Gleitvorgangs zwischen dem 6. und 18. Lebensjahr beobachtet worden war, und solche mit einem Gleitgrad ≥ 2 nach Meyerding.

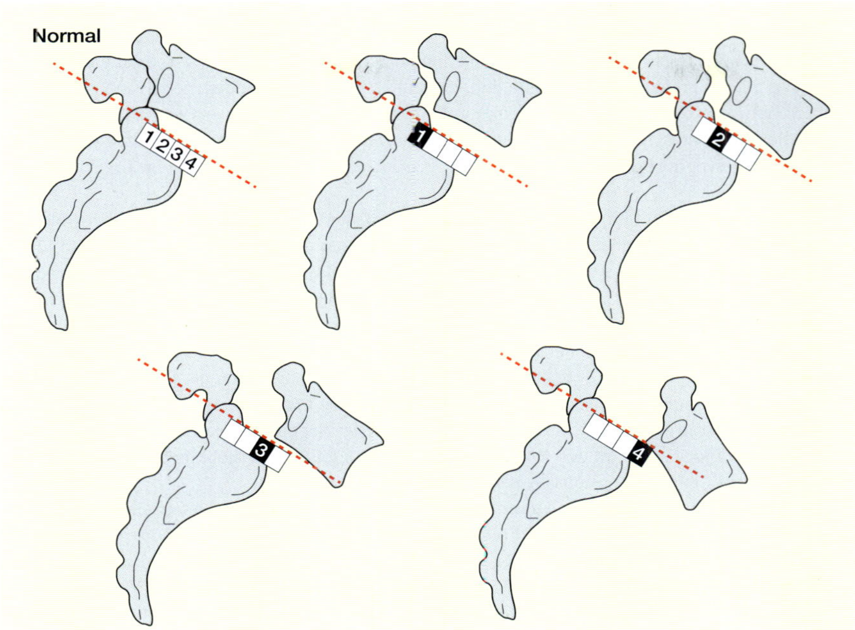

Abb. 11.42: Schweregrade der Spondylolisthesis

Resümee. Sofern bis zum 25. Lebensjahr keine Symptome bestanden, kommt beim Vorhandensein aller Voraussetzungen trotz bestehender Spondylolisthesis 1. Grades nach Meyerding die Anerkennung einer Berufskrankheit in Betracht. Ein erhöhtes Risiko liegt für die Entwicklung eines Bandscheibenvorfalls der LWS offensichtlich nicht vor, eine vorbestehende Spondylolyse ohne Gleitvorgang stellt kein Risiko für die Entwicklung einer bandscheibenbedingten LWS-Erkrankung dar.

Spondylolisthesen vom Typ ≥ Meyerding II jedoch lassen in dem vom Gleitvorgang betroffenen Segment erfahrungsgemäß bei annähernd 80 % der Betroffenen einen Bandscheibenschaden erwarten. Ein solcher wird sich daher in der Regel nicht als Folge einer Belastung im Sinne der Berufskrankheiten 2108 und 2110 wahrscheinlich machen lassen.

2.1.2 Segmentversteifung

„Segmentversteifungen" steht hier als Oberbegriff für eine Situation, bei welcher eine Fusionierung und damit Bewegungslosigkeit zwischen Wirbeln mono- oder polysegmental vorhanden ist. Die Ursachen sind vielfältig:

1. Es gibt narbig-bindegewebige und knorpelige Verbindungen zwischen den Wirbelkörpern. Am häufigsten treten diese als Resultat des natürlichen Ablaufs degenerativer Prozesse an den Bandscheiben, in der Regel unter dem Bild einer fortgeschrittenen Osteochondrosis intervertebralis, auf, gelegentlich aber auch nach Frakturen mit Beteiligung von Bandscheiben, bei welchen keine knöcherne Heilung stattfinden konnte, vergleichbar mit einer straffen Pseudarthrose.
2. Knöcherne Verbindungen zwischen Wirbeln können angeboren sein (angeborener Blockwirbel), sie sind Folgen einer anlagebedingten mangelhaften Segmentation der WS-Elemente. Unter den erworbenen sind ohne Frage die durch Operation entstandenen die häufigsten. Mono- und polysegmental sind sie bei degenerativen Instabilitäten, Tumoren, Spondylitiden, Spondylolisthesen und Frakturen indiziert, bei operativen Korrekturen von Skoliosen und Kyphosen sind sie tragende Bestandteile des Eingriffs. Es gibt verschiedene Techniken: Man kann sie, besonders bei kürzeren Strecken, interkorporell durchführen, bei längeren Fusionen von dorsal mit Einschluss der Dornfortsätze, Bögen, Gelenkfortsätze und Querfortsätze, u. U. mit Hinzufügen von metallischen Implantaten.

Unbestritten ist, dass Segmentversteifungen Einfluss auf die Biomechanik der Wirbelsäule besitzen, insbesondere auf die Lendenwirbelsäule. White u. Panjabi [164] beschrieben in einer Art Übersicht, dass experimentelle Untersuchungen eine vermehrte Beweglichkeit unterhalb der Fusion erkennen lassen, dazu eine zunehmende Stressbelastung aller angrenzenden Segmente und schließlich eine Zunahme degenerativer Veränderungen in der Nachbarschaft. Diese Veränderungen seien „most likely biologic", d.h. zu erwartende Anpassungen, und in einigen Fällen pathologisch, bedingt durch die Stresskonzentration an der Grenze der steiferen fusionierten Segmente und der beweglicheren unversteiften Zone. Verschiedene Arbeiten belegten im Ergebnis diese Feststellungen.

Lee u. Langrani [100] führten Untersuchungen an 16 humanen LWS-Präparaten durch, bei welchen Fusionen verschiedener Techniken, aber immer mit soliden Ergebnissen der Segmente L3/4, L4/5 und L5/S1 vorgenommen wurden. Angewendet wurden physiologische Kräfte und Bewegungsbedingungen. Es waren zwar gewisse Unterschiede in der Steifigkeit der Präparate in Abhängigkeit der Fusionsart zu beobachten (am solidesten erwiesen sich die von ventral intrakorporell operierten Segmente). Alle Präparate aber zeigten eine erhöhte Beanspruchung (Stress) auf den benachbarten, nicht fusionierten Segmenten, speziell der Gelenkflächen.

Ähnlich lauten Ergebnisse von Nagata et al. [117]. Diese experimentierten an 4 Kaninchenkadavern mit langstreckigen Fusionen und ohne den lumbosakralen Übergang, sie maßen die Beweglichkeit an dieser Stelle und die Druckverhältnisse an den Gelenkflächen nicht fusionierter Segmente. Die Beweglichkeit am lumbosakralen Übergang und der Druck auf den Bogengelenken waren signifikant erhöht, beide Parameter stiegen in Abhängigkeit von der Länge der Fusionsstrecke.

Eine klinische Nachuntersuchung stammt von Lehmann et al. [101]. Sie untersuchten aus einem Gesamtkollektiv von 94 Patienten 62 in einem Follow-up von 21–52 Jahre nach Fusionsoperationen bei L3 und tiefer. Zur klinischen Nachuntersuchung standen 33 von diesen zur Verfügung. Von dieser letzten Gruppe hatten nach der Feststellung dieser Autoren 15 eine degenerative Instabilität oberhalb der Fusion, 14 auch eine Spinalstenose, die allerdings nur bei 5 von klinischer Relevanz war. Aus dem großen Kollektiv von 62 Patienten hatten immerhin 35 bei der Untersuchung Schmerzen angegeben. Frymoyer et al. [50] hatten eine Arbeit unter einer etwas anderen Fragestellung vorgelegt, deren Ergebnis hier aber ebenfalls bemerkenswert ist. Sie verglichen eine Gruppe von Patienten, bei denen mindestens 10 Jahre zuvor eine Bandscheibenoperation vorgenommen worden war, mit einem zweiten Patientenkollektiv, bei welchem neben der Bandscheibenoperation auch gleichzeitig eine Fusionsoperation angesetzt wurde. Alle 143 Patienten ohne Fusion und die 64 Patienten mit Bandscheibenoperation und Fusion hatten gleichlautende residuale Kreuzschmerzen und radikuläre Zeichen, 30 % der fusionierten und 37,7 % der nicht fusionierten wurden auch in die Gruppe der Therapieversager eingereiht, weil sie deutlichere persistierende Beschwerden behielten und sogar reoperiert werden mussten. Die Arbeit dient als Beispiel für die generell zu erwartenden Probleme nach Wirbelsäulenoperationen.

Die Ergebnisse von Wörsdörfer u. Magerl [168] führten zu einem anderen Ergebnis. Sie berichteten von Nachuntersuchungen an Patienten, bei welchen zwischen 6 und 10 Jahre zuvor Spondylodesen durchgeführt worden waren. Unter diesen 136 Patienten war ein einziger Fall, bei dem eine Überlastung des Nachbarsegments aufgrund mechanischer Überbeanspruchung diskutiert werden konnte. Die Autoren meinten, dass die Frage, ob es nach interkorporellen Fusionsoperationen der Wirbelsäule zu vermehrten degenerativen Veränderungen in den Nachbarsegmenten aufgrund einer mechanischen Überlastung komme oder ob sie Ausdruck der bei dem Patienten inhärenten Veranlagung zu degenerativen Veränderungen sei, nicht beantwortet werden könne.

Untersuchungsergebnisse verschiedener Arbeiten erscheinen hier also widersprüchlich, die Autoren der Arbeiten, die sich mit Experimenten beschäftigten, betonten auch, dass die Übertragbarkeit auf den Menschen in Grenzen gesehen werden müsste. Im Übrigen wurde die Debatte um die sogenannten Anschlussinstabilitäten dadurch aufgefrischt, weil sie zur Argumentation für die Implantation von Bandscheibenprothesen erforderlich sind.

Resümee. Die vorliegende Literatur liefert keinen Beleg dafür, dass die Segmentversteifung als konkurrierende Ursache zwingend in Frage kommt. Sie ist aber nach biomechanischen Gesichtspunkten absolut plausibel, sodass nach konsensualer Auffassung der Arbeitsgruppenmitglieder bei einer mit Blockwirbelbildung einhergehenden Segmentversteifung die hieraus resultierenden biomechanischen Überlastungen der unteren LWS an deren Bandscheiben kausal wirksam werden. Dennoch muss im Einzelfall entschieden werden. Auf die Ausführungen im nachfolgenden Abschnitt 2.1.3 „Übergangswirbel" wird verwiesen. Dazu sei angemerkt, dass die biomechanischen Gesetzmäßigkeiten bei einem versteiften lumbosakralen Übergang etwas differenzierter zu bewerten sind als bei normaler Beweglichkeit dieser Region.

2.1.3 Übergangswirbel

Lumbosakrale Übergangswirbel sind dadurch charakterisiert, dass sie Merkmale sowohl der lumbalen als auch der sakralen Wirbelsäulenstrukturen aufweisen. Sie können Querfortsätze haben, die mit dem Sakrum knöchern fest verschmolzen sind oder mit ihm ein „neues Gelenk" (Nearthrose) bilden. Hinsichtlich der Auswirkungen der angeborenen Fehlform ist zu unterscheiden, ob sich der Übergangswirbel symmetrisch oder asymmetrisch entwickelt hat.

Bei Segmentationsstörungen zwischen 5. Lendenwirbel und Sakrum („Übergangswirbel") muss die übergelagerte Bandscheibe Bewegungsstörungen im fehlangelegten Segment kompensieren. Bei einem vollständigen Ausfall eines Bewegungssegments (z.B. nach Spondylodese) ist das Auftreten einer „Anschlussdegeneration" der benachbarten freien Bandscheibe eine bekannte Erfahrung. Zuletzt haben Kumar et al. [95] im Jahre 2001 über 83 fortlaufende Patienten publiziert, die nach einer durchschnittlichen Beobachtungszeit von 5 Jahren nach einer interkorporellen und/oder posterioren Lendenwirbelsäulensegmentversteifung kontrolluntersucht wurden, und in bereits 36,1 % der Fälle die radiologischen Kriterien einer Anschlussdegeneration an der übergelagerten freien Bandscheibe aufwiesen. 14 dieser 31 Patienten hatten deshalb auch bereits einen zweiten Wirbelsäuleneingriff benötigt. Bei 35 Fällen war die primäre Versteifung am Segment L4/L5 durchgeführt worden, sodass dann auch der weitere Verlauf an der untergelagerten Bandscheibe L5/S1 beurteilt werden konnte. Dort traten aber nur bei 5,7 % Anschlussdegenerations- und -instabilitätszeichen auf. Eine Folge derartiger Erkenntnisse ist der aktuelle Trend in der Wirbelsäulenchirurgie, bandscheibendegenerationsbetroffene Segmente durch die Einsetzung einer künstlichen Bandscheibe mobil zu halten, anstatt dort durch eine Versteifung die Bewegungskette der Wirbelsäule zu unterbrechen. Ähnliche biomechanische Gesetzmäßigkeiten wie nach einer Spondylodese kommen bei hypomobilen oder amobilen Segmenten nach Spondylodiszitis, knöchern „abgestützter" Wirbelkörperfraktur und bei lumbosakralen Übergangswirbeln mit nur rudimentärer Bandscheibe („Sakralisation von L5") in Betracht. Lumbosakrale asymmetrische Übergangswirbel mit einer anormalen Gelenkverbindung zwischen dem schaufelförmig verbreiterten Wirbelquerfortsatz und dem Os ilium werden in orthopädischen und radiologischen Handbüchern [36, 67, 91] und in älteren und jüngeren Zeitschriftenpublikationen [37, 165] ebenfalls als dispositioneller Faktor für die Entwicklung eines degenerativen Bandscheibenschadens aufgeführt, seit Bertolotti 1917 zum ersten Male die klinisch/radiologische Befundkombination von Lumbalgien/Ischialgien und einem Übergangswirbel beschrieben hatte. Als Ursache einer Bandscheibendegeneration am ersten „freien" Segment oberhalb der Störung wird eine mehr oder weniger stark ausgeprägte Veränderung der lokalen Statik und Bewegungsrichtung der Wirbelsäule angeführt.

In jüngerer Zeit haben Vergauwen et al. [160] 350 symptomatische Patienten mit Rückenschmerzen und/oder Ischialgien computertomographisch untersucht, und fanden bei 15 % lumbosakrale Übergangswirbel. Von diesen Patienten wiesen 45,3 % Bandscheibenprotrusionen oder Bandscheibenvorfälle am Segment oberhalb des Übergangswirbels auf; in der Vergleichsgruppe ohne knöcherne Fehlbildung hatten nur 30,3 % derartige Befunde am Referenzsegment L4/L5. Barzo et al. [5] haben 1993 aus 500 Lendenwirbelsäulenröntgenaufnahmen von vorher asymptomatischen Unfallpatienten und 1 000 Myelographien von Lumbalgie-/Ischialgiekranken eine Häufigkeit von lumbosakralen Übergangswirbeln von 4,6 % in der Normalbevölkerung errechnet. Bei der Patientengruppe mit einer Übergangsstörung war die Rate an Bandscheibenvorfällen 4-mal höher als in der Gruppe mit unauffälliger knöcherner Lendenwirbelsäulenanatomie. Otani et al. [123] haben 2001 über eine Untersuchung an 501 Rückenschmerz-/Ischialgiepatienten – darunter 253 mit einem Bandscheibenvorfall und 508 Kontrollpatienten ohne Wirbelsäulensymptomatik – publiziert. 11 % der Probanden in der asymptomatischen Kontrollgruppe und 17 % der Patienten in der Bandscheibenvorfallgruppe hatten lumbosakrale Übergangswirbel ($p<0{,}05$). Bei 85 % der Bandscheibenpatienten mit lumbosakralem Übergangswirbel bestand die Symptomatik am letzten mobilen Segment L4/L5, gegenüber einer Befundrate von 59 % von L4/L5-Bandscheibensymptomen in der Kontrollgruppe ohne Übergangswirbel ($p<0{,}0001$). Nach einer MRT-/CT-Untersuchung von Elster [35] an 140 Patienten mit lumbosakralen Übergangswirbeln aus einem Kollektiv von 2 000 Langzeitrückenschmerz- oder Ischialgieerkrankten traten am Segment L4/L5 oberhalb eines Übergangswirbels 9-mal häufiger Bandscheibenvorfälle auf als an anderen Segmenten dieser Probanden, gegenüber einer sehr viel gleichmäßigeren Bandscheibenvorfallsegmentverteilung bei der Kontrollgruppe ohne lumbosakralen Übergangswirbel (mit Übergangswirbel 88 % der Bandscheibenvorfälle bei L4/L5, ohne Übergangswirbel 49 % der Bandscheibenvorfälle bei L4/L5).

Resümee. Zumindest bei asymmetrischen lumbosakralen Übergangswirbeln wird sich ein Bandscheibenschaden im ersten „freien" Segment in der Regel nicht als Folge von Belastungen im Sinne der Berufskrankheiten Nrn. 2108 oder 2110 wahrscheinlich machen lassen.

2.1.4 Lendenwirbelkörperfrakturen

Es handelt sich hier nur um die Beurteilung von „Zuständen nach Fraktur", also nach abgeschlossenem Heilverlauf.

Keine Relevanz auf die Biomechanik der Lendenwirbelsäule besitzen solche Brüche, die ohne Folgen auf Form und Funktion der Wirbelsäule überstanden wurden, sondern nur solche, die mit einem Defekt verheilten.

Folgen von Frakturen können Keilwirbel sein, aus denen klinisch eine kurzstreckige Kyphose bzw. ein Gibbus resultieren. Zur Beurteilung ist der Kyphosewinkel entscheidend, ferner der Sitz dieser Kyphose (lumbal, thorakal). Eine Einschätzung der juvenilen Kyphose wie beim Morbus Scheuermann (Abschnitt 2.1.9) ist plausibel und zulässig.

Das Gleiche gilt für eine Skoliosierung infolge einer Fraktur. Auch hier sind der Sitz der Seitausbiegung und der Winkelgrad entscheidend. Eine Beurteilung wäre dann in Anlehnung an die Angaben im Abschnitt 2.1.5 zu Skoliosen vorzunehmen.

Schließlich können segmentale Versteifungen vorkommen, die nach den Kriterien, die im Abschnitt 2.1.2 aufgezeigt wurden, zu berücksichtigen sind.

Auch sind nach Frakturen spinale Engpasssituationen und Instabilitäten möglich. Hier handelt es sich aber um behandlungsbedürftige Zustände, die in diesem Zusammenhang keine Bedeutung besitzen.

Resümee. Achsengerecht ohne Bandscheibenbeteiligung verheilte LWK-Frakturen begründen kein erhöhtes Risiko eines – vorzeitigen – Bandscheibenschadens, während in Fehlstellung verheilte LWK-Frakturen unter den aufgezeigten Bedingungen als Konkurrenzursache in Betracht kommen können. Hier ist je nach Art und Ausprägung der Frakturfolgen eine Kausalitätsabwägung unter Beachtung des Verlaufs der bandscheibenbedingten Erkrankung und des Belastungsumfangs im Sinne der BK-Nrn. 2108 und 2110 erforderlich.

2.1.5 Skoliosen

Als Skoliose (griech. skolios = krumm) wird eine dauerhafte (fixierte) seitliche Verkrümmung der Wirbelsäule in der Frontalebene bezeichnet [31], die mit einer Drehung (= Torsion) der einzelnen Wirbelkörper einhergehen kann. Der Ausgangspunkt für die seitliche Verkrümmung kann in verschiedenen Bereichen der Wirbelsäule liegen. Unterschieden werden danach die folgenden Formen:

- thorakale Skoliose: Skoliose im Bereich der Brustwirbelsäule
- lumbale Skoliose: Skoliose im Bereich der Lendenwirbelsäule
- thorakolumbale Skoliose: Skoliose im Übergangsbereich zwischen Brust- und Lendenwirbelsäule
- thorakale und lumbale Skoliose: Skoliose im Bereich der Brust- und Lendenwirbelsäule

In *Abb. 11.43* sind die unterschiedlichen Formen der Skoliose zu sehen.

Ursachen der idiopathischen Skoliose. Etwa 85 % aller Skoliosen sind idiopathischen Ursprungs, d.h. ihre auslösende Ursache ist nicht bekannt (griech. idios = eigen, pathos = Leiden, idiopathisch = selbstständiges Leiden, ohne erkennbare Ursache entstanden). Die idiopathische Skoliose entsteht v.a. in Zeiten, in denen die Wirbelsäule starkem Wachstum ausgesetzt ist. Es wird deshalb auch von der Skoliose als einer Wachstumsdeformität gesprochen. Betroffen sind demnach v.a. Säuglinge und Kleinkinder, Kinder bis zum 10. Lebensjahr und Jugendliche in der Pubertät. Bei der Entwicklung einer idiopathischen Skoliose wachsen die Wirbelkörper in eine Richtung langsamer als in die andere. Durch dieses Fehlwachstum einzelner oder mehrerer Wirbel kommt es zu deren Drehung, die wiederum eine Verdrehung (= Rotation) der gesamten Wirbelsäule hervorruft. Im Ergebnis ist die Wirbelsäule seitlich nach rechts oder links verbogen.

Andere Ursachen. Neben der idiopathischen Skoliose, deren auslösende Ursache unbekannt ist, gibt es zahlreiche seltenere Skolioseformen, die auf andere Erkrankungen zurückzuführen sind:

- **Kongenitale Skoliose**, d.h. angeborene Skoliosen bei schweren vorgeburtlichen Entwicklungsstörungen
- **Neuropathische Skoliose**, bedingt durch Erkrankungen, die mit einer Schädigung des Nervensystems einhergehen, z.B. spinale Kinderlähmung (= Poliomyelitis), spinale Muskelatrophie (= Muskelschwund)
- **Myopathische Skoliose**, bedingt durch Erkrankungen der Muskulatur, z.B. Muskelatrophie
- **Mesenchymale Skoliose**, bedingt durch Erkrankungen des Bindegewebes, z.B. Marfan-Syndrom, Ehlers-Danlos-Syndrom, schwere Narbenbildung
- **Metabolische Skoliose**, bedingt durch Erkrankungen des Knochenstoffwechsels, z.B. jugendliche Osteoporose, Rachitis, Glasknochenkrankheit (= Osteogenesis imperfecta)

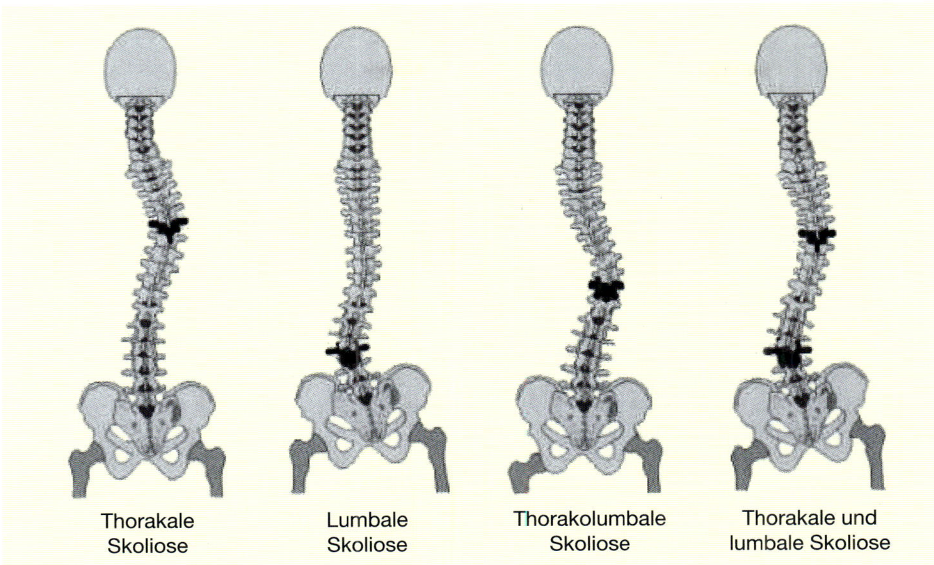

Abb. 11.43: Unterschiedliche Formen der Skoliose

- **Radiogene Skoliose**, als Folge einer Strahlentherapie im Kindesalter
- **Posttraumatische Skoliose**, bedingt durch schwere Gewalteinwirkung, z.B. bei Unfällen
- **Statische Skoliose**, bedingt z.B. durch eine unterschiedliche Länge der beiden Beine
- **Entzündliche Skoliose**, bedingt durch schwere Entzündungen im Bereich der Wirbelkörper

Häufigkeit. Die Angaben zur Häufigkeit der Skoliose schwanken weltweit zwischen 0,15 % und 15 % der Bevölkerung. In Deutschland sind Schätzungen zufolge 400 000 Menschen daran erkrankt. Diese große Schwankungsbreite in den Häufigkeitszahlen ist darauf zurückzuführen, dass es unterschiedliche Festlegungen darüber gibt, ab wann eine vorliegende seitliche Verbiegung der Wirbelsäule als Skoliose eingestuft wird. Von der idiopathischen Form der Skoliose sind Mädchen etwa 4-mal so häufig betroffen wie Jungen.

Einteilung. Die Einteilung nach Schweregraden (entspricht dem röntgenologisch ermittelten Skoliosewinkel nach Cobb; → *Abb. 11.44*) nach Kostuik [90] ergibt:

- Winkel 10–19° = leichtgradige Skoliose
- Winkel 20–29° = mittelgradige Skoliose
- Winkel ≥ 30° = hochgradige Skoliose

Literaturauswertung. Ponseti u. Fridman [127] führten eine prospektive Studie bei 335 Fällen, die wegen Skoliose in einer orthopädischen Universitätsklinik in den USA als Kinder behandelt wurden und bis zum Ende der Wachstumsperiode röntgenologisch untersucht worden waren, durch. Alle Fälle wurden konservativ behandelt. Die Patienten mit lumbaler Skoliose hatten insgesamt

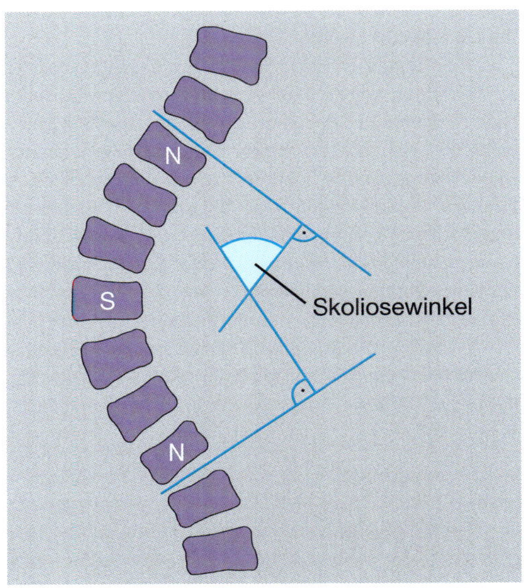

Abb. 11.44: Skoliosewinkel nach Cobb; N Neutralwirbel; S Scheitelwirbel

die günstigste Prognose in Bezug auf die Progression des Skoliosewinkels. Bei Patienten mit thorakaler Skoliose wurden Veränderungen der Wirbelkörper in Form von Kantenabsprengungen, Osteoporose und keilförmigen Deformationen sowie Bandscheibenverschmälerungen im Bereich des Apex der Skoliose beobachtet. Wegen der Alters der Probanden zum Zeitpunkt des Studienendes von 14–16 Jahren ist die Arbeit in Bezug auf die Entwicklung bandscheibenbedingter Erkrankungen der Lendenwirbelsäule infolge der Skoliose wenig ergiebig.

Horal [68] fand in einer bevölkerungsbezogenen Fall-Kontroll-Studie keinen signifikanten Zusammenhang zwischen Skoliose und Krankschreibung wegen Wirbelsäulenerkrankungen. 3,1 % der Fälle und 2,1 % der Kontrollen wiesen röntgenologisch Hinweise für eine Skoliose auf.

Wiltse [165] berichtete in einer Übersichtsarbeit über die klinische Erfahrung, dass es bei Patienten mit Skoliose im Scheitelpunkt der Skoliose vermehrt zu degenerativen Veränderungen komme. Dies sei insbesondere bei lumbalen Skoliosen wegen einseitig verkümmerter Anlage der kleinen Wirbelgelenke der Fall. Die Veröffentlichung enthält keine Angaben über die Anzahl solcher Beobachtungen.

Epstein et al. [37] legten eine Kasuistik über 12 Patienten, darunter 8 Frauen und 4 Männer, mit lumbaler Skoliose mit einem Skoliosewinkel zwischen 15° und 60° vor, die wegen ausgeprägter posteriorer Spondylose sowie hypertrophierender Spondylarthrose und fortgeschrittener Bandscheibenverschmälerung auf der konkaven Seite der Skoliose eine Einengung des Spinalkanals (n=7) oder einen lumbalen Bandscheibenvorfall (n=3) aufwiesen und operativ behandelt werden mussten.

Moskovitz et al. [113] berichteten über 110 Patienten, die wegen fortgeschrittener Skoliose zwischen 1947 und 1957 operativ behandelt worden waren und von denen 61 (56 %) im Mittel 26 Jahre später nachuntersucht werden konnten. Das mittlere Alter bei der Nachuntersuchung betrug 40 Jahre. Die Autoren kamen zu dem Ergebnis, dass das Lumbalsegment unterhalb der Fusion häufig eine fortgeschrittene Spondylose aufweist. Die Bandscheibenhöhe L5/S1 war bei den Patienten mit Zustand nach Fusionsoperation wegen Skoliose deutlich niedriger als bei gesunden Kontrollprobanden, die von anderen Autoren untersucht wurden. Ferner fand sich ein deutlicher Zusammenhang zwischen fortgeschrittener Spondylarthrose der LWS und der Häufigkeit von LWS-Beschwerden. An der Studie ist zu kritisieren, dass das Ausmaß der präoperativen Skoliose nicht mitgeteilt wird. Aus den in der Veröffentlichung dargestellten Röntgenbildern geht jedoch hervor, dass es sich bei den operierten Patienten überwiegend um solche mit fortgeschrittener Skoliose mit einem Winkelgrad nach Cobb von 30° und mehr handelte. Ferner ist an der Studie zu kritisieren, dass eine eigene Kontrollgruppe nicht untersucht wurde. Der Vergleich der Bandscheibenhöhe bei Patienten mit operierter Skoliose mit veröffentlichten Daten ist u.E. wegen der bekannten Variabilität der Röntgenbefundung wenig geeignet. Ferner fehlen Angaben, ob die Skoliosepatienten mit den veröffentlichten Kontrollprobanden nach den Merkmalen Alter und Geschlecht vergleichbar waren. 2 der 61 nachuntersuchten Skoliosepatienten (3,3 %) waren wegen eines Bandscheibenvorfalls der LWS operiert worden.

Weinstein et al. [163] beschrieben die Ergebnisse einer prospektiven Studie von 239 Patienten, die in den 1940er Jahren wegen Skoliose in konservativer Behandlung waren. Von diesen konnten 161 Patienten im Mittel nach 39 Jahren nachuntersucht werden. Das Alter zum Untersuchungszeitpunkt lag bei 53 Jahren. Der mittlere Winkelgrad nach Cobb zum Untersuchungszeitpunkt lag bei 59 Patienten mit thorakaler Skoliose bei 92° (Schwankung 20–156°), bei 19 Patienten mit thorakolumbaler Skoliose bei 72 ° (45–145°), bei 41 Patienten mit lumbaler Skoliose bei 36° (15–78°) und bei 42 Patienten mit kombinierter Skoliose bei 67° (30–109°). 38 % der untersuchten Skoliosepatienten wiesen im Röntgenbild degenerative Veränderungen in Form von Bandscheibenverschmälerung, Spondylose oder Spondylarthrose auf. Ein Zusammenhang zwischen dem Schweregrad der degenerativen Veränderungen und dem Typ und Schweregrad der Skoliose wurde nicht festgestellt. An der Studie ist zu kritisieren, dass ein Vergleich mit einer gesunden Kontrollgruppe fehlt.

Kostuik u. Bentivoglio [88] befragten 189 Skoliosepatienten nach der Häufigkeit von Wirbelsäulenbeschwerden. Patienten mit lumbaler Skoliose wiesen häufiger Wirbelsäulenbeschwerden auf als Patienten mit thorakaler Skoliose. Patienten mit einer ausgeprägten Skoliose (> 45° nach Cobb) hatten signifikant häufiger Wirbelsäulenbeschwerden als Patienten mit geringgradiger Skoliose. Die Studie leidet darunter, dass keine Kontrollgruppe untersucht wurde und eine systematische Bewertung der Röntgenbilder in Bezug auf degenerative Veränderungen fehlt.

Cochran et al. [24] stellten eine prospektive Studie bei 95 Skoliosepatienten vor, die im mittleren Alter von 15 Jahren wegen einer fortgeschrittenen thorakalen, thorakolumbalen oder lumbalen Skoliose mit einer Harrington-Fusion behandelt und im Mittel, etwa 10 Jahre später, nachuntersucht worden waren. Im Mittel lag der Winkelgrad nach Cobb der Skoliose vor der Operation bei etwa 65° und nach der Operation bei etwa 40°. Die operierten Skoliosepatienten wurden mit einer Kontrollgruppe von 85 nach Alter und Geschlecht vergleichbaren Beschäftigten aus dem Gesundheitswesen und Poliklinikpatienten ohne Skoliose verglichen. LWS-Beschwerden traten bei den operierten Skoliosepatienten seltener auf als bei der Kontrollgruppe (45 vs. 52 %). Allerdings bestanden in der Gruppe der operierten Skoliosepatienten, in denen der untere Teil des Harrington-Stabs im Wirbelkörper L4 oder L5 ansetzte, häufiger LWS-Beschwerden als bei der Kontrollgruppe, (62 und 82 % vs. 53 %). 11 von 24 Patienten, bei denen der distale Teil des Harrington-Stabs im Wirbelkörper L4 oder L5 ansetzte, wiesen degenerative Veränderungen in Form einer Spondylarthrose und einer Bandscheibenverschmälerung mit oder ohne Spondylose auf. Bei den operierten Skoliosepatienten, bei denen der distale Teil des Harrington-Stabs in den Wirbelkörpern L1–L3 ansetzte (n=69), traten solche degenerativen Veränderungen nicht auf. Die Studie spricht dafür, dass Patienten, bei denen der distale Teil des Harrington-Stabs in den Wirbelkörpern L4 oder L5 ansetzt, eine ungünstigere Prognose mit häufigerer Entwicklung von degenerativen Veränderungen aufweisen. Insgesamt leidet die Studie unter dem relativ kurzen Follow-up-Zeitraum und dem niedrigen Alter der untersuchten Skoliosepatienten sowie dem Umstand, dass keine Röntgenbilder der Kontrollprobanden vorliegen.

Cochran u. Nachemson [25] veröffentlichen die Ergebnisse einer prospektiven Studie über 85 (90 %) von 95 Patienten, die wegen einer thorakalen oder thorakolumbalen Skoliose mit einem Winkelgrad nach Cobb zwischen 25 und 50° bzw. einer lumbalen Skoliose mit einem Winkelgrad nach Cobb von < 60° mindestens 6 Monate lang mit einem Milwaukee-Mieder behandelt wurden. Die Nachuntersuchung fand im Mittel 7,5 Jahre nach Durchführung der Miederbehandlung statt. Das mittlere Alter der Untersuchten lag bei etwa 25 Jahren. Die Befragungsergebnisse wurden verglichen mit der Kontrollgruppe in der Studie von Cochran et al. [24]: Die Skoliosepatienten mit Miederbehandlung wiesen signifikant seltener LWS-Beschwerden auf (33 vs. 52 %). Es bestand kein signifikanter Zusammenhang zwischen der Häufigkeit von LWS-Beschwerden und dem Typ der Skoliose (thorakale, thorakolumbale oder lumbale Skoliose). An der Studie ist die geringe Nachbeobachtungszeit und das geringe Durchschnittsalter der untersuchten Skoliosepatienten zu kritisieren, die eine Aussage in Bezug auf die Häufigkeit von degenerativen Wirbelsäulenveränderungen nicht zulassen.

Richter et al. [132] legten eine Querschnittsstudie bei 100 Patienten, die wegen idiopathischer Skoliose in klinischer Behandlung waren, vor, darunter 90 Frauen und 10 Männer. Das mittlere Alter lag bei 19 Jahren. Als Vergleichsgruppe dienten 26 Jugendliche ohne wesentliche Skoliose. In beiden Gruppen wurden Röntgenbilder der LWS in 2 Ebenen sowie Schrägaufnahmen durchgeführt. 68 % der Skoliosepatienten hatten thorakale Skoliosen, 81 % thorakolumbale Skoliosen und 16 % lumbale Skoliosen. Die Summe addiert sich auf mehr als 100 %, weil ein Teil der Patienten eine thorakale und eine lumbale Skoliose aufwiesen. In der Studie fand sich eine signifikante Beziehung zwischen dem Winkelgrad nach Cobb und der Prävalenz und dem Schweregrad der Spondylarthrose. Die Prävalenz von spondylarthrotischen Veränderungen insgesamt stieg von 5 % bei Patienten mit einer Skoliose mit einem Winkelgrad von 10–20° auf 47 % bei Patienten mit einer Skoliose mit einem Winkelgrad von über 60° ($p < 0,05$). Spondylotische Veränderungen traten insbesondere im Bereich des Apex der Skoliose sowie auf der konkaven Seite auf. Die Spondyloseprävalenz stieg von 37 % bei Patienten mit einer Skoliose mit einem Winkelgrad von 10–20° auf 53 % bei Skoliosepatienten mit einem Winkelgrad von > 60° an. Der Unterschied war nicht signifikant. Der Vergleich zwischen Skoliose- und Kontrollgruppe zeigte bei den Skoliosepatienten signifikant häufiger röntgenologische Zeichen der Spondylarthrose (30 vs. 0 %) und Hinweise für Spondylose (60 vs. 12 %). Der Unterschied war nicht signifikant. An der Studie ist zu kritisieren, dass keine Aussagen in Bezug auf die Häufigkeit von Chondrose mit Bandscheibenverschmälerung gemacht wurden.

Dickson et al. [32] führten bei 165 von 206 Patienten, bei denen im mittleren Alter von 17 Jahren eine Harrington-Fusion wegen einer fortgeschrittenen Skoliose mit einem Winkelgrad nach Cobb von mindestens 38–150° durchgeführt worden war, eine Befragung etwa 25 Jahre nach der Operation durch, die ebenfalls bei einer nach Alter und Geschlecht vergleichbaren Kontrollgruppe von 100 Personen vorgenommen wurde. Patienten mit Zustand nach Harrington-Fusion klagten signifikant häufiger über Beschwerden im thorakolumbalen Übergang (15 vs. 10 %). Dagegen bestanden keine Unterschiede zwischen beiden Gruppen in Bezug auf die Häufigkeit von Beschwerden im Bereich der Lumbosakralregion. Es fand sich keine Abhängigkeit der Häufigkeit der Wirbelsäulenbeschwerden vom Ausmaß der Skoliose und vom distalen Ansatzpunkt des Harrington-Stabs. Ferner konnten von den 165 Patienten mit Zustand nach Harrington-Fusion bei 111 Patienten kürzlich angefertigte Röntgenbilder in Bezug auf degenerative Veränderungen (Osteochondrose, Spondylose und Bandscheibenverschmälerung) unterhalb der Fusion ausgewertet werden. Dabei war der Anteil von Patienten mit solchen degenerativen Veränderungen unterhalb der Fusion relativ gering und lag bei Patienten mit thorakaler Skoliose bei 5/95, bei Patienten mit thorakolumbaler Skoliose bei 3/13, bei Patienten mit

Doppel-S-förmiger Skoliose bei 4/26, während keiner der 13 Patienten mit lumbaler Skoliose degenerative Veränderungen aufwies. Die Studie leidet darunter, dass keine Röntgenbilder von den Kontrollprobanden zur Auswertung vorlagen.

Debrunner [31] vertrat die Auffassung, dass nach seiner klinischen Erfahrung die Mehrzahl der sogenannten idiopathischen Skoliosen geringfügig sei und keine Beschwerden verursache. Anders wird die Lumbalskoliose bewertet, die zu einer starken Störung der LWS-Statik mit häufigen degenerativen Veränderungen und hartnäckigen Kreuzschmerzen führe. Die Veröffentlichung enthält keine Angaben über die Anzahl solcher Beobachtungen.

Conolly et al. [26] führten bei 83 von 142 Patienten, die wegen einer fortgeschrittenen Skoliose mit einem mittleren Winkelgrad nach Cobb von 60° (Schwankung 40–100°) nach der Methode von Harrington operativ behandelt worden waren, 12 Jahre nach der Operation eine Nachbefragung und bei 55 der 142 Patienten eine klinische und röntgenologische Nachuntersuchung durch. Bei der Untersuchung fand sich eine signifikante Beziehung zwischen der Lage des distalen Ansatzpunkts des Harrington-Stabs und dem Ausmaß an lumbaler Bandscheibendegeneration (Bandscheibenverschmälerung und Spondylarthrose), die umso ausgeprägter war, je distaler der Ansatzpunkt lag. Die Studie leidet darunter, dass keine Röntgenbilder einer Kontrollgruppe vorlagen.

Winter [166] kam in einem Handbuchartikel zu dem Ergebnis, dass keine Evidenz über ein erhöhtes Risiko von Patienten mit Skoliose mit einem Winkelgrad nach Cobb von 45° und weniger in Bezug auf Wirbelsäulenbeschwerden vorliege, während dies bei höhergradigen Skoliosen der Fall sei. Studien, die ein erhöhtes Risiko von Skoliosepatienten in Bezug auf die Entwicklung von degenerativen Veränderungen der Wirbelsäule nachwiesen, wurden in dem Übersichtsartikel nicht präsentiert.

Cordover et al. [27] präsentierten die Ergebnisse einer prospektiven Studie bei 35 (52 %) von 65 Patienten mit einer leicht- bis mittelgradigen Skoliose mit einem Winkelgrad nach Cobb zwischen 20 und 55° während der ersten klinischen Untersuchung zwischen 1935 und 1975, die im Mittel 22 Jahre nach der ersten Untersuchung befragt wurden. Als Kontrolle dienten die Befragungsergebnisse von 31 nach Alter und Geschlecht vergleichbaren Universitätsbeschäftigten ohne Hinweise für eine Skoliose. Die Skoliosepatienten wiesen signifikant häufiger Wirbelsäulenbeschwerden auf als die Kontrollgruppe (65 vs. 32 %). Ferner war der Schweregrad der Wirbelsäulenbeschwerden im Mittel bei den Skoliosepatienten signifikant höher als bei den Kontrollprobanden. Eine signifikante Beziehung zwischen dem Schweregrad der Skoliose, gemessen nach dem Winkelgrad nach Cobb, sowie der Lokalisation der Skoliose und Wirbelsäulenbeschwerden bestand nicht. Skoliosepatienten berichteten häufiger über radikuläre Beschwerden (26 vs. 17 %), die Unterschiede waren jedoch nicht signifikant. Krankenhausbehandlungen oder Operationen waren bei keinem der Skoliosepatienten und einem der Kontrollprobanden erforderlich. Die Studie leidet an der kleinen Fallzahl und dem Fehlen von aktuellen Bildbefunden bei den Skoliosepatienten und Kontrollprobanden.

Krämer [92] vertrat in seinem Buch die Auffassung, dass die Skoliose als prädiskotische Deformität für das frühzeitige oder vermehrte Auftreten degenerativer Veränderungen an der LWS verantwortlich zu machen sei. Der Publikation ist nicht zu entnehmen, ob es sich dabei um thorakale oder lumbale Skoliosen handelte.

Danielsson u. Nachemson [29] führten eine Nachuntersuchung bei 252 Patienten mit Skoliose 22 Jahre nach der Erstdiagnose durch und verglichen die Häufigkeit degenerativer Veränderungen der LWS im Röntgenbild mit einer nach Alter und Geschlecht vergleichbaren gesunden Kontrollgruppe aus der Wohnbevölkerung. Von den Skoliosepatienten wurden 119 Probanden mit Korsett (Milwaukee- oder Boston-Korsett) sowie 142 chirurgisch behandelt. Das Durchschnittsalter aller 3 Gruppen lag bei 40 Jahren. Die mit Korsett behandelten Skoliosepatienten wiesen im Mittel eine Skoliose mit einem Winkel nach Cobb von 33,2 ± 9,6° (Schwankung 12–60°), die chirurgisch behandelten Skoliosepatienten einen Winkel nach Cobb von 61,8 ± 13,2° (Schwankung 38–122°) auf. Das Ausmaß degenerativer Veränderungen wurde nach Weiner et al. [162] wie folgt klassifiziert:

- Stadium 0 (normale Bandscheibenhöhe, keine Gasbildung in den Bandscheiben, keine Spondylose)
- Stadium 1 (Bandscheibenverschmälerung um 25 %, keine Gasbildung in den Bandscheiben, geringe Spondylose)
- Stadium 2 (Bandscheibenverschmälerung um 25–75 %, keine Gasbildung in den Bandscheiben, mittelgradige Spondylose)
- Stadium 3 (Bandscheibenverschmälerung um mehr als 75 %, mit Gasbildung in den Bandscheiben sowie ausgeprägter Spondylose)

Tab. 11.22 zeigt die Häufigkeit degenerativer LWS-Veränderungen im Stadium 2 und 3 nach Weiner et al. [162] bei den untersuchten Skoliosepatienten und Kontrollprobanden. Chirurgisch behandelte Skoliosepatienten wiesen in den Segmenten L4/L5 und L5/S1 mit 12,9 bzw. 20,8 % eine signifikant höhere Prävalenz degenerativer LWS-Veränderungen auf als die Kontrollgruppe (0 %). Dagegen fand sich bei den mit Korsett behandelten Skoliosepatienten nur im Segment L5/S1 eine signifikant erhöhte Prävalenz für degenerative LWS-Veränderungen (11 vs. 0 %). Ferner wiesen Skoliosepatienten eine signifikant abgeflachte BWS-Kyphose im Vergleich zu Kontrollprobanden auf (chirurgisch behandelte Skoliosepatienten: Kyphosewinkel 24,5 ± 13,6°, mit Korsett behandelte Skoliosepatienten: 30,8 ± 14,0° und Kontrollprobanden: 38,5 ± 9,7°, p < 0,0001). Bandscheibenvorfälle wurden bei den Skoliosepatienten insgesamt selten beobachtet. Von insgesamt 4 Fällen entfielen 3 auf die 139 chirurgisch behandelten Skoliosepatienten (2,2 %) und ein Fall auf die mit Stützkorsett behandelten Skoliosepatienten (0,9 %).

Tab. 11.22: Häufigkeit degenerativer LWS-Veränderungen bei Skoliosepatienten nach Danielsson u. Nachemson [29]

Bandscheibensegment	**Skoliosepatienten**		**Kontrollgruppe (n=100) [%]ª**
	chirurgische Behandlung (n=139) [%]ª	**Korsettbehandlung (n=109) [%]ª**	
L4/5	12,9*	4,6	0
L5/S1	20,8*	11,0*	0

ª *Häufigkeit degenerativer LWS-Veränderungen des Stadiums 2 und 3 nach Weiner et al. [162]*
* *p < 0,0001 im Vergleich zu Kontrollen*

Insgesamt spricht die Studie von Danielsson u. Nachemson [29] für ein signifikant erhöhtes Risiko für degenerative LWS-Veränderungen (Osteochondrose mit Bandscheibenverschmälerung und Spondylose) bei Patienten mit Skoliose im Vergleich zu gesunden Kontrollprobanden. Diese Aussage gilt jedoch nur für Skoliosen, die im Mittel einen Winkelgrad von über 30° nach Cobb aufweisen, d.h. nach Kostuik [90] als hochgradig einzustufen sind. Bei Probanden mit fortgeschrittener Skoliose mit einem Winkelgrad nach Cobb von über 30° ist das relative Risiko für die Entwicklung einer Osteochondrose mit Bandscheibenverschmälerung um mehr als 25 % im Vergleich zur Kontrollgruppe deutlich um mehr als den Faktor 3,5 erhöht, sodass nach den oben beschriebenen Kriterien die Verursachungswahrscheinlichkeit für die Entwicklung einer Osteochondrose mit Bandscheibenverschmälerung beim Vorliegen einer fortgeschrittenen Skoliose deutlich über 70 % liegt und die Anerkennung einer Berufskrankheit 2108 nicht empfohlen werden kann. Dagegen ergab die Studie keine Hinweise für ein wesentlich erhöhtes Risiko in Bezug auf die Entwicklung eines Bandscheibenvorfalls der Lendenwirbelsäule bei Skoliosepatienten. An der Studie ist zu kritisieren, dass isolierte Angaben zur Prävalenz von Osteochondrose und Spondylose bei Skoliosepatienten und Kontrollprobanden fehlen. Ferner ist darauf hinzuweisen, dass nach der Untersuchung von Danielsson u. Nachemson [29] keineswegs alle Skoliosepatienten degenerative LWS-Veränderungen aufweisen, sondern je nach Bandscheibensegment und Behandlungsart nur 4,6–20,8 %. Dies gilt für das mittlere Alter der Skoliosepatienten von 40 Jahren. Mit zunehmendem Alter ist von einem Ansteigen der Prävalenz degenerativer LWS-Veränderungen bei Skoliosepatienten und Kontrollprobanden auszugehen. Der Verlauf dieses Anstiegs ist jedoch unbekannt. Ob zusätzliche berufliche Einwirkungen durch Heben oder Tragen schwerer Lasten oder Arbeiten in extremer Rumpfbeugehaltung das Risiko von Skoliosepatienten für die Entwicklung bandscheibenbedingter LWS-Erkrankungen erhöht ist, ist nicht bekannt.

Ferner veröffentlichten Danielsson et al. [30] im Rahmen der eben zitierten Studie eine Nachuntersuchung von 32 Patienten, bei denen wegen einer fortgeschrittenen Skoliose mit einem Winkelgrad nach Cobb von 45° und mehr eine operative Behandlung nach Harrington durchgeführt wurde, sowie einer nach Alter und Geschlecht vergleichbaren Kontrollgruppe von 100 Probanden aus der Wohnbevölkerung. In beiden Gruppen wurde eine Magnetresonanztomographie der LWS durchgeführt. Die operierten Skoliosepatienten zeigten signifikant häufiger Hinweise für einen Wasserverlust der Bandscheibe im niedrigsten nicht fusionierten LWS-Segment als die Kontrollen (75 vs. 25 %, p < 0,001). Ferner wiesen die Skoliosepatienten signifikant häufiger in diesem Segment degenerative Veränderungen der Grund- und Deckplatten der beteiligten Wirbelkörper auf (19 vs. 3 %, p < 0,001). Auch war in diesem Segment signifikant häufiger eine Bandscheibenverschmälerung nachweisbar (44 vs. 6 %, p < 0,001). Dagegen bestanden zwischen beiden Gruppen keine Unterschiede bezüglich der Häufigkeit von lumbalen Bandscheibenprotrusionen oder Bandscheibenvorfälle (16 vs. 12 %, n. s.). Eine Einengung von Nervenstrukturen durch die beobachteten Bandscheibenprotrusionen und -vorfällen fand sich in beiden Gruppen nicht.

Die Studie von Danielsson et al. [30] bestätigte das signifikant erhöhte Risiko für Osteochondrose mit Bandscheibenverschmälerung bei Patienten mit fortgeschrittener Skoliose unterhalb der Harrington-Fusion. Dagegen konnte die Studie ein signifikant erhöhtes Risiko für Bandscheibenprotrusion, -vorfall oder Einengung von Nervenstrukturen nicht nachweisen.

Studien, die ein signifikant erhöhtes Risiko von Probanden mit einer leicht- bis mittelgradigen Skoliose mit einem Winkelgrad nach Cobb zwischen 10 und 30° in Bezug auf die Entwicklung einer bandscheibenbedingten Erkrankung der LWS beweisen, liegen nicht vor.

Krämer et al. [93] kamen in einem Handbuchartikel zur Begutachtung von Verletzungen und Erkrankungen der Wirbelsäule zu dem Ergebnis, dass stärkere Skoliosen mit einem Winkelgrad nach Cobb von > 25°, v.a. dann, wenn der Scheitelpunkt in der unteren LWS liegt, als konkurrierende Erkrankung für die Entwicklung einer bandscheibenbedingten Erkrankung der Lendenwirbelsäule wegen der asymmetrischen Belastung der Zwischenwirbelabschnitte zu berücksichtigen sind.

Insgesamt sprechen die vorliegenden Studien für ein erhöhtes Risiko von Patienten mit einer idiopathischen juvenilen Skoliose, die konservativ behandelt wurde, in Bezug auf die Entwicklung einer Spondylarthrose der Lendenwirbelsäule sowie bei Patienten mit Zustand nach Harrington-Fusion für ein erhöhtes Risiko in Bezug auf die Entwicklung einer Osteochondrose mit Bandscheibenverschmälerung im untersten Segment unter der Fusion. Ferner fand sich bei Patienten mit einer fortgeschrittenen Skoliose mit einem Winkelgrad nach Cobb von > 30° ein signifikant erhöhtes Risiko in Bezug auf die Entwicklung einer Osteochondrose mit Bandscheibenverschmälerung und Spondylose im Bereich der Segmente L4/L5 und L5/S1. Bislang konnte jedoch in keiner Studie ein signifikant erhöhtes Risiko bei Skoliosepatienten mit konservativer oder operativer Behandlung in Bezug auf die Entwicklung einer lumbalen Bandscheibenprotrusion oder eines lumbalen Bandscheibenvorfalls nachgewiesen werden.

Resümee. Skoliosen leichteren Grades sind somit nach den vorliegenden wissenschaftlichen Erkenntnissen nicht als Prädisposition im Sinne grundsätzlich wesentlicher Ursache eines Bandscheibenschadens anzusehen.

Als **Sonderfälle** sind hierbei allerdings die Lumbalskoliosen anzusehen, die zwar leichterer Ausprägung (< 25°) sind, ihren Scheitelpunkt jedoch in der unteren LWS haben, also **tiefe Lumbalskoliosen.** Auch hier fehlen zwar letztlich gesicherte wissenschaftliche Erkenntnisse zu deren die unteren Bandscheiben schädigenden Potenzial. Als Expertenmeinung hält die Arbeitsgruppe aber im Konsens für plausibel, dass bei Vorliegen einer solchen tiefen Lumbalskoliose (mit einem Winkelgrad von > 10° nach Cobb) anlagebedingte biomechanische Überlastungen der unteren LWS an deren Bandscheiben wirksam werden. Hier ist zur Relevanz des dispositionellen Faktors im Verhältnis zum Einfluss versicherter Belastungen auf das Krankheitsbild eine individuelle Bewertung erforderlich.

Skoliosen mit einer Ausprägung von ≥ 25° dürften im Einzelfall noch die Ausübung einer im Sinne der BK 2108/2110 ausreichend belastenden Tätigkeit zulassen (was bei Skoliosen > 30° nicht mehr zu erwarten ist).

Die vorliegenden Erkenntnisse begründen aber die Annahme, dass derart ausgeprägte Skoliosen regelhaft die wesentliche Ursache von bandscheibenbedingten Erkrankungen darstellen. Eine Berufskrankheit lässt sich hier nicht hinreichend wahrscheinlich machen.

2.1.6 Beckenschiefstand

Beckenschiefstände durch funktionelle oder reelle einseitige Beinverkürzungen führen zwanghaft zu kompensatorischen Seitausbiegungen der Wirbelsäule, vorgegeben durch das statische Organ im Innenohr, sie sind notwendig zur Gewährleistung der aufrechten Haltung des Menschen. Dieser statische Ausgleich kann in verschiedenen WS-Abschnitten vorgenommen werden, also individuell unterschiedlich, am häufigsten jedoch ist er an der Lendenwirbelsäule anzutreffen.

Diesen Ausgleich nennt man im Gegensatz zu strukturellen Skoliosen (vgl. Abschnitt 2.1.5) statische Skoliose. Sie haben in der Regel keine Formabweichung der Wirbel (seitliche Höhenminderungen, Rotation, Torsion) und sind primär nicht fixiert, also aktiv ausgleichbar (Untersuchungen im Sitzen, Liegen). Beim Erwachsenen können aber Neigungen zur Fixation, zur „Versteifung", beobachtet werden, wenn die Beinverkürzung erheblich ist, also mindestens 3 cm und mehr beträgt (Beinverkürzungen < 3 cm besitzen keine beachtenswerte Relevanz).

Wenn bei Beckenschiefstand und fixierter statischer Skoliose eine Diskussion um Zusammenhänge mit beruflicher Belastung und Bandscheibenerkrankung entstehen sollte, gelten sinngemäß die Angaben, wie sie bei den strukturellen Skoliosen bei 2.1.5 gelten.

2.1.7 Hyperlordotische Fehlhaltung

Mit Fehlhaltungen bezeichnet man grundsätzlich solche Abweichungen der normalen Form der Wirbelsäule, die ausgleichbar sind, also keine strukturellen Veränderungen aufweisen und bei denen keine ligamentären Fixationen vorliegen. Bei ungünstigen Verhältnissen (mangelnde Pflege der Muskulatur!) können sie sich zu fixierten Fehlformen entwickeln, d.h. in diesem Fall zu pathologischen LWS-Lordosen. Auf den nachfolgenden Abschnitt 2.1.8 wird verwiesen.

2.1.8 Pathologische Lendenlordosen

Die ventralseitige Schwingung der Lendenwirbelsäule in der Sagittalebene ist physiologisch. Für das Ausmaß der LWS-Lordose gibt es verschiedene Winkelmaße, z.B. der Winkel δ (→ *Abb. 11.45*). Weitere Winkelmaße zur Quantifizierung der LWS-Lordose sind der Kreuzbeinbasiswinkel, der Lumbosakralwinkel, der Neigungswinkel sowie der Promontoriumswinkel. Der Winkel δ liegt bei gesunden Frauen bei 45 ± 5° und bei gesunden Männern bei 36 ± 4° [85].

Hult [70] fand bei einer Studie bei 1 137 Beschäftigten bei 9,1 % der Probanden eine Hyperlordose. Probanden mit Hyperlordose klagten seltener über Wirbelsäulenbeschwerden als die Kontrollgruppe (50,2 vs. 59,9 %) und wiesen seltener Hinweise für eine Bandscheibendegeneration auf (47,3 vs. 57,6 %).
In der bevölkerungsbezogenen Fall-Kontroll-Studie von Horal [68] fand sich eine Hyperlordose bei 4 von 195 (2,1 %) Fällen mit Krankschreibung wegen Wirbelsäulenerkrankungen und 2 von 195 gesunden Bevölkerungskontrollen (1,0 %). Eine statistische Testung wurde nicht durchgeführt. Nach eigener Testung ist der oben genannte Unterschied statistisch nicht signifikant.

Rowe [137] legte eine Fall-Kontroll-Studie bei 500 Arbeitern einer amerikanischen Fabrik, bei denen wegen LWS-Beschwerden eine orthopädische Untersuchung notwendig war, sowie einer Kontrollgruppe von 100 nach Alter und beruflicher Wirbelsäulenbelastung vergleichbaren Personen ohne Wirbelsäulenbeschwerden vor. In beiden Gruppen wurde eine Röntgenuntersuchung der LWS, des Beckens und der Hüftgelenke durchgeführt und neben anderen Parametern der Lumbosakralwinkel als Parameter für das Ausmaß der LWS-Lordose gemessen. Hyperlordose war bei den behandelten Fällen seltener als bei der Kontrollgruppe (22 vs. 26 %). Der Unterschied war nicht statistisch signifikant.

Niethard [119] verglich den Lumbosakralwinkel bei 108 Patienten mit lumbalem Bandscheibenvorfall, 64 Patienten mit Spondylolysthesis, 39 Patienten mit Spondylolyse und 62 Patienten mit Assimilationsstörun-

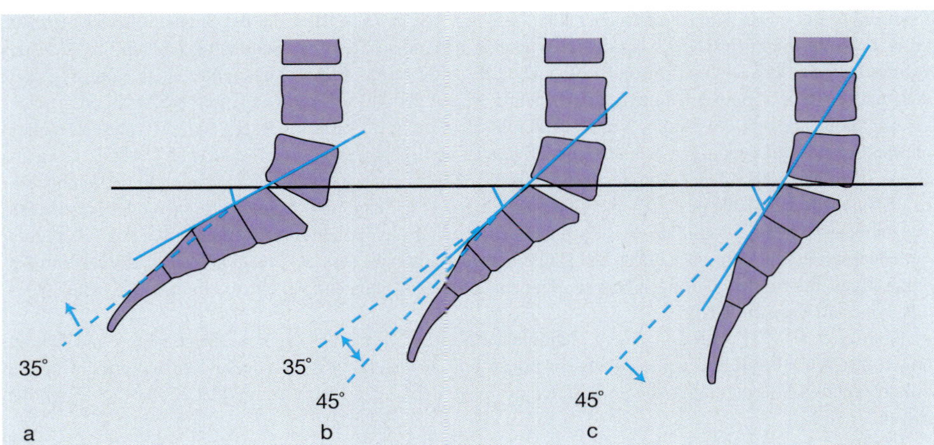

Abb. 11.45: Winkel δ: Flachstellung (a), Normalstellung (b), Steilstellung des Steißbeins (c) (nach Kissling et al. [85])

gen im lumbosakralen Übergang, die in einer Orthopädischen Universitätsklinik behandelt wurden. Als Vergleichskollektiv diente eine Gruppe von 69 Patienten, die in der Klinik wegen Kreuzschmerzen untersucht wurden, aber keine der vorgenannten Erkrankungen aufwiesen. Der Lumbosakralwinkel und andere Winkelmaße für das Ausmaß der lumbalen Lordose unterschieden sich in den oben genannten Gruppen nicht signifikant voneinander. An der Studie ist zu kritisieren, dass die Zusammensetzung der Gruppen nach den Merkmalen Alter und Geschlecht nicht dargestellt wird. Ferner erscheint uns das Vergleichskollektiv nicht ideal gewählt, weil Patienten, die wegen Wirbelsäulenbeschwerden eine Orthopädische Universitätsklinik aufsuchen, wahrscheinlich nicht mit der Normalbevölkerung vergleichbar sind.

Andersson [1] kam in einem Handbuchartikel zu dem Ergebnis, dass das Ausmaß der LWS-Lordose keinen Zusammenhang mit LWS-Beschwerden zeigt. Dabei berief er sich auf die oben genannten Studien von Hult [70], Horal [68] und Rowe [137].

Kissling et al. [85] verglichen 209 Patienten mit isolierter Osteochondrose L5/S1 und 195 Probanden ohne Wirbelsäulenbeschwerden und mit normaler LWS im Röntgenbild. Das Studiendesign entspricht somit einer Fall-Kontroll-Studie. Bei Fällen und Kontrollen wurden eine LWS-Röntgenaufnahme in 2 Ebenen durchgeführt und die oben genannten Winkelmaße zum Ausmaß der LWS-Lordose berechnet. Die Studie ergab, dass männliche Patienten mit Osteochondrose L5/S1 einen deutlich größeren Winkel δ aufweisen als gesunde Männer (44 ± 5 vs. $36 \pm 4°$), während bei Frauen der Winkel δ bei den Patientinnen umgekehrt kleiner war als bei den gesunden Frauen (40 ± 6 vs. $45 \pm 5°$). Der Autor schloss daraus, dass bei Männern ein steil gestelltes Steißbein mit Aufhebung der physiologischen Lendenlordose und einem Winkel δ über 45° als Risikofaktor für die Entwicklung einer Osteochondrose L5/S1 anzusehen sei. Für Frauen gelte dieser Zusammenhang nicht. An der Studie ist zu kritisieren, dass nicht mitgeteilt wird, ob der Winkel δ bei kranken Männern im Vergleich zu gesunden Männern signifikant erhöht ist oder nicht.

Debrunner [31] vertritt die Auffassung, dass die Hyperlordose mit einem Kreuzbeinbasiswinkel über 40° als statisch ungünstig zu bewerten sei und häufig zu Beschwerden führe. Aussagen darüber, ob die Hyperlordose zu bandscheibenbedingten LWS-Erkrankungen führt, enthält die Veröffentlichung nicht.

Krämer [92] vertritt in seiner Publikation die Auffassung, dass die verstärkte Lendenlordose als präarthrotische Deformität für die Entwicklung einer insbesondere dorsalen Bandscheibenschädigung zu beachten sei. Literatur, die diese Auffassung belegt oder die Angabe, auf welche Fallzahl sich diese Beobachtung bezieht, enthält die Übersichtsarbeit nicht.

Seide et al. [145] werteten die radiologischen Befunde von 500 Krankenschwestern und -pflegern, die während einer Begutachtung erhoben wurden, aus. Von diesen 500 Probanden waren bei 357 Fällen die beruflichen Voraussetzungen zur Entwicklung einer Berufskrankheit 2108 erfüllt (mindestens 16 Patiententransfers pro Schicht bei mindestens 120 Schichten pro Jahr und mindestens 10 Jahre Expositionsdauer), bei 143 Probanden waren diese Bedingungen nicht erfüllt. Eine nicht belastete Kontrollgruppe wurde nicht untersucht. Die Autoren kamen zu dem Ergebnis, dass bei monosegmentalem Befall der Kreuzbeinbasiswinkel einen signifikanten Einfluss darauf habe, ob eine Chondrose oder ein Bandscheibenvorfall das Segment L4/L5 oder L5/S1 betreffen. Bei einem Kreuzbeinbasiswinkel von $< 35°$ war in 71 % der Fälle das Segment L5/S1 betroffen und in 29 % das Segment L4/L5, bei einem Winkel von $> 35°$ in 58 % das Segment L5/S1 und in 42 % das Segment L4/L5 [145]. Die Studie von Seide et al. [145] leidet darunter, dass keine unbelastete Kontrollgruppe untersucht wurde und dass das untersuchte Kollektiv wegen der Auswertung von Gutachten hochgradig selektiert war. Daher erlaubt die Studie, wie die Autoren selbst betonen, keine Aussagen zur absoluten Häufigkeit von Bandscheibenerkrankungen in Abhängigkeit von der beruflichen Belastung (Seide et al. [145], S. 135). Die dargestellten Daten über den Zusammenhang zwischen Kreuzbeinbasiswinkel und degenerativen Veränderungen der Lendenwirbelsäule gestatten ebenfalls keine Aussage darüber, ob bei einem erhöhten oder erniedrigten Kreuzbeinbasiswinkel ein erhöhtes Risiko für die Entwicklung einer bandscheibenbedingten Erkrankung der Lendenwirbelsäule besteht oder nicht. Die Daten belegen lediglich, dass bei einem niedrigen Kreuzbeinbasiswinkel degenerative Veränderungen eher im Segment L5/S1 auftreten und bei einem erhöhten Kreuzbeinbasiswinkel eher im Segment L4/L5.

Krämer et al. [93] zählen in einem Handbuchartikel zur Begutachtung von Verletzungen und Erkrankungen der Wirbelsäule die pathologische Lordose und Steilstellung der Lendenwirbelsäule nicht zu den konkurrierenden Erkrankungen, die im Rahmen der Begutachtung der Berufskrankheit 2108 beachtet werden müssen.

Resümee. Insgesamt liegen keine Studien vor, die bei Probanden mit Hyperlordose der LWS ein signifikant erhöhtes Risiko für die Entwicklung einer bandscheibenbedingten LWS-Erkrankung belegen. Die Studie von Kissling et al. [85], die ein erhöhtes Risiko in Bezug auf die Entwicklung einer Osteochondrose L5/S1 bei Männern mit steilgestelltem Steißbein und abgeflachter LWS-Lordose fanden, ist wenig überzeugend, weil sich dieses Ergebnis bei Frauen nicht nachweisen ließ.

Studien, die das Zusammenwirken zwischen beruflicher Wirbelsäulenbelastung, Hyperlordose oder Steilstellung der LWS und dem Risiko für bandscheibenbedingte Erkrankungen der LWS untersuchten, liegen nicht vor.

2.1.9 Juvenile Aufbaustörungen

Morbus Scheuermann. Hierunter versteht man im allgemeinen Sprachgebrauch eine vorwiegend bei männlichen Jugendlichen vorkommende Wirbelsäulenverkrümmung, die durch Wachstumsstörungen der Wirbelkörper und die Bildung von Keilwirbeln bedingt ist. Charakteristisch für die Erkrankung ist die Ausbildung einer verstärkten Kyphose, also eines Rundrückens, im Bereich der Brustwirbelsäule. Eine Abflachung der Lordose im Lendenbereich tritt dagegen sehr viel seltener auf.

Als Kyphose bezeichnet man die normalerweise nur gering ausgeprägte, nach hinten gerichtete Krümmung der Brustwirbelsäule. Der Begriff kyphos stammt aus dem Griechischen und bedeutet „gekrümmt“, „gebückt“. Als Lordose, abgeleitet von dem griechischen Wort lordos = vorwärts gekrümmt, bezeichnet man die nach vorn gerichtete Krümmung der Hals- und Lendenwirbelsäule.

Wegen des bevorzugten Auftretens in der Adoleszens, also der Zeit zwischen Pubertät und Erwachsensein, und der typischen Kyphose wird die Erkrankung auch als Adoleszentenkyphose bezeichnet. Die Bezeichnung als Morbus Scheuermann geht auf den dänischen Röntgenologen H.W. Scheuermann (1877–1960) zurück.

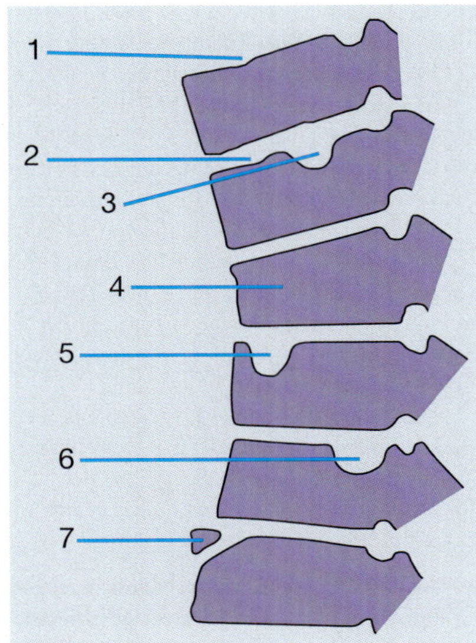

Abb. 11.46: Röntgenologische Zeichen des Morbus Scheuermann, 1 Deckplatte, 2 Zwischenwirbelraum, 3, 5 und 6 Schmorl-Knötchen, 4 Keilwirbelkörper, 7 Vorderkantenabbruch

Die für den Morbus Scheuermann typischen Wirbelsäulenverkrümmungen werden durch Wachstumsstörungen der knorpeligen Grund- und Deckplatten der Wirbelkörper verursacht. Im Bereich der Wirbelkörpervorderkante bleibt das Wachstum gegenüber der Hinterkante zurück, sodass der Wirbelkörper eine Keilform entwickelt. Infolge der Keilwirbelbildung, die immer mehrere (mindestens 3) benachbarte Wirbelkörper gleichzeitig betrifft, entwickelt sich im Bereich der Brustwirbelsäule ein Rundrücken. Zusätzlich kommt es im Bereich der Grund- und Deckplatten zum Einbruch von Bandscheibengewebe in den Wirbelkörper. Die dadurch im Wirbelkörper entstehenden Regionen bezeichnet man als Schmorl-Knötchen. Die Zwischenwirbelräume werden infolge der Verlagerung des Bandscheibengewebes verschmälert.

Typische Befunde sind (→ *Abb. 11.46*):

- unregelmäßig begrenzte Grund- und Deckplatten der Wirbelkörper
- Keilwirbel
- Einbrüche von Bandscheibengewebe in die Wirbelkörper, sogenannte Schmorl-Knötchen
- Verschmälerung der Zwischenwirbelräume

Beim Morbus Scheuermann handelt es sich nach **heutiger** Auffassung um eine Form einer vertebralen Osteochondrose. Ein Morbus Scheuermann kann diagnostiziert werden, wenn mindestens 3 benachbarte Wirbelkörper betroffen sind, von denen jeder eine Keilform von mindestens 5° aufweist. Die Ursachen des Morbus Scheuermann sind unbekannt [40]. Weitere röntgenologische Zeichen des Morbus Scheuermann sind Schmorl-Knorpelknötchen sowie Randleistenabbrüche. Der überwiegende Teil der Patienten mit Morbus Scheuermann bleibt beschwerdefrei [19].

Literaturauswertung. Die Diskussion des Zusammenhangs zwischen Morbus Scheuermann und der Entwicklung einer bandscheibenbedingten Erkrankung der Lendenwirbelsäule stellt sich in der Literatur wie folgt dar:

Idelberger [74] berichtete im Rahmen einer Übersichtsarbeit über seine Beobachtung, dass 35 von 100 Patienten mit prolapsbedingtem lumbalem Wurzelsyndrom klinische und röntgenologische Zeichen des Morbus Scheuermann aufwiesen. Dies sei etwa 7- bis 8-mal so häufig wie in der Normalbevölkerung. Die Studie ist aus folgenden Gründen nicht verwertbar:

Die Arbeit enthält keine Angaben zum Alter und Geschlecht der 100 Fälle.

Die Diagnosekriterien für prolapsbedingtes lumbales Wurzelsyndrom und Morbus Scheuermann werden nicht mitgeteilt. Eine Kontrollgruppe mit Untersuchung der Scheuermann-Häufigkeit mit den gleichen Verfahren und Diagnosekriterien wurde nicht untersucht.

Es findet sich kein Zitat in der Arbeit, mit welcher Studie über die Häufigkeit des Morbus Scheuermann in der allgemeinen Bevölkerung die eigenen Daten verglichen wurden.

Die Arbeit von Idelberger [74] unterstellt, dass die Prävalenz des Morbus Scheuermann in der allgemeinen Bevölkerung lediglich bei 4,4–5,0 % liegt. Nach der Studie von Rübe u. Hemmer [138] fanden sich jedoch bei etwa 24 % der Kontrollen röntgenologische Hinweise für Morbus Scheuermann, sodass die von Idelberger [74] beschriebene Prävalenz des Morbus Scheuermann von 35 % nicht mehr stark von dieser Kontrollgruppe abweicht.

Insgesamt ist daher die Studie von Idelberger [74] wissenschaftlich nicht verwertbar.

Huwyler [72] wies darauf hin, dass er bei 2/3 seiner Patienten mit lumbalen Diskushernien auch eine Scheuermann-Erkrankung der Brustwirbelsäule vorgefunden habe. Bei der Veröffentlichung handelt es sich um ein Abstract ohne Angaben zur Zahl der untersuchten Fälle, zu den diagnostischen Kriterien für lumbale Diskushernien und thorakalem Morbus Scheuermann und ohne Untersuchung einer Kontrollgruppe, sodass der Publikation kein Beweiswert zukommt.

Söderberg u. Andrén [153] legten eine Fall-Kontroll-Studie bei 106 Fällen, die wegen Ischialgie stationär behandelt worden waren, und 200 Kontrollprobanden, die vor einer Elektroschockbehandlung röntgenologisch untersucht wurden, vor. Dabei zeigte sich, dass der Risikofaktor ausgeprägter thorakaler und/oder lumbaler Morbus Scheuermann bei den Fällen deutlich häufiger festgestellt wurde als bei den Kontrollen (14 vs. 4 %). An der Studie von Söderberg u. Andrén [153] sind folgende Punkte zu kritisieren:

- Von den 106 Fällen mit Ischialgie wies nur ein kleiner Teil von 5–20 % (je nach Altersgruppe) röntgenologische Hinweise für eine fortgeschrittene lumbale Bandscheibendegeneration (Bandscheibenverschmälerung mit Spondylose) auf, sodass die Studie eher Aussagen über den Zusammenhang zwischen Morbus Scheuermann und ischialgieformen Beschwerden macht und weniger über den Zusammenhang zwischen Morbus Scheuermann und bandscheibenbedingter Erkrankung der Lendenwirbelsäule.
- Der Studie sind keine Angaben über die Altersvergleichbarkeit der Fall- und Kontrollgruppen zu entnehmen. Dies ist von besonderer Bedeutung, weil zwischen dem Alter und der Häufigkeit der lumbalen Bandscheibendegeneration ein deutlicher Zusammenhang besteht.
- Bei den Kontrollprobanden, die z.B. wegen Schizophrenie vor einer Elektroschockbehandlung röntgenologisch untersucht worden waren, handelt es sich um keine Zufallsstichprobe der Wohnbevölkerung, sodass die Eignung der Kontrollgruppe fraglich ist.

Insgesamt weist die Studie von Söderberg u. Andrén [153] deutliche methodische Mängel auf.

Güntz [54] vertrat in einer Übersichtsarbeit die Auffassung, dass sich bei Patienten mit Morbus Scheuermann mit zunehmendem Alter erhebliche sekundäre Veränderungen in Form von Spondylose der BWS und Verbreiterung der Randleisten sowie Osteochondrosen mit Bandscheibendegeneration in Form von Rissbildungen, Zermürbungen und Lockerungen des Gefüges, insbesondere am Lenden-Kreuzbein-Übergang, am Übergang von Brust- zur Lendenwirbelsäule und von der Brust- zur Halswirbelsäule nachweisen ließen. Ferner komme es durch die Fehlstellung der Wirbelsäule zu Muskelhärten und Myogelosen, insbesondere im Bereich der Lenden- und Nackenmuskulatur sowie der Hilfsmuskulatur des Schultergürtels. Schließlich habe er vermehrt eine Osteoarthrosis interspinosa im Bereich der Dornfortsätze der Lendenwirbelsäule in Form des Morbus Baastrup beobachtet, die er auf die ausgleichende Lordose der Lendenwirbelsäule bei ausgeprägter Kyphose bei thorakalem Morbus Scheuermann zurückführe. Vom Charakter der Arbeit handelt es sich um eine Kasuistik mit Hypothesen generierendem Charakter, wobei der Arbeit nicht zu entnehmen ist, auf einer wie großen Fallzahl die Beobachtungen beruhen.

Rübe u. Hemmer [138] legten eine Fall-Kontroll-Studie bei 115 Patienten mit operiertem lumbalem Bandscheibenvorfall und 79 Kontrollprobanden mit Thorax- und Abdominalerkrankungen vor. In beiden Gruppen wurde die Häufigkeit von röntgenologischen Hinweisen für Morbus Scheuermann in einem Röntgenbild der BWS diagnostiziert, wenn mindestens 2 der folgenden Kriterien erfüllt waren:

- Keilwirbelbildung mit Kyphose
- Schmorl-Knorpelknötchen
- Unregelmäßigkeiten der Grund- und Deckplatten

Die Prävalenz des thorakalen Morbus Scheuermann lag bei den Bandscheibenpatienten um den Faktor 2,5 signifikant über der Kontrollgruppe (60,0 vs. 24,0 %). An der Studie sind fehlende Angaben zur Altersvergleichbarkeit der Fall- und Kontrollgruppe zu kritisieren. Vor einer Beschränkung der Probanden auf 20- bis 70-Jährige lag das Durchschnittsalter bei den Fällen mit 42,4 Jahren deutlich unter dem der Kontrollen mit 55,3 Jahren. Nach der Beschränkung auf 20- bis 70-jährige Probanden wurde das Durchschnittsalter der Fälle und Kontrollen nicht mitgeteilt. Ferner ist zu kritisieren, dass die von Rübe u. Hemmer [138] verwendeten Kriterien nicht identisch sind mit denen von Kostuik [89] sowie Eysel u. Fürderer [40].

Brocher [17, 18] sowie Brocher u. Willert [20] vertraten in einer Übersichtsarbeit die Auffassung, dass der lumbale Morbus Scheuermann auffällig häufig mit frühzeitiger Degeneration im Segment L5/S1 einhergehe. Von der Art der Studie her handelt es sich um eine Kasuistik mit Hypothesen generierendem Charakter, ohne dass den Übersichtsarbeiten zu entnehmen ist, auf wie vielen Fällen diese Beobachtung beruht.

Reinhold u. Tillmann [130] führten Röntgenuntersuchungen der Brust- und Lendenwirbelsäule bei 254 männlichen Lehrlingen der Altersgruppe 15–20 Jahre, die schwere körperliche Arbeiten bei Tiefbohrungen eines Erdöl- und Erdgaskombinats der DDR erledigten, durch. Eine beruflich nicht belastete Kontrollgruppe wurde nicht untersucht. Bei den untersuchten Lehrlingen zeigten sich in 39 % der Fälle röntgenologische Hinweise für Morbus Scheuermann, darunter 27 % der Untersuchten mit geringen Veränderungen und 12 % mit mittel- und schwergradigen Veränderungen. 74 der Untersuchten wiesen einen Morbus Scheuermann im Bereich der Brustwirbelsäule, 22 im Bereich der Brust- und Lendenwirbelsäule und 3 nur an der Lendenwirbelsäule auf. Ein Vergleich der Lehrlinge mit röntgenologischen Hinweisen für Morbus Scheuermann und ohne solche Veränderungen ist *Tab. 11.23* zu entnehmen.

Tab. 11.23: Röntgenologische Veränderungen bei Lehrlingen mit Morbus Scheuermann, nach Reinhold u. Tillmann [130]

Lehrlingsgruppe	Bandscheiben-verschmälerung [%]	Skoliose [%]
Lehrlinge mit Morbus Scheuermann (n=99)	11	23
Lehrlinge ohne Morbus Scheuermann (n=155)	1	8

Eine stark verschmälerte lumbosakrale Bandscheibe fand sich bei den Lehrlingen mit Morbus Scheuermann deutlich häufiger als bei den Lehrlingen ohne Morbus Scheuermann (11 vs. 1 %). Dasselbe gilt für röntgenologische Hinweise für Skoliose (23 vs. 8 %).

Die Studie weist folgende methodische Mängel auf:

- Die Methoden- und Ergebnisdarstellung in der Studie von Reinhold u. Tillmann [130] ist äußerst knapp. So fehlen sämtliche Angaben zu den diagnostischen Kriterien für röntgenologische Hinweise für Morbus Scheuermann sowie die Graduierung in gering-, mittel- und schwergradigen Morbus Scheuermann.
- Der Studie ist nicht zu entnehmen, welche Diagnosekriterien für eine stark verschmälerte lumbosakrale Bandscheibe verwendet wurden.
- Schließlich fehlen in der Studie Angaben darüber, wann eine Skoliose angenommen wurde.
- In der Untersuchung wurde keine Lehrlingsgruppe ohne schwere körperliche Arbeit als Bohrwerker untersucht, sodass nicht auszuschließen ist, dass die erhöhte Prävalenz von Bandscheibenverschmälerungen bei den Lehrlingen mit Morbus Scheuermann durch das Zusammenwirken zwischen schwerer körperlicher Arbeit und Morbus Scheuermann entstanden ist.
- Generell ist die Beobachtung von stark verschmälerten lumbosakralen Bandscheiben bei Probanden der Altersgruppen von 15–20 Jahren äußerst ungewöhnlich, treten diese Veränderungen doch normalerweise bei Patienten jenseits des 40. oder 50. Lebensjahrs auf.

Insgesamt weist somit die Studie von Reinhold u. Tillmann [130] erhebliche methodische Mängel auf. Ob die beobachtete stark erhöhte Prävalenz von Bandscheibenverschmälerungen bei Lehrlingen der Altersgruppe von 15–20 Jahren tatsächlich auf die Scheuermann-Erkrankung oder auf andere Faktoren zurückzuführen ist, bedarf wegen des geringen Stichprobenumfangs der Studie mit lediglich 11 Lehrlingen mit Morbus Scheuermann und stark verschmälerter lumbosakraler Bandscheibe weiterer Studien mit klar definiertem Studienprotokoll. Dabei sollte es sich wegen der besseren epidemiologischen Aussagekraft um Fall-Kontroll-Studien oder prospektive Studien handeln.

Bradford u. Garcia [14] kamen aufgrund ihrer Fallerfahrung zu dem Ergebnis, dass der Morbus Scheuermann in seltenen Fällen zu einer Parese der Beine führe, deren Ursache eine Kompression der Spinalarterien im BWS-Bereich oder ein BWS-Prolaps bei Th7/8–Th10/11 sei.

Horal [68] fand in einer bevölkerungsbezogenen Fall-Kontroll-Studie keinen Zusammenhang zwischen Schmorl-Knorpelknötchen als Hinweis für Morbus Scheuermann und der Krankschreibung wegen Wirbelsäulenerkrankungen.

Stoddard u. Osborn [156] verglichen die Häufigkeit von Morbus Scheuermann bei 466 Patienten mit Wirbelsäulenbeschwerden (ohne HWS-Beschwerden) mit 853 Populationskontrollen. Die Häufigkeit von röntgenologischen Hinweisen für Morbus Scheuermann war bei den Patienten mit Wirbelsäulenbeschwerden deutlich häufiger als bei den Populationskontrollen (42,6 vs. 13,1 %). Eine Signifikanztestung fand nicht statt. Nach eigener Testung ist der Unterschied signifikant. Patienten mit Wirbelsäulenbeschwerden und Morbus Scheuermann zeigten signifikant häufiger Hinweise für eine Spondylose der unteren LWS im Vergleich zu Patienten mit Wirbelsäulenbeschwerden ohne Morbus Scheuermann (54,1 vs. 18,0 %, $p < 0{,}01$). Die Studie leidet darunter, dass keinerlei Angaben über die Vergleichbarkeit der Patienten mit Wirbelsäulenbeschwerden sowie der Populationskontrollen nach den Merkmalen Alter und Geschlecht mitgeteilt werden. Ferner fehlen Angaben darüber, ob es sich um Fälle mit thorakalem oder lumbalem Morbus Scheuermann handelt.

Kling u. Hensinger [86] kamen in einem Übersichtsartikel zu dem Ergebnis, dass die langfristige Prognose des Morbus Scheuermann bislang nicht systematisch untersucht worden sei.

Ogilvie u. Sherman [122] verglichen die Häufigkeit von lumbaler Spondylolyse bei 18 Patienten mit thorakalem Morbus Scheuermann und 18 Kontrollprobanden, bei denen eine geringfügige Skoliose mit einem Winkelgrad nach Cobb von unter 15° vorlag. Die Prävalenz lumbaler Spondylolyse war bei Patienten mit thorakalem Morbus Scheuermann signifikant höher als bei der Kontrollgruppe (50 vs. 6 %, $p < 0{,}002$). An der Studie ist der sehr geringe Stichprobenumfang zu kritisieren, der eine Generalisierung der Ergebnisse nicht zulässt. Ferner ist die Zusammensetzung der Kontrollgruppe kritisch zu sehen, weil sie in Bezug auf die Wirbelsäule nicht gesund ist. Schließlich enthält die Arbeit keine Angaben über die Zusammensetzung beider Gruppen in Bezug auf Alter und Geschlecht. Auch ist zu kritisieren, dass die Häufigkeit von degenerativen Wirbelsäulenveränderungen in beiden Gruppen nicht mitgeteilt wurde.

Paajanen et al. [125] präsentierten die Ergebnisse einer Studie bei 21 Patienten mit Wirbelsäulenbeschwerden und röntgenologischen Hinweisen für Morbus Scheuermann sowie einer Kontrollgruppe von 34 Probanden ohne Wirbelsäulenbeschwerden. Beide Gruppen waren im Mittel 20 Jahre alt. In beiden Gruppen wurde eine Magnetresonanztomographie (MRT) der Segmente Th10–S1 durchgeführt, bei den Patienten mit Morbus Scheuermann zusätzlich im selben Bereich Röntgenuntersuchungen in 2 Ebenen. Bei den Patienten mit Morbus Scheuermann fanden sich signifikant häufiger degenerativ veränderte Bandscheibensegmente im MRT als bei den Kontrollprobanden (55 vs. 10 %, $p < 0{,}025$). Dabei wurde als Marker für Bandscheibendegeneration eine Abnahme des MR-Signals bei den T2-gewichteten Bildern um mehr als 50 % gewertet (sogenannte „dark discs“). An der Studie ist zu kritisieren, dass 4 der 21 Patienten mit Morbus Scheuermann (19 %) Frauen waren, während die Kontrollgruppe ausschließlich aus Männern bestand. Ferner ist bedauerlich, dass die Studie keinerlei Auswertungen in Bezug auf die Häufigkeit von Bandscheibenverschmälerung sowie Bandscheibenvorfall oder -protrusion in beiden Gruppen enthält.

Stadelmann u. Waldis [155] kamen in einer Nachuntersuchung von 493 Patienten mit Morbus Scheuermann 20–30 Jahre nach Erstdiagnose zu dem Ergebnis, dass sie eigentlich davon ausgegangen waren, wesentlich mehr frühdegenerative Probleme anzutreffen, jedoch lediglich bei 4 Patienten eine Operation wegen Bandscheibenvorfall erforderlich war.

Groeneveld [52] befasste sich in einem Handbuchartikel zu Kyphosen auch mit den Folgezuständen nach Morbus Scheuermann. Nach seiner Literaturübersicht *„scheinen Osteochondrosen und Bandscheibenvorfälle beim lumbalen Befall des Morbus Scheuermann gehäuft vorzukommen.“* Dabei berief sich Groeneveld [52] auf die Arbeiten von Overgaard [124], Idelberger [74], Schlegel [140], Söderberg u. Andrén [153], Chigot et al. [23], Gutmann u. Wolf [55], Huwyler [73] und Gschwend [53]. Zu der von Groeneveld [52] zitierten Primärliteratur ist zu bemerken:

- Overgaard [124] legte eine Kasuistik von 12 Fällen mit Morbus Scheuermann und intraspongiösen Bandscheibenvorfällen im Bereich der Brust- und Lendenwirbelsäule vor. Diese Kasuistik ist für den von

Groeneveld [52] behaupteten Zusammenhang zwischen lumbalem Morbus Scheuermann sowie Osteochondrose und Bandscheibenvorfall wenig relevant, weil nach heutiger Auffassung der von Overgaard [124] beschriebene intraspongiöse Bandscheibenvorfall als Schmorl-Knorpelknötchen zum üblichen Bild des Morbus Scheuermann gehört und nicht zu verwechseln ist mit dorsalen Bandscheibenvorfällen, die zu einer Einengung von Nervenstrukturen führen können.

- Mit den methodischen Problemen der Arbeit von Idelberger [74] haben wir uns bereits weiter oben auseinandergesetzt. Der Studie kommt kein Beweiswert im Sinne des von Groeneveld [52] behaupteten Zusammenhangs zu.
- Bei der Arbeit von Schlegel [140] handelt es sich um eine Kasuistik eines Patienten mit thorakalem Morbus Scheuermann und degenerativen Veränderungen im Bereich der gesamten Wirbelsäule, die auf einem einzigen Fall basiert und ohne jeden Beweiswert ist.
- Mit den methodischen Problemen der Studie von Söderberg u. Andrén [153] haben wir uns bereits weiter oben auseinandergesetzt.
- Groeneveld [52] zitiert in seinem oben genannten Übersichtsbeitrag die Studie von Chigot et al. [23], die bei Scheuermann-Patienten 2,46-mal häufiger Bandscheibenvorfälle nachgewiesen hätten als im Bevölkerungsdurchschnitt. Das von Groeneveld [52] hierfür gegebene Zitat [Chigot et al. (1958) Maladie de Scheuermann. Semin Hop Paris 12: 1083–1102] ist nicht korrekt. Auf den zitierten Seiten der Zeitschrift Semaine Hopiteaux Paris findet sich ein Beitrag über die Bergarbeiterpneumokoniose. Eine Recherche bei der Zentralbibliothek für Medizin der Universität Köln ergab, dass Chigot et al. [23] einen Beitrag zum selben Thema in der Zeitschrift Concours Medicale veröffentlich hatten. Dabei handelt es sich um einen kurzen Übersichtsartikel zu den klinischen und radiologischen Zeichen sowie zur Diagnostik, Pathologie und Behandlung des Morbus Scheuermann. Die von Groeneveld [52] behaupteten Angaben finden sich auch in dieser Veröffentlichung nicht.
- Bei der Veröffentlichung von Gutmann u. Wolf [55] handelt es sich um einen Übersichtsaufsatz zur volkswirtschaftlichen Bedeutung von Wirbelsäulenerkrankungen, der auf den von Groeneveld [52] behaupteten Zusammenhang zwischen lumbalem Morbus Scheuermann und bandscheibenbedingten Erkrankungen der Wirbelsäule nicht eingeht.
- Die methodischen Probleme der Studie von Rübe u. Hemmer [138] wurden bereits oben diskutiert. Neben diesen methodischen Problemen kann die Studie von Rübe u. Hemmer [138] nicht für den von Groeneveld [52] behaupteten Zusammenhang zwischen lumbalem Morbus Scheuermann und degenerativen Erkrankungen der LWS herangezogen werden, weil Rübe u. Hemmer [138] den Zusammenhang zwischen thorakalem Morbus Scheuermann und lumbalem Bandscheibenvorfall betrachteten.
- Bei der Veröffentlichung von Huwyler [73] handelt es sich um ein Abstract einer Studie zur Skelettreife von Patienten mit Morbus Scheuermann ohne Aussagen zum Zusammenhang zwischen lumbalem Morbus Scheuermann und bandscheibenbedingten Erkrankungen der Lendenwirbelsäule.
- Gschwend [53] vertrat die Auffassung, dass es sich bei Chondrose und Osteochondrose um eine sehr häufige Folge der Scheuermann-Krankheit handle. Bei der Publikation handelt es sich um ein kurzes Abstract, dem keine Angaben zur untersuchten Population und den verwendeten Methoden zu entnehmen sind, sodass der Veröffentlichung kein Beweiswert im Sinne der Hypothese von Groeneveld [52] zukommt.

Insgesamt hält die oben genannte Aussage von Groeneveld [52] einer kritischen Prüfung nicht stand. Die in diesem Übersichtsaufsatz zitierten Arbeiten weisen ausnahmslos erhebliche methodische Probleme auf und beschäftigen sich durchweg nicht mit dem Zusammenhang zwischen lumbalem Morbus Scheuermann und degenerativen Erkrankungen der Lendenwirbelsäule. Ferner enthält die Literaturübersicht von Groeneveld [52] keine aktuellen Literaturstellen. So fehlt eine Besprechung der neueren Arbeiten von Horal [68], Stoddard u. Osborn [156], Kling u. Hensinger [86], Ogilvie u. Scherman [122] und Paajanen et al. [125].

Kostuik [89] berichtete in einem Handbuchartikel, dass die Prognose des Morbus Scheuermann nur ungenau untersucht sei („the long term natural history is not well known"). Weiterhin äußerte der Autor, dass die Scheuermann-Erkrankung nur selten zu neurologischen Problemen führt. Allenfalls bei einer Kyphose durch Morbus Scheuermann mit einer Winkelbildung von 70° und mehr mit gleichzeitiger Ausbildung von neurologischen Einschränkungen wird eine Indikation zur operativen Behandlung gesehen.

Abb. 11.47 zeigt die Ergebnisse einer Nachuntersuchung von Murray et al. [115] bei 67 Patienten mit Morbus Scheuermann und 34 Kontrollprobanden. Patienten mit Morbus Scheuermann klagten deutlich häufiger als Kontrollprobanden über BWS-Beschwerden, jedoch seltener über ischialgieforme Beschwerden sowie Taub-

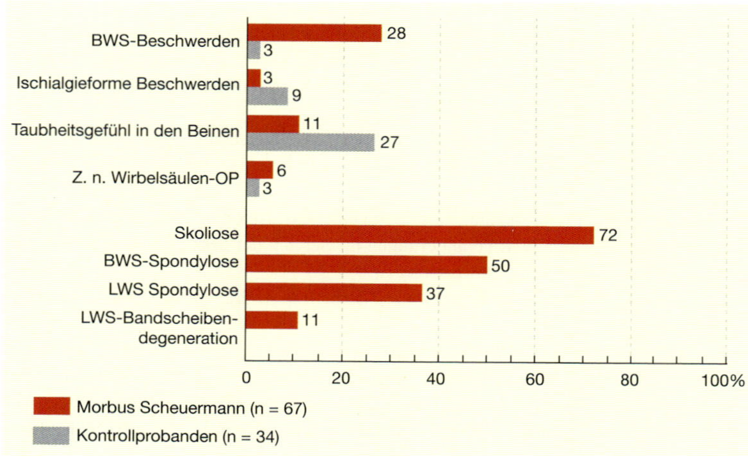

Abb. 11.47: Vergleich zwischen Patienten mit Morbus Scheuermann und Kontrollprobanden bezüglich Wirbelsäulenbeschwerden und degenerativen Wirbelsäulenveränderungen (nach Murray et al. [115])

heitsgefühl in den Beinen. 6 % der Patienten mit Morbus Scheuermann und 3 % der Kontrollprobanden hatten sich einer Wirbelsäulenoperation unterziehen müssen. Der Studie ist nicht zu entnehmen, ob die Wirbelsäulenoperation bei den Patienten mit Morbus Scheuermann wegen einer Korrektur des Morbus Scheuermann oder z.B. wegen einer bandscheibenbedingten LWS-Erkrankung erfolgte. Ein hoher Prozentsatz der Patienten mit Morbus Scheuermann wies eine Skoliose sowie eine BWS- und LWS-Spondylose auf (72, 50 und 37 %), während nur 11 % der Patienten mit Morbus Scheuermann eine Degeneration der LWS-Bandscheiben zeigten. An der Studie ist zu kritisieren, dass von den Kontrollprobanden keine Röntgenbilder vorlagen.

Ascani u. La Rosa [2] kamen in einem Handbuchartikel zu dem Ergebnis, dass der klinische und funktionelle natürliche Verlauf des Morbus Scheuermann gutartig sei.

Debrunner [31] vertrat in einer Übersichtsarbeit die Auffassung, dass Langzeitstudien bestätigen, dass die Scheuermann-Krankheit eine durchaus gutartige Krankheit sei. Dabei bezog er sich auf die Studie von Stadelmann u. Waldis [155].

Harreby et al. [58] berichteten über eine prospektive Studie bei 640 14-jährigen Kindern, die 1967 schulärztlich untersucht und bei denen eine seitliche Röntgenaufnahme der BWS und LWS durchgeführt wurde. Die Kohorte wurde 25 Jahre später im Alter von 39 Jahren bezüglich des Auftretens von Wirbelsäulenbeschwerden während des Erwachsenenalters mit dem Fragebogen von Kuorinka et al. [96] befragt. Die Teilnahmequote bei der Nachbefragung lag bei 92 %. Die Studie kam zu dem Ergebnis, dass von der Kohorte im Alter von 14 Jahren 13 % radiologische Auffälligkeiten, im Wesentlichen Morbus Scheuermann, zeigten. Ein Zusammenhang zwischen diesen radiologischen Veränderungen in der Jugend und späteren Wirbelsäulenbeschwerden sowie ischialgieformen Beschwerden fand sich nicht.

Wischnewski u. Pfeiffer [167] kamen in einer Übersichtsarbeit zu dem Ergebnis, dass Morbus Scheuermann eine Prädisposition bei der Entstehung bandscheibenbedingter Erkrankungen der Wirbelsäule darstelle. Die Schlussfolgerung der Autoren ist in unseren Augen aus folgenden Gründen nicht akzeptabel:

- Wischnewski u. Pfeiffer [167] leiteten ihre Schlussfolgerung ausschließlich aus anderen Übersichtsaufsätzen ab. Die vorliegende Primärliteratur zu diesem Thema wurde dagegen nicht berücksichtigt.
- Die Aussage von Wischnewski u. Pfeiffer [167], Morbus Scheuermann sei als Prädisposition für die Entstehung bandscheibenbedingter Erkrankungen der Wirbelsäule anzusehen, basiert im Wesentlichen auf der Übersichtsarbeit von Brocher [172]. Die in dieser Arbeit zitierten aktuelleren Übersichtsarbeiten von Brocher [17, 18] sowie andere aktuellere Arbeiten mit fehlendem Zusammenhang zwischen Morbus Scheuermann und bandscheibenbedingten Erkrankungen der Lendenwirbelsäule wie Stadelmann u. Waldis [155], Murray et al. [115] sowie Harreby et al. [58] werden außer Acht gelassen.
- Wie bereits oben diskutiert, ist an den Übersichtsarbeiten von Brocher [17, 18, 172] zu kritisieren, dass für die Aussage, Morbus Scheuermann gehe auffällig häufig mit frühzeitiger Degeneration im Segment

L5/S1 einher, keine eigentliche epidemiologische Studie durchgeführt wurde. Diese Aussage steht auch im Widerspruch zu den epidemiologischen Studien von Horal [68], Murray et al. [115], Harreby et al. [58] und der Übersichtsarbeit von Ascani u. La Rosa [2].

Insgesamt vermag somit die Übersichtsarbeit von Wischnewski u. Pfeiffer [167] zu diesem Thema nicht zu überzeugen.

In einem neueren Handbuchartikel kamen Eysel u. Fürderer [40] zur Prognose des Morbus Scheuermann zu dem Ergebnis, dass bezüglich des Verlaufs dieser Erkrankung wenig sichere Aussagen gemacht werden können. Zu den Komplikationen der Erkrankung werden thorakale Bandscheibenprotrusionen erwähnt. Ferner könne es durch Veränderungen der Bandscheiben sekundär zu Kompressionen des Spinalkanals und somit des Rückenmarks kommen, was jedoch insgesamt selten sei.

Krämer et al. [93] kamen in einem Handbuchartikel zur Begutachtung von Verletzungen und Erkrankungen der Wirbelsäule zu dem Ergebnis, dass bei der Begutachtung des Morbus Scheuermann im Rahmen der gesetzlichen Unfallversicherung ein Großteil der Betroffenen kaum merkbare Veränderungen aufweist, die nur bei Schwerarbeiten mit häufigem Bücken und Heben sowie langjährigen Tätigkeiten in erheblicher Vorbeugung Muskelinsuffizienzerscheinungen hervorrufen. Bei der Diskussion der konkurrierenden Erkrankungen, die bei der Begutachtung der Berufskrankheit 2108 beachtet werden müssen, wird der Morbus Scheuermann nicht erwähnt.

Studien über das Zusammenwirken zwischen dem außerberuflichen Faktor Morbus Scheuermann und beruflichen Belastungen durch Heben oder Tragen schwerer Lasten oder Arbeiten in extremer Rumpfbeugehaltung liegen nicht vor.

Insgesamt kommen wir zu dem Ergebnis, dass Morbus Scheuermann in seltenen Fällen zu bandscheibenbedingten Erkrankungen der BWS in Form eines BWS-Prolapses führen kann. Dagegen zeigten die vorliegenden Studien, insbesondere die prospektiven Studien von Stadelmann u. Waldis [155], Murray et al. [115] sowie Harreby et al. [58], dass LWS-Beschwerden oder ischialgieforme Beschwerden bei Patienten mit durchgemachtem Morbus Scheuermann nicht häufiger sind als bei Kontrollprobanden und dass lumbale Bandscheibenvorfälle bei Patienten mit Morbus Scheuermann insgesamt selten auftreten. Die Studie von Paajanen et al. [125] legt die Annahme nahe, dass Patienten mit Morbus Scheuermann signifikant häufiger eine Bandscheibendegeneration in Form eines Wasserverlustes im Bereich der Bewegungssegmente Th10–S1 im Vergleich zu Kontrollen aufweisen. Dagegen liegen bislang keine methodisch einwandfreien Studien vor, die ein erhöhtes Risiko von Patienten mit lumbalem oder thorakalem Morbus Scheuermann in Bezug auf die Entwicklung einer lumbalen Chondrose mit Bandscheibenverschmälerung oder eines lumbalen Bandscheibenvorfalls belegen.

Es besteht jedoch weiterer Forschungsbedarf, ob Patienten mit thorakalem oder lumbalem Morbus Scheuermann ein erhöhtes Risiko für die Entwicklung einer bandscheibenbedingten Erkrankung der Lendenwirbelsäule aufweisen. Die Studien von Söderberg u. Andrén [153] sowie Rübe u. Hemmer [138] geben Anhaltspunkte dafür, dass Patienten mit thorakalem Morbus Scheuermann ein erhöhtes Risiko in Bezug auf die Entwicklung einer stationär behandelten Ischialgie bzw. eines behandelten lumbalen Bandscheibenvorfalls aufweisen. Allerdings sind beide Studien, wie oben diskutiert, mit deutlichen methodischen Problemen bezüglich der Altersvergleichbarkeit und der verwendeten Diagnosekriterien behaftet, sodass dieser Studienansatz mit besserer Methodik wiederholt werden sollte.

Ferner fällt auf, dass bislang keinerlei wissenschaftliche Studien über den Zusammenhang zwischen lumbalem Morbus Scheuermann und bandscheibenbedingten Erkrankungen der Lendenwirbelsäule vorliegen, obwohl gerade dieser Zusammenhang aufgrund der anatomischen Nähe biomechanisch am ehesten nachvollziehbar ist, sodass dieser Zusammenhang ebenfalls in wissenschaftlichen Studien weiter untersucht werden sollte.

Resümee. Nur für den seltenen Fall einer lumbalen Lokalisation des Morbus Scheuermann mit Keilwirbelbildung und Abweichung von mindestens 10° ist es nach Expertenmeinung plausibel, dass bei Vorliegen der genannten Faktoren anlagebedingte biomechanische Überlastungen der unteren LWS an deren Bandscheiben wirksam werden, sodass eine individuelle Bewertung erforderlich ist.

2.1.10 Morbus Bechterew

Er wird auch als ankylosierende Spondylitis bezeichnet und ist eine chronische, entzündlich-rheumatische Erkrankung, welche v.a. die Wirbelsäule, aber auch die stammnahen Gelenke (Wurzelgelenke, insbesondere also Hüftgelenke), die Sehnen und Sehnenansätze, die Regenbogenhaut der Augen und, wenn auch seltener, innere

Organe betreffen kann. Man zählt den Morbus Bechterew zu der Krankheitsgruppe der HLA-B27-assoziierten Spondylarthropathien oder seronegativen Spondarthritiden.

Der Morbus Bechterew kommt in Mitteleuropa bei ca. 0,2–0,3 % der Bevölkerung vor. Am häufigsten beginnt die Erkrankung zwischen dem 16. und 45. Lebensjahr, mit einem Maximum im 26. Lebensjahr. Männer sind etwa 3-mal häufiger betroffen als Frauen.

Beim Morbus Bechterew führt ein gestörtes Wechselspiel zwischen genetischen Anlagen und Umwelteinflüssen zu einer krankhaften Immunreaktion des Organismus mit der Folge einer chronischen Entzündung, v.a. der Wirbelsäule:

95 % der Patienten mit Morbus Bechterew haben den Gewebemarker HLA-B27, ein HLA-Klasse-I-Molekül, welches nur bei etwa 7–8 % der Gesunden vorkommt. Die HLA-Klasse-I-Moleküle sind Oberflächenmoleküle, welche auf fast allen Körperzellen vorhanden sind und eine wichtige Rolle bei der Infektionsabwehr und der Unterscheidung des Immunsystems zwischen „fremd und eigen" spielen. Ähnlich wie die Blutgruppen bleiben sie bei jedem Menschen das ganze Leben gleich, sind aber von Individuum zu Individuum unterschiedlich. HLA-B27 kommt in manchen Familien gehäuft vor.

Resümee. Der Morbus Bechterew ist ein klar definiertes Krankheitsbild, das zwar in den Anfangsstadien diagnostische Schwierigkeiten bereiten kann, dann aber gegenüber bandscheibenbedingten Erkrankungen eindeutig abgrenzbar ist (klinische Situation, radiologische Befunde, Laborwerte). Faktisch kommen hier additiv klinisch bedeutsame Bandscheibenerkrankungen nicht vor. Studien über ein erhöhtes Risiko der Entwicklung vorauseilender degenerativer Veränderungen gibt es begreiflicherweise nicht, blieben auch klinisch irrelevant. Im Falle einer Begutachtung für eine BK 2108 kämen allenfalls differenzialdiagnostische Überlegungen Morbus Bechterew vs. Bandscheibenerkrankungen in Betracht.

2.1.11 Morbus Forestier

Er ist eine nach dem französischen Internisten Jacques Forestier benannte Wirbelsäulenerkrankung. Dabei kommt es zu knöchernen Anbauten an den Wirbelkörpern, die im Verlauf immer mehr zunehmen und mit der Zeit zu einer Überbrückung der Bandscheibenräume führen. Dies wird mit dem medizinischen Fachbegriff eine hyperostotische Spondylose oder auch Spondylosis hyperostotica genannt. An den Wirbelkörpern sieht man im Röntgenbild einen zuckergussartigen Überzug von Knochenmaterial. Durch die Überbrückung der Bandscheibenräume ist die Beweglichkeit der Wirbelsäule in diesem Segment aufgehoben. Da der Morbus Forestier große Abschnitte der Wirbelsäule befällt, geht er mit einer zunehmenden Versteifung der Wirbelsäule einher.

Der Morbus Forestier (Synonym: diffuse idiopathische Skeletthyperostose) ist eine häufiger vorkommende, aber selten diagnostizierte Skeletterkrankung bislang noch nicht endgültig geklärter Ursache, bei der es zu einer Verkalkung des vorderen Längsbands der Wirbelsäule kommt. Weitere Verkalkungen können an den Sehnenansätzen des Achsenskeletts und in der Peripherie auftreten. Diskutiert werden der Einfluss von Stoffwechselerkrankungen, v.a. des Glukosestoffwechsels (Zuckerkrankheit = Diabetes mellitus) und Störungen des Fettstoffwechsels. Neuerdings wurden auch vaskuläre Faktoren (Durchblutung) ins Spiel gebracht.

Die Erkrankung tritt im mittleren und höheren Lebensalter auf und betrifft beide Geschlechter etwa gleich häufig mit leichtem Überwiegen bei Männern. Ihr Vorkommen (Prävalenz) wird bei Erwachsenen im Alter über 40 Jahren auf 3,8 % bei Männern und 2,6 % bei Frauen geschätzt [108], in der 6. und 7. Lebensdekade auf 5–15 % [21].

In einer großen italienischen Studie [144] waren periphere Sehnenansätze im Sinne einer disseminierten idiopathischen Skeletthyperostose (DISH) bei 14,1 % der Patienten betroffen, vorwiegend im 6. und 7. Lebensjahrzehnt. Im Bereich der Wirbelsäule waren vor allem Th7–TH11 (Brustwirbelkörper 7–11) befallen (93 %), in der Lendenwirbelsäule L1–L3 (1.–3. Lendenwirbelkörper; 81 %) und in der Halswirbelsäule die Segmente C5–C7 (5.–7. Halswirbelkörper). In der Peripherie waren die am häufigsten betroffenen Regionen das Becken (90 %), die Ferse (76 %), der Ellenbogen (46 %) und das Knie (29 %).

Resümee. Auch der Morbus Forestier gehört nicht zu den bandscheibenbedingten Erkrankungen. Das Vollbild wird durch Röntgenaufnahmen ausreichend diagnostizierbar sein. Schwierigkeiten der Abgrenzung gegenüber der einfachen Spondylosis deformans bei blanden, wenig stark ausgeprägten Formen sind dagegen vorhanden. Ebenso sind bei Befall der BWS im LWS-Abschnitt nebenher bandscheibenbedingte Erkrankungen möglich. Da der Morbus Forestier relativ spät auftritt, sind Situationen möglich, in welchen die technischen und zeitlichen Voraussetzungen für eine Berufskrankheit erfüllt sind. Andererseits existieren keine Studien darüber, die belegen, dass der Morbus Forestier ein erhöhtes Risiko für eine bandscheibenbedingte Erkrankung darstellt. Entscheidungen können nur für den Einzelfall getroffen werden.

2.1.12 Morbus Paget

Er wird auch als Osteitis deformans oder Osteodystrophia deformans bezeichnet (Osteitis von Osteo = Knochen und -itis = Entzündung; deformans = deformierend, Dystrophie = Fehlernährung). Er ist eine Erkrankung, die auf der einen Seite durch einen verstärkten Knochenabbau und auf der anderen Seite durch einen erhöhten Knochenumbau gekennzeichnet ist. Letzterer ist allerdings auf bestimmte Knochenregionen begrenzt. Dadurch kommt es zu einer krankhaften Knochenstruktur und einer erhöhten Anfälligkeit für Knochenbrüche. In der Folge entwickeln sich Deformierungen.

Die Erkrankung beginnt meist nach dem 40. Lebensjahr. Da oft keine typischen Beschwerden bestehen, wird sie häufig durch einen Zufall diagnostiziert.

Die genaue Krankheitsursache ist nicht bekannt. Man vermutet eine genetische Veranlagung. Diskutiert wird eine Virusinfektion mit Paramyxoviren. Dadurch oder durch einen anderen Auslöser kommt es zu gesteigerter Aktivität der Osteoklasten, das sind Zellen, die normalerweise bei der ständigen Erneuerung der Knochensubstanz für den Knochenabbau zuständig sind. Bei dem normalen Knochenremodelling folgt der Phase der Osteoklastentätigkeit der Knochenaufbau durch die Osteoblasten. Dies sind Zellen, die den Knochen aufbauen. Beim Morbus Paget nun erfolgt dieser Wechsel zwischen Knochenabbau und nachfolgendem Knochenaufbau nicht koordiniert und gleichmäßig, sondern „chaotisch" und regional unterschiedlich. Dadurch kommt es zu einem beschleunigten Knochenaufbau, bei dem dann aber nicht mehr die normale Knochenarchitektur entsteht, sondern Zonen mit vermehrtem Knochenkalksalzgehalt neben Zonen mit vermindertem Knochenkalksalzgehalt. Dies verändert natürlich die gesamte Statik des Knochens, auch seine Elastizität, sodass daraus eine erhöhte Brüchigkeit resultiert.

Die Erkrankung äußert sich in örtlichen Knochenschmerzen. Durch Fehlbelastungen treten auch Muskelverspannungen und Muskelkrämpfe auf. Im Verlauf entwickeln sich in der Folge der Knochenbrüche auch Fehlstellungen der betroffenen Skelettanteile.

Mit dem vermehrten Knochenstoffwechsel gehen eine erhöhte Durchblutung und eine Vermehrung von Blutgefäßen einher. Bei Knochen, die direkt unter der Haut liegen, z.B. beim Schienbein, kann man eine Überwärmung der entsprechenden Region wahrnehmen. Durch die überschießende Knochenbildung oder durch die Brüche können Nerven gedrückt werden, sodass sich auch neurologische Symptome entwickeln können. Zum Krankheitsbild gehören außerdem eine vermehrte Krampfaderbildung und eine verstärkte Belastung von Herz und Kreislauf.

Betroffen sind v.a. stark belastete Knochen wie das Becken, die Lendenwirbelsäule, das Schienbein und die Schädelknochen (v.a. im Bereich der Belastung durch die Kautätigkeit). Die Erkrankung ist oft asymptomatisch, d.h. die Röntgenveränderungen werden als Zufallsbefund z.B. bei einer Röntgenuntersuchung der Lunge entdeckt. Symptomatisch wird die Erkrankung durch Rückenschmerzen, Schmerzen im Bereich der unteren Extremität (in die Beine ausstrahlende/einstrahlende Schmerzen), Symptome wie bei einem „Golfer-Ellenbogen" („mediale Epicondylitis"), Sehnenansatzschmerzen im Bereich der Kniescheibe oder Fersenschmerzen oder auch Schluckbeschwerden. Neben den Schmerzen kommt es zu einer Steifigkeit im Rücken und in den Gliedmaßen sowie zu einer Versteifung der Wirbelsäule. Weitere Symptome resultieren aus einer Kompression und Einengung des Rückenmarks („spinale Stenose") durch die zunehmenden knöchernen Anbauten bei Befall des hinteren Längsbandes und auch Schmerzen in der Folge von kleinen und kleinsten Wirbelkörperbrüchen und auch Verschiebungen (Subluxationen) von Wirbelkörpern.

Resümee. Bei Befall eines einzelnen Wirbels ist nebenher natürlich die Entwicklung einer bandscheibenbedingten Erkrankung möglich. Untersuchungen zur Beeinflussung der Haltbarkeit benachbarter Bandscheiben liegen nicht vor, erscheinen aber plausibel. Der Einzelfall muss also geprüft werden.

2.1.13 Asymmetrische Facettengelenke

Ein vermehrtes Auftreten von Bandscheibendegenerationen bei seitenasymmetrischer Form/Winkelstellung der Wirbelbogengelenke („facet tropism") beschrieben erstmals Farfan u. Sullivan [42]. In einer nachfolgenden Postmortemstudie des Verfassers wurden in beinahe 50 % der untersuchten Spezies mit Bandscheibenpathologika auch Seitendifferenzen der Wirbelbogengelenke gesehen [43]. In einer biomechanischen Untersuchung von Cyron u. Hutton [28] wurde eine Fehlrotation des betroffenen Segments zur Seite des steileren Gelenkwinkels als Auslöser eines pathologischen Torsionsstresses auf die Bandscheibe hergeleitet. Weitere klinische Studien bearbeiteten die Fragestellung mit unterschiedlichen Herangehensweisen und Ergebnissen, Noren et al. [120] führten 1991 an 54 Patienten unter 50 Jahren mit lumbosakralen Beschwerden MRT-Untersuchungen der Bandscheiben und Computertomographieuntersuchungen der Wirbelbogenanatomie durch und fanden eine hohe Inzidenz zwischen Bandscheibendegeneration und Bogengelenkasymmetrien (p = 0,013–0,028). Ishihara et al. [75] verglichen 29 Bandscheibenoperierte zwischen 12 und 20 Jahren mit 50 Bandscheibenoperierten aus der Altersgruppe zwischen 30 und 49 Jahren. Die Häufigkeit der Facettengelenkasymmetrie war in der Gruppe der 12- bis 20-jährigen Postnukleotomiepatienten 5-mal höher als in der Gruppe der 30- bis 49-jährigen Bandscheibenoperierten, woraus der Schluss gezogen wurde, dass Facettengelenkasymmetrien ein frühzeitig wirksamer Faktor für die Entstehung von Bandscheibenvorfällen sind. Hagg u. Wallner [56] untersuchten 1990 bei 47 Personen unter 45 Jahren mit Lendenbandscheibenprotrusionen im Computertomogramm die Wirbelbogenverhältnisse an den betroffenen Segmenten und an den nicht betroffenen Nachbarsegmenten und fanden keine signifikante Häufung von Facettengelenkasymmetrie. Mit dem gleichen Ansatz publizierten Cassidy et al. [22] über 136 Patienten zwischen 19 und 79 Jahren, die wegen LWS- oder Ischialgiebeschwerden computertomographiert worden waren – auch hier mit den nicht vorfallbetroffenen Nachbarsegmenten als Kontrollgruppe. Sie fanden bei 30 Probanden für das Segment L5/S1 eine im Durchschnitt leichtergradige Seitenasymmetrie der Facettengelenke, die jedoch als klinisch nicht relevant eingeschätzt wurde. Vanharanta et al. [159] nahmen 1993 bei 108 Patienten mit Rückenschmerzen und/oder Ischialgien zwischen 17 und 70 Jahren Computertomographien und Diskographien mit Schmerzprovokation vor und fanden jeweils gleichwertige Ergebnisse bei asymmetrischen und bei symmetrischen Facettengelenkverhältnissen. Boden et al. [9] schließlich verglichen 1996 46 lendenbandscheibenoperierte Patienten mit 46 schmerzfreien freiwilligen Probanden mit negativem MRT-Befund. Am 4. und 5. Lendenwirbel betrug die Facettengelenkwinkeldifferenz in der Gruppe der bandscheibenoperierten Patienten im Durchschnitt 10,3° in Höhe des betroffenen Segments, in der gesunden Vergleichsgruppe im allgemeinen Durchschnitt 5,4° (p = 0,05). Keine Differenzen fanden sich bei L5/S1.

Resümee. Die Literatur lässt deutliche Hinweise für den gehäuften Eintritt vorzeitiger Bandscheibenschäden im betroffenen Segment erkennen. Abschließend gesicherte Erkenntnisse liegen jedoch nicht vor, sodass die Kausalitätswahrscheinlichkeit als Einzelfallentscheidung zwischen relevanter Belastung im Sinne der BK-Verordnung und Art und Ausprägung der Facettenasymmetrie abgewogen werden muss.

2.1.14 Persistierende Wirbelbogenspalten – Spina bifida occulta

Spina bifida heißt wörtlich übersetzt „gespaltenes Rückgrat". Es handelt sich um eine Fehlbildung im Bereich der Wirbelsäule und des Rückenmarks. Da sich die Wirbelsäule und das Rückenmark aus dem Neuralrohr entwickeln, spricht man auch von einem Neuralrohrdefekt. Normalerweise verschmelzen die beiden Bogenanteile der Wirbel zu einem Ring, der das Wirbelloch nach hinten begrenzt. Im Wirbelloch selbst liegt das Rückenmark, umgeben von den Rückenmarkhäuten. Bei der Spina bifida bleibt der Bogenschluss eines oder mehrerer Wirbel aus. Durch den Spalt können sich die Rückenmarkanteile und Nerven sackförmig vorwölben (Myelomeningozele). Befindet sich nur Hirnhaut im Bruchsack, handelt es sich um eine Meningozele.

Die Spina bifida ist häufiger im Bereich der Lendenwirbelsäule und des Kreuzbeins als im Bereich der Brust- oder Halswirbelsäule anzutreffen.

Von den Neuralrohrdefekten im eigentlichen Sinne, die auch als Spina bifida aperta (aperta = offensichtlich vorhanden) bezeichnet werden, wird die Spina bifida occulta (occulta = verborgen) abgegrenzt, bei der lediglich ein zweigespaltener Wirbelbogen ohne Beteiligung des Rückenmarks vorliegt. Eine Spina bifida occulta ist sehr häufig und wird meist zufällig bei Röntgenaufnahmen festgestellt.

Die Häufigkeit der einfacheren Erscheinungsformen soll im Kindes- und Jugendalter vor dem Abschluss des Skelettwachstums noch über 50 % betragen [47, 142].

Boone et al. [13] fanden nach radiologischer Befundauswertung von 653 Rückenschmerzpatienten einer Notfallambulanz bei 29,2 % der unter 40-Jährigen und bei 9,8 % der über 40-Jährigen Bogenschlussanomalien. Patienten mit vorbestehenden Rückenschmerzen waren von der statistischen Auswertung ausgeschlossen. Trotz der allgemeinen Häufigkeit von Bogenschlussstörungen bevorzugt am unteren Ende der Lendenwirbelsäule hielten Avrahami et al. [3] 1994 die Spina bifida occulta nicht für eine bloße Normvariante. Bei 1 200 computertomographisch untersuchten Rückenschmerz- oder Ischialgiepatienten im Alter zwischen 18 und 72 Jahren zeigten die 207 Probanden mit Spina bifida occulta bei S1 in allen Altersgruppen auch eine statistisch signifikant höhere Inzidenz von Bandscheibenvorfällen als die Gruppe ohne Bogenschlussstörung ($p < 0,0001$). Avrahami et al. [3] zogen daraus den Schluss, dass die bei Jugendlichen bekannt häufige Spina bifida occulta keinen Krankheitswert hat; beim Persistieren über das 18. Lebensjahr hinaus aber eine – mit dem Lebensalter noch zunehmende – Prädisposition für Bandscheibenvorfälle darstellt.

Andererseits ist in der Literatur bisher nicht beschrieben, ob mit einem persistierenden Wirbelbogenspalt auch eine anlagebedingte Minderung der Qualität des Bandscheibengewebes verbunden ist. Klinische Erfahrung lässt zudem eher davon ausgehen, dass Wirbelbogenspalten biomechanisch ohne wesentliche Bedeutung bleiben, solange die Interartikularportion und die Wirbelgelenke vorhanden sind.

Bei Laminektomien zur Wirbelsäulendekompression oder um einen Zugang zu einem Bandscheibenvorfall zu erreichen, wird beispielsweise der mittlere Anteil des Wirbelbogens ohne Konsequenzen für die Biomechanik entfernt.

Resümee. Eine persistierende Spaltbildung in Wirbelbögen der Lendenwirbelsäule kann nicht als prädisponierender, eine bandscheibenbedingte LWS-Erkrankung durch Belastungen im Sinne der BK-Definitionen ausschließender Faktor gewertet werden.

2.1.15 Hypersegmentierte Lendenwirbelsäule

Hierunter versteht man eine Variante der Wirbelsäule in Form der kompletten („symmetrischen") oder inkompletten („asymmetrischen") Trennung des 1. Kreuzbeinwirbels vom Os sacrum (d.h. Ausbildung eines 6. Lendenwirbels: „unterer Übergangs- oder Assimilationswirbel"); evtl. kombiniert mit Hyperplasie der Kostalfortsätze.

Bei hypersegmentierten Lendenwirbelsäulen ist die unterste Bandscheibe oft deutlich schmäler als die der darüber liegenden Segmente. Die bloße Minderhöhe der lumbosakralen Zwischenwirbelscheibe ohne begleitende osteochondrotische oder spondylotische Veränderungen gilt generell nicht als krankhafter Befund, sondern als Ausdruck einer lumbosakralen Assimilationstendenz [47, 82, 118]. Über ein vermehrtes Auftreten von Lendenbandscheibenvorfällen bei 6 freien Lendenwirbeln wird in der überblickten Literatur nichts berichtet.

Resümee. Relevante Erkenntnisse zu hierdurch verursachten – vorzeitigen – Bandscheibendegenerationen liegen nicht vor.

2.1.16 „Lifestyle"-Faktoren und Stoffwechselstörungen (Adipositas/Arteriosklerose/Nikotinabusus/Diabetes mellitus/„Metabolisches Syndrom")

Die folgende Darstellung fasst auf der Grundlage der unter 2.0 dargestellten systematischen Literaturanalyse die epidemiologische Evidenz zum Zusammenhang von Bandscheibenerkrankungen mit lebensstilbezogenen Faktoren wie Rauchen, Adipositas, Arteriosklerose und Diabetes zusammen. Für eine ausführliche Darstellung der einzelnen Studienergebnisse wird auf Seidler et al. [149] verwiesen.

Epidemiologische Studien zu den angegebenen lifestylebezogenen Faktoren wurden dann in die folgende Literaturanalyse einbezogen, wenn sie sich mit mindestens einem der folgenden Endpunkte beschäftigen:

- mit einer mit bildgebenden Verfahren dokumentierten Bandscheibenschädigung im weiteren Sinne (Chondrose, Spondylose, Prolaps, Signalminderung),
- mit einem klinisch diagnostizierten Prolaps,
- mit vom Patienten selbst angegebenen Ischiasschmerzen.

Ausgeschlossen von der synoptischen Darstellung wurden Studien, die sich lediglich mit unspezifischen Rückenschmerzen („low back pain") beschäftigen.

In → *Tab. 11.24* sind die Ergebnisse der in die Literaturanalyse einbezogenen Studien zusammengefasst: In der linken Spalte sind die Studien aufgeführt, die eine signifikante und deutliche Risikoerhöhung (mit einem relativen Risiko von 2 oder mehr) aufzeigten. In der mittleren Spalte sind Studien aufgeführt, die entweder deutlich erhöhte, aber statistisch nicht signifikante relative Risiken oder geringere, statistisch signifikante relative Risiken fanden. Die rechte Spalte führt Studien auf, die keinen Hinweis auf einen Zusammenhang zwischen lifestylebezogenen Faktoren und Bandscheibenschäden lieferten.

Im Ergebnis der systematischen Literaturanalyse (→ *Tab. 11.24*) konnte lediglich die Studie von Jones et al. [79] einen signifikanten und deutlichen Zusammenhang zwischen dem Rauchverhalten und der Diagnose einer Wirbelsäulenschädigung im Sinne einer Spondylose aufzeigen. Einschränkend ist darauf hinzuweisen, dass die Diagnose einer Spondylose keinen unmittelbaren Aufschluss über eine Bandscheibenschädigung zulässt; in der Studie von Jones et al. [79] findet sich überdies kein signifikanter Zusammenhang zwischen dem Rauchverhalten und der Diagnose einer Chondrose (Zwischenwirbelraumerniedrigung). Weiterhin wurde in dieser Studie nicht auf körperliche Belastungen eingegangen, die sowohl mit dem Rauchverhalten als auch mit dem Auftreten spondylotischer Veränderungen assoziiert sein könnten. Weitere 3 Studien fanden unter Einschluss bildgebender Verfahren einen signifikanten Zusammenhang zwischen dem Rauchen und der Diagnose von Bandscheibenschädigungen; 5 Studien zeigten keinen derartigen Zusammenhang. Weiterhin fanden 2 von 5 Studien einen signifikanten und deutlichen Zusammenhang zwischen dem Rauchverhalten und der Angabe von Ischiasschmerzen (ohne zusätzliche bildgebende Diagnostik). Insgesamt sind die analysierten Studien im Ergebnis uneinheitlich und erlauben keine belastbare Aussage zum Zusammenhang zwischen Rauchen und Bandscheibenerkrankungen.

Tab. 11.24: Zusammenfassende Darstellung der Anzahl der epidemiologischen Studien in den einzelnen Risikokategorien

++ **signifikant und deutlich (RR ≥ 2) erhöht**	+ **signifikant, RR < 2/RR nicht angegeben**	**Ø** **kein Zusammenhang**
Rauchen		
[a]Manninen et al. [107] (keine Dosis-Wirkungs-Beziehung)	Battié et al. [6]	Heliövaara et al. [60]
Jones et al. [79] (Spondylose)	Riihimäki et al. [135] (signifikant nur bei Maschinenführern)	[a]Heliövaara et al. [62]
[a]Miranda et al. [111] (Rauchen über > 15 Jahre)	• Livshits et al. [102] (keine Trennung für WS-Abschnitte • Kelsey et al. [84] (RR = 1,7 pro 10 Zigaretten)	• Jones et al. [79] (Chondrose) • [a]Miranda et al. [110] • Luoma et al. [105] • O´Neill et al. [121] (Sponylose) • [a]Riihimäki et al. [133] • Yoshimura et al. [170] • Seidler et al. [150]
Gewicht		
Jones et al. [79] (Spondyloserisiko pro BMI-Einheit um 9 % erhöht)	[a]Miranda et al. [110]	[a]Heliövaara et al. [62]
Heliövaara [61] (bei Männern, nicht bei Frauen)	• O´Neill et al. [121] (Spondylose; thorakal bei Frauen RR > 2) • Yoshimura et al. [170] (bei britischen, nicht bei japanischen Probanden) • Böstman [10] • [a]Han et al. [57] • Hrubec u. Nashold [69] • Parkkola u. Kormano [126] (ausschließlich in Höhe L1) • Seidler et al. [150] (symptomatische Chondrose)	• Kelsey et al. [84] • Livshits et al. [102] (keine Trennung für WS-Abschnitte) • [a]Manninen et al. [107] • [a]Miranda et al. [111] • Luoma et al. [105] • [a]Riihimäki et al. [134] • Raue et al. [129] • Seidler et al. [150] (Prolaps)
Arteriosklose		
	Kauppila et al. [80]	
	Kauppila et al. [81]	
	Kurunlahti et al. [97] (unspezifische Rückenschmerzen; kein Zusammenhang zwischen dem Ausmaß der Verkalkungen und dem Ausmaß der Bandscheiben-„Degeneration")	

Tab. 11.24: Zusammenfassende Darstellung der Anzahl der epidemiologischen Studien in den einzelnen Risikokategorien (*Forts.*)

++ **signifikant und deutlich (RR ≥ 2) erhöht**	+ **signifikant, RR < 2/RR nicht angegeben**	**Ø** **kein Zusammenhang**
Diabetes		
	Urbaszek [158] (Spondylose)	[a]Heliövaara et al. [62] (signifikant negativer Zusammenhang mit unspezifischen Rückenschmerzen)
vgl. Fundstellen in alphabetischem Verzeichnis, soweit nicht im nachfolgenden Text mit Hinweis auf laufende Nr. [...] besonders angesprochen [a] *Studien zu den Risikofaktoren von Ischiasschmerzen (ohne Einbezug bildgebender Befunde)*		

Ein signifikanter und deutlicher Zusammenhang zwischen dem Gewicht und der Diagnose einer strukturellen Wirbelsäulenveränderung wurden von 2 epidemiologischen Studien beschrieben: Heliövaara [61] fand bei Männern – nicht bei Frauen – bei einem Body-Mass-Index (BMI) von 28–30 (vs. < 22) ein relatives Risiko für eine stationär behandelte Prolapserkrankung von 3,7. Jones et al. [79] zufolge steigt das Risiko der Diagnose einer Spondylose pro BMI-Einheit um 9 %. Weitere 5 Studien fanden einen schwächeren, jedoch statistisch signifikanten Zusammenhang zwischen dem Gewicht und der Diagnose einer mit bildgebenden Verfahren gesicherten Bandscheibenerkrankung; 4 Studien konnten keinen derartigen Zusammenhang aufzeigen. Eine Studie [126] fand ausschließlich in Höhe L1 einen signifikanten Zusammenhang zwischen einer beschwerdefreien Bandscheibenschädigung (im Magnetresonanztomogramm) und dem BMI. Werden die epidemiologischen Studien zu den Determinanten von Ischiasschmerzen analysiert, so fanden 2 Studien einen signifikanten Zusammenhang von Ischiasschmerzen mit dem Gewicht, 4 Studien konnten keinen Zusammenhang feststellen. Im Ergebnis der Literaturanalyse kann der Zusammenhang zwischen dem Gewicht und einer Bandscheibenerkrankung gegenwärtig noch nicht als gesichert angesehen werden.

Die Ergebnisse der vorliegenden Zusammenstellung der epidemiologischen Literatur stehen im Einklang mit früheren Übersichtsarbeiten: In einer älteren Bewertung der Risikofaktoren von unspezifischen Rückenschmerzen und Ischiasschmerzen konnte Heliövaara [63] keine hinreichende Evidenz für einen kausalen Zusammenhang zwischen Übergewicht oder Rauchverhalten und dem Auftreten von unspezifischen Rückenschmerzen oder Ischiasschmerzen sehen. Leboeuf-Yde [99] fand inkonsistente Studienergebnisse hinsichtlich einer Assoziation zwischen dem Rauchverhalten und dem Auftreten unspezifischer Rückenschmerzen. Ein kausaler Zusammenhang zwischen Rauchen und Ischiasschmerzen bzw. Bandscheibenvorfällen erscheine auf der Grundlage der epidemiologischen Evidenz unwahrscheinlich. Eine neuere Übersichtsarbeit von Goldberg et al. [51] fand einen positiven Zusammenhang zwischen Rauchen und unspezifischen Rückenschmerzen bei Männern in 18 von 26 analysierten Studien, bei Frauen in 18 von 20 Studien. Mit Ischiasschmerzen bzw. Bandscheibenvorfällen ist das Rauchverhalten bei Männern in 4 von 8 Studien, bei Frauen in 1 von 5 Studien assoziiert. Goldberg et al. [51] zufolge lässt die geringe Zahl der bisher durchgeführten Studien zu Ischiasschmerzen oder Bandscheibenvorfällen keine definitiven Schlussfolgerungen zu. In ihrem Übersichtsbeitrag wiesen Nachemson u. Vingard [116] darauf hin, dass auf der Grundlage experimenteller Studien eine gewisse Evidenz für den Zusammenhang zwischen Rauchen und strukturellen Bandscheibenveränderungen vorliege. Epidemiologische Studien ergäben eine gewisse Evidenz für einen schwachen Zusammenhang zwischen starkem Rauchen und *unspezifischen Rückenschmerzen*. Eine klare Evidenz für einen Zusammenhang zwischen Ischiasschmerzen und dem Rauchverhalten konnten Nachemson u. Vingard [116] *nicht* feststellen.

Aufgrund der sehr geringen Zahl diesbezüglicher Studien ist auch ein möglicher Zusammenhang zwischen einer Arteriosklerose und daraus resultierenden Bandscheibenschäden gegenwärtig noch nicht als wissenschaftlich gesichert einzustufen.

Die Auffassung der „degenerativen Polyarthrose" als spezifischer Verlaufsform der Arteriosklerose am Stütz- und Bewegungsapparat [46] kann auf der Grundlage des gegenwärtigen wissenschaftlichen Erkenntnisstands nicht als evidenzbasiert gelten. Frank [46] zufolge ist „allgemein wenig bekannt, dass sich arteriosklerotische Gefäßschäden ausgeprägt und besonders frühzeitig im Knochensystem manifestieren". Als Beleg wird eine Literaturangabe aus dem Jahre 1962 zitiert. Tatsächlich lässt sich der geringe Bekanntheitsgrad dieser Auffassung auch als weiterer Hinweis auf die fehlende wissenschaftliche Evidenz werten. Die Kritik an der Auffassung von Bandscheibenschäden als spezifischer Verlaufsform der Arteriosklerose stützt sich überdies nicht allein auf epidemiologische Studien; auch pathophysiologische Argumente sprechen gegen diese Auffassung:

- Die Auffassung von Bandscheibenschäden als spezifischer Verlaufsform der Arteriosklerose kann nicht die vorwiegende Lokalisation bandscheibenbedingter Erkrankungen im Bereich der *unteren Lendenwirbelsäule* erklären. Lediglich eine Studie [80] konnte einen signifikanten Zusammenhang zwischen dem Vorliegen verengter Ostien der Versorgungsarterien und dem Ausmaß der Bandscheibenschäden aufzeigen. Allerdings ist dieser Zusammenhang stärker im Bereich der *oberen Lendenwirbelsäule* ausgeprägt.
- Bradytrophes Gewebe ist im Allgemeinen deutlich weniger von Arteriosklerose betroffen als innere Organe oder das Gehirn. Frank [46] stellte in der Zusammenfassung seines Beitrags zwar den Versuch in Aussicht, zu erläutern, „wie mikroangiopathische Schäden neben den bekannten internistischen Krankheitsbildern auch zu chronischen Störungen des Stoffwechsels der Gelenke mit Degeneration der lasttragenden Strukturen“ führen können. Allerdings blieb Frank [46] die Erklärung schuldig, welche internistischen Schäden und in welchem Ausmaß zu erwarten sind, bevor es auch zu Knorpelschäden im Bereich der Wirbelsäule kommen kann.

Selbst *wenn* den Risikofaktoren des Metabolischen Syndroms eine Bedeutung für die Entstehung von Bandscheibenerkrankungen zukommen sollte, würde dadurch noch nicht automatisch die Bedeutung körperlicher Belastungen relativiert. Vielmehr wäre – sollte in zukünftigen Studien der Einfluss lebensstilbezogener Faktoren auf die Entstehung von Bandscheibenschäden nachgewiesen werden – in einem nächsten Schritt die Frage nach dem *Zusammenwirken* beruflicher und lebensstilbezogener Faktoren zu stellen: Bei einem etwaigen „additiven“ Interaktionsmechanismus wäre die Höhe des lebensstilbedingten Erkrankungsrisikos gegenüber der Höhe des berufsbedingten Erkrankungsrisikos abzuwägen. Bei einem etwaigen „multiplikativen“ Interaktionsmechanismus wären die lebensstilbezogenen Faktoren (vergleichbar mit der Beurteilung des Zusammenhangs zwischen Asbest, Rauchen und dem Brochialkarzinom) für die Beurteilung der Zusammenhangsfrage zu vernachlässigen.

Resümee. Zusammenfassend können lebensstilbezogene Faktoren wie Rauchen, Gewicht, Arteriosklerose oder Diabetes beim gegenwärtigen Stand der Wissenschaft nicht als gesicherte Risikofaktoren für bandscheibenbedingte Erkrankungen der Lendenwirbelsäule gelten. Eine hinreichend große Zahl epidemiologischer Studien findet sich lediglich für die potenziellen Risikofaktoren Rauchen und Übergewicht. Die Mehrzahl der diesbezüglichen Studien findet keinen signifikanten Zusammenhang zwischen dem Rauchen und strukturellen Bandscheibenschäden. Zum möglichen kausalen Zusammenhang zwischen Übergewicht und strukturellen Bandscheibenschäden liefern die bisherigen epidemiologischen Studien – bei großen Unterschieden hinsichtlich der untersuchten Schädigungsbilder – uneinheitliche Ergebnisse. Fehlende epidemiologische Evidenz ist jedoch weder durch pathophysiologische Plausibilitätsüberlegungen noch durch gutachterliche Beobachtungen bezüglich der „Häufung von Risikofaktoren“ zu ersetzen. Vielmehr verspricht die weitere epidemiologische Erforschung klar definierter Krankheitsbilder – beispielsweise im Rahmen der gegenwärtig durchgeführten multizentrischen „Deutschen Wirbelsäulenstudie“ [12] – weiteren Aufschluss auch zur potenziellen ätiologischen Bedeutung von „lebensstilbezogenen“ Faktoren für Bandscheibenerkrankungen.

2.2 Tabellarische Übersicht und Bewertung – anlagebedingte/erworbene Faktoren als Konkurrenzursache vs. ausreichende Belastung i.S. BK 2108 und 2110

Hier finden sich die zusammengefassten Ergebnisse der Bewertung der Expertengruppe zu den Literaturrecherchen und vorhandenen Studienergebnissen.

Im Rahmen der Diskussion der verfügbaren Arbeiten wurde z.T. eine über die Rechercheergebnisse hinausgehende Differenzierung vorgenommen, wenn klinische und gutachterliche Erfahrung dies unter Berücksichtigung der anzulegenden versicherungsrechtlichen Beweismaßstäbe als gerechtfertigt bzw. geboten ansehen ließ (*Übersicht 9*).

Teil II

3 Zwang zur Unterlassung gefährdender Tätigkeiten (→ *Abschn. 11.7*)

3.0 Einführung

Der Unterlassungszwang im Sinne des § 9 Abs. 1 Satz 2 2. Hs SGB VII ist bei den Wirbelsäulen-Berufskrankheiten nach BK-Nrn. 2108–2110 BK-Anerkennungsvoraussetzung. Ohne die Feststellung des Zwangs zur Unterlassung können insbesondere keine Leistungen gemäß §§ 26 ff SGB VII, z.B. Heilbehandlung oder Verletztenrente, erbracht werden.

3.1 Zwang zur Unterlassung

Er dient vorrangig Präventionszwecken. Im Interesse der Versicherten und der Solidargemeinschaft soll ein Verbleiben des Versicherten in der gefährdenden Tätigkeit vermieden und dadurch das Entstehen oder die Verschlimmerung der Krankheit verhütet werden.

Es ist einhellige Auffassung in Literatur und Rechtsprechung, dass der Zwang zum Unterlassen der schädigenden Tätigkeit objektiv zu bestimmen ist. Der objektive Zwang zum Unterlassen besteht nicht, wenn durch Schutzmaßnahmen sichergestellt werden kann, dass der Versicherte ohne Gefährdung seiner Gesundheit die versicherte Tätigkeit weiter verrichten kann.

Derartige Schutzmaßnahmen sind vorrangig Maßnahmen nach § 3 Abs. 1 Satz 1 BKV, der die Unfallversicherungsträger verpflichtet, der Gefahr, dass eine Berufskrankheit entsteht, wieder auflebt oder sich verschlimmert, mit allen geeigneten Mitteln entgegenzuwirken.

Neben Beratung und technisch organisatorischen Maßnahmen, etwa Hebehilfen, kommen bei den bandscheibenbedingten Wirbelsäulenerkrankungen v.a. medizinische und physikalische Interventionen in Betracht, z.B. adäquate ärztliche Behandlung oder Rückentraining.

Der Tatbestand des Unterlassens ist erst dann zu bejahen, wenn der Versicherte trotz aller Schutzmaßnahmen auf Dauer oder nicht absehbare Zeit nur durch die Tätigkeitsaufgabe wirksam geschützt werden kann.

3.2 Nicht mehr gefährdende Belastungen

Die Bestimmung von Richtwerten für Belastungen zielt im Kern auf die Frage nach der Zumutbarkeit von Belastungen speziell bei bandscheibenbedingt Erkrankten. Die Definition derartiger Richtwerte erfordert im Berufskrankheitenrecht die Berücksichtigung des Verhältnismäßigkeitsprinzips und verfassungsrechtlicher Garantien (Art. 2 Abs. 2 GG, Art. 3 GG und Art. 12 GG). Sie kann nicht für alle Berufskrankheiten, die das besondere versicherungsrechtliche Merkmal „Unterlassung" enthalten, nach einheitlichen Kriterien vorgenommen werden. Entscheidend ist das mit den gefährdenden Tätigkeiten verbundene Gesundheitsrisiko für den Versicherten. Je (lebens-)bedrohender das Gesundheitsrisiko unter Belastung einzuschätzen ist, umso eher ist der objektive Zwang zur Unterlassung jeglicher gefährdender Tätigkeit zu bejahen und umgekehrt.

Im Übrigen folgt aus diesem Ansatz, dass das Anwendungsfeld für die Individualprävention nach § 3 BKV bei den Berufskrankheiten mit Unterlassungszwang unterschiedlich ausgeprägt ist. Bei weniger lebensbedrohenden beruflichen Einwirkungen ist es weiter, bei zu erwartenden größeren Gesundheitsrisiken enger. Das Gesundheits-Risiko-Kalkül entscheidet darüber, was dem Versicherten noch zumutbar ist und was nicht – mit der Folge des Unterlassungszwangs.

Während etwa bei den BK-Nrn. 1315, 4301 und 4302 eine Fortsetzung der gefährdenden Tätigkeit für die Versicherten häufig mit lebensbedrohenden Gesundheitsgefahren verbunden sein kann, ist diese Gefahr bei den BK-Nrn. 2108, 2109 und 2110 prinzipiell deutlich geringer einzuschätzen. Besondere Aufmerksamkeit verdienen dabei Fallgestaltungen, in denen einerseits ausreichende Belastungen zu einer mit Wahrscheinlichkeit als berufsbedingt anzusehenden bandscheibenbedingten Erkrankung (s. Abschnitte 1 und 2) geführt haben, andererseits die radiologischen Befunde und die – nach konservativer oder operativer Behandlung und physikalischen Maßnahmen – verbliebenen klinischen Symptome nur moderat ausgeprägt sind. Soweit dennoch eine weitere, auch verminderte Belastung, z.B. im Hinblick auf den anamnestischen Krankheitsverlauf oder nach den Ergebnissen einer Arbeits- und Belastungserprobung, nicht mehr als zumutbar angesehen werden kann, besteht der Unterlassungszwang. Allerdings dürfte eine solche differenzierte Beurteilung der Restbelastungs-

Tab. 11.25: Übersicht 9

Faktor	Ausprägung	konkurrierende Ursache zu BK 2108/2110	Anmerkungen
Spondylolisthesis mit Spondylolyse bei Bandscheibenschaden (BSS) im betroffenen Segment	Typ Meyerding I Typ Meyerding ≥ II	nein ja	Erkenntnisse über prädispositionelle Wirkung für vorzeitige Bandscheibenschädigung liegen nicht vor. Als prädispositionierender Faktor in der Literatur beschrieben, BSS in der Regel nicht als wahrscheinliche Belastungsfolge begründbar, erfahrungsgemäß ist bei annähernd 80 % der Spondylolisthesen vom Typ ≥ Meyerding II mit BSS zu rechnen
Spondylolisthesis mit Spondylolyse bei BSS im unmittelbar benachbarten Segment	Typ Meyerding ≥ I	in der Regel nein	BSS im unmittelbar benachbarten Segment nicht regelhaft als Folge der Spondylolisthesis anzusehen. Ausreichende Belastung spricht eher für Wirksamwerden exogener Faktoren, soweit nicht im Einzelfall erheblich ausgeprägte statische Veränderungen durch Spondylolisthesis hervorgerufen wurden. *Achtung:* Grundsätzlich ist Spondylolisthesis differenzialdiagnostisch gegenüber Pseudospondylolisthesis/degenerativem Wirbelgleiten zu sichern.
Segmentversteifung durch Spondylitis angeborene Blockwirbelbildung Spondylodese	ohne Blockwirbelbildung mit Blockwirbelbildung	nein ja ja ja	Gesicherte wissenschaftliche Erkenntnisse liegen nicht vor. Expertenmeinung hält im Konsens für plausibel, dass bei Vorliegen der genannten Faktoren die anlagebedingten biomechanischen Überlastungen der unteren LWS an deren Bandscheiben wirksam werden. Individuelle Bewertung erforderlich.
asymmetrische lumbosakrale Übergangswirbel bei BSS im ersten „freien" Segment		in der Regel ja	
symmetrische lumbosakrale Übergangswirbel		nein	
Lendenwirbelkörperfrakturen	achsengerecht verheilt ohne Bandscheibenbeteiligung in Fehlstellung verheilt	nein ja	
strukturelle Lumbalskoliosen mit BSS in L4/5 oder L5/S1	10 bis < 25° nach Cobb	nein	Skoliosen in dieser Ausprägung sind nach den vorliegenden wissenschaftlichen Erkenntnissen nicht als Prädisposition im Sinne grundsätzlich wesentlicher Ursache eines BSS anzusehen. Individuelle Kausalitätsbeurteilung erforderlich unter Beachtung: 1. Ausmaß der Bandscheibenschädigung/bandscheibenbedingten Erkrankung 2. Krümmungsgrad der Skoliose 3. Ausmaß der beruflichen Belastung
Sonderfälle: tiefe Lumbalskoliosen mit Scheitelpunkt in der unteren LWS	10 bis < 25° nach Cobb	eher ja	Gesicherte wissenschaftliche Erkenntnisse liegen nicht vor. Expertenmeinung hält im Konsens für plausibel, dass bei Vorliegen der genannten Faktoren anlagebedingte biomechanische Überlastungen der unteren LWS an deren Bandscheiben wirksam werden. Individuelle Bewertung erforderlich. Skoliosen dieser Ausprägung dürften im Einzelfall (25–30°) noch die Ausübung einer im [illegible]

			regelhaft die wesentliche Ursache von bandscheibenbedingten Erkrankungen darstellen. Eine Berufskrankheit lässt sich hier nicht hinreichend wahrscheinlich machen.
Beckenschiefstand mit statischer Skoliose/skoliotischer Fehlhaltung (z.B. Beinverkürzung um ≥ 3 cm)	nach Eintritt fixierter Skoliose	ja	Gesicherte wissenschaftliche Erkenntnisse liegen nicht vor. Expertenmeinung hält im Konsens für plausibel, dass bei Vorliegen der genannten Faktoren anlagebedingte biomechanische Überlastungen der unteren LWS an deren Bandscheiben wirksam werden. Individuelle Bewertung erforerlich.
hyperlordotische Fehlhaltungen		in der Regel nein	Gesicherte wissenschaftliche Erkenntnisse liegen nicht vor. Expertenmeinung hält im Konsens für plausibel, dass bei Vorliegen der genannten Faktoren anlagebedingte biomechanische Überlastungen der unteren LWS an deren Bandscheiben wirksam werden. Typischerweise sind hier aber Spondylarthrosen zu erwarten, die nicht unmittelbar für eine bandscheibenbedingte Erkrankung sprechen. Individuelle Bewertung erforerlich.
pathologische Lendenlordosen		in der Regel nein	
juvenile Aufbaustörung einschließlich Morbus Scheuermann		in der Regel nein	Die vorhandenen Hinweise in der wissenschaftlichen Literatur lassen nicht die Annahme zu, dass ein torakaler Morbus Scheuermann gesichert zu lumbalen Bandscheibenschäden führen würde. Er kann somit nicht als Prädisposition und wesentliches Argument gegen eine BK 2108/2110 herangezogen werden. Allenfalls bei mehrsegmental fixierter Kyphose könnte eine hyperlordotische Ausgleichs-/Fehlhaltung resultieren. Vgl. hierzu obige Überlegungen.
Morbus Bechterew		nein	Morbus Bechterew ist weder eine bandscheibenbedingte Erkrankung noch führt er erwartungsgemäß zu einer solchen. Bei gemeldetem Verdacht auf eine bandscheibenbedingte Wirbelsäulenerkrankung sollte differenzialdiagnostisch ein Morbus Bechterew mit abgeklärt werden.
Morbus Forestier		nein	Wie zum Morbus Bechterew
Morbus Paget		nein	Wie zum Morbus Bechterew
asymmetrische Facettengelenke		in der Regel nein Einzelfallentscheidung	Die Literatur lässt deutliche Hinweise für den gehäuften Eintritt vorzeitiger Bandscheibenschäden im betroffenen Segment erkennen. Abschließend gesicherte Erkenntnisse liegen nicht vor.
persistierende Wirbelbogenspalten (Spina bifida occulta)		nein	Hinweise auf – vorzeitigen – Eintritt bandscheibenbedingter Erkrankungen bei persistierenden Wirbelbogenspalten liegen nicht vor.
hypersegementierte Lendenwirbelsäulen (6 freie Segmente)		nein	Relevante Erkenntnisse zu hierdurch verursachten – vorzeitigen – Bandscheibendegenerationen liegen nicht vor.
Adipositas		nein	
Arteriosklerose		nein	Gesicherte Hinweise, dass Auswirkungen auf Herz-/Kreislaufsystem bzw. Stoffwechselveränderungen zu Versorgungsstörungen der Bandscheiben und damit vorzeitiger Degeneration führen, liegen nicht vor.
Nikotinabusus		nein	
Diabetes mellitus		nein	

fähigkeit in der Regel nur bei solchen Leistungseinschränkungen in Frage kommen, die im Sinne der Tabelle zur MdE (Abschnitt 4.5, → *Tab. 11.32*) als „leicht" einzustufen sind.

Die Arbeitsgruppe hat für solche Fallgestaltungen daher keine verallgemeinernden Schwellenwerte festgelegt, unterhalb derer eine gefährdende Belastung nicht mehr angenommen wird. Beurteilungsmaßstab bleibt hierbei insbesondere die geschlechtsspezifische Tagesdosis im Sinne des Mainz-Dortmunder Dosismodells [59, 77, 139].

Die nachfolgenden Lastgewichte für die unterschiedlichen Hebe- und Tragevorgänge im Sinne der BK-Nr. 2108 bei Männern und Frauen sind daher lediglich Näherungswerte für diejenigen Versicherten, bei denen erhebliche Leistungsbeeinträchtigungen (vgl. Abschnitt 4.5, ab MdE Stufe 2) bestehen. Sie sind als „Richtwerte" für den Regelfall mit dem Ziel der Gleichbehandlung der Versicherten konzipiert worden. Eine eingehende (arbeits-)medizinische Beurteilung, die im Einzelfall unter Berücksichtigung individueller Besonderheiten zu abweichenden Belastungswerten führen kann, ist stets gewissenhaft vorzunehmen.

3.3 Belastungsrichtwerte für die BK 2108

Im Folgenden werden Richtwerte für Belastungen angegeben, die es bei Leistungsbeeinträchtigungen ab einer MdE von 20 % ermöglichen, die Aufgabe der gefährdenden Tätigkeit im Sinne der BK 2108 zu beurteilen.

3.3.1 Einleitung

Zur Beschreibung von kumulativen Belastungen, insbesondere für die Lendenwirbelsäule, durch Hebe- und Tragetätigkeiten werden nach derzeitigem medizinisch-wissenschaftlichen Kenntnisstand Dosisansätze angewendet (z.B. Leitmerkmalmethode, Mainz-Dortmunder Dosismodell). Die Dosis bestimmt sich dabei zum einen aus der Belastungshöhe, die von den zu handhabenden Lastgewichten und den Ausführungsbedingungen abhängt, und zum anderen aus der Belastungsdauer, der Häufigkeit der Lastenmanipulationen pro Tag bzw. pro Zeitintervall. Maßgeblich für die Beschreibung der Belastung sind insofern das Lastgewicht, die Ausführungsbedingungen und schließlich die Häufigkeit der Hebe- und Tragetätigkeiten.

Ziel nachfolgender Überlegungen ist es, auf Basis des derzeitigen Kenntnisstandes zur BK 2108 einerseits und plausibler Annahmen andererseits Richtwerte für Belastungen durch Hebe- und Tragetätigkeiten zu definieren, die für bereits deutlich vorgeschädigte Personen im Sinne der BK 2108 als tolerierbar angesehen werden können. Aufgrund fehlender medizinisch-wissenschaftlicher Erkenntnisse sind nachfolgende „Richt"werte nicht als genaue „Grenz"werte, sondern als Anhaltspunkte oder Orientierungshilfe anzusehen und daher auch mit entsprechender Vorsicht und Sorgfalt anzuwenden.

3.3.2 Richtwerte für Lastgewichte

Nach den vorstehenden Ausführungen werden die Belastungen bei Hebe- und Tragetätigkeiten auch durch die Höhe des Lastgewichts in Verbindung mit den Ausführungsbedingungen beschrieben. Grenzwerte für Gewichte von Lasten, deren Handhabung generell als unkritisch anzusehen oder wegen des Schädigungsrisikos generell untersagt ist, ggf. auch in Verbindung mit bestimmten Ausführungsbedingungen, existieren nicht. Im Merkblatt zur BK 2108 werden jedoch „Anhaltspunkte" für Lasten genannt, die unter bestimmten Voraussetzungen (s. auch unten) als schwer im Sinne der BK 2108 anzusehen sind; insofern erscheint es zweckmäßig und sinnvoll, diese Richtwerte für die weitere Diskussion heranzuziehen.

Sicherlich sollten diese Werte bei Versicherten, die bereits eine bandscheibenbedingte Erkrankung der Lendenwirbelsäule aufweisen, unterschritten werden. Unter Berücksichtigung der in → *Tab. 11.26* genannten Lastgewichte für Beschäftigte mit einem Alter ab 40 Jahre und unter Beachtung eines risikomindernden Abschlags von etwa 20 % ergeben sich nachfolgende Richtwerte für Maximallasten für bandscheibenbedingt Erkrankte:

- m_{max} (Männer) = 20 kg
  abzüglich 20 % ≈ 15 kg
- m_{max} (Frauen) = 10 kg
  abzüglich 20 % ≈ 8 kg

Die so abgeleiteten Maximallasten sind derart zu interpretieren, dass von Personen, die bereits eine Leistungseinschränkung im Sinne der BK 2108 aufweisen, Lasten mit einem höheren Gewicht als 15 kg bei Männern und 8 kg bei Frauen auch unter günstigen Handhabungsbedingungen nicht oder allenfalls in Ausnahmefällen gehandhabt werden sollten (s. Fußnote zu *Tab. 11.26*). Lastenhandhabungen bei ungünstigen Bedingungen, insbesondere einhändige Lastenhandhabungen, sind im Gegensatz hierzu häufig mit einer stärkeren Asymmetrie und damit auch mit einer höheren Wirbelsäulenbelastung verbunden, sodass für derartige Handhabungen eine Reduzierung der obigen Werte von Maximallasten für Männer und Frauen empfohlen wird.

Tab. 11.26: Lasten im Sinne des Merkblatts zur BK 2108

Alter [Jahre]	Frauen [kg]	Männer [kg]
15–17	10	15
18–39	15	25
ab 40	10	20

Es sind Richtwerte für Gewichte von Lasten angegeben, „deren regelmäßiges Heben oder Tragen mit einem erhöhten Risiko für die Entwicklung bandscheibenbedingter Erkrankungen der Lendenwirbelsäule verbunden" ist und die nach dem Merkblatt für die ärztliche Untersuchung zur BK 2108 demzufolge als schwer einzustufen sind (Richtwerte empfohlen für eng am Körper gehaltene Lasten, ansonsten niedrigere Werte)

Neben diesen Richtwerten für Maximallasten ist es zudem sinnvoll, einen „unteren Richtwert" für Lasten zu definieren, bei dessen Unterschreitung eine Gefährdung durch Lastenmanipulationen ausgeschlossen wird. Aufgrund der Erfahrungen des täglichen Lebens erscheint es gerechtfertigt, sowohl für Männer als auch für Frauen einen unteren Richtwert von 5 kg festzulegen. Diese Festlegung ist auch aus biomechanischer Sicht plausibel, da bei der manuellen Handhabung von Lasten mit Gewichten in dieser Größenordnung beispielsweise die axialen Druckkräfte in der Wirbelsäule maßgeblich durch die einzunehmende Körperhaltung bestimmt werden und der Anteil des Lastgewichts eine untergeordnete Rolle spielt.

Zusammenfassend ergeben sich somit die in → *Tab. 11.27* dargestellten Kriterien für die Bewertung der Handhabung von Lasten für Personen mit BK-relevanten Leistungseinschränkungen.

Tab. 11.27: Richtwerte für Lastgewichte bei im Sinne der BK 2108 Erkrankten

Handhabung	Männer [kg]	Frauen [kg]
unkritisch	< 5	< 5
weitere Angaben erforderlich	5–15	5–8
kritisch	> 15	> 8

3.3.3 Richtwerte für die Häufigkeit von Hebe- und Tragevorgängen

Werden Lasten mit Gewichten zwischen den unteren und oberen Richtwerten gehandhabt, ist die Häufigkeit dieser Handhabungen aus folgender Überlegung zu begrenzen: Lasten mit Gewichten oberhalb der Maximallasten (15 kg bei Männern und 8 kg bei Frauen) sollten nicht oder allenfalls in Ausnahmefällen gehandhabt werden, während für Lasten mit Gewichten unterhalb des unteren Richtwerts die Häufigkeit nicht begrenzt wurde. Für die Bewertung von Handhabungsvorgängen mit Lastgewichten im „Zwischenbereich" eignet sich dann ein Dosismodell, bei dem die Belastungshöhe mit der korrespondierenden Belastungsdauer bzw. -häufigkeit in geeigneter Weise verknüpft wird. Diese Vorgehensweise erscheint insbesondere auch vor dem Hintergrund des zu vermutenden steigenden Risikos für degenerative bandscheibenbedingte Erkrankungen mit zunehmender Häufigkeit der Lastenhandhabung sinnvoll. Da im Bereich der Beurteilung der arbeitstechnischen Voraussetzungen im Berufskrankheiten-Feststellungsverfahren nach BK 2108 inzwischen das Mainz-Dortmunder Dosismodell (MDD) eine breite Anwendung findet, wurde bei der Benennung von maximal zulässigen Lastenhandhabungen ein vom MDD abgeleiteter Ansatz gewählt.

Dabei ist zu berücksichtigen, dass sämtliche Lastenmanipulationen mit Lastgewichten von 5 kg und mehr einbezogen werden und nicht nur das Handhaben von „schweren Lasten" im Sinne der BK 2108. Als „schwere Lasten" im Sinne der BK 2108 werden im MDD solche Lasten aufgefasst, die mit Druckkräften an der Lendenwirbelsäule im Bereich L5/S1 ab einem Richtwert von 3,2 kN für Männer bzw. 2,5 kN für Frauen verbunden sind. Stattdessen ist für die hier vorliegende Fragestellung „Ableitung von Richtwerten für Belastungen, die die

Aufgabe der gefährdenden Tätigkeit im Sinne der BK 2108 bedeuten" zu fordern, dass die genannten Druckkraftrichtwerte nicht oder allenfalls ausnahmsweise überschritten werden.

Im MDD wird darüber hinaus eine Tätigkeit bei der Ermittlung der Gesamtdosis nur dann berücksichtigt und somit als gefährdend im Sinne der BK 2108 angesehen, wenn der Tagesdosis-Richtwert von 5,5 kNh für Männer bzw. 3,5 kNh für Frauen erreicht oder überschritten wird. Im vorliegenden Zusammenhang werden daher etwa die Hälfte der genannten Tagesdosis-Richtwerte als Unterlassungskriterium herangezogen, d.h. für Männer eine Dosis von etwa 2,5 kNh und für Frauen von etwa 1,5 kNh.

Hiervon ausgehend wurden unter Berücksichtigung der im MDD eingeführten Berechnungsalgorithmen für Druckkräfte und Tagesdosis Richtwerte für die Anzahl von zulässigen Handhabungsvorgängen abgeleitet. Dabei wurde unterstellt, dass der Oberkörper je nach Höhe der Lastaufnahme oder Lastabgabe mehr oder weniger stark nach vorne geneigt ist. Aufgrund des Zusammenhangs zwischen Rumpfneigung und Wirbelsäulenbelastung wurden deshalb folgende Kategorien unterschieden: Beim „Heben" wurde von einer deutlichen Rumpfneigung ausgegangen, während beim „Umsetzen" keine starke Rumpfneigung unterstellt wurde. Für Tragevorgänge wurde eine Distanz bis 10 m angenommen. Die resultierenden Richtwerte für die Anzahl von zulässigen Hebe-, Umsetz- und Tragevorgängen für Männer bzw. Frauen mit einer Erkrankung im Sinne der BK 2108 sind in den → *Tab. 11.28* und *Tab. 11.29* enthalten.

Tab. 11.28: Richtwerte für die Anzahl von zulässigen Hebe-, Umsetz- und Tragevorgängen für Männer mit einer Erkrankung im Sinne der BK 2108

Lastgewicht [kg]	**5**	**10**	**15**
Umsetzen beidhändig	1-mal/min	1-mal/2 min	1-mal/5 min
Umsetzen einhändig	1-mal/2 min	–[a]	–[a]
Heben beidhändig	1-mal/2 min	1-mal/5 min	1-mal/10 min
Heben einhändig	1-mal/2 min	–[a]	–[a]
Tragen beiderseits des Körpers, auf der Schulter oder dem Rücken	1-mal/5 min	1-mal/10 min	1-mal/10 min
Tragen vor dem Körper, einseitig neben dem Körper	1-mal/5 min	1-mal/10 min	1-mal/10 min

[a] *Aufgrund der ungünstigen Ausführungsbedingungen beim einhändigen Heben oder Umsetzen sollten derartige Handhabungen nicht mit Lastgewichten von 10 kg und mehr durchgeführt werden. Als Maximallast wird für diese Handhabungsarten ein Gewicht von 8 kg und als Anzahl von zulässigen Hebe- oder Umsetzvorgängen ein Richtwert von 1-mal/5 min empfohlen*

Tab. 11.29: Richtwerte für die Anzahl von zulässigen Hebe-, Umsetz- und Tragevorgängen für Frauen mit einer Erkrankung im Sinne der BK 2108

Lastgewicht [kg]	**5**	**8**
Umsetzen beidhändig	1-mal/2 min	1-mal/5 min
Umsetzen einhändig	1-mal/5 min	—[a]
Heben beidhändig	1-mal/5 min	1-mal/10 min
Heben einhändig	1-mal/5 min	—[a]
Tragen beiderseits des Körpers, auf der Schulter oder dem Rücken	1-mal/10 min	1-mal/15 min
Tragen vor dem Körper, einseitig neben dem Körper	1-mal/15 min	1-mal/15 min

[a] *Aufgrund der ungünstigen Ausführungsbedingungen beim einhändigen Heben oder Umsetzen sollten derartige Handhabungen nicht mit Lastgewichten von mehr als 5 kg durchgeführt werden*

Bei komplexeren Mischtätigkeiten wird zur Beurteilung die Anwendung entsprechender Verfahrensweisen des MDD bei Berücksichtigung aller Lastenmanipulationen mit Lastgewichten von 5 kg und mehr sowie eines Tagesdosis-Richtwerts von etwa 2,5 kNh für Männer und etwa 1,5 kNh für Frauen empfohlen.

3.4 Belastungsrichtwerte für BK 2110

Im Folgenden werden Richtwerte für Belastungen angegeben, die es ermöglichen, die Aufgabe der gefährdenden Tätigkeit im Sinne der BK 2110 zu beurteilen.

Zur Beschreibung von kumulativen Belastungen für die Lendenwirbelsäule durch Einwirkungen von Ganzkörperschwingungen werden ebenfalls Dosisverfahren angewendet. Als Maß für die Exposition gegenüber Ganzkörperschwingungen pro Arbeitstag wird die Beurteilungsbeschleunigung $a_{w(8)}$ aus der gemessenen frequenzbewerteten Beschleunigung a_w unter Berücksichtigung der täglichen Expositionsdauer T_e errechnet. Die Beurteilungsbeschleunigung stellt somit eine Art „Tagesdosis" gegenüber Ganzkörperschwingungen dar.

Ziel des Verfahrens ist es, auf der Basis des derzeitigen Kenntnisstands zur BK 2110 einen „Richtwert" zu definieren, der für bereits vorgeschädigte Personen im Sinne der BK 2110 noch als tolerierbar angesehen werden kann. Nach der epidemiologischen Studie „Ganzkörpervibration" (HVBG-Schriftenreihe 1/1999) ist ein Risiko von LWS-relevanten Gesundheitsbeeinträchtigungen ab einer Beurteilungsbeschleunigung von $a_{w(8)} = 0,63$ m/s² gegeben (frühere Bezeichnung: Kr = 12,5). Als Richtwert für die Aufgabe der gefährdenden Tätigkeit wird daher eine Beurteilungsbeschleunigung von $a_{w(8)} = 0,5$ m/s² unter der Bedingung angesehen, dass Stoßeinwirkungen und/oder kurzzeitige hohe Schwingungsbelastungen weitgehend ausgeschlossen werden können. Ebenso sind vorgeneigte Tätigkeiten (überwiegend kein Kontakt des Oberkörpers zur Rückenlehne) und solche mit Verdrehung des Oberkörpers (Kopf, Schulter, Thorax) um die Körperlängsachse unter Schwingungsbelastung zu vermeiden, da diese Haltungen bei Schwingungsbelastungen als risikoerhöhend angesehen werden müssen.

Dies bedeutet, dass die berufliche Belastung beispielsweise beim Fahren von PKW, Taxis sowie LKW und Omnibussen mit schwingungsgedämpften Fahrersitzen auf ebenen Fahrbahnen als unkritisch angesehen wird, sodass bei derartigen Fahrtätigkeiten die gefährdende Tätigkeit im Sinne der BK 2110 als aufgegeben angesehen werden kann.

4 Minderung der Erwerbsfähigkeit (MdE)

4.1 Stufen der Leistungseinschränkung

Die Minderung der Erwerbsfähigkeit (MdE) ist die in Prozentsätzen auszudrückende Einschränkung der vollen Erwerbsfähigkeit im allgemeinen Erwerbsleben infolge eines bestehenden Gesundheitsschadens – bei der vorliegenden Fragestellung im Falle einer bandscheibenbedingten Erkrankung der Lendenwirbelsäule. Je nach deren Schwere ist eine Einteilung der dauerhaften Leistungseinschränkung in 4 Stufen sachgerecht (s. *Übersicht 1*).

Tab. 11.30: Übersicht 1

Stufe	Leistungsbeschränkung
1	leichte
2	mittlere
3	schwere
4	schwerste

Das **Spektrum der Beeinträchtigungen** infolge bandscheibenbedingter Erkrankungen der Lendenwirbelsäule reicht von nicht messbaren und damit nicht BK-relevanten „leichten" Leistungseinschränkungen bei gelegentlich auftretenden einfachen Kreuzschmerzen als Volkskrankheit mit unerheblichem Befund im bildgebenden Verfahren bis zu „schwersten" Behinderungen, z.B. durch Geh- und Stehunfähigkeit und permanente neurogene Blasen- und Mastdarmstörungen nach Massenprolaps oder nach einer fehlgeschlagenen Bandscheibenoperation. Für Befunde, welche die Erheblichkeit des Wirbelsäulenschadens deutlich machen, wird eine **MdE-Bewertung**

mit relevanter Abstufung angestrebt. Diese richtet sich in erster Linie nach den klinischen Kriterien: **Anamnese, Schmerz, klinischer Befund** und erst nachgeordnet nach den **Befunden in den bildgebenden Verfahren**.

4.2 Klinische Befunde

Die **Bewertung der klinischen Kriterien** berücksichtigt die subjektiven Angaben der Betroffenen zur Anamnese, die aktuellen Beschwerden, die Akteninhalte zur speziellen Krankheitsvorgeschichte und die vom Arzt erhobenen Untersuchungsbefunde.

Die **Schmerzeinteilung** bei bandscheibenbedingten Erkrankungen kann unter Zuhilfenahme der visuellen Analogskala nach Angaben des Versicherten erfolgen (s. *Übersicht 2*).

Tab. 11.31: Übersicht 2

Schmerz	VAS
leicht	0–3
mittelgradig	4–6
stark	7–10

Schmerzangaben werden nach Lokalisation, Belastungsabhängigkeit, Rückbildungsfähigkeit in belastungsfreien Zeiten, Dauer und nach ihrer Stärke und Ausbreitung beurteilt. Kreuzschmerzen ohne Beinausstrahlung sind geringer zu bewerten als Kreuzschmerzen mit radikulärer oder pseudoradikulärer Symptomatik, die in der Regel stärker und anhaltender sind. Die **subjektiven** Schmerzangaben sind in der Gesamtschau der Befunde durch den Gutachter zu bewerten.

Hierzu können die **„Leitlinien für die Begutachtung von Schmerzen“** [173] hilfreich sein.

Bei der **klinischen Untersuchung** sind Befunde am Rücken und Bein zu bewerten. Bleibt die Symptomatik auf die Lumbalregion beschränkt, handelt es sich um ein **lokales Lumbalsyndrom** mit folgenden Leitsymptomen (s. auch Teil I, Abschnitt 1.3):

- Schmerz durch Bewegung und Belastung
- Segmentbefund mit provozierbarem Schmerz
- Entfaltungsstörung der LWS
- erhöhter Muskeltonus
- ggf. pseudoradikuläre Schmerzausstrahlung
- ggf. positive segmentale Lockerungszeichen

Die Symptome des lokalen Lumbalsyndroms – und damit das Ausmaß der dauerhaften **Leistungseinschränkungen** – lassen sich durch rückenschulgerechte Haltungen und Verhaltensweisen relativ gut beeinflussen. Leistungseinschränkungen bestehen für längeres Sitzen und Stehen, für Arbeiten in gebückter Haltung sowie für das Heben und Tragen von Lasten über 10–20 kg, je nach Schmerzstärke, nicht jedoch für Tätigkeiten, die einen (therapeutisch günstigen) Wechsel zwischen Gehen, Stehen und Sitzen erlauben.

- **Die Leistungseinschränkung beim lokalen Lumbalsyndrom geht in der Regel über mittelgradig nicht hinaus.**

Beim **lumbalen Wurzelkompressionssyndrom** (s. Teil I, Abschnitt 1.3) finden sich neben mehr oder weniger ausgeprägten Symptomen eines lokalen Lumbalsyndroms Zeichen einer Nervenwurzelbedrängung im Bereich der Lendenwirbelsäule mit folgenden Leitsymptomen:

- segmentale Schmerzausstrahlung
- segmentale Sensibilitätsstörungen
- Reflexabweichungen
- motorische Störungen

Je nach Schweregrad, Häufigkeit bzw. Dauer und betroffener Nervenwurzel finden sich ein oder mehrere Symptome in unterschiedlicher Kombination. Gravierend und leistungseinschränkend sind Schmerzen und motorische Störungen von Muskeln, die insbesondere für folgende Funktionen relevant sind: Stehen, Gehen, Beugen,

Heben und Tragen, Bücken, Knien, Hocken, Treppensteigen; z.B. Fußheber (M. peronaeus) für Gehen und Kniestrecker (M. quadriceps) für Treppensteigen.

Ausgeprägte Wurzelkompressionssyndrome mit motorischen Störungen funktionell wichtiger Muskeln bedeuten in der Regel eine schwere Leistungseinschränkung.

Residuelle Reflexabweichungen und Sensibilitätsstörungen sind nicht leistungsmindernd. Ebenso gering zu bewerten sind funktionell weniger bedeutsame motorische Störungen, wie Großzehenheberschwächen oder leichte Fußsenkerschwächen. Diese stellen z.B. bei fehlender oder nur geringer Schmerzsymptomatik keine Operationsindikation dar, trotz ggf. eindrucksvoller Befunde in den bildgebenden Verfahren.

Nervenwurzelsyndrome lassen sich durch rückenschulgerechte Haltungen und Verhaltensweisen relativ wenig beeinflussen. **Leistungseinschränkungen** in unterschiedlicher Ausprägung bestehen für die Handhabung von Lasten; Sitzen, Stehen und Arbeiten in gebückter Haltung sowie Überkopfarbeiten sind oft nur eingeschränkt möglich. (Auch für lumbale Wurzelsyndrome gilt: keine Bettruhe, im Rahmen der Möglichkeiten aktiv bleiben und, so gut es geht, den täglichen Verrichtungen nachgehen.)

Eine persistierende gravierende Kaudasymptomatik ist eine Sonderform des lumbalen Wurzelsyndroms und bewirkt eine MdE von mindestens 50 %. Gleiches gilt für chronisch rezidivierende lumbale Wurzelsyndrome im Rahmen eines Postdiskotomiesyndroms Schweregrad II und III (vgl. Abschnitt 4.6.4).

4.3 Bildgebende Befunde

Die MdE-Bewertung von **Befunden in den bildgebenden Verfahren** erfolgt nur im Zusammenhang mit dem klinischen Befund. Klinisch relevant können sein:

- altersuntypische Höhenminderung einer (oder mehrerer) Bandscheibe(n)
- Arthrose der Wirbelgelenke (Spondylarthrose)
- dorsale Spondylophyten (Retrospondylose mit in den Wirbelkanal ragenden Knochenauswüchsen)
- Bandscheibenprotrusion mit Bedrängung neurogener Strukturen
- Bandscheibenprolaps
- postoperative Verwachsungen
- degeneratives Wirbelgleiten
- Retrolisthese

Sklerosierungen der Wirbelkörperabschlussplatten, schwarze Bandscheiben im MRT (sogenannte „black discs"), haben ebenso wie Spondylosen in der Regel keine Relevanz für das Beschwerdebild. Randzackenbildungen haben nur als sogenannte Retrospondylose eine klinische Bedeutung mit Leistungseinschränkung, wenn es zum Wurzelkontakt kommt. Vordere und seitliche Randzackenbildungen an den Wirbelkörpern – auch bei starker Ausprägung mit tendenzieller oder vollständiger Brückenbildung – sind klinisch bedeutungslos, weil sie mit neuralen Strukturen nicht in Kontakt treten können. Sie haben allenfalls eine Bedeutung als belastungskonformes Wirbelsäulenschadensbild der Berufskrankheit.

Höhenminderungen der Bandscheiben um mehr als ⅓ der ursprünglichen Bandscheibenhöhe (Grad II–IV) (s. Teil I, Abschnitt 1.2A „Nativröntgenbilder" – „Chondrose") mit vermehrter Belastung der Wirbelgelenke und nachfolgender Arthrose (Spondylarthrose), die sich klinisch als sogenanntes lumbales Facettensyndrom im Rahmen des lokalen Lumbalsyndroms bemerkbar macht, können klinisch relevant sein, v.a. wenn sie rasch eintreten. Die hierdurch hervorgerufenen Schmerzen und Funktionseinschränkungen sind in der Regel nicht wesentlich leistungseinschränkend. Die Leistungseinschränkung ist daher in der Regel als „leicht" zu bewerten. Es gibt jedoch auch schwerere Verläufe. Entscheidend ist die klinische Symptomatik.

Leistungseinschränkend wegen der Möglichkeit der Verschlimmerung bei inadäquater Verhaltensweise sind Verlagerungen von Bandscheibengewebe in Form von Protrusionen und Prolapsen der unteren lumbalen Bandscheiben mit Wurzelkontakt und korrespondierenden Nervenwurzelsyndromen. Hier besteht eine „schwere" Leistungseinschränkung.

Eine bei klinischen Lockerungszeichen durch Röntgenfunktionsaufnahmen (Vor- und Rückneigung) bestätigte Segmentinstabilität (Anhaltspunkt: segmentale Translationsbewegung ab 4 mm) im chondrotisch veränderten Segment wirkt sich leistungsmindernd aus.

4.4 Funktionseinschränkungen

Es ist zu prüfen, ob und in welchem Umfang die nachfolgenden Belastungen/Anforderungen des Arbeitsmarkts durch die oben beschriebenen Leistungseinschränkungen nicht oder nur noch eingeschränkt erfüllt werden können (faktische Unmöglichkeit oder Vermeidung aus präventiven Gründen):

- Handhaben von Lasten
- Gehen
- Stehen
- Beugen
- Bücken
- Knien und Hocken
- Überkopfarbeiten
- Sitzen
- Schwingungsbelastung im Sitzen

Erläuterungen zu den Anforderungen und Beschränkungen der oben aufgelisteten Belastungen sind in → *Tab. 11.33* (Abschnitt 4.5) zusammengestellt.

4.5 MdE-Empfehlungen

Die Bemessung des Grades der Minderung der Erwerbsfähigkeit (MdE) erfolgt in 3 Schritten (§ 56 Abs. 2 Satz 1 SGB VII):

Im 1. Schritt sind aufgrund der erhobenen medizinischen Befunde die Funktionseinschränkungen des Erkrankten festzustellen (vgl. Abschnitte 4.2, 4.3).

Auf dieser Basis ist im 2. Schritt eine zusammenfassende Aussage darüber zu treffen, in welchem Umfang der Erkrankte den Anforderungen des Arbeitsmarkts infolge der Berufskrankheit nicht mehr gewachsen ist („negatives Leistungsbild"); es sind die bei Wirbelsäulenerkrankungen typischerweise tangierten Anforderungen zu berücksichtigen (Abschnitt 4.4).

Im 3. Schritt ist zu ermitteln, welchen Anteil diese verminderten Arbeitsmöglichkeiten des Erkrankten an der Gesamtheit der auf dem Gebiet des Erwerbslebens vorhandenen Arbeitsmöglichkeiten ausmachen. Dieser prozentuale Anteil ergibt den Grad der MdE.

Für diesen 3. Schritt – den Schluss vom individuellen „negativen Leistungsbild" auf den Anteil der verminderten Arbeitsmöglichkeiten an der Gesamtheit der Arbeitsmöglichkeiten – werden Erkenntnisse darüber benötigt, welche qualitativen und quantitativen Anforderungen die im Erwerbsleben üblichen Arbeitsmöglichkeiten an den Gesundheitszustand und an die Leistungsfähigkeit der Beschäftigten stellen. Generell besteht das Problem, dass die zu dieser Frage vorliegenden Informationen unvollständig, nicht differenziert und nicht aktuell genug sind. Dieser Befund hat sich im Hinblick auf die im Abschnitt 4.4 genannten Anforderungen – wie schon bei der Ausarbeitung vergleichbarer MdE-Empfehlungen (Bamberger Merkblatt zur BK 5101 [4] und Königsteiner Merkblatt zur BK 2301 [87]) – bestätigt. Um dennoch der Praxis eine MdE-Empfehlung für typische Folgezustände bei bandscheibenbedingten Erkrankungen der Lendenwirbelsäule an die Hand zu geben, waren die derzeit besten verfügbaren Daten heranzuziehen. Hierzu hat sich zusammenfassend Folgendes ergeben:

Bereits im Kolloquium des HVBG zu Grundsatzfragen der MdE bei Berufskrankheiten hat sich herausgestellt, dass das Institut für Arbeitsmarkt- und Berufsforschung (IAB) der Bundesagentur für Arbeit nur einen allgemeinen Bezugsrahmen für diese Fragestellung liefern kann [34]. Dies hat sich auch bei der Ausarbeitung von MdE-Empfehlungen zu Hautkrankheiten bestätigt (vgl. Bamberger Merkblatt, S. 5 [4]).

Die an REFA orientierte Einteilung der Rentenversicherung [161] ist nicht mit den arbeitsphysiologisch begründeten Vorschlägen zur Unterlassung gefährdender Tätigkeiten (vgl. Abschnitte 3.2 und 3.3) kompatibel; sie ist auf rehabilitationsmedizinische Fragestellungen ausgerichtet, die mit den Fragen der MdE-Beurteilung nicht übereinstimmen.

Als beste verfügbare Daten haben sich die im Bericht „Sicherheit und Gesundheit 2002" des BMWA veröffentlichten Erhebungen erwiesen. Sie wurden vom BIBB und IAB 1998/99 im Auftrag der Bundesregierung für die Europäische Organisation OSHA-EU durchgeführt. Bei dieser Erhebung (Auszüge s. Anhang zu diesem Abschnitt) handelte es sich um eine repräsentative Befragung einer 1‰-Stichprobe der bundesdeutschen Erwerbsbevölkerung. In standardisierten Interviews wurden neben „Daten zum Erwerb und zur Verwertung beruflicher Qualifikationen" auch 11 Items zu den Arbeitsplatzbedingungen bei der aktuellen Tätigkeit erhoben. 4 dieser 11 Items bezogen sich auf die im Abschnitt 4.4 aufgeführten Anforderungen:

- im Stehen arbeiten
- Lasten von mehr als 20 kg bei Männern bzw. 10 kg bei Frauen heben und tragen
- in gebückter, hockender, kniender oder liegender Stellung arbeiten, Arbeiten über Kopf
- Arbeiten mit starken Erschütterungen, Stößen und Schwingungen, die man im Körper spürt

Als Antwortmöglichkeiten waren 5 Kategorien vorgegeben:

- praktisch immer
- häufig
- immer mal wieder
- selten
- praktisch nie

Tab. 11.32: MdE-Bewertung bandscheibenbedingter Erkrankungen der Lendenwirbelsäule[a]

Stufe	**1**	**2**	**3**	**4**
Leistungseinschränkung	leicht	mittel	schwer	schwerst
MdE [%]	10	20	30–40	≥ 50 %
Diagnose	lokales LWS-Syndrom oder lumbales Wurzelkompressionssyndrom mit leichten (auch anamnestischen) belastungsabhängigen Beschwerden und leichten Funktionseinschränkungen, auch nach – ggf. operiertem – Prolaps	lokales LWS-Syndrom oder lumbales Wurzelkompressionssyndrom mit mittelgradigen belastungsabhängigen Beschwerden; Lumboischialgie mit belastungsabhängigen Beschwerden, deutliche Funktionseinschränkungen; mittelgradige Funktionseinschränkungen und Beschwerden nach Operation	lumbales Wurzelkompressionssyndrom mit starken belastungsabhängigen Beschwerden und motorischen Störungen funktionell wichtiger Muskeln; starke Funktionseinschränkungen und Beschwerden nach Operation	lumbales Wurzelkompressionssyndrom mit schwersten motorischen Störungen; persistierendes, gravierendes Kaudasyndrom; schwerste Funktionseinschränkungen und Beschwerden nach Operation
Einschränkungen hinsichtlich möglicher Belastungen (Definitionen s. Tab. 11.33)	häufiges • Arbeiten in gebückter Haltung • Handhaben schwerer Lasten hohe Schwingungsbelastung im Sitzen	dauerhafte Zwangshaltung im Sitzen oder im Stehen Mehr als gelegentliches • Arbeiten in gebückter Haltung • Handhaben schwerer Lasten	gelegentliches Arbeiten in gebückter Haltung gelegentliches Handhaben schwerer Lasten	erhebliche Einschränkung für alle unter 4.4 genannten Tätigkeiten

[a] *Die Feststellung einer MdE setzt die Annahme einer durch versicherte Belastungen verursachten und zur Unterlassung relevanter Tätigkeiten zwingenden Erkrankung im Sinne der BK Nrn. 2108 oder 2110 voraus*
Zur Bemessung der MdE vertritt abweichend von der Mehrheitsmeinung in der Arbeitsgruppe Frau Prof. Elsner die Auffassung, dass sich bereits mit der Feststellung des „Zwangs zur Unterlassung ..." eine rentenberechtigende MdE von mindestens 20 % begründe und dementsprechend die Vorschläge zur MdE-Bewertung in Tab. 11.32 wie folgt anzuheben seien: Stufe 1: MdE 20 %, Stufe 2: MdE 30 %, Stufe 3: MdE 40 % und Stufe 4: MdE 50 %

Die auf diese Weise gewonnenen Daten können als Orientierungswerte zur Quantifizierung der verminderten Arbeitsmöglichkeiten im obigen Sinne herangezogen werden. Sie sind auszugsweise in den Tabellen zu den für bandscheibenbedingte Erkrankungen der LWS relevanten Belastungen (→ *Tab. 11.37*) sowie zu den mehrfach auftretenden Belastungen (→ *Tab. 11.38*) dargestellt. Allerdings ist im Hinblick auf die Ableitung von Kriterien für eine MdE-Bewertung aus diesen Angaben über die Wahrscheinlichkeit von arbeitsplatzbezogenen Belastungen insbesondere Folgendes zu beachten:

- Seit dem Zeitraum der Befragung (1998/99) ist der Anteil körperlich schwerer Arbeiten weiter zurückgegangen, insbesondere durch den massiven Beschäftigungsrückgang im Baubereich und die weiter fortschreitende Verlagerung der Beschäftigung in den Dienstleistungssektor, aber auch durch präventive Maßnahmen wie den Einsatz von Hebehilfen aufgrund der Lastenhandhabungsverordnung.
- Die Items zu den Arbeitsplatzbedingungen sind ebenso wie die 5 Antwortmöglichkeiten der Erhebung nicht zahlenmäßig verankert, z.T. sind verschiedene Anforderungen in einer Frage zusammengefasst. Die Fragen lassen den Befragten daher große Spielräume bei der Beantwortung. Eine Objektivierung und Validierung der subjektiven Angaben ist nicht erfolgt. Erfahrungsgemäß tendieren Befragte bei relativ offener Fragestellung eher zur Über- als zur Unterschätzung von Belastungen.
- Die Items zu den Arbeitsplatzbedingungen decken nicht alle beruflichen wirbelsäulenbelastenden Anforderungen ab.
- Durch präventive und rehabilitative Hilfen und Maßnahmen der Unfallversicherungsträger, insbesondere im Rahmen von § 3 BKV, werden den Erkrankten Teile der an sich verminderten Arbeitsmöglichkeiten wieder erschlossen.

All dies führt dazu, dass unmittelbare Ableitungen von MdE-Graden aus den erhobenen Daten nicht möglich sind. Diese können aber als Anhaltspunkte für die generelle MdE-Abstufung verwendet werden; dabei erscheinen aus den genannten Gründen Abschläge gegenüber den in der Erhebung gewonnenen Daten plausibel.

Die tabellarische Zusammenstellung von Empfehlungen zur Bemessung der MdE für typische Folgezustände nach bandscheibenbedingten Wirbelsäulenerkrankungen berücksichtigt die Ergebnisse dieser Auswertung (→ *Tab. 11.32* und *Tab. 11.33*). Zu betonen ist, dass der individuelle Gesundheitszustand des Erkrankten, der mit der tabellarischen, vereinfachten Darstellung nicht vollständig erfasst werden kann, der maßgebende Ausgangspunkt der individuellen MdE-Beurteilung ist. Die tabellarische MdE-Empfehlung ermöglicht es, die individuellen Leistungseinschränkungen im Verhältnis zu typischen BK-bedingten Krankheitsbildern einzuordnen und zu bewerten. Dabei soll keine rein schematische Anwendung der Tabelle erfolgen. Erfüllt ein Versicherter Kriterien, die z.T. einer niedrigeren bzw. einer höheren Stufe zuzuordnen sind, ist auch eine MdE von z.B. 25 % denkbar.

Tab. 11.33: Beschreibung von Belastungsanforderungen und -beschränkungen

Belastung	**Charakteristik**	**Empfehlung zur Vermeidung von Belastungen**
Handhabung von Lasten	Das Handhaben von Lasten bezieht ein: • Heben/Absetzen (kurzzeitig mit Beschleunigungen) • Umsetzen (ohne erhebliche Vorneigung) • Tragen von Lasten (länger als 5 s) • Ziehen und Schieben	Handhaben von Lasten wird in seiner medizinischen Bedeutung bestimmt durch • die Höhe der Lastgewichte • die bei der Lastenhandhabung eingenommene Körperhaltung • die Ausführungs- bzw. Umgebungsbedingungen • die Belastungsdauer beim Heben/Absetzen, Umsetzen und Tragen • die Häufigkeit pro Tag bzw. Zeitintervall Die Begrenzungen der Lastenhandhabung gemäß den Kriterien der Unterlassung der Tätigkeit sind anzuwenden
Gehen	Gehen auf • ebenem Gelände oder • unebenem Gelände (Stolpern, unkoordinierte plötzliche Belastungen)	Gehen ohne Möglichkeit der selbstbestimmten Unterbrechung, z.B. durch Sitzen, für lange Zeiten in der Arbeitsschicht oder mehrfach für längere Zeit kann die Rückenmuskulatur erheblich belasten und Rückenschmerzen verstärken
Stehen	Stehen aufrecht gilt im Bereich um 10° Vorneigung des Oberkörpers (Spannweite etwa 0–20°) ohne wesentliche Lasten > 3 kg	Stehen ohne die Möglichkeit der selbstbestimmten Unterbrechung, z.B. durch Sitzen oder die Verwendung von Steh-Sitz-Hilfen für lange Zeiten in der Arbeitsschicht oder mehrfach für längere Zeit kann die Rückenmuskulatur erheblich belasten und Rückenschmerzen verstärken. Die Belastung wird verstärkt durch tätigkeitsbedingte Zwangshaltungen (z.B. verdrehte Körperhaltungen) sowie durch hohe körperliche Anspannung bei Akkordarbeit, Fließbandmontage usw.

Tab. 11.33: Beschreibung von Belastungsanforderungen und -beschränkungen (*Forts.*)

Belastung	Charakteristik	Empfehlung zur Vermeidung von Belastungen
Beugen	Vorneigung des Oberkörpers gegenüber der aufrechten Haltung um etwa 20–50° im Stehen, Sitzen, Knien oder Hocken	Arbeiten im Beugen ohne Abstützung des Oberkörpers sind geeignet, Rückenschmerzen auszulösen oder zu verstärken, wenn sie ununterbrochen für lange Zeiten in der Arbeitsschicht oder mehrfach für längere Zeit ausgeübt werden
Bücken	Vorneigung des Oberkörpers gegenüber der aufrechten Haltung mehr als 50° im Stehen, Sitzen, Knien oder Hocken	Arbeiten im Bücken ohne Abstützung des Oberkörpers sind geeignet, Rückenschmerzen auszulösen oder zu verstärken, wenn sie ununterbrochen längere Zeit in der Arbeitsschicht oder vielfach wiederholt ausgeübt werden
Knien und Hocken	• Knien mit Abstützung des Oberkörpers • Knien ohne Abstützung des Oberkörpers aufrecht oder in vorgeneigter Haltung • Hocken mit Arbeiten vor dem Körper aufrecht oder in vorgeneigter Haltung	Bestehende Beschwerden können als Folge der Bandscheibenschädigung verstärkt werden bei Befunden im Bereich von Becken, Hüfte und Beinen (Wurzelreizsyndrom, schmerzhafte Funktionseinschränkung) Arbeiten mit abgestütztem Oberkörper sind günstiger zu bewerten als Arbeiten mit freier aufrechter oder gebeugter Haltung
Überkopfarbeit	Arbeiten unterscheiden sich, ob sie ausgeübt werden mit Händen • in Schulter- bis Augenhöhe mit angespannt aufrechter Körperhaltung oder • über Augenhöhe mit stärkerer Rückwärtsneigung des Rückens	Arbeiten • in Schulter- bis Augenhöhe mit angespannt aufrechter Körperhaltung sollten in Abhängigkeit von den Beschwerden in der Rückenmuskulatur weitgehend eingeschränkt werden • über Augenhöhe mit stärkerer Rückwärtsneigung der Hals- und Rückenmuskulatur sollten wegen der Belastung der Intervertebralgelenke und ggf. der Dornfortsatzreihe (Baastrup-Phänomen) vermieden werden
Sitzen	Sitzen unterscheidet sich in der muskulären Rückenbelastung erheblich zwischen • Sitzen mit abgestütztem Rücken • Sitzen ohne Rückenunterstützung	• Sitzen in abgestützter aufrechter Körperhaltung oder dynamisches Sitzen auf einem Arbeitsstuhl bzw. Fahrersitz mit Rückenlehne ist allein nicht geeignet, Rückenschmerzen auszulösen • Zu vermeiden sind Arbeiten im Sitzen in dauerhaft fixierter Haltung und/oder Zwangshaltungen über Stunden z.B. bei der Bedienung/Führung von Geräten, Fahrzeugen, Anlagen oder Hebezeugen mit Sichtbehinderungen, wenn kein wesentlicher Positionswechsel, keine selbst gewählten Pausen oder kein Wechsel mit entspanntem Sitzen oder mit Stehen möglich ist
Schwingungsbelastung im Sitzen	Vibrationsbelastung durch Fahren auf besonders unebenem Grund oder mit unzureichend schwingungsgedämpftem Fahrersitz	Vibrationsbelastungen geringer Frequenzen (bis etwa 30/s) verursachen vertebrale Muskelbelastungen und sind bei besonders starker Ausprägung geeignet, Bandscheibenschäden der LWS zu verursachen. Sie sollen deshalb nicht nur bei der BK 2110, sondern auch bei der BK 2108 vermieden werden

4.6 Bewertungsprobleme

Die Forderung nach einer MdE-Bewertung mit relevanter Abstufung stößt bei bandscheibenbedingten Erkrankungen auf gewisse Schwierigkeiten, wenn regelhafte Befunde erhoben werden.

4.6.1 Verlauf und Prognose

Bandscheibenbedingte Erkrankungen zeigen einen wechselhaften Verlauf. Im Lauf des Lebens haben Frequenz und Intensität bandscheibenbedingter Erkrankungen nach Prolapsen ein Maximum im mittleren Lebensabschnitt (35–45 Jahre) mit allmählichem Abklingen nach dem 50. Lebensjahr. Das heißt, wenn z.B. ein 40-Jähriger ein prolapsbedingtes lumbales Wurzelsyndrom als Berufskrankheit mit einer MdE von 30 % und Unterlassungszwang anerkannt bekommt, reduziert sich im Normalfall seine bandscheibenbedingte Erkrankung innerhalb der nächsten 1–2 Jahre bei adäquater konservativer Behandlung auf ein lokales Lumbalsyndrom mit einer MdE unter 10 %. Gründe für die Spontanbesserung sind:

- Schrumpfen des Prolapses
- Rückläufige neurologische Symptomatik
- Verfestigung der Bandscheiben

Kontrolluntersuchungen und MdE-Anpassungen sind erforderlich.

4.6.2 Chronifizierung durch psychosoziale Faktoren

Wenn die angegebenen Schmerzen und Behinderungen nicht dem klinisch neurologischen Befund und dem Befund in den bildgebenden Verfahren entsprechen, ergeben sich Schwierigkeiten in der MdE-Zuordnung. Oft spielen psychosoziale Faktoren (gelbe Flagge) eine Rolle. Hierin erfahrene Nervenärzte sollten in solchen Fällen hinzugezogen werden, um die Ursachen zu klären.

4.6.3 Abweichungen von der Stufeneinteilung

Bandscheibenbedingte Erkrankungen weisen bei der aktuellen Befundaufnahme und im Verlauf eine große Variationsbreite auf. Die regelhaften Befunde können unterschiedlich kombiniert sein. Es gibt lokale Lumbalsyndrome, die trotz fehlender Beinausstrahlung aufgrund starker Schmerzen und Funktionsbeeinträchtigung eine schwere Leistungseinschränkung mit einer MdE von 30 % und höher mit Unterlassungszwang bewirken. Ursache sind z.B. seltene rasche Bandscheibenhöhenminderungen mit Segmentinstabilität und starker Wirbelgelenkbelastung. Diese seltenen Fälle stellen z.B. Indikationen zur Fusionsoperation dar. Auf der anderen Seite können lumbale Wurzelsyndrome mit geringen Beschwerden einhergehen und nur eine leichte Leistungseinschränkung ohne Unterlassungszwang verursachen. In jedem Fall ist eine individuelle Bewertung erforderlich.

4.6.4 Ergebnisse nach operativer Behandlung

Nach der Operation eines lumbalen Bandscheibenvorfalls (Diskotomie) und nach Fusionsoperationen kommt es nur selten zu einer vollständigen Heilung der bandscheibenbedingten Erkrankung ohne jegliche Leistungseinschränkung. Auch erfolgreich operierte Segmente bleiben Schwachstellen mit besonderer Anfälligkeit gegenüber äußeren Einwirkungen. Schon eine relativ kleine Bandscheibenprotrusion, die beim nicht operierten Patienten ein vorübergehendes lokales Lumbalsyndrom oder leichte Nervenwurzelreizerscheinungen hervorgerufen hätte, verursacht im operierten Segment bei narbiger Verklebung der Nervenwurzel mit ihrer Umgebung – starke – anhaltende Nervenwurzelreizerscheinungen mit deutlicher Leistungseinschränkung. In 10 % der Bandscheibenoperationen entsteht ein Postdiskotomiesyndrom mit unterschiedlichen Schweregraden, die bei der MdE-Bewertung zu berücksichtigen sind. Ist der operierte Bandscheibenvorfall eine anerkannte Berufserkrankung im Sinn der BK 2108, sind auch die Folgeerscheinungen der Operation ggf. mit Postdiskotomiesyndrom unterschiedlichen Schweregrads anzuerkennen und mit einer entsprechenden MdE zu bewerten. Wegen der erheblichen Risiken postoperativer Komplikationen ist von Seiten der Versicherungsträger Patienten mit beruflich verursachter bandscheibenbedingter Erkrankung bei der Operationsindikation, Durchführung und Nachbehandlung besondere Beachtung zu schenken.

Anhang zu Abschnitt 4

Arbeitsbelastungen der erwerbstätigen Bevölkerung aus der BIBB/IAB-Strukturerhebung von 1998/1999

Im Auftrag des Bundesinstituts für Berufsbildung, Bonn (BIBB), und dem Institut für Arbeitsmarkt- und Berufsforschung der (ehemaligen) Bundesanstalt für Arbeit, Nürnberg (IAB), haben die Institute *Infas* und *Infra-*

test Burke eine repräsentative Befragung einer 1‰-Stichprobe der bundesdeutschen Erwerbsbevölkerung in den Jahren 1998 und 1999 durchgeführt. Das Zentralarchiv für empirische Sozialforschung an der Universität Köln stellt die Daten für die Auswertung durch Dritte zur Verfügung.

Die BIBB/IAB-Erhebung erfasst Daten zum „Erwerb und zur Verwertung beruflicher Qualifikationen" von Erwerbstätigen. In den standardisierten Interviews werden aber auch 11 Items zu den Arbeitsplatzbedingungen bei der aktuell durchgeführten Tätigkeit erhoben:

Ich lese Ihnen nun eine Reihe von Arbeitsbedingungen vor. Sagen Sie mir bitte zu jedem Punkt, wie häufig das bei Ihrer täglichen Arbeit vorkommt:

- *im Stehen arbeiten*
- *Lasten von mehr als 20 kg bei Männern, 10 kg bei Frauen heben und tragen*
- *bei Rauch, Staub oder unter Gasen, Dämpfen arbeiten*
- *unter Kälte, Hitze, Nässe, Feuchtigkeit oder Zugluft arbeiten*
- *Arbeit mit Öl, Fett, Schmutz, Dreck*
- *in gebückter, hockender, kniender oder liegender Stellung arbeiten, Arbeiten über Kopf*
- *Arbeit mit starken Erschütterungen, Stößen und Schwingungen, die man im Körper spürt*
- *bei grellem Licht oder schlechter oder zu schwacher Beleuchtung arbeiten*
- *Umgang mit gefährlichen Stoffen, Einwirkung von Strahlungen*
- *Tragen von Schutzkleidung oder Schutzausrüstung*
- *unter Lärm arbeiten*

Als Antwortmöglichkeiten sind 5 Kategorien vorgegeben:

- *praktisch immer*
- *häufig*
- *immer mal wieder*
- *selten*
- *praktisch nie*

Die Befragung umfasst insgesamt 34 343 Erwerbstätige, 19 366 Männer (56,4 %) und 14 977 Frauen (43,6 %). Durch fehlende Angaben ergeben sich bei den einzelnen Variablen geringfügige Abweichungen von dieser Gesamtzahl (→ *Tab. 11.34*).

Tab. 11.34: Alter und Geschlecht der Erwerbstätigen

Alter	Männer		Frauen		Gesamt	
[Jahre]	Anzahl *n*	Anteil [%]	Anzahl *n*	Anteil [%]	Anzahl *n*	Anteil [%]
≤ 25	1 377	7,2	1 363	9,2	2 740	8,0
> 25–35	5 380	28,0	4 200	28,2	9 580	28,0
> 35–45	5 877	30,6	4 746	31,9	10 623	31,2
> 45–55	4 242	22,1	3 218	21,6	7 460	21,9
> 55–65	2 318	12,1	1 368	9,2	3 686	10,8
gesamt	19 194	100,0	14 895	100,0	34 089	100,0

BIBB/IAB-Erhebung aus 1998/1999

In *Tab. 11.35* und *Tab. 11.36* sind die Angaben zu Arbeitsbelastungen entsprechend der 11 erhobenen Items dargestellt. Die Darstellung aller Belastungen erfolgt, um die Validität der Angaben abschätzen zu können. Für bandscheibenbedingte Erkrankungen relevant sind die Belastungen durch

1. Heben oder Tragen schwerer Lasten
2. Arbeiten in gebückter, hockender, kniender oder liegender Stellung sowie über Kopf
3. Arbeiten mit starken Erschütterungen, Stößen oder Schwingungen

Tab. 11.35: Prozentuale Angaben der Erwerbstätigen zu Belastungen

	praktisch nie	**selten**	**immer mal wieder**	**häufig**	**praktisch immer**
Männer und Frauen					
• im Stehen arbeiten	16,0	13,1	12,4	23,0	35,6
• schwere Lasten tragen[a]	41,2	18,0	15,4	17,4	8,0
• bei Rauch, Staub arbeiten	66,0	11,2	8,9	8,5	5,4
• unter Kälte, Hitze arbeiten	58,5	11,1	11,3	11,0	8,0
• Arbeiten mit Öl, Fett, Schmutz, Dreck	65,4	9,7	8,6	9,1	7,2
• gebückte, kniende, liegende Haltung, Arbeiten über Kopf	55,0	13,4	14,1	13,1	4,4
• mit Erschütterungen, Schwingungen arbeiten	79,1	9,5	5,5	4,1	1,8
• bei grellem Licht, schlechter Beleuchtung arbeiten	66,9	14,2	10,2	6,0	2,6
• Umgang mit gefährlichen Stoffen	80,5	8,6	5,2	3,7	2,0
• Tragen von Schutzkleidung	72,1	6,3	5,7	5,1	10,9
• unter Lärm arbeiten	58,6	11,6	10,9	10,6	8,2
Männer					
• im Stehen arbeiten	13,1	13,0	13,2	25,3	35,4
• schwere Lasten tragen[b]	34,6	18,5	16,5	20,4	10,0
• bei Rauch, Staub arbeiten	53,2	14,4	12,7	12,3	7,4
• unter Kälte, Hitze arbeiten	44,9	13,2	14,8	15,7	11,5
• Arbeiten mit Öl, Fett, Schmutz, Dreck	51,4	12,9	12,0	13,2	10,5
• gebückte, kniende, liegende Haltung, Arbeiten über Kopf	47,2	14,9	16,3	16,0	5,6
• mit Erschütterungen, Schwingungen arbeiten	67,5	14,1	8,7	6,8	2,9
• bei grellem Licht, schlechter Beleuchtung arbeiten	57,6	18,3	13,5	7,9	2,8
• Umgang mit gefährlichen Stoffen	73,9	11,9	6,9	4,8	2,6
• Tragen von Schutzkleidung	61,7	8,6	7,8	7,0	14,9
• unter Lärm arbeiten	45,7	13,8	14,3	14,7	11,5
Frauen					
• im Stehen arbeiten	19,8	13,2	11,3	20,0	35,7
• schwere Lasten tragen[c]	49,8	17,3	14,0	13,5	5,4
• bei Rauch, Staub arbeiten	82,6	7,0	4,0	3,7	2,8
• unter Kälte, Hitze arbeiten	76,1	8,5	6,8	5,1	3,6
• Arbeiten mit Öl, Fett, Schmutz, Dreck	83,4	5,6	4,2	3,8	3,0
• gebückte, kniende, liegende Haltung, Arbeiten über Kopf	65,0	11,5	11,3	9,3	3,0
• mit Erschütterungen, Schwingungen arbeiten	94,0	3,7	1,4	0,7	0,2
• bei grellem Licht, schlechter Beleuchtung arbeiten	78,9	8,9	6,0	3,7	2,5
• Umgang mit gefährlichen Stoffen	88,9	4,5	3,1	2,2	1,3
• Tragen von Schutzkleidung	85,6	3,2	2,9	2,6	5,7
• unter Lärm arbeiten	75,2	8,8	6,5	5,4	4,1

BIBB/IAB-Erhebung aus 1998/1999
[a] *Männer über 20 kg, Frauen über 10 kg*
[b] *Männer über 20 kg*
[c] *Frauen über 10 kg*

Diese Belastungen werden getrennt nach Geschlecht in → *Tab. 11.37* und *Tab. 11.38* wiedergegeben.

Tab. 11.36: Prozentuale Angaben der Erwerbstätigen zu Anzahl der Belastungen

Anzahl der Belastungen	Männer	Frauen	gesamt
0 von 11	29,9	37,8	33,4
1 von 11	17,5	27,0	21,7
2 von 11	12,0	16,0	13,7
3 von 11	9,6	9,2	9,4
4 von 11	8,0	4,6	6,5
5 von 11	6,5	2,4	4,7
6 von 11	5,1	1,4	3,5
7 von 11	4,3	0,9	2,8
8 von 11	3,0	0,4	1,9
9 von 11	2,3	0,2	1,3
10 von 11	1,2	0,0	0,7
Angaben in der BIBB/IAB-Erhebung aus 1998/1999 (11 Belastungen wurden erfragt, → Tab. 11.35)			

Tab. 11.37: Für bandscheibenbedingte Erkrankungen der LWS relevante Belastungen

	praktisch nie	selten	immer mal wieder	häufig	praktisch immer
schwere Lasten tragen[a]					
• Männer	34,6	18,5	16,5	20,4	10,0
• Frauen	49,8	17,3	14,0	13,5	5,4
• Männer und Frauen	41,2	18,0	15,4	17,4	8,0
gebückte, kniende, liegende Haltung, Arbeiten über Kopf					
• Männer	47,2	14,9	16,3	16,0	5,6
• Frauen	65,0	11,5	11,3	9,3	3,0
• Männer und Frauen	55,0	13,4	14,1	13,1	4,4
mit Erschütterungen, Schwingungen arbeiten					
• Männer	67,5	14,1	8,7	6,8	2,9
• Frauen	94,0	3,7	1,4	0,7	0,2
• Männer und Frauen	79,1	9,5	5,5	4,1	1,8
Auszug aus Tab. 11.35 [a] *Männer über 20 kg, Frauen über 10 kg*					

Tab. 11.38: Anzahl der für die Bandscheiben relevanten Belastungen

Anzahl der Belastungen[a]	Männer	Frauen	gesamt
0 von 3	60,8	75,2	67,1
1 von 3	21,7	17,9	20,0
2 von 3	12,7	6,5	10,0
3 von 3	4,9	0,4	2,9
mindestens 1 von 3	39,2	24,8	32,9

Tab. 11.38: Anzahl der für die Bandscheiben relevanten Belastungen (*Forts.*)

Anzahl der Belastungen[a]	Männer	Frauen	gesamt
praktisch immer Stehen			
• ohne oben genannte Belastungen	11,7	19,3	15,0
• mit einer der oben genannten Belastungen kombiniert	23,7	16,4	20,6
• insgesamt	35,4	35,7	35,6
Entsprechend den prozentualen Angaben der Erwerbstätigen in der BIBB/IAB-Erhebung aus 1998/1999 (3 relevante Belastungen wurden erhoben, s. Tab. 11.35 und Tab. 11.37) [a] *1. Lasten von mehr als 20 kg bei Männern, 10 kg bei Frauen heben und tragen* *2. in gebückter, hockender, kniender oder liegender Stellung arbeiten, Arbeiten über Kopf* *3. Arbeit mit starken Erschütterungen, Stößen und Schwingungen, die man im Körper spürt*			

Ergebnisse

Bei der Betrachtung aller 11 Belastungsmerkmale ergibt sich ein differenziertes Bild. Männer sind häufiger belastet als Frauen. Belastungen, von denen erwartet wird, dass sie seltener auftreten als andere, werden auch tatsächlich seltener angegeben. Obwohl es keine Validierung der Angaben der Erwerbstätigen durch eine vergleichende Arbeitsplatzanalyse von Experten gibt, spricht dieses differenzierte Belastungsbild dafür, dass die Angaben zumindest in ihrer Tendenz plausibel sind. Insbesondere ist der Anteil der Personen, die sich von allem und jedem belastet fühlen und deshalb Belastungen häufig oder immer angeben, sehr klein (nur 7,1 % der Befragten geben 7 oder mehr von 11 möglichen Belastungen an) (→ *Tab. 11.36*). Das entspricht arbeitsmedizinisch-berufskundlichen Erfahrungen, zumal auch hier Männer häufiger Mehrfachbelastungen angeben als Frauen.

Entsprechend den Angaben in der BIBB/IAB-Erhebung müssen 20 % der Männer täglich häufig und 10 % praktisch jeden Arbeitstag schwere Lasten heben und tragen. Das ergibt also bei Männern einen Anteil von 30 % aller Erwerbstätigen, die regelmäßig schwere Lasten heben und tragen müssen. Bei Frauen liegt dieser Anteil, bei Berücksichtigung von kleineren Lastgewichten (10 kg im Vergleich zu 20 kg) mit 19 % niedriger. Wird nicht nach Geschlecht getrennt, liegt der Anteil der Erwerbstätigen, die angeben, regelmäßig „schwer Heben und Tragen“ zu müssen, bei 25 %.

Tätigkeiten, die mit gelegentlichem (immer mal wieder) „schweren Heben und Tragen“ verbunden sind, werden von weiteren etwa 15 % der Befragten mitgeteilt.

Bei der BIBB/IAB-Befragung gaben weiterhin 36 % der Beschäftigten an, praktisch immer stehen zu müssen (→ *Tab. 11.35*). Es wurde allerdings nicht gefragt, ob das fortgesetzte Stehen durch Pausen unterbrochen werden kann. Im Gegensatz zum schweren Heben und Tragen ist an dieser Stelle nur das ständige, nicht auch häufiges Stehen zu berücksichtigen. Nach den bei der Erhebung gemachten Angaben sind 15 % aller Arbeitsplätze mit „praktisch immer“ Stehen verbunden, ohne dass ebenfalls Belastungen durch „schweres Heben und Tragen“, „Arbeiten in gebückter Haltung“ oder Schwingungen, Stöße bzw. Vibrationen bestehen (→ *Tab. 11.38*).

Belastungen wie fortgesetztes Sitzen ohne Möglichkeit der Unterbrechung (vgl. Abschnitt 4.4) sind in der BIBB/IAB-Erhebung nicht erfasst worden. Es kann also nicht angegeben werden, wie groß der Anteil dieser Belastungen ist. Ähnlich wie beim Stehen gibt es z.T. erhebliche Überlappungen mit den Anforderungen körperlich schwerer Arbeiten.

Die folgende Übersicht verdeutlicht, wie aus den Angaben zu Arbeitsplatzbedingungen in der Erhebung von BIBB und IAB für bestimmte typische Bilder von Leistungseinschränkungen nach bandscheibenbedingter Wirbelsäulenerkrankung Anhaltspunkte für die Bemessung der MdE gewonnen werden können; dabei ist keine unmittelbare Ableitung aus den Daten der Erhebung möglich, sondern eine Schätzung unter Berücksichtigung der im Abschnitt 4.5 ausgeführten Hinweise (*Übersicht 3*).

Tab. 11.39: Übersicht 3

Die Leistungseinschränkung betrifft	Angaben zu den Arbeitsplatzbedingungen nach BIBB/IAB
häufiges schweres Heben und Tragen	25 %

Tab. 11.39: Übersicht 3 (*Forts.*)

Die Leistungseinschränkung betrifft	Angaben zu den Arbeitsplatzbedingungen nach BIBB/IAB
gelegentliches schweres Heben und Tragen	40 %
häufiges schweres Heben und Tragen, Arbeiten in gebückter Haltung und Vibrationen (Schnittmenge)	33 %
wie 2. und 3., zusätzlich ständiges Stehen	36 % (davon etwa 15 % zusätzlicher Anteil)
wie 2. und 3., zusätzlich ständiges Sitzen ohne selbst bestimmte Pausen	k. A.

Korrespondierender Autor

Dr. A. Kranig
HVBG, Alte Heerstr. 111,
53757 Sankt Augustin
E-Mail: Andreas.Kranig@HVBG.de

Interessenkonflikt: Der korrespondierende Autor versichert, dass keine Verbindungen mit einer Firma, deren Produkt in dem Artikel genannt ist, oder einer Firma, die ein Konkurrenzprodukt vertreibt, bestehen.

Autorenverzeichnis

Prof. Dr. Ulrich Bolm-Audorff, Reg.-Präsidium Darmstadt, Landesgewerbearzt, Dostojewskistraße 4, 65187 Wiesbaden
Prof. Dr. Stephan Brandenburg, BGW Hauptverwaltung, Pappelallee 35/37, 22089 Hamburg
Prof. Dr. Thomas Brüning, Berufsgenossenschaftliches Forschungsinstitut für Arbeitsmedizin, Bürkle-de-la-Camp-Platz 1, 44789 Bochum
Prof. Dr. Heinrich Dupuis, Institut für Arbeits-, Sozial- und Umweltmedizin, Johannes-Gutenberg-Universität Mainz, Obere Zahlbacher Straße 67, 55131 Mainz
Dr. Rolf Ellegast, Berufsgenossenschaftliches Institut für Arbeitssicherheit, Alte Heerstraße 111, 53757 Sankt Augustin
Prof. Dr. Gine Elsner, Institut für Arbeitsmedizin, Klinikum, Johann-Wolfgang-Goethe-Universität, Theodor-Kern-Kai 7, 60590 Frankfurt
Dr. Klaus Franz, Orthopädische Universitätsklinik, Justus-Liebig-Universität Gießen, Ludwigstraße 23, 35380 Gießen
Prof. Dr. H. Graßhoff, Orthopädische Universitätsklinik, Leipziger Straße 44, 39120 Magdeburg
Dr. Volker Grosser, Abteilung Unfall- und Wiederherstellungschirurgie, Berufsgenossenschaftliches Unfallkrankenhaus, Bergedorfer Straße 10, 21033 Hamburg
Dr. Lothar Hanisch, Abteilung Neurologie und Neurotraumatologie, Berufsgenossenschaftliches Unfallkrankenhaus, Bergedorfer Straße 10, 21033 Hamburg
Prof. Dr. Bernd Hartmann, Arbeitsmedizinischer Dienst, Bau-Berufsgenossenschaft Hamburg, Holstenwall 8–9, 20355 Hamburg
Dr. Emil Hartung (†), Süddeutsche Metall-Berufsgenossenschaft, Wilhelm-Theodor-Römheld-Straße 15, 55130 Mainz
Dr. Kurt Georg Hering, Knappschaftskrankenhaus Dortmund, Wieckesweg 27, 44309 Dortmund
Dr. Gerd Heuchert, Bundesanstalt für Arbeitsschutz und Arbeitsmedizin, Nöldnerstraße 40–42, 10317 Berlin
PD Dr. Matthias Jäger, Institut für Arbeitsphysiologie, Universität Dortmund, Ardeystraße 67, 44139 Dortmund
Prof. Dr. Jürgen Krämer, Orthopädische Universitätsklinik, St. Josef Hospital, Gudrunstraße 56, 44791 Bochum
Dr. jur. Andreas Kranig, Hauptverband der gewerblichen Berufsgenossenschaften, Alte Heerstraße 111, 53757 Sankt Augustin
Dr. Elmar Ludolph, Institut für Ärztliche Begutachtung, Brunnenstraße 8, 40223 Düsseldorf

Prof Dr. Alwin Luttmann, Institut für Arbeitsphysiologie, Universität Dortmund, Ardeystraße 67, 44139 Dortmund
Dr. Albert Nienhaus, BGW Hauptverwaltung, Pappelallee 35/37, 22089 Hamburg
Wolfgang Pieper, BGW Bezirksverwaltung Bochum, Universitätsstraße 78, 44789 Bochum
Klaus-Dieter Pöhl, Bergbau-Berufsgenossenschaft, Hunscheidtstraße 18, 44789 Bochum
Dr. Thomas Remé, BGW Hauptverwaltung, Pappelallee 35/37, 22089 Hamburg
Prof. Dr. Detlev Riede, Martin-Luther-Universität Halle-Wittenberg, Ernst-Grube-Straße 40, 06097 Halle, Saale
Prof. Dr. Gerhard Rompe, Stiftung Orthopädische Universitätsklinik, Schlierbacher Landstraße 200 a, 69118 Heidelberg
Dr. Klaus Schäfer, Großhandels- und Lagerei-BG, Präventionsabteilung, N 4, 18–20, 68161 Mannheim
Sandra Schilling, Hauptverband der gewerblichen Berufsgenossenschaften, Alte Heerstraße 111, 53757 Sankt Augustin
Prof. Dr. Erich Schmitt, ehemals Orthopädische Universitätsklinik Frankfurt, Stiftung Friedrichsheim, Marienburgstraße 2, 60528 Frankfurt am Main
Dr. Frank Schröter, Institut für Medizinische Begutachtung, Landgraf-Karl-Straße 21, 34131 Kassel
PD Dr. Andreas Seidler, Institut für Arbeitsmedizin, Klinikum, Johann-Wolfgang-Goethe-Universität, Theodor-Kern-Kai 7, 60590 Frankfurt
Dr. Michael Spallek, Gesundheitsschutz, Volkswagen AG Nutzfahrzeuge, Postfach 21 05 80, 30405 Hannover
Prof. Dr. Michael Weber, Orthopädische Abteilung, Chirurgische Universitätsklinik Freiburg, Hugstetter Straße 55, 79106 Freiburg

Literatur

[1] Andersson GBJ (1991). The epidemiology of spinal disorders. In: Frymoyer JW (ed) The adult spine: principles und practice. Raven Press, New York, pp 107–146

[2] Ascani E, La Rosa G (1994). Scheuermanns kyphosis. In: Weinstein SL (ed) The pediatric spine: principles and practice. Raven Press, New York, pp 557–584

[3] Avrahami E, Frishman E, Fridmann Z et al. (1994). Spina bifida occulta of S1 is not an innocent finding. Spine 19: 12–15

[4] Hauptverband der gewerblichen Berufsgenossenschaften (2004). Bamberger Merkblatt. Begutachtungsempfehlungen für die Berufskrankheit Nr. 5101 der Anlage zur BKV. HVBG, Sankt Augustin

[5] Barzo P, Voros E, Bodosi M (1993). Clinical signifiance of lumbosacral transitional vertebrae (Bertolotti syndrome). Orv Hetil 134: 2537–2540

[6] Battié MC, Videman T, Gill K et al. (1991). Smoking and lumbar intervertebral disc degeneration: an MRI study of identical twins. Spine 16: 1015–1021

[7] Biggemann M, Frobin W, Brinckmann P (1997). Physiologisches Muster lumbaler Bandscheibenhöhen. Fortschr Röntgenstr 167: 1–15

[8] Hauptverband der gewerblichen Berufsgenossenschaften (Hrsg) (2004). BK-Report 2/03: Wirbelsäulenerkrankungen (BK-Nrn. 2108 bis 2110). HVBG, Sankt Augustin

[9] Boden SD, Riew KD, Yamaguchi K et al. (1996). Orientation of the lumbar facet joints: association with degenerative disc disease. J Bone Joint Surg Am 78: 403–411

[10] Böstman OM (1993). Body mass index and height in patients requiring surgery for lumbar intervertebral disc herniation. Spine 18: 851–854

[11] Bolm-Audorff U (2002). Bedeutung außerberuflicher konkurrierender Faktoren bei der Begutachtung von bandscheibenbedingten Berufskrankheiten. In: Hessisches Sozialministerium (Hrsg) Brennpunkt Arbeitsschutz, Bd 7. Hessisches Sozialministerium, Wiesbaden

[12] Bolm-Audorff U, Ellegast R, Grifka J et al. (2004). Design der Deutschen Wirbelsäulenstudie (DWS). In: Hofmann F, Reschauer G, Stößel U (Hrsg) Arbeitsmedizin im Gesundheitsdienst, Bd 17. edition FFAS, Freiburg, S 194–205

[13] Boone D, Parsons D, Lachmann SM et al. (1985). Spina bifida occulta: lesion or anomally? Clin Radiol 36: 159–161

[14] Bradford DS, Garcia A (1969). Neurological complications in Scheuermann's disease. J Bone Joint Surg Am 51: 567–572

[15] Brinckmann P, Frobin W, Biggemann M et al. (1998). Quantification of overload injuries to thoracolumbar vertebrae and discs in persons exposed to heavy physical exertions or vibration at the work place. Part. II: Occurrence and magnitude of overload injuries in exposed cohorts. Clin Biomech [Suppl 12] 13: 1–36

[16] Brinckmann P, Frobin W, Biggemann M et al. (1999). Quantifizierung von Überlastschäden der Lendenwirbelsäule, verursacht durch körperlich schwere Arbeit oder Ganzkörpervibration. In: HVBG (Hrsg) Dosis-Wirkungsmodelle der körperlichen Belastung an der Lendenwirbelsäule. HVBG, Sankt Augustin, S 1 109–117

[17] Brocher JEW (1970). Die Scheuermann'sche Krankheit. In: Brocher JEW (Hrsg) Die Prognose der Wirbelsäulenleiden. Differentialdiagnose. Thieme, Stuttgart New York, S 191–231

[18] Brocher JEW (1973). Die Scheuermann'sche Krankheit. In: Brocher JEW (Hrsg) Die Prognose der Wirbelsäulenleiden. Thieme, Stuttgart New York, S 22–31

[19] Brocher JEW (1973). Wirbelsäulenanomalien. In: Brocher JEW (Hrsg) Die Prognosen der Wirbelsäulenleiden. Thieme, Stuttgart New York, S 48–57

[20] Brocher JEW, Willert H-G (1980). Differentialdiagnose der Wirbelsäulenerkrankungen. Thieme, Stuttgart New York, S 257–293

[21] Cammisa M, De Serio A, Guglielmi G (1998). Diffuse idiopathic skeletal hyperostosis. Eur J Radiol [Suppl 1] 27: S 7–11

[22] Cassidy JD, Loback D, Yong-Hing K et al. (1992). Lumbar facet joint asymmetry. Intervertebral disc herniation. Spine 17: 570–574

[23] Chigot PL (1958). La maladie de Scheuermann. Concours Med 8: 1183–1186

[24] Cochran T, Irstam L, Nachemson A (1983). Long-term anatomic and functional changes in patients with adolescent idiopathic scoliosis treated by Harrington rod fusion. Spine 8: 576–584

[25] Cochran T, Nachemson A (1985). Long-term anatomic and functional changes in patients with adolescent idiopathic scoliosis treated with the Milwaukee brace. Spine 10: 127–133

[26] Conolly PJ, Schroeder HP von, Johnson GE et al. (1995). Adolescent idiopathic scoliosis, long term effect of instrumentation extending to the lumbar spine. J Bone Joint Surg Am 77: 1210–1216

[27] Cordover AM, Betz RR, Clements DH et al. (1997). Natural history of adolescent thoracolumbar and lumbar idiopathic scoliosis into adulthood. J Spinal Disord 10: 193–196

[28] Cyron BM, Hutton WC (1980). Articular tropism and stability of the lumbar spine. Spine 5: 168–172

[29] Danielsson AJ, Nachemson AL (2001). Radiologic findings and curve progression 22 years after treatment for adolescent idiopathic scoliosis. Spine 26: 516–525

[30] Danielsson AJ, Cederland CG, Ekholm S et al. (2001). The prevalence auf disc aging and back pain after fusion extending into the lower lumbar spine. Acta Radiol 42: 187–197

[31] Debrunner M (1994). Orthopädie, orthopädische Chirurgie. Huber, Bern Stuttgart Toronto

[32] Dickson JH, Erwin WD, Rossi D (1990). Harrington instrumentation and arthrodesis for idiopathic scoliosis. A twenty-one-year follow-up. J Bone Joint Surg Am 72: 678–683

[33] Dihlmann W (1987). Gelenke, Wirbelverbindungen, klinische Radiologie einschließlich Computertomographie. Thieme, Stuttgart New York, S 477

[34] Dostal W (2002). Verminderte Arbeitsmöglichkeiten auf dem gesamten Gebiet des Erwerbslebens – Bedeutung und Umsetzungsmöglichkeiten. In: HVBG (Hrsg) Kolloquium zu Fragen der Minderung der Erwerbsfähigkeit – insbesondere bei Berufskrankheiten. HVBG, Sankt Augustin, S 89–119

[35] Elster AD (1989). Bertolotti's syndrome revisited. Transitional vertebrae of the lumbar spine. Spine 14: 1373–1377

[36] Endler F, Fochem K, Weil UH (1984). Handbuch Orthopädischer Röntgendiagnostik. Thieme, Stuttgart New York

[37] Epstein JA, Epstein BS, Jones MD (1979). Symtomatic lumbar scoliosis with degenerative changes in the elderly. Spine 4: 542–547

[38] Epstein JA, Epstein NE, Marc J et al. (1984). Lumbar intervertebral disk herniation in teenage children: recognition an management of associated anomalies. Spine 9: 427–432

[39] Erlenkämper A (1998). Juristische Grundlagen. In: Rompe G, Erlenkämper A (Hrsg) Begutachtung der Haltungs- und Bewegungsorgane. Thieme, Stuttgart New York, S 224

[40] Eysel P, Fürderer F (2004). Morbus Scheuermann. In: Wirth CJ, Zichner L (Hrsg) Orthopädie und Orthopädische Chirurgie, das Standardwerk für Klinik und Praxis. In: Krämer J (Hrsg) Wirbelsäule – Thorax. Thieme, Stuttgart New York, S 109–122
[41] Fardon DF, Milette PC (2001). Nomenclature and classification of lumbar disc pathology. Recommendations of the combined Task Forces of the North American Spine Society, American Society of Spine Radiology and American Society of Neuroradiology. Lippincott, Williams & Wilkins, Philadelphia
[42] Farfan HF, Sullivan JD (1967). The relation of facet orientation to intervertebral disc failure. Can J Surg 10: 179–185
[43] Farfan HF, Huberdeau RM, Dubow HI (1972). Lumbal intervertebral disc degeneration: the influence of geometrical features on the pattern of disc degeneration – a post mortem study. J Bone Joint Surg Am 54-A: 492–510
[44] Fochem K, Klumair J (1975). Atlas der röntgenologischen Messmethoden. Springer Verlag, Berlin Heidelberg New York
[45] Francillion MR, Konermann H (1990). Spondylolisthesen. In: Witt AN, Rettig H, Schlegel KF (Hrsg) Orthopädie in Klinik und Praxis, Bd V, Teil 1. Thieme Verlag, Stuttgart New York
[46] Frank K (2003). Metabolisches Syndrom, Arteriosklerose und degenerative Erkrankungen des Stütz- und Bewegungsapparates. Arbeitsmed Sozialmed Umweltmed 38: 31–37
[47] Brossmann J, Freyschmidt J, Czerny C (Hrsg) (2000). Grenzen des Normalen und Anfänge des Pathologischen in der Radiologie des kindlichen und erwachsenen Skeletts. 14. Aufl. Thieme Verlag, Stuttgart New York
[48] Frobin W, Brinckmann P, Biggemann M (1997). Objektive Messung der Höhe lumbaler Bandscheiben aus seitlichen Röntgen-Übersichtsaufnahmen. Z Orthop Ihre Grenzgeb 135: 394–402
[49] Frobin W, Leivseth G, Biggemann M et al. (2002). Vertebral height, disc height posteroanterior displacement and dens-atlas gap in the cervical spine: precision measurement protocol and normal data. Clin Biomech 17: 423–431
[50] Frymoyer JW, Hanley E, Howe J et al. (1978). Disc excision and spine fusion in the management of lumbar disc disease. A minimum ten-year follow-up. Spine 3: 1–6
[51] Goldberg MS, Scott SC, Mayo NE (2000). A review of the association between cigarette smoking and the development of nonspecific back pain and related outcomes. Spine 25: 995–1014
[52] Groeneveld H-B (1990). Kyphosen. In: Witt AN, Rettig H, Schlegel KF (Hrsg): Orthopädie in Praxis und Klinik, Bd V/Teil 1 Spezielle Orthopädie – Wirbelsäule-Thorax-Becken. Thieme Verlag, Stuttgart New York, Kap 6
[53] Gschwend N (1965). Die prognostische Bedeutung der Scheuermannschen Krankheit. Schweiz Med Wochenschr 95: 671
[54] Güntz E (1957). Die Kyphose im Jugendalter. Hippokrates, Stuttgart, S 74–83
[55] Gutmann G, Wolff H-D (1959). Wirbelsäulenschäden als volkswirtschaftlicher Faktor. Hippokrates Verlag, Stuttgart, S 207–214
[56] Hagg O, Wallner A (1990) Facet joint asymmetry and protrusion of the intervertebral disc. Spine 15: 356–359
[57] Han TS, Schouten JS, Lean ME et al. (1997). The prevalence of low back pain and associations with body fatness, fat distribution and height. Int J Obes Relat Metab Disord 21: 600–607
[58] Harreby M, Neegard K, Hesseløe G et al. (1995). Are radiologic changes in the thoracic and lumbar spine of adolescents risk factors for low back pain in adults? Spine 21: 2298–2302
[59] Hartung E, Schäfer K, Jäger M et al. (1999). Main-Dortmunder Dosismodell (MDD) zur Beurteilung der Belastung der Lendenwirbelsäule durch Heben oder Tragen schwerer Lasten oder durch Tätigkeiten in extremer Rumpfbeugehaltung bei Verdacht auf Berufskrankheit Nr. 2108. Teil 2: Vorschlag zur Beurteilung der arbeitstechnischen Voraussetzungen im Berufskrankheiten-Feststellungsverfahren. Arbeitsmed Sozialmed Umweltmed 34: 112–122
[60] Heliövaara M, Knekt P, Aromaa A (1987). Incidence and risk factors of herniated lumbar intervertebral disc or sciatica leading to hospitalization. J Chronic Dis 40: 251–258
[61] Heliövaara M (1987). Body height, obesity, and risk of herniated lumbar intervertebral disc. Spine 12: 469–472
[62] Heliövaara M, Makela M, Knekt P et al. (1991). Determinants of sciatica and low-back pain. Spine 16: 608–614

[63] Heliövaara M (1989). Risk factors for low back pain and sciatica. Anm Med 21: 257–264

[64] Hering KG (2005). Messmethoden an der Wirbelsäule – Winkel, Torsionen, Listhese und Bandscheibenhöhe. In: Ludolph E, Lehmann R, Schürmann J (Hrsg) Kursbuch der ärztlichen Begutachtung. ecomed, Landsberg, VI-9.2; 1–11

[65] Hering KG, Bolm-Audorff U, Seidler A (2005). Messbasiertes Verfahren zur Einschätzung des Vorliegens einer Chondrose (Bandscheibenverschmälerung). In: Ludolph E, Lehmann R, Schürmann J (Hrsg) Kursbuch der ärztlichen Begutachtung. ecomed, Landsberg, VI-9.2; 12–23

[66] Hering KG (2003). Bildgebende Diagnostik von „degenerativen" Veränderungen an der Wirbelsäule. In: Ludolph E, Lehmann R, Schürmann J (Hrsg) Kursbuch der ärztlichen Begutachtung. ecomed, Landsberg VI-9.3; 1–16

[67] Hohmann G, Hackenbroch M, Lindemann (1961). Handbuch Orthopädie in Praxis und Klinik, Bd V/ Teil 1, 2. Aufl. Thieme, Stuttgart New York

[68] Horal J (1969). The clinical appearance of low back disorders in the city of Gothenburg, Sweden. Acta Orthop Scand [Suppl] 118

[69] Hrubec Z, Nashold BS (1975). Epidemiology of lumbar disc lesions in the military in World War II. Am J Epidemiol 102: 366–376

[70] Hult L (1954). Cervical, dorsal and lumbar spinal syndromes. A field investigation of a non-selected material of 1200 workers on different occupations wirth spezial references to disc degeneration and so-called muscular rheumatism. Acta Orthop Scand [Suppl] 17: 1–120

[71] Hurxthal LM (1968). Measurement of anterior vertebral compressions and biconcacee vertebrae. Am Radiol 103: 635–644

[72] Huwyler J (1952). Orthopädische Betrachtungsweise und Behandlung der Discushernie. Schweiz Med Wochenschr 82: 266–267

[73] Huwyler J (1965). Der Reifegrad des Skeletts bei noch florider Scheuermann'scher Krankheit. Schweiz Med Wochenschr 95: 675

[74] Idelberger K (1952). Unsere bisherigen Kenntnisse von Pathogenese und Ätiologie der Adoleszentenkyphose. Arch Orthop Unfallchir 45: 406–410

[75] Ishihara H, Matsui H, Osada R et al. (1997). Facet joint asymmetry as a radiologic feature of lumbar intervertebral disc herniation in children and adolescents. Spine 22: 2001–2004

[76] Jäger M, Luttmann A (1998). Verteilungsmuster der Kompressions- und Scherkräfte an den lumbalen Bewegungssegmenten unter Bewegung und Belastung. In: Kügelgen B, Böhm B, Schröter F (Hrsg) Lumbale Bandscheibenkrankheiten (= Neuroorthopädie 7). Zuckschwerdt, München, S 188–206

[77] Jäger M, Luttmann A, Bolm-Audorff U et al. (1999). Mainz-Dortmunder Dosismodell (MDD) zur Beurteilung der Belastung der Lendenwirbelsäule durch Heben oder Tragen schwerer Lasten oder durch Tätigkeiten in extremer Rumpfbeugehaltung bei Verdacht auf Berufskrankheit Nr. 2108. Teil 1: Retrospektive Belastungsermittlung für risikobehaftete Tätigkeitsfelder. Arbeitsmed Sozialmed Umweltmed 34: 101–111

[78] Jäger M (2001). Belastung und Belastbarkeit der Lendenwirbelsäule im Berufsalltag – ein interdisziplinärer Ansatz für eine ergonomische Arbeitsgestaltung. Fortschritt-Berichte VDI, Reihe 17, Nr. 208. VDI-Verlag, Düsseldorf

[79] Jones G, White C, Sambrook P et al. (1998). Allelic variation in the vitamin D receptor, lifestyle factors and lumbar spinal degenerative disease. Ann Rheum Dis 57: 94–99

[80] Kauppila L, Penttila IA, Karhunen PJ et al. (1994). Lumbar disc degeneration and atherosclerosis of the abdominal aorta. Spine 19: 923–929

[81] Kauppila L, McAlindon IT, Evans S et al. (1997). Disc degeneration/back pain and calcification of the abdominal aorta. A 25-year follow-up study in Framingham. Spine 22: 1642–1647

[82] Keats T (1992). Atlas of normal roentgen variants that may simulate disease. 5th edn. Mosby, St. Louis

[83] Kelsey JL, Githens PB, Walter SD et al. (1984). An epidemiological study of acute prolapsed cervical intervertebral disc. J Bone Joint Surg Am 66A: 907–914

[84] Kelsey JL, Githens PB, O'Conner T et al. (1984). Acute prolapsed lumbar intervertebral disc. An epidemiologic study with spezial reference to driving automobiles and cigarette smoking. Spine 9: 608–613

[85] Kissling RO, Waldis MF, Tschopp A et al. (1993). Hat die Geometrie am lumbosacralen Übergang Einfluss auf die Ausbildung einer isolierten Osteochondrose (L5/S1)? Z Orthop Ihre Grenzgeb 131: 261–269

[86] Kling TF, Hensinger RN (1984). Scheuermann's disease: natural history, current concepts and management. In: Dickson RA, Bradford DS (eds) Management of spinal deformities. Butterworth, London, pp 252–274
[87] HVBG (1996). Königsteiner Merkblatt – Empfehlungen des HVBG für die Begutachtung der beruflichen Lärmschwerhörigkeit. HVBG, Sankt Augustin
[88] Kostuik JP, Bentivoglio J (1981) The incidence of low-back pain in adult scoliosis. Spine 6: 267–273
[89] Kostuik JP (1991). Adult kyphosis, In: Frymoyer JU (ed) The adult spine, principles and practice. Raven Press, New York, pp 1369–1403
[90] Kostiuk JP (1991). Adult scoliosis, In: Frymoyer, JU (ed) The adult spine, principles and practice. Raven Press, New York, pp 1405–1441
[91] Krämer J (1986). Bandscheibenbedingte Erkrankungen, 2. Aufl. Thieme Verlag, Stuttgart New York, S 281
[92] Krämer J (1997). Bandscheibenbedingte Erkrankungen, 4. Aufl. Thieme Verlag, Stuttgart New York
[93] Krämer J, Wiese M, Rubenthaler F (2004). Begutachtung von Verletzungen und Erkrankungen der Wirbelsäule, In: Wirth CJ, Zichner L (Hrsg) Orthopädie und Orthopädische Chirurgie, das Standardwerk für Klinik und Praxis. In: Krämer J (Hrsg) Wirbelsäule – Thorax. Thieme Verlag, Stuttgart New York, S 483–509
[94] Krasney O (1996). Was ist eine wesentliche Ursache in der Unfallversicherung bei polyätiologischen (multikausalen) Krankheiten? (Antwort 2 auf eine Leserfrage). Arbeitsmed Sozialmed Umweltmed 31: 211–212
[95] Kumar MN, Baklanov A, Chopin D (2001). Correlation between sagittal plane changes an adjacent segment degeneration following lumbar spine fusion. Eur Spine J 10: 314–319
[96] Kuorinka I, Jonsson BI, Kilborn A et al. (1987). Standardized Nordic questionaires für the analysis of musculoskeletal symptoms. Appl Ergon 18: 233–237
[97] Kurunlahti M, Tervonen O, Vanharanta H (1999). Association of atherosclerosis with low back pain and the degree of disc degeneration. Spine 24: 2080–2084
[98] Lawrence JS (1969). Disc degeneration, its frequency and relationship to symptoms. Ann Rheum Dis 28: 121–138
[99] Leboeuf-Yde C (1995). Does smoking cause low back pain? A review of the epidemiologic literature for causality. J Manipul Physiol Ther 18: 237–243
[100] Lee CK, Langrana NA (1984). Lumbosacral spinal fusion. A biomechanical study. Spine 9: 574–581
[101] Lehmann TR, Spratt KF, Tozzi JE et al. (1987). Long-term follow-up of lower lumbar fusion patients. Spine 12: 97–104
[102] Livshits G, Cohen Z, Higla O et al. (2001). Familial history, age and smoking are important risk factors for disc degeneration disease in Arabic pedigrees. Eur J Epidemiol 17: 643–651
[103] Lu J, Ebrahim NA, Yang H et al. (1999). Anatomic bases for anterior spinal surgery: surgical anatomy of the cervical vertebral body and disc space. Surg Radiol Anat 21: 235–239
[104] Lu J, Ebrahim NA, Huntoon M et al. (2000). Cervical intervertebral disc space narrowing and size of intervertebral foramina. Clin Orthop 370: 259–264
[105] Luoma K, Riihimäki H, Raininko R et al. (1998). Lumbar disc degeneration in relation to occupation. Scand J Work Environ Health 24: 358–366
[106] Magora A, Schwartz A (1980) Relation between the low back pain syndrome and X-ray findings. 3. Spina bifida occulta. Scand J Rehabil Med 12: 9–15
[107] Manninen P, Riihimäki H, Heliövaara M (1995). Incidence and risk factors of low-back pain in middle-aged farmers. Occup Med (Lond) 45: 141–146
[108] Mata S, Fortin PR, Fitzcharles MA et al. (1997). A controlled study of diffuse idiopathic skeletal hyperostosis. Clinical features and functional status. Medicine (Baltimore) 1 76: 104–117
[109] Mehrtens G, Valentin H, Schönberger A (1998). Arbeitsunfall und Berufskrankheit, rechtliche und medizinische Grundlagen für Gutachter, Sozialverwaltung, Berater und Gerichte. Schmidt, Berlin, S 81
[110] Miranda H, Viikari-Juntura E, Martikainen R et al. (2001). Physical exercise and musculoskeletal pain among forest industry workers. Scand J Med Sci Sports 11: 239–246
[111] Miranda H, Viikari-Juntura E, Martikainen R et al. (2002). Individual factors, occupational loading, and physical exercise as predictors of sciatic pain. Spine 27: 1102–1109
[112] Modic MT, Steinberg PM, Ross JS et al. (1988). Degenerative disc disease; assessment of changes in vertebral body marrow with MR imaging. Radiology 166: 193–199

[113] Moskowitz A, Moe JH, Winter RB et al. (1980). Long-term follow-up of scoliosis fusion. J Bone Joint Surg Am 62: 364–376

[114] Moskowitz A, Moe JH, Winter RB et al. (1993). Long-termn follow-up of scoliosis of Scheuermann kyphosis. J Bone Joint Surg Am 75: 236–248

[115] Murray PM, Weinstein SL, Spratt KF (1993) The natural history an long-term follow-up of Scheuermann kyphosis. J Bone Joint Surg Am 75: 236–248

[116] Nachemson A, Vingard E (2000). Influences of individual factors and smoking on neck and low back pain. In: Nachemson A, Jonsson E (eds) Neck and back pain. The scientific evidence of causes, diagnosis, and treatment. Lippincott Williams & Wilkins, Philadelphia

[117] Nagata H, Schendel MJ, Transfeldt EE et al. (1993). The effects of immobilization of long segments of the spine on the adjacent and distal facet force and lumbosacral motion. Spine 18: 2471–2479

[118] Nicholson AA, Roberts GM, Williams LA (1988). The measured height of the lumbosacral disc in patients with an without transitional vertebrae Br J Radiol 61: 454–455

[119] Niethard U (1981). Die Form und Funktionsproblematik des lumbosakralen Übergangs, eine morphologische, experimentelle und röntgenologisch-klinische Studie. Hippokrates Verlag, Stuttgart

[120] Noren R, Trafimow J, Andersson GB et al. (1991). The role of facet joint tropism and facet angle in disc degeneration. Spine 16: 530–532

[121] O'Neill TW, McCloskey EV, Kanis HA et al. (1999). The distribution, determinants, and clinical correlates of vertebral osteophytosis: a population based survey. J Rheumatol 26: 842–848

[122] Ogilvie JW, Sherman J (1987). Spondylosis in Scheuermann's disease. Spine 12: 251–253

[123] Otani K, Konno S, Kikuchi S (2001). Lumbosacral transitional vertebrae and nerve-root symptoms. J Bone Joint Surg Br. 83: 1137–1140

[124] Overgaard K (1940). Nucleusprolapse und Morbus Scheuermann. Nord Med 5: 593–603

[125] Paajanen H, Alanen A, Erkintalo M et al. (1989). Disc degeneration in Scheuermann disease. Skeletal Radiol 18: 523–526

[126] Parkkola R, Kormano M (1992). Lumbar disc and back muscle degeneration on MRI: correlation to age and body mass. J Spinal Disord 5: 86–92

[127] Ponseti IV, Friedman B (1950). Prognosis in idiopathic scoliosis. J Bone Joint Surg Am 32: 381–395

[128] Pope MH, Hanley EN, Matteri RE et al. (1977). Measurement of intervertebral disc space height. Spine 2: 282–286

[129] Raue I, Sauer I, Jahn K et al. (1975). Zum Einfluss des Übergewichtes auf die Belastbarkeit des Stütz- und Bewegungssystems von Frauen. Z Inn Med 30: 494–498

[130] Reinhold H, Tillmann R (1968). Der Morbus Scheuermann als soziales Problem bei schwerer körperlicher Berufsarbeit. Dtsch Gesundheitsw 23: 1469–1472

[131] Resnick D (ed) (2002). Diagnosis of bone and joint disorders, 3rd edn. Saunders, Philadelphia

[132] Richter DE, Nash CL, Moskowitz RW et al. (1985). Idiopathic adolescent scoliosis – a protoype of degenerative joint disease. Clin Orthop 193: 221–229

[133] Riihimäki H, Wickström G, Hänninen K et al (1989). Radiographically detectable lumbar degenerative changes as risk indicator of back pain. Scand J Work Environ Health 15: 280–285

[134] Riihimäki H, Wickström G, Hänninen K et al (1989). Predictors of sciatic pain among concrete reinforcement workers and house painters – a-five-year follow-up. Scand J Work Environ Health 15: 415–423

[135] Riihimäki H, Viikari-Juntura E, Moneta G et al. (1994). Incidence of sciatic pain among men in machine operating, dynamic physical work, and sedentary work. A three-year follow-up. Spine 19: 138–142

[136] Roberts N, Gratin C, Whitehouse GH (1997). MRI analysis of lumbar intervertebral disc height in young and older populations. J Magn Reson Imaging 7: 880–886

[137] Rowe ML (1969). Low back pain in industry, a position paper. J Occup Med 11: 161–169

[138] Rübe W, Hemmer W (1962). Ist der Morbus Scheuermann eine seltene Erkrankung? (Eine Untersuchung zur Koinzidenz von M. Scheuermann und lumbaler Nucleus-pulposus-Hernie) Fortschr Geb Rontgenstr Nuklearmed 96: 489–495

[139] Schäfer K, Hartung E (1999). Mainz-Dortmunder Dosismodell (MDD) zur Beurteilung der Belastung der Lendenwirbelsäule durch Heben oder Tragen schwerer Lasten oder durch Tätigkeiten in extremer Rumpfbeugehaltung bei Verdacht auf Berufskrankheit Nr. 2108. Teil 3: Vorschlag zur Beurteilung der

arbeitstechnischen Voraussetzungen im Berufskrankheiten-Feststellungsverfahren bei kombinierter Belastung mit Ganzkörper-Schwingungen. Arbeitsmed Sozialmed Umweltmed 34: 101–111

[140] Schlegel KF (1954). Die biologische Bedeutung der jugendlichen Kyphosen. Med Klin 48: 917–921

[141] Schlegel JD, Smith JA, Schleusener RL (1996). Lumbar motion segment pathology adjacent to thoracolumbar, lumbar and lumbosacral fusions. Spine 21: 970–981

[142] Schmorl G, Junghanns H (1968) Die gesunde und die kranke Wirbelsäule in Röntgenbild und Klinik. Thieme Verlag, Stuttgart New York

[143] Schröter F (1998). Die bandscheibenbedingten BK 2108–2110 – Messungen der Funktionsbeeinträchtigungen. In: Hierholzer G, Kunze G, Peters D (Hrsg) Gutachtenkolloquium 13. Springer Verlag, Berlin Heidelberg New York, S 159–174

[144] Scutellari PN, Orzincolo C, Princivalle M et al. (1992). Diffuse idiopathic skeletal hyperostosis. Review of diagnostic criteria and analysis of 915 cases. Radiol Med (Torino) 83: 729–736

[145] Seide K, Grosser V, Wolter D et al. (1999). Radiologische Befunde bei der Begutachtung der Berufskrankheit der Lendenwirbelsäule (BK 2108) im Pflegeberuf. Trauma Berufskrankh 1: 131–138

[146] Seidler A, Bolm-Audorff U, Willingstorfer WJ et al. (2001). Belastungskonformität bandscheibenbedingter Erkrankungen der Lendenwirbelsäule. Zentralbl Arbeitsmed 51: 313–323

[147] Seidler A, Bolm-Audorff U, Elsner G (2002). Gibt es spezifische berufsbedingte Schädigungsmuster bei Bandscheibenerkrankungen? Tagungsband des 4. Symposiums Bandscheibenbedingte Berufserkrankungen am 27. November 2001 in Frankfurt am Main (= Brennpunkt Arbeitsschutz Band 7). Hessisches Sozialministerium, Wiesbaden

[148] Seidler A, Bolm-Audorff U, Willingstorfer WJ et al. (2002). Berufliche Risiken für bandscheibenbedingte Erkrankungen der Lendenwirbelsäule bei gleichzeitig vorliegenden radiologischen Veränderungen der Hals- oder Brustwirbelsäule. In: Nowak D, Praml G (Hrsg) Dokumentationsband über die 42. Jahrestagung der Deutschen Gesellschaft für Arbeitsmedizin und Umweltmedizin. Rindt, Fulda S 445–447

[149] Seidler A, Bolm-Audorff U, Brüning T et al. (2004). Epidemiologische Evidenz zum Zusammenhang zwischen Rauchen, Übergewicht sowie Arteriosklerose und strukturellen Bandscheibenschäden. Arbeitsmed Sozialmed Umweltmed 39: 67–78

[150] Seidler A, Bolm-Audorff U, Schmitt E (2004). Zum Zusammenhang von Rauchen und Übergewicht mit bandscheibenbedingten Erkrankungen der Lendenwirbelsäule – Ergebnisse einer Fall-Kontroll-Studie. Arbeitsmed Sozialmed Umweltmed 39: 12–14

[151] Selikoff IJ, Hammond EC (1979). Asbestos and smoking. J Am Med Assoc 242: 458–459

[152] Fardon DF, Milette PC; Combined Task Forces of the North American Spine Society, American Society of Spine Radiology, and American Society of Neuroradiology (2001). Nomenclature and classification of lumbar disc pathology. Recommendations of the Combined task Forces of the North American Spine Society, American Society of Spine Radiology, and American Society of Neuroradiology. Spine 25: E93–E113, Update February 2003 http://www.ajnr.org

[153] Söderberg L, Andrén L (1955). Disc degeneration und lumbago-ischias. Acta Orthop Scand 25: 137–148

[154] Sohn HM, You JW, Lee JY (2004). The relationship between disc degeneration and morphologic changes in the intervertebral foramen of the cervical spine: a cadaveric MRI and CT study. J Korean Med Sci 19: 101–106

[155] Stadelmann A, Waldis M (1990). Morbus-Scheuermann – Eine prognostische Diagnose? In: Debrunner AM (Hrsg) Langzeitresultate in der Orthopädie, Grundlagen für orthopädische Indikationen. Enke Verlag, Stuttgart, S 27–32

[156] Stoddard A, Osborn JF (1979). Scheuermann's disease or spinal osteochondrosis, its frequency and relationship with spondylosis. J Bone Joint Surg Am 61: 56–58

[157] Twomey L, Taylor J (1985). Age changes in lumbar intervertebral discs. Acta Orthop Scand 56: 496–499

[158] Urbaszek W (1965). Die Spondylose beim Diabetes mellitus, ein Beitrag zur Pathogenese der sog. hyperostotischen Form der Spondylose. Z Inn Med 20: 474–481

[159] Vanharanta H, Floyd T, Ohnmeiss DD et al. (1993). The relationship of facet tropism to degenerativ disc disease. Spine 18: 1000–1005

[160] Vergauwen S, Parizel PM, Van Breusegem L et al. (1997). Distrubtion and incidence of degenerative spine changes in patients with a lumbo-sacral transitional vertebra. Eur Spine J 6: 168–172

[161] Verband Deutscher Rentenversicherungsträger (VDR) (2001). Der Ärztliche Reha-Entlassungsbericht – Leitfaden zum einheitlichen Entlassungsbericht in der medizinischen Rehabilitation der gesetzlichen Rentenversicherung 2001: http://www.vdr.de Sozialmedizin Med Doku
[162] Weiner DK, Distell B, Studenski S (1994). Does radiographic osteoarthritis correlate with flexibility of the lumbar spine? Am Geriatr Soc 42: 257–263
[163] Weinstein SL, Zavala DC, Ponseti IV (1981). Idiopathic scoliosis, long-therm follow-up and prognosis in untreated patients. J Bone Joint Surg Am 63: 702–712
[164] White AA, Panjabi MM (eds) (1990). Clinical Biomechanics of the spine. Lippincott, Philadelphia
[165] Wiltse LL (1971). The effect of the common anomalies of the lumbar spine upon disc degeneration und low back pain. Orthop Clin North Am 2: 569–582
[166] Winter RB (1995). Natural history of spinal deformity. In: Bradford DS (ed) Moe's textbook of scoliosis and other spinal deformities. Saunders, Philadelphia, pp 87–93
[167] Wischnewski W, Pfeiffer A (1996). Der Morbus Scheuermann als Prädisposition einer späteren Wirbelsäulenerkrankung und sein Einfluss auf die Begutachtung in Berufskrankheitenverfahren. Versicherungsmedizin 48: 126–129
[168] Wörsdörfer I, Magerl F (1983). Gibt es nach ventralen intracorporellen Spondylodesen der lumbalen Wirbelsäule Überlastungserscheinungen an den Nachbarsegmenten? In: Hackenbroch MH, Refior HJ, Jäger M (Hrsg) Biomechanik der Wirbelsäule. Thieme Verlag, Stuttgart, S 191–195
[169] Yochum TR, Rowe LJ (1996). Essentials of skeletal radiology, 2nd edn. Williams & Wilkins, Baltimore
[170] Yoshimura N, Dennison E, Wilman C et al. (2000). Epidemiology of chronic disc degeneration and osteoarthritis of the lumbar spine in Britain and Japan: a comparative study. J Rheumatol 27: 429–433
[171] Zöllner J, Löw R, Sancaktaroglu T et al. (2001). Radiologische Beurteilung der segmentalen Höhenabnahme bei akuten und chronisch degenerativen Bandscheibenveränderungen. Fortsch Röntgenstr 173: 187–190
[172] Brocher JEW (1962). Die Wirbelsäulenleiden und ihre Differentialdiagnose. Thieme, Stuttgart New York, nicht mehr erhältlich
[173] Widder B, Egle UT, Foerster K, Schiltenwolf M (2005). Leitlinien für die Begutachtung von Schmerzen (Version 9.21). Aktuelle Neurol 32: 149–154

12 Die Berufskrankheit Nr. 2109 – Bandscheibenbedingte Erkrankungen der Halswirbelsäule

12.1 Verordnungstext

Bandscheibenbedingte Erkrankungen der Halswirbelsäule durch langjähriges Tragen schwerer Lasten auf der Schulter, die zu chronischen oder chronisch-rezidivierenden Beschwerden und Funktionseinschränkungen (der Halswirbelsäule) geführt haben

12.2 Rückblick und Statistik

Die Kodifikation der Berufskrankheit Nr. 2109, der Berufskrankheit von Trägern von Rindervierteln, Schweinehälften und Kohlesäcken (→ *Abb. 12.1* und *Abb. 12.2*), mit Datum vom 01.01.1993 wurde durch den Einigungsvertrag zwischen der DDR und der Bundesrepublik Deutschland vom 31.08.1990 angestoßen. Untersucht wurde ausschließlich die Auswirkung des Tragens von Lasten auf der Schulter bei Männern. Zur Belastung und deren Auswirkung bei Frauen fehlen Untersuchungen und Erkenntnisse, so dass aus Rechtsgründen dieser BK in Bezug auf Frauen die Grundlage fehlt.

Veränderungen im Bereich der Wirbelsäule waren seit 1950 in der DDR als Berufskrankheit versichert. Die Berufskrankheit (BK) 25 vom 01.01.1950 hatte folgenden Wortlaut:

„Chronische Erkrankungen der Bandscheiben ...“

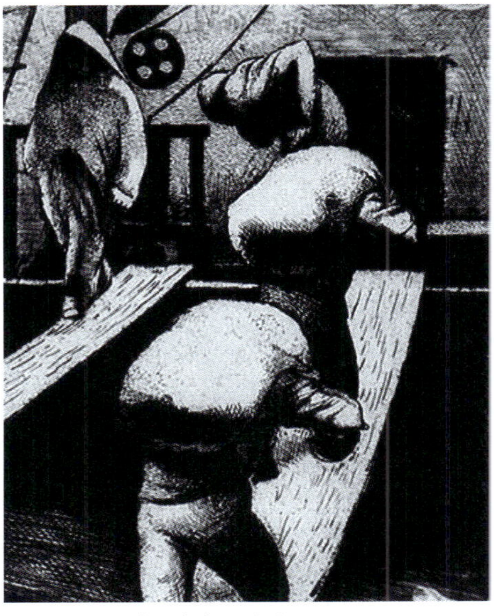

Abb. 12.1: Hafenarbeiter 1950

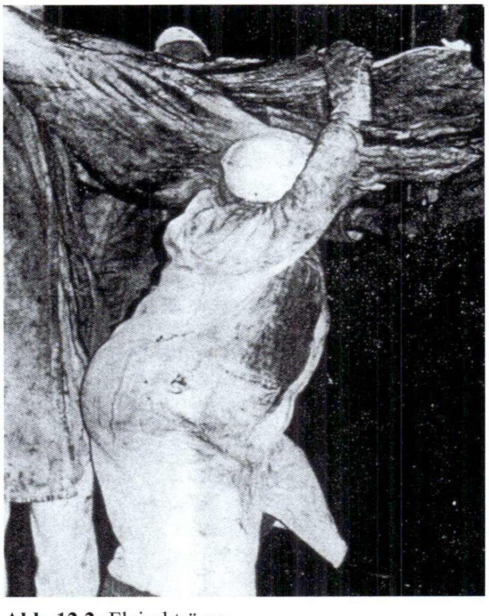

Abb. 12.2: Fleischträger

Sie wurde mit Datum vom 14.11.1957 in die BK 22 umbenannt und inhaltlich wie folgt geändert:

„Berufsbedingte Verschleißerscheinungen des gesamten Bewegungsapparates"

Diese Formulierung erwies sich jedoch als deutlich zu unbestimmt, so dass sie mit Datum vom 26.02.1981 geändert wurde und als BK 70 folgende Fassung erhielt:

„Wirbelsäulenschäden"

Die Empfehlung des beim Bundesministerium für Gesundheit und Soziales bestehenden „Ärztlichen Sachverständigenbeirats – Sektion Berufskrankheiten" aus dem Jahr 1992 (HVBG VB 20/92 und 57/92) war dann Grundlage für die Aufnahme der Berufskrankheiten „Wirbelsäule" (Nrn. 2108–2110) in die BK-Liste am 01.01.1993.

Kaum war die BK Nr. 2109 eingeführt, war sie, wie statistisch belegt (→ *Tab. 12.1*), schon vom „Aussterben" bedroht bzw. überholt. Denn ihre Kodifikation fiel mit der zunehmenden Automatisierung der Arbeitsvorgänge zusammen. Arbeitnehmer wurden durch den Einsatz von Maschinen ersetzt. Zudem wurden die wenigen Arbeitsplätze, die noch durch das Tragen schwerer Lasten auf der Schulter geprägt waren, aus präventiven Überlegungen, die stets mit der Kodifikation einer Berufskrankheit einhergehen, maschinell so ausgestattet, dass die BK Nr. 2109 gegenwärtig nahezu bedeutungslos ist. Fleischträger wurden durch das Laufband ersetzt (→ *Abb. 12.3*) und Lastenträger durch Hubwagen (→ *Abb. 12.4*) oder Kräne. Dennoch beschäftigte und beschäftigt die Berufskrankheit Nr. 2109 immer wieder Verwaltungen und Gerichte bis hin zum Bundessozialgericht, wobei die Mehrzahl der Fälle bereits an den arbeitstechnischen (beruflichen) Voraussetzungen scheitert.

Tab. 12.1: Statistische Daten zur BK Nr. 2109 (DGUV-Statistiken für die Praxis 2021)

Jahr	1995	2005	2010	2015	2017	2021
Verdachtsmeldungen	1 575	1 031	1019	722	636	640
anerkannte Fälle	7	1	6	4	3	6
neue Renten	4	1	6	2	2	6

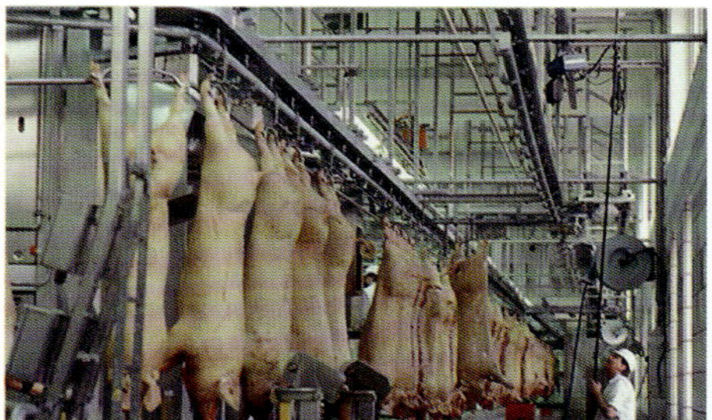

Abb. 12.3: Moderner Transport von Schweinen

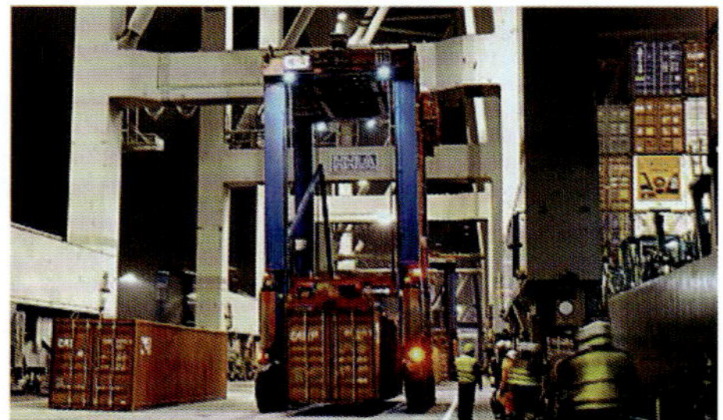

Abb. 12.4: Moderner Transport von Lasten

12.3 Die bandscheibenbedingte Erkrankung

Zur Pathophysiologie darf auf das Merkblatt (→ *Abschn. 12.8*) verwiesen werden.

Versichert sind primär bandscheibenbedingte Krankheitsbilder, also Veränderungen der Bandscheiben selbst – Chondrosen und deren Folgen. Nicht versichert sind sekundär bedingte Bandscheibenschäden – z.B. infolge einer stattgehabten Verletzung oder einer Entzündung (Diszitis).

Gesichert wird die Diagnose durch bildgebende Aufnahmen (Röntgen-Nativ-Aufnahmen, Computertomographie, Kernspintomographie). Ohne das bildgebend zur Darstellung kommende primär bandscheibenbedingte morphologische Substrat lässt sich eine bandscheibenbedingte Erkrankung nicht begründen. Beschwerden im Bereich der Halswirbelsäule und im Schulter-Nackenbereich sind nicht selten muskulär (durch Haltungskonstanz) oder psychisch bedingt. Derartige Beschwerdebilder erfüllen nicht die Voraussetzungen der BK Nr. 2109.

Gesichert sein muss, dass der zur Darstellung kommende Bandscheibenschaden klinisch relevant ist – in aller Regel durch Bedrängung nerval versorgter oder nervaler Strukturen. Bildgebende Untersuchungen allein können das Krankheitsbild nicht sichern. So bringen z.B. mit anderer Indikation durchgeführte computertomographische und kernspintomographische Untersuchungen bandscheibenbedingte Veränderungen bis hin zum Kontrastmittelstopp im Wirbelkanal zur Darstellung, ohne dass Beschwerden und/oder Funktionseinbußen bestehen. Aus bildgebend zur Darstellung kommenden Veränderungen kann also nicht rückgeschlossen werden, dass diese auch ursächlich für Beschwerden und Funktionseinbußen sind.

Unverzichtbar ist deshalb für die Sicherung der Berufskrankheit „Wirbelsäule" die klinische Relevanz der bildgebend zur Darstellung kommenden Veränderungen. Die geklagten Beschwerden müssen also mit den zur Darstellung kommenden Veränderungen korrelieren. Dazu ist meist unverzichtbar eine neurologische Untersuchung. Im Bereich der mittleren und unteren Halswirbelsäule ist eine genaue Zuordnung der Nerven zu einzelnen Muskeln/Funktionen möglich (→ *Tab. 12.2*).

Tab. 12.2: Klinische Relevanz der bildgebenden Veränderungen – Nervenversorgungsstörungen

Nervenwurzel	**Bandscheibe**	**peripheres Dermatom**	**Kennmuskel**	**Reflexabschwächung**
C5	C4/C5		Deltamuskel	Bizeps
C6	C5/C6	Daumen, Teil des Zeigefingers	Bizepsmuskel, M. brachioradialis	Bizeps, Radiusperiost
C7	C6/C7	Zeige- und Mittelfinger, Teil des Ringfingers	Daumenballen, M. Trizeps, M. pronator teres	Trizeps
C8	C7/Th1	Kleinfinger, Teil des Ringfingers	Kleinfingerballen, Fingerbeuger, Mm. interossei	(Trizeps)

Die Kausalität der bildgebend, klinisch und neurologisch gesicherten Veränderungen für die geklagten Beschwerden muss feststehen.

Zum Ausschluss bandscheibenbedingter Ursachen für geklagte Beschwerden können eine HNO-ärztliche Untersuchung und/oder eine internistische Untersuchung erforderlich sein – z.B. um Alternativursachen für geklagten Schwindel zu sichern.

Merke
Zur Sicherung der bandscheibenbedingten Verursachung des Krankheitsbildes sind unverzichtbar die klinische (auch fachneurologische) und bildgebende (Röntgen-Nativ-Aufnahmen, Computertomographie, Kernspintomographie) Untersuchung.

12.4 Arbeitstechnische Voraussetzungen

Die klinisch relevante, bildgebend zur Darstellung kommende bandscheibenbedingte Erkrankung ist die eine Säule der Berufskrankheit. Die andere Säule ist die berufliche Exposition. Dem Verordnungsgeber – bereits in der DDR zum Zeitpunkt der erstmaligen Kodifikation der BK 70 zum 26.02.1981 – schwebte eine ganz konkrete Berufsgruppe vor, als er die Berufskrankheit nach Nr. 2109 kodifizierte. Das waren die Fleischträger, insbesondere die Träger von Rindervierteln und Schweinehälften. Dazu lag eine Untersuchung von Schröter und Rademacher (1971) vor, die die Belastung von Fleischabträgern im Fleischkombinat Berlin in den 1950er und 1960er Jahren untersucht hatten und die im Jahr 1971 veröffentlich wurde. Diese Arbeit, die jedoch nur auf einem Kollektiv von 54 Fleischabträgern beruhte, kam zu dem Ergebnis, dass bei langjährigem Tragen von Rindervierteln und Schweinehälften auf der Schulter im Vergleich zur Normalbevölkerung vermehrt Bandscheibenschäden oberhalb von C5/C6 bis zu C2/C3 zu sichern waren. Als Ursachen wurde angenommen die erzwungene vor- und seitwärts geneigte Kopfhaltung und das gleichzeitige Anspannen der Nackenmuskulatur.

Versichert sind also nur „bestimmte Personengruppen“ (BSG, Urteil vom 04.07.2013 – B 2 U 11/12 R), wobei für Kohleträger ähnliche Belastungen ermittelt wurden wie für Fleischträger (Schäfer et al. 2008).

Dass die Arbeit von Schröter et al. (1971) zahlreiche Fragen offenlässt – es fehlt vor allem die Prüfung, ob die konkret zu sichernden bandscheibenbedingten Veränderungen mit der tatsächlich gegebenen Halswirbelsäulenbelastung zu erklären sind, also die Übereinstimmung z.B. von erzwungener Seitwärtshaltung des Kopfes mit der Art der Bandscheibenveränderung –, darauf hat Carstens (2016) zutreffend hingewiesen. Die wissenschaftlichen Grundlagen der BK Nr. 2109 sind insgesamt wenig belastbar.

Die Wissenschaftliche Stellungnahme zu der Berufskrankheit Nr. 2109 (Addendum) der Anlage 1 zur Berufskrankheiten-Verordnung vom 14.06.2016 (→ *Abschn. 12.9*), veröffentlicht im Gemeinsamen Ministerialblatt vom 31.01.2017 (BMAS, Seite 15 ff.), erweitert das berufliche Spektrum:

„Auch wenn die Auflagefläche des Lastgewichtes auf der Schulter im Vergleich zu Schweinehälften und Rindervierteln schmaler ist, wie dies teilweise beim Tragen von Balken, Rohren, Baumstämmen, Schläuchen, Kabeln oder ähnlichen Lasten auf der Schulter der Fall ist, kommt es durch die Elevation der Schulter auf der Seite, auf der die Last getragen wird, über den Musculus trapezius und die Muscu-

li rhomboidei, die an den Querfortsätzen der Halswirbelsäule und oberen Brustwirbelsäule ansetzen, zu einer einseitig deutlich erhöhten Druckbelastung auf die Bandscheiben der Halswirbelsäule."

Auch diese Erweiterung ist jedoch wissenschaftlich nicht abgesichert. Sie ist zudem nicht überzeugend. Denn dass beim Tragen von z.B. Kabeln die Halswirbelsäule in vergleichbarer Weise verdreht wird, wie beim Tragen von Rindervierteln, ist nicht nachvollziehbar. Das kann aber insoweit offenbleiben, da die aufgeführten Arbeiten zwischenzeitlich weitestgehend maschinell ausgeführt werden.

1. Erforderlich ist – in Anlehnung an die von den Fleischträgern und Sackträgern getragenen Lasten – ein Lastgewicht von 50 kg und mehr (Merkblatt), wobei jedoch zwischenzeitlich empfohlen wird (Wissenschaftliche Stellungnahme zur Berufskrankheit Nr. 2109 vom 31.01.2017), den unteren Wert – auf Grund einer erneuten Auswertung der Untersuchungen von Schröter und Rademacher (1971) – auf 40 kg als Abschneidekriterium zu senken. Begründet wird diese Steigerung des Gewichts gegenüber der BK Nr. 2108 mit der achsnahen Einwirkung des Gewichts und dem Wegfall des Hebelarms, wie er ansonsten beim Heben und/oder Tragen schwerer Lasten gegeben ist.

   BSG, Urteil vom 04.07.2013 – B 2 U 11/12 R:

   „Es entspricht auch der herrschenden Meinung in Schrifttum und Rechtsprechung, dass die BK 2109 wegen der Einwirkung des Gewichts in Achsrichtung auf die Wirbelsäule einerseits höhere Lastgewichte erfordert als die BK 2108, andererseits das bloße Tragen schwerer Lasten noch nicht zu den hier zu erfassenden Veränderungen der HWS führt. Vielmehr muss das Tragen schwerer Lasten mit einer Zwangshaltung der HWS einhergehen."

2. Weiter erforderlich ist das „langjährige" Tragen von Lasten. Darunter wird – in Anlehnung an die Voraussetzungen, die die DDR für die Anerkennung als Berufskrankheit verlangte – ein Mindestzeitraum von 10 Jahren verstanden, wobei dieser Zeitraum zwar aufgeweicht wurde, mit dem Hinweis auf besonders intensive Belastungen, die Belastung von Fleischträgern, greift man auf diese zurück, in Bezug auf die BK Nr. 2109 aber kaum steigerungsfähig sein dürfte. Denn diese haben im Wechsel zwischen Belastung und Entlastung ausschließlich Lasten von 40 bis 80 kg getragen (Schäfer et al. 2008). Vor diesem Hintergrund ist die Herabsetzung des Mindestzeitraums von 10 Jahren für die BK Nr. 2109 nicht zu rechtfertigen, jedoch in Kenntnis der Rechtsprechung und der Wissenschaftlichen Stellungnahme vom 31.01.2017 – in engen Grenzen – zu praktizieren. Voraussetzung ist eine besondere Intensität der Belastung.

   BSG, Urteil vom 04.07.2013 – B 2 U 11/12 R:

   „Die Lasten müssen langjährig getragen worden sein. Langjährig bedeutet, dass zehn Berufsjahre als die im Durchschnitt untere Grenze der belastenden Tätigkeit zu fordern ist (so wörtlich das Merkblatt 2109, Abschnitt IV Abs 3). Danach muss die belastende Tätigkeit über einen Zeitraum von etwa zehn Jahren ausgeübt worden sein". „Insoweit umschreibt das Merkmal „langjährig" in der Norm nur

eine aus Erfahrungswissen gewonnene Dauer der Belastung, die mit „etwa zehn Jahren" angenommen wird". „Es handelt sich nicht um eine starre Untergrenze. Geringe Unterschreitungen dieses Wertes schließen die Anwendung des BK-Tatbestands daher nicht von vornherein aus; dies gilt besonders in den Fällen, in denen Versicherte Lasten mit noch höherem Gewicht bewegt haben". „Wird allerdings eine Belastungsdauer von acht Jahren nicht erreicht, ist die BK 2109 ausgeschlossen". „Bei Belastungen mit einer Dauer von weniger als zehn Jahren ist aber die haftungsbegründende Kausalität sorgfältig zu prüfen."

3. Das Berufsbild muss durch das Tragen der Last auf der Schulter geprägt sein, wobei nach der Rechtsprechung des BSG keine Mindesttragezeit pro Arbeitsschicht Voraussetzung ist.

   BSG, Urteil vom 04.07.2013 – B 2 U 11/12 R:

   „Das regelmäßige Tragen schwerer Lasten auf der Schulter im Sinn der BK 2109 setzt voraus, dass die entsprechende Last in der ganz überwiegenden Anzahl der Arbeitsschichten getragen wurde, ohne dass eine Mindesttragezeit pro Arbeitsschicht zu fordern ist."

   „Der vom LSG entwickelten Auslegung der unbestimmten Rechtsbegriffe des Tatbestands der BK 2109 ist nur insoweit nicht zu folgen, als das Merkmal einer gewissen Regelmäßigkeit und Häufigkeit des Tragens (Kriterium 3 oben unter 1.b)) schwerer Lasten nur erfüllt werden könne, wenn der Versicherte täglich pro Arbeitsschicht mindestens eine Stunde lang schwere Lasten im Sinne der BK 2109 in Zwangshaltung auf der Schulter getragen habe. Eine solche Mindestbelastungszeit pro Arbeitsschicht lässt sich weder den Materialien noch dem Merkblatt zur BK 2109 noch sonstigen Hinweisen zur Auslegung des Tatbestands der BK 2109 entnehmen."

Die Wissenschaftliche Stellungnahme zur Berufskrankheit Nr. 2109 vom 31.01.2017 geht als Abschneidekriterium von einer Mindestbelastung von ½ Stunde an 220 Arbeitstagen pro Jahr sowie einer kumulativen Gesamtbelastung von $4{,}4 \times 10^4$ kg × h aus.

Nach der Rechtsprechung sind die arbeitstechnischen Voraussetzungen bei folgenden Berufsgruppen nicht gegeben, wobei es sich um Einzelfallentscheidungen handelt:

Bauhilfsarbeiter:	LSG Baden-Württemberg vom 17.12.1997 – L 2 U 1591/97
Einschaler:	SG Gießen vom 21.10.1999 – S 1 U 692/96
Fliesenleger:	LSG NRW vom 21.01.1997 – L 15 U 231/95 LSG Niedersachsen vom 29.04.1999 – L 6 U 206/98
Großtierarzt:	LSG Berlin-Brandenburg vom 25.06.2009 – L 31 U 446/08
Krankenschwester:	LSG Berlin vom 25.03.2003 – L 2 U 104/01
Maurer:	LSG Rheinland-Pfalz vom 27.07.1999 – L 3 U 202/97 LSG NRW vom 22.06.2005 – L 17 U 250/01

Zimmerer:	BSG vom 04.07.2013 – B 2 U 11/12 R (zuvor Hessisches LSG vom 20.09.2011 – L 3 U 218/07)
Stuckateur:	LSG Berlin-Brandenburg vom 19.01.2012 – L 2 U 134/11
Geiger/in:	BVerwG vom 18.06.2013 – B 2 U 3/12 R, B 2 U 6/12R
Lkw-Fahrer mit Ladetätigkeit:	SG Stuttgart vom 21.03.2014 – S 1 U 4061/13
Ausbeiner/Zerleger:	SG Lüneburg vom 13.11.2014 – S 2 U 106/12
Polsterer:	SG Karlsruhe vom 06.02.2016 – S 1 U 2709/14

Der Verordnungsgeber wollte nur „bestimmte Personengruppen" versichern (BSG, Urteil vom 04.07.2013 – B 2 U 11/12 R). Dem steht jedoch die Wissenschaftliche Stellungnahme zur Berufskrankheit Nr. 2109 vom 31.01.2017 entgegen, der jedoch keine neuen Erkenntnisse bzw. keine gesicherten Erkenntnisse zu Grunde liegen.

Die Belastung beim „Tragen von Balken, Rohren, Baumstämmen, Schläuchen, Kabeln oder ähnlichen Lasten" (→ *Abb. 12.5a*) soll „zu einer einseitig deutlich erhöhten Druckbelastung der Bandscheiben der Halswirbelsäule" führen. Dies ist jedoch bisher durch keinerlei wissenschaftliche Untersuchungen gesichert, schon gar nicht bei Frauen, wie sich dies expressis verbis aus der Wissenschaftlichen Stellungnahme ergibt.

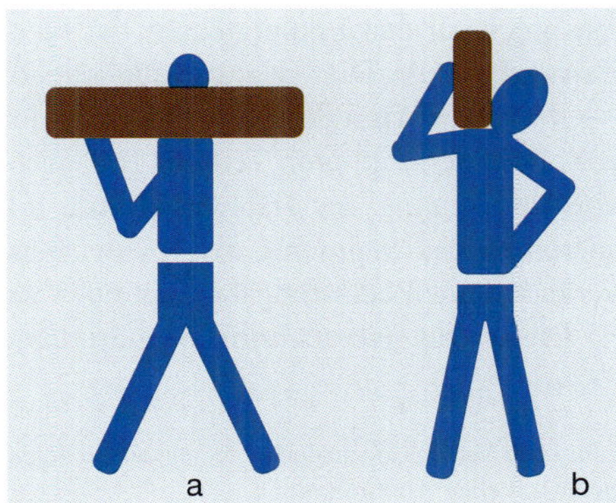

Abb. 12.5: Tragen einer Last auf der Schulter (a): Neutral-0-Stellung von Kopf und HWS, Tragen einer Last auf der Schulter (b): Zwangshaltung von Kopf und HWS

Alle benannten Tätigkeiten sind derjenigen eines Fleischträgers nicht vergleichbar, wobei dies für den Bauhilfsarbeiter erst ab dem Ende der 1960er Jahre gilt, da bis zu diesem Zeitpunkt sog. Steinbretter und Speisvögel mit einem Gewicht von deutlich über 50 kg auf der Schulter zum Einsatzort des Maurers getragen wurden. Danach wurde diese Tätigkeit durch den Einsatz des Baukrans ersetzt.

Merke

Die beruflichen Voraussetzungen der BK Nr. 2109 sind:

- Das Tragen schwerer Lasten (Abschneidekriterium 40 kg) auf der Schulter, einhergehend mit einer Zwangshaltung (Verdrehung) der HWS.
- „Langjährig" (während eines Zeitraums von in der Regel 10 Jahren, wobei 8 Jahre das Abschneidekriterium sind).
- „Regelmäßig" (das Berufsbild wird dadurch geprägt), wobei eine Mindesttragedauer pro Arbeitsschicht nicht verlangt wird. Die Wissenschaftliche Stellungnahme zur Berufskrankheit Nr. 2109 vom 31.01.2017 geht jedoch als Abschneidekriterium von einer Mindestbelastung von ½ Stunde an 220 Arbeitstagen pro Jahr und einer kumulativen Gesamtbelastung von $4{,}4 \times 10^4$ kg x h aus.

12.5 Kausalitätsanforderungen

Die beiden Säulen – die bandscheibenbedingte Erkrankung und das langjährige Tragen von Lasten von 40 kg (Abschneidekriterium) und mehr auf der Schulter – müssen im Vollbeweis gesichert sein. Es dürfen also keine begründeten Zweifel an diesen beiden Voraussetzungen der BK Nr. 2109 bestehen.

Der Ursachenzusammenhang zwischen den beruflichen (arbeitstechnischen) Voraussetzungen und dem Gesundheitsschaden muss hinreichend wahrscheinlich sein. Dies ist nur dann gegeben, wenn das Schadensbild und der Verlauf belastungskonform sind.

Belastungskonform ist ein Schadensbild, dessen Ausprägung der Belastung entspricht. Entsprechend den Erkenntnissen bei Fleischträgern ist gefährdet vor allem die mittlere Halswirbelsäule. Dies ist auch naheliegend, da die vor- und seitwärtsgeneigte Kopfhaltung (→ *Abb. 12.5b*) mit der Notwendigkeit, dennoch ausreichend sicher das Ziel zu erreichen, vor allem den mittleren Teil der Halswirbelsäule belastet. Der durch die Last bedingten Vorwärtsneigung der Halswirbelsäule folgt die kompensatorische Überstreckung. Die oberen beiden Segmente der Halswirbelsäule haben keine Bandscheiben, so dass ihre Veränderungen belastungsbedingt nicht zur Diskussion stehen.

Dies deckt sich auch mit dem Studienergebnis von Schröter und Rademacher (1971, → *Tab. 12.3*).

Tab. 12.3: Verschleißschäden in den einzelnen Segmenten der Halswirbelsäule bei Fleischträgern im Vergleich mit einer Kontrollgruppe

Verschleiß	Kontrollgruppe	Fleischträger
C2/3	1 %	61 %
C3/4	5 %	96 %
C4/5	30 %	94 %
C5/6	77 %	91 %
C6/7	65 %	66 %

Kein Argument gegen die Belastungskonformität des Schadensbildes ist das gleichzeitige Vorliegen einer bandscheibenbedingten Erkrankung der Lendenwirbelsäule. Denn auch die Lendenwirbelsäule wird durch das Tragen schwerer Lasten auf der Schulter belastet.

Finden sich jedoch bandscheibenbedingte Veränderungen nur im Bereich der beiden unteren Segmente der Hals- und Lendenwirbelsäule, deutet dies auf ein typisch allein anlagebedingtes Schadensbild hin. Denn über 95 % aller Bandscheibenveränderungen finden sich – im Bevölkerungsquerschnitt – isoliert im Bereich der beiden unteren Segmente dieser Wirbelsäulenabschnitte.

Der belastungskonforme Verlauf setzt voraus, dass die berufliche Belastung dem Schadensbild vorauseilt. Das „langjährige" Tragen muss Ursache des Bandscheibenschadens sein. Treten schon zu Beginn der Exposition Beschwerden auf und wird ein Bandscheibenschaden gesichert, so ist das Schadensbild nicht durch die berufliche Belastung bedingt.

Zu diskutieren ist die *Beweisvermutung*, die § 9 Abs. 3 SGB VII (→ *Kap. 2.13.1*) ausspricht. Diese Beweiserleichterung setzt jedoch voraus, dass das Schadensbild als solches für einen Gefährdungszusammenhang spricht. Dies ist bei der bandscheibenbedingten

Erkrankung jedoch nicht der Fall. Denn Bandscheibenschäden sind eine Volkskrankheit. Unter Versicherten, die schwere Lasten auf der Schulter tragen, sind in großer Zahl alle diejenigen, die allein anlagebedingt unter einem Bandscheibenschaden leiden. Deshalb muss zum Schadensbild dessen Belastungskonformität kommen, wobei auch der Verlauf belastungskonform sein muss (HVBG BK-Report „Wirbelsäulenerkrankungen" 2004).

Merke
Die kausale Verknüpfung zwischen der bandscheibenbedingten Erkrankung und der beruflichen Exposition ist zu akzeptieren, wenn folgende Kriterien belastungskonform sind:

- Das Schadensbild findet sich in der mittleren Halswirbelsäule, von unten nach oben zunehmend, in mehr als 2 Segmenten.
- Der Verlauf (erstmalige Manifestation nach in der Regel 10 Jahren) zeigt einen Belastungszusammenhang an.
- Alternativursachen lassen sich nicht begründen (kein Argument gegen einen Ursachenzusammenhang ist das gleichzeitige Auftreten von Bandscheibenschäden im Bereich der Lendenwirbelsäule).

12.6 Wegfall des Unterlassungszwangs

Mit Wegfall des Unterlassungszwangs ab 01.01.2021 (→ *Kap. 2.12*) hat sich der Verordnungstext der Berufskrankheit 2109 geändert. Die Legaldefinition ist um das Tatbestandsmerkmal „die zu chronischen oder chronisch-rezidivierenden Beschwerden und Funktionseinschränkungen (der Halswirbelsäule) geführt haben", ergänzt worden. Hierbei ist zu beachten, dass chronische oder chronisch-rezidivierende Beschwerden mit Funktionseinschränkungen zusammentreffen müssen, d. h. beide Merkmale nicht alternativ zueinanderstehen. (Mehrtens u. Brandenburg 2021).

Im Hinblick auf das Merkblatt hat das Bundesministerium für Arbeit und Soziales am 30.03.2022 die dortigen Ausführungen zum Unterlassungszwang für gegenstandslos erklärt. Das entsprechende Hinweispapier wurde im Gemeinsamen Ministerialblatt (Ausgabe 16/2022, S. 380) veröffentlicht.

12.7 Literatur

Carstens C (2016). Die wissenschaftlichen Grundlagen der BK 2109 – Bandscheibenbedingte Erkrankungen der Halswirbelsäule. MedSach 112: 170–173

Mehrtens G, Brandenburg S (2015). Die Berufskrankheiten-Verordnung (BKV) Kommentar. Lfg.2/21, IV/21. Erich Schmidt Verlag, Berlin

Schäfer K, Mahlberg J, Luttmann A, Jäger M (2008). Vergleich der Belastungen von Fleisch- und Kohleträgern beim Tragen von Lasten auf der Schulter. Zbl Arbeitsmedizin 58: 82–93

Schröter G, Rademacher W (1971). Die Bedeutung von Belastung und außergewöhnlicher Haltung für das Entstehen von Verschleißschäden der HWS, dargestellt an einem Kollektiv von Fleischabträgern. Z Ges Hyg,17: 831–834

12.8 Merkblatt zur Berufskrankheit Nr. 2109* * (→ *Abschn. 12.6*)

Bandscheibenbedingte Erkrankungen der Halswirbelsäule durch langjähriges Tragen schwerer Lasten auf der Schulter, die zur Unterlassung aller Tätigkeiten gezwungen haben, die für die Entstehung, die Verschlimmerung oder das Wiederaufleben der Krankheit ursächlich waren oder sein können

[Bek. des BMA, BArbBl. 3/93 S. 53]

I. Gefahrenquellen

Unter den beruflichen Faktoren, die bandscheibenbedingte Erkrankungen der Halswirbelsäule (HWS) verursachen oder verschlimmern können, steht fortgesetztes Tragen schwerer Lasten auf der Schulter, einhergehend mit einer statischen Belastung der zervikalen Bewegungssegmente und außergewöhnlicher Zwangshaltung der HWS im Vordergrund. Eine derartige kombinierte Belastung der HWS wird z.B. bei Fleischträgern beobachtet, die Tierhälften oder -viertel auf dem Kopf bzw. dem Schultergürtel tragen. Die nach vorn und seitwärts erzwungene Kopfbeugehaltung und das gleichzeitige maximale Anspannen der Nackenmuskulatur führen zu einer Hyperlordosierung und auch zu einer Verdrehung der HWS.

Tätigkeiten mit vergleichbarem Belastungsprofil sind ebenfalls in Betracht zu ziehen.

II. Pathophysiologie

Wie im Bereich der Lendenwirbelsäule sind die blutgefäßlosen Bandscheiben der HWS hinsichtlich ihrer Ernährung besonders von den Diffusionswegen abhängig. Symmetrische und asymmetrische Kompressionsbelastung verbunden mit Haltungskonstanz reduziert die druckabhängigen Flüssigkeitsverschiebungen und beeinträchtigt damit den Stoffwechsel im Bandscheibengewebe.

Durch Laktatakkumulation und ph-Verschiebung zu sauren Werten wird ein Milieu mit Aktivierung der enzymatischen Zytolyse erzeugt. Damit werden die degenerativen Veränderungen eingeleitet oder beschleunigt. In diesem Milieu werden die restitutiven Prozesse gehemmt.

Die Bewegungssegmente der HWS weisen gegenüber den anderen Wirbelsäulenabschnitten anatomische und biomechanische Besonderheiten auf, die sie für belastungsbedingten vorzeitigen Verschleiß besonders anfällig machen. Von degenerativen Bandscheibenveränderungen ausgehende knöcherne Ausziehungen im Bereich der Processus uncinati liegen in unmittelbarer Nachbarschaft zum Spinalnerv und zur Arteria vertebralis. Die als physiologisch zu bezeichnenden gelenkähnlichen Horizontalspalten verbessern einerseits die zervikale Beweglichkeit, andererseits stellen sie mit ihrer Tendenz, sich nach medial und lateral zu erweitern, unter biomechanischen Aspekten ein Gefährdungspotenzial dar. Damit kann eine Lockerung und Instabilität im Bewegungssegment eintreten. Laterale Erweiterungen der Horizontalspalten zerstören die Integrität des osmotischen Systems der Bandscheibe; es kommt zu einem Absinken des intradiskalen onkotischen Druckes, zum Flüssigkeitsverlust und damit zur Höhenabnahme der Bandscheibe.

Hervorzuheben ist ferner die enge topographische Beziehung der Bandscheibe und der anderen Anteile des Bewegungssegmentes zur Arteria vertebralis und zum Halsstrang des Sympathikus.

Mit der Bandscheibendegeneration vergrößert sich der knöcherne Kontakt an den Processus uncinati sowie an den Wirbelgelenken. Es kommt zu osteophytären Reaktionen im Bereich der Processus uncinati, die zusammen mit dem verminderten Zwischenwirbelabschnitt die Foramina intervertebralia einengen. Osteophytäre Reaktionen an den Wirbelgelenkfacetten, die vorzugsweise im Bereich der oberen und mittleren Halswirbel auftreten, verengen insbesondere den oberen Teil des Foramen intervertrebrale.

Experimentelle Untersuchungen belegen, daß bei Haltungskonstanz und asymmetrischer Kompression der Bandscheiben mit intradiskalen Massenverschiebungen zu rechnen ist. Letztere spielen in der Entstehung von Zervikalsyndromen eine wesentliche Rolle.

Bei langjährig wiederkehrender Belastung der HWS durch das Tragen von schweren Lasten unter außergewöhnlicher Haltung des Kopfes sind nicht nur die unteren Bewegungssegmente gefährdet. Zug- und Kompressionskräfte im Bereich der Wirbelgelenkfacetten in Verbindung mit Seitverbiegung und Verdrehung tragen dazu bei, daß insbesondere oberhalb von C5/C6 bis zu C2/C3 degenerative Veränderungen beobachtet wurden, die in der Allgemeinbevölkerung weniger häufig anzutreffen sind.

III. Krankheitsbild und Diagnose

Folgende bandscheibenbedingte Erkrankungen der HWS können unter bestimmten Bedingungen durch langjähriges Tragen schwerer Lasten auf dem Kopf oder auf der Schulter verursacht werden:

Direkt oder indirekt von degenerativen Veränderungen der Halsbandscheiben ausgehende Krankheitszustände können zu einem Zervikalsyndrom führen. Dazu zählen vielfältige Beschwerdebilder wie schmerzhafte Bewegungseinschränkung der Halswirbelsäule, segmentale Nervenwurzelsymptome im Arm, Kopfschmerzen, Schwindelanfälle und Rückenmarksymptome. Eine systematische Einteilung der Zervikalsyndrome hat orientierenden Charakter. Es ist zu berücksichtigen, daß häufig viele Symptome gleichzeitig vorkommen.

Folgende bandscheibenbedingte Erkrankungen können unter den Regelungsbereich dieser Berufskrankheit fallen:

a) Lokales Zervikalsyndrom:
Auf die Halsregion beschränkte chronisch-rezidivierende Beschwerden, die durch positionsabhängige Nacken- und Schulterschmerzen, Muskelverspannungen und Bewegungseinschränkungen der HWS charakterisiert sind.
Pathomechanismus: Mechanische Irritation des hinteren Längsbandes, der Wirbelgelenkkapseln und des Wirbelperiosts durch degenerative Veränderungen im Bewegungssegment. Vorwiegend betroffen sind die sensiblen Fasern der Rami meningei und dorsales.
Differentialdiagnostisch sind u.a. abzugrenzen:
- Myalgien anderer Genese
- Tumoren (z.B. Neurinom, Karzinommetastasen)
- akute und chronische Entzündungen (z.B. Spondylolitiden)
- Morbus Bechterew
- Tendopathien an den Dorn- und Querfortsätzen

b) Zervikobrachiales Syndrom:
Von den Bewegungssegmenten C5–C6 ausgehende bandscheibenbedingte Brachialgien (Schmerzen, Sensibilitätsstörungen oder motorische Ausfälle), meistens in Verbindung mit Symptomen eines lokalen Zervikalsyndroms. Im Vordergrund stehen Schmerzausstrahlung entlang der Dermatomstreifen.
Pathomechanismus: Irritation des Ramus ventralis des Spinalnerven durch einen dorsolateralen Diskusprolaps oder durch unkovertebrale Osteophyten in Verbindung mit Segmentlockerung.
Die Differenzierung der verschiedenen monoradikulären zervikobrachialen Syndrome erfolgt in erster Linie anhand klinischer Kriterien (→ *Tab. 12.4*). Am häufigsten sind die Spinalnervenwurzeln C6 bis C8 betroffen.

Tab. 12.4: Zervikale Wurzelreizsyndrome (nach Krämer 1986)

Nervenwurzel	Bandscheibe	peripheres Dermatom	Kennmuskel	Reflexabschwächung
C5	(C4/C5)		Deltoideus	Bizeps
C6	(C5/C6)	Daumen, Teil des Zeigefingers	Bizeps Brachioradialis	Bizeps Radiusperiost
C7	(C6/C7)	Zeige- und Mittelfinger, Teil des Ringfingers	Daumenballen Trizeps Pronator teres	Trizeps
C8	(C7/Th1)	Kleinfinger, Teil des Ringfingers	Kleinfingerballen Fingerbeuger Interossei	(Trizeps)

Differentialdiagnostisch sind u.a. abzugrenzen:
- Wurzelentzündungen
- Tumoren, z.B. Pancoast-Tumor, neurogener Tumor –
- Skalenussyndrom

- Kostoklavikularsyndrom
- Karpaltunnelsyndrom
- andere Läsionen peripherer Nerven (z.B. Ulnariskompressionssyndrom)
- Insertionstendopathien der Schulterregion (Periarthropathia humeroscapularis, sofern sie sich nicht im Rahmen eines Zervikalsyndroms entwickelt hat)
- Insertionstendopathien des Armes
- extravertebrale Entzündungsprozesse
- Thrombose der Vena axillaris
- coronare Herzkrankheit
- Wirbelfraktur
- Spondylitis
- Morbus Paget

c) Zervikozephales Syndrom:
Mit Kopfschmerzen, Schwindelattacken einhergehende Beschwerden durch degenerative Veränderungen in den zervikalen Bewegungssegmenten, häufig in Kombination mit einem lokalen Zervikalsyndrom.
Pathomechanismus: Kompression der Arteria vertebralis und Irritation des Halssympathikus.
Differentialdiagnostisch sind u.a. abzugrenzen:
- posttraumatische Zustände
- arterielle Durchblutungsstörungen anderer Genese
- Tumoren (Metastasen)

Die klinische Untersuchung beginnt nach einer ausführlichen Erhebung der Krankheitsvorgeschichte mit der Inspektion und Palpation. Die anschließende Funktionsprüfung der HWS erfaßt Einschränkungen der Beweglichkeit in Winkelgraden (Neutral-Null-Methode) und sollte den Extensionstest einbeziehen. Immer ist ein neurologischer Status zu erheben. Auf eine röntgenologische Untersuchung kann nicht verzichtet werden. Im Hinblick auf therapeutische Konsequenzen sind ggf. Funktionsaufnahmen, Computertomographie oder Kernspintomographie indiziert. Die Elektromyographie und die Prüfung der Nervenleitgeschwindigkeit sind ein wichtiges Hilfsmittel für die Objektivierung zervikaler Wurzelreizerscheinungen. Beim zervikozephalen Syndrom können HNO-ärztliche, internistische oder augenärztliche Spezialuntersuchungen erforderlich sein.

IV. Weitere Hinweise

Für den begründeten Verdacht auf Vorliegen einer bandscheibenbedingten Berufskrankheit der HWS ist neben dem Ausschluß anderer Krankheitsursachen der Nachweis einer langjährigen, außergewöhnlich intensiven mechanischen Belastung der HWS erforderlich. Ein typisches Beispiel für eine derartige, die HWS gefährdende Tätigkeit ist das Tragen auf der Schulter, wie es für Fleischträger beschrieben wurde (Hult 1954, Schröter und Rademacher 1971).

Ein erhöhtes Risiko für die Entwicklung bandscheibenbedingter Erkrankungen der HWS ist anzunehmen, wenn Lastgewichte von 50 kg und mehr regelmäßig auf der Schulter getragen werden. Dies gründet sich auf epidemiologische Studien über das vermehrte Auftreten von bandscheibenbedingten Erkrankungen der HWS, welche bei Transportarbeitern in Schlachthöfen gewonnen wurden, die Lastgewichte von 50 kg und mehr trugen. Das im Vergleich zum Merkblatt für die Berufskrankheit nach Nr. 2108 Berufskrankheiten-Verordnung höhere Lastgewicht begründet sich mit dem Umstand, daß auf der Schulter die Last achsennah einwirkt und der Hebelarm, der bei der Belastung der Lendenwirbelsäule durch Heben oder Tragen schwerer Lasten zu berücksichtigen ist, entfällt.

Langjährig bedeutet, daß 10 Berufsjahre als die im Durchschnitt untere Grenze der belastenden Tätigkeit nach den vorgenannten Kriterien zu fordern sind. In begründeten Einzelfällen kann es jedoch möglich sein, daß bereits eine kürzere, aber sehr intensive Belastung eine bandscheibenbedingte Erkrankung der HWS verursacht.

Das genannte Lastgewicht muß mit einer gewissen Regelmäßigkeit und Häufigkeit in der überwiegenden Zahl der Arbeitsschichten getragen worden sein.

Vorübergehende und nach kürzerer Zeit therapeutisch beherrschbare akute Zervikalsyndrome erfüllen nicht die medizinischen Voraussetzungen für eine Anerkennung als Berufskrankheit. Vielmehr müssen chronische oder chronisch rezidivierende Beschwerden und Funktionseinschränkungen bestehen, die therapeutisch nicht mehr voll kompensiert werden können und die den geforderten Unterlassungstatbestand begründen.

Zusammenfassend ergeben sich folgende Kriterien für die Annahme eines begründeten Verdachtes auf

Vorliegen einer bandscheibenbedingten Erkrankung der Halswirbelsäule durch Heben oder Tragen schwerer Lasten auf dem Kopf und auf den Schultern:

- Vorliegen einer unter Ziffer III genannten bandscheibenbedingten Erkrankung mit chronisch-rezidivierenden Beschwerden und Funktionsausfällen;
- mindestens 10jährige Tätigkeit mit Tragen schwerer Lasten auf der Schulter;
- Tragen von Lastgewichten mit 50 kg oder mehr auf der Schulter;
- die Lasten müssen mit einer gewissen Regelmäßigkeit und Häufigkeit in der überwiegenden Zahl der Arbeitsschichten getragen worden sein.

Der Nachweis von degenerativen Veränderungen wie Osteochondrose und Spondylose ohne chronisch-rezidivierende Beschwerden und Funktionsausfälle begründet für sich allein keinen Berufskrankheitenverdacht.

Die Aufgabe der gefährdenden Tätigkeit ist nicht Voraussetzung für die Anzeige als Berufskrankheit.

V. Literatur

Ecklin U (1960) Die Altersveränderungen der Halswirbelsäule, Springer Verlag, Berlin

Frymoyer JW et al. (1991). The Adult Spine. Raven Press, New York

Heuchert G (1988). Krankheiten durch fortgesetzte mechanische Überbelastung des Bewegungsapparates. In: Konetzke, G. et al. (Hrsg). Berufskrankheiten – gesetzliche Grundlagen zur Meldung, Begutachtung und Entschädigung. Berlin: Volk und Gesundheit 104–113

Hult L (1954). Cervical, dorsal and lumbar spinal syndromes, a field investigation of a non-selected material of 1 200 workers in different occupations with special reference to disc degeneration and so-called muscular rheumatism, Acta Orthop. Scand. Suppl. 17

Junghanns H (1979). Die Wirbelsäule in der Arbeitsmedizin. Teil I: Biomechanische und biochemische Probleme der Wirbelsäulenbelastung. (Die Wirbelsäule in Forschung und Praxis, Bd. 78) Hippokrates Verlag, Stuttgart

Junghanns H (1979). Die Wirbelsäule in der Arbeitsmedizin. Teil II: Einflüsse der Berufsarbeit auf die Wirbelsäule. (Die Wirbelsäule in Forschung und Praxis, Bd. 79) Hippokrates Verlag, Stuttgart

Junghanns H (1980). Wirbelsäule und Beruf. (Die Wirbelsäule in Forschung und Praxis, Bd. 92) Hippokrates Verlag, Stuttgart

Krämer J (1986). Bandscheibenbedingte Erkrankungen; Ursachen, Diagnose, Behandlung, Vorbeugung und Begutachtung. Thieme Verlag, Stuttgart

Schröter F (1984). Begutachtung der Wirbelsäule mit Verwendung eines Meßblattes. Med. Sachverst. 80: 114

Schröter G (1961). Die Berufsschäden des Stütz- und Bewegungssystems. Barth Verlag, Leipzig

Schröter G, Rademacher W (1971). Die Bedeutung von Belastung und außergewöhnlicher Haltung für das Entstehen von Verschleißschäden der HWS, dargestellt an einem Kollektiv von Fleischabträgern, Z. ges. Hyg. 17: 841–843

12.9 Wissenschaftliche Stellungnahme zu der Berufskrankheit Nr. 2109 der Anlage 1 zur Berufskrankheiten-Verordnung

Bek. d. BMAS v. 1.12.2016 - IVa 4-45222 – 2109 – [GMBl. – 31.01.2017, S. 29 ff]

Der Ärztliche Sachverständigenbeirat „Berufskrankheiten" beim Bundesministerium für Arbeit und Soziales hat am 14. Juni 2016 folgende wissenschaftliche Stellungnahme zu der genannten Berufskrankheit beschlossen:

Die Begründung und das Merkblatt zu der Berufskrankheit Nr. 2109 (BK Nr. 2109) sowie die Rechtsprechung enthalten folgende Angaben zu den Gefahrenquellen für die Entstehung dieser Berufskrankheit:

1. Für Verschleißschäden an der Halswirbelsäule und für Halswirbelsäulensyndrome durch langjähriges Tragen von Lasten ist als typische Berufsgruppen auf Fleischträger in Schlachthäusern hinzuweisen, die Lasten auf der Schulter oder über Kopf unter Zwangshaltung im Bereich der Halswirbelsäule und maximaler Anspannung der Nackenmuskulatur transportieren. Ähnliche Belastungen treten beim Tragen von schweren

Säcken auf der Schulter, z.B. bei Lastenträgern, auf (Amtliche Begründung der Bundesregierung zur BK Nr. 2109, Bundesrat-Drucksache 773/92, Seite 9, Absatz 3).

2. Ein erhöhtes Risiko für die Entwicklung bandscheibenbedingter Erkrankungen der Halswirbelsäule ist anzunehmen, wenn Lastgewichte von 50 kg und mehr regelmäßig auf der Schulter getragen werden (Merkblatt der Bundesregierung zu der BK-Nr. 2109, Bundesministerium für Arbeit 1993).
3. Langjährig bedeutet, dass zehn Berufsjahre als die im Durchschnitt untere Grenze der belastenden Tätigkeiten nach den vorgenannten Kriterien zu fordern sind. In begründeten Einzelfällen kann es jedoch möglich sein, dass bereits eine kürzere, aber sehr intensive Belastung eine bandscheibenbedingte Erkrankung der Halswirbelsäule verursacht (Bundesministerium für Arbeit 1993). Das Bundessozialgericht hat im Urteil vom 4. Juli 2013 (Az.: B 2 U 11/12 R) hierzu präzisiert, dass es sich bei der 10-Jahre-Regel um keine starre Untergrenze handelt. Wird allerdings eine Belastungsdauer von 8 Jahren nicht erreicht, ist die BK-Nr. 2109 ausgeschlossen (Nr. 15, Ziffer 2 der Urteilsbegründung).
4. Das genannte Lastgewicht muss mit einer gewissen Regelmäßigkeit und Häufigkeit in der überwiegenden Zahl der Arbeitsschichten getragen worden sein (Bundesministerium für Arbeit 1993). Der unbestimmte Rechtsbegriff zur Belastungshäufigkeit im Merkblatt der Bundesregierung zur BK-Nr. 2109 in Form der geforderten „gewissen Regelmäßigkeit und Häufigkeit in der überwiegenden Zahl der Arbeitsschichten" in Bezug auf das Tragen von Lasten mit einem Lastgewicht von 50 kg wird von den Unfallversicherungsträgern und in der Rechtsprechung unterschiedlich interpretiert. Einige Berufsgenossenschaften verlangen für die Bejahung der arbeitstechnischen Voraussetzungen für die Entwicklung einer BK-Nr. 2109 eine langjährige Einwirkung durch Tragen schwerer Lasten mit einem Lastgewicht von mindestens 50 kg während eines Schichtanteils von mindestens einem Drittel der Arbeitsschicht. Das Landessozialgericht Baden-Württemberg ist in dem Urteil vom 11. November 1998 (Az.: L 2 U 883/93) zu dem Ergebnis gekommen, dass die im Merkblatt zur BK-Nr. 2108 angegebene Anzahl von 40 Hüben je Arbeitsschicht auch für Belastungen im Sinne der BK-Nr. 2109 zu Grunde zu legen sei. Das Landessozialgericht Berlin hat im Urteil vom 17. August 2000 (Az.: L 3 U 81/97) den unbestimmten Rechtsbegriff der „gewissen Regelmäßigkeit und Häufigkeit in der überwiegenden Zahl der Arbeitsschichten" im Sinne des Merkblattes zur BK-Nr. 2109 nur dann als gegeben angesehen, sofern pro Arbeitsschicht mindestens eine Stunde lang Lasten von 50 kg und mehr auf der Schulter getragen worden sind. Das Bundessozialgericht kam mit Urteil vom 4. Juli 2013 (Az.: B 2 U 11/12 R) zu dem Ergebnis, dass sich eine Mindestexpositionsdauer von einer Stunde pro Tag weder den Materialien noch dem Merkblatt zur BK-Nr. 2109 noch sonstigen Hinweisen zur Auslegung des Tatbestandes der BK-Nr. 2109 entnehmen lasse.

Der ärztliche Sachverständigenbeirat „Berufskrankheiten" beim Bundesministerium für Arbeit und Soziales vertritt zur erforderlichen Dauer der arbeitsbedingten Einwirkung im Sinne der BK-Nr. 2109 folgende Auffassung:

1. Ein unteres Abschneidekriterium für die erforderliche Dauer pro Schicht der arbeitsbedingten Einwirkung im Sinne der BK-Nr. 2109 ist mit folgender Begründung notwendig:
   - Es ist aus wissenschaftlicher Sicht nicht begründbar, dass eine sehr kurzzeitige arbeitsbedingte Einwirkung im Sinne der BK-Nr. 2109 pro Schicht, z.B. das Tragen einer Schweinehälfte à 50 kg über zehn Meter pro Tag, entsprechend einer Einwirkungsdauer von ca. zehn Sekunden bis allenfalls ca. 20 Sekunden pro Tag, eine BK-Nr. 2109 verursachen soll.
   - Für die Präventionsabteilungen der Unfallversicherungsträger ist die Entwicklung einer Mindestvoraussetzung wünschenswert, um relevante von nicht relevanten arbeitsbedingten Einwirkungen im Sinne dieser Berufskrankheit unterscheiden zu können.
   - Die Ableitung einer Mindestvoraussetzung für die Dauer der erforderlichen arbeitsbedingten Einwirkung im Sinne der BK-Nr. 2109 sollte sich an der Einwirkung der beiden in der amtlichen Begründung der Bundesregierung zu dieser Berufskrankheit genannten Berufsgruppen (Transportarbeiter in Schlachthöfen und Sackträger) orientieren.
2. Schäfer et al. (2008) haben die arbeitsbedingten Belastungen von Fleischträgern in Schlachthöfen und Sackträgern im Kohlehandel durch Tragen schwerer Lasten auf der Schulter ermittelt. Dies erfolgte auf Basis von Recherchen alter Berufskrankheitenermittlungen in der DDR im Zuständigkeitsbereich der Arbeitshygieneinspektion in Berlin bei Beschäftigten, die in den 50er und 60er Jahren unter anderem auch beim Fleischkombinat Berlin beschäftigt waren. Dabei handelt es sich um den Betrieb, dessen Beschäftigte in die Studie von Schröter und Rademacher (1971) einbezogen wurden. Diese ist die Kronzeugenstudie für die Ableitung der BK-Nr. 2109. Die Ermittlungen von Schäfer et al. (2008) ergaben, dass die Tragedauer

unter Last bei den untersuchten Kollektiven etwas oberhalb von einer halben Stunde bis etwa 1¼ Stunden lagen.

Insgesamt schlägt der ärztliche Sachverständigenbeirat „Berufskrankheiten“ beim Bundesministerium für Arbeit und Soziales folgende Anhaltspunkte für ein unteres Abschneidekriterium der arbeitsbedingten Einwirkung für die Entwicklung einer BK-Nr. 2109 vor:

1. Der Versicherte hat Lasten mit einem Lastgewicht von 40 kg oder mehr auf der Schulter oder über der Schulter mit Beteiligung des Rückens während eines Schichtanteils von etwa einer halben Stunde oder mehr getragen.
2. Der Tragevorgang hat zu einer Kopfbeugehaltung nach vorne oder seitwärts oder zu einer Verdrehung der Halswirbelsäule geführt. Dies ist beim Tragen von Tierkörperteilen und Säcken sowie Balken, Rohren, Baumstämmen, Schläuchen, Kabeln oder ähnlichen Lasten auf der Schulter oder über der Schulter mit Beteiligung des Rückens der Fall.
3. Die arbeitsbedingte Einwirkung im Sinne von Ziffer 1 und 2 geht mit einer kumulativen Gesamtbelastung in Höhe von mindestens $4{,}4 \times 10^4$ (kg × h) einher.

Alle drei oben genannten Kriterien müssen für die Bejahung der arbeitstechnischen Voraussetzungen im Sinne der BK-Nr. 2109 vorliegen.

Begründung:

Zu 1.: Die Absenkung des erforderlichen Lastgewichts von 50 kg nach dem Merkblatt des Bundesministeriums für Arbeit und Soziales zur BK-Nr. 2109 (Bundesministerium für Arbeit 1993) auf 40 kg und mehr begründet sich mit den Feststellungen von Schäfer et al. (2008). Danach schwanken die Lastgewichte der Schweinehälften zwischen etwa 40 und 70 kg und die von Rindervierteln zwischen etwa 65 und 80 kg. Die Ausweitung auf Tragevorgänge über der Schulter mit Beteiligung des Rückens begründet sich mit den Feststellungen von Schäfer et al. (2008), nach denen Kohleträger, die eine vergleichbare Wirbelsäulenbelastung wie Fleischträger aufweisen, Kohlesäcke über der Schulter mit Beteiligung des Rückens tragen (Schäfer et al. 2008, Abb. 2).

Zu 2.: Die Ausweitung der bestimmten Personengruppe im Vergleich zur amtlichen Begründung, die lediglich Fleischträger in Schlachthäusern und Lastenträger von schweren Säcken nennt, begründet sich wie folgt: Beim Tragen einer schweren Last mit einem Lastgewicht von 40 kg auf der Schulter kommt es unabhängig von der Art der getragenen Last und der Größe der Auflagefläche auf der Schulter zu einer Elevation der Schulter und zur Seitneigung des Oberkörpers zur anderen Seite. Auch wenn die Auflagefläche des Lastgewichtes auf der Schulter im Vergleich zu Schweinehälften und Rindervierteln schmaler ist, wie dies teilweise beim Tragen von Balken, Rohren, Baumstämmen, Schläuchen, Kabeln oder ähnlichen Lasten auf der Schulter der Fall ist, kommt es durch die Elevation der Schulter auf der Seite, auf der die Last getragen wird, über den Musculus trapezius und die Musculi rhomboidei, die an den Querfortsätzen der Halswirbelsäule und oberen Brustwirbelsäule ansetzen, zu einer einseitig deutlich erhöhten Druckbelastung auf die Bandscheiben der Halswirbelsäule.

Zu 3.: Die Benennung einer arbeitsbedingten Mindestbelastung in Höhe von $4{,}4 \times 10^4$ (kg × h) begründet sich wie folgt:
Nach Schäfer et al. (2008) lag die Trageentfernung „unter Last“ der untersuchten Fleisch- und Kohleträger im Bereich von 2 000 bis 4 500 Metern und somit – bei typischen Gehgeschwindigkeiten von etwa einem Meter pro Sekunde – bei Tragedauern von über 30 Minuten bis zu 75 Minuten pro Tag. Hiervon wird eine Mindesttragedauer von einer halben Stunde pro Tag abgeleitet. In Verbindung mit einer Mindestlast von 40 kg je Tragevorgang errechnet sich hieraus eine tägliche Dosis von 20 (kg × h), die als Richtwert für eine tägliche Belastung durch das Tragen schwerer Lasten auf der Schulter oder über der Schulter mit Beteiligung des Rückens im Sinne der BK-Nr. 2109 definiert wird. Unter Berücksichtigung einer langjährigen Tätigkeit von mindestens zehn Jahren errechnet sich eine arbeitsbedingte Gesamtbelastung von mindestens 20 (kg × h) pro Tag × 220 Tage pro Jahr × 10 Jahre = 44 000 kg × h. Diese Gesamtdosis von 44 000 kg × h, entsprechend $4{,}4 \times 10^4$ kg × h, stellt somit ein Maß für die arbeitsbedingte Gesamtbelastung dar, ab der eine ausreichende Exposition im Sinne der BK-Nr. 2109 angenommen wird. Sofern die Belastung pro Schicht besonders intensiv ist, reicht auch eine geringere Expositionsdauer als zehn Jahre aus, sofern die Gesamtdosis in Höhe von mindestens $4{,}4 \times 10^4$ kg × h erreicht wird.

Die oben definierte arbeitsbedingte Mindestbelastung im Sinne der BK-Nr. 2109 basiert auf Studien bei Männern. Studien über eine eventuell andere arbeitsbedingte Mindestbelastung bei Frauen liegen nicht vor.

Literatur

Bundesministerium für Arbeit (1993). Merkblatt für die ärztliche Untersuchung zur BK-Nr. 2109, Bundesarbeitsblatt, 53–55

Schäfer K, Mahlberg J, Luttmann A, Jäger M (2008). Vergleich der Belastungen von Fleisch und Kohleträgern beim Tragen von Lasten auf der Schulter. Zentralblatt für Arbeitsmedizin 58: 82–93

Schröter G, Rademacher W (1971). Die Bedeutung von Belastung und außergewöhnlicher Haltung für das Entstehen von Verschleißschäden der HWS, dargestellt an einem Kollektiv von Fleischabträgern. Zeitschrift der gesamten Hygiene 17: 831–843

* Bundesministerium für Arbeit und Soziales, Bonn, den 30. März 2022 (IVa 4-45000-3/68)
Hinweise zu den Berufskrankheiten Nr. 1315, 2101, 2104, 2108 bis 2110, 4301, 4302, 5101

Wegfall des Unterlassungszwangs

Durch Artikel 24 Nummer 3a des Gesetzes vom 12. Juni 2020 (BGBl. I S. 1248 ff.) ist mit Wirkung ab dem 1. Januar 2021 bei den Berufskrankheiten Nummer 1315, 2101, 2104, 2108 bis 2110, 4301, 4302, 5101 die Aufgabe der schädigenden Tätigkeit als Voraussetzung für die Anerkennung als Berufskrankheit (sog. „Unterlassungszwang“) gestrichen worden.

Soweit die Merkblätter zu diesen Berufskrankheiten Ausführungen zur Aufgabe der schädigenden Tätigkeit enthalten, sind diese ab dem 1. Januar 2021 gegenstandslos.

Berufskrankheiten Nr. 2108 bis 2110

Durch Artikel 24 Nummer 3c bis e des Gesetzes vom 12. Juni 2020 (BGBl. I S. 1248 ff.) sind mit Wirkung ab dem 1. Januar 2021 die Legaldefinitionen der Berufskrankheiten Nummer 2108 bis 2110 (Bandscheibenbedingte Erkrankungen der Lenden- beziehungsweise der Halswirbelsäule) jeweils um das Tatbestandsmerkmal „die zu chronischen oder chronisch-rezidivierenden Beschwerden und Funktionseinschränkungen der Lendenwirbelsäule (BK Nr. 2108 und 2110) / der Halswirbelsäule (BK Nr. 2109) geführt haben“ ergänzt worden.

Die Ergänzung verdeutlicht, dass insbesondere Rückenbeschwerden in ihrer allgemeinen Form weiterhin keine Berufskrankheit darstellen. Dies entspricht den geltenden medizinischen Anforderungen, die seit jeher in den Merkblättern zu diesen Berufskrankheiten beschrieben werden und bedeutet daher keine Verschärfung der bisherigen Anerkennungsvoraussetzunge

13 Die Berufskrankheit Nr. 2110 – Vibrationsbedingte Bandscheibenschäden an der Lendenwirbelsäule

13.1 Verordnungstext

Bandscheibenbedingte Erkrankungen der Lendenwirbelsäule durch langjährige, vorwiegend vertikale Einwirkung von Ganzkörperschwingungen im Sitzen, die zu chronischen oder chronisch-rezidivierenden Beschwerden und Funktionseinschränkungen (der Lendenwirbelsäule) geführt haben

13.2 Rückblick und Statistik

Die Berufskrankheit Nr. 2110 hat, ebenso wie die Berufskrankheiten Nr. 2108 und Nr. 2109, ihren Ausgangspunkt in der DDR (→ *Kap. 11.2 und Kap. 12.2*).

Eine Berücksichtigung von Bandscheibenschäden durch die Einwirkung mechanischer Ganzkörperschwingungen war weder in der BK-Liste-Nr. 70 noch im Rahmen ihrer Vorläufer vorgesehen. Jedoch waren BK-Verfahren nach der Öffnungsklausel möglich (Heuchert 1993).

In der Verordnung über die Verhütung, Meldung und Begutachtung von Berufskrankheiten vom 26.02.1981 wurde unter § 2 Abs. 2 festgehalten:

> *„Krankheiten, die nicht in der Liste der Berufskrankheiten genannt sind, können im Ausnahmefall als Berufskrankheit anerkannt werden, wenn sie durch arbeitsbedingte Einflüsse entstanden sind.“*

Als arbeitsbedingter Risikofaktor für bandscheibenbedingte Erkrankungen galt die Einleitung mechanischer Schwingungen im Sitzen, wobei dynamische Krafteinwirkungen mit Kompression, Scherwirkung und Rotation der Bandscheiben angenommen wurden. Als schädigender Mechanismus wurde diskutiert, wie beim Heben und Tragen schwerer Lasten (BK Nr. 2108), eine mechanische Schädigung oder eine Diffusionsstörung der Bandscheiben (Dupuis 1993).

Nach dem Einigungsvertrag wurde die BK Nr. 2110 als eigenständige Listenerkrankung am 01.01.1993 in die Berufskrankheitenliste der Bundesrepublik Deutschland aufgenommen.

Während die angezeigten Verdachtsfälle in den ersten Jahren noch relativ hoch waren, da auch sitzende Tätigkeiten in Pkw, Bussen etc. angezeigt wurden, reduzierte sich die Anzahl der angezeigten Fälle seit 2010 zunehmend (→ *Tab. 13.1*). Dies war/ist auch Folge der Prävention, so dass gefährdende Schwingungsbelastungen in der Arbeitswelt immer seltener anzutreffen sind.

Tab. 13.1: Statistische Daten zur BK Nr. 2110 (DGUV-Statistiken für die Praxis 2021)

Jahr	**1995**	**2000**	**2005**	**2010**	**2013**	**2015**	**2017**	**2021**
Verdachtsmeldungen	1 072	669	300	217	191	167	141	230
anerkannte Fälle	21	12	12	6	5	5	9	8
neue Renten	12	7	9	4	3	4	7	4

13.3 Gefährdung

Ursächlich für mechanische Schwingungen in Fahrzeugen sind vorwiegend die Art der Antriebsaggregate und die Unebenheiten der Fahrbahn. Schwingungsübertragungen auf die Lendenwirbelsäule erfolgen im Sitzen in erster Linie über die Sitzfläche. Eine besondere Rolle spielt das biomechanische Schwingungsverhalten des menschlichen Körpers und seiner Teilbereiche. In der Weiterleitung von Schwingungen kann es im Körper zu Schwingungsabbau, aber auch zu Schwingungsverstärkung durch Resonanz (Mitschwingen) kommen. Resonanz bedeutet eine besonders hohe Beanspruchung. Bei langjähriger intensiver Belastung durch niederfrequente Schwingungen entstehen besondere Gefahren für Körperbereiche, die in Resonanz geraten, vor allem für die Wirbelsäule (Dupuis 1993).

Christ und Dupuis (1966, 1968) haben die Schwingungsamplituden der Lendenwirbelkörper in Abhängigkeit von der Frequenz gemessen, indem sie Kirschner-Drähte in die Dornfortsätze von Probanden eingebracht und die Amplituden abhängig von der Frequenz aufgezeichnet haben. Hierbei stellten sie fest, dass niederfrequente Schwingungen, insbesondere zwischen 3 und 5 Hz, ein Maximum in Höhe des 4. Lendenwirbelkörpers, zwischen dem 1. und 2. Lendenwirbelkörper und in Höhe des 12. Brustwirbelkörpers haben (→ *Abb. 13.1*).

Dupuis (1993) konnte nachweisen, dass unter stoßartiger Schwingungsbelastung die Rückenmuskulatur verzögert bzw. unzureichend zeitangepasst reagiert, so dass kein effektives Abwehr- und Schutzsystem zustande kommt.

Im Merkblatt sind als Gefahrenquellen gelistet:

- Baustellen-Lkw
- Land- und forstwirtschaftliche Schlepper
- Forstmaschinen im Gelände
- Bagger bei intensiver Schwingungsbelastung, z.B. bei Abbrucharbeiten
- Grader (Straßenhobel, Bodenhobel, Erdhobel) nur bei intensiver Schwingungsbelastung, z.B. überwiegend bei Grobplanierung (Grobplanung)
- Scraper (Schürfwagen)
- Dumper und Muldenkipper
- Rad- und Kettenlader
- Raddozer
- Gabelstapler auf unebenen Fahrbahnen
- Militärfahrzeuge im Gelände
- Wasserfahrzeuge in Gleitfahrt bei Seegang

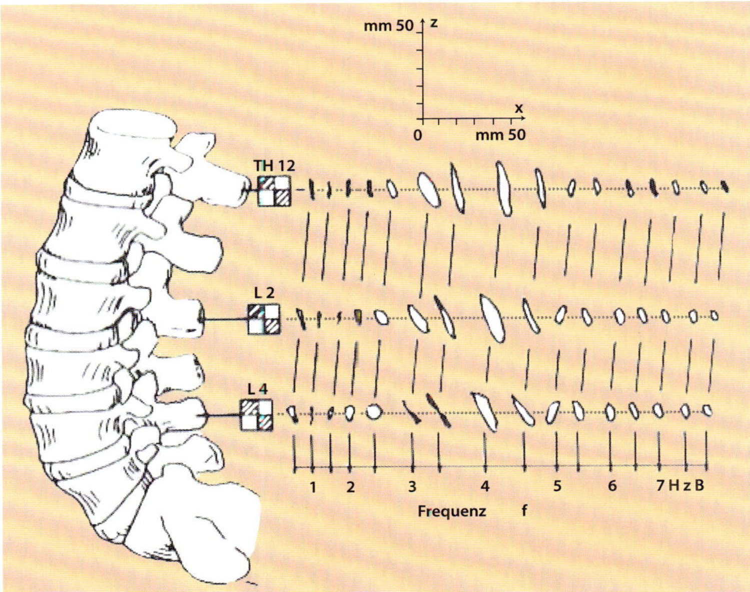

Abb. 13.1: Schwingungsamplituden der Lendenwirbelkörper in Abhängigkeit von der Frequenz nach Christ und Dupuis

Keine gefährdenden Schwingungsbelastungen werden gemessen in:

- Taxen
- Gabelstaplern auf ebenen Fahrbahnen
- Baggern im stationären Einsatz
- Lkw und Omnibussen mit schwingungsgedämpften Fahrersitzen

Das Merkblatt wurde 2005 geändert. Anstelle der Beurteilungsschwingstärke K_r wurde in Anpassung an internationale Definitionen die frequenzbewertete Beschleunigung eingeführt.

Voraussetzung für die Annahme eines Kausalzusammenhanges ist eine langjährige oder längere wiederholte Einwirkung von Ganzkörperschwingungen in Sitzhaltung mit einer Tagesdosis in Form der Beurteilungsbeschleunigung von 0,63 m/s^2. Als untere Grenze für eine erhöhte Gesundheitsgefahr nach der VDI-Richtlinie 2057 wird eine Tagesdosis von 0,45 m/s^2 angegeben. Ab 0,63 m/s^2 kann ein Gesundheitsrisiko bestehen, falls bei einer Belastung zwischen 5 und 10 Jahren zusätzliche Risikofaktoren vorliegen, wie vorgeneigte oder verdrehte Haltung, Stoßhaltigkeit, kurze tägliche Expositionsabschnitte mit hoher Intensität. Bei einer Exposition ab 10 Jahren ist bei einer Schwingungsbelastung von 0,63 m/s^2 von einem Gesundheitsrisiko auszugehen. Dies gilt auch für eine Exposition von 10 Jahren und mehr bei risikoerhöhenden Faktoren ab einer Beurteilungsbeschleunigung von 0,45 m/s^2. Ab einer Schwingungsbelastung von 0,8 m/s^2 ist grundsätzlich von einem Gesundheitsrisiko auszugehen.

Auf eine Mindestgesamtbelastungsdosis wird seit dem 01.06.2005 verzichtet.

13.4 Epidemiologie

Die Mehrzahl der Studien zu Ganzkörperschwingungen weist aus, dass Belastete häufiger über Rückenschmerzen klagen und häufiger deswegen arbeitsunfähig sind.

Nach Dupuis (1993) ist ebenfalls belegt, dass Berufsgruppen mit langjähriger Einwirkung intensiver Ganzkörperschwingungen im Sitzen eine signifikant höhere Prävalenz bandscheibenbedingter Erkrankungen gegenüber den nicht belasteten Kontrollgruppen aufweisen.

Müsch (1987) untersuchte die Schwingungsbelastung bei Erdbaumaschinenfahrern bei Rheinbraun. 273 Erdbaumaschinenfahrer mit durchschnittlich 17,5-jähriger Berufspraxis bildeten die Basis der Studie. Das Ergebnis war, dass morphologische Lendenwirbelsäulenveränderungen bei Erdbaumaschinenfahrern nicht nur häufiger und frühzeitiger, sondern auch in stärkerer Ausprägung als bei Personen des Vergleichskollektivs nachweisbar waren. Sogenannte Lumbalsyndrome (subjektive Symptome) waren ebenfalls im Kollektiv der Erdbaumaschinenfahrer deutlich häufiger anzutreffen.

Die Häufung von mehrsegmentalen Osteochondrosen und Spondylosen wurde auch von anderen Autoren bestätigt (Brinkmann et al. 1998, Wukasch 1980, Hintzen 1990).

Die epidemiologische Evidenz zwischen Ganzkörperschwingungen und Bandscheibenvorfällen ist dünn, hingegen ist der Zusammenhang zwischen Ganzkörperschwingungen und Rückenbeschwerden gut abgesichert (Vingaard et al. 2000).

Nach Auswertung der epidemiologischen Studien kann man bei einer langjährigen Schwingungsbelastung eine Häufung von Spondylosen an der oberen und mittleren LWS und der unteren BWS erwarten, des Weiteren einen mehrsegmentalen Befall von Chondrosen mit Schwerpunkt in den Segmenten L1/L2, L4/L5 und L5/S1. Bei mono- und bisegmentalen Chondrosen im unteren Lendenwirbelsäulenabschnitt, analog zu Bandscheibenvorfällen, ist eine Anerkennung begründbar, wenn Spondylosen der oberen und mittleren LWS zusätzlich vorliegen (Grosser 2012).

13.5 Wegfall des Unterlassungszwangs

Mit Wegfall des Unterlassungszwangs ab 01.01.2021 (→ *Abschn. 2.12*) hat sich der Verordnungstext der Berufskrankheit Nr. 2110 geändert. Die Legaldefinition ist um das Tatbestandsmerkmal *„die zu chronischen oder chronisch-rezidivierenden Beschwerden und Funktioneinschränkungen (der Lendenwirbelsäule) geführt haben"* ergänzt worden. Trotz dieses Tatbestandsmerkmals ist keine zusätzliche Prüfung erforderlich, da die Ergänzung bereits in der Legaldefinition verdeutlicht, dass insbesondere Rückenbeschwerden in ihrer allgemeinen Form weiterhin keine Berufskrankheit darstellen (BT-Drs. 19/17586, S. 134). Dies entspricht den geltenden medizinischen Anforderungen, die seit jeher in den Merkblättern zu diesen Berufskrankheiten beschrieben werden und bedeutet daher keine Verschärfung der bisherigen Anerkennungsvoraussetzungen (DGUV – RS 0323/2020 vom 07.09.2020).

Grundsätzlich ist zu beachten, dass chronische oder chronisch-rezidivierende Beschwerden mit Funktionseinschränkungen zusammentreffen müssen, d. h. beide Merkmale nicht alternativ zueinanderstehen. (Mehrtens u. Brandenburg 2021).

Im Hinblick auf das Merkblatt hat das Bundesministerium für Arbeit und Soziales am 30.03.2022 die dortigen Ausführungen zum Unterlassungszwang für gegenstandslos erklärt. Das entsprechende Hinweispapier wurde im Gemeinsamen Ministerialblatt (Ausgabe 16/2022, S. 380) veröffentlicht.

13.6 Begutachtung

Da die Listenerkrankungen nach Nr. 2108 und 2110 eine bandscheibenbedingte Erkrankung der Lendenwirbelsäule zum Gegenstand haben und die Prädilektionsstellen für die Bandscheibenschäden sich deutlich überschneiden, ist bei der Berechnung durch den Präventionsdienst eine kombinierte Betrachtung von Belastungen nach Nr. 2108 und Nr. 2110 erforderlich.

Für die Begutachtung der BK Nr. 2110 können ebenfalls wie bei der BK Nr. 2108 die Konsensempfehlungen (→ *Abschn. 11.13*) herangezogen werden. Technische Zusatzkriterien nach B2 gibt es allerdings bei der BK Nr. 2110 nicht.

Gestützt auf die epidemiologischen Erkenntnisse wird ein mehrsegmentales Schadensbild von Chondrosen und Spondylosen erwartet. Ein monosegmentales Schadensbild ist nicht mit Wahrscheinlichkeit auf eine Schwingungsbelastung zurückzuführen.

Auch hinsichtlich der MdE gelten die gleichen Kriterien wie bei der BK Nr. 2108.

Sollten einmal gleichzeitig eine BK Nr. 2108 und Nr. 2110 vorliegen, ist nur *eine* MdE (Gesamt-MdE) zu bilden.

13.7 Rechtsprechung

BSG, Urteil vom 27.06.2006 – B 2 U 20/04 R

Das Bundessozialgericht hob ein Urteil des Landessozialgerichts Saarland auf. Das LSG war der Verwaltung und der Vorinstanz gefolgt, dass der Kläger keiner Beurteilungsschwingstärke von K_r mehr als 16,2 ausgesetzt war, so dass die arbeitstechnischen Voraussetzungen nicht vorlagen.

Das BSG wies auf das im Mai 2005 geänderte Merkblatt hin, wonach die Annahme, eine BK Nr. 2110 könne nur dann akzeptiert werden, wenn ein Versicherter langjährig einen Tagesdosiswert K_r von mehr als 16,2 erreicht habe, nicht mehr dem wissenschaftlichen Erkenntnisstand entspreche. Das Berufungsgericht müsse ermitteln, welcher Schwellenwert tatsächlich vorgelegen habe. Grundsätzlich sei bei Bestimmung einer Mindestbelastungsdosis der Wert so niedrig zu bemessen, dass im Falle seiner Unterschreitung auch in besonders gelagerten Fällen eine Einwirkung generell nicht mehr geeignet sei bzw. ein rechtlich relevanter Kausalzusammenhang ohne weitere medizinische Prüfung auszuschließen sei. Falls ein Antrag auf Anerkennung einer Krankheit als BK allein auf Grund des Nichtvorliegens ausreichender Einwirkungen abgelehnt werde, sei es notwendig, die beschriebenen Einwirkungen zu konkretisieren und festzustellen, ab welcher Dosis sie nicht mehr geeignet seien, die betreffende Krankheit zu verursachen. Hierbei seien stets die aktuellen wissenschaftlichen Erkenntnisse heranzuziehen. Lediglich ein medizinischer Sachverständiger sei in der Lage, den aktuellen Stand der fachlichen Diskussion zuverlässig nachzuzeichnen.

Merke

Wenn bei der Kodifizierung einer Berufskrankheit im Verordnungstext auf die Angabe konkreter Belastungsarten und Belastungsgrenzwerte verzichtet wird, ist eine Ablehnung einer Berufskrankheit wegen Nichterreichen einer angenommenen Mindestbelastungsdosis nur möglich, wenn der aktuelle wissenschaftliche Erkenntnisstand durch einen medizinischen Sachverständigen überprüft wird. Auch bei Unterschreiten einer Mindestbelastungsdosis kann in begründeten Einzelfällen eine BK vorliegen.

BSG, Urteil vom 27.06.2006 – B 2 U 9/05 R

Das BSG bestätigte ein Urteil des Landessozialgerichts Berlin-Brandenburg:

> *„Die Revision ist unbegründet. Die Verurteilung der Beklagten zur Gewährung einer Verletztenrente nach einer MdE um 20 vH wegen der Folgen der BKen Nr. 2108 und Nr. 2110 Anl. 1 BKVO lässt keinen Rechtsfehler erkennen.“*

Das LSG hatte bei einem Kläger sowohl eine BK Nr. 2108 als auch Nr. 2110 festgestellt und eine Verletztenrente wegen der Folgen beider, die Lendenwirbelsäule betreffenden Berufskrankheiten zuerkannt, da eine Aufteilung der Schäden im Bereich der Lendenwirbelsäule in solche, die durch langjähriges Heben und Tragen schwerer Lasten und solche, die durch vertikale Ganzkörperschwingungen verursacht wurden, nicht möglich sei.

Die beklagte Berufsgenossenschaft hatte argumentiert, eine aus der BK Nr. 2108 und Nr. 2110 kombinierte Berufskrankheit sei in der Berufskrankheiten-Verordnung nicht vorgesehen.

Das Bundessozialgericht war der Auffassung, dass die Berufungsinstanz keine neue zusammengesetzte Berufskrankheit gebildet habe, sondern dem Umstand Rechnung getragen habe, dass in Bezug auf die Wirbelsäulenerkrankung die Tatbestandvoraussetzungen beider Berufskrankheiten vorlägen. Auf der Grundlage von Sachverständigengutachten hätte die Berufungsinstanz festgestellt, dass nach arbeitsmedizinischen Erkenntnissen es nicht möglich sei, bei einer bandscheibenbedingten Erkrankung der Lendenwirbelsäule die unterschiedlichen Einwirkungen im Sinne der Berufskrankheiten Nr. 2108 und Nr. 2110 hinsichtlich ihres Beitrags zur Entstehung der Krankheit sowie die Auswirkungen auf die Erwerbsfähigkeit eines Versicherten voneinander zu trennen. Dies sei der aktuelle wissenschaftliche Erkenntnisstand. Die schädlichen Einwirkungen seien nicht nur hinsichtlich ihres Verursachungsbeitrags für die entstandene bandscheibenbedingte Erkrankung der Lendenwirbelsäule nicht zu trennen, sondern auch hinsichtlich ihrer Auswirkungen auf die Erwerbsfähigkeit des Versicherten.

Merke
Bei einer kombinierten Belastung hinsichtlich Heben und Tragen schwerer Lasten und vertikalen Ganzkörperschwingungen im Sitzen sind die hierdurch bedingte bandscheibenbedingte Erkrankung und die Folgen dieser Erkrankung, insbesondere hinsichtlich der MdE, einheitlich zu betrachten.

LSG Berlin-Brandenburg, Urteil vom 07.10.2010 – L 2 U 553/08

Das Landessozialgericht Berlin-Brandenburg bestätigte ein Urteil des Sozialgerichts Neuruppin. Ein Versicherter war langjährig einer gefährdenden Schwingungsbelastung über einen Zeitraum von 37 Jahren ausgesetzt. Nach Beenden der Schwingungsbelastung arbeitete er noch 2 Jahre weiter. Ca. 2 Jahre nach Aufgabe jeglicher Tätigkeit fanden sich nur geringe degenerative Veränderungen der Lendenwirbelsäule. 11 Jahre nach Aufgabe jeglicher Tätigkeit hatte sich ein mehrsegmentales Schadensbild im Bereich der Lendenwirbelsäule entwickelt, welches man als belastungskonform einstufen konnte. Das LSG verwies auf die Ausführungen in den Konsensempfehlungen, dass neben einer ausreichenden beruflichen Belastung auch eine plausible zeitliche Korrelation zur Entwicklung der bandscheibenbedingten Erkrankung vorliegen müsse. Bestehende degenerative Veränderungen kämen zwar auch nach Ende der Belastung nicht zum Stillstand, hieraus lasse sich jedoch nicht schlussfolgern, dass das Fortschreiten der degenerativen Veränderungen auch berufsbedingt sei, wenn insbesondere zum Zeitpunkt der Beendigung der Belastung die degenerativen Veränderungen nur sehr moderat ausgeprägt waren. Ein Zeitraum von 11 Jahren zwischen Aufgabe der belastenden Tätigkeit und Entwicklung eines belastungskonformen Schadensbildes sei deutlich zu lang, um den Ursachenzusammenhang zu begründen.

Merke
Auch bei einer gefährdenden Schwingungsbelastung muss ein entsprechendes Schadensbild der Bandscheiben, so wie bei der BK Nr.2108, zeitnah zur Aufgabe der Tätigkeit nachgewiesen werden. In diesem Zusammenhang wird auf die Ausführungen in *Abschn. 11.8* verwiesen.

13.8 Gutachtenbeispiel

Ein selbständiger Landwirt, geb. 1948, meldete 1993 zwei Bandscheibenvorfälle, die er auf seine Tätigkeit als Traktorfahrer zurückführte. Bereits 1983 war eine Bandscheibenoperation im Segment L4/L5 durchgeführt worden.

Der Versicherte gab die Tätigkeit nicht auf, so dass eine Anerkennung einer Berufskrankheit nicht in Frage kam. 2003 stellte er einen erneuten Antrag, er müsse jetzt wegen seiner Erkrankung die Landwirtschaft aufgeben. Zwischen Erst- und Zweitantrag war der Versicherte häufig wegen einer bandscheibenbedingten Erkrankung behandlungsbedürftig.

Eine BK Nr. 2110 wurde abgelehnt, da laut Aussage eines Sachverständigen die unterste Bandscheibe (L5/S1) keine „degenerativen“ Veränderungen aufweise. Des Weiteren führte die beklagte Berufsgenossenschaft aus, dass die Wirbelsäulenerkrankung den Kläger neun Jahre lang nicht zur Aufgabe seiner Tätigkeit gezwungen habe, vielmehr habe er seinen landwirtschaftlichen Betrieb mit gutem wirtschaftlichem Erfolg weitergeführt.

Bei der gutachtlichen Untersuchung im Sozialgerichtsverfahren im Jahre 2007 fand sich eine mäßige Bewegungseinschränkung der Lendenwirbelsäule, es lagen Nervenreizerscheinungen im linken Bein vor sowie eine leichte Großzehenheberschwäche. Die Oberschenkelmuskulatur links war 2 cm, die Wadenmuskulatur 3 cm verschmächtigt. Es lagen Röntgenaufnahmen ab 1983 vor. Diese zeigten einen Bandscheibenschaden im Segment L4/L5. Aufnahmen von 1993 zeigten auch einen Bandscheibenschaden im Segment L3/L4 mit Bandscheibenvorfall und fortgeschrittener Osteochondrose. Im Segment L2/L3 lag eine spondylotische Randkantenausziehung von mehr als 5 mm vor.

Zum Zeitpunkt der Aufgabe der Tätigkeit 2004 zeigten Röntgenaufnahmen Verschmälerungen der Bandscheiben in den Segmenten L1 bis L5.

Der Kläger war fortwährend einer gefährdenden Schwingungsbelastung und zusätzlich einer Belastung durch Heben und Tragen schwerer Lasten ausgesetzt. Hierzu waren jedoch keine Ermittlungen erfolgt. Der Kläger hatte die belastende Tätigkeit nicht aufgegeben. Unter der Belastung hatte sich ein belastungskonformes Schadensbild im Sinne der BK Nr. 2110 bis zur Aufgabe der Tätigkeit im Jahre 2004 entwickelt.

Die Aussparung des Segmentes L5/S1 spielte hinsichtlich des Ursachenzusammenhangs keine Rolle, da Vertikalschwingungen im Segment L4/L5 nach den Messungen von Christ und Dupuis (1966, 1968) ihr Maximum haben.

Es wurde eine BK Nr. 2110 mit einer MdE von 20 % zur Feststellung vorgeschlagen.

13.9 Literatur

Bolm-Audorff U et al. (2005). Medizinische Beurteilungskriterien zu bandscheibenbedingten Berufskrankheiten der Lendenwirbelsäule. Trauma und Berufskrankheit. 3: 211–252

Brinckmann P, Frobin W, Biggemann M, Tillotson M, Burton K (1998). Quantification of overload injuries to thoracolumbar vertebrae and discs in persons exposed to heavy physical exertions or vibration at the workplace; Part II Occurrence and magnitude of overload injury in exposed cohorts. Clin Biomech. 13: 1–36

Christ W, Dupuis H (1966). Über die Beanspruchung der Wirbelsäule unter dem Einfluss sinusförmiger und stochastischer Schwingungen. In Z Angew Physiol. 8;22:258–278

Christ W, Dupuis H (1968). Untersuchung der Möglichkeit von gesundheitlichen Schädigungen im Bereich der Wirbelsäule. Med Welt. 19:1919–1920, 1967–1972

Dupuis H (1993). Akute Wirkungen mechanischer Schwingungen. In: Konietzko J, Dupuis H (Hrsg). Handbuch der Arbeitsmedizin. Ecomed Verlag, Landsberg

Dupuis H (1993). Zur Frage berufsbedinger Erkrankungen der Wirbelsäule durch Ganzkörperschwingungen aus arbeitsmedizinischer Sicht. In: Hierholzer G, Heitemeyer U, Scheele H (Hrsg). 8. Gutachtenkolloquium, Springer Verlag, Berlin

Grosser V (2012). BK 2110. In: Thomann KD, Schröter F, Grosser V (Hrsg). Orthopädisch-unfallchirurgische Begutachtung. Urban & Fischer Verlag, München

Heuchert G (1993). Erfahrungen mit der BK „Verschleißkrankheiten der Wirbelsäule (Bandscheiben, Wirbelkörperabschlussplatten, Wirbelfortsätze, Bänder, kleine Wirbelgelenke) durch langjährige Überbelastung – BK 70 – “ in der DDR. In: Hierholzer G, Heitemeyer U, Scheele H (Hrsg). 8. Gutachtenkolloquium, Springer Verlag, Berlin

Hintzen A (1990). Morphologische Veränderungen der Lendenwirbelsäule nach Ganzkörperschwingungsbelastung – Eine röntgenologisch-epidemiologische Querschnittstudie. Med Diss. Mainz

Mehrtens G, Brandenburg S (2015). Die Berufskrankheiten-Verordnung (BKV) Kommentar. Lfg.2/21, IV/21. Erich Schmidt Verlag, Berlin

Müsch FH (1987). Lumbale Bandscheibendegeneration bei Erdbaumaschinenfahrern mit langjähriger Ganzkörper-Vibrationsbelastung. Med Diss. Mainz

Vingaard E, Nachemson A (2000). Work-related Influences on Neck and Low Back Pain. In: Nachemson A, Jonsson E (Hrsg). Neck and Back Pain: The scientific Evidence of Causes, Diagnosis and Treatment. Lippincott Williams & Wilkens. Philadelphia

Wukasch W(1980). Über die Wirkung langzeitiger Ganzkörper-Schwingungen auf die Wirbelsäule von Schlepperfahrern. Med Diss. Berlin

13.10 Merkblatt zur Berufskrankheit Nr. 2110* * (→ Abschn. 13.5)

Bandscheibenbedingte Erkrankungen der Lendenwirbelsäule durch langjährige, vorwiegend vertikale Einwirkung von Ganzkörper-Schwingungen im Sitzen, die zur Unterlassung aller Tätigkeiten gezwungen haben, die für die Entstehung, die Verschlimmerung oder das Wiederaufleben der Krankheit ursächlich waren oder sein könnten

[Bek. des BMGS vom 1.6.2005, BArbBl. Nr. 7/2005 S. 43]

Der Ärztliche Sachverständigenbeirat beim Bundesministerium für Gesundheit und Soziale Sicherung, Sektion „Berufskrankheiten", hat die nachstehende Neufassung des Merkblattes zu der Berufskrankheit Nr. 2110 der Anlage zur Berufskrankheiten-Verordnung verabschiedet, die hiermit bekannt gemacht wird.

I. Gefahrenquellen

Bandscheibenbedingte Erkrankungen der Lendenwirbelsäule (LWS) haben eine multifaktorielle Ätiologie. Sie sind weit verbreitet und kommen in allen Altersgruppen, sozialen Schichten und Berufsgruppen vor. Unter den arbeitsbedingten Faktoren, die bandscheibenbedingte Erkrankungen der LWS mitverursachen und verschlimmern können, stellt die langjährige (vorwiegend vertikale) Einwirkung von Ganzkörper-Schwingungen im Sitzen eine besondere Gefahrenquelle dar. Derartigen arbeitsbedingten Belastungen der LWS können insbesondere Fahrer von folgenden Fahrzeugen und fahrbaren Arbeitsmaschinen ausgesetzt sein:

- Baustellen-LKW
- Land- und forstwirtschaftliche Schlepper
- Forstmaschinen im Gelände
- Bagger bei intensiver Schwingungsbelastung, z.B. bei Abbrucharbeiten
- Grader (Straßenhobel, Bodenhobel, Erdhobel), nur bei intensiver Schwingungsbelastung, z.B. Überwiegen von Grobplanierung (Grobplanum)
- Scraper (Schürfwagen)
- Dumper und Muldenkipper
- Rad- und Kettenlader
- Raddozer
- Gabelstapler auf unebenen Fahrbahnen (Hofflächen, Pflaster usw.)
- Militärfahrzeuge im Gelände
- Wasserfahrzeuge in Gleitfahrt bei Seegang

Dagegen sind z.B. bei Fahrern von Taxis, Gabelstaplern auf ebenen Fahrbahnen, Baggern im stationären Einsatz sowie bei Fahrern von LKW und Omnibussen mit schwingungsgedämpften Fahrersitzen keine hinreichend gesicherten gesundheitsschädigenden Auswirkungen durch Schwingungen beobachtet worden.

Andere bandscheibengefährdende Faktoren im Arbeitsprozess sind durch die BK-Nr. 2108 erfasst. Die dort genannten Belastungen und die Einwirkungen von Ganzkörper-Schwingungen sind als synergistisch wirkende Belastungen zu betrachten (Schäfer und Hartung 1999).

Als konkurrierende Faktoren sind Fehlbelastungen der LWS durch außerberufliche Tätigkeiten, wie Eigenleistungen beim Hausbau, Gartenarbeit, sofern diese langjährig durchgeführt werden und mit dem Heben und Tragen schwerer Lasten oder Tätigkeiten in extremer Rumpfbeugehaltung verbunden sind, bestimmte Sportarten (z.B. Motorrad-Geländesport) und einseitig die Wirbelsäule belastende Trainingsmethoden in der Freizeit zu beachten.

II. Pathophysiologie

Die Zwischenwirbelabschnitte der unteren LWS sind beim Menschen schon während des gewöhnlichen Tagesablaufes erheblich belastet. Da die blutgefäßlosen, bradytrophen Bandscheiben hinsichtlich ihrer Ernährung besonders von den Diffusionsbedingungen abhängen, sind sie für mechanische Dauerbelastungen anfällig. Anhaltende Kompressionsbelastung und starke Schwingungsbelastung reduzieren die druckabhängigen Flüssigkeitsverschiebungen und beeinträchtigen damit den Stoffwechsel im Bandscheibengewebe.

Durch Laktatakkumulation und pH-Verschiebung zu sauren Werten wird ein Milieu erzeugt, das zytolytisch wirkende Enzyme aktiviert. Damit werden degenerative Veränderungen eingeleitet oder beschleunigt. In diesem Milieu werden die restitutiven Prozesse gehemmt.

Unter Belastung durch mechanische Ganzkörper-Schwingungen erhöht sich der intradiskale Druck um ein Mehrfaches. So führen insbesondere Resonanzschwingungen des Rumpfes und der Wirbelsäule, die vorwiegend bei Schwingungsfrequenzen zwischen 3 und 5 Hz auftreten, nicht nur zu vertikalen Relativbewegungen zwischen den Wirbelkörpern mit Stauchungen und Streckungen der Zwischenwirbelscheiben, sondern darüber hinaus auch zu Rotationsbewegungen der Segmente und zu horizontalen Segmentverschiebungen. Stoßhaltige Schwingungsbelastungen, also Schwingungsverläufe mit einzelnen oder wiederholten, stark herausragenden Beschleunigungsspitzen, stellen eine besonders hohe Gefährdung dar. Nach biomechanischen Berechnungen können dabei Kompressionskräfte erreicht werden, die im Experiment an menschlichen Wirbelsäulenpräparaten Deckplatteneinbrüche der Wirbelkörper sowie Einrisse am Anulus fibrosus der Bandscheibe verursachen.

Besondere pathophysiologische Bedeutung haben auch erhöhte Druck-, Torsions- und Schubkräfte durch ungünstige Körperhaltungen (Wilke et al. 2001; White und Panjabi 1990; Seidel et al. 2000).

Eingetretene Schäden am Bandscheibengewebe sind irreversibel. Sie setzen einen Prozess in Gang, in dem Bandscheibendegeneration, degenerative Veränderungen der Wirbelkörperabschlussplatten, Massenverschiebungen im Bandscheibeninneren, Instabilität im Bewegungssegment, Bandscheibenvorwölbung, Bandscheibenvorfall, knöcherne Ausziehungen an den vorderen und seitlichen Randleisten der Wirbelkörper, degenerative Veränderungen der Wirbelgelenke sowie durch derartige Befunde hervorgerufene Beschwerden und Funktionsstörungen in einem ätiopathogenetischen Zusammenhang zu betrachten sind.

Die durch arbeitsbedingte Einwirkungen verursachten degenerativen Prozesse können zu objektivierbaren Veränderungen wie Chondrose, Osteochondrose, Spondylose, Spondylarthrose, Bandscheibenprotrusion und Bandscheibenprolaps führen.

Die pathophysiologischen Erkenntnisse werden durch zahlreiche epidemiologische Studien gestützt, die belegen, dass Berufsgruppen mit langjähriger Einwirkung intensiver Ganzkörper-Schwingungen im Sitzen eine signifikant höhere Prävalenz bandscheibenbedingter Erkrankungen gegenüber den nichtbelasteten Kontrollgruppen zeigen (Andersson 1991; Bovenzi et Hulshof 1998; Müsch 1987; Schwarze et al. 1999). Langjährige Belastungen durch intensive Ganzkörper-Schwingungen führen zu einer deutlichen Linksverschiebung der Beziehung zwischen Erkrankungshäufigkeit und Alter gegenüber den nichtbelasteten Vergleichspopulationen; d.h. zu einer erheblichen Vorverlagerung der bandscheibenbedingten Erkrankungen in die jüngeren Altersgruppen (Müsch 1992).

III. Krankheitsbild, Diagnose und Differenzialdiagnose

Folgende bandscheibenbedingte Erkrankungen können unter bestimmten Bedingungen durch die Einwirkung von Ganzkörper-Schwingungen im Sitzen verursacht werden:

- Lokales Lumbalsyndrom
  Das lokale Lumbalsyndrom ist durch chronisch-rezidivierende Beschwerden in der Kreuz-Lendengegend gekennzeichnet. Dabei wird ein Belastungs-, ein Entlastungs- sowie ein Hyperlordose-Kreuzschmerz (Facettensyndrom) unterschieden. Möglich ist auch eine pseudoradikuläre Schmerzausstrahlung in die Oberschenkelmuskulatur.

Pathomechanismus: Mechanische Irritation des hinteren Längsbandes (z.B. durch intradiskale Massenverschiebung), der Wirbelgelenkkapsel und/oder des Wirbelperiosts.

- Mono- und polyradikuläre lumbale Wurzelreizsyndrome
  Ein- oder beidseitig segmental ins Bein ausstrahlende, dem Verlauf des Ischiasnerves folgende Schmerzen, meist in Verbindung mit Zeichen eines lokalen Lumbalsyndroms.
  Weitere Leitsymptome sind: Positives Lasègue-Zeichen, ischialgiforme Fehlhaltung, segmentale Sensibilitätsstörungen, Reflexabweichungen, motorische Störungen (→ *Tab. 13.2*).
  Pathomechanismus: Mechanische Irritation der Nervenwurzeln L3-S1 durch degenerative Veränderungen der lumbalen Bandscheiben (Bandscheibenvorwölbung, -vorfall und Sequestration, Lockerung und Volumenänderung der Bandscheiben, Instabilität im Bewegungssegment, Randzacken an den Hinterkanten der Wirbelkörper).
  Es kommen auch hohe lumbale Wurzelreizsyndrome (L1 und L2) infolge einer Kompression der ventralen Spinalnervenäste vor. Sie sind insgesamt jedoch selten.
- Kaudasyndrom
  Sonderform der polyradikulären lumbalen Wurzelreizsyndrome mit Reithosenanästhesie, Fehlen des Achillessehnenreflexes bei Schwäche der Wadenmuskeln, oft Schließmuskelinsuffizienzen von Blase und Mastdarm; auch Potenzstörungen kommen vor. Bei höherliegender Läsion: Fuß- und Zehenheberparesen, Quadrizepsschwächen und Patellarsehnenreflexausfälle. In aller Regel handelt es sich beim bandscheibenbedingten Kaudasyndrom um ein akutes Ereignis.
  Pathomechanismus: Medianer Massenprolaps bei L3/L4 oder L4/L5 mit Kompression aller Nervenwurzeln der Cauda equina.

Tab. 13.2: Leitsymptome bei lumbalen Wurzelsyndromen (nach Krämer 1997, Tab. 11.13)

Segment	**peripheres Schmerz- und Hypästhesiefeld**	**motorische Störung (Kennmuskel)**	**Reflexabschwächung**	**Nervendehnungszeichen**
L1/L2	Leistengegend	–	–	(Femoralisdehnungs-schmerz)
L3	Vorderaußenseite Oberschenkel	Quadrizeps	Patellarsehnenreflex	Femoralisdehnungs-schmerz
L4	Vorderaußenseite Oberschenkel, Innenseite Unterschenkel und Fuß	Quadrizeps	Patellarsehnenreflex	(positives Lasègue-Zeichen)
L5	Außenseite Unterschenkel, medialer Fußrücken, Großzehe	Extensor hallucis longus	–	positives Lasègue-Zeichen
S1	Hinterseite Unterschenkel, Ferse, Fußaußenrand, 3.–5. Zehe	Triceps surae, Glutäen	Achillessehnenreflex	positives Lasègue-Zeichen

Drei Gesichtspunkte der Diagnosesicherung sind zu beachten:

- Die topische Diagnose umfasst Ort, Art und Ausstrahlungscharakter der Beschwerden und liefert somit erste Voraussetzungen für die sinnvolle Planung des weiteren Untersuchungsganges.
- Die Strukturdiagnose beinhaltet verschiedene Untersuchungstechniken, um die geschilderten Beschwerden den pathogenetisch führenden Strukturen zuzuordnen (Gelenke, Ligamente, Muskeln, Bandscheiben etc.).
- Die aktuelle Diagnose berücksichtigt die im Vordergrund stehenden und den Patienten am meisten belastenden Beschwerden, wie Bewegungseinschränkungen, Kraftabschwächung, Sensibilitätsstörung, Schmerzsituation, vegetative Begleitsymptomatik oder psychische Einstellung.

Bei der klinischen Untersuchung stehen Inspektion, Palpation, Funktionsprüfung und ein orientierender neurologischer Status im Vordergrund. Gegebenenfalls sind weiterführende diagnostische Verfahren wie Elektromyographie, Myelographie, Computertomographie, Kernspintomographie oder Diskographie indiziert. Bei der Diagnostik eines lokalisierbaren Schmerzpunktes in einem Wirbelsäulensegment müssen auch die Bewegungsstörung, die Schmerzausstrahlung und die neurologische Irritation diesem Segment zugeordnet werden können.

Erst dann kann eine vertebragene Ursache angenommen werden. Die Differenzialdiagnostik ist dringend erforderlich, um wirbelsäulenabhängige Beschwerden von extravertebralen Ursachen abzugrenzen.

Insgesamt wird die Diagnose auf der Grundlage der Vorgeschichte, insbesondere auch der Arbeitsanamnese, der klinischen (vorwiegend orthopädisch-neurologischen) und der radiologischen Untersuchungen gestellt. Veränderungen im Röntgenbild und anderen bildgebenden Verfahren, wie eine Verschmälerung des Zwischenwirbelraumes und eine Verdichtung der Deck- und Grundplatten der Wirbelkörper (Osteochondrose) oder Veränderungen der kleinen Wirbelgelenke (Spondylarthrose) und Randwülste an den Wirbelkörpern (Spondylose), können auf bandscheibenbedingte Erkrankungen hinweisen.

Auf eine sorgfältige Befunddokumentation ist zu achten (z.B. Messblatt für die Wirbelsäule nach der Neutral-Null-Methode).

Differenzialdiagnostisch sind bandscheibenbedingte Erkrankungen der Lendenwirbelsäule von folgenden konkurrierenden vertebralen und extravertebralen Ursachen abzugrenzen:

Tab. 13.3: Konkurrierende vertebrale und extravertebrale Ursachen bei bandscheibenbedingten Erkrankungen der Lendenwirbelsäule

vertebral	extravertebral
• angeborene oder erworbene Fehlbildungen der LWS • nicht degenerative Spondylolisthesis • Spondylitis • Tumor (Metastase) • Osteoporose • Fraktur • Kokzygodynie • Wirbelfehlbildungen • idiopathische Wirbelkanalstenose • Fluorose (BK-Nr. 1308) • Morbus Paget • Morbus Bechterew	• gynäkologische Krankheiten • urologische Krankheiten • Krankheiten des Verdauungssystems • hüftbedingte Schmerzen (Koxalgie) • Erkrankungen des Iliosakralgelenkes • Tumoren (z.B. retroperitoneal) • Spritzenschädigung • diabetische Neuropathie • arterielle Durchblutungsstörungen in den Beinen • Aortenaneurysma • statische Beinbeschwerden durch Fußdeformierungen, Achsenabweichungen oder Beinlängendifferenzen • Neuropathien • psychosomatische Erkrankungen

IV. Weitere Hinweise

Die Beurteilung von bandscheibenbedingten Erkrankungen der Lendenwirbelsäule im Hinblick auf arbeitsbedingte Entstehungsursachen stellt sich nicht selten als schwieriges Problem dar. Die wichtigsten Gründe dafür sind, dass einerseits degenerative Veränderungen der Wirbelsäule auch unabhängig von arbeitsbedingten Belastungen häufig vorkommen. Andererseits hängt die gesundheitliche Gefährdung durch die Ganzkörperschwingung erheblich von der individuellen Belastbarkeit (z.B. Alter, Geschlecht, Konstitution) und von der Robustizität des Skelettes sowie von der Körperhaltung ab (Seidel et al. 2000). Als besonders gefährdend gelten Körperhaltungen wie: Seitneigung beim Fahren am Hang, Vorneigung des Oberkörpers ohne Unterstützung durch die Rückenlehne, Verdrehen der Wirbelsäule (z.B. beim Rückwärtsfahren). Allerdings konnte in epidemiologischen Studien der Einfluss dieser Faktoren auf Grund der Datenlage nicht quantitativ bewertet werden.

Voraussetzung für die Annahme eines arbeitsbezogenen Kausalzusammenhanges ist eine langjährige (fünf- bis zehnjährige oder längere), wiederholte Einwirkung von (vorwiegend vertikalen) Ganzkörperschwingungen in Sitzhaltung mit einer „Tagesdosis" in Form der Beurteilungsbeschleunigung $a_{w(8)}$ von im Regelfall 0,63 m/s^2 in der vertikalen z-Achse (siehe Anmerkungen). In Ausnahmefällen können auch schon bei geringeren Beurteilungsbeschleunigungen Gesundheitsrisiken auftreten. Hinweise, ab welchen Beurteilungsbeschleunigungen und Tätigkeitsdauern mit einem Gesundheitsrisiko zu rechnen und eine Annahme der Voraussetzungen für eine Anzeige als Berufskrankheit angebracht sind, sind der *Tab. 13.4* zu entnehmen. Bei der Berechnung der aw(8)-Werte, welche die Gesamtbelastung während eines Tages kennzeichnen, sind die Maschinenart und zahlreiche weitere Faktoren wie z.B. der befahrene Untergrund, die individuelle Fahrgeschwindigkeit und Fahrweise und/oder Zuladung zu berücksichtigen.

Tab. 13.4: Risiko der Entstehung einer bandscheibenbedingten Erkrankung der LWS durch Ganzkörper-Schwingungen

Bezeichnung	**Beurteilungs-beschleunigung $a_{w(8)}$**	**Hinweise für eine Expositionsdauer von in der Regel ≥ 5 bis < 10 Jahren**	**Hinweise für eine Expositionsdauer von in der Regel ≥ 10 Jahren**
Untergrenze der Zone erhöhter Gesundheitsgefährdung (VDI 2057-1) Auslösewert der EU-Richtlinie 2002/44/EG	0,45 ms^{-2} 0,5 ms^{-2}	Ein Gesundheitsrisiko ist wenig wahrscheinlich.	Ein Gesundheitsrisiko kann bestehen, falls die Exposition mit anderen risikoerhöhenden Faktoren einhergeht, wie Alter zum Beginn der Exposition > 40 Jahre, vorgeneigte[1] oder verdrehte Haltung[2], Stoßhaltigkeit[3], kurze tägliche Expositionsabschnitte mit hoher Intensität[4], länger dauernde Expositionszeiten mit hoher Intensität in Verbindung mit länger dauernden Expositionspausen oder Zeiten mit sehr geringer Intensität[5] (vgl. VDI 2057-1).
Wert etwa in der Mitte der Zone erhöhter Gesundheitsgefährdung (VDI 2057-1)	0,63 ms^{-2}	Ein Gesundheitsrisiko kann bestehen, falls die Exposition mit anderen risikoerhöhenden Faktoren einhergeht, wie Alter zum Beginn der Exposition > 40 Jahre, vorgeneigte oder verdrehte Haltung, Stoßhaltigkeit, kurze tägliche Expositionsabschnitte mit hoher Intensität, länger dauernde Expositionszeiten mit hoher Intensität in Verbindung mit länger dauernden Expositionspausen oder Zeiten mit sehr geringer Intensität.	Von einem Gesundheitsrisiko ist auszugehen.
Obergrenze der Zone erhöhter Gesundheitsgefährdung (VDI 2057-1)	0,8 ms^{-2}	Siehe vorstehend. Die Wahrscheinlichkeit des Gesundheitsrisikos nimmt mit steigender Beurteilungsbeschleunigung zu.	Von einem Gesundheitsrisiko ist auszugehen.

[1] Eine vorgeneigte Haltung liegt vor, wenn während der Schwingungsexposition durch Vorneigung des Oberkörpers überwiegend kein Kontakt zur Rückenlehne besteht, wie z.B. bei Fahrern von Erdbaumaschinen, Brückenkranfahrern oder Hubschrauberpiloten, die sich zur visuellen Kontrolle ihrer Tätigkeit vorbeugen müssen.

[2] Eine verdrehte Haltung liegt vor, wenn die Tätigkeit während der Schwingungsexposition eine Verdrehung des Oberkörpers (Kopf, Schulter, Thorax) um die Körperlängsachse erfordert, wie z.B. bei Fahrern von Maschinen, deren Arbeitsplatz so angeordnet ist, dass der Fahrer quer zur Fahrtrichtung sitzt. Eine während der GKS-Exposition vorliegende Seitneigung des Rumpfes, z.B. durch Neigung der Sitzfläche in der Frontalebene bei Arbeiten am Hang, kann der verdrehten Haltung als besondere Bedingung hinsichtlich der risikoerhöhenden Wirkung gleichgestellt werden.

[3] Stoßhaltigkeit liegt vor, wenn Belastungsabschnitte hohe Spitzen der frequenzbewerteten Beschleunigung aufweisen, siehe VDI 2057-1 S. 22 Abs. 4.4.

[4] Kurze tägliche Expositionsabschnitte mit hoher Intensität sind tägliche Expositionen mit einer täglichen Einwirkungsdauer unter 2 Stunden und einem $a_{w(8)}$-Wert > 0,9 ms^{-2}.

[5] Länger dauernde Expositionszeiten mit hoher Intensität sind Zeiten mit vorwiegend täglichen Expositionen mit einem $a_{w(8)}$-Wert > 0,8 ms^{-2}, Expositionspausen oder Zeiten mit sehr geringer Intensität sind Zeiten mit vorwiegend täglichen Expositionen mit einem $a_{w(8)}$-Wert < 0,45 ms^{-2}.

Aus der *Tab. 13.5* sind maschinenspezifische Faktoren ersichtlich, mit denen früher (vor 2002) ermittelte Kr-Werte an die jetzt gültigen Beurteilungsbeschleunigungswerte aw(8) näherungsweise angepasst werden können.

Tab. 13.5: Faktoren zur näherungsweisen Umrechnung von Messwerten in z-Richtung nach VDI 2057:1987 in Messwerte, die nach der neuen Frequenzbewertung (VDI 2057-1:2002) zu erwarten wären

Fahrzeug/fahrbare Arbeitsmaschine	Faktor alte zu neue Frequenzbewertung z-Richtung
Baustellen-LKW	0,95
Land- u. forstwirtschaftliche Schlepper	0,90
Bagger	1,15
Grader	0,95
Scraper	0,95
Muldenkipper	0,95
Radlader	0,95
Kettenlader	1,20
Raddozer	0,95
Planierraupe	1,20
Gabelstapler auf unebenem Gelände	1,0

Die Faktoren sind (aufgerundete) Mittelwerte auf der Basis von VDI 2057-1:2002,

Berufsgenossenschaftliches Institut für Arbeitsschutz – BIA (im HVBG)

Fachbereich: Arbeitsgestaltung, Physikalische Einwirkungen

Referat: Vibration Dr. E. Christ

Als medizinische Voraussetzungen für die Anzeige eines Verdachtes auf das Vorliegen der Berufskrankheit 2110 sind chronische oder chronisch-rezidivierende Beschwerden und Funktionseinschränkungen zu fordern.

Die Unterlassung der gefährdenden Tätigkeiten ist nicht Voraussetzung für eine Anzeige als Berufskrankheit.

Anmerkungen:

Der bisher in der Bundesrepublik Deutschland verwendete Begriff der Beurteilungsschwingstärke Kr wird in Anpassung an internationale Definitionen durch $a_{w(8)}$ (in m/s^2) ersetzt. Für horizontale und vertikale Schwingungsrichtungen gilt:

$a_{w(8)} \cdot 20(m/st)^a K_r$

Für die vertikale z-Achse wurde die Frequenzbewertung geändert, so dass je nach Frequenzbereich bis zu 20 %, höhere, gleich hohe oder bis 20 % niedrigere Beträge eintreten werden (VDI 2057-Blatt 1, 2002).

Falls sich erweisen sollte, dass die Einwirkung in horizontaler Richtung die stärkste Schwingungsrichtung ist, so ist diese mit zu berücksichtigen (vergleiche EU-Richtlinie 2002/44/EG).

V. Literatur

Andersson GBJ (1991). The epidemiology of spinal disorders. In: Frymover, J.W. et al. (eds): The Adult Spine, Principles and Practice, New York, Raven Press, p. 107–146 (1991)

Bovenzi M, Hulshof CTJ (1998). An updated review of epidemiologic studies on the relationship between exposure to whole-body vibrations and low back pain. J. Sound and Vibration, 215, 4, 595–611

Christ E (1988). Schwingungsbelastung an Arbeitsplätzen – Kennwerte der Hand-, Arm- und Ganzkörper-Schwingungsbelastung. BIA-Report 2/88, Berufsgenossenschaftliches Institut für Arbeitssicherheit, Sankt Augustin

Dupuis H (1993). Erkrankungen durch Ganzkörper-Schwingungen. In: Konietzko, J. und Dupuis, H. (Hrsg.): Handbuch der Arbeitsmedizin, ecomed IV-3.5, 1–24

Dupuis H, Hartung E (1991). Belastung und Beanspruchung durch stoßhaltige Schwingungen. Verbundprojekt Ganzkörperschwingungen II. Schriftenreihe des Hauptverbandes der gewerblichen Berufsgenossenschaften e.V., Bonn 1–158 (1991)

Griffin M.J (1990). Handbook of human vibration. Academic Press, San Diego

Hartung E et al. (1995). Belastung und Beanspruchung durch stoßhaltige Ganzkörper-Schwingungen. Verbundprojekt Ganzkörperschwingungen III (Schlussbericht). Schriftenreihe BAfAM Forschung – Fb 01 HK 030/040/049/061/989, Berlin

Heuchert G (1988). Krankheiten durch fortgesetzte mechanische Überbelastung des Bewegungsapparates. In: Konetzke, G. et al. (Hrsg.): Berufskrankheiten – gesetzliche Grundlagen zur Meldung, Begutachtung und Entschädigung. Volk und Gesundheit, Berlin 104–113

Junghanns H (1979). Die Wirbelsäule in der Arbeitsmedizin. Teil II: Einflüsse der Berufsarbeit auf die Wirbelsäule. Die Wirbelsäule in Forschung und Praxis, Bd. 79, Hippokrates, Stuttgart

Krämer J (1997). Bandscheibenbedingte Erkrankungen: Ursachen, Diagnose, Behandlung, Vorbeugung und Begutachtung. Thieme, Stuttgart (1997)

Müsch FH (1987) Lumbale Bandscheibendegeneration bei Erdbaumaschinenfahrern mit langjähriger Ganzkörper-Vibrationsexposition. Med. Diss., Mainz

Müsch FH (1992). Lumbalsyndrom durch Ganzkörper-Vibrationsbelastung. In: Kreutz R. und Piekarski C. (Hrsg.): 32. Jahrestagung der Deutschen Gesellschaft für Arbeitsmedizin. Genter, Stuttgart 730–734

Richtlinie 2002/44/EG des Europäischen Parlaments und des Rates vom 25. Juni 2002 über Mindestvorschriften zum Schutz von Sicherheit und Gesundheit der Arbeitnehmer vor der Gefährdung durch physikalische Einwirkungen (Vibrationen). Amtsblatt der Europäischen Gemeinschaft L 177, 13–22 (2002)

Schäfer K, Hartung E (1999). Mainz-Dortmunder Dosismodell (MDD) zur Beurteilung der Belastung der Lendenwirbelsäule durch Heben und Tragen schwerer Lasten oder durch Tätigkeiten in extremer Rumpfbeugehaltung bei Verdacht auf Berufskrankheit Nr. 2108. Teil 3: Vorschlag zur Beurteilung der arbeitsmedizinischen Voraussetzungen im Berufskrankheiten-Feststellungsverfahren bei kombinierter Belastung mit Ganzkörper-Schwingungen. Arbeitsmed. Sozialmed. Umweltmed. 34, 143–146 (1999)

Schwarze S et al. (1998). Auswirkungen von Ganzkörper-Schwingungen auf die Lendenwirbelsäule. Arbeitsmed. Sozialmed. Umweltmed. 33, 10, 429–442

Schwarze S et al. (1999). Epidemiologische Studie „Ganzkörpervibration" Verbundforschungsvorhaben im Auftrag des Hauptverbandes der gewerblichen Berufsgenossenschaften. Abschlussbericht. Schriftenreihe des Hauptverbandes der gewerblichen Berufsgenossenschaften, ISBN 3-88383-493-9. Sankt Augustin 1-288

Seidel H, Heide R (1986). Longterm effects of whole-body vibration: A critical survey of the literature. Int. Arch. Occup. Environ. Health, 58, 1–29

Seidel H. Begründung und Erläuterung zur BK-Nummer 2110. In: Erkrankungen der Wirbelsäule bei körperlicher Schwerarbeit und Ganzkörperschwingungen. Erläuterungen zu den neuen BK-Nummern 2108, 2109, 2110 und zur EG-Richtlinie 90/269/EWG (Heben und Tragen von Lasten). Sonderschrift 3. Schriftenreihe der Bundesanstalt für Arbeitsmedizin, 45–61

Seidel H et al. (1995). Belastung der Lendenwirbelsäule durch stoßhaltige Ganzkörperschwingungen. Experimentelle interdisziplinäre Untersuchung – Anthropometrie, Biodynamik, biomechanisches Modell, Psychophysik und Elektromyographie. Fb 01 HK 061, Schriftenreihe der Bundesanstalt für Arbeitsmedizin

Seidel H et al. (2000). Ermittlung vibrationsbedingter Belastungsverläufe in der Lendenwirbelsäule mit Hilfe dynamischer Vielkörpermodellierung. Fb 889, Schriftenreihe der Bundesanstalt für Arbeitsschutz und Arbeitsmedizin

Seidel H et al. (2004). Entsprechen die Frequenzbewertungen für das Beanspruchungskriterium Gesundheit nach ISO 2631-1 und VDI 2057 Blatt 1 der Wirkung? Tagungsband der VDI-Tagung Humanschwingungen 17.-18.3.2004 Darmstadt

VDI 2057, Blatt 1: Einwirkung mechanischer Schwingungen auf den Menschen; Grundlagen, Gliederung, Begriffe. – Düsseldorf: VDI-Verl., 6

VDI 2057, Blatt 2: Einwirkung mechanischer Schwingungen auf den Menschen. Bewertung. – Düsseldorf: VDI-Verl., 8, 1987

VDI 2057, Blatt 3: Einwirkung mechanischer Schwingungen auf den Menschen. Beurteilung. – Düsseldorf: VDI-Verl., 7, 1987

VDI-Richtlinie 2057: Einwirkung mechanischer Schwingungen auf den Menschen. Blatt 1/Part 1: Ganzkörper-Schwingungen, Beuth, Berlin (2002)

White AA, Panjabi MM (1990). Clinical Biomechanics of the spine. 2nd ed., J.B. Lippincott Company, Philadelphia

Wilke HJ et al. (2001). Intradiscal pressure together with anthropometric data – a data set for the validation of models. Clin. Biomech. 16 Suppl. 1, 111–126

* Bundesministerium für Arbeit und Soziales, Bonn, den 30. März 2022 (IVa 4-45000-3/68)
Hinweise zu den Berufskrankheiten Nr. 1315, 2101, 2104, 2108 bis 2110, 4301, 4302, 5101

Wegfall des Unterlassungszwangs

Durch Artikel 24 Nummer 3a des Gesetzes vom 12. Juni 2020 (BGBl. I S. 1248 ff.) ist mit Wirkung ab dem 1. Januar 2021 bei den Berufskrankheiten Nummer 1315, 2101, 2104, 2108 bis 2110, 4301, 4302, 5101 die Aufgabe der schädigenden Tätigkeit als Voraussetzung für die Anerkennung als Berufskrankheit (sog. „Unterlassungszwang") gestrichen worden.

Soweit die Merkblätter zu diesen Berufskrankheiten Ausführungen zur Aufgabe der schädigenden Tätigkeit enthalten, sind diese ab dem 1. Januar 2021 gegenstandslos.

Berufskrankheiten Nr. 2108 bis 2110

Durch Artikel 24 Nummer 3c bis e des Gesetzes vom 12. Juni 2020 (BGBl. I S. 1248 ff.) sind mit Wirkung ab dem 1. Januar 2021 die Legaldefinitionen der Berufskrankheiten Nummer 2108 bis 2110 (Bandscheibenbedingte Erkrankungen der Lenden- beziehungsweise der Halswirbelsäule) jeweils um das Tatbestandsmerkmal „die zu chronischen oder chronisch-rezidivierenden Beschwerden und Funktionseinschränkungen der Lendenwirbelsäule (BK Nr. 2108 und 2110) / der Halswirbelsäule (BK Nr. 2109) geführt haben" ergänzt worden.

Die Ergänzung verdeutlicht, dass insbesondere Rückenbeschwerden in ihrer allgemeinen Form weiterhin keine Berufskrankheit darstellen. Dies entspricht den geltenden medizinischen Anforderungen, die seit jeher in den Merkblättern zu diesen Berufskrankheiten beschrieben werden und bedeutet daher keine Verschärfung der bisherigen Anerkennungsvoraussetzunge •••

14 Die Berufskrankheit Nr. 2112 – Gonarthrose

14.1 Verordnungstext

Gonarthrose durch eine Tätigkeit im Knien oder vergleichbarer Kniebelastung mit einer kumulativen Einwirkungsdauer während des Arbeitslebens von mindestens 13 000 Stunden und einer Mindesteinwirkungsdauer von insgesamt einer Stunde pro Schicht

Der „Ärztliche Sachverständigenbeirat Berufskrankheiten" beim Bundesministerium für Gesundheit und Soziale Sicherung, hat am 01.10.2005 empfohlen, in die Anlage 1 zur Berufskrankheiten-Verordnung die „Gonarthrose" als neue Berufskrankheit aufzunehmen.

14.2 Rückwirkung und Statistik

Die Bundesregierung hat die BK Nr. 2112 mit Artikel 1 Nr. 3 c der 2. Verordnung zur Änderung der Berufskrankheiten-Verordnung vom 11.06.2009 mit Wirkung zum 01.07.2009 in die Anlage 1 der Berufskrankheiten-Verordnung eingefügt. Nach § 6 Satz 1 Berufskrankheiten-Verordnung ist die BK Nr. 2112 in der Anlage 1 der Berufskrankheiten-Verordnung auf Antrag als Berufskrankheit anzuerkennen, wenn der Versicherungsfall nach dem 30.09.2002 eingetreten ist.

Die zahlenmäßige Entwicklung der BK Nr. 2112 zeigt *Tab. 14.1.*

Tab. 14.1: Statistische Daten zur BK Nr. 2112 (DGUV-Statistiken für die Praxis 2021)

Jahr	2009	2010	2011	2012	2013	2014	2015	2017	2021
Verdachtsmeldungen	1110	1866	1301	1250	1450	1292	1400	1346	1832
anerkannte Fälle	8	78	78	96	130	163	200	235	264
neue Renten	4	52	52	69	81	95	126	151	173

14.3 Epidemiologie

Eine Übersicht über die epidemiologischen Studien findet sich im Merkblatt zur Berufskrankheit Nr. 2112 *(→ Abschn. 14.15*) und in der Begutachtungsempfehlung für die Berufskrankheit Nr. 2112 (Gonarthrose), Stand 03.06.2014, herausgegeben von der Deutschen Gesetzlichen Unfallversicherung, sowie u.a. bei Seidler (2012).

In der Studie von Sandmark et al. (2000) konnte eine Dosis-Wirkung-Beziehung nachgewiesen werden. Die in die Legaldefinition aufgenommene Einwirkungsdauer von mindestens 13 000 Stunden resultiert aus dieser Studie. Bei Männern mit hoher beruflicher Exposition durch Arbeiten im Knien und einer kumulativen Einwirkungsdauer im Mittel von 13 300 Stunden, abgerundet auf 13 000 Stunden, wurde ein um den Faktor 2,1 signifikant erhöhtes Gonarthroserisiko festgestellt.

Die ebenfalls aufgenommene Einwirkungsdauer von mindestens einer Stunde pro Schicht resultiert aus epidemiologischen Studien von Coggon et al. (2000), die nach einer beruflichen Belastung durch Knien oder Hocken für mehr als eine Stunde pro Tag ein signifikant um den Faktor 2,2 erhöhtes Gonarthroserisiko aufwiesen.

Klussmann et al. (2010a) sowie Seidler et al. (2008) konnten in eigenen Fallkontrollstudien sowohl die Mindesteinwirkungsdauer von einer Stunde und ein Verdopplungsrisiko bei etwa 13 000 Stunden bestätigen.

Die epidemiologischen Studien belegen eine Verursachungswahrscheinlichkeit um das Doppelte bei einer Exposition von 13 000 Stunden knienden oder vergleichbaren Tätigkeiten mit einer täglichen Einwirkung von mindestens einer Stunde.

Die verfügbaren epidemiologischen Daten müssen insbesondere aufgrund von methodischen Schwächen zurückhaltend bewertet werden. In den meisten Studien wurde die berufliche Belastung lediglich durch eine Befragung der Probanden ermittelt. Es fehlen verlässliche quantitative Daten zu den verschiedenen potenziell knieschädigenden Tätigkeiten.

Bei Fallkontrollstudien gilt, dass erst die Inanspruchnahme ärztlicher Behandlung zur Aufnahme in die Untersuchungsgruppe führt. Ein erheblicher Teil der Personen mit Gonarthrose war jedoch asymptomatisch, so dass anhand von Fallkontrollstudien nicht eindeutig zu unterscheiden ist, ob die berufliche Belastung tatsächlich eine Gonarthrose verursacht oder lediglich zu einer Beschwerdeauslösung bei berufsunabhängiger Gonarthrose geführt hat.

Merke

Ähnlich wie zur BK Nr. 2102 fehlen belastbare Fallkontrollstudien zur beruflich bedingten Gonarthrose. Ausgegangen wird von einem Verdopplungsrisiko bei versicherter beruflicher Belastung.

14.4 Biomechanik und Pathophysiologie

Zum Zeitpunkt der Veröffentlichung der Wissenschaftlichen Begründung der Berufskrankheit Nr. 2112 am 01.10.2005 wurde eine erhöhte Druckkraft während einer beruflichen Tätigkeit im Knien oder einer vergleichbaren Kniebelastung auf den Gelenkknorpel im Patello-Femoralgelenk (Kniescheiben-Oberschenkelgelenk) und Tibio-Femoralgelenk (Kniehauptgelenk) angenommen. Biomechanische Untersuchungen über die Höhe der Druckkräfte auf die Gelenkflächen bei Arbeiten im Knien, im Hocken, im Fersensitz oder beim Kriechen lagen jedoch nicht vor.

Die DGUV hatte im März 2007 eine Konsensarbeitsgruppe eingerichtet, die im Herbst 2013 ihre Ergebnisse vorgestellt hat. Diese sind in die Begutachtungsempfehlungen für die Berufskrankheit Nr. 2112, Stand 03.06.2014, eingeflossen.

Die Konsensarbeitsgruppe hat bewusst die unzureichenden und widersprüchlichen epidemiologischen Daten nicht in ihre Diskussion einbezogen.

Da laut Wissenschaftlicher Begründung eine erhöhte Druckkraft während der beruflichen Tätigkeit auf den Gelenkknorpel im Patello-Femoralgelenk und Tibio-Femoralgelenk angenommen wurde, diskutierte man zunächst eine Erhöhung der Druckbelastung bei Beugung im Kniegelenk sowohl im Kniescheiben-Oberschenkelgelenk als auch in den hinteren Abschnitten des Kniehauptgelenks. Arbeitshypothese im Jahr 2007 war, dass der Knorpelaufbrauch im Kniescheiben-Oberschenkelgelenk und in den hinteren Abschnitten des Kniehauptgelenks beginnt. Ein selektiver Aufbrauch der Meniskushinterhörner sei ein mögliches Initialstadium der Gonarthrose (Grosser 2007, Hartmann et al. 2007, Kentner 2008).

Zwischenzeitlich wurden von Glitsch et al. (2012) weiterführende biomechanische Untersuchungen durchgeführt.

Das Ergebnis war, dass die Kräfte im Kniehauptgelenk nicht und im Kniescheiben-Oberschenkelgelenk nur mäßig höher ausfielen als beim Gehen und Stehen. Die Kräfte im Kniehauptgelenk waren beim Stehen und Gehen 3- bis 5-fach höher als beim Hocken und Knien. Beim Hinknien und Aufstehen wurden deutlich höhere Druckkräfte ermittelt (→ *Tab. 14.2*). Das Hinknien und Aufstehen ist jedoch nicht Gegenstand der Legaldefinition der BK Nr. 2112.

Tab. 14.2: Zusammenfassung der Messungen von Glitsch et al. (2012)

Kniegelenkskräfte in % des Körpergewichts (KG)		
	tibio-femoral	**patello-femoral**
Stehen und Gehen	170–250 %	50 %
Hocken und Knien	50 %	80–100 %
Hinknien und Aufstehen	250–300 %	400 %

Ergebnis der biomechanischen Studie war auch, dass es in der Hocke und im Fersensitz nicht zu einer erhöhten Druckbelastung im hinteren Anteil des Kniehauptgelenks kommt, da die Kräfte weitgehend über die Weichteile an der Rückseite des Oberschenkels und der Wade aufgenommen werden.

Horng et al. (2011) untersuchten die Knorpelverformungen im Kniegelenk nach Knien, Hocken und Fersensitz in vivo durch Kernspintomographieaufnahmen. Es kam zu signifikanten Volumen- und Dickenänderungen zwischen 1 und 4,9 %. Die gleichen Veränderungen konnten auch nach alltäglichen und leichten sportlichen Tätigkeiten nachgewiesen werden. Vor und 90 Minuten nach der jeweiligen Belastung konnten keinerlei Änderungen in der Knorpeldicke bzw. dem Knorpelvolumen (mehr) nachgewiesen werden.

Diese volumetrischen Messungen korrespondieren gut mit den Untersuchungen von Glitsch et al. (2012). Im Kniehauptgelenk konnten keine signifikanten Verformungen nachgewiesen werden. Diese fanden sich lediglich etwas ausgeprägter im Patello-Femoralgelenk. Hier waren sie peripher an der Innen- und Außenseite fußwärts lokalisiert.

Durch die Studien von Glitsch et al. (2012) und Horng et al. (2011) wird die in der Wissenschaftlichen Begründung vermutete Pathophysiologie, dass eine erhöhte Druckkraft auf den Gelenkknorpel im Patello-Fermoralgelenk und Tibio-Femoralgelenk zur Arthrose führt, nicht bestätigt.

Durch die Arbeit von Glitsch et al. (2012) wurde weiterhin nicht bestätigt, dass im hinteren Kniegelenksabschnitt erhöhte Druckkräfte in der Hocke oder im Fersensitz auftreten.

Falls man die in der Wissenschaftlichen Begründung vermutete Pathophysiologie weiterhin zugrunde legen würde, ergebe sich, dass bei einem belastungskonformen Schadensbild der Knorpelaufbrauch im Patello-Femoralgelenk beginnen müsste.

Die meisten epidemiologischen Studien zur Gonarthrose haben sich mit der Frage des Verteilungsmusters der Knorpelschäden nicht befasst. In den wenigen vorliegenden Studien konnte keine signifikante Erhöhung von Knorpelschäden im Kollektiv der Exponierten im Vergleich zu Nicht-Exponierten nachgewiesen werden.

Bei Auswertung von Röntgenaufnahmen sahen Kasch (1985) sowie Kasch et al. (1986) ein gleich häufiges Betroffensein der Arthrose im Kniescheiben-Oberschenkelgelenk und im Kniehauptgelenk. Cooper et al. (1994) sowie Rytter et al. (2009) fanden bei Exponierten eine Häufung von Arthrosen im Kniehauptgelenk – medial betont. Im Patello-Femoralgelenk konnte keine relevante Häufung nachgewiesen werden.

Spahn et al. (2010) und Klussmann et al. (2010a) fanden in ihren arthroskopiegestützten Studien keine Unterschiede im Verteilungsmuster der Knorpelschäden bei Exponierten und Nicht-Exponierten. Auch Neubauer et al. (2009a) fanden in einer Kernspintomographiestudie keine Unterschiede im Verteilungsmuster zwischen Exponierten und Nicht-Exponierten. In beiden Gruppen fanden sie eine signifikante Betonung von Knorpelschäden im medialen Patello-Femoralgelenk gegenüber dem lateralen Anteil.

Daraus ergibt sich, dass beim aktuellen wissenschaftlichen Erkenntnisstand ein belastungskonformes Schadensbild bezüglich des Verteilungsmuster der Knorpelschäden im Kniegelenk medizinisch-wissenschaftlich nicht benannt werden kann, d.h. der Verteilungsgrad der Knorpelschäden bei den Belasteten entspricht exakt dem Verteilungsgrad bei der idiopathischen Gonarthrose. Diese tritt medial und retropatellar auf.

Merke
Bei der BK Nr. 2112 gibt es kein belastungskonformes Schadensbild. Sowohl bei der berufsbedingten als auch bei der idiopathischen Gonarthrose ist der Verteilungsgrad der Knorpelschäden im Kniegelenk identisch.

14.5 Belastungsprofile

Die Konsensarbeitsgruppe war der Auffassung, dass bei kniebelastenden Berufen im Sinne der BK Nr. 2112 *beide* Kniegelenke in vergleichbarem Ausmaß belastet sind. Unabhängig von den Unklarheiten zur Pathophysiologie sei demnach zu erwarten, dass beide Kniegelenke betroffen sind. Laut Grosser (2012) spräche eine einseitige Gonarthrose bzw. ein Seitenunterschied der Gonarthrose von mehr als 1 Grad nach Kellgren gegen eine berufliche Verursachung, es sei denn, es könne plausibel dargelegt werden, dass vor allem das betroffene Kniegelenk beruflich belastet war.

Unabhängig von der ungeklärten Pathophysiologie werden entsprechend der Wissenschaftlichen Begründung folgende fünf Belastungsprofile als gefährdend angesehen (→ *Abb. 14.1*):

Beim *Hocken* berührt kein Knie den Untergrund. Das Hocken erfolgt immer beidbeinig, kann aber symmetrisch oder asymmetrisch ausgeführt werden. Beim *symmetrischen* Hocken (→ *Abb. 5.10 und Abb. 5.11 in Kap. 5*) sind beide Beine mehr oder weniger

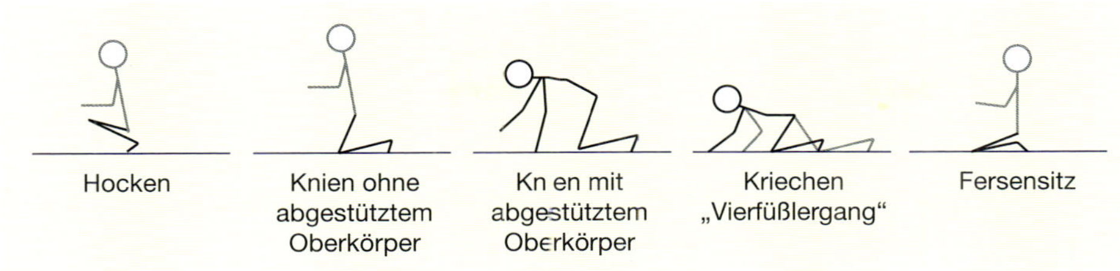

Abb. 14.1: Belastungsprofile laut Wissenschaftlicher Begründung.

parallel, die Füße stehen eng nebeneinander, die Hüften sind stark gebeugt, die Knie sind gleich stark gebeugt, die Oberschenkelrückseiten liegen den Waden auf. Es kommt zum Weichteilkontakt. Die Kniebeuge erreicht wie beim Fersensitz (→ *Abb. 5.9 in Kap. 5*) Maximalwerte. Wenn nur der Vorfuß auf dem Boden steht, zeigen die Kniegelenke nach vorne, wenn die Fußsohlen mehr oder weniger vollen Bodenkontakt haben, zeigen die Kniegelenke nach kopfwärts.

Beim *asymmetrischen* Hocken stehen die Füße weit auseinander, der Oberkörper ist besser abgestützt. Die Beugung in den Kniegelenken ist deutlich unterschiedlich: Die Beugung in einem Kniegelenk ist maximal, die Beugung im anderen Kniegelenk beträgt um 110°.

Die Hockstellung wird häufig nur vorübergehend eingenommen, z.B. beim Aufheben von Gegenständen. Bei ungünstigen räumlichen Gegebenheiten, wie Arbeiten auf stark unebenem Untergrund oder auf Treppenstufen, bei denen kein Knien möglich ist, wird eher in der Hocke gearbeitet. Pflasterer arbeiten fast ausschließlich im Hocken (→ *Abb. 5.5 in Kap. 5*).

Beim *Knien ohne Oberkörperabstützung* wird ein- oder beidseitig gekniet. Die Beugung im Kniegelenk liegt in der Regel über 90°.

Im Knien ohne Abstützung wird in der Regel dann gearbeitet, wenn die Arbeitshöhe über längere Zeit unter Hüftniveau liegt, so dass Arbeiten in Rumpfbeuge oder im Hocken als zu anstrengend angesehen werden, sich das Arbeitsfeld aber vor dem Körper, z.B. an einer Wand oder am Boden, befindet. Bei beengten räumlichen Gegebenheiten wird eher einbeinig gekniet, wobei – wegen der Armfreiheit – Rechtshänder bevorzugt auf dem rechten Knie (→ *Abb. 14.11*) und Linkshänder bevorzugt auf dem linken Knie knien. Das zweite Knie verbleibt hierbei meist in einer Beugung von über 110°, so dass es ebenfalls belastet ist.

Knien mit Abstützung des Oberkörpers kommt bei Arbeiten an Bodenbereichen vor, die nur schwer zugänglich sind. Der Oberkörper muss mit den Händen abgestützt werden, um ein Umkippen zu verhindern. Die Abstützung erfolgt meist mit einer Hand. Hierbei können Winkelwerte von ca. 90° beobachtet werden, wobei auch höhere Kniebeugewinkel möglich sind. Das Knien mit abgestütztem Oberkörper erfolgt üblicherweise beidbeinig. Nur an schwer zugänglichen Stellen kann auch ein einbeiniges Knien beobachtet werden.

Eine besondere Form des Kniens stellt der *Fersensitz* dar. In dieser Haltung wird der maximal mögliche Kniebeugewinkel erreicht, so dass die Oberschenkelrückseiten den Waden aufliegen. Der Fersensitz wird relativ häufig beobachtet, vor allem bei Arbeiten an Wänden, bei Fliesenlegern oder Installateuren. Oftmals wird der Fersensitz auch als Ruheposition nach längeren Phasen von vornübergebeugtem Arbeiten am Boden eingenommen, um den Rücken zu entlasten.

Kriechende Tätigkeit bzw. der sogenannte *Vierfüßlergang* kommen selten vor. Er wird z.B. bei Bodenlegern beobachtet (Ditchen et al. 2010, → *Abb. 5.12 in Kap. 5*).

Gegenstand der BK Nr. 2112 sind demnach *statische* Belastungen. Dynamische Belastungen, insbesondere mit brüsken Bewegungsbeanspruchungen, häufigen Knick-, Dreh- oder Scherbewegungen, Stauchungen mit Achsenstress, insbesondere auf grob unebener Unterlage sind von der BK Nr. 2112 nicht erfasst. Derartige Belastungen können allenfalls über die BK Nr. 2102 geprüft werden.

Vergleicht man die beruflichen Anspruchsvoraussetzungen der BK Nr. 2102 und Nr. 2112 (→ *Tab. 14.3*), kann man festhalten, dass bei den statischen Belastungen lediglich Hocken und Fersensitz bei beiden Kollektiven als gefährdend gelten. Kniende Tätigkeiten und Kriechen wird lediglich bei der BK Nr. 2112 als gefährdend angesehen, die raue Bewegungsbeanspruchung lediglich bei der BK Nr. 2102.

Hinsichtlich der Dauer pro Schicht werden bei der BK Nr. 2112 mindestens eine Stunde kniebelastende Tätigkeiten gefordert, bei der BK Nr. 2102 zurzeit noch 1,5 bis 2 Stunden, voraussichtlich demnächst auch nur noch eine Stunde.

Bei der BK Nr. 2112 müssen 13 000 Stunden kniende Tätigkeiten erfüllt sein, bei der BK Nr. 2102 muss eine mehrjährige Belastung vorausgegangen sein.

Tab. 14.3: Vergleich zwischen BK Nr. 2102 und Nr. 2112

	BK Nr. 2102	**BK Nr. 2112**
Hocken	+	+
Fersensitz	+	+
Knien	-	+
Kriechen	-	+
raue Bewegungsbeanspruchung	+	-
Dauer pro Schicht	zurzeit 1,5–2 h	mindestens 1 h
Gesamteinwirkung	mehrjährig	mindestens 13 000 h

In der Wissenschaftlichen Begründung werden 17 Risikoberufe genannt, bei denen Tätigkeiten mit statischen Belastungen der Kniegelenke verstärkt auftreten können:

- Fliesenleger
- Bodenleger
- Teppichleger
- Parkettleger
- Natur- und Kunststeinleger
- Estrichleger
- Pflasterer
- Dachdecker
- Installateure
- Maler
- Betonbauer
- Bergleute im untertägigen Bergbau bei Tätigkeiten, die Arbeiten im Knien, Hocken, im Kriechen oder im Fersensitz erzwingen
- Schweißer

- Schiffbauer
- Werkschlosser
- Gärtner
- Rangierer

Merke
Die DGUV hat im März 2007 eine Konsensarbeitsgruppe eingerichtet, die Begutachtungsempfehlungen erarbeitet hat – Stand 03.06.2014. Danach ist berufsspezifisch für die BK Nr. 2112, dass das Schadensbild beidseitig auftritt.

Die BK Nr. 2112 versichert – im Gegensatz zur BK 2102 – das Knien und Kriechen, während die BK Nr. 2102 – im Gegensatz zur BK Nr. 2112 – die raue Bewegungsbeanspruchung versichert.

Als kumulative Einwirkungsdauer (*Exposition*) während des Arbeitslebens sind mindestens 13 000 Stunden und eine Mindesteinwirkungsdauer von insgesamt einer Stunde pro Schicht erforderlich. Beide Grenzwerte sind voneinander unabhängig. Schichtdosen unter einer Stunde bleiben für die Berechnung der Gesamtdosis außer Betracht. Eine Gesamtdosis von 13 000 Stunden wird bei 220 Schichten/Jahr und einer Tagesdosis von 2 Stunden nach ca. 30 Jahren, bei einer Tagesdosis von 3 Stunden nach ca. 20 Jahren und bei einer Tagesdosis von 4 Stunden nach ca. 15 Jahren erreicht.

Für die Ermittlung der arbeitstechnischen Voraussetzungen der BK Nr. 2112 durch die Präventionsabteilung ist wichtig, dass die Belastungen durch kniende und kriechende Tätigkeiten sowie durch Tätigkeiten im Hocken und im Fersensitz gesondert ermittelt werden, und ob die verschiedenen Positionen über längere Zeiträume ohne wesentliche Unterbrechungen oder jeweils nur kurzzeitig mit Erholungszeiten eingenommen wurden. Besonderheiten der beruflichen Tätigkeit sollten fotografisch festgehalten werden (Begutachtungsempfehlung für die BK Nr. 2112 – Stand 03.06.2014 –, herausgegeben von der DGUV).

Die Erfahrung mit der Ermittlung der Belastungsdosis hat gezeigt, dass es unmöglich ist, über viele Jahre zuverlässige Daten zu den gefährdenden Belastungen zu ermitteln. Die Ermittlungen der Präventionsabteilungen beruhen fast ausnahmslos auf den Angaben der Versicherten und stellen somit nur Schätzungen dar, die eher selten der Realität entsprechen dürften. Hierzu gezielt durchgeführte Untersuchungen haben ergeben, dass selbst dann, wenn die konkreten Kniebelastungen mit dem CUELA-System (Computerunterstützte Erfassung und Langzeitanalyse von Belastungen des Muskel-Skelett-Systems) gemessen wurden, die Probanden unmittelbar danach erheblich höhere Einschätzungen vortrugen, die teils dem Mehrfachen der tatsächlich gemessenen Belastungen entsprachen (Hartmann 2012).

14.6 Krankheitsbild

Nach der Wissenschaftlichen Begründung vom 01.10.2005 ist die Arthrose des Kniegelenks (Gonarthrose) gekennzeichnet durch:

- Knorpelabbau
- Subchondralen Knochenumbau mit Sklerose
- Subchondrale Knochenzysten
- Osteophytenbildung im Bereich der beteiligten Knochen
- Bewegungseinschränkung bei der Beugung und Streckung im Kniegelenk
- Schmerzen im Kniegelenk

Während viele Fragen zur Ätiologie der Arthrose noch offen sind – diskutiert werden vielschichtige und noch nicht in allen Einzelheiten verstandene Kombinationen von metabolischen, biochemischen und biomechanischen Faktoren –, gibt es bezüglich der formalen Pathogenese, der Weiterentwicklung nach einer irreversiblen Initialschädigung der hyalinen Knorpelmatrix, recht genaue Vorstellungen.

Die Frühphase der Knorpeldestruktion ist durch irreversible Netzwerkschädigung, Proteoglykanverlust und Chondrozyten-Nekrose charakterisiert (Hackenbroch 2002). Die Knorpeloberfläche verliert ihre Glätte, ihren Glanz, sie erscheint rau und stumpf. Die Elastizität des Knorpels lässt nach, es bilden sich oberflächliche Auffaserungen, Fissuren (Spalten) und fortschreitende Defekte.

Die synoviale Auskleidung des Gelenks wird mit Matrixmolekülen, Zelltrümmern, zytokinen und proteolytischen Enzymen konfrontiert. Sie reagiert mit typischen Entzündungsreaktionen, einer Begleitsynovitis und mit einem mehr oder weniger starken Gelenkerguss. Dies wiederum beschleunigt den Untergang der Knorpelmatrix. Als Folge der Knorpeldestruktion entwickeln sich Veränderungen am gelenkbildenden Knochen. Es kommt zunächst zur subchondralen Sklerosierung (Knochenverdichtung), einer Massenzunahme und Verstärkung der Spongiosa unter dem Gelenkknorpel, des Weiteren zu Osteophytenbildungen am Rand der Gelenkflächen. Diese entstehen als knöcherne Metaplasie neu gebildeten Bindegewebes im Übergangsbereich zwischen Perichondrium, Periost und Synovialmembran. Subchondrale Zysten entstehen gewöhnlich nach Etablierung der Sklerose. Ihre Entstehung ist nicht eindeutig geklärt (Hackenbroch 2002). Die gelenkübergreifende Muskulatur reagiert mit höherer Spannung, sie neigt zu Verkürzung und Atrophie. Die Gelenkkapsel reagiert mit Hyperplasie der synovialen Schicht, Verhärtung des Fibroseanteils und mit Schrumpfung, was letztendlich zu einer Bewegungseinschränkung im Gelenk führt.

Wenn in die Gelenkhöhle geratene Knorpel-Knochen-Partikel nicht abgebaut werden, können sie als freie Gelenkkörper persistieren. Sie können sich durch oberflächliche Proliferationen auch vergrößern.

Die Feststellung (Sicherung) einer berufsbedingten Gonarthrose setzt eine standardisierte klinische und röntgenologische Diagnostik der Kniegelenke voraus.

In der Wissenschaftlichen Begründung (2005) wurden vorausgesetzt:

- Chronische Kniegelenksbeschwerden
- Funktionsstörung bei der orthopädischen Untersuchung in Form einer eingeschränkten Streckung oder Beugung im Kniegelenk
- Die röntgenologische Diagnose einer Gonarthrose entsprechend Grad II bis IV der Klassifikation von Kellgren et al.

Diese Formulierung wurde dann auch im Merkblatt zur Berufskrankheit Nr. 2112 (Bek. des BMAS vom 30.12.2009) übernommen.

Diese Reduzierung auf eine Bewegungseinschränkung hinsichtlich Beugung und Streckung war nach Auffassung der Konsensarbeitsgruppe, welche die Begutachtungsempfehlungen erarbeitet hat, nicht sachgerecht.

Der „Ärztliche Sachverständigenbeirat" trug dem am 24.10.2011 mit einer ergänzenden Wissenschaftlichen Stellungnahme (Addendum) Rechnung (→ *Abschn. 14.16*). Die Ergänzung hinsichtlich der klinischen Voraussetzungen lautet nunmehr:

- Kniegelenkserguss
- Kapselentzündung mit Verdickung oder Verplumpung der Gelenkkontur
- Krepitation bei der Gelenkbewegung
- Hinkendes Gangbild oder
- Atrophie der Oberschenkelmuskulatur

Neben mindestens einer der oben genannten Funktionsstörungen müssen chronische Kniegelenksbeschwerden und der röntgenologische Befund einer Gonarthrose entsprechend Grad II bis IV der Klassifikation von Kellgren et al. (1963) für die Diagnose einer Gonarthrose im Sinne der Berufskrankheit Nr. 2112 vorliegen.

Weder die *Chondropathia patellae* noch die *Chondromalacia patellae* sind Veränderungen im Sinne der BK Nr. 2112.

Merke

Das versicherte Schadens-(Krankheits-)bild, die Gonarthrose, ist gesichert, wenn folgende Voraussetzungen vorliegen:

Klinisch:

Chronische Kniegelenksbeschwerden mit nachfolgenden Symptomen, wobei eines der genannten klinischen Zeichen ausreichend ist:

- Kniegelenkserguss
- Kapselentzündung mit Verdickung oder Verplumpung der Gelenkkontur
- Krepitation bei der Gelenkbewegung
- Hinkendes Gangbild oder
- Atrophie der Oberschenkelmuskulatur

Bildgebend:

- Eine Gonarthrose Grad II bis IV der Klassifikation nach Kellgren

14.7 Einteilung der Arthrosegrade nach Kellgren et al. (1963)

Die Klassifikation nach Kellgren teilt die Arthrose nach dem Ausmaß der Veränderung im *Nativ-Röntgenbild* in vier Stadien ein:

- Grad I: Fragliche Verschmälerung des Kniegelenkspalts und mögliche Osteophytenbildung

- Grad II: Definitive Osteophyten und mögliche Verschmälerung des Gelenkspalts
- Grad III: Multiple Osteophyten und definitive Verschmälerung des Gelenkspalts, Sklerose und mögliche Verformung der Tibia und des Femur
- Grad IV: Ausgeprägte Osteophyten, starke Verschmälerung des Kniegelenkspalts, ausgeprägte Sklerose und definitive Verformung der Tibia und des Femur

Die Problematik der Einteilung nach Kellgren et al. (1963) besteht darin, dass eine Unterscheidung zwischen möglich, fraglich und definitiv nicht klar ist und eine Gelenkspaltverschmälerung nur qualitativ beschrieben wird.

Hinsichtlich der zu fordernden *Gelenkspaltweite* hat die Konsensarbeitsgruppe in den Begutachtungsempfehlungen für die BK Nr. 2112 (2014) formuliert, dass in Anlehnung an Lanyon et al. (1998) eine definitive Gelenkspaltverschmälerung wie folgt definiert wird:

Kniehauptgelenk:
- medial: $\leq$ 4 mm Männer und Frauen
- lateral: $\leq$ 5 mm Männer und Frauen

Patello-Femoralgelenk
- Männer: Alter bis 50 Jahre $\leq$ 6 mm
- Frauen: Alter bis 50 Jahre $\leq$ 5 mm
- Männer und Frauen: Alter über 50 Jahre $\leq$ 5 mm

Da die Einteilung nach Kellgren et al. (1963) die Kombination einer definitiven Gelenkspaltverschmälerung ohne Osteophyten nicht vorsieht, hat die Konsensarbeitsgruppe beschlossen, dass diese Konstellation analog Kellgren Grad III zu werten ist.

Osteophyten sind Knochenneubildungen, die sich als Knochenvorsprünge am Rande der Gelenkflächen bilden in Form von Randzacken, Höckern, flächenhaften Auflagerungen oder Spangen. Osteophyten entstehen meist zeitlich nach einer durch stärkere Druckbelastung des Knochens auftretenden subchondralen Sklerose (Knochenverdichtung/Knochenverhärtung). An den nicht druckbelasteten Gelenkrändern entstehen intrakapsulär spongiöse Knochenneubildungen. Am Kniegelenk spricht man von Rauber´schen Konsolen, die an der Schienbeinumschlagkante meist im Zusammenhang mit einer Meniskusschädigung auftreten.
Ein definitiver Osteophyt zeichnet sich wie folgt aus:

- Größe der Ausziehung mindestens 2 mm ab Gelenkrand (in Abgrenzung von z.B. Sehnenansatzverknöcherungen)

Im Bereich der Kniescheibe sind ausschließlich laterale Osteophyten bedeutsam (→ *Abb. 14.2*). Knöcherne Ausziehungen am Patellapol sind meist Normvarianten.

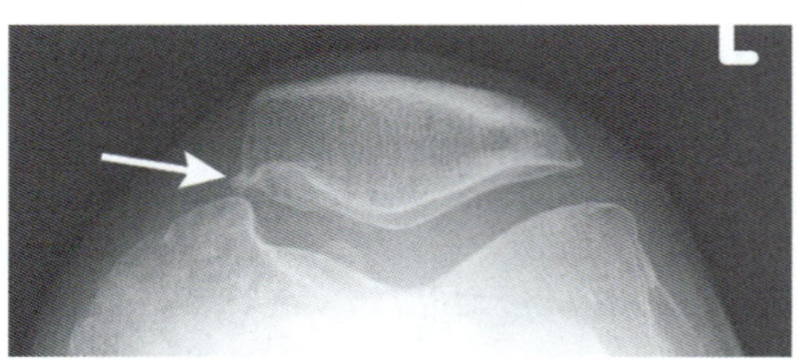

Abb. 14.2: Lateraler Osteophyt der Patella (Kniescheibe)

Die Konsensarbeitsgruppe hat vorgeschlagen, dass kernspintomographisch und/oder arthroskopisch nachgewiesene *Knorpelschäden* auch ohne pathologischen Röntgenbefund als Gonarthrose analog Kellgren ≥ Grad II zu werten seien, wenn folgende Voraussetzungen erfüllt sind:

- Es muss sich um einen schweren Knorpelschaden („deep cartilage lesions“) handeln, der bis zum subchondralen Knochen reicht (Grad III b nach der International Cartilage Repair Society – ICRS) oder um den Grad IV mit offenliegendem subchondralem Knochen.
- Der Knorpelschaden muss innerhalb des betroffenen Kompartiments eine Mindestläsion von 2 cm^2 aufweisen. Außerdem muss ein entsprechender Schaden an der korrespondierenden Gelenkfläche („kissing lesion“) vorliegen.
- Ein unfallbedingter Knorpelschaden ist ausgeschlossen.

Die Beurteilung des Knorpels im *MRT* soll nach den Vorgaben von Vallotton et al. (1995) erfolgen. Diese Klassifikation unterteilt fünf Grade:

- Grad 0: Normal
- Grad 1: Knorpeloberfläche intakt, Signal hypo- oder hyperintens
- Grad 2: Geringe Oberflächenirregularitäten, Defekte < 50 % Knorpeldicke
- Grad 3: Deutliche Oberflächenirregularitäten, Defekte > 50–100 % Knorpeldicke, Knochen intakt
- Grad 4: Knorpeldefekt bis zum Knochen reichend, Knochenreaktion

Die dazugehörigen Bildbefunde (→ *Abb. 14.3* bis *Abb. 14.7*) sehen wie folgt aus:

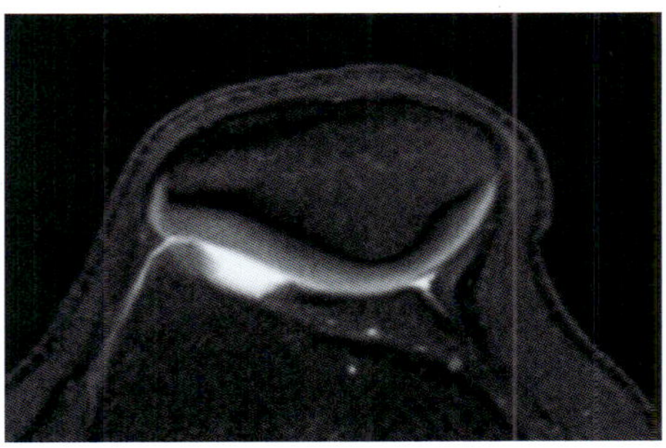

Abb. 14.3: Vallotton Grad 0 = Normal

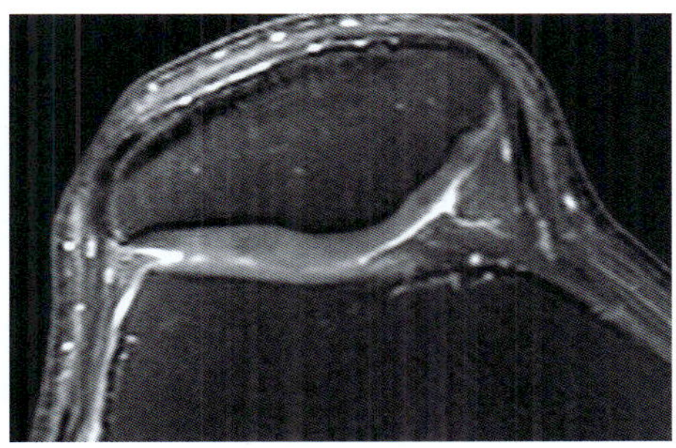

Abb. 14.4: Vallotton Grad 1 = Signalalterationen

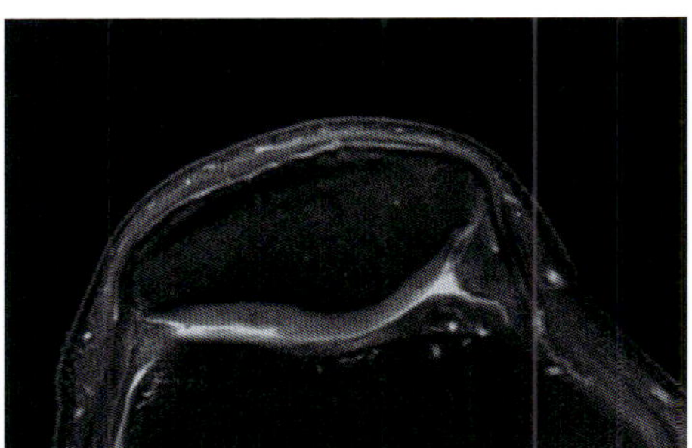

Abb. 14.5: Vallotton Grad 2 = Knorpeldefekte < 50 %

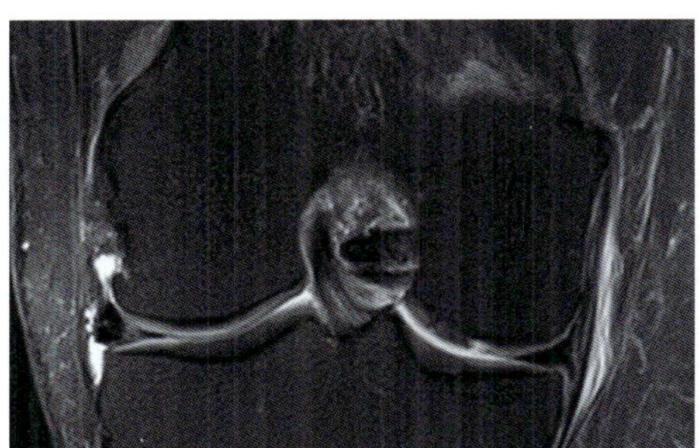

Abb. 14.6: Vallotton Grad 3 = Knorpeldefekte > 50 %

Die *arthroskopische* Klassifikation der Knorpelschäden hat nach ICRS (*International Cartilage Repair Society 2003*) zu erfolgen:

Grad 0: Normal
Grad 1: Fast normal (oberflächliche Läsionen, Erweichung, Fissuren)
Grad 2: Anormal (Knorpeldefekte bis < 50 % der Knorpeltiefe)
Grad 3: Stark anormal (Knorpeldefekte > 50 %)
Grad 4: Kompletter Knorpeldefekt mit offenliegendem subchondralem Knochen

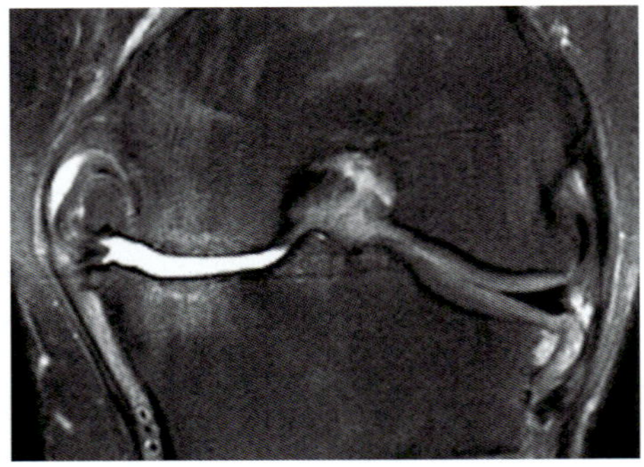

Abb. 14.7: Vallotton Grad 4 = Knorpeldefekte 100 % (Abb. 14.3 bis 14.7 mit freundlicher Genehmigung von Frau Dr. Annie Horng, RZM, Radiologisches Zentrum München – Pasing)

Die entsprechenden Befunde sehen wie in *Abb. 14.8* dargestellt aus.

Ein unfallbedingter Knorpelschaden muss ausgeschlossen sein.

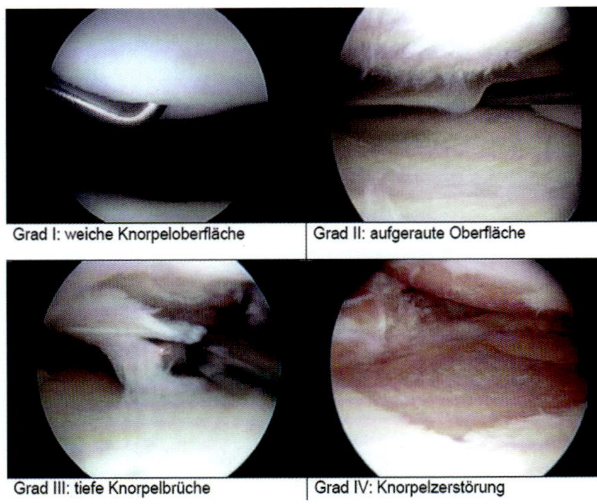

Abb. 14.8: Arthroskopische Graduierung der Knorpelschäden (aus BAVA, ArGon-Studie, Klussmann et al. 2010)

Spahn et al. (2009) wiesen darauf hin, dass sich ca. 60 % der erfahrenen Arthroskopeure bei der Unterscheidung zwischen Grad 2 und Grad 3 der Knorpelschäden unsicher fühlen. Der Grund läge darin, dass die subjektive Entscheidung abhängig sei von der Höhe des Drucks bei der Tasthakenuntersuchung und der Konfiguration der Tasthakenspitze. Auch kernspintomographisch ist die Unterscheidung von Grad 2 und 3 der Knorpelschäden mit Unsicherheiten behaftet. Spahn et al. (2007) konnten zeigen, dass 90 % der Knorpelschäden von Grad 3 und 98 % der Knorpelschäden von Grad 4 mit einer radiologisch nachweisbaren Sklerose assoziiert sind. Das Fehlen einer Sklerose ist daher ein starkes Indiz gegen das Vorliegen eines Knorpelschadens von Grad 3 oder höher. Als Option kann eine Verlaufsbeobachtung mit MRT-Kontrollen empfohlen werden.

Merke

In der Einteilung nach Kellgren sind nicht vorgesehen eine signifikante Gelenkspaltverschmälerung ohne Osteophyten und ausschließlich kernspintomographisch oder arthroskopisch zu sichernde schwere Knorpelschäden ohne Gelenkspaltverschmälerung und ohne Osteophyten. Die von der Konsensarbeitsgruppe klar definierte Gelenkspaltverschmälerung wird Kellgren Grad III zugeordnet, erfüllt also die Voraussetzungen der BK Nr. 2112. Die kernspintomographisch und/oder arthroskopisch nachgewiesenen Knorpelschäden sind als Gonarthrose analog Kellgren ≥ Grad II zu werten, können also auch als BK Nr. 2112 anerkannt werden, wenn folgende Voraussetzungen erfüllt sind:

- Es muss sich um einen schweren Knorpelschaden („deep cartilage lesions") handeln, der bis zum subchondralen Knochen reicht (Grad 3 b nach der International Cartilage Repair Society – ICRS) oder um das Stadium Grad 4 mit offenliegendem subchondralem Knochen.
- Der Knorpelschaden muss innerhalb des betroffenen Kompartiments eine Mindestläsion von 2 cm^2 aufweisen. Außerdem muss ein entsprechender Schaden an der korrespondierenden Gelenkfläche („kissing lesion") vorliegen.

Schwierigkeiten resultieren daraus, dass die Unterscheidung zwischen Knorpelschäden Grad 2 und Grad 3 weitgehend untersucherabhängig ist.

14.8 Begutachtung

14.8.1 Anamnese

Von Seiten des Auftraggebers sind vorzugeben:

- Ein vollständiges Vorerkrankungsverzeichnis
- Die Krankheitsvorgeschichte einschließlich bildgebender Aufnahmen und deren fachradiologischer Befundung
- Informationen zur sportlichen Vergangenheit des Versicherten und zu außerberuflicher Kniebelastung
- Die berufliche Kniegelenksbelastung, insbesondere der Zeitpunkt, zu dem die beruflichen Voraussetzungen erstmals erfüllt waren

Die spezielle Anamnese erfasst insbesondere das aktuelle Beschwerdebild, die funktionelle Beeinträchtigung, die Beschreibung des Krankheitsverlaufs und die Therapiemaßnahmen – inklusive Erfassung orthopädischer Hilfsmittel.

14.8.2 Untersuchung

- Die körperliche Untersuchung beinhaltet die Beobachtung des Gangbildes, ggf. auch auf einer längeren Strecke. Zu prüfen ist das Gangbild mit Schuhen und barfüßig, der Zehenballengang, der Hackengang, der Einbeinstand, das Einnehmen der Hocke etc.
- Statische Abweichungen der Bein- und Fußachsen, der Arterienstatus, der Venenstatus, Hautveränderungen, nervale Störungen, Narben etc. sind zu beschreiben.

- Der Tastbefund soll Schwellungen, Ergussbildungen, Reibegeräusche aufdecken, Druckschmerzhaftigkeiten, Kniescheibenverschiebeschmerzen (Zohlen-Zeichen) etc. sind zu prüfen.
- Die Funktionsprüfung hat nach der Neutral-Null-Methode zu erfolgen.
- Die Prüfung der Bandführung beinhaltet den LACHMAN-Test, die Prüfung des Bandapparates in Streckstellung, in 10° und 30° Beugestellung.
  Die klinischen Meniskuszeichen sind zu überprüfen (Druckschmerz über einem Gelenkspalt, wandernder Schmerz, Überstreckungsschmerz, Beugeschmerz, Verkantungsschmerz im X- oder O-Sinn, Rotationsschmerz).

14.8.3 Bildgebende Diagnostik

Röntgenaufnahmen oder Kernspintomographieaufnahmen aus dem Verlauf sind zwingend beizuziehen. Zur Beurteilung des Ausprägungsgrades der Gonarthrose sind Röntgenaufnahmen in zwei Ebenen im Stand, möglichst nach Rosenberg et al. (1988), anzufertigen (→ *Abb. 14.9*).

Darüber hinaus sind Patellaaxialaufnahmen in 60° Beugung im Kniegelenk erforderlich (→ *Abb. 14.2*).

Bei Verdacht auf Polyarthrose bzw. bei eindeutigen klinischen Hinweisen sollten auch Röntgenaufnahmen der Hüftgelenke angefertigt werden. Röntgenaufnahmen der Wirbelsäule sind nicht erforderlich.

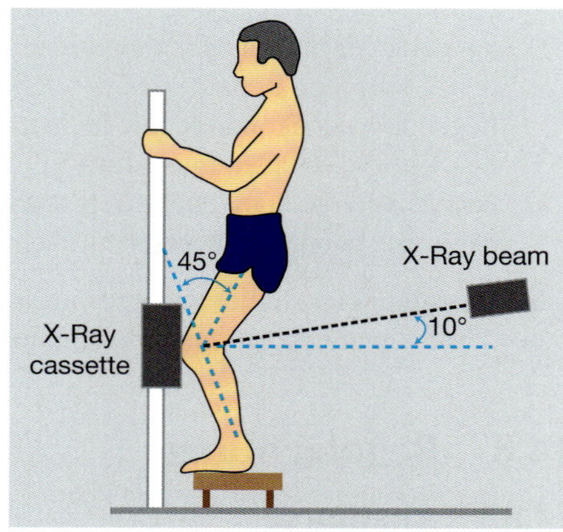

Abb. 14.9: Röntgenaufnahme nach Rosenberg (1988)

Die Auswertung der Röntgenaufnahmen obliegt dem Radiologen bzw. dem zugelassenen Teilradiologen – in der Regel dem Chirurgen, Unfallchirurgen oder Orthopäden.

Bei der Auswertung der Röntgenaufnahmen muss beachtet werden, dass röntgenologisch eine Gonarthrose Grad II nach Kellgren nur dann sicher vorliegt, wenn definitiv Osteophyten nachweisbar sind. Das zweite Kriterium der Klassifikation (mögliche Verschmälerung des Kniegelenkspaltes) ist kein zu objektivierendes Tatbestandsmerkmal.

Eine Gonarthrose Grad III liegt vor, wenn eine definitive Gelenkspaltverschmälerung in Anlehnung an Lanyon (1998) vorliegt.

Die Kernspintomographie ist nur bei speziellen Fragestellungen in Abstimmung mit dem Auftraggeber zu veranlassen.

14.9 Zusammenhangsbeurteilung

Der Gonarthrose mindestens Kellgren Grad II muss eine ausreichende Exposition von 13 000 Stunden vorausgegangen sein.

Die Aufgabe des ärztlichen Gutachters besteht darin, den Grad der Gonarthrose sowie den Zeitpunkt des ersten Nachweises der Gonarthrose – mindestens Grad II – festzustellen. Verlangt ist jeweils der Vollbeweis.

Ggf. müssen Nachermittlungen seitens des Präventionsdienstes erfolgen, ob die 13 000 Stunden zum festgestellten Zeitpunkt des Nachweises der zweitgradigen Gonarthrose erfüllt sind.

Falls der Versicherungsfall vor dem 30.09.2002 eingetreten ist, kann eine Anerkennung nicht erfolgen (§ 6 Abs. 3 BKV, sogenannte Rückwirkungsklausel).

Auch nach Aufgabe der Tätigkeit kann eine Anerkennung einer berufsbedingten Gonarthrose noch erfolgen, falls die Latenz zwischen Ende der Exposition und der erstmaligen Diagnose der Erkrankung nicht länger als fünf Jahre beträgt. Bei Latenzen von mehr als fünf Jahren ist unter Berücksichtigung der Ausprägung der Gonarthrose zu prüfen, ob es wahrscheinlich ist, dass innerhalb von fünf Jahren nach dem Ende der Exposition bereits eine Gonarthrose mindestens Grad II nach Kellgren vorgelegen hat. Je geringer der Ausprägungsgrad der Gonarthrose ist und je länger der Zeitraum zwischen Exposition und Auftreten der Erkrankung ist, umso unwahrscheinlicher ist der Zusammenhang.

14.10 Belastungskonformes Schadensbild

Wie bereits ausgeführt, gibt es zwischen der idiopathischen Gonarthrose und der belastungsinduzierten Gonarthrose keinen Unterschied. So konnte Spahn (2010) bei 1199 Patienten mit Kniebeschwerden unabhängig von der beruflichen Tätigkeit in 96,2 % der Fälle Knorpelschäden im Bereich der Belastungszone des inneren Kniehauptkompartiments und in über 50 % der Fälle Knorpelschäden im Femoro-Patellargelenk nachweisen.

Die Konsensarbeitsgruppe kam entsprechend zu dem Ergebnis, dass ein belastungskonformes Schadensbild bezüglich des Verteilungsmusters der Knorpelschäden im Kniegelenk für die BK Nr. 2112 beim jetzigen Stand der Diskussion medizinisch-wissenschaftlich nicht benannt werden kann.

Damit fehlen medizinische Kriterien mit einer positiven Indizwirkung für eine berufsbedingte Verursachung, mit der eine Abgrenzung von idiopathischen Gonarthrosen vorgenommen werden könnte. Der ärztliche Gutachter kann daher derzeit nur feststellen, ob medizinische Negativkriterien vorliegen, welche eine berufsbedingte Verursachung unwahrscheinlich machen (Grosser 2012).

Neben den genannten Negativkriterien zur Feststellung der Gonarthrose vor Erreichen der 13 000 Stunden und der Latenz zwischen Aufgabe der Tätigkeit und Auftreten der Krankheit von mehr als fünf Jahren spricht eine einseitige Gonarthrose bzw. ein Seitenunterschied in der Ausprägung der Gonarthrose von mehr als 1 Schweregrad nach Kellgren gegen eine berufliche Verursachung.

Im IFA-Report 1/2010 (Ditchen et al. 2010) wurde der Frage nachgegangen, wann *einseitiges Knien* vorkommt. Das einseitige Knien käme je nach individuellen Vorlieben, räumlichen Gegebenheiten oder auch der Händigkeit vor. In der Regel würden Rechtshänder häufig auf dem rechten Knie knien, da auf diese Weise mehr Bewegungsraum für den rechten Arm zur Verfügung stünde, während das hochgestellte rechte Knie beim einbeinigen Knien links den Bewegungsraum einschränke und beim Arbeiten störe.

Schaut man sich das Piktogramm „Knien ohne Oberkörperabstützung" (→ *Abb. 14.10*) an, dann erkennt man, dass ein Knie in einem Beugewinkel von deutlich mehr als 90° steht, während das andere Kniegelenk mit aufgestelltem Fuß ebenfalls in einem starken

Beugewinkel von etwa 110° verharrt. Es kommt daher mehr auf die Höhe des Beugewinkels an, als auf den Bodenkontakt. Auch beim einseitigen Knien wird das andere Kniegelenk aufgrund der verstärkten Kniebeuge belastet (→ *Abb. 14.11*).

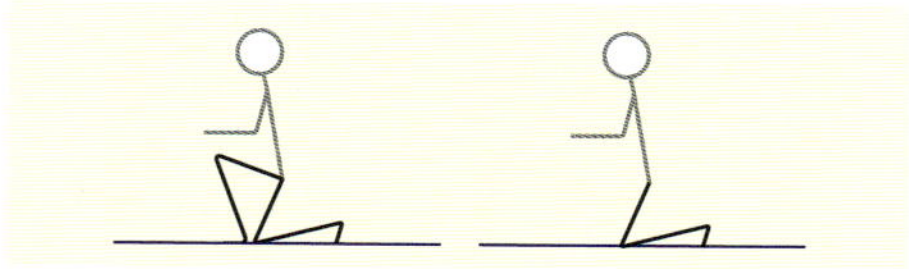

Abb. 14.10: Knien ohne Oberkörperabstützung, ein- oder beidseitig (aus dem IFA-Report 1/2010, mit freundlicher Genehmigung des Instituts für Arbeitsschutz der DGUV)

Hinsichtlich der durchschnittlichen arbeitszeitlichen Dauer des einbeinigen Kniens wurden Betonbauer, Bodenleger, Dachdecker, Estrichleger, Fahrzeugsattler, Fliesenleger, Flugzeugabfertiger, Formenbauer, Installateure, Maler, Natur- und Kunststeinleger, Parkettleger, Pflasterer, Rohrleitungsbauer, Schweißer und Werftarbeiter erfasst.

Die über alle 242 untersuchten Arbeitsschichten gemittelten arbeitstäglichen Zeitanteile für einbeiniges Knien lagen bei 4,4 % für das rechte Kniegelenk und bei 2,6 % für das linke Kniegelenk. Die höchsten durchschnittlichen Zeitanteile im einseitigen Knien zeigten Werftarbeiter für das rechte Kniegelenk von 3,6 %, für das linke Kniegelenk von 9,2 %; Installateure rechts von 8,3 %, links von 4,3 %; Fahrzeugsattler rechts von 6,4 %, links von 3,9 %; Dachdecker rechts von 4,4 %, links von 4 %.

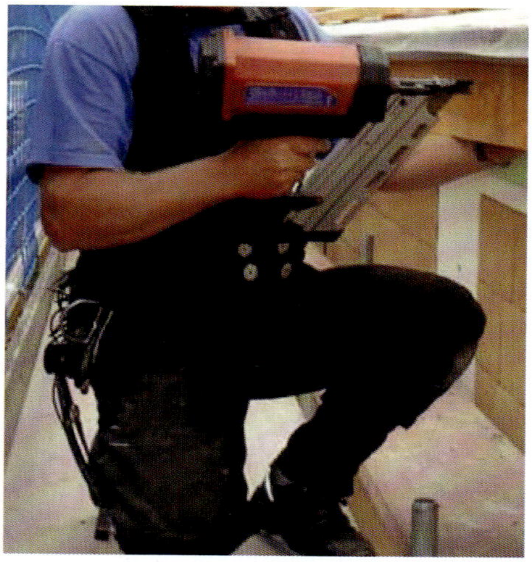

Abb. 14.11: Einbeiniges Knien mit beidseitiger Belastung der Kniegelenke (aus dem IFA-Report 1/2010, mit freundlicher Genehmigung des Instituts für Arbeitsschutz der DGUV)

Die geringsten Zeitanteile wurden für Schweißer, Flugzeugabfertiger, Rohrleitungsbauer und Estrichleger gemessen. Bei den Estrichlegern lagen die höchsten durchschnittlichen Zeitanteile bei einseitigem Knien bei 1,1 % für das rechte und 1,4 % für das linke Kniegelenk. Fliesenleger lagen zwischen 2 und 3 % für das rechte und linke Kniegelenk, wobei das rechte Kniegelenk häufiger, jedoch nicht signifikant häufiger, belastet wurde.

Es ist nach dieser Statistik nicht abhängig von der Händigkeit, ob jemand mit dem rechten oder linken Knie häufiger kniet. Im IFA-Report (Ditchen et al. 2010) heißt es auch, dass die eigenen Angaben der Betroffenen hinsichtlich ihrer kniebelastenden Tätigkeit nicht zu verwerten seien. Die Überschätzung der Belastung bei knienden Tätigkeiten überwog bei Weitem im Vergleich zu den tatsächlichen Beobachtungen.

Es reicht damit nicht aus, einen Probanden zu fragen, ob er vermehrt mit rechts oder links gekniet hat. Diese Angaben sind in der Regel nicht zuverlässig.

Eine überwiegende einseitige Kniebelastung kommt damit in der Realität im Grunde genommen nicht vor. Auch wenn vermehrt auf einem Knie gekniet wird, wird auch das andere Knie belastet, z.B. durch vermehrte Beugestellung, wie aus den Piktogrammen hervorgeht.

Eine einseitig kniende Tätigkeit kann man aus medizinischer Sicht nur dann ableiten, wenn das andere Kniegelenk derart geschädigt ist, dass eine Belastung quasi nicht möglich ist.

Wenn es z.B. nach einem unbehandelten Kreuzband- und Meniskusschaden oder nach einem Schienbeinkopfbruch mit Inkongruenz der Gelenkfläche zu einer posttraumatischen Verschleißumformung mit dauerhaften Reizzuständen kommt, werden kniende Tätigkeiten oder Tätigkeiten im Fersensitz, also Tätigkeiten mit Beugung im Kniegelenk und gleichzeitiger Belastung, in der Regel vermieden. In derartigen Fällen wird das betroffene Bein häufig seitlich weggestellt und eine Belastung findet ausschließlich oder überwiegend auf dem nicht vorgeschädigten Knie statt.

Merke
Die idiopathische Gonarthrose unterscheidet sich in ihrem Erscheinungsbild nicht von der belastungsbedingten Gonarthrose.

Die Anerkennung einer BK Nr. 2112 setzt voraus, dass mindestens eine Gonarthrose Grad II nach Kellgren vorliegt. Vorausgegangen sein muss eine berufliche Exposition von 13 000 Stunden. Eine einseitige Gonarthrose bzw. ein Seitenunterschied der Gonarthrose von mehr als 1 Grad nach Kellgren – einbeiniges Knien kommt in der Praxis so gut wie nicht vor – ist in der Regel ein Ausschlusskriterium, da auch bei einseitigem Knien in aller Regel auch das andere Kniegelenk belastet wird.

14.11 Konkurrierende Ursachen

Eine ausführliche Übersicht der konkurrierenden Ursachenfaktoren findet sich bei Schiltenwolf et al. (2012) und Zagrodnik (2012). Die nachfolgende Übersicht erlaubt einen schnellen Überblick. Sie ist das Ergebnis einer Literaturauswertung, die von den beteiligten Experten eines interdisziplinären Arbeitskreises im Konsens erstellt wurde.

Schnellübersicht über die Ergebnisse der Literaturauswertungen und der Expertendiskussion
(Trauma und Berufskrankheit, Bd. 14, Supplement 4, Oktober 2012)

Themenblock	Konkurrierender Faktor	In Betracht kommende Ursache?	Validierungsgrad
Metabolische, endokrinologische Faktoren	Gicht	Ja, unter bestimmten Bedingungen	Gesichert
	Chondrokalzinose	Nein, kein konkurrierender Faktor	Gesichert
	Ablagerung von Hydroxylapatit	Nein, kein konkurrierender Faktor	Gesichert
	Ochronose	Nein, kein konkurrierender Faktor	Gesichert
	Hereditäre Hämochromatose	Nein, kein konkurrierender Faktor	Gesichert
	Akromegalie	Ja, unter bestimmten Bedingungen	Gesichert
	Hypothyreose	Nein, kein konkurrierender Faktor	Gesichert
	Hyperparathreodismus	Nein, kein konkurrierender Faktor	Gesichert
	Diabetes mellitus	Nein, kein konkurrierender Faktor	Gesichert

Themenblock	Konkurrierender Faktor	In Betracht kommende Ursache?	Validierungsgrad
	Hypercholesterinämie	Nein, kein konkurrierender Faktor	Gesichert
	Rachitis	Nein, kein konkurrierender Faktor	Gesichert
	Hypertonie	Nein, kein konkurrierender Faktor	Gesichert
Entzündliche Veränderungen	Erkrankungen des rheumatischen Formenkreises	Aus Literatur nicht belegbar, nach klinischer Erfahrung aber doch anzunehmen	Expertenmeinung
	Infekte im Knie	Aus Literatur nicht belegbar, nach klinischer Erfahrung aber doch anzunehmen	Expertenmeinung
Adipositas	Übergewicht	Ja, wesentlicher Faktor	Gesichert
Relevanz biomechanischer Alterationen	Beckenfraktur, hüftgelenknahe Fraktur	Aus Literatur nicht belegbar, nach Expertenmeinung zu diskutieren	Expertenmeinung
	Femurschaftfraktur, supra- bzw. perkondyläre Oberschenkelfaktur	Ja, bei B- und C-Frakturen	Gesichert
	Patellafraktur	Ja, bei verbleibender Gelenkstufe	Gesichert
	Patellektomie	Aus Literatur nicht belegbar, nach Expertenmeinung im Einzelfall zu diskutieren	Expertenmeinung
	Tibiakopffraktur mit Verbleiben der Gelenkstufe	Ja, erhöhtes Risiko	Gesichert
	Tibiakopffraktur ohne Gelenkstufe	Aus Literatur nicht belegbar, nach Expertenmeinung im Einzelfall zu diskutieren	Expertenmeinung
	Unterschenkelfraktur	Ja, bei Dysalignment	Gesichert
	Fraktur des Sprunggelenks, des Fußes, Bandinstabilitäten	Aus Literatur nicht belegbar	Ungeklärt
	Ruptur des vorderen Kreuzbands bei gleichzeitigem Meniskusverlust	Ja, erhöhtes Risiko	Gesichert
	Ruptur des vorderen Kreuzbands ohne Meniskusverlust	Aus Literatur nicht belegbar, fraglicher Einfluss der Therapie (konservativ-operativ), fraglicher Einfluss operativer Verfahren; im Einzelfall zu diskutieren	Expertenmeinung
	Ruptur des hinteren Kreuzbands bei gleichzeitigem Meniskusverlust	Ja, erhöhtes Risiko	Gesichert
	Ruptur des hinteren Kreuzbands ohne Meniskusverlust	Aus Literatur nicht belegbar, fraglicher Einfluss der Therapie (konservativ-operativ), fraglicher Einfluss operativer Verfahren; im Einzelfall zu diskutieren	Expertenmeinung

Themenblock	Konkurrierender Faktor	In Betracht kommende Ursache?	Validierungs-grad
	Meniskusoperationen (Meniskektomien), total	Ja, aber keine Differenzierung zwischen traumatischem und degenerativem Schaden möglich	Gesichert
	Meniskusoperationen (Meniskektomien), partiell	Fraglich, ggf. im Vergleich zur Gegenseite zu diskutieren	Ungeklärt
	Patellaluxation	Aus Literatur nicht belegbar, in Verbindung mit Knorpelschäden möglich	Expertenmeinung
	Patelladysplasien	Nicht nachweisbar	Ungeklärt
	Patella alta und baja	Nicht nachweisbar	Ungeklärt
	Osteochondrosis dissecans	Aus Literatur nicht eindeutig belegbar, nach klinischer Expertenmeinung aber doch anzunehmen	Expertenmeinung
	Aseptische Knochennekrosen (z.B. M. Ahlbäck)	Aus Literatur nicht eindeutig belegbar, nach klinischer Expertenmeinung aber doch anzunehmen	Expertenmeinung
	Amputationen auf der Gegenseite	Nicht nachweisbar	Expertenmeinung
Achsen	Kongenitale tibiofemorale Beinachse	Nein, kein konkurrierender Faktor	Gesichert
	Fußfehlstellungen	Nein, kein konkurrierender Faktor	Gesichert
Kongenitale Faktoren	Genetische Ursachen	Ja, Einfluss auf Entstehung und Progredienz einer Gonarthrose. Die Verwertbarkeit für die Begutachtung ist allerdings gering	Gesichert
	Dysplasien	Aus Literatur nicht belegbar, nach Expertenmeinung im Einzelfall ja	Expertenmeinung
	Aplasien des vorderen Kreuzbandes	Aus Literatur nicht belegbar. Häufig bestehen Assoziationen zu anderen Entwicklungsanomalien. Die Einsatzmöglichkeit in Berufen mit Kniebelastung ist fraglich	Expertenmeinung
	Bandlaxitäten	Aus Literatur nicht belegbar. Verschiedene Hypermobilitätssyndrome sind im Einzelfall zu diskutieren	Expertenmeinung
	Polyarthrose	Aus Literatur nicht belegbar. Ja, das Erkrankungsgeschehen ist unabhängig von mechanischen Belastungen	Expertenmeinung
	Generalisierte Arthrose der großen Gelenke	Aus Literatur nicht belegbar. Ja, das Erkrankungsgeschehen ist unabhängig von mechanischen Belastungen	Expertenmeinung

Themenblock	**Konkurrierender Faktor**	**In Betracht kommende Ursache?**	**Validierungsgrad**
	Hämophilie	Ja, nach wiederholten Einblutungen ins Kniegelenk steigt das Arthroserisiko	Gesichert
	Zwillingsstudien, familiäre Disposition	Aus Literatur nicht belegbar, nach klinischer Erfahrung aber doch anzunehmen.	Expertenmeinung
Lebensstilfaktoren	Sport (Laufen)	Nein, regelmäßiges Laufen erhöht das Arthroserisiko nicht.	Gesichert
	Sport („stop and go“)	Ja, Sportarten mit Scher- und Rotationsbewegungen (Kontaktsportarten und unkontrollierte Bewegungen) erhöhen das Gonarthroserisiko in Abhängigkeit von der Expositionsdosis.	Gesichert
Alter und Geschlecht	Alter	Ja, Risiko steigt mit zunehmendem Alter an	Gesichert
	Geschlecht	Ja, Frauen sind stärker betroffen	Gesichert
Nicht körperliche Ursachen	Somatisierung	Nein, keine Ursache, vergrößert ggf. subjektiv den Leidensdruck	Gesichert
	Depression	Nein, keine Ursache, vergrößert ggf. subjektiv den Leidensdruck	Gesichert
	Angst	Nein, keine Ursache, vergrößert ggf. subjektiv den Leidensdruck	Gesichert

Bei den konkurrierenden Ursachenfaktoren kommt die zahlenmäßig größte Bedeutung stattgehabten Kniegelenksverletzungen mit Knorpelschäden, Inkongruenzen sowie verbliebenen Instabilitäten, verletzungsbedingten Achsabweichungen nach Frakturen etc. zu.

Hinsichtlich der Bandverletzungen ist zu beachten, dass das Gonarthroserisiko bei der vorderen Kreuzbandruptur unabhängig von der Behandlung mäßig erhöht ist. Das Risiko steigt signifikant bei zusätzlichem Meniskusverlust an. Bei der isolierten hinteren Kreuzbandruptur ist das Arthroserisiko, unabhängig von der Behandlung, geringer, steigt jedoch bei zusätzlichem Meniskusverlust signifikant an.

Vorzeitige Texturstörungen der Menisken sind häufig bereits Teil einer ablaufenden Gonarthroseentwicklung (Schiltenwolf 2012). Verletzungsbedingte Meniskusschäden sind in der Regel mit Bandverletzungen assoziiert. Meniskusschäden im durchbluteten Randbereich können nach Naht ausheilen. Falls eine Resektion erforderlich wird, kommt es innerhalb von 10 Jahren zu einer sekundären Gonarthrose in 7 bis 64 % der Fälle (Schiltenwolf et al. 2012). Auch nach Teilresektion des Meniskus konnten nach 13 Jahren in der Hälfte der Fälle leichte und mittelgradige Gonarthrosen nachgewiesen werden. (Rockborn et al. 2000)

Bei den Achsabweichungen der Beine kann nach dem derzeitigen Forschungsstand gesagt werden, dass ausschließlich die unfallbedingten Achsabweichungen ein Risiko für eine Gonarthrose darstellen, nicht jedoch die angeborenen.

Bei den metabolischen Faktoren ist die Gichtarthritis, ein Entzündungsprozess, verursacht durch Natriumuratablagerungen im Gelenk, hervorzuheben. Die akute Gichtarthritis tritt bevorzugt im Großzehengrundgelenk, in 10 % der Fälle im Kniegelenk auf. Bei der chronischen Gichtarthritis kommt es zu einer massiven Natriumuratablagerung und einer chronischen Entzündung im Gelenk bis zum Vollbild der Arthrose. Die Gichtarthritis befällt allerdings bevorzugt bereits arthrotisch veränderte Gelenke, so dass die sekundäre Arthrose nachfolgend einer akuten Gichtarthritis eher die Ausnahme ist (Roddy et al. 2007). Daher sind die Bedingungen, eine akute oder chronische Gichtarthritis als konkurrierenden Ursachenfaktor anzusehen, eng begrenzt:

- Ein ausschließlicher Nachweis von erhöhten Harnsäurewerten im Blut reicht nicht aus; es müssen doppelt brechende Kristalle im Punktat nachgewiesen werden.
- Zum Zeitpunkt der Erstfeststellung der Gichtarthritis darf noch keine Arthrose mindestens Grad II nach Kellgren vorliegen.
- Die Gichtarthritis muss chronifizieren, d. h., es müssen mehrere akute Gichtanfälle nachgewiesen werden.
- Zwischen erstmaliger Diagnose der Gichtarthritis des Kniegelenks und der erstmaligen Diagnose einer Gonarthrose muss ein mehrjähriges Intervall verstrichen sein.

Das Übergewicht (ab BMI 25) und die Adipositas (ab BMI 30) stellen einen eigenständigen und starken Risikofaktor bei der Entstehung der Gonarthrose dar. 26 Kohortenstudien, bestätigt durch 26 Fall-Kontrollstudien, belegen eine eindeutige Assoziation zwischen Übergewicht und der Entstehung der Gonarthrose. Das Risiko verdoppelt sich pro Kategorie des Übergewichts (übergewichtig ab BMI 25, adipös ab BMI 30). Je ausgeprägter das Körpergewicht ist, desto ausgeprägter sind die arthrotischen Veränderungen. Des Weiteren ist das Risiko für das Auftreten einer Gonarthrose 10 bis 15 Jahre nach vorne verlagert. Der Zusammenhang zwischen Übergewicht und Gonarthrose ist auch biologisch plausibel, da die biomechanische Belastung der Kniegelenke erhöht ist.

Da in mehreren Studien ein multiplikatives Zusammenwirken mit beruflichen Belastungen nachgewiesen wurde (Coggon et al 2000; Literaturübersicht bei Liebers et al. 2012), wurde von der Konsensarbeitsgruppe vorgeschlagen, im Hinblick auf die Rechtsprechung, wie beim multiplikativen Zusammenwirken von Rauchen und Asbest und der Entstehung von Lungenkrebs, beide Faktoren als wesentlich mitverursachend für die Krankheitsentstehung anzusehen. (LSG Rheinland-Pfalz, Urteil vom 29.07.1992 – L 3 U 73/90).

Für die praktische Begutachtung bedeutet dies, dass ein Übergewicht kein Ausschlusskriterium darstellt. Da die Gonarthrose bei Übergewicht in der Regel 10 bis 15 Jahre früher eintritt als bei Normalgewichtigen, ist sorgfältig zu prüfen, ob die Gonarthrose nicht bereits vor Auftreten der Dosis von 13.000 Stunden nachzuweisen ist. (→ *Abschn. 14.10*).

Merke

Als konkurrierende Ursachen kommen vor allem in Betracht stattgehabte Kniegelenksverletzungen, die Gicht und das Übergewicht.

14.12 Einschätzung der MdE

Die MdE richtet sich grundsätzlich nach dem Ausmaß der Funktionseinschränkungen, wobei auf die Erfahrungswerte aus der Unfallbegutachtung zurückgegriffen werden kann.

Bei beidseitigen Gonarthrosen ist *eine* MdE in der Gesamtschau subsumierend einzuschätzen. Hierbei muss berücksichtigt werden, dass bei einer beidseitigen Gonarthrose im Grunde genommen der gleiche Anteil des Allgemeinen Arbeitsmarktes verschlossen ist wie bei einer einseitigen Gonarthrose. Das am stärksten betroffene Knie bedingt die MdE. Liegt in einem Kniegelenk eine gravierende Funktionsbeeinträchtigung mit einer MdE von 20 % vor, wird eine leichtere Funktionsbeeinträchtigung im anderen Kniegelenk, isoliert betrachtet mit einer MdE von 10 %, nicht zu einer Erhöhung der BK-MdE führen. Bei einer MdE von 20 % durch ein Kniegelenk kann eine gleich schwere Gonarthrose im anderen Knie von ebenfalls 20 % ggf. zu einer Erhöhung der MdE um 10 % führen, was entsprechend zu begründen ist.

Ein gut funktionierendes künstliches Kniegelenk (Knieprothese) wird mit einer MdE von 20 % bewertet und zwar aus *gegenwärtigen* präventiven Gründen, da einem Versicherten mit einem Kunstgelenk bestimmte Arbeitsmöglichkeiten, auch bei guter Funktion, verschlossen sind, um den prothetischen Ersatz des Gelenks nicht zu gefährden.

Die gleichen präventiven Überlegungen gelten bei prothetischem Ersatz beider Kniegelenke, d.h. die MdE ist, vorausgesetzt die Funktion ist gut, auch bei beidseitigen Endoprothesen nicht höher als 20 % einzuschätzen.

14.13 Rechtsprechung

14.13.1 Bestätigung der Rückwirkungsklausel

Ein 1947 geborener Kläger war von 1964 bis 2002 einer Kniebelastung von 14 814 Stunden ausgesetzt. Eine Belastung von 13 000 Stunden wurde im Jahre 1998 erreicht. Der Kläger erkrankte ab dem 19.09.2002 an einer Gonarthrose rechts mehr als links. Eine Knieendoprothese rechts wurde 2003 implantiert. Laut gewerbeärztlicher Stellungnahme seien die expositionellen Voraussetzungen erfüllt. Wegen der sogenannten Rückwirkungsklausel/Stichtagsregelung zum 30.09.2002 sei eine Anerkennung der BK Nr. 2112 nicht möglich, da eine Arbeitsunfähigkeit wegen einer Gonarthrose vor dem 30.09.2002 dokumentiert sei.

Das Sozialgericht Leipzig (Urteil vom 27.08.2013/02.09.2013 – S 23 U 134/11) stellte eine BK Nr. 2112 fest. Die Gonarthrose sei zwar vor dem 30.09.2002 röntgenologisch nachgewiesen. Im Januar 2004 seien erstmals chronische Beschwerden im linken Kniegelenk dokumentiert. Die als Voraussetzung für die BK Nr. 2112 erforderliche Bewegungseinschränkung des linken Kniegelenks sei erst nach dem Stichtag festgestellt worden.

Das Landessozialgericht Sachsen hob das erstinstanzliche Urteil auf (Urteil vom 04.11.2015 – L 6 U 200/13).

Das LSG stellte fest, dass im September 2002 für beide Kniegelenke eine nahezu identisch schwere Gonarthrose vorgelegen habe. Bereits lange vor dem Stichtag seien rezidivierende Beschwerden dokumentiert. Auch wenn eine Bewegungseinschränkung des linken Kniegelenks bereits vor dem Stichtag in den Akten nicht dokumentiert sei, so seien rezidivierende Episoden von Kniegelenksbeschwerden mit mehr oder weniger ausgeprägten Ergussbildungen belegt. Es sei davon auszugehen, dass die rezidivierenden Beschwerden und funktionellen Störungen bereits vor dem Stichtag beidseits vorgelegen hätten.

Das LSG stellte fest, dass der Versicherungsfall eindeutig vor dem Stichtag eingetreten sei. Die Erkrankung sei in beiden Kniegelenken bewiesen. Dieser Erkrankungsbeginn wirke sich auch auf das linke Knie aus, die Differenzierung zwischen linkem und rechtem Kniegelenk sei nach Auffassung des Senats nicht sachgerecht.

Das Urteil wurde vom Bundessozialgericht am 20.03.2018 (B 2 U 5/16 R) bestätigt. Der Erkrankungsfall der Gonarthrose würde eintreten, sobald ein Kniegelenk die diagnostischen Kriterien dieser Krankheit erfülle. Der Versicherungsfall der Gonarthrose setze nicht voraus, dass an beiden Kniegelenken eine Erkrankung vorläge. Die im Merkblatt zur BK Nr. 2112 genannten Kriterien zur Feststellung der Diagnose einer Gonarthrose seien für das rechte Kniegelenk erfüllt. Dass beim Kläger später auch am linken Knie ein voll ausgeprägtes Krankheitsbild der Gonarthrose aufgetreten sei, vermöge nichts daran zu ändern, dass der Versicherungsfall der Gonarthrose, bezogen auf das rechte Kniegelenk, bereits vor dem Stichtag vorlag. Damit seien die Voraussetzungen erfüllt, eine Erkrankung Gonarthrose im Sinne der BK Nr. 2112 bereits vor dem Stichtag festzustellen. Die BK würde nicht zwingend voraussetzen, dass beide Kniegelenke gleichzeitig erkrankten.

Das BSG führte weiter aus, dass lediglich die gefährdende Tätigkeit die Gonarthrose beidseits verursacht haben könnte, eine andere Ursache für das linke Kniegelenk würde ausscheiden.

Merke
Um die Rückwirkungsklausel nach § 6 Abs. 3 BKV anwenden zu können, reicht es aus, wenn erwiesen ist, dass ein Kniegelenk vor dem Stichtag erkrankt war, wobei einerseits chronische Kniegelenksbeschwerden, andererseits eine Gonarthrose mindestens Grad II bewiesen sein müssen.

14.13.2 Gonarthrose vor Erreichen einer Belastung von 13 000 Stunden

Ein Automechaniker, Jahrgang 1948, erkrankte 2003 wegen seit Monaten bestehender Kniegelenksbeschwerden.

Der Präventionsdienst ermittelte, dass der Versicherte 2008 einer kniebelastenden Tätigkeit im Sinne der BK Nr. 2112 von 13 000 Stunden und insgesamt einer Belastung von 14 045 Stunden ausgesetzt war.

Am 04.01.2005 wurde wegen einer beginnenden Gonarthrose rechts eine arthroskopische Knorpelglättung vorgenommen.

Anlässlich einer Begutachtung im Jahre 2012 wurde eine Gonarthrose rechts Grad II–III nach Kellgren festgestellt. Am linken Kniegelenk fand sich keine Gonarthrose.

Das Sozialgericht Konstanz wies die Klage ab (Urteil vom 15.11.2012 – S 11 U 3003/11). Das notwendige Ausmaß der Belastung war zu Beginn der Knorpelschäden im Januar 2005 noch nicht erreicht. Das gewichtigste Argument läge jedoch darin, dass lediglich das rechte Kniegelenk betroffen sei.

Der Kläger begründete die Berufung damit, dass er Rechtshänder sei und damit das rechte Kniegelenk stärker belasten würde. Das Landessozialgericht Baden-Württemberg wies die Berufung am 28.02.2014 zurück (L 8 U 5339/12). Zum Zeitpunkt der Erstmanifestation des Gesundheitsschadens habe der Kläger erst 11 700 Stunden kniebelastende Tätigkeiten verrichtet. Bei einer Schwelle von 13 000 Stunden handele es sich um eine Mindesteinwirkdauer im Sinne einer Mindestdosis.

Das LSG sah es als erwiesen an, dass eine Gonarthrose mindestens Grad II vor Erreichen der 13 000 Stundenschwelle vorlag. Damit konnte, unabhängig von der Frage, ob eine einseitige Gonarthrose zur Anerkennung einer BK Nr. 2112 führen könne, eine berufsbedingte Gonarthrose nicht festgestellt werden.

Das BSG hat mit Beschluss vom 13.10.2014 (B 2 U 100/14 B) die Revision nicht zugelassen.

Merke

Tritt eine behandlungsbedürftige Gonarthrose vor Erreichen der 13 000 Stunden auf, dann stellt dies einen Ausschlussgrund hinsichtlich der Anerkennung dar.

14.13.3 Der bildgebende Befund – ein Indiz für das Vorliegen der Berufskrankheit Gonarthrose (Begutachtungsempfehlung der DGUV für die Berufskrankheit Nr. 2112, Stand 03.06.2014)

Der 1950 geborene Kläger, von Beruf Maler, arbeitete ab 1970 zu 25 % seiner Arbeitszeit als Bodenleger. Ab dem Jahr 2009 gab er Kniebeschwerden links an. Nativ-röntgenologisch kamen Osteophyten zur Darstellung, die jedoch kleiner als 2 mm waren, Die arbeitstechnischen Voraussetzungen waren erfüllt. Der Versicherte hatte nach den Angaben des Präventionsdienstes bis zu seinem Ausscheiden aus dem Arbeitsleben im Jahr 2014 18 812 Stunden im Knien gearbeitet. Wie die arbeitstechnischen Voraussetzungen zum Zeitpunkt des erstmaligen Auftretens der Kniebeschwerden links im Jahr 2009 waren, wurde nicht ermittelt.

Im Bereich des rechten Beins fand sich – bedingt durch einen Unfall im Alter von 20 Jahren – eine Achsabweichung, die eine Gonarthrose zwanglos erklärte, so dass das rechte Knie aus der Kausalitätsdiskussion ausschied.

Das Urteil des LSG Niedersachsen-Bremen vom 27.07.2016 (L 3 U 201/13) hat die Klage abgewiesen mit nachfolgender Begründung:

„Eine Gonarthrose von Grad II der Klassifikation nach Kellgren et al. setzt nach dem Merkblatt zur BK-Nr 2112 voraus, dass im Röntgenbild oder im Ergebnis anderer bildgebender Verfahren „definitive Osteophyten“ und eine mögliche Verschmälerung des Kniegelenkspalts festgestellt werden können. Was unter „definitiven Osteophyten“ zu verstehen ist, ist zwar im Merkblatt und – nach den Angaben des erstinstanzlich gehörten Sachverständigen Dr. G. – möglicherweise auch in den Originalpublikationen von

Kellgren et. al nicht näher beschrieben. Nähere Aussagen hierzu sind jedoch der „Begutachtungsempfehlung für die Berufskrankheit Nr 2112 (Gonarthrose)" mit Stand vom 03.06.2014 zu entnehmen. Diese beruht auf dem Konsens von Vertretern verschiedener Fachgesellschaften und Organisationen und ist – wie zB die Konsensempfehlung zu den BKen Nrn. 2108 und 2109 – bei der Beurteilung des aktuellen wissenschaftlichen Erkenntnisstands zugrunde zu legen, der – wie hier – für die Beantwortung wissenschaftlicher (insbesondere medizinischer) Fachfragen maßgeblich ist.

Als Osteophyten sind nach der Begutachtungsempfehlung knöcherne Randausziehungen anzusehen, die am Gelenkrand lokalisiert sind. Als „definitive" Osteophyten gelten dabei nur solche Randausziehungen, die eine Größe von mindestens 2 mm ab ursprünglicher Knochenform aufweisen. Dabei sind Osteophyten an der Kniescheibe für die Begutachtung der BK-Nr 2112 nur dann bedeutsam, wenn sie sich seitlich an der Patella (Kniescheibe) befinden."

„Veränderungen in diesem Ausmaß liegen im linken Knie des Klägers aber nicht vor."

Merke
„Definitive Osteophyten" (Konsensarbeitsgruppe der DGU liegen vor ab einer Größe von 2 mm. Sie sind dann ein Indiz, das bildgebend für das Vorliegen der BK Nr. 2112 spricht.

14.13.4 Rückwirkungsklausel. Kann, wenn nach einem zeitlichen Intervall auch das zweite Kniegelenk an einer Arthrose erkrankt, eine vom ersten Kniegelenk unabhängige BK Nr. 2112 vorliegen?

Der Kläger, ein Fliesenleger, beantragte im Jahr 2009, damals 46 Jahre alt, die Anerkennung einer BK Nr. 2112. Die arbeitstechnischen Voraussetzungen waren zu diesem Zeitpunkt erfüllt. Die klinischen und bildgebenden Voraussetzungen der BK Nr. 2112, bezogen auf das rechte Kniegelenk des Versicherten, lagen jedenfalls seit 2001 vor. Das rechte Kniegelenk des Versicherten war im November 2001 gespiegelt worden. Der Antrag wurde abgelehnt mit dem Hinweis, dass bereits vor dem Stichtag des § 6 (3) Satz 1 BKV, dem 30.09.2002, das Krankheitsbild im Bereich des rechten Kniegelenks manifest gewesen sei. Es sei unerheblich, dass im Bereich des linken Kniegelenks entsprechende Veränderungen erst nach dem 30.09.2002 aufgetreten seien.

Das LSG Thüringen (Urteil vom 04.07.2019 – L 1 U 44/17) wies die Berufung des Klägers gegen das die Anerkennung abweisende Urteil des erstinstanzlichen Gerichts zurück mit der gleichen Begründung wie beim Fallbeispiel *Abschn. 14.13.1*.

Das LSG Thüringen hatte sich aber noch mit einer weiteren Frage zu befassen. Die Manifestation der Gonarthrose *rechts* war im November 2001 gesichert, die Manifestation des gleichen Krankheitsbildes im Bereich des *linken* Kniegelenks aber erst im Jahr 2011. Es ging um die Frage, ob die Gonarthrose links ein weiterer Versicherungsfall ist, also unabhängig von der Gonarthrose rechts zu beurteilen ist. Dazu das LSG: *„Die Erkrankung am linken Kniegelenk kann ferner nicht als zusätzlicher Versicherungsfall ein-*

gestuft werden. Die in Frage kommende Belastungsdosis reicht ersichtlich nicht aus, um einen eigenständigen Erkrankungsfall nach dem 1. Oktober 2002 zu verursachen. Die Belastungsdosis zwischen 2001 und 2009 erreicht nicht die 13 000 Stunden, die hierfür erforderlich wären."

Ob diese Überlegung richtig ist, bedarf der Diskussion. Es fragt sich, ob nicht die Lebensarbeitsdosis auch der Erkrankung im Bereich des linken Kniegelenkes zugrunde zu legen ist, wenn man sich auf den Standpunkt stellt, dass das lange Intervall zwischen der Gonarthrose rechts und der Gonarthrose links den Zusammenhang zwischen beiden Erkrankungen löst.

14.13.5 Beweisanforderungen – Vorliegen der Anerkennungsvoraussetzungen der BK Nr. 2112 zwei Jahre nach Aufgabe der versicherten Exposition

Der Kläger, 1952 geboren, arbeitete von Januar 1979 bis Oktober 2012 als Schweißer in einer Werft. Die arbeitstechnischen Voraussetzungen der BK Nr. 2112 waren bei seinem Ausscheiden mit 37 100 Stunden erfüllt. Wann die durch die Arthrose bedingten Beschwerden erstmals auftraten, blieb insofern unklar, als beim Versicherten Veräderungen im Bereich beider Innenmenisken vorlagen, die – ausgehend vom Urteil des LSG Mecklenburg-Vorpommern vom 10.02.2021 (L 5 U 58/17) – Folge einer Arthrose beiderseits waren, die jedoch noch nicht so ausgeprägt war, dass die Voraussetzungen der BK Nr. 2112 diskutiert werden konnten. Nativ-röntgenologisch konnten Osteophyten von mehr als 2 mm erst 2014 nachgewiesen werden, also 2 Jahre nach Aufgabe der belastenden Exposition.

Mehrere konkurrierende Ursachen standen zur Diskussion: O-Achse im Bereich beider Beine, Übergewicht und die Teilentfernung beider Innenmenisken als Beschleuniger der vorbestehenden Arthrose. Das LSG wies zutreffend darauf hin, dass die konkurrierenden Ursachen im Vollbeweis zu sichern sind, ebenso wie die für einen Ursachenzusammenhang sprechenden beruflich bedingten Fakten, wobei die konkurrierenden Ursachen erst zur Diskussion stehen, wenn die erste Kausalkette, der ursächliche Zusammenhang zwischen versicherter Tätigkeit und versichertem Schadensbild, steht.

Der Ursachenzusammenhang zwischen beruflicher Exposition und Schadensbild setzt voraus, dass dieses erstens belastungskonform ist und zweitens, dass der zeitliche Zusammenhang gesichert ist.

Zum ersten Punkt führt das LSG aus: *„Nach dem gegenwärtigen wissenschaftlichen Erkenntnisstand ist es nicht möglich, ein spezifisches Schadensbild einer beruflich induzierten Gonarthrose auch nur theoretisch zu beschreiben oder gar als bewiesene Tatsache zu unterstellen, ein „belastungskonformes Schadensbild" konnte nicht erarbeitet werden". „Darüber hinaus hält es der Senat für unbedenklich, dass sowohl Dr. S. als auch der beratende Arzt Dr. H. die Begutachtungsempfehlungen für die BK 2112 von der deutschen Gesetzlichen Unfallversicherung e. V. (Stand 3. Juni 2014) bei der Beurteilung der Kausalität berücksichtigen, wonach anhand gewisser Kriterien ein ursächlicher Zusammenhang wahrscheinlich bzw. nicht wahrscheinlich ist."*

Zum zweiten Punkt führt das LSG aus: *„Es ist zwar bei dem Kläger erst nach Beendigung der beruflichen Belastung im Jahre 2012 zwei Jahre später eine Veränderung* *der Arthrose dokumentiert worden, die die Annahme des Grades Kellgren II im rechten Kniegelenk des Klägers rechtfertigt.* Im Hinblick auf einen „zeitlichen Verlauf" der Arthroseerkrankung *„ist bekannt, dass bei einer zeitorientierten Betrachtung der Befundentwicklung von Bedeutung ist, ob die erstmalige Diagnose einer Gonarthrose erst nach Aufgabe der belasteten beruflichen Tätigkeit gestellt worden ist. Soweit die Diagnosestellung einer Gonarthrose mit einem Schweregrad von mindestens Kellgren II innerhalb der ersten fünf Jahre nach Aufgabe der beruflichen Tätigkeit erfolgt, hat dies keine wesentliche negative Indizwirkung."*

Merke

Fakten sind im Vollbeweis zu sichern. Das gilt sowohl für die versicherte Tätigkeit und das Schadensbild als auch für konkurrierende Ursachen.

Die Manifestation eines grundsätzlich belastungsbedingten Schadensbildes innerhalb eines Zeitraums von bis zu 5 Jahren nach Aufgabe der versicherten Tätigkeit ist kein Indiz gegen einen Ursachenzusammenhang.

14.14 Literatur

Brittberg M, Winalski CS. (2003). Evaluation of cartilage injuries and repair. J Bone Joint Surg Am. 85-A Suppl 2: 58–69

Bundesministerium für Arbeit und Soziales (2005). Wissenschaftliche Begründung zur Berufskrankheit Nummer 2112 „Gonarthrose durch eine Tätigkeit im Knien oder vergleichbarer Kniebelastung mit einer kumulativen Einwirkungsdauer während des Arbeitslebens von mindestens 13 000 Stunden und einer Mindesteinwirkungsdauer von insgesamt einer Stunde pro Schicht". BArbBl. 10: 46–72

Bundesministerium für Arbeit und Soziales (BMAS). Wissenschaftliche Stellungnahme zur Berufskrankheit Nr. 2112 der Anlage 1 der Berufskrankheiten-Verordnung. Bek. des BMAS vom 24.10.2011 – IVa 4-45222-2112 GMBl 49/2011, 983

Bundesministerium für Arbeit und Soziales (BMAS). Merkblatt zur Berufskrankheit Nr. 2112, Bek. des BMAS vom 30.12.2009. GMBl 2010, 98

Coggon D, Croft P, Kellingray S, Barett D, McLaren M, Copper C (2000). Occupational physical activities and osteoarthritis of the knee. Arthr Rheum. 43(7): 1443–1449

Cooper C, Mc Alindon T, Coggon D, Egger P, Dieppe P (1994). Occupational activity and osteoarthritis of the knee. Ann Rheum Dis. 59: 90–93

DGUV (2014). Begutachtungsempfehlung für die BK 2112 (Gonarthrose) Deutsche Gesetzliche Unfallversicherung (DGUV), Berlin. https://www.dguv.de/medien/inhalt/versicherung/berufskrankheiten/muskel-skelett/gonarthrose/begutachtung-bk2112-stand-20140627.pdf

Ditchen D, Ellegast R (2010). GonKatast – Ein Messwertkataster zu beruflichen Kniebelastungen. IFA-Report. 1/2010. Institut für Arbeitsschutz der Deutschen Gesetzlichen Unfallversicherung (Hrsg), St. Augustin

Glitsch U, Lundershausen N, Knieps D, Johannknecht A, Ellegast R (2012). Die Kniegelenkbelastungen beim Hocken und Knien. In: Schiltenwolf M, Grosser V, Thomann KD (Hrsg). Berufskrankheit Gonarthrose. Referenz Verlag, Frankfurt

Grosser V, Gille J, Seide K. (2007). Ätiologie und Pathophysiologie der Gonarthrose. Orthopädische Praxis. 43/2: 65–69

Grosser V (2012). Ergebnisse der Konsensus Arbeitsgruppe zur Begutachtung der Gonarthrose. In: Schiltenwolf M, Grosser V, Thomann KD (Hrsg). Berufskrankheit Gonarthrose. Referenz Verlag, Frankfurt

Hackenbroch MH (2002). Arthrosen. Thieme Verlag, Stuttgart

Hartmann B, Glitsch U, Görgens HW, Grosser V, Weber M, Schürmann J, Seidel D (2007). Ein belastungskonformes Schadensbild der Gonarthrose durch Knien oder vergleichbare Kniebelastung? ASU 42/2: 64–67

Hartmann B (2012). Neue BK Gonarthrose – aus arbeitsmedizinischer Sicht. MedSach 108: 148–150
Horng A, Raya JG, Zscharn M et al (2011). Lokoregionäre patellare Knorpeldeformation nach Belastung – Analyse mit 3D-MR-Volumetrie bei 3T. RöFo. 183(5): 432–440
Horng A, Raya JG, Stockinger M et al (2015). Topographic deformation pattern of knee pathelage after exercesis by high knee flection: In Vivo 3D-MRI Studie Voxel-based analysis at 3T. Eur Radiol. 25(6): 1731–1741
Kasch J (1985). Zum Knorpelschaden des Kniegelenkes – Ein röntgenologisch-klinisch-experimenteller Beitrag zum Femoropatellargelenk sowie epidemiologische Untersuchung im Schiffbau. Medizinische Dissertation, Berlin
Kasch J, Enderlein G (1986). Kniegelenkschäden im Schiffbau. Beitr Orthop Traumatol. 33: 487–491
Kellgren JH, Jeffrey MR, Ball J (1963). Atlas of standard radiographs of arthritis. Volume 2: The epidemiology of chronic rheumatism, Oxford
Kentner M (2008). Berufskrankheiten Meniskopathie und Gonarthrose – Funktionelle Anatomie und Biomechanik des Kniegelenkes. Gibt es ein belastungskonformes Schadensbild? Med Sach. 104: 228–235
Klussmann A, Gebhardt H, Nübling M et al (2010a). Individual and occupational risk factors for knee osteoarthritis: Results of a case-control study in Germany. Arthritis Res Ther. 12: 1–15
Klussmann A, Gebhardt H, Niebers F et al (2010b). Prädiktoren und Schadensbilder der Kniegelenksarthrose. Zbl Arbeitsmed. 60: 390–394
Lanyon P, O'Reilly S, Jones A, Doherty M (1998). Radiographic assessment of symptomatic knee osteoarthritis in the community: definitions and normal joint space. Ann Rheum Dis 57(10): 595–601
Liebers F, Bolm-Audorff U, Spahn G, Schiltenwolf M, Veitl T, Grifka J, Latza U (2012) Adipositas und Übergewicht in der Ätiologie der Kniegelenksarthrose – eine Literaturübersicht. In: Schiltenwolf M, Grosser V, Thomann KD (Hrsg). Berufskrankheit Gonarthrose. Referenz Verlag, Frankfurt
Neubauer H, Li M, Jung A et al (2009a). Gonarthrose in Abhängigkeit von der individuellen beruflichen und außerberuflichen Gelenkbelastung – Eine MRT-Studie bei 216 Patienten mit nicht traumatischen Kniebeschwerden. ASU. 44(9): 478–485
Neubauer H, Li M, Jung A et al (2009b). MR-tomographische Degenerationsmuster bei berufsbedingter Gonarthrose – Hinweise für ein belastungskonformes Schadensbild. ASU. 44(11): 586–591
Rockborn P, Messner K (2000). Long-term results of meniscus repair and meniscectomy: a 13-year functional and radiographic follow-up study. Knee Surg Sports Traumatol Arthrosc 8: 2–10
Roddy E, Zhang W, Doherty M (2007). Are joints affected by gout also affected by osteoarthritis? Ann Rheum Dis 66(10): 1374–1377
Rosenberg TD, Paulos LE, Parker RD, Coward DB, Scott SM (1988). The forty-five-degree posteroanterior flexion weight-bearing radiograph of the knee. J Bone Joint Surg Am 70 (10): 1479–1483
Rytter S, Egund D, Jensen LK et al (2009). Occupational kneeling and radiographic tibiofemoral and patellofemoral osteoarthritis. J Occup Med Toxicol. 4: 19
Sandmark H, Hogstedt C, Vingard E (2000). Primary osteoarthrosis of the knee in men and women as a result of lifelong physical load from work. Scand J Work Environ Health. 26 (1): 20–25
Schiltenwolf M, Liebers F, Bolm-Audorff U, Vaitl T, Grifka J, Eberth F, Spahn G, Steinbach M (2012). Welche konkurrierenden Faktoren sind bei der Begutachtung der Gonarthrose zu berücksichtigen. In: Schiltenwolf M, Grosser V, Thomann KD (Hrsg). Berufskrankheit Gonarthrose. Referenz Verlag, Frankfurt
Seidler A, Bolm-Audorff U, Abolmaali N, Elsner G (2008). The role of cumulative physical work load in symptomatic knee osteoarthritis –a case-control study in Germany. J Occup Med Toxicol. 3: 14
Seidler A (2012). Wissenschaftliche Erkenntnisse zur beruflichen und außerberuflichen Epidemiologie der Gonarthrose. In: Schiltenwolf M, Grosser V, Thomann KD (Hrsg). Berufskrankheit Gonarthrose. Referenz Verlag, Frankfurt
Spahn G, Wittig R, Karl E, Klinger HM, Mückley T, Hofmann GO (2007). Evaluation of cartilage defects in the knee: validity of clinical, magnetic-resonance-imagine and radiological findings compared with arthroscopy. Unfallchirurg. 110(5): 414–424
Spahn G, Klinger HM, Hofmann GO (2009). How valid is the arthroscopic diagnosis of cartilage lesions? Results of an opinion survey among highly experienced arthroscopic surgeons. Arch OrthopTrauma. 129 (8): 1117–1121
Spahn G, Peter M, Hofmann GO et al (2010). Knorpelschäden des Kniegelenkes und berufliche Belastung. Ergebnisse einer arthroskopischen Studie. Z Orthop Unfall. 148: 292–299

Vallotton JA, Meuli RA, Leyvraz PF, Landry M (1995). Comparison between magnetic resonance imaging and arthroscopy in the diagnosis of patellar cartilage lesions: a prospective study. Knee Surg Sports Traumatol Arthrosc. 3(3): 157–162

Zagrodnik FD, Bolm-Audorff U, Eberth F, Gantz S, Grifka J, Liebers F, Schiltenwolf M, Spahn G, Vaitl T (2012). Berufskrankheit Nr. 2112 – Außerberufliche Faktoren, Trauma Berufskrankheit 14 (Sonderheft 4): 397–451

14.15 Merkblatt zur Berufskrankheit Nr. 2112

Gonarthrose durch eine Tätigkeit im Knien oder vergleichbare Kniebelastung mit einer kumulativen Einwirkungsdauer während des Arbeitslebens von mindestens 13 000 Stunden und einer Mindesteinwirkungsdauer von insgesamt einer Stunde pro Schicht

[Bek. des BMAS vom 30.12.2009 – IVa 4-45222-2112, GMBl. 2010 S. 98]

Der Ärztliche Sachverständigenbeirat „Berufskrankheiten" beim Bundesministerium für Arbeit und Soziales hat das nachstehende Merkblatt zu der Berufskrankheit mit der vorgenannten Legaldefinition verabschiedet, das hiermit bekannt gemacht wird.

I. Vorkommen und Gefahrenquellen

Unter einer Tätigkeit im Knien im Sinne dieser Berufskrankheit wird eine Arbeit verstanden, bei der der Körper durch das Knie und den Fuß abgestützt wird und der Winkel zwischen Ober- und Unterschenkel etwa 90° beträgt. Dabei kann es sich um einseitiges oder beidseitiges Knien sowie um Knien mit oder ohne Abstützung des Oberkörpers durch die Hände handeln. Unter Tätigkeiten mit einer dem Knien vergleichbaren Kniebelastung werden einseitige oder beidseitige Arbeiten im Hocken oder im Fersensitz sowie Kriechen (Vierfüßlergang) verstanden. Unter einer Tätigkeit im Hocken im Sinne dieser Berufskrankheit wird eine Arbeit verstanden, bei der der Beschäftigte bei maximaler Beugung der Kniegelenke das Körpergewicht auf den Vorfußballen oder den Füßen abstützt. Beim Fersensitz liegen die Kniegelenke und die ventralen Anteile des Unterschenkels auf der Arbeitsfläche auf und der Beschäftigte sitzt bei maximaler Kniegelenksbeugung auf der Ferse. Beim Kriechen (Vierfüßlergang) handelt es sich um eine Fortbewegung im Knien, in dem ein Knie vor das andere Knie gesetzt wird (→ *Abb. 14.12*).

Tätigkeiten im Knien, Hocken, im Fersensitz oder im Kriechen kommen insbesondere bei folgenden Berufsgruppen und Tätigkeiten vor:

- Fliesenleger
- Bodenleger
- Teppichleger
- Parkettleger
- Natur- und Kunststeinleger
- Estrichleger
- Pflasterer
- Dachdecker
- Installateure

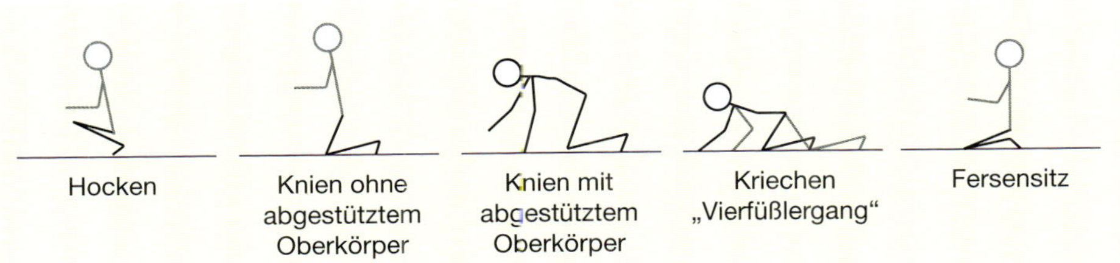

Abb. 14.12: Arbeiten im Knien, Hocken und Fersensitz sowie Kriechen

- Maler
- Betonbauer
- Bergleute im untertägigen Bergbau bei Tätigkeiten, die Arbeiten im Knien, Hocken, im Kriechen oder im Fersensitz erzwingen
- Schweißer
- Schiffbauer
- Werftschlosser
- Gärtner
- Rangierer

Die kumulative Einwirkungsdauer während des Arbeitslebens durch eine Tätigkeit im Knien oder in vergleichbarer Kniebelastung muss mindestens 13 000 Stunden und die Mindesteinwirkungsdauer pro Schicht insgesamt eine Stunde betragen. Die Einwirkungsdauer pro Schicht ergibt sich durch Addition der durchschnittlichen Dauer der einzelnen Tätigkeiten im Knien oder in vergleichbarer Kniebelastung. Die kumulative Einwirkungsdauer während des Arbeitslebens ergibt sich durch Addition der Tätigkeiten im Knien oder in vergleichbarer Kniegelenksbelastung während der einzelnen Arbeitsschichten. Einbezogen in die Berechnung der kumulativen Einwirkungsdauer werden diejenigen Tätigkeiten, die typischerweise mit einer Mindesteinwirkungsdauer von insgesamt einer Stunde pro Schicht verbunden sind. Die Mindestdauer pro Arbeitsschicht in Höhe von einer Stunde stellt den unteren Grenzwert dar, bei dem die einzelne tägliche Belastung geeignet ist, Kniegelenksschädigungen zu verursachen. Dauerhafte Arbeitsschichten mit dieser Mindestbelastungszeit alleine reichen aber regelmäßig nicht aus, um die erforderliche kumulative Gesamtbelastung von 13 000 Stunden zu erreichen. So wäre bei einer durchschnittlichen nur einstündigen Belastung bei 220 Arbeitstagen jährlich erst nach rund 60 Jahren ununterbrochener Tätigkeit die Mindesteinwirkungsdauer von 13 000 Stunden erreicht. Anhaltspunkte für die Dauer der Kniegelenksbelastung sind Bolm-Audorff et al. [3] und Ditchen et al. [9] zu entnehmen.

II. Pathophysiologie und Epidemiologie

Mechanische Faktoren wie Kongruenzstörungen oder Dysfunktionen der Gelenke, die zu einer erhöhten Druckkraft auf den Gelenkknorpel führen, sind seit langer Zeit als Ursache für die Entwicklung einer Arthrose bekannt [15]. Als Ursache dieser neuen Berufskrankheit wird eine erhöhte Druckkraft während einer beruflichen Tätigkeit im Knien oder einer vergleichbaren Kniebelastung auf den Gelenkknorpel im Retropatellar- und Tibiofemoralgelenk angenommen. Biomechanische Studien zeigen, dass es bei der Kniegelenksbeugung um 90° bzw. 120° wie beim Knien oder Hocken zu einem hohen Druck im Kniehauptgelenk von 26 bzw. 24 Megapascal (MPa) sowie einer hohen Druckkraft von 3,7 bzw. 4,5 Kilonewton kommt [31, 45]. Mehrere Autoren zeigten in zellexperimentellen Studien mit Chondrozytenkulturen, dass die Einwirkung von hydrostatischem Druck mit einer Höhe von 1 und 5 Megapascal (MPa) zu einer Zunahme der Synthese von Proteoglycan, einem wesentlichen Bestandteil der Knorpelmatrix, im Vergleich zum Umgebungsdruck führt. Ferner ist nach dieser Druckeinwirkung die Expression von Boten-Ribonukleinsäure (mRNA) vermehrt, die für Proteoglykankernprotein, für Aggrecan und Kollagen II sowie für TGF Beta1 kodierten. Aggrecan und Kollagen II sind wesentliche Bestandteile der Knorpelmatrix. TGF Beta1 ist ein Zytokin, das die Synthese von Knorpelmatrix fördert [16, 43, 44, 46]. Dagegen führte die Einwirkung von hydrostatischem Druck auf Chondrozytenkulturen in Höhe von 10 und 50 MPa für eine Dauer von 2 Stunden zu einer Abnahme der Proteoglykansynthese [43].

Tierexperimentelle Studien konnten zeigen, dass hohe statische oder intermittierende Druckkräfte auf den Gelenkknorpel verschiedener Gelenke zu einer Knorpelschädigung bis zum Vollbild der Arthrose führen [12, 18, 28, 29, 34–37, 41].

Die genannten Untersuchungen machen es biologisch plausibel, dass hohe statische und dynamische Druckkräfte auf den Kniegelenksknorpel zu einer Gelenkschädigung führen.

Die o.g. biomechanischen Studien werden durch epidemiologische Studien gestützt. In mehreren Fall-Kontroll- und Querschnittsstudien fand sich ein positiver Zusammenhang zwischen beruflicher Einwirkung durch Arbeiten im Knien, Hocken oder Fersensitz sowie Kriechen und der Entwicklung einer Kniegelenksarthrose [5, 6, 10, 19, 20-22, 24, 25, 27, 39, 40]. Fünf Studien zeigten eine positive Dosis-Wirkungs-Beziehung [10, 20, 25, 39, 40]. Die Untersuchungen sind in der wissenschaftlichen Begründung [4] zu dieser Berufskrankheit im Einzelnen dargestellt, sofern sie damals bereits veröffentlicht waren.

III. Krankheitsbild und Diagnose

Beim Kniegelenk handelt es sich um ein komplex aufgebautes Gelenk, bestehend aus dem Tibiofemoralgelenk (sog. Kniehauptgelenk) sowie dem Retropatellargelenk. Die Arthrose des Kniegelenks (Gonarthrose) ist gekennzeichnet durch Knorpelabbau, subchondralen Knochenumbau mit Sklerose, subchondralen Knochenzysten, Osteophytenbildung im Bereich der beteiligten Knochen, Bewegungseinschränkungen im Rahmen der Beugung und Streckung des Kniegelenkes sowie Schmerzen im Kniegelenk [8, 15, 42].

Die Diagnose einer Gonarthrose setzt eine klinische und röntgenologische Untersuchung des Kniegelenks voraus. Nach einer verbreiteten Klassifikation werden Veränderungen im Röntgenbild und anderen bildgebenden Verfahren in folgende vier Stadien, je nach Ausmaß der degenerativen Veränderungen, eingeteilt [23]:

- Grad 1: fragliche Verschmälerung des Kniegelenkspalts und mögliche Osteophytenbildung
- Grad 2: definitive Osteophyten und mögliche Verschmälerung des Kniegelenkspalts
- Grad 3: multiple Osteophyten und definitive Verschmälerung des Kniegelenkspalts, Sklerose und mögliche Verformung der Tibia und des Femurs
- Grad 4: ausgeprägte Osteophyten, starke Verschmälerung des Kniegelenkspalts, ausgeprägte Sklerose und definitive Verformung der Tibia und des Femurs

Die Diagnose einer Gonarthrose im Sinne dieser Berufskrankheit hat folgende Voraussetzungen:

- chronische Kniegelenksbeschwerden
- Funktionsstörungen bei der orthopädischen Untersuchung in Form einer eingeschränkten Streckung oder Beugung im Kniegelenk
- die röntgenologische Diagnose einer Gonarthrose entsprechend Grad 2–4 der Klassifikation von Kellgren et al. [23].

Für die röntgenologische Diagnose einer Gonarthrose entsprechend Grad 2 der Klassifikation nach Kellgren et al. [23] reicht die Feststellung eines definitiven Osteophyten im Kniehauptgelenk oder Retropatellargelenk aus. Anhaltspunkte für eine definitive Verschmälerung des Kniegelenkspaltes im Sinne der o. g. Röntgenklassifikation sind Beattie et al. [2] und Lanyon et al. [26] zu entnehmen.

Die Kniegelenksarthrose im Sinne dieser Berufskrankheit kann isoliert im medialen oder lateralen Kniehauptgelenk oder im medialen oder lateralen Retropatellargelenk auftreten. Bei schweren Erkrankungsfällen sind häufig alle Kompartimente des Kniegelenks degenerativ verändert.

Bei beidseitigem Knien und vergleichbarer Kniebelastung tritt die Gonarthrose in der Regel beidseitig auf. Sofern die Kniegelenksbelastung jedoch überwiegend einseitig erfolgt, wird auch eine einseitige Gonarthrose in dem belasteten Kniegelenk beobachtet. Eine einseitige Gonarthrose spricht nicht gegen eine Berufskrankheitanzeige.

Die Chondropathia patellae, die überwiegend bei jugendlichen Patienten auftritt, ist keine Erkrankung im Sinne dieser Berufskrankheit und stellt auch keine Frühform der Gonarthrose dar. Auch die Chondromalacia patellae mit herdförmigen Veränderungen des Patellarknorpels stellt keine Retropatellararthrose im Sinne dieser Berufskrankheit dar [8].

IV. Weitere Hinweise

Folgende Erkrankungen sind als gesicherte außerberuflich bedingte konkurrierende Ursachenfaktoren für die Entwicklung einer Gonarthrose anzusehen [15, 42, 48]:

1. außerberufliche mechanische Ursachen
   - Zustand nach Meniskektomie mit weitgehender Entfernung des Meniskus
   - Kniegelenkstrauma mit Inkongruenzen der Gelenksfläche, Kreuzbandruptur oder Seitenbandinsuffizienz
   - Osteochondrosis dissecans
2. Internistische Erkrankungen
   - Rheumatoide Arthritis
   - Psoriasis-Arthritis
   - Gichtarthritis mit Nachweis von Uratkristallen in der Synovialflüssigkeit (gemeint ist nicht die Hyperurikämie)

- Infektarthritis
- Adipositas

Unterschiedliche Angaben liegen in der Literatur zur Bewertung des Genu varum (O-Beine) und des Genu valgum (X-Beine) vor. Umgekehrt kann eine mediale Gonarthrose langfristig auch zu einer O-Fehlstellung, eine laterale Gonarthrose zu einer X-Fehlstellung führen. Im Einzelnen siehe die wissenschaftliche Begründung zu dieser Berufskrankheit [4].

Umstritten ist ferner die Bewertung der Chondrokalzinose als außerberuflich bedingter konkurrierender Ursachenfaktor für die Entwicklung einer Gonarthrose. Während die Chondrokalzinose z.T. als Präarthrose eingestuft wird [15], gehen andere Autoren davon aus, dass sich die Chondrokalzinose in einem degenerativ veränderten Gelenk entwickelt [19, 38]. In einer prospektiven Studie zeigte sich, dass ein Zusammenhang zwischen Chondrokalzinose und der Verschlimmerung einer Kniegelenksarthrose nicht nachweisbar war [32].

Der vereinzelt angenommene ursächliche Zusammenhang zwischen Herz- und Kreislauf-Risikofaktoren und des metabolischen Syndroms mit der Entwicklung einer Gonarthrose [11] ist umstritten. In mehreren Studien ließ sich kein erhöhtes Gonarthroserisiko von Rauchern [1, 7, 47] sowie Diabetikern [1, 7, 30] nachweisen. Zwar fand sich in zwei Studien ein signifikant erhöhtes Gonarthroserisiko bei Hypertonikern [7, 30], diese Studien sind jedoch nicht aussagekräftig, weil sie nicht für Body Mass Index, einen der wesentlichen Risikofaktoren sowohl für die Entwicklung einer Hypertonie als auch einer Gonarthrose, adjustiert wurden. Mehrere Autoren vertraten die Auffassung, dass sich der Zusammenhang zwischen Adipositas und Kniegelenksarthrose mechanisch und nicht metabolisch erklärt [17, 33].

Bei Beschäftigten mit Meniskopathie, Zustand nach Meniskektomie und anerkannter Berufskrankheit Nr. 2102 ist zu prüfen, ob eine später aufgetretene Gonarthrose im Sinne der Verschlimmerung der Berufskrankheit Nr. 2102 anerkannt werden kann.

In der Fall-Kontroll-Studie von Coggon et al. [5] zeigte sich, dass ein nahezu multiplikatives, d.h. voneinander unabhängiges Zusammenwirken zwischen Adipositas und beruflicher Einwirkung durch Arbeiten im Knien oder Hocken bestand.

Tab. 14.4: Zusammenwirken zwischen Patella alta und Kniegelenksbelastungen bei untertägigen Bergleuten (nach Greinemann [13])

Patella Alta	Femoropatellararthrose		Femorotibialarthrose	
	Kontrollgruppe (n=500)	Bergleute (n=500)	Kontrollgruppe (n=500)	Bergleute (n=500)
nein	0,80 %	4,52 %	0 %	9,84 %
ja	9,75 %	29,03 %	4,06 %	22,58 %

Tab. 14.4 zeigt das Zusammenwirken zwischen Patella alta und Kniegelenksbelastungen bei untertägigen Bergleuten. Dabei zeigt sich in der Kontrollgruppe, dass Probanden mit Patella alta ein deutlich erhöhtes Risiko für Femoropatellararthrose (9,75 versus 0,8 %) und Femorotibialarthrose (4,06 versus 0 %) aufweisen. Dies gilt auch für Bergleute. Allerdings zeigt sich, dass Bergleute mit Patella alta ein deutlich höheres Risiko als die Kontrollprobanden mit Patella alta für die Entwicklung einer Femoropatellararthrose (29,03 versus 9,75 %) und einer Femorotibialarthrose (22,58 versus 4,06 %) aufweisen. Somit kann die berufliche Kniegelenksbelastung bei der Begutachtung dieser Berufskrankheit auch beim Vorliegen einer Patella alta nicht hinweggedacht werden.

Das Zusammenwirken zwischen beruflichen Einwirkungen im Sinne dieser Berufskrankheit und den übrigen oben genannten konkurrierenden Faktoren ist nicht bekannt.

Die Begutachtung dieser Berufskrankheit erfordert eine Stellungnahme des Präventionsdienstes des Unfallversicherungsträgers zum Vorliegen der erforderlichen beruflichen Einwirkung sowie eine Untersuchung und Befragung des Erkrankten mit Erhebung der Beschwerdeanamnese, des klinischen Befundes sowie einer Bewertung von Röntgenbildern der Kniegelenke in zwei Ebenen oder der Ergebnisse anderer bildgebender Verfahren. Der medizinische Gutachter hat die Frage zu beantworten, ob ein für die Berufskrankheit typisches Krankheitsbild sowie konkurrierende Faktoren vorliegen. Beim Vorliegen der beruflichen Voraussetzungen und eines geeigneten Krankheitsbildes ohne das Bestehen von konkurrierenden Faktoren ist diese Berufskrankheit anzuerkennen. Dies gilt auch bei Vorliegen einer Adipositas, weil zwischen beruflicher Einwirkung im

Sinne dieser Berufskrankheit und Adipositas ein multiplikatives Zusammenwirken in Bezug auf das relative Gonarthroserisiko besteht, d.h. dass auch beim Adipösen die berufliche Einwirkung das Gonarthroserisiko in etwa verdoppelt. Somit ist diese Berufskrankheit bei Vorliegen der beruflichen Voraussetzung und des geeigneten Krankheitsbildes auch bei Adipösen anzuerkennen. Dies gilt auch bei Versicherten mit Patella alta (→ Tab. 14.4). Das Zusammenwirken zwischen beruflichen Einwirkungen im Sinne dieser Berufskrankheit und anderen konkurrierenden Faktoren wie Zustand nach Meniskektomie bei außerberuflich bedingter Meniskopathie, Zustand nach außerberuflichem Kniegelenkstrauma oder unbehandelter außerberuflicher Kreuzbandruptur in Bezug auf das Gonarthroserisiko ist unbekannt. Im Rahmen einer Einzelfallprüfung ist in Abhängigkeit vom Ausmaß des konkurrierenden Faktors (z.B. Größe des resezierten Meniskusanteils, Art des Kniegelenktraumas etc.) und der Höhe der beruflichen Einwirkungen vom medizinischen Sachverständigen im Rahmen der Theorie der wesentlichen Bedingung festzustellen, ob die wesentliche Mitverursachung der Erkrankung durch die beruflichen Einwirkungen wahrscheinlich gemacht werden kann oder nicht. Angesichts des besonders stark erhöhten Gonarthroserisikos bei Zustand nach außerberuflich bedingter Meniskektomie oder unbehandelter außerberuflich bedingter Kreuzbandruptur wird bei Vorliegen dieser außerberuflich bedingten konkurrierenden Faktoren auch bei gegebenen beruflichen Voraussetzungen i.d.R. kein Raum sein für die Anerkennung einer Gonarthrose als Berufskrankheit.

V. Literatur

1. Anderson JJ, Felson DT (1988). Factors associated with osteoarthritis of the knee in the first national health and nutrition examination survey (Hanes I). Am J Epidemiol 128: 179–189
2. Beattie KA, Duryea J, Pui M, O'Neill J, Boulos P, Webber CE, Eckstein F, Adachi JD (2008). Minimum joint space width and tibial cartilage morphology in the knees of healthy individuals: A cross-sectional study. BMC Musculoskeletal Disorders 9:119
3. Bolm-Audorff U, Kronen A, Hoffmann M, Riedel W (2007). Dauer der Kniegelenksbelastung in ausgewählten Berufsgruppen. Symposium Medical 8–10
4. Bundesministerium für Gesundheit und soziale Sicherung (2005). Wissenschaftliche Begründung für die Berufskrankheit „Gonarthrose durch eine Tätigkeit in Knien oder vergleichbarer Kniebelastung mit einer kumulativen Einwirkungsdauer während des Arbeitslebens von mindestens 13 000 Stunden und einer Mindesteinwirkungsdauer von insgesamt einer Stunde pro Schicht". Bundesarbeitsblatt Nr. 10, Seite 46–54
5. Coggon D, Croft P, Kellingray S, Barrett D, McLaren M, Copper C (2000). Occupational physical activities and osteoarthritis of the knee. Arthr Rheum 43: 1443–1449
6. Cooper C, McAlindon T, Coggon D, Egger P, Dieppe P (1994). Occupational activity and osteoarthritis of the knee. Ann Rheum Dis 53: 90–93
7. Cooper C, McAlindon T, Snow S (1994). Mechanical and constitutional risk factors for symptomatic knee osteoarthritis: Differences between tibiofemoral and patellofemoral disease; J Rheumatol 21: 307–313
8. Debrunner M (2005). Orthopädie, orthopädische Chirurgie, Huber-Verlag, Bern
9. Ditchen D, Ellegast R, Hartmann B, Rieger MA (2009). Zeitanteile kniegelenksbelastender Tätigkeiten in ausgesuchten Berufen der Bauwirtschaft, In: Deutsche Gesellschaft für Arbeitsmedizin und Umweltmedizin (Hg.): Dokumentation der 49. Jahrestagung vom 11.–14.03.2009 in Aachen, in Vorbereitung
10. D'Souza JC, Werner RA, Keyserling WM, Gillespie B, Rabourn R, Ulin S, Franzblau A (2008). Analysis of the third national health and nutrition examination survey (NHANES III) using expert ratings of job categories. Am J Industr Med 51: 37–46
11. Frank K (2007). Degenerative Erkrankungen des Bewegungsapparates – Biomechanische Theorie, soziale Schicht und metabolisches Syndrom. Arbeitsmed Sozialmed Umweltmed 42: 262–274
12. Fujisawa T, Kuboki T, Kasai T, Sonoyama W, Kojima S, Uehara J, Komori C, Yatani H, Hattori T, Taigawa M (2003). A repetitive, steady mouth opening induced an osteoarthritis-like lesion in the rabbit temporomandibular joint. J Dent Res 82: 731–735
13. Greinemann H (1989). Ist die Kniegelenksarthrose nach Berufsbelastung eine Berufskrankheit? Kompaß Nr. 5: 262–268
14. Gritzka TL, Fry LR, Cheesman RL, Lavinge A (1973). Deterioration of articular cartilage caused by continuous compression in a moving rabbit joint. J Bone Joint Surg 55 A: 1698–1720
15. Hackenbroch MH (2002). Arthrosen, Basiswissen zu Klinik, Diagnostik und Therapie, Thieme Verlag, Stuttgart

16. Hall AC, Urban JPG, Gehl KA (1991). The effects of hydrostatic pressure on matrix synthesis in articular cartilage. J Orthop Res 9: 1–10
17. Hochberg M, Lethbridge-Cejku M, Scott WW Jr, Reichle R, Plato CC, Tobin JD (1995). The association of body weight, body fatness and body fat distribution with osteoarthritis of the knee: data from the Baltimore longitudinal study of aging. J Rheumatol 22: 488–493
18. Imai H, Sakamoto I, Yoda T, Yamashita Y (2001). A model for internal derangement and osteoarthritis of the temporomandibular joint with experimental traction of the mandibular ramus in rabbit. Oral Dis 7: 185–191
19. Jendro MC (2005). Arthritis urica und Chondrokalzinose, In: Kohn D (Hg.): Orthopädie und orthopädische Chirurgie, Das Standardwerk für Klinik und Praxis, Teilband Knie, Thieme Verlag, Stuttgart, Seite 194–199
20. Kasch J, Enderlein G (1986). Kniegelenksschäden im Schiffsbau. Beitr Orthop Traumatol 33: 487–491
21. Kellgren JH, Lawrence JS (1952). Rheumatism in miners, Part II: X-Ray-Study. Brit J Industr Med 9: 197–207
22. Kellgren JH, Lawrence JS (1958). Osteoarthrosis and disk degeneration in an urban population. Ann Rheum Dis 17: 388–397
23. Kellgren JH, Jeffrey MR, Ball J (1963). Atlas of standard radiographs of arthritis. Vol II. the epidemiology of chronic rheumatism. Oxford, Blackwell Scientific
24. Kirkeskov Jensen L, Mikkelsen S, Loft IP, Eenberg W, Bergmann I, Løgager V (2000). Radiographic knee osteoarthritis in floorlayers and carpenters. Scand J Work Environ Health 26: 257–262
25. Kirkeskov Jensen L (2005). Knee-straining work activities, self-reported knee disorders and radiographically determined knee osteoarthritis. Scand J Work Environ Health 31: Suppl 2: 68–74
26. Lanyon P, O'Reilly S, Jones A, Doherty M (1998). Radiographic assessment of symptomatic knee osteoarthritis in the community: definitions and normal joint space. Ann Rheum Dis 57: 595–601
27. Lawrence JS (1955). Rheumatism in coal miners. Part III: occupational factors. Brit J Industr Med 12: 249–261
28. Lukoschek M, Boyd RD, Schaffler MB, Burr DB, Radin EL (1986). Comparison of joint degeneration models, surgical instability and repetitive impulsive loading. Acta Orthop Scand 57: 349–353
29. Lukoschek M, Burr DB, Walker ER, Boyd RD, Radin EL (1990). Synovialmembran und Knorpelveränderungen im Arthrosemodell, Instabilitäts- und Stoß-Belastungsmodell. Z Orthop 128: 437–441
30. Martin K, Lethbridge-Cejku M, Muler DC, Elahi D, Andres R, Tobin JD, Hochberg MC (1997). Metabolic correlates of obesity and radiographic features of knee osteoarthritis: data from the Baltimore longitudinal study of aging. J Rheumatol 24: 702–707
31. Nagura T, Matsumoto H, Kiriyama Y, Chaudhari A, Andriacchi TP (2006). Tibiofemoral joint contact force in deep knee flexion and its consideration in knee osteoarthritis and joint replacement. J Appl Biomech 22: 305–313
32. Neogi T, Nevitt M, Niu J, LaValley MP, Hunter DJ, Terkeltaub R, Carbone L, Chen H, Harris T, Kwoh K, Guermazi A, Felson DT (2006). Lack of association between chondrocalcinosis and increased risk of cartilage loss in knees with osteoarthritis: results of two prospective longitudinal magnetic resonance imaging studies. Arthritis Rheum 54:1822–1828
33. Nevitt MC (2006). Risk factors for knee, hip and hand osteoarthritis, In.: Arden N, Cooper C (eds) Osteoarthritis Handbook, London, Taylor&Francis, p. 23–48
34. Radin EL, Paul IL (1971). Response of joints to impact loading, I. in vitro wear. Arthritis Rheum 14: 356–362
35. Radin EL, Parker HG, Pugh JW, Steinberg RS, Paul IL, Rose RM (1973) Response of joints to impact loading – III, relationship between trabecular microfractures and cartilage degeneration. J Biomech 6: 51–57
36. Radin EL, Martin B, Burr DB, Caterson B, Boyd RD, Goodwin C (1984). Effects of mechanical loading of the tissues of the rabbit knee. J Orthop Res 2: 221–234
37. Refior H J (1974). Vergleichende experimentelle Untersuchungen zur Mikromorphologie der Präarthrose am Beispiel des Kaninchenkniegelenkes. Z Orthop 112: 706–709
38. Resnick D (2002). Diagnosis of bone and joint disorders. Philadelphia, Saunders
39. Sandmark H, Hogstedt C, Vingard E (2000). Primary osteoarthritis of the knee in men and women as a result of lifelong physical load from work. Scand J Work Environ Health 26: 20–25

40. Seidler A, Bolm-Audorff U, Abolmaali N, Eisner G and the Knee osteoarthritis Study-group (2008). The role of cumulative physical work load in symptomatic knee osteoarthritis – a case-control study in Germany. Journal of Occupational Medicine and Toxicology 3: 14
41. Serink MT, Nachemson A, Hansson G (1977). The effect of impact loading on rabbit knee joints. Acta Orthop Scand 48: 250–262
42. Scharf HP (2005). Arthrose, In: Kohn D (Hg.): Orthopädie und orthopädische Chirurgie, Das Standardwerk für Klinik und Praxis, Teilband Knie, Thieme Verlag, Stuttgart, Seite 360–364
43. Takahashi K, Kubo T, Kobayashi K, Imanishi J, Takigawa M, Arai Y, Hirasawa Y (1997). Hydrostatic pressure influences mRNA expression of transforming growth factor-ß1 and heat shock protein 70 in chondrocyte-like cell line. J Orthop Res 15: 150–158
44. Takahashi K, Kubo T, Arai Y, Kitajima I, Takigawa M, Imanishi J, Hirasawa Y (1998). Hydrostatic pressure induces expression of interleukin 6 and tumour necrosis factor α mRNAs in a chondrocyte-like cell line. Ann Rheum Dis 57: 231–236
45. Thambyah A, Goh JC, De SD (2005). Contact stresses in the knee joint in deep flexion. Med Eng Phys 27: 329–335
46. Toyoda T, Seedhorm BB, Kirkham J, Bonass WA (2003). Upregulation of aggrecan and type II collagen mRNA expression in bovine chondrocytes by the application of hydrostatic pressure. Biorheol 40: 79–85
47. Wilder FV, Hall BJ, Barrett JP (2003). Smoking and osteoarthritis: is there an association? The Clearwater osteoarthritis study. Osteoarthritis Cartilage 11: 29–35
48. Zichner L (Hrsg) (2003). Orthopädie und orthopädische Chirurgie, Das Standardwerk für Klinik und Praxis, Teilband Symstemerkrankungen, Thieme Verlag, Stuttgart

14.16 Wissenschaftliche Stellungnahme zur Berufskrankheit Nr. 2112 der Anlage 1 zur Berufskrankheiten-Verordnung

„Gonarthrose durch eine Tätigkeit im Knien oder vergleichbare Kniebelastung mit einer kumulativen Einwirkungsdauer während des Arbeitslebens von mindestens 13 000 Stunden und einer Mindesteinwirkungsdauer von insgesamt einer Stunde pro Schicht"

Bek. des BMAS v. 24.10.2011 – IVa 4-45222-2112 GMBl 49/2011, S. 983

Der Ärztliche Sachverständigenbeirat „Berufskrankheiten" beim Bundesministerium für Arbeit und Soziales gibt zu der genannten Berufskrankheit folgende wissenschaftliche Stellungnahme ab:

Nach der wissenschaftlichen Begründung und nach dem Merkblatt zur Berufskrankheit Nr. 2112 hat die Diagnose einer Gonarthrose im Sinne dieser Berufskrankheit folgende Voraussetzungen (Bundesministerium für Gesundheit und soziale Sicherung 2005, Bundesministerium für Arbeit und Soziales 2010):

- Chronische Kniegelenksbeschwerden
- Funktionsstörungen bei der orthopädischen Untersuchung in Form einer eingeschränkten Streckung oder Beugung im Kniegelenk
- Die röntgenologische Diagnose einer Gonarthrose entsprechend Grad 2-4 der Klassifikation von Kellgren et al. (1963)

Der Ärztliche Sachverständigenbeirat „Berufskrankheiten" bei Bundesministerium für Arbeit und Soziales stellt nach Abstimmung mit Fachleuten auf dem Gebiet der Orthopädie und Unfallchirurgie hierzu Folgendes fest:

Neben der eingeschränkten Streckung oder Beugung im Kniegelenk liegt auch bei folgenden Funktionsstörungen eine Gonarthrose mit dem erforderlichen Schweregrad im Sinne der Berufskrankheit Nr. 2112 vor (Debrunner 2005, Hackenbroch 2002, Scharf 2005):

1. Kniegelenkserguss,
2. Kapselentzündung mit Verdickung oder Verplumpung der Gelenkkontur,
3. Krepitation bei der Gelenkbewegung,
4. hinkendes Gangbild oder
5. Atrophie der Oberschenkelmuskulatur.

Die o. g. Funktionsstörungen kommen einzeln oder in unterschiedlicher Kombination bei den verschiedenen Schweregraden der Gonarthrose im Sinne der Berufskrankheit Nr. 2112 vor. Die o. g. Funktionsstörungen sind bei der Abschätzung der Minderung der Erwerbsfähigkeit auf dem allgemeinen Arbeitsmarkt zu berücksichtigen. Neben mindestens einer der o. g. Funktionsstörungen müssen chronische Kniegelenksbeschwerden und die röntgenologische Diagnose einer Gonarthrose entsprechend Grad 2 bis 4 der Klassifikation von Kellgren et al. (1963) für die Diagnose einer Gonarthrose im Sinne der Berufskrankheit Nr. 2112 vorliegen.

Literatur

1. Bundesministerium für Gesundheit und soziale Sicherung (BMGS): Bekanntmachung des BMGS vom 1.10.2005, Bundesarbeitsplatz 10/2005, Seite 46-54.
2. Bundesministerium für Arbeit und Soziales (BMAS): Merkblatt zur Berufskrankheit Nr. 2112, Bekanntmachung des BMAS vom 30.12.2009, GMBl 2010, Seite 98.
3. Debrunner, A.M.: Orthopädie und orthopädische Chirurgie – Patenorientierte Diagnostik und Therapie des Bewegungsapparates, Bern, Verlag Hans Huber, 2005, Seite 1069.
4. Hackenbroch, M.H.: Arthrosen – Basiswissen zu Klinik, Diagnostik und Therapie, Stuttgart, Thieme-Verlag, 2002, Seite 149-150.
5. Kellgren J.H., Jeffrey M.R., Ball, J.: Atlas of standard radiographs of arthritis. Vol II. the epidemiology of chronic rheumatism. Oxford Blackwell Scientific, 1963.
6. Scharf, A.-P.: Arthrose, In: Kohn, D. (Hg.): Orthopädie und orthopädische Chirurgie, Teilband Knie, Stuttgart, Thieme-Verlag, 2005, Seite 36

15 Die Berufskrankheit Nr. 2113 – Carpaltunnel-Syndrom

15.1 Verordnungstext

Druckschädigung des Nervus medianus im Carpaltunnel (Carpaltunnel-Syndrom) durch repetitive manuelle Tätigkeiten mit Beugung und Streckung der Handgelenke, durch erhöhten Kraftaufwand der Hände oder durch Hand-Arm-Schwingungen

15.2 Rückblick

Paget (1854) beschrieb 2 Fälle einer Medianusläsion nach fester Umschlingung des Handgelenks durch ein Seil und nach einem Speichenbruch (Vogt 1998).

Die erste eingehende Beschreibung und Erklärung des Krankheitsbildes datiert aus dem Jahr 1913 (Marie et al. 1913). Aufgrund von Autopsien wurde eine Schädigung des Mittelnervs in Höhe des Carpaltunnels als Ursache des Beschwerdebildes gesichert, verbunden mit dem Vorschlag, zur Linderung der Beschwerden das Ligamentum carpi transversum (Retinaculum musculorum flexorum) zu spalten.

Die therapeutische Umsetzung dieses Vorschlags erfolgte jedoch erst im Jahr 1930 (Learmonth 1933), wobei bis zu den grundlegenden Arbeiten von Phalen (1951), eines amerikanischen Handchirurgen, die Kenntnis von den Ursachen der Beschwerden kein Allgemeingut war, und die Therapieansätze dementsprechend vielfältig waren.

Das Carpaltunnel-Syndrom ist das mit Abstand häufigste Kompressionssyndrom eines peripheren Nervs. Mit einer Prävalenz von im Schnitt 6 % (3–10 %) im Bevölkerungsquerschnittt handelt es sich um eine „Volkskrankheit“ (Spahn et al. 2012). Es manifestiert sich vorwiegend im mittleren Lebensalter zwischen dem 40. bis 60./70. Lebensjahr (Assmus et al. 2015, Sauerbier et al. 2014) und tritt meist beiderseits auf, wobei die Führhand meist stärker betroffen ist.

Die Frage, ob das Carpaltunnel-Syndrom (CTS) belastungsinduziert und damit auch beruflich bedingt ist, stellte sich erstmals 1947 (Brain et al. 1947). Die große Zahl der Handchirurgen lehnte jedoch einen beruflichen Zusammenhang ab, allenfalls die Akzentuierung bzw. die Manifestation der Beschwerden könne belastungsinduziert erklärt werden.

Das Merkblatt zur Berufskrankheit Nr. 2106 (Bek. des BMA v. 01.10.2002, → *Kap. 9.9*) sah das Carpaltunnel-Syndrom ausdrücklich nicht als berufsbedingt an:

„Nicht Gegenstand dieser Berufskrankheit sind ... das Karpaltunnel-Syndrom (CTS) ...“.

Das Carpaltunnel-Syndrom (Synonyme: Karpaltunnel-Syndrom – KTS, Medianus-Kompressions-Syndrom, Medianus-Engpass-Syndrom, Genuine Daumenballenatrophie) wird – wobei u.a. Handchirurgen dazu abweichende Ansichten vertreten – in der großen Zahl der Fälle nicht unmittelbar durch Druck verursacht. Vielmehr wird davon ausgegangen, dass es durch bestimmte Belastungen zu einer Umfangzunahme (Hyperplasie) des Synovialgewebes und zu einer Verdickung der Sehnenscheiden kommt und dadurch infolge des begrenzten Raums im Karpalkanal zu einer Druckerhöhung und einer Bedrängung des Mittelnervs.

In der Literatur wird aber auch vertreten, dass die Umfangzunahme eher die Folge eines Carpaltunnel-Syndroms als dessen Ursache ist (Lluch 1992).

Am 30.06.2009 veröffentlichte das Bundesministerium für Arbeit und Soziales (BMAS) die „Wissenschaftliche Begründung“ zur BK Nr. 2113 (→ *Abschn. 15.13*). Grundlage waren arbeitswissenschaftliche Untersuchungen zur Häufigkeit des Carpaltunnel-Syndroms bei bestimmten Berufen. Ab diesem Zeitpunkt konnte das Carpaltunnel-Syndrom als „Wie“-Berufskrankheit anerkannt werden. Die jährlich gemeldeten Fälle blieben jedoch auf niedrigem Niveau (→ *Tab. 15.1*). Anerkannt wurden bis zum Jahr 2014 ca. 28 % der gemeldeten Fälle.

Tab. 15.1: Statistische Daten zur „Wie“-BK Carpaltunnel-Syndrom (DGUV-Statistiken für die Praxis 2014)

Jahr	**2009**	**2010**	**2011**	**2012**	**2013**	**2014**
gemeldete Fälle	17	42	57	79	87	135
anerkannt	0	6	9	18	34	52
abgelehnt	15	35	44	51	48	78
offene Fälle	2	1	4	10	5	5

Mit Inkrafttreten der 3. Verordnung zur Änderung der Berufskrankheiten-Verordnung (31.10.1997) wurde das Carpaltunnel-Syndrom (ICD 10: G 56.0) am 05.11.2014 in die Berufskrankheiten-Liste als BK Nr. 2113 aufgenommen.

Seit 2003 ist es unter der Ziffer 506.45 im Annex (Anhang) der Europäischen Berufskrankheitenliste als Berufskrankheit aufgeführt. In der EU nahm es im Jahre 2001 den 6. Rang aller anerkannten Berufskrankheiten ein.

Die statistische Erfassung der Verdachtsmeldungen, der anerkannten Berufskrankheiten und der festgestellten Renten zeigt das übliche Missverhältnis, das gerade bei neuen Listenerkrankungen besonders auffällig ist (→ *Tab. 15.2*).

Tab. 15.2: Statistische Daten zur BK Nr. 2113 (DGUV-Statistiken für die Praxis 2021)

Jahr	**2015**	**2016**	**2017**	**2019**	**2021**
Verdachtsmeldungen	1 391	1 009	981	721	826
anerkannte Fälle	102	253	276	273	327
neue Renten	8	12	26	24	16

Die Quote der anerkannten Fälle ist also gegenüber den angezeigten Fällen im Vergleich zur „Wie“-Berufskrankheit (bis 2014) deutlich gesunken, steigt jedoch – fraglich – wieder an, möglicherweise vor dem Hintergrund, dass zur BK Nr. 2113 die Kenntnis zunimmt, unter welchen Voraussetzungen eine Anerkennung möglich ist.

Diese Zahlen weichen deutlich von den Schätzungen des Bundesministeriums für Arbeit und Soziales ab, das unter Berücksichtigung potenziell betroffener Arbeitsplätze und der Häufigkeit der Erkrankung in der Bevölkerung von jährlich ca. 2 000 Anzeigen ausging (BMAS 2015).

Merke

Während das Merkblatt zur Berufskrankheit Nr. 2106 vom 01.10.2002 das Carpaltunnel-Syndrom ausdrücklich nicht als belastungsinduziert aufführt, hat sich diese Beurteilung zwischenzeitlich geändert, so dass es am 05.11.2014 in die Liste der Berufskrankheiten aufgenommen wurde. Ausgangspunkt der Überlegungen ist, dass es durch bestimmte Belastungen zu einer Umfangzunahme des Synovialgewebes und zu einer Verdickung der Sehnenscheiden kommt und dadurch infolge des begrenzten Raums im Karpalkanal zu einer Druckerhöhung und einer Bedrängung des Mittelnervs.

15.3 Rechtsprechung

Gerichtsentscheidungen liegen bisher nur wenige vor.

Das Sozialgericht Karlsruhe (Urteil vom 07.12.2015 – S 4 U 2/15) hat zum zeitlichen Zusammenhang zwischen Aufgabe der belastenden Tätigkeit und Manifestation eines Carpaltunnel-Syndroms Stellung genommen. Ein Intervall von mehr als 3 Jahren spreche deutlich gegen einen Kausalzusammenhang. Diese Aussage ist zutreffend. Denn ein Carpaltunnel-Syndrom ist kein Schaden, der sich erst mit einem erheblichen zeitlichen Intervall nach Aufgabe der entsprechenden Belastung entwickelt.

Die Entscheidung des Landessozialgerichts Sachsen-Anhalt (Urteil vom 08.10.2009 – L 6 U 1/05) bejaht zwar ein Carpaltunnel-Syndrom als Berufskrankheit. Der Versicherte hatte von 1974 bis 1998 als Hauer, Bohrhauer und Tunnelhauer gearbeitet. Das Beschwerdebild war bei ihm 1996 erstmals aufgetreten. Das als Berufskrankheit versicherte Schadensbild, die versicherte Exposition und der zeitliche Zusammenhang waren also gegeben, wobei die lange Expositionsdauer bis zum Auftreten der Berufskrankheit eher gegen diese spricht. Es hätte also eine Anerkennung als „Wie“ BK Nr. 2113 erfolgen können. Das Urteil subsumiert den Sachverhalt jedoch unter die BK Nr. 2106. Die Aussage im Merkblatt, „nicht Gegenstand dieser Berufskrankheit sind … das Carpaltunnel-Syndrom (CTS)“, wurde als unverbindliche Meinungsäußerung beurteilt. Diese Diskussion, die zu sich widersprechenden zweitinstanzlichen Entscheidungen führte, ist mit der Kodifikation der BK Nr. 2113 beendet.

Gerichtsentscheidungen (z.B. OLG Hamm, Urteil vom 25.03.2014 – 26 U 177/12) liegen zur Behandlungsfehlerproblematik vor – insbesondere zu der Frage, ob zur Stellung der Diagnose und zu der daraus resultierenden operativen Behandlung eine fachneurologische Untersuchung zwingend ist, wie sie die „Wissenschaftliche Begründung“ vorsieht: „Als essentiell wird darüber hinaus die Messung der motorischen und sensiblen Nervenleitgeschwindigkeit im Versorgungsbereich des N. medianus angesehen.“

Auch die AWMF-Leitlinie 005/003 – „Diagnostik und Therapie des Karpaltunnelsyndroms“ – gibt eine „starke Empfehlung“ mit dem Inhalt:

> *„Prinzipiell ist die elektrophysiologische Diagnostik als relevante Methode zum zuverlässigen Nachweis eines KTS zu empfehlen.“ „Bei grenzwertigem oder nicht eindeutigem Befund ist zusätzlich eine sensible Neurographie erforderlich.“*

Dennoch wurde im o.g. Urteil das Unterlassen einer fachneurologischen Untersuchung nicht als Behandlungsfehler gewertet, Die Leitsätze des Urteils lauten:

> *„Der Verzicht auf eine neurologische Messung der Nervenleitgeschwindigkeit vor der Durchführung der Operation des Karpaltunnelsyndroms stellt nicht zwingend einen Behandlungsfehler dar. Die Diagnose für ein Karpaltunnelsyndrom wird entscheidend anhand der Klinik gestellt."*

Die Leitsätze dieser Entscheidung sind jedoch nicht zu verallgemeinern.

15.4 Anatomie

Die Anatomie des Karpalkanals ist Grundvoraussetzung für das Verständnis des Krankheitsbildes.

Es gibt zahlreiche anatomische Varianten, die zu einer Druckerhöhung im Karpalkanal führen können. Diese sind im Rahmen der Begutachtung auszuschließen, denn sie sind nicht belastungsinduziert. Dargestellt wird nachfolgend nur der Regelbefund.

Der osteofibröse ca. 2,5 bis 3 cm lange Karpalkanal ist die aus knöchernen und bindegewebigen Strukturen bestehende Verbindung zwischen dem handnahen Unterarm und dem mittleren Fach der tiefen Hohlhand. Den Boden an der Streckseite des Handgelenks und die seitlichen (speichen-/ellenwärtigen) Begrenzungen bilden die Handwurzelknochen, das Dach das sehr derbe und kaum dehnbare Lig. carpi transversum (lat. ligamentum „Band", „Binde"; transversus „quer" und gr. karpos Handwurzel) oder Retinaculum musculorum flexorum (lat. retinaculum „Band", „Zügel"; musculus „Muskel" und flexor „Beuger), wobei es sich eigentlich nicht um ein Band handelt, sondern um eine Verstärkung der Unterarmfaszie. Die Breite des Bandes wird mit 2,2 cm angegeben, die Länge mit 2,6 cm und die Dicke mit 0,9 mm, wobei es sich um Mittelwerte handelt (Schmidt et al. 1987).

Durch den Karpalkanal (Karpaltunnel) verlaufen in 6 Fächern 8 von Sehnenscheiden umgebene Beugesehnen der oberflächlichen und tiefen Langfingerbeugemuskeln und die lange Beugesehne des Daumens. Für das Carpaltunnel-Syndrom von besonderer Bedeutung ist die synoviale Auskleidung der Sehnen. Jeder Schwellungszustand des Sehnengleitgewebes führt durch Vermehrung des Karpaltunnelinhalts zu einer Druckerhöhung.

Volar von den 9 Sehnen bzw. unmittelbar unter dem Lig. carpi transversum auf der Beuge- und Speichenseite des Handgelenks liegend verläuft im Karpalkanal der Nervus medianus (Mittelnerv). Unmittelbar nach Verlassen des Karpalkanals teilt sich der Mittelnerv in seine Endäste auf. Der motorische Ast verläuft rechtwinklig zum Daumenballen und versorgt den kurzen Daumenabspreizer (M. abductor pollicis brevis) und den Gegenübersteller des Daumens (M. opponens pollicis). Die 3 Fingernerven (Nn. digitales communes) des Mittelnervs versorgen sensibel die Beugeseite des Daumens, die Beuge-, Speichen- und Ellenseite des 2. und 3. Fingers und die Speichenseite des 4. Fingers. Die Beugeseite des 2. und 3. Fingers wird ab Mitte des Grundgliedes ausschließlich vom Mittelnerv versorgt, während der proximale Teil sowie die Beugeseite des Daumens und des 4. Fingers auch von Fasern des Speichen- und Ellennervs sensibel mitversorgt werden. Von den Fingernerven zweigen in Höhe der Mittelhand noch motorische Fasern für die

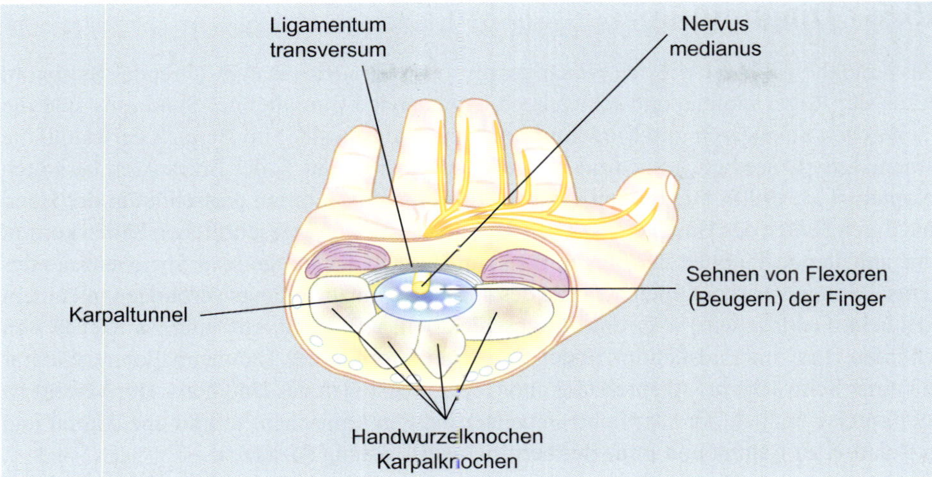

Abb. 15.1: Der Karpalkanal

Mm. lumbricales (lat. lumbricus Regenwurm, lumbricalis regenwurmähnlich) ab. Nervenversorgungsstörungen ausgehend von einer Druckerhöhung im Karpalkanal sind also in diesen Versorgungsgebieten des Mittelnervs zu erwarten.

Der Karpalkanal (→ *Abb. 15.1*) ist ein physiologischer Engpass für den Nervus medianus in seinem Verlauf vom Unterarm zur Hohlhand. In der Mehrzahl der Fälle – es existieren zahlreiche variable Lagebeziehungen des Mittelnervs im Karpalkanal – findet sich die engste Stelle distal an der nach palmar (hohlhandwärts) gerichteten Vorwölbung des Os capitatum (Kopfbein). Die Weite des Karpaltunnels ist bewegungsabhängig, also nicht nur statisch, sondern auch dynamisch bedingt. Bei der hohlhandwärtigen Bewegung im Handgelenk (Beugung) ist die Abnahme des Durchmessers des karpalen Kanals größer als bei der handrückenwärtigen Bewegung (Streckung). Bei der Beugung wird der proximale Teil des Ligamentum carpi transversum an die Speiche gedrückt. Außerdem engt das Kopfbein (Os capitatum) den Karpalkanal ein. Bei der Streckung wird der proximale Teil des Mondbeins (Os lunatum) in den Karpalkanal vorgetrieben. Dies erklärt, warum grundsätzlich auch bei sog. Gesunden der Druck im Karpalkanal bewegungsabhängig ansteigt (Szabo et al. 1989).

Nach operativer Spaltung des Ligamentum carpi transversum nimmt das Volumen des Karpalkanals um ca. 24 % zu (Richmann et al. 1987).

Merke

Die Anatomie des Karpalkanals ist Grundvoraussetzung für das Verständnis des Krankheitsbildes. Er ist ein physiologischer Engpass für den Nervus medianus, in dessen Versorgungsgebiet sich die Nervenschäden zeigen.

15.5 Diagnose

Das Krankheitsbild ist klinisch *und* apparativ zu sichern. Erstes und führendes Symptom des in der Regel spontan und schleichend beginnenden Carpaltunnel-Syndroms sind die nächtlichen Schmerzen und Missempfindungen (Parästhesien) im Bereich der Hand, die Brachialgia paraesthetica nocturna (Vogt 1998), über die 80 % der Erkrankten berichten (Kaplan et al. 1990). Die Symptome bessern sich anfangs durch Ausschütteln der Hand und durch Halten des Handgelenks unter kaltes Wasser. In fortgeschrittenen Fällen kommt eine anhaltende Taubheit der Finger, meist im Bereich der Beuge- und Speichenseite des 1. bis 3. Fingers und der Speichenseite des 4. Fingers hinzu, anfangs verbunden mit einem Kribbeln. Geklagt wird über eine Ungeschicktheit, z.B. beim Auf- und Zumachen von Knöpfen. Erst im Endstadium findet sich eine Atrophie der Daumenballenmuskulatur mit einer Schwäche bei Abspreizung und Gegenüberstellen des Daumens. Der Verlauf ist sehr unterschiedlich. Der ärztliche Gutachter hat den klinischen Verlauf abzuklären und in Relation zu Beginn und Ende der beruflichen Belastung zu setzen.

Voraussetzung für die Sicherung des Krankheitsbildes sind neben Röntgen-Nativ-Aufnahmen des Handgelenks in 2 Ebenen eine Karpalkanal-Aufnahme, jeweils im Seitenvergleich, zum Ausschluss z.B. von knöchernen Anomalien oder Verletzungsfolgen als Ursache, wobei die Neurosonographie und die Kernspintomographie zunehmend an Bedeutung gewinnen, vor allem eine neurologische klinische und elektrophysiologische Untersuchung mit Messung der motorischen Nervenleitgeschwindigkeit im Versorgungsbereich des N. medianus (motorische Neurographie). Bleiben Zweifel, empfiehlt sich zusätzlich eine sensible Neurographie, während die Elektromyographie (EMG) nicht zur Routinediagnostik gehört (Höpfner et al. 2016). Die elektrophysiologischen Untersuchungen sind stets im Seitenvergleich durchzuführen (Unterarm und Handgelenk) und sollten auch den N. ulnaris (Ellennerv) mit einbeziehen.

Die apparativen Untersuchungen sind als Voraussetzung für die Sicherung des Krankheitsbildes zwingend. Sie korrelieren jedoch nur bedingt mit den klinischen Befunden (Bischoff 2018). Die apparativen Untersuchungen können eindeutig sein bei praktisch fehlenden klinischen Beschwerden und Funktionseinbußen – z.B. können bei einer Verschmächtigung der dem N. medianus zuzurechnenden Daumenballenmuskulatur die apparativen Befunde nahezu negativ sein. Eindeutige objektive klinische Befunde „überstimmen“ deshalb die apparativen Befunde. Denn maßgeblich für die Anerkennung einer Berufskrankheit sind die durch das Krankheitsbild bedingten Funktionseinbußen. Umgekehrt gilt das nur bedingt – nicht zuletzt aufgrund der fehlenden Standardisierung der apparativen Befunde.

Laut „Wissenschaftlicher Begründung“ (→ *Abschn. 15.13*) ist ein Carpaltunnel-Syndrom bewiesen, wenn die Elektrophysiologie dies belegt, wobei die Messung der distalen motorischen Latenz im Vordergrund steht (pathologisch ab 4,2 ms). Bei unklarem Befund ist zusätzlich die sensible Leitgeschwindigkeit zu messen (Grenzwert 46,9 ms).

Die *Behandlung* erfolgt in aller Regel operativ (jährlich ca. 300 000 Eingriffe in Deutschland). Die Ergebnisse sind – unabhängig von der Methode (offenes Verfahren, minimal-invasive Techniken, endoskopische Methoden – ein- oder zweiportal) sehr gut. Die Erfolgsraten liegen zwischen 91,6 und 93,4 % (Assmus et al. 2015). Operative Eingriffe sind insbesondere in der Frühphase erfolgreich, wobei sie auch noch eine Beschwerdelinderung in der Spätphase erbringen, wenn auch die muskuläre Erholung nicht zu gewährleisten ist. Das Risiko von Rezidiven ist bei sorgfältiger Spaltung des Ligamentum carpi transversum gering, wenn die berufliche Belastung nicht fortgeführt wird. Vor allem bei Diabetikern kommt es jedoch zu Rezidiven (Assmus et al. 2015).

Merke
Zwingend zur Sicherung des Krankheitsbildes ist die fachneurologische Untersuchung. Die Elektrophysiologie und die klinischen Befunde sind entscheidend.

15.6 Pathogenese (Krankheitsentstehung)

Der mit der geringen Weite des Karpalkanals und mit dessen fehlender Ausdehnungsmöglichkeit zusammenhängende Schadensmechanismus – unabhängig davon, ob als primäre Ursache von einer Hyperplasie des Synovialgewebes und einer Verdickung der Sehnenscheiden ausgegangen wird oder ob primär andere Ursachen verantwortlich gemacht werden – führt zu einer vermehrten Druckbelastung des Mittelnervs. Das Ausmaß des Nervenschadens richtet sich nach der Intensität und nach der Dauer der Druckeinwirkung. Durch Druck kommt es einerseits zu einer Minderdurchblutung, zu einer Ischämie, die verantwortlich sein dürfte für die auftretenden Schmerzen und andererseits zu nervalen Ausfällen.

Dass eine Druckerhöhung im Karpalkanal letztlich ursächlich für Beschwerden und Funktionseinbußen ist, dazu besteht Einigkeit. Dies heißt jedoch nicht, dass sie die eigentliche Ursache eines Carpaltunnel-Syndroms ist. Zwar ist bei den an einem Carpaltunnel-Syndrom Erkrankten der Druck im Karpaltunnel sowohl in Ruhe (statisch) als auch – vor allem – bei Streckung und Beugung im Handgelenk (dynamisch, → *Abb. 15.2 und Abb. 15.3*) gegenüber den Nicht-Erkrankten erhöht. Der Normaldruck im Karpalkanal beträgt 30 bis 40 mmHg und steigt bei hohlhandwärtiger Bewegung im Handgelenk auf 90 bis 100 mmHg und bei handrückwärtiger Bewegung auf 110 bis 120 mmHg. Die Ursachen dafür sind jedoch vielfältig. Frauen sind häufiger betroffen als Männer (Verhältnis 3:1), ohne dass dafür eine schlüssige Erklärung angeboten werden kann. Dass hormonelle Unterschiede die Ursache sind, ist naheliegend, letztlich jedoch ungeklärt.

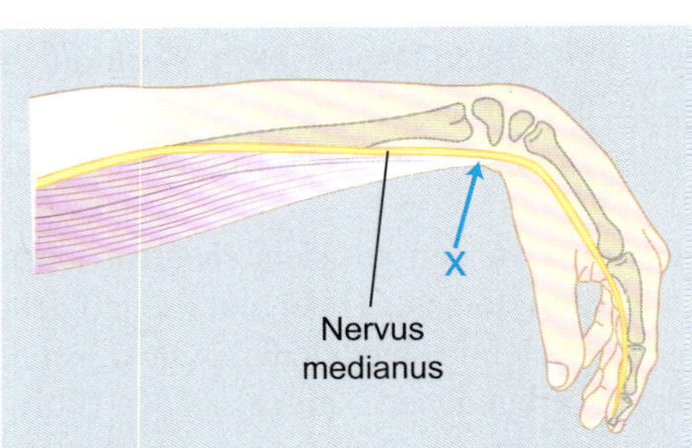

Abb. 15.2: Druckanstieg im Karpalkanal bei hohlhandwärtiger Bewegung im Handgelenk auf 90 bis 100 mmHg.

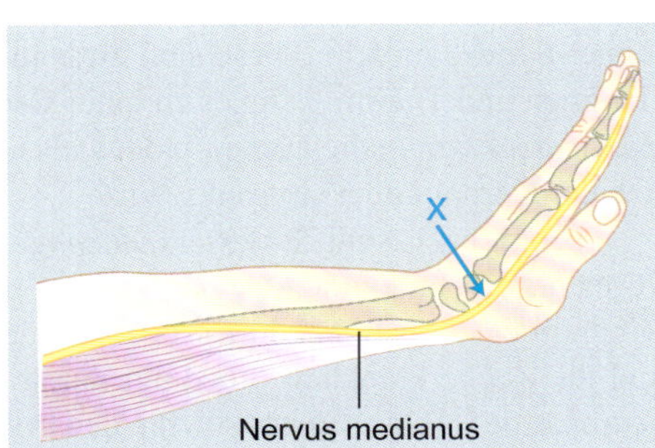

Abb. 15.3: Druckanstieg im Karpalkanal bei handrückenwärtiger Bewegung im Handgelenk auf 110 bis 120 mmHg.

Möglich ist auch, dass Frauen deshalb überrepräsentiert sind, weil sie vermehrt gefährdend tätig sind (repetitive Bewegungen). Eine Ursache ist die Disposition zu einem Carpaltunnel-Syndrom, was dadurch zum Ausdruck kommt, dass bei gleicher Arbeit nur Wenige betroffen sind. Das heißt aber nicht, dass die berufliche Belastung nicht wesentliche Teilursache ist.

Merke

Als Ursache für die Druckerhöhung im Karpaltunnel wird von einer bewegungs- und belastungsabhängigen Hyperplasie des Synovialgewebes und einer Verdickung der Sehnenscheiden ausgegangen. Ob diese Veränderungen jedoch unmittelbare Folge der versicherten Expositionen sind, dazu besteht keine einheitliche Meinung. Eine Ursache ist, wie bei allen durch mechanische Einwirkungen verursachten Berufskrankheiten die Schadensanlage, was jedoch nicht zum Wegfall eines wesentlichen Ursachenbeitrags aus dem beruflichen Bereich führt.

15.7 Berufskrankheitsfremde Ursachen

Vor dem Hintergrund des Carpaltunnel-Syndroms als Berufskrankheit sind eindeutig nicht beruflich bedingte Ursachen abzugrenzen:

Differenzialdiagnostisch abgegrenzt werden muss das *C6/C7-Syndrom*, welches nicht selten mit einem Carpaltunnel-Syndrom kombiniert ist. Für eine radikuläre Ursache sprechen anhaltende Missempfindungen, die zudem über das Versorgungsgebiet des Mittelnervs hinausgehen und sich nicht „ausschütteln" lassen (Assmus et al. 2015).

Als *endokrine* (hormonell bedingte) Ursachen sind bekannt Erkrankungen der Schilddrüse und Nebenschilddrüse, die Akromegalie (Überproduktion von Wachstumshormonen) und vor allem die Schwangerschaft. Nachvollziehbar ist, dass die Schwangerschaft und die Einnahme von Antikonzeptiva zu erhöhten Flüssigkeitseinlagerungen im Gewebe und damit zu einer Volumenzunahme des Lig. carpi transversum führen können. Dies wird als Erklärung für das vermehrte Auftreten dieses Krankheitsbildes in der Schwangerschaft gesehen.

Missbildungen und *anatomische Varianten* – ein anlagebedingter enger Karpalkanal, Muskel- und Sehnenanomalien (zusätzliche Sehnen und Muskeln), Gefäßanomalien (persistierende A. mediana) sowie Nervenanomalien – können die Ursache eines Carpaltunnel-Syndroms sein. Diese sind zwar mit unter 3 % selten (Mauer 1993). Auch durch Ganglien und Tumore kann es zu einer Bedrängung des Mittelnervs kommen. Nicht jede Handgelenksanomalie kommt jedoch als Ursache in Frage. Erforderlich ist, dass tatsächlich der Karpaltunnel eingeengt wird.

Abzugrenzen sind *Systemerkrankungen*, wie Erkrankungen aus dem rheumatischen Formenkreis (Entzündungen der Synovialmembran), Amyloidose, Gicht und Pseudogicht (Chondrocalcinose), bei der es zu Kalkablagerungen auch im Handgelenk kommen kann, und die Zuckerkrankheit – bedingt durch die damit verbundenen Nervenschäden (Polyneuropathie). Das gleiche gilt für den Alkoholabusus, der im Zusammenhang mit von diesem ausgehenden Nervenschäden auch zu einem Carpaltunnel-Syndrom führen kann.

Bekannt ist das gehäufte Auftreten eines Carpaltunnel-Syndroms bei chronisch erforderlicher *Blutwäsche* (Hämodialyse) in Abhängigkeit von deren Dauer – nach 5 Jahren vermehrt auftretend –, wobei die Ursachen unklar sind, eine Ursache jedoch naheliegend damit zusammenhängt, dass vermehrt Zuckerkranke Teil der Hämodialysepflichtigen sind, die eigentliche Ursache also ein Nervenschaden infolge der Zuckerkrankheit ist.

Abzugrenzen sind *infektiöse Veränderungen* der Beugesehnen (Tendinitis) und des Sehnengleitgewebes, die zu Schwellungen führen können.

Nicht zu quantifizierende Ursachen sind eine *familiäre Veranlagung* wie eine deutlich übergewichtige Konstitution und schlechter Trainingszustand. Diese beiden Prädispositionen bezeichnen grundsätzlich das gleiche Problem: Sie können infolge einer Minderversorgung zu einem Nervenschaden führen als Begleitveränderung.

Signifikante Ursachen eines Carpaltunnel-Syndroms können *Unfallfolgen* im Bereich der handgelenknahen Speiche (Speichenbruch), der Handwurzelknochen (Verrenkungsbruch) sowie der Weichteile nach stumpfen (Prellung/Quetschung) und offenen Verletzungen (Narben) sein sowie *Tumorerkrankungen* (Ganglien).

Ein operativ behandeltes Carpaltunnel-Syndrom in der Vorgeschichte ist mit einer belastungsunabhängigen Rezidivneigung verbunden, insbesondere wenn eine berufliche Tätigkeit im Sinne einer Gefährdung aufgenommen wird.

Im Übrigen darf auf die „Wissenschaftliche Begründung" (→ *Abschn. 15.13*) verwiesen werden. Alle diese zahlreichen Ursachen eines Carpaltunnel-Syndroms sind berufskrankheitenfremd. Ihnen muss jedoch vor der Diskussion des Carpaltunnel-Syndroms als Berufskrankheit nachgegangen werden.

Merke
Berufskrankheitsfremde Ursachen sind hormonell bzw. medikamentös bedingte Missbildungen, Unfallfolgen, Systemerkrankungen sowie infektiöse Veränderungen der Beugesehnen. Auffällig ist das gehäufte Auftreten nach langjähriger Blutwäsche.

15.8 Beruflich bedingte Ursachen

Eine *beruflich bedingte Verursachung/wesentliche Teilverursachung* setzt voraus:

- Sicherung des Krankheitsbildes
- Sicherung von berufskrankheitsfremden Vorschäden/Schadensanlagen
- Sicherung der für das Krankheitsbild spezifischen beruflichen Belastung
- Zeitlicher Zusammenhang
- Örtlicher Zusammenhang

aus diesen Voraussetzungen resultierend den ursächlichen Zusammenhang

Alle Tatsachen, also das Krankheitsbild, die beruflichen Voraussetzungen, der Zeitpunkt der Manifestation des Krankheitsbildes und die Lokalisation (rechte und/oder linke Hand) sind im Vollbeweis (Strengbeweis) zu sichern, der ursächliche Zusammenhang mit hinreichender Wahrscheinlichkeit. Die objektive Beweislast, also die Beweisnachteile, wenn alle Ermittlungsmöglichkeiten ausgeschöpft sind, trifft bei allen anspruchsbegründenden Tatsachen den Versicherten. Geht es aber um die Frage, ob ein

Vorschaden zu sichern ist, trägt die objektive Beweislast der Träger der Gesetzlichen Unfallversicherung.

Nicht erforderlich ist, dass die berufliche Belastung die einzige Ursache des Krankheitsbildes ist. Es reicht aus, dass sie eine wesentliche Teilursache ist.

Zum Vollbeweis des Carpaltunnel-Syndroms darf auf den Gliederungspunkt „Diagnose" (→ *Abschn. 15.5*) verwiesen werden.

Vorschäden/Schadensanlagen (Vollbeweis) bedürfen einer sehr sorgfältigen Ermittlung. Denn in Abhängigkeit von ihrer Ausprägung schließen sie einen Belastungszusammenhang des Carpaltunnel-Syndroms aus.

Die Ermittlung der gefährdenden beruflichen Belastungen, der *arbeitstechnischen Voraussetzungen,* als Ursache für das Carpaltunnel-Syndrom (Vollbeweis) fällt grundsätzlich nicht in die Zuständigkeit des ärztlichen Gutachters. Sie ist Aufgabe des Präventionsdienstes des zuständigen Versicherungsträgers. Dieser muss jedoch, will er den Belastungszusammenhang beurteilen, folgende Grundkenntnisse besitzen, die sich weitgehend bereits aus dem Verordnungstext ergeben. Folgende Tätigkeiten gelten als mögliche Verursacher:

- Repetitive manuelle Tätigkeiten mit Beugung und Streckung in den Handgelenken
- Erhöhter Kraftaufwand der Hände (z.B. kraftvolles Greifen), wobei Silverstein et al. (1987) eine deutliche Risikoerhöhung gesichert haben, wenn der Kraftaufwand hoch repetitiv ist
- Hand-Arm-Schwingungen, z.B. durch handgehaltene vibrierende Maschinen (Motorsägen/Steinbohrer)
- Mangel an Erholungszeit bei den zuvor benannten Bewegungen/Belastungen
- Eine Kombination aus den zuvor genannten Belastungen – als besonders gefährdend
- Kälte, lokale Kompression, notwendiges Tragen von Handschuhen als zusätzlich belastende Faktoren

Nach der „Wissenschaftlichen Begründung" zur BK Nr. 2113 (→ *Abschn. 15.13*) wurde für folgende Berufe ein erhöhtes Erkrankungsrisiko für ein Carpaltunnel-Syndrom epidemiologisch festgestellt:

- Fleischverpacker
- Fließbandarbeiter (Autoindustrie)
- Forstarbeiter, Gärtner
- Geflügelverarbeiter
- Kassierer (Supermärkte)
- Masseure
- Polsterer

Damit Beugung und Streckung in den Handgelenken den Karpaltunnel verändern, ist begünstigend, dass die Bewegungen bzw. der Kraftaufwand oder die Hand-Arm-Schwingungen aus einer ungünstigen Handstellung erfolgen (Spallek et al. 2009). Je näher also die Handstellung und die Bewegungen der Neutral-Null-Stellung der Hand liegen, umso risikoärmer sind sie. Die Handhabung der Computermaus, das Wischen auf dem Smartphone-Display oder das Tippen auf der Computertastatur z.B. sind zwar hoch repetitiv, erklären aber dennoch – entgegen der Deutschen Gesellschaft für Klinische Neurophysiologie und

Funktionelle Bildgebung (Pressemitteilung vom 13.08.2019) – kein Carpaltunnel-Syndrom. Einmal sind die Ausschläge im Handgelenk bei physiologischer Stellung der Hand nur gering. Zum anderen fehlt der Kraftaufwand.

Die Sicherung der beruflichen Belastung ist die Aufgabe des Präventionsdienstes der Berufsgenossenschaften/Unfallkassen. Die DGUV hat dazu im November 2013 eine „Handlungsanleitung Carpaltunnel-Syndrom“ erstellt, die durch das Institut für Arbeitsschutz der DGUV durch Messungen zu einzelnen Berufszweigen stetig vervollständigt wird. Angelegt wurde – entgegen der „Wissenschaftlichen Begründung“, die eine sorgfältige individuelle Beurteilung verlangt – eine CTS-Datenbank, aus der Bewertungsrichtwerte zu den einzelnen Berufen entnommen werden können. Die Ermittlung der beruflichen Voraussetzungen ist wegen der weiten Verbreiterung des Carpaltunnel-Syndroms in der Allgemeinbevölkerung von besonderer Bedeutung.

Zum *zeitlichen* Zusammenhang (Vollbeweis) ist zu unterscheiden die Dauer der beruflichen Belastung vor Auftreten der Krankheit und das zeitliche Intervall zwischen Aufgabe der beruflichen Belastung und dem erstmaligem Auftreten der Krankheit.

Was den zeitlichen Verlauf angeht, so heißt es in der „Wissenschaftlichen Begründung“ (→ *Abschn. 15.13*), dass bis zum Auftreten eines Carpaltunnel-Syndroms in der Literatur unterschiedliche Angaben vorlägen. Ganz überwiegend würden zum Teil kurze Expositionszeiten ausreichen. Es werden mehrere Arbeiten genannt, die belegen, dass ein Carpaltunnel-Syndrom bereits innerhalb eines Jahres aufgetreten ist. Das bedeutet, dass ein Carpaltunnel-Syndrom bereits nach kurzer Expositionszeit auftreten kann. Palmer et al. (2007) haben 38 Studien ausgewertet. Was den Zeitpunkt des Auftretens des Carpaltunnel-Syndroms angeht, so fanden sich nur in wenigen Studien Angaben. Einer ausgewerteten Studie war zu entnehmen, dass das Risiko des Carpaltunnel-Syndroms signifikant ansteigt, wenn mehr als ein Jahr belastende Tätigkeiten verrichtet wurden. Hieraus kann man schlussfolgern, dass kurze Expositionszeiten bereits ausreichen. Das Risiko, an einem Carpaltunnel-Syndrom zu erkranken, steigt, wenn die Belastung länger als ein Jahr dauert.

Zitiert wird in der „Wissenschaftlichen Begründung“ auch die Studie von Chiang et al. (1993), dass in der taiwanesischen Fischindustrie das Risiko eines Carpaltunnel-Syndroms dann am höchsten war, wenn die Exposition weniger als 12 Monate betragen hatte. Die Autoren hatten die Prävalenz von Erkrankungen der Arme in der taiwanesischen Fischindustrie untersucht. Es wurden Beschwerden der Schultern untersucht, die Epicondylitis und das Carpaltunnel-Syndrom. Die Autoren bildeten drei Risikogruppen: Die Gruppe 1 war nicht belastet, die Gruppe 2 war entweder durch repetitive Tätigkeiten oder kraftvolles Zugreifen belastet, die Gruppe 3 war am höchsten belastet mit repetitiven Tätigkeiten und kraftvollem Greifen. Das Carpaltunnel-Syndrom wurde angenommen, wenn die entsprechenden klinischen Parameter erfüllt waren, neurophysiologische Messungen wurden nicht durchgeführt. Es wurden die Zeiträume bis 12 Monate, 12–60 Monate und über 60 Monate untersucht. Bei den nicht Belasteten lag das Auftreten eines Carpaltunnel-Syndroms über alle Zeitabschnitte zwischen 7 und 9,7 %. In der Gruppe der mittelschwer Belasteten trat in den ersten 12 Monaten in 20 % der Fälle ein Carpaltunnel-Syndrom auf, zwischen 12 und 60 Monaten in 11,9 % und nach 60 Monaten in 18,8 %. Bei den Höchstbelasteten trat innerhalb der ersten 12 Monate in 44,4 % ein Carpaltunnel-Syndrom auf, zwischen 12 und 60 Monaten in 0,3 % der Fälle und über 60 Monate in 33,3 %. Die Gruppe der Höchstbelasteten war allerdings mit 28 Probanden sehr klein.

Hieraus kann man schlussfolgern, dass ein Carpaltunnel-Syndrom insbesondere bei Hochbelasteten relativ schnell, innerhalb der ersten 12 Monate, auftreten kann. Das Risiko ist bei den Hochbelasteten in den ersten 12 Monaten am höchsten, es steigt dann wieder nach 60 Monaten deutlich an und erreicht nahezu die gleichen Werte wie im ersten Jahr. Bei den mittelschwer Belasteten ist die Verteilung über die Jahre konstant.

Wenn es in der „Wissenschaftlichen Begründung" heißt, dass ein Kausalzusammenhang plausibel sei, wenn der Erkrankungsbeginn in engem zeitlichem Zusammenhang mit der Exposition steht, dann bedeutet dies nach hiesiger Auffassung nicht, dass der Zusammenhang des Auftretens eines Carpaltunnel-Syndroms mit der beruflichen Tätigkeit ausgeschlossen ist, wenn es später als ein Jahr auftritt.

Wenn es in der „Wissenschaftlichen Begründung" heißt, dass zum zeitlichen Verlauf bis zum Auftreten eines Carpaltunnel-Syndroms in der Literatur unterschiedliche Angaben vorliegen, dann kann man nicht von einer gesicherten epidemiologischen Evidenz sprechen, d.h. es gibt keine einheitliche Regel, die besagt, dass ein Carpaltunnel-Syndrom innerhalb eines Jahres auftreten muss, ansonsten der Ursachenzusammenhang nicht mehr wahrscheinlich ist.

Mit einer einzigen Fallgruppe, bestehend aus 28 hochbelasteten Probanden in der taiwanesischen Fischindustrie, kann man die Kausalität zwischen Carpaltunnel-Syndrom und zeitlicher Exposition nach hiesiger Auffassung nicht schlüssig ableiten, insbesondere, wenn es in der Literatur auch andere Daten hierzu gibt.

Man kann demnach folgendes festhalten: *Das Carpaltunnel-Syndrom kann bereits nach kurzer Exposition auftreten. Tritt es nach längerer Exposition auf, ist dies kein Ausschlussgrund. Es gibt durchaus Arbeiten, die belegen, dass das Risiko, an einem Carpaltunnel-Syndrom zu erkranken, mit der Dauer der Exposition ansteigt.*

Zur zweiten Alternative, dem noch möglichen zeitlichen Intervall zwischen Aufgabe der beruflichen Gefährdung und Erkrankung, darf verwiesen werden auf das eingangs zitierte Urteil des Sozialgerichts Karlsruhe (Urteil vom 07.12.2015 – S 4 U 2/15). Tritt das Carpaltunnel-Syndrom erstmals auf nach Aufgabe der beruflichen Belastung, bedarf ein Belastungszusammenhang einer sehr plausiblen Begründung. Ein Nervenschaden manifestiert sich in aller Regel im unmittelbaren zeitlichen Zusammenhang mit dem diesen verursachenden Schadensmechanismus. Je länger das Intervall ist, je mehr löst sich der Belastungszusammenhang, wobei ein solcher nur für wenige Monate diskutiert werden kann.

Die Prüfung des *örtlichen* Zusammenhangs (Vollbeweis) bezieht sich auf die Frage, ob die Hand betroffen ist, die vorrangig die gefährdende Tätigkeit ausführt/ausgeführt hat. Der Händigkeit kommt eine besondere Bedeutung zu. Diese ist zwingend zu erfragen/zu ermitteln. Zu befunden sind neben dem Gesamthabitus die Ausprägung der Muskulatur, die Hohlhandbeschwielung, der Kalksalzgehalt – jeweils im Seitenvergleich. Die Befunde sind in Relation zur beruflichen Belastung zu stellen. Dies wird jedoch in der großen Zahl der Fälle nicht mehr aussagekräftig möglich sein, wenn die Krankheit manifest ist. Dann bestimmt diese die Befunde.

Tritt das Carpaltunnel-Syndrom beidseitig auf, kann dies ein Hinweis auf eine allein anlagebedingte Verursachung sein, es sei denn, beide Handgelenke führen/führten eine gefährdende Tätigkeit aus.

Merke
Als den Karpaltunnel gefährdende Tätigkeiten und damit als fragliche Ursachen eines beruflich bedingten Carpaltunnel-Syndroms kommen in Betracht:

- Repetitive manuelle Tätigkeiten mit Beugung und Streckung in den Handgelenken
- Erhöhter Kraftaufwand der Hände, vor allem wenn dieser hoch repetitiv ist
- Hand-Arm-Schwingungen
- Mangel an Erholungszeit bei den zuvor benannten Bewegungen/Belastungen
- Eine Kombination aus den zuvor genannten Belastungen – als besonders gefährdend
- Kälte, lokale Kompression, notwendiges Tragen von Handschuhen als zusätzlich belastende Faktoren

15.9 Gutachtliche Kriterien

Bei Eingang eines Auftrags zur Gutachtlichen Untersuchung ist zunächst zu prüfen, ob die Aktenlage vollständig ist.

Vorgelegt werden müssen:

- Die vollständig und sorgfältig ausgefüllte „Handlungsanleitung" Carpaltunnel-Syndrom nebst Anlage, die von der DGUV herausgegeben wurde, durch den Präventionsdienst
- Ein Vorerkrankungsverzeichnis
- Das Ergebnis der Neurographie
- Der Operationsbericht
- Der Bericht über die feingewebliche Untersuchung.

Wenn Hinweise auf Ursachen aus dem privaten Bereich (z.B. Sport, Hobbys, Musik, sonstige belastende Tätigkeiten) bestehen, hat der Gutachter entsprechende Ermittlungen durch den Auftraggeber anzuregen.

Operationsbericht und feingeweblicher Untersuchungsbericht setzen selbstverständlich voraus, dass ein Eingriff bereits erfolgt ist. Ist dieser erst geplant, ist aus gutachtlicher Sicht – wegen der dann möglichen besseren Übersicht – ein offener anstelle eines endoskopischen Eingriffs zu bevorzugen. Letztlich entscheidend sind jedoch die sorgfältige und ausführliche Beschreibung der vorgefundenen Befunde sowie die Entnahme einer Probe aus dem Sehnengleitgewebe – zum Ausschluss konkurrierender Ursachen.

Da es weder ein klinisches noch ein elektrophysiologisches noch ein bildgebendes belastungsspezifisches Schadensbild zur BK Nr. 2113 gibt, hat der ärztliche Gutachter folgende Punkte „abzuarbeiten":

- *Anamnese*
  - Beginn der typischen Symptome (Beschwerden/Funktionseinbußen → *Abschn. 15.5* – Diagnose, aufgelistet getrennt für die rechte und linke Seite)
  - Symptome anderer Grunderkrankungen (Morgensteifigkeit, Gelenkschwellungen, Gelenkschmerzen)

  - Vorerkrankungen, erlittene Verletzungen, durchgemachte Operationen (Vorerkrankungsverzeichnis, neurographische Messungen, Operationsberichte, histologische Befunde)
  - Medikamente (Antidiabetika, Antikonzeptiva, Antirheumatika, Antibiotika, Kortikoidpräparate, Hormonpräparate)
  - Vorbehandlungen (konservativ/operativ)
- *Klinische (körperliche) Untersuchung*
  - Alter, Körperlänge, Körpergewicht, Händigkeit (Rechtshänder, Linkshänder, Beidhänder)
  - Durchblutung, Hautfarbe, Schwellungen, Rötungen, Überwärmungen, Ödeme, Muskelausprägung, (insbesondere Daumenballenmuskulatur), Arbeitsspuren, Hohlhandbeschwielung, Beweglichkeit in den Gelenken – jeweils im Seitenvergleich
- *Neurologie (ggf. neurologische Zusatzbegutachtung)*
  - Sensibilität (Phalen-Test, umgekehrter Phalen-Test → *Abb. 15.4 und Abb. 15.5*), Hoffmann-Tinnel-Zeichen, Zweipunktediskrimination, Spitz-Stumpf-Unterscheidung – jeweils im Versorgungsgebiet des N. medianus (→ *Absch. 15.5* – Diagnose)
  - Motorik (grobe Kraft der Hände – gekreuzter Händedruck, Dynamometer, Oppositionsschwäche des Daumens)
  - Elektrophysiologie (motorische Neurographie N. medianus und N. ulnaris, sensible Neurographie – jeweils im Seitenvergleich)
- *Bildgebende Befunde*
  - Röntgen-Nativ-Aufnahmen (Handgelenk in 2 Ebenen, Karpaltunnelaufnahme, Hand in 2 Ebenen – jeweils in einem Strahlengang, evtl. HWS in 2 Ebenen)
  - Sonographie/Neurosonographie
  - ggf. Kernspintomographie

Aufgrund der vorgenannten Fakten ist im konkreten Einzelfall – nach Sicherung (im Vollbeweis) der beruflichen Belastung durch den Präventionsdienst – das Schadensbild ebenfalls im Vollbeweis, der Ursachenzusammenhang zwischen der beruflichen Gefährdung und dem Carpaltunnel-Syndrom mit hinreichender Wahrscheinlichkeit zu sichern. Dabei ist insbesondere darauf zu achten, dass der Verlauf belastungskonform ist/war.

Konkurrierende Ursachen, die ihrerseits im Vollbeweis zu sichern sind, sind erst zu prüfen, wenn der Ursachenzusammenhang eines Carpaltunnel-Syndroms mit der versicherten Tätigkeit hinreichend wahrscheinlich ist. Sie können eine so überragende Bedeutung für das Schadensbild haben, dass der Ursachenbeitrag der versicherten Tätigkeit entfällt.

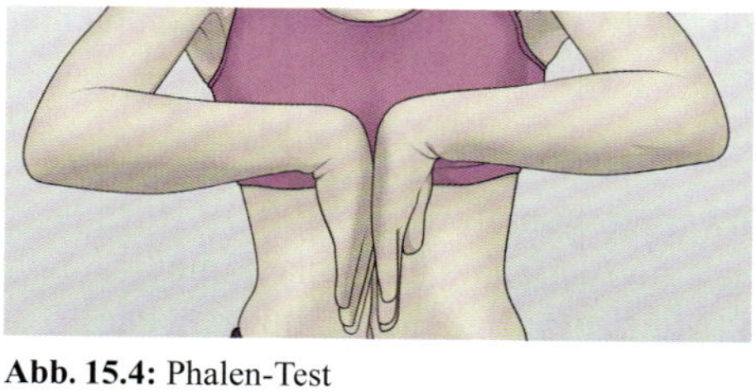

Abb. 15.4: Phalen-Test

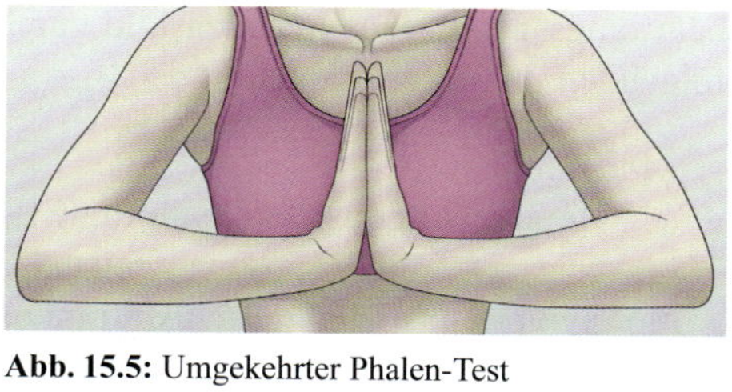

Abb. 15.5: Umgekehrter Phalen-Test

Merke
Die gutachtliche Untersuchung muss jedem der oben aufgeführten Punkte nachgehen.

15.10 MdE-Einschätzung

Aus präventiven Gründen ist es sinnvoll, die belastende Tätigkeit nach Manifestation eines Carpaltunnel-Syndroms zu unterlassen.

Bezogen auf den Allgemeinen Arbeitsmarkt wird nach komplikationslosem Behandlungsverlauf keine rentenberechtigende MdE (20 %) resultieren. Die Einschätzung der verbliebenen BK-Folgen (Funktionseinbußen) richtet sich nach den MdE-Erfahrungswerten. „Eckwerte" sind ein in Funktionsstellung fest versteiftes Handgelenk bzw. ein vollständiger Ausfall des unteren (distalen) Anteils des Mittelnervs (MdE jeweils 25 %) und ein rein sensibler Ausfall des Mittelnervs (MdE 20 %). Im Einzelfall muss interpoliert werden. Zur Quantifizierung ist der neurographische Nachweis unbedingt erforderlich.

Tab. 15.3: MdE-Erfahrungswerte beim Carpaltunnel-Syndrom (Mehrtens u. Brandenburg 2018)

		MdE in %
KTS einseitig Schweregrad leicht	Reizsymptomatik ohne neurologische Ausfälle	< 10
KTS beidseitig Schweregrad leicht		< 10–10
KTS einseitig Schweregrad mittelschwer	leichte sensible Ausfälle	< 10–10
KTS beidseitig Schweregrad mittelschwer (mindestens 1 Seite)		< 10–20
KTS einseitig Schweregrad schwer	fortgeschrittenes sensomotorisches Defizit	< 10–20
KTS beidseitig Schweregrad schwer (mindestens 1 Seite)		< 10–30
Kompletter sensibler Ausfall des N. medianus		20
Kompletter senso-motorischer Ausfall distaler N. medianus		25

15.11 Prävention

Die Unfallversicherungsträger haben nach § 3 BKV Leistungen zu erbringen, um der Gefahr der Entstehung einer Berufskrankheit bzw. der Gefahr einer Verschlimmerung oder des Wiederauftretens der Krankheit entgegenzuwirken. Beim Carpaltunnel-Syndrom sind somit betriebstechnische, betriebsorganisatorische und persönliche Präventivmaßnahmen erforderlich, um die statischen und dynamischen Belastungen der Hand/des Handgelenks in gefährdender Streckung/Beugung im Handgelenk zu reduzieren. Gegebenenfalls sind wiederholte Pausen bzw. ein Arbeitsplatzwechsel nötig. Daraufhin zu wirken ist, dass die persönlichen Mitursachen (siehe Gliederungspunkt „Berufskrankheitsfremde Ursachen") abgestellt bzw. minimiert werden.

15.12 Literatur

Assmus H, Antoniadis G, Bischoff Ch (2015). Karpaltunnelsyndrom als Berufskrankheit. Dtsch Arztebl Int 112 (1–2): 14–26; DOI: 10.3238/arztebl.2015.0014

Bischoff Ch (2018). Aussagemöglichkeiten und Grenzen elektromyographischer und elektroneurographischer Untersuchungen. In: Ludolph E, Schürmann J, Gaidzik PW (Hrsg). Kursbuch der ärztlichen Begutachtung. ecomed MEDIZIN, Kap. VI-2.1.3 09/2018

BMAS (2015) http://www.bmas.de/SharedDocs/Downloads/DE/kabinettsfassung-dritte-vo-aenderung-berufskrankheitenverordnung

Brain WR, Wright AD (1947). Spontaneous compression of both median nerves in the carpal tunnel. Lancet 8: 277–282

Chiang HC, Ying-Chi KO, Chen SS, Yu HS, Wu T, Chang P (1993). Prevalance of shoulder and upper limbs disorders amog workers in the fish processing-industy. Scand J Work Environ Health. 19: 126–131

Höpfner J-I, Eisenschenk A, Kim S, Obladen A, Asmus A (2016). Begutachtung der neuen Berufserkrankung Karpaltunnelsyndrom BK 2113. Trauma Berufskrankh 2016 18: 61–76

Kaplan SJ, Glickel SZ, Eaton RG (1990). Predictive factors the non-surgical treatment of carpal tunnel syndrome, J Hand Surg (Br) 15: 106–108

Learmonth JR (1933). The principle of decompression in the treatment of certain disease of peripheral nerves. Surg Clin N Am 13: 905–913

Lluch AL (1992).Thickening of the synovium of the digital flexor tendons: cause or consequence of the carpal tunnel syndrome? J. Hand Surg (Br) 17: 209–212

Mauer UM, Rath SA, Richter H-P (1993). Intraoperative anatomische und pathologische Besonderheiten bei 1420 Erstoperationen bei Karpaltunnelsyndrom. Handchir Micro Plast Chir 25: 124–126

Marie R, Foix C (1913). Atrophie isolée de l'éminence thénar d'origine névritique role du ligament annulaire antérieur du carpe dans la pathogénie de la lésion. Rev Neurol 26: 647

Mehrtens G, Brandenburg S (2018). Die Berufskrankheiten-Verordnung – Kommentar. Erich Schmidt Verlag, Berlin

Paget J (1854). Lectures of Surgical Pathology. Delivered at the royal College of Surgeons of England. Royal Soc. of Surgeons, Philadelphia

Palmer KT, Harris EG, Coggon D (2007). Carpal tunnel syndrome and its relation to occupation: a systematic literature review. Occup Med 57: 57–66

Phalen GS (1951). Spontaneous compression of the median nerve at the wrist.JAMA 145: 1128–1132

Richman JA, Gelbermann RH, Rydevik BL, Gylys Morin VM, Hajek PC, Sartoris DJ (1987). Carpal tunnel volume determination by magnetic resonance imaging – three dimensional reconstruction. J Hand Surg (Am) 12(5): 712–717

Sauerbier M, Eisenschenk A, Krimmer H, Partdecke B-D, Schaller H-E (2014). Die Handchirurgie. Urban & Fischer (Elsevier), München

Schmidt H-M, Moser Th, Lucas D (1987). Klinisch-anatomische Untersuchungen des Karpaltunnels der menschlichen Hand. Handchir Micro Plast Chir 19: 145–152

Silverstein BA, Fine LJ, Armstrong TJ (1987). Occupational factors and the carpal tunnel syndrome. American Journal of Industrial Medicine 11: 343–358

Spahn G, Wollny J, Hartmann B, Schiele R, Hofmann GO (2012). Metaanalyse zur Bestimmung von Risikofaktoren für das Karpaltunnelsyndrom (KTS). Z Orthop Unfall 150: 503–515

Spallek M, Giersiepen, K, Friedebold A, Groneberg DA (2009). Karpaltunnelsyndrom und Berufskrankheit. Vortrag: 49. Wissenschaftliche Jahrestagung der Deutschen Gesellschaft für Arbeitsmedizin und Umweltmedizin in Aachen

Szabo RM, Chidgey LK (1989). Stress carpal tunnel pressures in patients with carpal tunnel syndrom on normal patients. JHand Surg 14 (Ad): 624–627

Vogt W (1998). Karpaltunnelsyndrom, SUVA, Luzern

15.13 Wissenschaftliche Begründung für die Berufskrankheit Nr. 2113

„Druckschädigung des Nervus medianus im Carpaltunnel (Carpaltunnel-Syndrom) durch repetitive manuelle Tätigkeiten mit Beugung und Streckung der Handgelenke, durch erhöhten Kraftaufwand der Hände oder durch Hand-Arm-Schwingungen“

[Bek. des BMAS vom 1.5.2009 – IVa4-45226-2 GMBl. 30.6.2009, 573-581]

Der Ärztliche Sachverständigenbeirat „Berufskrankheiten“ beim Bundesministerium für Arbeit und Soziales empfiehlt, eine neue Berufskrankheit mit der vorgenannten Legaldefinition in die Anlage 1 der Berufskrankheiten-Verordnung aufzunehmen.

Diese Empfehlung wird wie folgt begründet:

1. Aktueller Kenntnisstand

Bei einem Carpaltunnel-Syndrom handelt es sich um eine meist chronische Kompressionsneuropathie des Nervus medianus im Bereich des Handgelenkes (Deutsche Gesellschaft für Orthopädie und orthopädische Chirurgie AWMF-Leitlinien-Register Nr. 033/026). Der Begriff Carpaltunnel-Syndrom (Synonyme: Brachialgia paraesthetica nocturna, Carpaltunnel-Syndrom, CTS) wurde von Brain et al. 1947 und Phalen et al. 1950 für einen Symptomenkomplex geprägt, der 1854 erstmals von Paget beschrieben worden war. Inzwischen ist das Carpaltunnel-Syndrom (im Folgenden: CTS) auch international als eindeutige Krankheits-Entität etabliert. Ein kausaler Zusammenhang zwischen arbeitsbedingten manuellen Belastungen in unterschiedlichsten Berufen und dem Auftreten eines CTS aus pathophysiologischer und epidemiologischer Sicht ist gesichert (Bernard 1997, Radon et al. 1999, Viikari-Juntura u. Silverstein 1999, Palmer et al. 2007).

1.1 Charakteristik der ursächlich schädigenden Einwirkungen

Die schädigenden Einwirkungen sind gekennzeichnet durch

- repetitive manuelle Tätigkeiten mit Beugung und Streckung der Hände im Handgelenk oder
- erhöhten Kraftaufwand der Hände (kraftvolles Greifen) oder
- Einwirkung von Hand-Arm-Schwingungen, z.B. durch handgehaltene vibrierende Maschinen (handgeführte Motorsägen und Steinbohrer),

die zu einer Volumenzunahme mit Druckerhöhung im Carpaltunnel führen. Das Risiko erhöht sich bei einer Kombination dieser Faktoren. Insbesondere beim Umgang mit handgehaltenen vibrierenden Werkzeugen ist davon auszugehen, dass diese mit Kraftaufwand der Fingerbeuger und entsprechenden Zwangshaltungen der Finger und im Handgelenk festgehalten werden müssen, so dass sich hier mehrere Expositionskomponenten überlagern (Bernard 1997, Palmer et al. 2007).

1.2 Vorkommen und Gefahrenquellen

Die international vorliegende epidemiologische Literatur zeigt konsistent die höchsten CTS-Erkrankungsrisiken bei Berufen und Tätigkeiten, die einer intensiven manuellen Belastung ausgesetzt sind – z.B. Fleischverpacker, Fließbandarbeiter in der Automobilindustrie, Forstarbeiter beim Umgang mit handgehaltenen vibrierenden Werkzeugen (z.B. Motorsägen, Steinbohrer o. ä.), Geflügelverarbeiter, Kassierer im Supermarkt mit Umsetzen von Lasten, Masseure, Polsterer etc. (Bernard 1997, Palmer et al. 2007).

1.3 Kenntnisse zur Wirkung beim Menschen

1.3.1 Pathomechanismen

Der Carpaltunnel ist der Verbindungsraum zwischen dem palmaren distalen Unterarm und dem mittleren Fach der tiefen Hohlhand. Er wird dorsal durch die Ossa carpi, volar durch das Ligamentum carpi transversum, einem relativ straffen und kräftigen Bindegewebsband begrenzt und ist nicht dehnbar. Durch ihn werden insgesamt neun Sehnen der Fingerbeuger inkl. Daumen geführt. Der N. medianus verläuft auf der Volarseite ebenfalls durch diesen Canalis carpi und befindet sich damit relativ nah am Ligamentum carpi transversum. Bei einem Missverhältnis zwischen dem Raumangebot des Carpaltunnels und seinem Inhalt kann es zu Druckerhöhungen im Carpaltunnel kommen. Vor allem eine Überbeanspruchung des Sehnengleitgewebes durch die unter Punkt 1.1 genannten arbeitsbedingten Belastungen kann zu einer Hyperplasie des Synovialgewebes und einer Verdickung der Sehnenscheiden führen. Wegen der engen und starren Begrenzung des Carpaltunnels bedingt dies eine entsprechende Druckerhöhung in dem Kanal, die eine Kompression des N. medianus mit entsprechenden Funktionsstörungen zur Folge hat (Deutsche Gesellschaft für Orthopädie und orthopädische Chirurgie AWMF-Leitlinien-Register Nr. 033/026). Solche Druckerhöhungen wurden u.a. von Lundborg et al. 1982, Szabo et al. 1989 und Rempel 1995 beschrieben. Nach Untersuchungen von Gelberman et al. 1981 steigt bei CTS-Patienten der Druck im Carpaltunnel ausschließlich haltungsbedingt und ohne zusätzliche Belastung auf etwa 32 mm Hg bei Neutralstellung des Handgelenks, auf ca. 94 mm Hg bei Volarflexion und auf etwa 110 mm Hg bei Dorsalflexion an. In der Vergleichsgruppe ohne CTS lag der Druck bei Neutralstellung des Handgelenks bei 2,5 mm Hg und stieg auf 32 mm Hg bei gebeugtem Handgelenk und auf 30 mm Hg bei gestrecktem Handgelenk an. Bei CTS-Patienten hält der erhöhte Druckpegel nach Expositionsende länger an als bei Gesunden (Szabo et al. 1989).

Es gibt Hinweise dafür, dass eine kompressionsbedingte Ischaemie eine pathogenetische Rolle für die Funktionsstörung des N. medianus spielt (Seiler et al. 1989), obwohl intraneurale Gefäße ein Anastomosengeflecht bilden und eine große Reservekapazität aufweisen (Lundborg 1970). Bereits bei einer Druckerhöhung über 30 mm Hg im Carpaltunnel wird nach Gelberman et al. (1988) der epineurale Blutfluss reduziert.

1.3.2 Krankheitsbild und Diagnose

Das Krankheitsbild eines CTS beginnt meist mit örtlichen Schmerzen im Handgelenk (Moore 1992, Szabo u. Madison 1992), vor allem bei Dorsalflexion der Hand, die gelegentlich auch bis in die Schulter ausstrahlen können. In der Regel kommen dann Hyp- und Parästhesien im Versorgungsgebiet des N. medianus, später auch eine Muskelatrophie des Daumenballens (Abduktor-Opponens-Atrophie) hinzu. Charakteristischerweise verstärken sich die Beschwerden bei Handbewegungen, bei denen der Druck im Carpaltunnel ansteigt (Herbert et al. 2000). Die Beschwerden beginnen häufig während der Nachtruhe, daher auch die Bezeichnung „Brachialgia parästhetica nocturna“. Diagnostisch werden neben der Palpation und der klinischen Prüfung sensibler oder motorischer Funktionen sowie der Tiefensensibilität als Provokationstests der Phalen-Test (extreme Volarflexion über 60 sec.) und der Tinel-Test (Perkussion des N. medianus im Bereich des Lig. carpi transversum) empfohlen (Rossignol et al. 1997). Ein diagnostischer Algorithmus für CTS-Symptomkriterien ist von Sluiter et al. (2001) zusammengestellt worden. Als essentiell wird darüber hinaus die Messung der motorischen und sensiblen Nervenleitgeschwindigkeit im Versorgungsbereich des N. medianus angesehen (Barnhart et al. 1991, Szabo et al. 1992). Die AWMF Leitlinie 005/003 Diagnostik und Therapie des Karpaltunnelsyndroms empfiehlt die Bestimmung der distalmotorischen Latenz des N. medianus (im Vergleich zur motorischen Latenz des N. ulnaris der betroffenen Hand). Bei grenzwertigem oder nicht eindeutigem Befund ist zusätzlich eine sensible Neurographie erforderlich.

1.3.3 Differenzialdiagnosen

Differenzialdiagnostisch zu einem CTS kommen hauptsächlich in Betracht:

- Traumata (Radiusfraktur, Handwurzelluxation, posttraumatische Handgelenksarthrose mit Osteophyten, Einblutung)
- Schwellungszustände des Sehnengleitgewebes bei degenerativen, rheumatischen, hormonellen und stoffwechselbedingten Erkrankungen, Diabetes mellitus, Myxödem, Akromegalie, Gicht, Mukopolysacharidose u.a.), in der Gravidität oder überlastungsbedingt
- Handgelenksarthrose anderweitiger Ursache
- tumoröse und tumorähnliche Raumforderungen (Lipome, Ganglien, Osteophyten)

- multifaktorielle Neuropathie bei Dialysepatienten
- zervikale Radikulopathie der Wurzeln C6 und C7
- Polyneuropathie

Seltenere Differenzialdiagnosen umfassen:

- Läsionen oder anderweitige Kompressionen des N. medianus (Pronator-Syndrom)
- Thoracic-outlet-Syndrom, Skalenussyndrom
- spinale Erkrankungen (zervikale Myelopathie, Syringomyelie, spinale Muskelatrophie)
- nicht-neurogene bzw. anderweitige Erkrankungen (Unterarm-Kompartment-Syndrom)
- Polymyalgie, Raynaud-Syndrom, Borrelliose u.a.

1.3.4 Therapie und Rezidivwahrscheinlichkeit

Das CTS ist einer konservativen und chirurgischen Therapie gut zugänglich. Die Gefahr bleibender Beschwerden ist in der Regel umso größer, je später im Krankheitsverlauf die Diagnose gestellt wird und eine Behandlung einsetzt. Die Behandlung des CTS durch chirurgische Durchtrennung des Retinaculum flexorum ist in etwa 80 % der Fälle erfolgreich (Al-Quattan et al. 1994). Die Symptome des CTS können nach Rückkehr in die bisherige Tätigkeit rezidivieren (Owen 1994).

2. Validität und Reliabilität der vorliegenden Erkenntnisse

2.1 Epidemiologische Daten

2.1.1 Prävalenz und Inzidenz

Daten zu CTS-Prävalenzen und Inzidenzen sind abhängig von den verwendeten Diagnosekriterien (Sluiter et al. 2001). Bei allen Literaturangaben ist zu beachten,

- ob die CTS-Klassifikation lediglich auf Befragungen mit Schilderungen von Beschwerden und Symptomen beruhen (z.B. Margolis u. Kraus 1987),
- ob auch klinisch erhobene Befunde berücksichtigt wurden, wie etwa Ergebnisse eines PHALEN- oder TINEL-Tests (Hagberg et al. 1992),
- ob zusätzlich neurophysiologische Messergebnisse zugrunde gelegt wurden (z.B. De Krom et al. 1992),
- ob die Erkrankung so schwer war, dass eine Klinikeinweisung erforderlich wurde (z.B. Vessey et al. 1990) oder
- ob es sich um Patienten handelt, die sich bereits einer einschlägigen chirurgischen Maßnahme unterzogen haben (z.B. Rossignol et al. 1997, Giersiepen et al. 1999).

Je nach Klassifikation ist mit unterschiedlichen Angaben zur Prävalenz und Inzidenz zu rechnen. Die höchste Diagnosesicherheit haben solche Studien, bei denen nicht nur Aussagen zur Symptomatik und/oder zu neurologischen Messbefunden vorliegen, sondern das CTS auch operiert wurde.

2.1.2 Prävalenzen in Bevölkerungsstichproben

De Krom et al. 1992 geben die altersadjustierte Prävalenz für 25–74-jährige Frauen in den Niederlanden mit insgesamt 9,2 % an. 5,8 % der Frauen hatten Symptome und einen positiven neurologischen Messbefund, bis zur Untersuchung war jedoch noch kein CTS bekannt. Weitere 3,4 % der untersuchten Frauen waren bereits vor dem Zeitpunkt der Erhebung diagnostiziert worden. Bei Männern betrug die Gesamtprävalenz 0,6 % unter Einbezug der vor der Erhebung diagnostizierten Erkrankungen und der anlässlich der Erhebung neu entdeckten Erkrankungen. Atroschi et al. (1999) geben für Süd-Schweden die Prävalenz für 25–74-jährige Frauen mit 17,3 % an, wenn die Erhebung auf einer Befragung zu Symptomen beruht. Wird eine klinische Untersuchung im selben Kollektiv zugrunde gelegt, beträgt die Prävalenz 4,6 %. Basieren die Angaben nur auf elektrophysiologischen Messungen, sind 5,2 % aller Frauen erkrankt. Fordert man eine klinische Untersuchung und einen pathologischen elektrophysiologischen Messbefund, sind 3,0 % aller Frauen erkrankt. Für Männer betragen die CTS-Prävalenzen 10,4 %, 2,8 %, 4,3 % und 2,1 % in der Reihenfolge der vorgenannten Kriterien.

2.1.3 Prävalenzen in betrieblichen Untersuchungen

Bonfiglioli et al. (2006) ermittelten in einer Querschnittsstudie die CTS-Prävalenz in einem italienischen Betrieb, der elektrische Handwerkzeuge herstellt. Fließbandbeschäftigte wiesen eine CTS-Prävalenz von 43 % auf, die übrigen untersuchten Beschäftigen von 9 % (CTS klinisch und per Nervenleitgeschwindigkeits-Messung gesichert).

Werner et al. (2005) untersuchten 279 Fließbandarbeiter in der Automobilindustrie und fanden bei 67 ein bereits bekanntes CTS (Prävalenz: 24 %), bei weiteren 23 Beschäftigten wurde anlässlich der neurologischen Untersuchung ein bislang nicht bekanntes CTS diagnostiziert (weitere 8,2 Prozentpunkte für bislang nicht bekannte Prävalenz).

2.1.4 Inzidenzen in Bevölkerungsstichproben

Nordstrom et al. (1998) geben 35 Neuerkrankungen pro 10 000 Personenjahre an (USA; CTS-Operation als Kriterium nicht gefordert). In Kanada wurden neun CTS-Operationen pro 10 000 Personenjahre registriert, in Bremen zehn CTS-Operationen pro 10 000 Personenjahre für Männer und 24 CTS-Operationen pro 10 000 Personenjahre für Frauen in der Altersgruppe der 21–64-Jährigen (mindestens eine Hand operiert, Giersiepen et al. 1999).

Die operative Dekompression des CTS gehört zu den häufigsten Operationen in Deutschland. Jährlich werden ca. 300 000 Eingriffe durchgeführt, von denen etwa 90 % ambulant erfolgen (Bundesgeschäftsstelle Qualitätssicherung 2007).

Über alle Altersgruppen entspricht das einer jährlichen Inzidenz von etwa 40 Operationen je 10 000 Einwohner. Da teilweise beide Hände bei einem Patienten binnen Jahresfrist operiert werden, ist die Inzidenz bezüglich der Gesamtzahl betroffener Personen niedriger anzusetzen.

2.1.5 Inzidenzen in betrieblichen Untersuchungen

In einer dänischen Follow-Up-Studie unter Gewerkschaftsmitgliedern traten binnen Jahresfrist bei 5,5 % der Befragten einschlägige Symptome neu an der Hand auf, aber nur 1,2 % schilderten auch Symptome, die dem Versorgungsgebiet des N. medianus zuzuordnen waren. Bei Beschäftigen, die eine PC-Maus für mehr als 20 Stunden die Woche nutzten, war binnen Jahresfrist ein statistisch auffälliger Zusammenhang mit einer Risikoerhöhung für ein CTS festzustellen (Range: Odds Ratios 2,6–4,3). Die Autoren sehen sich nicht in der Lage, für die Nutzung PC-typischer Arbeitsgeräte wie Maus oder Tastatur konkrete Dosis- oder Grenzwerte anzugeben, ab denen ein erhöhtes Risiko für das Auftreten eines CTS besteht (Andersen et al. 2003).

Werner et al. (2005) untersuchten 279 Fließbandarbeiter in der Automobilindustrie (s.o.). Von den letztlich in die Beobachtungskohorte aufgenommenen 189 Personen entwickelten 20 binnen 13 Monaten ein CTS, davon 9,9 % binnen eines Jahres. Bei der Hälfte konnte dies durch eine neurophysiologische Untersuchung gesichert werden, die übrigen Betroffenen entzogen sich der durch den Betrieb angebotenen weiteren neurologischen Diagnostik.

2.1.6 Zeitlicher Verlauf

Zum zeitlichen Verlauf bis zum Auftreten eines CTS liegen in der Literatur unterschiedliche Angaben vor, ganz überwiegend reichen aber z.T. kurze Expositionszeiten aus (Masear et al. 1986, Barnhart et al. 1991). So fanden Gorsche et al. (1999) innerhalb eines Jahres 11 % Neuerkrankte unter ursprünglich CTS-Gesunden eines Schlachtbetriebs. In der taiwanesischen Fischindustrie war nach Chiang et al. (1993) das CTS-Risiko dann am höchsten, wenn die Exposition weniger als zwölf Monate betragen hatte. Ein Kausalzusammenhang ist plausibel, wenn der Erkrankungsbeginn in engem zeitlichen Zusammenhang mit der Exposition steht.

2.1.7 Altersverteilung

In Siena, Italien, betrugen die jährlichen Inzidenzraten 13,9 pro 10 000 Personenjahre für Männer und 50,6 pro 10 000 Personenjahre für Frauen. Bei den 50–59-jährigen Frauen zeigte sich ein Häufigkeitsgipfel, während es bei Männern eine zweigipfelige Altersverteilung für die 50–59- und 70–79-Jährigen gab (Mondelli et al. 2002). Die höchsten CTS-OP-Raten wurden 1988 in Ontario, Canada, bei Frauen im Alter von 50-< 55 Jahren (37 je 10 000 Frauen) und bei Männern im Alter von 75-< 80 Jahren (24 je 10 000 Männer) festgestellt (Liss et al. 1992). Aus den USA wird eine Vorverlegung des Erkrankungsbeginns angegeben, wenn eine arbeitsbedingte Verursachung anerkannt wird (Franklin et al. 1991).

2.1.8 Geschlecht

Die höhere Erkrankungsrate von Frauen wird durch hormonelle Faktoren (nativ oder Kontrazeptiva) mit einer resultierenden Ödemneigung interpretiert. Während der Schwangerschaft auftretende CTS bilden sich in der Regel post partum spontan zurück. Besonders nach der Menopause steigt bei Frauen das CTS-Risiko an. Andererseits arbeiten Frauen häufiger in Berufen mit einschlägigen Anforderungen und auch Haushaltstätigkeiten können zu ähnlichen Expositionen führen. Eine alleinige Zuordnung der unterschiedlichen CTS-Risiken von Männern und Frauen zu hormonellen Unterschieden ist daher unzutreffend (McDiarmid et al. 2000).

2.1.9 Händigkeit

Ganz überwiegend ist die dominante Hand befallen (Dupuis 1986). Bei bestimmten Berufen können unabhängig von der Händigkeit aufgrund der Belastungssituation auch an der nicht-dominanten Hand Beschwerden auftreten: über Schlachter liegen Aussagen aus der Literatur zum überwiegend linksseitigen CTS vor (Falck u. Aarnio 1983). Ein bilaterales Auftreten ist möglich; dann ist aber die Intensität der Beschwerden in der mehr beanspruchten Hand höher (Silverstein et al. 1987).

2.1.10 Prüfung der epidemiologischen Kausalitätskriterien für berufliche Risken des CTS

Berufliche Expositionen als Verursacher oder Mitauslöser eines CTS gelten unter Berücksichtigung epidemiologischer Kausalitätskriterien als ausreichend gesichert (vgl. Gordis 2001). Die in einer Vielzahl von Studien ermittelten Risiken sind mit relativen Risiken bzw. Odds Ratios hinreichend hoch (Kriterium: Assoziationsstärke). Die Ergebnisse mit erhöhten Risiken wurden vielfach repliziert (Kriterium: Replikation), und lassen sich regelmäßig in den verschiedenen untersuchten Subgruppen aufzeigen (Kriterium: Konsistenz). Bei höheren manuellen Belastungen zeigen sich höhere CTS-Erkrankungsrisiken als deutlicher Hinweis auf ein Dosis-Effekt-Kriterium (Silverstein et al. 1986, Wieslander et al. 1989, De Krom et al. 1990, Chiang et al. 1993, Nordstrom et al. 1997, Giersiepen et al. 1999, vgl. Übersichtsarbeiten Hagberg et al. 1992, Bernard et al. 1997, Viikari-Juntura et al. 1999). Im biologischen Modell wurde per Laborexperiment ein Druckanstieg im Carpaltunnel unter Belastung nachgewiesen (Kriterium: biologische Plausibilität), nach Expositionsende kam es zu einer Druck-Entlastung im Carpaltunnel (Kriterium: Expositionsunterbrechung; Gelberman et al. 1981, Szabo et al. 1989). Die in den verschiedenen Studien ermittelten arbeitsbedingten Risiken wurden unter Beachtung wesentlicher Störgrößen (Confounder) geschätzt. Damit wurden alternative ätiologische Faktoren hinreichend abgegrenzt bzw. die identifizierten Confounder bei den Berechnungen der arbeitsbedingten Risiken adäquat berücksichtigt bzw. unschädlich gemacht (Kriterium: Confounder-Berücksichtigung).

2.2 Interpretation der Expositionsangaben

Viele Untersuchungen zeigen, dass Selbstangaben zur Expositionsdauer zu einer Überschätzung führen. Viikari-Juntura et al. 1996 befragten Forstarbeiter zur täglichen Expositionsdauer repetitiver Art für Hände und Finger. Während die Arbeiter im Median 2–4 Stunden täglich angaben, wurden von den beobachtenden Arbeitswissenschaftlern nur 0,2 Stunden dokumentiert. Palmer et al. (2000) berichten über 2,5-fach höhere Expositionsdauern, wenn Angaben von Arbeitern zur Vibrationsbelastung der Hände den objektiven Messungen gegenüber gestellt werden. Aus diesen Beobachtungen ist zu schließen, dass bei der Ermittlung von Belastungsdaten per Selbsteinschätzung erhobene Expositionsdauern zurückhaltend interpretiert werden sollten (Giersiepen et al. 2000).

2.3 Klassifizierung der Expositionsangaben

Silverstein et al. (1987) haben Kriterien auf einer arbeitswissenschaftlichen Basis entwickelt für eine Vielzahl von Arbeitsplätzen in der Metall-, Elektronik- und Bekleidungsindustrie hinsichtlich der Wiederholungsfrequenz der Arbeitszyklen für manuelle Tätigkeiten und für die Kraftanforderung an die Hände. Wurde ein Arbeitszyklus mehr als zweimal pro Minute wiederholt oder machten repetitive Tätigkeiten mehr als 50 % der Arbeitszeit aus, ermittelten sie ein um den Faktor 2,7 höheres CTS-Erkrankungsrisiko. Waren die Tätigkeiten dadurch geprägt, dass mit den Händen eine Greifkraft von mehr als 60 Newton („adjusted force") ausgeübt wurde (z.B. bei der Lastenhandhabung oder bei der Verwendung von Werkzeug), erhöhte sich das CTS-Risiko um das 1,8-fache. Bei einer Überschreitung beider Faktoren stieg das Risiko auf 15,5 an. Derartige Belastungen werden heute von den meisten Beschäftigten z.B. in der Fleisch- und Fischindustrie, von Polsterern, aber auch Kassiererinnen in Supermärkten vor allem dann übertroffen, wenn keine Job-Rotation praktiziert wird (Margolis u. Kraus 1987, Chiang et al. 1993, Gorsche et al. 1999).

Die vorliegenden epidemiologischen Untersuchungen belegen einen relevanten Einfluss arbeitsbedingter Faktoren auf die Entstehung bzw. Mitverursachung eines CTS. Hoher Kraftaufwand für die Hände bzw. repetitive Bewegungen mit Beugen und Strecken des Handgelenks sind nach Adjustierung für Alter, Geschlecht und andere außerberufliche Faktoren arbeitsbedingte Einflussfaktoren für die Entstehung eines CTS (Owen 1994).

Dieser Einfluss bleibt nach Adjustierung für verschiedene außerberufliche Faktoren deutlich bestehen und er lässt sich in innerbetrieblichen Kohorten (Werner et al. 2005, 2006) wie auch in unselektierten Bevölkerungsstichproben aufzeigen (z.B. Tanaka et al. 1995 u. 1997, Baldasseroni et al. 1995, Atroshi et al. 1999).

Hinsichtlich der Bedeutung repetitiver Tätigkeiten sei der Review von Sulsky et al. (2005) erwähnt, der sich dazu kritisch äußert: Es wird dort beanstandet, es gäbe in den untersuchten Studien keine einheitlichen Definitionen für „repetitive Arbeiten" und „CTS". Dies erschüttert die Gesamtargumentation jedoch nicht. Nicht die fehlende Einheitlichkeit der verwendeten Kriterien ist entscheidend für die Beurteilung der Kausalität, sondern – im Gegenteil – wenn die Vielfalt der verschiedenen verwendeten Expositions-Erhebungsmethoden in den diversen Studien auf mannigfache Weise immer wieder eine Risikoerhöhung bei einschlägigen Tätigkeiten zeigt, spricht dies eher für als gegen einen kausalen Zusammenhang (Konsistenz-Kriterium für Kausalität, nach Gordis 2001).

2.4 Risikoschätzungen mittels epidemiologischer Untersuchungen

Risikoschätzungen für bestimmte Berufe haben sich beim CTS nicht bewährt; besser ist eine Risikobeurteilung anhand der tatsächlich ausgeübten manuellen Tätigkeiten und der damit verbundenen Belastungsfaktoren. Eine Klassifizierung des CTS-Erkrankungsrisikos nach Berufen ist vor allem dann von statistisch unsicherer Aussage, wenn die Daten aus populationsbezogenen Fall-Kontroll-Studien stammen, denn dann ist – methodisch bedingt – auch in der Fallgruppe nur mit einzelnen Personen in der jeweiligen Berufsgruppe entsprechend der Verteilung der Berufe in der Bevölkerung zu rechnen. Selbst bei großen Fall-Kontroll-Studien mit 1 000 Fällen wird man beispielsweise nicht mehr als einen Polsterer finden, weil dieser Beruf selten ist. Trotzdem ist dieser Beruf höchst gefährdend für ein CTS. Stammen die Risikoschätzungen aus Querschnittstudien, können die Fallzahlen je Beruf auch in kleinen Studien sehr viel größer sein, weil innerhalb von Betrieben eine Häufung bestimmter Berufsgruppen vorkommt. Zu beachten ist hier die Selektion der Personen: die als Referenzgruppe dienenden Beschäftigten haben oft auch manuell anspruchsvolle Tätigkeiten und bei den Erkrankten sind oft nur noch die Personen anzutreffen, für die bislang noch kein Tätigkeitswechsel/-ende nötig war (healthy worker effect). Beide Mechanismen führen zu einer Unterschätzung des wirklichen Erkrankungsrisikos.

Vereinzelt gibt es Kohortenstudien, die dann aber in einschlägig exponierenden Betrieben durchgeführt wurden. Es treten dann die gleichen Probleme bei der Auswahl der Expositions-Referenzgruppe auf wie in Querschnittstudien: Referenzpersonen sind meist die geringer Exponierten im Betrieb, die wiederum häufig höher exponiert sind, als die gleich alte Normalbevölkerung (Thomsen et al. 2002, Nathan et al. 2002, Werner et al. 2005). Auch können sich unter den Referenzpersonen früher stärker Exponierte befinden (Schonarbeitsplatz, z.B. Pförtner), so dass die ermittelten Kontraste zwischen Exponierten und scheinbar nicht Exponierten im Betrieb geringer ausfallen, als sie gegenüber einer nicht exponierten Gruppe außerhalb des Betriebes vorgefunden würden.

Eine große Kohortenstudie liefert aktuell einen Beitrag zur Risikoeinschätzung: Violante et al. (2007) konnten für die OCTOPUS-Studie 89,9 % von 3 978 infrage kommenden Beschäftigten aus mehreren Industriezweigen in der Basiserhebung einbeziehen und über ein Jahr bezüglich Neuerkrankungen an einem CTS verfolgen. Nach einem Jahr standen 2 180 Personen für die Folgeuntersuchung zur Verfügung und bei 7,3 % hatte sich ein neues CTS entwickelt. Im multivariaten Modell zeigte sich für eine berufliche Belastung, die für einen HAL (Hand Activity Level) das Aktionslimit (Action Level) überschritt, aber noch nicht den Schwellenwert (Threshold Limit Value – TLV) der ACGIH erreichte, eine Risikoerhöhung um 50 % (Odds Ratio 1,5; 95 % Konfidenzintervall: 0,9–2,5). Wurde der TLV überschritten, war das CTS-Risiko dreifach erhöht: (Odds Ratio 3,0; 95 % Konfidenzintervall: 2,0–4,5). Violante et al. sehen die von Bernard im Jahr 1997 gemachte Aussage, dass manuelle Tätigkeit der bedeutsamste beeinflussbare Risikofaktor für ein CTS ist, durch ihre Arbeit bestätigt und sie weisen wie auch Bernard auf das damit zur Verfügung stehende Präventionspotenzial hin.

Die von der ACGIH im Jahr 2001 veröffentlichten Daten zu einem Hand Activity Level bzw. zu TLVs stellen keine Grenzwerte im engeren Sinn dar, ab denen eine entsprechende Erkrankung auftritt, sondern beschreiben Expositionsmaße aus einer Kombination der gemittelten Handaktivität und normalisierten Spitzenkraft, die ein Auftreten von muskuloskelettalen Erkrankungen der oberen Extremität wahrscheinlich machen. Sie wurden unter präventiven Gesichtspunkten für die Vermeidung solcher Erkrankungen abgeleitet und sollen eine Hilfestellung bei der Arbeitsgestaltung und -organisation geben. Die Autoren weisen explizit darauf hin, dass es keine 1:1-Übertragbarkeit von Arbeitsplatzfaktoren und dem Auftreten einer Erkrankung der oberen Extremität gibt, sondern diese Erkrankungen oft aus einer Interaktion von physiologischen, mechanischen, individuellen und organisatorischen Faktoren resultieren. Daher ist nicht speziell für jede Erkrankung der oberen Extremität – wie das CTS – ein TLV abgeleitet, sondern für verschiedene arbeitsbedingte Erkrankungen der Hand, des Handgelenkes und des Unterarms. Allerdings zeigen die von Violante et al. ermittelten Risiken, dass auch bei Einhaltung der TLV-Werte kein vollständiger Schutz vor der Entstehung eines CTS besteht.

Die im Begründungspapier zu den HAL-TLVs gemachten Angaben zur Risikoerhöhung für Erkrankungen bestimmter Regionen der oberen Extremität (Schulter, Ellbogen, Handgelenk…) können aber bei der Expositionsbeurteilung für ein CTS hilfreich sein. Beispielsweise wurde ein erhöhtes Risiko für muskuloskelettale Beschwerden an der oberen Extremität im Handgelenksbereich beobachtet für Handgelenksextension und -flexion mit einer Dauer von mehr als drei Stunden/Tag bzw. für länger andauernde repetitive Arbeiten mit einer Frequenz von mehr als 10/min oder bei mehr als vier Stunden/Tag (ACGIH 2001).

Werden Befragungen in der Gesamtbevölkerung durchgeführt (Survey), dann stellen die Büroberufe die größte Gruppe mit einschlägig Erkrankten dar. Dieser Befund kommt durch die hohe Zahl der dort Beschäftigten zustande und nicht durch die arbeitsassoziierten Risiken. Unter den Büroberufen ist zu differenzieren, ob die Hände dauernd während der Arbeitszeit im Einsatz sind (z.B. Datatypist, Phonotypist) oder teilweise (z.B. Sachbearbeiter mit PC am Arbeitsplatz). Andersen et al. (2003) und Palmer et al. (2007) weisen explizit darauf hin, dass die vorliegenden Daten für Arbeiten am Computer und mit Tastaturen keine bedeutsame Assoziation mit einem CTS zeigen.

Aufgrund des vorhandenen Kenntnisstandes werden repetitive manuelle Tätigkeiten mit Beugung und Streckung der Hände im Handgelenk, Tätigkeiten mit erhöhtem Kraftaufwand der Hände, z.B. durch kraftvolles Greifen, oder Tätigkeiten mit Einwirkung von Hand-Arm-Schwingungen durch handgehaltene vibrierende Maschinen als generell geeignet befunden, ein CTS neu zu verursachen oder ein bestehendes CTS wesentlich zu verschlimmern.

3. Abgrenzung der bestimmten Personengruppen

Die für ein CTS infrage kommenden schädigenden Einwirkungen kommen in vielen Berufen vor. Die hohe Prävalenz eines CTS in der Allgemeinbevölkerung – auch ohne besondere berufliche Belastungen – wirft häufig die Frage nach der arbeitsbedingten Abgrenzung der Verursachung oder Verschlimmerung auf. Die arbeitsbedingt schädigenden Einwirkungen hängen weniger von einer Berufsbezeichnung, als vielmehr von den Tätigkeiten mit Risikofaktoren für ein CTS ab. Für repetitive manuelle Tätigkeiten mit Beugung und Streckung der Hände im Handgelenk oder erhöhtem Kraftaufwand der Hände oder Hand-Arm-Schwingungen, die zu einer Volumenzunahme mit Druckerhöhung im Carpaltunnel führen, ist der Zusammenhang gesichert (systematische Literaturübersicht bei Palmer et al. 2007). Eine starke Evidenz für einen Kausalzusammenhang besteht zwischen einer Kombination der eingangs genannten arbeitsbedingten Risikofaktoren und dem Auftreten eines CTS (Silverstein et al. 1987, Nathan et al. 2002, Chiang et al. 1990 u. 1993, McCormack et al. 1990, Schottland et al. 1991, Stetson et al. 1993, Moore und Garg 1991).

Damit ist im Einzelfall eine sorgfältige individuelle Beurteilung der tatsächlichen Arbeitsbelastungen unumgänglich. Eine kausale Beziehung ist grundsätzlich für die unter Punkt 1.1 aufgeführten Tätigkeiten anzunehmen, wobei insbesondere zu beachten ist, dass das Erkrankungsrisiko bei einer Kombination dieser Einwirkungen ansteigt.

Als bestimmte Personengruppen, die durch ihre Arbeit einer besonderen Einwirkung zum Entstehen eines CTS in erheblich höherem Maß als die übrige Bevölkerung ausgesetzt sind, können beispielsweise Versicherte gelten, die als Fleischverpacker, Fließbandarbeiter in der Automobilindustrie, Forstarbeiter beim Umgang mit handgehaltenen vibrierenden Werkzeugen (Motorsägen), Geflügelverarbeiter, Kassierer im Supermarkt mit Umsetzen von Lasten, Masseure, Polsterer, Steinbohrer etc. den dargestellten Belastungen ausgesetzt sind. Nach dem derzeitigen Kenntnisstand gehören Arbeiten mit einer Computertastatur nicht dazu. Diese Berufsliste ist nur beispielhaft, ausführliche Listen der miteinander verglichenen Berufsgruppen (occupational title) oder der verschiedenen körperlichen Belastungen (physical activities) finden sich z.B. bei Palmer et al. (2007).

Literaturhinweise

American Conference of Governmental Industrial Hygienists: ACGIH TLV for Hand Activity. adopted 2001. http://www.acgih.org

Al-Quattan MM, Bowen V, Manktelow RT (1994). Factors associated with poor outcome following primary carpal tunnel release in non-diabetic patients. J. Hand Surg. 19B: 622–625

Andersen JH, Thomsen JF, Overgaard E, Lassen CF, Brandt LP, Vilstrup I, Kryger AI, Mikkelsen S (2003). Computer use and carpal tunnel syndrome: a 1-year follow-up study. JAMA 289: 2963–2969

Atroshi I, Gummesson C, Johnsson R, Ornstein E, Ranstam J, Rosen I (1999). Prevalence of carpal tunnel syndrome in a general population. JAMA 282: 153–158

Baldasseroni A, Tartaglia R, Carnevale F (1995). Rischio di sindrome del tunnel carpale in alcune attivita lavorative. Med. Lav. 86: 341–351

Barnhart S, Demers PA, Miller M, Longstreth WT, Rosenstock L (1991). Carpal tunnel syndrome among ski manufacturing workers. Scand. J. Work Environ. Health 17: 46–52

Bernard BP (ed.) (1997). Musculoskeletal disorders and workplace factors. A critical review of epidemiologic evidence for work-related musculoskeletal disorders of the neck, upper extremity, and low back. US Department of Health and Human Services, National Institute for Occupational Safety and Health

Bonfiglioli R, Mattioli S, Spangnolo MR, Violante FS (2006). Course of symptoms and median nerve conduction values in workers performing repetitive jobs at risk for carpal tunnel syndrome. Occup. Med. (Lond). 56: 115–121. Epub 2005 Dec 21

Bundesgeschäftsstelle Qualitätssicherung – Herausgeber: Mohr VD, Bauer J, Döbler K, Eckert O, Fischer B, Woldenga V (2004). Qualitätsreport 2003. Düsseldorf

Brain WR, Wright AD, Wilkinson M (1947). Spontaneous compression of both median nerves in the carpal tunnel. Six cases treated surgically. Lancet, I: 227

Chiang H, Chen S, Yu H, Ko Y (1990). The occurrence of carpal tunnel syndrome in frozen food factory employees. Kao Hsiung J. Med. Sci. 6: 73–80

Chiang HC, Ying-Chi KO, Chen SS, Yu HS, Wu T, Chang P (1993). Prevalence of shoulder and upper-limb disorders among workers in the fish-processing industry. Scand J. Work Environ. Health 19: 126–131

De Krom MCTFM, Kester AND, Knipschild PG, Spaans F (1990). Risk factors for carpal tunnel syndrome. Am. J. Epidemiol. 132: 1102–1110

De Krom MCTFM, Kester AND, Knipschild PG (1992). Carpal tunnel syndrome: prevalence in the general population. J. Clin. Epidemiol. 45: 373–376

Deutsche Gesellschaft für Orthopädie und orthopädische Chirurgie und Berufsverband der Ärzte für Orthopädie (BVO): AWMF-Leitlinien-Register Nr. 033/026 Entwicklungsstufe 1, letzte Überarbeitung: 01. April 2002 http://www.uni-duesseldorf.de/WWW/AWMF/ll/033-026.htm

Dupuis M (1986). Le poignet. In: Dupuis M, Leclaire R: Pathologie médicale de l'appareil locomoteur. Saint-Hyacinthe, Édisem, 542

Falck B, Aarnio P (1983). Left sided carpal tunnel syndrome in butchers. Scand. J. Work Environ. Health. 9: 291–297

Franklin GM, Haug J, Heyer N, Checkoway Hm Peck N (1991). Occupational carpal tunnel syndrome in Washington State, 1984–1988. Am. J. Publ. Health 81: 741–746

Gelberman RH, Hergenmoeder PT, Hargens AR, Lundborg GN, Akeson WK (1981). The carpal tunnel syndrome, a study of carpal tunnel pressure. J. Bone Joint Surg. 63A: 380–383

Gelberman RH, Rydevik BL, Pess GM, Szabo RM, Lundborg G (1988). Carpal tunnel syndrome: a scientific basis for clinical care. Orthop. Clin. North America 19: 115–124

Giersiepen K, Eberle E, Pohlabeln H (1999). Populationsbezogene Fall-Kontrollstudie stützt Zusammenhang zwischen beruflichen Einflüssen und dem Carpaltunnel-Syndrom. In: Rettenmeier AW, Feldhaus C (Hrsg): Dokumentationsband der 39. Jahrestagung der Deutschen Gesellschaft für Arbeitsmedizin und Umweltmedizin e.V., 403–407

Giersiepen K, Eberle E, Pohlabeln H (2000). Wann verdoppelt sich für berufliche manuelle Tätigkeit das Erkrankungsrisiko für ein Carpaltunnel-Syndrom? In: Schaecke G (Hrsg): Dokumentationsband der 40. Jahrestagung der Deutschen Gesellschaft für Arbeitsmedizin und Umweltmedizin e.V., 193–196

Gordis L (2001). Epidemiologie, 2. Auflage, deutsche Übersetzung, Kilian, Marburg

Gorsche RG, Wiley JP, Renger RF, Brant RF, Gemer TY, Sasyniuk TM (1999). Prevalence and incidence of carpal tunnel syndrome in a meat packing plant. Occup. Med. 56: 417–422

Hagberg M, Morgenstern H, Kelsh M (1992). Impact of occupations and job tasks on the prevalence of carpal tunnel syndrome. Scand. J. Work Environ. Health 18: 337–345

Herbert R, Gerr F, Dropkin J (2000). Clinical evaluation and management of work-related carpal tunnel syndrome. Am. J. Ind. Med. 37: 62–74

Leitlinien für Diagnostik und Therapie in der Neurologie: 3. überarbeitete Auflage 2005, ISBN3-13-132413-9; Georg Thieme Verlag Stuttgart, WMF-Leitlinien-Register Nr. 030/020 Entwicklungsstufe: 1 (siehe auch englisches Original AAEM 1999 bzw. AANEM 2006)

Liss GM, Armstrong C, Kusiak RA, Gailitis MM (1992). Use of provincial health insurance plan billing data to estimate carpal tunnel syndrome morbidity and surgery rates. Am. J. Ind. Med. 22: 395–409

Lundborg G (1970). Ischemic nerve injury: experimental studies on intraneural microvascular pathophysiology and nerve function in a limb subjected to temporary circulatory arrest. Scand. J. Plast. Reconstr. Surg. Suppl 6: 3–113

Lundborg G, Gelberman RH, Minteer-Convery M, Lee YF, Hargens AR (1982). Median nerve compression in the carpal tunnel – functional response to experimentally induced controlled pressure. J. Hand Surg. [Am]. 7: 252–259

Margolis W, Kraus JF (1987). The prevalence of carpal tunnel symptoms in female supermarket checkers. J. Occup. Med. 29: 953–956

Masear VR, Hayes JM, Hyde AG (1986). An industrial cause of carpal tunnel syndrome. J. Hand Surg. [Am]. 11: 222–227

McCormack RR Jr, Inman RD, Wells A, Berntsen C, Imbus HR (1990). Prevalence of tendinitis and related disorders of the upper extremity in a manufacturing workforce. J. Rheumatol. 17, 958–964

McDiarmid M, Oliver M, Ruser J, Gucer P (2000). Male and female rate differences in carpal tunnel syndrome injuries: personal attributes or job tasks? Environ. Res. 83: 23–32

Mondelli M, Giannini F, Giacchi M (2002). Carpal tunnel syndrome incidence in a general population. Neurology 58: 289–294

Moore JS (1992). Carpal tunnel syndrome. Occup. Med.: State of the Art Review, 7(4): 741–763

Moore JS, Garg A (1991). Determination of the operational characteristics of ergonomic exposure assessments for prediction of disorders of the upper extremities and back. In: Proceedings of the 11th Congress of the International Ergonomics Association. London, England: Taylor & Francis, 144–146

Nathan PA, Meadows KD, Istvan JA (2002). Predictors of carpal tunnel syndrome: an 11-year study of industrial workers. J. Hand Surg. [Am]. 27: 644–651

Nordstrom DL, Destefano F, Vierkant RA, Layde PM (1998). Incidence of diagnosed carpal tunnel syndrome in a general population. Epidemiol. 9, 342–345

Nordstrom DL, Destefano F, Vierkant RA, Layde PM (1997). Risk factors for carpal tunnel syndrome in a general population. Occup. Environ. Med. 54: 734–740

Owen RD (1994). Carpal tunnel syndrome: A products liability prospective. Ergonomics 37, 449–476

Paget J (1854). Lectures on Surgical Pathology: Delivered at the Royal College of Surgeons of England. Lindsay & Blakiston, Philadelphia, p 42

Palmer KT, Haward B, Griffin MJ, Bendall H, Coggon D (2000). Validity of self reported occupational exposures to hand transmitted and whole body vibration. Occup. Environ. Med. 57: 237–241

Palmer KT, Harris EC, Coggon D (2007). Carpal tunnel syndrome and its relation to occupation: a systematic literature review. Occupational Medicine 57: 57–66

Phalen GS, Gardner WJ, Lalonde AA (1950). Neuropathy of the median nerve due to compression beneath the transverse carpal ligament. J. Bone and Joint Surg. 32-A, 109–112

Radon K, Nowak D, Szadkoeski D (1999). Berufsbezogene Beschwerden und Erkrankungen im Bereich der oberen Extremitäten durch repetitive Belastung. In: Rettenmeier A, Feldhaus CH: Arbeitsmedizinische Gefährdungsbeurteilung: Individual- und Gruppenprävention. Rindt-Druck, Fulda

Rempel D (1995). Musculoskeletal loading and carpal tunnel pressure. In: Gordon SL, Blair SJ, Fine LJ (Eds.): Repetitive motion disorders of the upper extremity. American Academy of Orthopaedic Surgeons, Rosemont

Rossignol M, Stock S, Patry L, Armstrong B (1997). Carpal tunnel syndrome: what is attributable to work? The Montreal study. Occup. Environ. Med. 54: 519–523

Schottland JR, Kirschberg GJ, Fillingim R, Davis VP, Gogg F (1991). Median nerve latencies in poultry processing workers: an approach to resolving the role of industrial „cumulative trauma" in the development of carpal tunnel syndrome. J. Occup. Med. 33: 627–631

Seiler JG, Milek MA, Carpenter GK, Swiontkowski MF (1989). Intraoperative assessment of median nerve blood flow during carpal tunnel release with laser Doppler flowmetry. J. Hand Surg. [Am]. 14: 986–991

Silverstein BA, Fine LJ, Armstrong TJ (1986). Hand wrist cumulative trauma disorders in industry. Br. J. Ind. Med. 43: 779–784

Silverstein BA, Fine LJ, Armstrong TJ (1987). Occupational factors and the carpal tunnel syndrome. Am. J. Ind. Med. 11: 343–358

Sluiter JK, Rest KM, Frings-Dresen MHW (2001). Criteria document for evaluating the work-relatedness of upper-extremity musculoskeletal disorders. Scand. J. Work Environ. Health. 27 (suppl 1): 1–102

Stetson DS, Silverstein BA, Keyserling WM, Wolfe RA, Albers JW (1993). Median sensory distal amplitude and latency: comparisons between nonexposed managerial/professional employees, and industrial workers. Am. J. Ind. Med. 24: 175–189

Sulsky SI, Mastroberti MA, Schmidt MD: Quality based critical review of the epidemiological literature on carpal tunnel syndrome and occupation. ENVIRON Holdings, Inc. http://www.environcorp.com/img/media/rep2005_02e.pdf

Szabo RM, Chidgey LK (1989). Stress carpal tunnel pressures in patients with carpal tunnel syndrome and normal patients. J. Hand Surg. [Am]. 14: 624–627

Szabo RM, Madison M (1992). Carpal tunnel syndrome. Orthop. Clin. 23: 103–109

Tanaka S, Wild DK, Seligman PJ, Halperin WE, Behrens VJ, Putz-Anderson V (1995). Revalence and work-relatedness of self-reported carpal tunnel syndrome among U.S. workers: Analysis of the occupational health supplement data of 1988 National Health Interview Survey. Am. J. Ind. Med. 27: 451–470

Tanaka S, Wild DK, Cameron LL, Freund E (1997). Association of occupational and non-occupational risk factors with the prevalence of self-reported carpal tunnel syndrome in a national survey of the working population. Am. J. Ind. Med. 32: 550–556

Thomsen JF, Hansson GA, Mikkelsen S, Lauritzen M (2002). Carpal tunnel syndrome in repetitive work: a follow-up study. Am. J. Ind. Med. 42: 344–353

Vessey MP, Villard-Mackintosh L, Yeates D (1990). Epidemiology of carpal tunnel syndrome in women of childbearing age. Findings in a large cohort study. Int. J. Epidemiol. 19: 655–659

Viikari-Juntura E, Rauas S, Martikainen S, Kuosma E, Riihimaki H et al. (1996) Validity of self reported physical work load in epidemiologic studies on musculoskeletal disorders. Scand J Work Environ Health 22: 251–259

Viikari-Juntura E, Silverstein BA (1999). Role of physical load factors in carpal tunnel syndrome. Scand. J. Work Environ. Health 25: 163–185

Violante FS, Amstrong T, Fiorentini C, Graziosi F, Risi A, Vernturi S, Curti S, Zanardi F, Cooke R, Bonfiglioli R, Mattioli S (2007). Carpal Tunnel Syndrome and Manual Work: a longitudinal study. J. Occup. Environ. Med. 2007 49:1189–1196

Werner RA, Franzblau A, Gell N, Hartigan AG, Ebersole M, Armstrong TJ (2005) Incidence of carpal tunnel syndrome among automobile assembly workers and assessment of risk factors. J. Occup. Environ. Med. 2005 47: 1044–1050

Werner RA (2006). Evaluation of work-related carpal tunnel syndrome. J. Occup. Rehab. 16: 207–222

Wieslander G, Norbäk D, Göthe CJ, Juhlin L (1989). Carpal tunnel syndrome (CTS) and exposure to vibration, repetitive wrist movements, and heavy manual work: A case-referent study. Br. J. Ind. Med. 46: 43–47

Internet-Quellen:

Diagnostik und Therapie des Karpaltunnelsyndroms

Leitlinien der Deutschen Gesellschaft f. Handchirurgie, der Dt. Ges. für Neurochirurgie, der Dt. Ges. f. Neurologie und der Dt. Ges. für Orthopädie und Orthopädische Chirurgie

AWMF-Leitlinien-Register Nr. 005/003 Entwicklungsstufe: 3 IDA, http://leitlinien.net, Zugriff am 16.08.2007

Patienten-Leitlinie des Berufsverbandes Deutscher Neurologen und der Deutschen Gesellschaft für Neurologie. http://www.dgn.org/249.0.html, Zugriff am 15.11.2007

16 Die Berufskrankheit Nr. 2114 – Hypothenar-Hammer-Syndrom und Thenar-Hammer-Syndrom

16.1 Verordnungstext

Gefäßschädigung der Hand durch stoßartige Krafteinwirkung (Hypothenar-Hammer-Syndrom und Thenar-Hammer-Syndrom)

16.2 Das Hypothenar-Hammer-Syndrom (HHS) – Rückblick

Das Hypothenar- und das Thenar-Hammer-Syndrom sind selten diagnostizierte Durchblutungsstörungen der Hand.

Beschrieben wurde das Krankheitsbild bereits 1934 (Von Rosen 1934). Bei einem Werkzeugmacher, der beim Lösen einer Schraube abgeglitten und heftig mit der Handkante auf eine Eisenkante geprallt war, wurden ein Gefäßwandschaden und eine Thrombose der Ellenschlagader in Höhe der Handwurzelknochen gesichert – ein Schadensbild, das als Folge der versicherten Tätigkeit anerkannt wurde (Betriebsunfall).

Der Begriff „Hypothenar-Hammer-Syndrom" wurde 1970 geprägt (Conn et al.).

„Hypothenar" ist der Kleinfingerballen (Thenar gr. = Handfläche). „Thenar" ist der Daumenballen.

Der entscheidende Anstoß für die Anerkennung des Hypothenar-Hammer-Syndroms als „Wie"-Berufskrankheit und ab dem 01.01.2015 als Listen-Berufskrankheit war das Urteil des LSG Niedersachsen vom 17.09.1998 (L 6 U 222/98), das Durchblutungsstörungen der Hand (Hypothenar-Hammer-Syndrom) bei einem Fußbodenleger, der über viele Jahre regelmäßig alten, festklebenden Teppichboden durch den Schlag mit der Hand auf einen Handspachtel vom Boden gelöst hatte, als Berufskrankheit anerkannte. Zwar fehlten jegliche statistischen Untersuchungen zu einer Gruppentypik; es gab also keine Erkenntnisse dazu, dass bestimmte Berufe/Tätigkeiten von dem Schadensbild besonders betroffen waren. Es fehlten auch Erkenntnisse zur grundsätzlichen Verbreitung des Schadensbildes. Der Ursachenzusammenhang der Durchblutungsstörungen mit dem wiederholten Schlag mit der Handkante war jedoch so typisch für das Auftreten des Hypothenar-Hammer-Syndroms, dass auf Statistik und Epidemiologie verzichtet wurde.

Zwar reicht es in aller Regel nicht aus, dass ein Krankheitsbild typischerweise auf einer beruflich bedingten Ursache beruht, um dieses als Berufskrankheit anzuerkennen. § 9 (1) Satz 2 SGB VII verlangt vielmehr, dass es sich um Einwirkungen handelt *„denen bestimmte Personengruppen durch ihre versicherte Tätigkeit in erheblich höherem Grade als die übrige Bevölkerung ausgesetzt sind"*. Dadurch sollen nahezu Jedem drohende Gefahren vom Versicherungsschutz ausgeschlossen werden. Das Hypothenar- oder das Thenar-Hammer-Syndrom kommen dieser Grenze sehr nahe, da nicht nur „bestimmte Personengruppen", sondern jeder händisch Tätige gefährdet sein kann.

Eine stoßartige Krafteinwirkung geht nicht nur von einem aktiv ausgeführten Schlag aus. In Frage kommen auch passive Einwirkungen. Es handelt sich primär um Geräte/Maschinen mit Schwingungen im *niederfrequenten* Bereich, die – je nach Handhabung (z.B. starker Gegendruck) – Schläge in die Hohlhand abgeben können. Dazu wurden in der Vergangenheit 24 Fälle aufgelistet (→ *Tab. 16.1*).

Tab. 16.1: Von Kaji et al. (1993) beschriebene Fälle eines Hypothenar-Hammer-Syndroms – ausgehend von vibrierenden Werkzeugen

Beruf	Verwendete Werkzeuge	Anzahl der Erkrankungsfälle
Kohlebergleute und Gesteinshauer	Spitzhacke, Bohrhammer, Presslufthammer, Drucklufthammer, Meißelhammer	n = 12
Forstarbeiter	Kettensäge, Freischneider	n = 9
Zimmermann	Elektrische Säge, Hobel	n = 1
Arbeiter	Schlagschrauber	n = 1
Eisengießer	Handwerkzeuge	n = 1

Im Jahr 2002 wurden folgende aktive und passive Einwirkungen auf den Handballen als Ursache eines Hypothenar-Hammer-Syndroms als berufsbedingt („Wie“-BK) anerkannt (→ *Tab. 16.2*).

Tab. 16.2: Hypothenar-Hammer-Syndrom. Anerkennungen als „Wie“-BK im Jahr 2002 (DGUV-Statistiken für die Praxis)

Berufsgruppe	Versicherte Tätigkeit
Karosseriebauer	Hammerschlag mit der Hand auf ein Werkzeug (z.B. Zange)
Tätigkeiten im Fertighausbau, Verladetätigkeiten	Schlagen mit der Hand gegen Widerstand
Betriebsschlosser, Maschinist	Schlagen mit dem Kleinfingerballen gegen die Rohrverlängerung von Schraubenschlüsseln zum Lösen von Schrauben, Halten von verstopften Schläuchen mit der linken Hand, während mit einem 2 kg Fäustel auf den verstopften Schlauch geschlagen wird (ca. 10 × pro Tag)
Tätigkeit in der Automobilherstellung	Umgang mit vibrierenden handgeführten Maschinen, Korrektur von Motorhaube und Tür durch gezielten kräftigen Schlag mit der Hand/Faust in erheblichem Umfang arbeitstäglich
Bauschreiner	Bei Fenster- und Türenmontage wurden diese zur genauen Justierung mit dem Handballen zurecht geklopft
Werkzeugmechaniker	Mit der rechten Hohlhand wurde mehrfach auf einen Schlüssel geschlagen
Karosserieflaschner	Ausbeularbeiten mittels Handhammer und durch Schläge mit dem Handballen (zeitweise 20 Schläge pro Minute)
Elektriker	Fräs- und Stemmarbeiten, Umgang mit Bohrhammer, Fräse, Schlagschrauber und Schlagbohrmaschine sowie Schraubendreher
Baumaschinist	Bedienen einer Schubraupe

Weitere neun Fälle, von denen zwar nicht bekannt ist, inwieweit sie sich mit den o.g. überschneiden, sind veröffentlicht (Letzel et al. 2003). Die Besonderheit dieser neun Fälle besteht darin, dass das Krankheitsbild in fünf Fällen durch einen jeweils einmaligen kräftigen Schlag während eines Arbeitsvorgangs, der sich in der Arbeitsschicht nicht wiederholte, verursacht wurde. Das Gleiche gilt in dem von Ossig (2002) veröffentlichten Fall. Diese Fälle, die offensichtlich nicht ganz selten sind, können als Arbeitsunfall anerkannt werden. Die Anerkennung als Berufskrankheit ist jedoch für die Versicherten günstiger.

Im Jahr 2010 waren es zwischenzeitlich 52 Fälle, die seit 1991 als „Wie"-Berufskrankheit anerkannt wurden (DGUV-Statistiken für die Praxis). Es handelte sich ausschließlich um handwerklich tätige Versicherte, die völlig unterschiedlich beruflich tätig waren – beginnend mit dem Steinmetz bis zum Elektriker und Lkw-Fahrer, denen aber gemeinsam war, dass sie Tätigkeiten mit der Handkante ausführten. Nicht in dieses Bild passt zwar der Möbelpacker, bei dem als Ursache das „Tragen schwerer Möbel" angegeben ist. Eine Belastung der Handkante ist dadurch schwer vorstellbar.

Die aktuelle Statistik weist – im Vergleich zu den möglicherweise betroffenen Berufsgruppen – nur eine kleine Zahl von Anzeigen, Anerkennungen und erst recht von Renten auf (→ *Tab. 16.3*):

Tab. 16.3: Statistische Daten zur BK Nr. 2114 (DGUV-Statistiken für die Praxis 2023)

Jahr	2015	2016	2017	2019	2021
Verdachtsmeldungen	59	48	45	51	48
anerkannte Fälle	16	29	27	17	23
neue Renten	6	7	11	6	1

16.3 Anatomie und Pathophysiologie (Ursache von Veränderungen/Schäden)

Unter einem Hypothenar-Hammer-Syndrom wird der Verschluss bzw. ein Teilverschluss der Endstrecke der Ellenschlagader (A. ulnaris) in Höhe des Kleinfingerballens (Hypothenar) durch äußere Einwirkungen verstanden. Ursächlich dafür können z.B. sog. Hammerschläge (→ *Abb. 16.1*) sein, die mit der Ellenseite der Hand bzw. mit der Hohlhand ausgeführt werden (Dupuis et al. 1999). Als ursächlich werden wiederholte aber auch einmalige Schläge mit der Hand diskutiert (Letzel et al. 2003, Nuber et al. 2002, Ossig 2002). Diese sollen zu Aneurysmen (umschriebene Gefäß-Erweiterungen/-Ausweitungen), zu Veränderungen (Läsionen) der Gefäßbinnenhaut und/oder zu Trombosen in Höhe des Os hamatum, des Hakenbeins, des 8. Handwurzelknochens an der Ellenseite der Hand, als Gesundheitsschaden führen

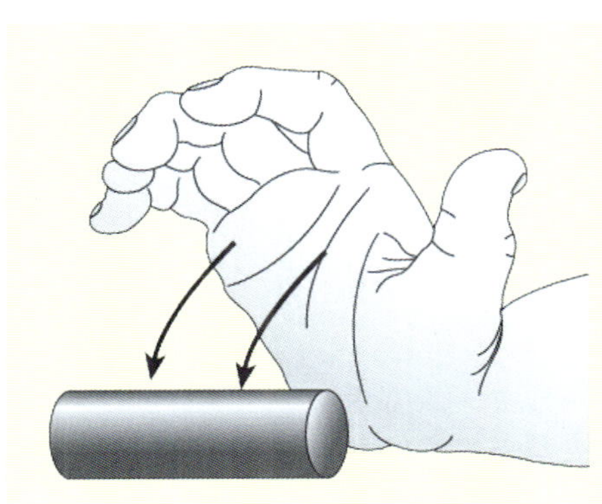

Abb. 16.1: Auslösemechanismus des Hypothenar-Hammer-Syndroms (nach Schönberger et al. 2016)

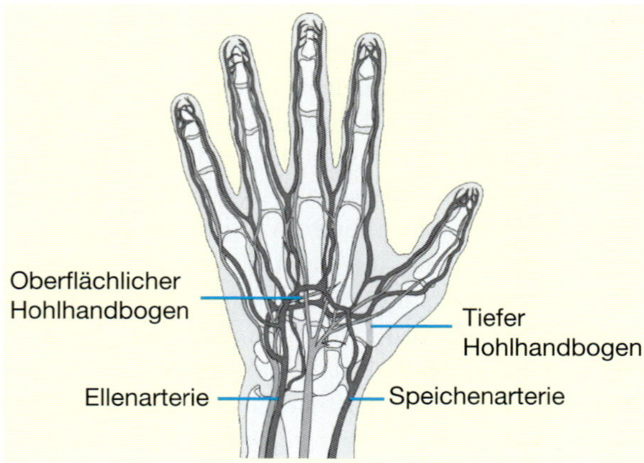

Abb. 16.2: Arterielle Gefäßversorgung der Hand (nach Schink 1960)

Die Ellenschlagader (Ellenarterie) liegt dem Fortsatz des Hakenbeins, der als Amboss fungiert, nachdem sie die Guyon-Loge (Ellen-Kanal) passiert hat, auf. Sie ist nur von Haut, Unterhaut und dem kurzen Handflächenmuskel (M. palmaris brevis) bedeckt. Sie kann einwirkender Kraft, also dem aktiven Einsatz der Ellenseite der Hand als Werkzeug oder passiv vibrierenden Werkzeugen, die auf die betreffende Stelle einwirken, nicht ausweichen. Es ist anatomisch plausibel, dass diese exponierte Lage der Ellenschlagader ursächlich für das Hypothenar-Hammer-Syndrom ist.

Tatsächlich erkranken (dauerhafter Gesundheitsschaden) an einer Minderdurchblutung der Finger 3 bis 5 jedoch nur weni-

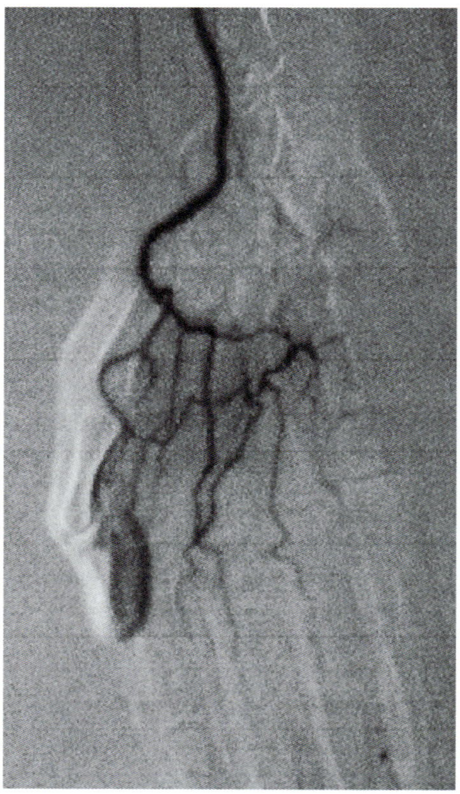

Abb. 16.3: Kontrastdarstellung der arteriellen Gefäße (Angiographie) des handgelenknahen Unterarmanteils und der Hand. Darstellung der Speichenschlagader, fehlende Darstellung der Ellenschlagader (nach Nuber et al. 2002)

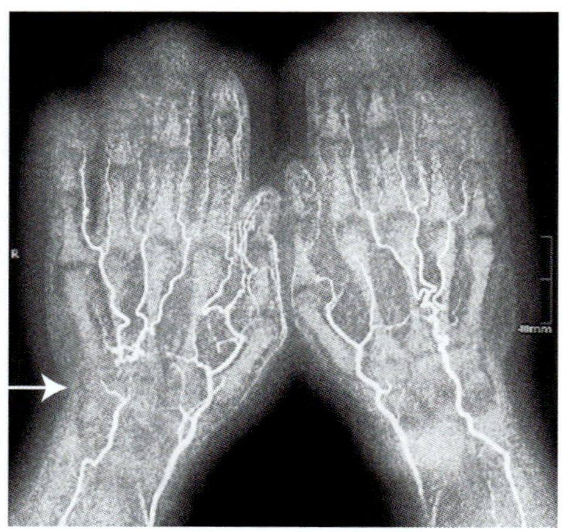

Abb. 16.4: 54-jähriger Mann. MR-Angiographie beider Hände. Thrombotischer Verschluss der Ellenschlagader rechts in Höhe des Handgelenks (Loge de Guyon, Pfeil) durch Handkantenschlag (Hochkloppen eines Fensterriegels) bei anlagebedingten funktionellen Endschlagadern (Ellen- und Speichenschlagader) bds. infolge fehlender Hohlhandbögen und Dominanz der Ellenschlagader bds. Durchgeführt wurde die operative Gefäßrekonstruktion durch ein Veneninterponat.

ge Versicherte. Die Auswirkungen eines Verschlusses/Teilverschlusses der Ellenschlagader in dieser Höhe sind abhängig von den Gefäßverbindungen (Anastomosen) im Bereich der Hohlhand, die individuell anatomisch ganz unterschiedlich ausgeprägt sind (→ *Abb. 16.2*). Zwischen der Speichenschlagader (A. radialis) und der Ellenschlagader (A. ulnaris) bestehen in der Hohlhand in Höhe der Basis der Mittelhandknochen in aller Regel zwischen dem oberflächlichen Hohlhandbogen (Arcus palmaris superficialis) und dem tiefen Hohlhandbogen (Arcus palmaris profundus) Anastomosen (Querverbindungen), die auch bei Stenosen (Einengungen) eines Gefäßes die Blutversorgung aufrecht erhalten. Je nachdem, wie leistungsfähig die Gefäßverbindungen sind, kann ein Verschluss der Ellenschlagader (→ *Abb. 16.3*) klinisch stumm verlaufen. Es kann aber auch bei einer anlagebedingt unzureichenden, wenig leistungsfähigen bzw. nicht vorhandenen (→ *Abb. 16.4*) Gefäßverbindung zu signifikanten Durchblutungsstörungen der Finger 3 bis 5 kommen. Diese Durchblutungsstörungen können sich durch Blau- bzw. Weißverfärbungen der betroffenen Finger manifestieren. In seltenen Fällen führen die Durchblutungsstörungen auch zu trophischen (ernährungsbedingten) Veränderungen (dauerhafter Gesundheitsschaden) im Bereich der betroffenen Finger 3 bis 5, also des Mittel-, Ring- und Kleinfingers.

16.4 Begutachtung

Die Sicherung der BK Nr. 2114 setzt voraus:

- Das Schadensbild, die Diagnose, ist gesichert – im Vollbeweis
- Die berufliche Exposition ist gesichert – im Vollbeweis
- Der ursächliche Zusammenhang zwischen Schadensbild und beruflicher Exposition ist hinreichend wahrscheinlich

16.4.1 Diagnose

Die Gefäßveränderungen verlaufen in aller Regel weitgehend klinisch stumm, wenn die Gefäßversorgung der Hand durch die Speichenarterie sichergestellt ist. Klinisch relevant werden also vor allem die Gesundheitsschäden, bei denen die Übernahme der Gefäßversorgung der Finger durch die Speichenarterie an anatomischen Besonderheiten, Vorerkrankungen oder sonstigen endogenen Befunden scheitert.

Unverzichtbare Voraussetzungen zur Sicherung des einem Hypothenar-Hammer-Syndrom entsprechenden Schadensbildes sind:

- Der Verschluss/Teilverschluss oder die Aussackung (Aneurysma) der Ellenschlagader in Höhe der Handkante und
- der Ausschluss von Erkrankungen mit vergleichbaren Symptomen, insbesondere von berufskrankheitsfremden akralen, das heißt die Peripherie der Gliedmaßen betreffenden, Erkrankungen (Zirkulationsstörungen, → *Tab. 16.4*).

Dass eine Schadensanlage und/oder ein Vorschaden zur Sicherung der berufskrankheitsbedingten Kausalkette abgeklärt und sein Ursachenbeitrag für den Gesundheitsschaden geprüft wird, ist insofern systemwidrig, als in der GUV der Grundsatz gilt, dass konkurrierende Ursachen, insbesondere ein Vorschaden, erst zu prüfen sind, wenn die erste

Kausalkette steht, wenn also der Kausalzusammenhang der beruflichen Belastung als eine wesentliche Ursache für den Gesundheitsschaden gesichert ist (BSG, Urteil vom 09.05.2006 – B 2 U 1/05 R). Beim Hypothenar-Hammer-Syndrom ist jedoch die Diagnose erst zu stellen, wenn andere Ursachen wegfallen. Dies ist die Folge davon, dass das Schadensbild in aller Regel allein anlagebedingt ist und sich die anlagebedingte Ausprägung nur im Rahmen des Ausschlusses berufskrankheitsfremder Ursachen von der durch Einwirkungen von Schlägen/Stößen auf die Handkante bedingten unterscheidet.

Tab. 16.4: Differenzialdiagnose akraler Zirkulationsstörungen nach Nuber et al. (2002) und Letzel et al. (2003)

Vaskuläre Erkrankungen: • Vaskulopathien (z.B. Thrombendangiitis obliterans, arterielle Embolien/Thrombosen, Raynaud-Syndrom) • Vaskulitiden (z.B. Polyarthritis nodosa, Wegener-Granulomatose, Rheumatoide Arthritis) • Hämatologische Erkrankungen (Kälteagglutinine, Kryoglobulinämie, Polyzythämie, myeloproliferative Erkrankungen • Kollagenosen (z.B. Lupus erythematodes, systemische progressive Sklerodermie, Dermatomyositis, Polymyositis)
Nicht-vaskuläre Erkrankungen: • Hyperviskosität/-koagulabilität (z.B. Polyzythämie, Antiphospholipid-Syndrom, Kryoglobulinämie, Kälteagglutinine) • Physikalische/chemische Ursachen (z.B. Erfrierung, Verätzung) • Polyneuropathie (z.B. bei Diabetes mellitus, Alkoholabusus, Nikotinabusus) • Arzneimittel (z.B. Ergotaminderivate, β-Blocker) • Orthopädische Ursachen (z.B. Kostoklavikularsyndrom, Skalenussyndrom, Karpaltunnelsyndrom, Vasospastisches Syndrom, Knochen-/Weichteiltumore – z.B. Ganglion) • Unfallfolgen, iatrogene Ursachen (Shunt, AV-Fistel)

Die Untersuchung beginnt mit den vom Probanden vorgebrachten Klagen. Angegeben wird wiederholt eine irgendwie geartete Anstrengung, bei der sich die Symptome (→ *Tab. 16.5*) – z.B. Kraftverlust der Hand, Schwellung an der Ellenseite in Höhe des Handgelenks infolge eines Aneurysmas oder einer Thrombose, ein pulsierender Tumor, Missempfindungen im Versorgungsgebiet des Ellennnervs (N. ulnaris), infolge der Nähe der Ellenschlagader zum Ellennerv in der Guyon-Loge, Weiß-/Blauverfärbung und Kälteintoleranz im Bereich der Finger III bis V – erstmals manifestiert haben.

Zu erfragen sind der Nikotinkonsum (→ *Tab. 16.6*) und sonstige sich auf die Durchblutung auswirkende Mittel/Medikamente sowie die sportliche Vergangenheit (z.B. Karate).

Tab. 16.5: Klinisches Bild zum Zeitpunkt der ersten Manifestation des Schadensbildes (Röhrl 2008); Befragte 73 Personen; Mehrfachnennungen

Art der Beschwerden	Anzahl	Prozentualer Anteil
Missempfindungen (Kribbeln, Ameisenlaufen, Kältegefühl) der Finger	65	89,0 %
Weißverfärbung der Finger	62	84,9 %
Taubheitsgefühl, Pelzigkeit der Finger, Kältegefühl	58	79,5 %
Schmerzen	50	68,5 %
Blauverfärbung der Finger	33	45,2 %

Tab. 16.5: Klinisches Bild zum Zeitpunkt der ersten Manifestation des Schadensbildes (Röhrl 2008); Befragte 73 Personen; Mehrfachnennungen (*Forts.*)

Art der Beschwerden	Anzahl	Prozentualer Anteil
Behinderung der Feinmotorik	20	27,8 %
Offene Wunden/Läsionen an den Fingern	6	8,2 %
Weitere Beschwerden der Hände/Finger (z.B. Kraftlosigkeit)	18	26,9 %

Tab. 16.6: Rauchgewohnheiten von HHS-Fällen (Röhrl 2008)

Rauchgewohnheiten	Absolute Zahlen	Prozentsätze
Nie geraucht	23	31,5 %
Ex-Raucher	23	31,5 %
≤ 10 Zigaretten/Tag	3	4,1 %
> 10 Zigaretten/Tag	24	32,9 %
Gesamt	73	100 %

Die klinische Untersuchung hat sich auf beide obere Gliedmaßen zu erstrecken. Zu erfragen und ggf. zu sichern ist insbesondere die Händigkeit (Rechtshänder, Linkshänder, Beidhänder). Dann folgen Inspektion, Palpation und Funktionsprüfung (aktiv und geführt). Durchzuführen sind der Allen-Test (Abblassen der Hand bei manueller Kompression der Ellen- oder Speichenschlagader unter Faustschluss sind Hinweise auf einen Verschluss des nicht-komprimierten Gefäßes) und ggf. eine Nagelfalzkapillarmikroskopie.

Es folgt die bildgebende Untersuchung – zunächst die Röntgen-Nativ-Untersuchung beider Hände, möglichst in einem Strahlengang, und – falls erforderlich – die kernspintomographische Untersuchung, um knöcherne oder Weichteilveränderungen als Ursache der Durchblutungsstörungen abzuklären.

Gesichert wird die Diagnose durch Dopplermessungen (Druckverhältnisse in den Gefäßen), durch die Duplexsonographie zur Analyse der Strömungsgeschwindigkeit mittels Ultraschall und – als „Gold"-Standard – durch die digitale Subtraktionsangiographie (DSA), die Röntgenkontrastdarstellung der Gefäße bzw. die MR-Angiographie (→ *Abb. 16.4*).

Die Gefäßuntersuchungen haben sich auch auf die unteren Gliedmaßen zu erstrecken, da arteriosklerotisch bedingte Durchblutungsstörungen vor allem die unteren Gliedmaßen betreffen. Fehlen entsprechende Veränderungen dort, kann dieses Schadensbild nahezu ausgeschlossen werden.

Durchzuführen ist eine umfassende Labordiagnostik (Blutgerinnungsstörungen, Proteinmangelzustände).

Die Indikation zu einer Diagnostik auf nervenärztlichem Gebiet richtet sich nach dem Beschwerdebild und nach den klinischen Befunden.

Unerlässlich ist die Beiziehung eines möglichst vollständigen Vorerkrankungsverzeichnisses, von Arztberichten über Vorerkrankungen und Vorbehandlungen und von Kurberichten.

Die *Diagnose* wird in der Mehrzahl der Fälle erst nach einem erheblichen Intervall nach erstmaliger Manifestation des Gesundheitsschadens gestellt. Der Arzt wird also erst aufgesucht, wenn die Durchblutungsstörungen erheblich sind und anhalten. Diese Beobachtung macht die ursächliche Zuordnung zu einer konkreten versicherten Tätigkeit (Arbeitsunfall/Berufskrankheit) außerordentlich schwierig.

Die *Therapie* des HHS ist medikamentös (Lysetherapie) oder operativ. In der Regel wird nach Entfernung der Gefäßveränderungen eine End-zu-End-Anastomosierung durchgeführt. Mitunter ist eine Stent-Einlage möglich. In jedem Fall ist die schädigende Tätigkeit (Exposition) auf Dauer zwingend zu unterlassen.

Das HHS ist selten, wobei nur diejenigen Krankheitsbilder bekannt werden, die auf eine berufliche Exposition zurückgeführt werden. Krankheitsbilder, die Berufsgruppen, bei denen keinerlei berufliche Exposition zur Diskussion steht oder Nicht-Versicherte, z.B. Freiberufler, betreffen, werden nicht statistisch erfasst und sind nicht bekannt. Über die Verbreitung im Bevölkerungsquerschnitt ist also keine Aussage möglich.

16.4.2 Berufliche Exposition

Zu sichern ist die berufliche (arbeitstechnische) Exposition vom Präventionsdienst der Berufsgenossenschaften/Unfallkassen. Sie ist dem ärztlichen Gutachter verbindlich durch die Verwaltung oder das Gericht vorzugeben.

Zu unterscheiden ist zwischen einem konkreten äußeren Ereignis durch die versicherte Tätigkeit (Arbeitsunfall) und einer äußeren Einwirkung als Dauerbelastung (Berufskrankheit).

Das berufliche Spektrum geht vom „Tragen schwerer Möbel“ – bei dieser Tätigkeit ist eine Schlagbelastung der Ellenseite der Hände kaum vorstellbar – über „Arbeiten mit vibrierenden Maschinen“ bis hin zum Bodenleger, der über 30 Jahre mit dem Stoßspachtel gearbeitet hat. Dessen Berufsprofil wird als beispielhaft für die berufliche Belastung der Ellenschlagader im Bereich der Hände diskutiert. Erforderlich ist der einmalige oder mehrfache Schlag mit der Handkante oder eine niederfrequente vibrierende Einwirkung auf die Ellenschlagader über eine Arbeitsschicht hinaus.

In Bezug auf Vibrationen liegen keine überzeugenden Angaben zur schädigenden Frequenz vor. Entscheidend ist die einem Handkantenschlag entsprechende Einwirkung auf die Ellenschlagader.

Aussagekräftige tabellarische Auflistungen liegen vor für die Zeit vor Kodifikation der BK Nr. 2114, also vor dem 01.01.2015 (→ *Tab. 16.7*).

Tab. 16.7: Als „Wie“-Berufskrankheit anerkannte versicherte Tätigkeiten (Mehrtens u. Brandenburg 2009)

• Bodenleger, Arbeit mit einem Stoßspachtel über 30 Jahre (1991)
• Schmiedehammer, Presslufthebel (1993)
• Bds. Schlagen mit dem Handballen auf Maul- und Ratschenschlüssel (1995)
• Schlagen mit der Hand (1999, 2 × 2005)
• Schlagen mit dem Handballen (1 × 2000, 2 × 2004, 2007)
• Schlagen mit der Faust (2001)
• Einsatz der rechten Hand als Schlagwerkzeug (2001, 2 × 2005)
• Niederfrequente Stöße in die Hohlhand durch Handpresslufthammer (2001)
• Schlag mit der Handfläche gegen Widerstand (3 × 2002, 4 × 2003)
• Fräs- und Stemmarbeiten, Umgang mit Bohrhammer, Fräse, Schlagschrauber, Schlagbohrmaschine und Schraubendreher (2003)
• Bedienen einer Schubraupe (2003)
• Tragen schwerer Möbel (2003)

Tab. 16.7: Als „Wie"-Berufskrankheit anerkannte versicherte Tätigkeiten (Mehrtens u. Brandenburg 2009) (*Forts.*)

- Tätigkeit mit Pressluftnagler (2004)
- Tätigkeit mit Handhammer, Handmeißel, Handschleifer, Schraubenzieher (2004)
- Schmieden und Richten von Federstahl, ständige Erschütterung und Schwingungen (2006)
- Schlagen mit Handballen und Handkante (2006)
- Wiederholte Schläge mit der bloßen Hand auf einen Schraubenschlüssel (2006)
- Arbeiten mit vibrierenden Maschinen (2006, 2007)

Im Übrigen sind nur Einzelfallbeobachtungen veröffentlicht (z.B. Nuber et al. 2002, Scharnbacher et al. 2006).

16.4.3 Kausalzusammenhang

Die individuelle Gefährdung ist abhängig vom spezifischen anatomischen Aufbau der Gefäßversorgung der Hand und der individuellen Art, bestimmte Arbeiten zu verrichten. Führt also der Bauschreiner, bei dem die Gefäßverbindung zur Speichenarterie im Bereich der Hohlhand nur unzureichend ausgebildet ist, die genaue Justierung bei der Fenster- und Türenmontage mit der ellenseitigen Handkante aus, so kann es zum Hypothenar-Hammer-Syndrom kommen. Es gibt jedoch nur wenige Berufsgruppen, in denen der Arbeitserfolg davon abhängt, dass bestimmte Arbeiten mit der Handkante oder der Hohlhand ausgeführt werden. In aller Regel können Hilfsmittel eingesetzt werden oder es können weniger verletzungsanfällige Bereiche der Hand, z.B. der Daumenballen, benutzt werden.

Betroffen ist eine bunte Vielzahl von händisch tätigen Berufen. Die geringe Zahl der Betroffenen und die Vielzahl der beteiligten Berufsgruppen zeigen bereits, dass ein berufsspezifisches Belastungsprofil, das mit dem Risiko eines Hypothenar-Hammer-Syndroms generell verbunden wäre, nicht benannt werden kann.

Der Kausalzusammenhang wird in aller Regel im Sinne eines Ausschlusses anderer Ursachen für das Schadensbild begründet (→ *Abschn. 16.4.1*). Zweifel an bereits anerkannten Fällen kommen auf, wenn z.B. mitgeteilt wird, dass beim Versicherten ein jahrelanger Nikotinabusus von 20 bis 30 Zigaretten pro Tag bestand, der erst aufgegeben wurde, als die Durchblutungsstörungen manifest waren (Scharnbacher et al. 2006). In einem solchen Fall stellt sich die ernsthaft zu diskutierende Frage nach dem Ursachenzusammenhang mit dem Nikotinabusus, zumal beide Hände betroffen waren.

Eine Dosis-Wirkungs-Beziehung gibt es bei dieser Berufskrankheit nicht. Ein bestimmtes Ausmaß der beruflichen Belastung ist also nicht zu fordern. Es kann die einmalige oder auch die jahrelange Belastung der Handkante zum Schaden führen.

Ein entscheidendes Kriterium kann jedoch der Zeitpunkt sein, zu dem das Schadensbild erstmals auftritt. Zwar kann das Schadensbild lange klinisch stumm verlaufen. Je länger jedoch der zeitliche Abstand ist, umso unwahrscheinlicher ist ein ursächlicher Zusammenhang. Bei Schadensbildern, bei denen Anomalien der Blutgefäße neben der beruflichen Belastung eine Ursache sind, ist ein enger zeitlicher Zusammenhang mit dem Schlag/den Schlägen auf die Handkante zu erwarten.

Vier eigene, zur Begutachtung vorgelegte Fälle sind bekannt, wobei in keinem Fall die Voraussetzungen für die Anerkennung als Berufskrankheit vorlagen. Betroffen waren ein Tiefbauarbeiter, ein Fensterbauer, ein Arbeiter in einer Keramikfabrik und ein Kfz-Mechaniker. Drei der vier Versicherten waren sehr starke Raucher, was Gefäßveränderungen ausreichend erklärt. Betroffen waren in zwei Fällen die rechte und linke Ellenschlagader. Der Abbruch der Ellenschlagader lag jeweils in Höhe des handgelenknahen Unterarms. Zweimal war der Gesundheitsschaden nur im Bereich der Beihand klinisch manifest, was sich aus der allein anlagebedingt unterschiedlich ausgeprägten Gefäßversorgung der Finger – ausgehend von der Speichenarterie – anatomisch erklärte und deren Bedeutung für den Gesundheitsschaden zeigt. Aus diesem Schadensbild ließ sich kein Hinweis auf eine Verursachung durch eine berufliche Belastung der Hohlhand oder der Ellenseite der Hand ableiten.

Dass vom Schadensbild nicht auf die berufliche Verursachung rückgeschlossen werden darf, wird deutlich, wenn die Vielzahl der Sportarten bedacht wird, die in der Literatur als ursächlich für ein Hypothenar-Hammer-Syndrom aufgeführt sind (→ *Tab. 16.8*).

Tab. 16.8: Hypothenar-Hammer-Syndrom bei Sportlern (nach Scharnbacher et al. 2006; Meiworm et al. 2001)

Sportart	Auslösendes Ereignis	Ereignis einmalig	Ereignis rezidivierend	Anzahl	Geschlecht
Baseball	Ball fangen	1	10	11	männlich
Basketball-spieler	Anschlag am Korb beim Einwerfen des Balls		1		männlich
Intensives Hanteltraining	Zum Teil große Gewichte auf Handinnenfläche		2	2	männlich
Handball	Fanghand		1		männlich
Frisbee-Spieler	Fanghand	1		1	männlich
Fußball	Sturz	2	1	3	männlich
Softball	Sturz auf Handballen	1		1	männlich
Hockey	Schlag des Schlägerendes gegen Hypothenar	2		2	männlich
Motorradfahren	Druck des Lenkergriffs		2	2	männlich
Fahrradfahren Mountainbiken	Unfall/Druck des Lenkers	1	2	3	männlich
Tennis	Druck des Schlägergriffs		2	2	männlich 1 weiblich 1
Golf	Druck des Schlägergriffs		1	1	männlich
Badminton	Druck des Schlägergriffs		1	1	weiblich
Karate	Schläge mit der Handkante		3	3	männlich
Break-Dance	Stehen auf linker Handfläche		1	1	männlich

16.4.4 Einschätzung der MdE

Die Minderung der Erwerbsfähigkeit richtet sich nach den verbliebenen Funktionseinbußen. Zu unterscheiden ist zwischen objektiven Befunden (Muskulatur im Seitenvergleich, Kalksalzgehalt im seitenvergleichenden Röntgenbild), den semi-objektiven (Angaben zur Händigkeit, Beweglichkeit) und den subjektiven Befunden (→ *Tab. 16.9*).

Tab. 16.9: Subjektive Beschwerden/Veränderungen zum Zeitpunkt der Befragung (Röhrl et al. 2008)

Art der aktuellen Beschwerden	Anzahl Versicherte (n=61)	
Missempfindungen (Kribbeln, Ameisenlaufen, Kältegefühl der Finger	55	90,2 %
Weißverfärbung der Finger	45	73,8 %
Taubheitsgefühl/Pelzigkeit der Finger	41	67,2 %
Schmerzen	34	55,7 %
Blauverfärbung der Finger	16	26,2 %
Behinderung der Feinmotorik	8	13,1 %
Läsionen/Nekrosen an den Fingern	3	4,9 %
Weitere Beschwerden an den Händen/Fingern	15	26,2 %

Die Einschätzung richtet sich nach den MdE-Erfahrungswerten.

16.5 Das Thenar-Hammer-Syndrom (THS)

Es handelt sich, wie beim Hypothenar-Hammer-Syndrom, um eine arterielle Durchblutungsstörung der Hand, verursacht aktiv durch Schlag mit dem Daumenballen, dem sog. Thenar, auf einen Gegenstand oder passiv durch einwirkende Vibration auf den Daumenballen. Gefährdet durch diese aktive oder passive Krafteinwirkung ist die Speichenschlagader (Arteria radialis) oder der oberflächliche Hohlhandbogen. Das typische Schadensbild sind Durchblutungsstörungen im Bereich des Daumenballens und der Finger 1 und 2.

Das Schadensbild ist sehr selten; weltweit sollen ca. 20 Erkrankungsfälle publiziert sein. Es ist noch deutlich seltener als das Hypothenar-Hammer-Syndrom.

Typische Beschwerden beim Thenar-Hammer-Syndrom sind Taubheit, Kraftlosigkeit, Kältegefühl und Schmerzen in der betroffenen Hand. Klinisch imponiert es als (sekundäres) Raynaud-Phänomen. Die Symptome treten unter Umständen erst Tage, Wochen oder Monate nach dem auslösenden Ereignis ein. In vielen Fällen haben die Betroffenen jedoch keine oder nur geringe Beschwerden, weil bei ihnen die Finger-Blutgefäße durch Anastomosen mit der unverletzten Ellenschlagader (Arteria ulnaris) versorgt werden.

Verwiesen werden kann in allen Punkten auf die entsprechenden Ausführungen zum Hypothenar-Hammer-Syndrom (→ *Abschn. 16.2)*.

16.6 Literatur

Conn J, Bergan J J, Bell JL (1970). Hand ischemia: hypothenar hammer syndrome, Proc. Inst. Med. Chic., 28: 83

DGUV: uv-net.dguv/versicherungsfaelle/berufskrankheiten

DGUV: Intranet: http://bis.dguv.de/bk/paragraph_9 (Stand 26.11.2008)

Dupuis H, Riedel S (1999). Vibrationsbedingtes Vasospastisches Syndrom VVS (BK 2104). In: Konietzko J, Dupuis H (Hrsg): Handbuch der Arbeitsmedizin. Kap. IV-3.4.2, 22. Erg.-Lfg. 4/99. ecomed verlagsgesellschaft, Landsberg/Lech

Kaji H, Honma H, Usui M, Yasuno Y, Saito K (1993). Hypothenar hammer syndrome in workers occupationally exposed to vibrating tools. Journal of Hand Surgery (British and European Volume) 18B: 761–766.

Koga Y, Seki T, Caro LD (1993). Hypothenar hammer syndrome in a young female badminton player. Am. J.Sports Med. 21: 890

Letzel St, Rose D-M, Buchta M (2003). Hypothenar-Hammer-Syndrom. Zentralblatt für Arbeitsmedizin, Arbeitsschutz und Ergonomie 1: 48–51

Liskutin J, Dorffner R, Resinger M (2000). Hypothenar hammer syndrome in a golf player. A case report. Am J Sports Med 28: 741–745

Mehrtens G, Brandenburg St (2009). Die Berufskrankheiten-Verordnung (BVK). Handkommentar aus rechtlicher und medizinischer Sicht für Ärzte, Versicherungsträger und Sozialgerichte. Erich Schmidt Verlag, Berlin

Meiworm L, Bauer G (2001). Thrombose der Arteria radialis (Thenar-Hammer-Syndrom) eines Basketballspielers. Orthopädische Praxis 37, 12: 826–828

Nakamura T, Kambayaschi J, Kawasaki T (1996). Hypothenar hammer syndrome caused by playing tennis. Eur J Vasc Endovasc Surg 11: 249–242

Nuber V, Dillmüller D, Tilgen W (2002). Das Hypothenar-Hammer-Syndrom als seltene Ursache einer akralen Zirkulationsstörung. Phlebologie 31: 94–99

Ossig U (2004). Hypothenar-Hammer-Syndrom. Gore Forum

Röhrl T, Scharnbacher J, Letzel S (2006). Hypothenar-Hammer-Syndrom bei Sportlern. In: Deutsche Zeitschrift für Sportmedizin. 7/8, 57, 201–205

Scharnbacher J, Scherhag H, Letzel S (2006). Arbeitsmedizinischer Fallbericht eines bilateralen Hypothenar-Hammer-Syndroms. Arbeitsmed Sozialmed Umweltmed 41, 7

Schink W (1960). Handchirurgischer Ratgeber. Springer Verlag, Stuttgart

Schönberger A, Mehrtens G, Valentin H (2016). Arbeitsunfall und Berufskrankheit. 9. Aufl., Erich Schmidt Verlag, Berlin

Von Rosen S (1934). Ein Fall von Thrombose in der Arteria ulnaris nach Einwirken von stumpfer Gewalt, Acta Chir. Scand., 73:500– 505

16.7 Wissenschaftliche Begründung für die Berufskrankheit Nr. 2114

Gefäßschädigung der Hand durch stoßartige Krafteinwirkung (Hypothenar-Hammer-Syndrom und Thenar-Hammer-Syndrom)

[Bek. des BMAS vom 1.5.2012 – IVa4-45226-2 – GMBl. 6.6.2012, 449-455]

Der Ärztliche Sachverständigenbeirat „Berufskrankheiten" beim Bundesministerium für Arbeit und Soziales empfiehlt, eine neue Berufskrankheit mit der vorgenannten Legaldefinition in die Anlage 1 der Berufskrankheiten-Verordnung aufzunehmen.

Diese Empfehlung wird wie folgt begründet:

1 Aktueller Erkenntnisstand

1.1 Pathomechanismus

Die arterielle Versorgung der Hand (→ *Abb. 16.5*) erfolgt über die Arteria radialis und die Arteria ulnaris, die im Bereich der Handfläche den Arcus palmaris superficialis und den Arcus palmaris profundus bilden. Die Arteria ulnaris passiert die Handwurzel im Guyonschen Kanal, der durch das Os pisiforme, das Os hamatum und durch das Ligamentum carpi volare begrenzt wird. Distal des Ligamentum carpi volare teilt sich die Arteria ulnaris in

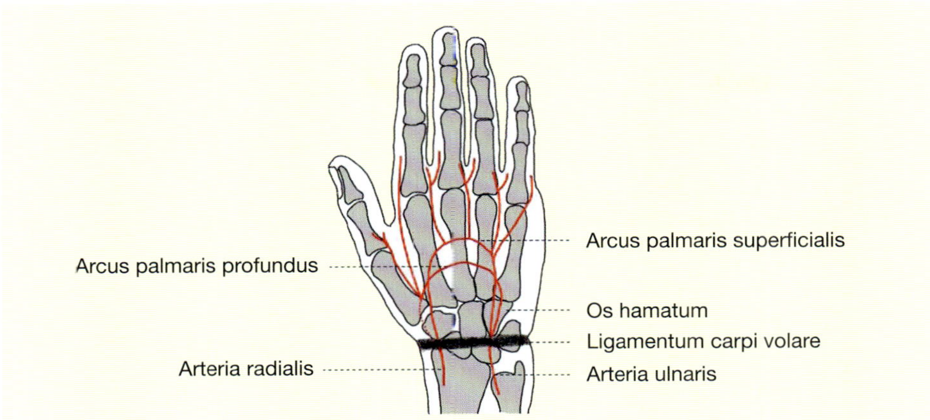

Abb. 16.5: Gefäßversorgung der Hohlhand

den Arcus palmaris superficialis und einen dünneren Ast, den Arcus palmaris profundus, auf. Normalerweise bestehen Anastomosen bzw. Kollateralen zwischen dem Arcus palmaris superficialis und der Arteria radialis bzw. dem Arcus palmaris profundus. Die Finger III bis V werden in der Regel primär durch den Arcus palmaris superficialis versorgt (u.a. Aleksic et al. 2006; Benedict et al. 1973; Cooke, 2003; Letzel und Kraus, 1998).

Den Verlauf der A. radialis beschreiben Hohendorff et al. (2009) wie folgt:

„...Die A. radialis verläuft am Unterarm unter dem M. brachioradialis und liegt proximal des Handgelenkes oberflächlich unter der Haut zwischen dessen Sehne und der Sehne des M. flexor carpi radialis. In Höhe der Articulatio radiocarpalis zweigt der Ramus palmaris superficialis nach palmar ab. Die A. radialis verläuft weiter dorsal um die Basis von Os metacarpale I und bildet unter den langen Fingerbeugern den Arcus palmaris profundus durch Vereinigung mit einem schwächeren Zweig der A. ulnaris. Aus dem konkaven Abschnitt ziehen kurze rücklaufende Zweige zum Rete carpale palmare. An der Bogenaußenseite entspringen 4 Aa. Metacarpales palmares. Der ramus palmaris superficialis ist vor dem Eintauchen in den Ursprung des Musculus abductor pollicis brevis nur von Haut und subkutanen Fettgewebe bedeckt. ...“

Prinzipiell ist zu beachten, dass es hinsichtlich der Gefäßversorgung der Hand vielfältige anatomische Variationen gibt.

Im Bereich der Hohlhand gibt es insbesondere zwei anatomische Regionen, die besonders für Gefäßschädigungen bei einmaliger, meist aber wiederholter bzw. chronischer stumpfer Gewalteinwirkung in Form stoßartiger Krafteinwirkung, prädisponiert sind. Diese sind zum einen der Hypothenar- (Kleinfingerballen) und zum anderen der Thenarbereich (Daumenballen).

Einmalige, meist aber wiederholte oder chronische stumpfe Gewalteinwirkung – auch in Form von Vibrationen (Kaji et al. 1993) – auf die Arteria ulnaris im Bereich des Os hamatum der Handinnenfläche bzw. der Handkante kann aufgrund der ungünstigen lokalen anatomischen Gegebenheiten (oberflächlicher Verlauf der Arteria ulnaris, unnachgiebiges Wiederlager durch das Os hamatum) zu einer traumatischen Endothelläsion des Gefäßes führen. In Folge der Endothelläsion werden aneurysmatische Gefäßveränderungen, Thrombosen der Arterie sowie embolische Verschlüsse der Fingerarterien beobachtet. Aufgrund der Gefäßveränderungen kommt es zu Durchblutungsstörungen der betroffenen Finger, dem sogenannten Hypothenar-Hammer-Syndrom (HHS). Das HHS wird in Abhängigkeit von der Einwirkung der stumpfen Gewalt sowohl einseitig als auch beidseitig beobachtet. Das Ausmaß der Durchblutungsstörungen wird u.a. auch durch die individuelle Gefäßversorgung im Bereich der Hohlhand bestimmt (u.a. Aleksic et al. 2006; Yuen et al. 2011).

Wird der Daumenballen (Thenar) einmalig oder wiederholt Kontusionen in Form stoßartiger Krafteinwirkung ausgesetzt, kann es in der Thenarregion zu einer Läsion der A. radialis – ähnlich dem HHS – kommen, dem sogenannten Thenar-Hammer-Syndrom (THS). Hohendorff et al. (2009) beschreiben die Schädigung wie folgt:

„Der Ramus palmaris superficialis ist durch seine anatomisch bedingte oberflächliche Lage in erster Linie mechanischen Einwirkungen ausgesetzt. Das Gefäß ist unter Berücksichtigung anatomischer Varianten nur von Haut und subkutanem Fettgewebe bedeckt und kann insbesondere kurz vor dem Ort des Eintauchens in den Ursprung des Musculus abductor pollicis brevis direkt gegen das Os scaphoideum und/oder gegen den proximalen Rand des Os trapezium komprimiert werden… . Die dorsal um das Os metacarpale I verlaufende, den tiefen Hohlhandbogen bildende A. radialis kann im Bereich der proximalen Anteile des Os metacarpale II und III ebenfalls durch äußere Druckeinwirkung komprimiert und damit geschädigt werden. Auch chronische Vibrationen durch technische Geräte oder Werkzeuge wurden ursächlich für die Entstehung von Aneurysmen der Daumenballenregion beschrieben … .“

Als zusätzlicher arbeitsbedingter Risikofaktor für die Entstehung eines HHS sind neben stoßartigen Krafteinwirkungen wie der Verwendung der Hand als Hammer Vibrationen bzw. Schwingungen anzusehen (→ *Tab. 16.10*), die in die Hohlhand eingeleitet werden und den Hypothenarbereich ungünstig belasten (Kaji et al. 1993). Es handelt sich bei den in *Tab. 16.10* aufgeführten Werkzeugen primär um Geräte im niederfrequenten Bereich, die auch Schläge in die Hohlhand abgeben können.

Tab. 16.10: Berufe und verwendete Werkzeuge der von Kaji et al.(1993) beschrieben Fälle eines HHS

Beruf	verwendete Werkzeuge	Anzahl der Erkrankungsfälle
Kohlebergleute und Gesteinshauer	Spitzhacke, Bohrhammer, Presslufthammer, Drucklufthammer, Meißelhammer	n = 12
Forstarbeiter	Kettensäge, Freischneider	n = 9
Zimmermann	elektrische Säge, Hobel	n = 1
Arbeiter	Schlagschrauber	n = 1
Eisengießer	Handwerkzeuge	n = 1

1.2 Krankheitsbild und Diagnose

1.2.1 Hypothenar-Hammer-Syndrom

Vom Krankheitsbild handelt es sich beim HHS um ein sekundäres Raynaud-Phänomen der betroffenen Finger, dem ein Schaden der Arteria ulnaris im Bereich des Os hamatum zugrunde liegt (u.a. Heitmann et al. 2002; Pineda et al. 1985).

Für die traumatisch bedingten Läsionen der distalen Arteria ulnaris wurde von Conn et al. (1970) der Begriff Hypothenar-Hammer-Syndrom geprägt.

Die Beschwerden beim Vorliegen eines HHS hängen prinzipiell von dem Ausmaß des Gefäßverschlusses, dem betroffenen Versorgungsgebiet, den bestehenden Anastomosen bzw. Kollateralen sowie ggf. aufgetretenen Embolien ab. Von den Patienten wird u.a. über Schmerzen, Kältegefühl und Kraftlosigkeit der betroffenen Regionen geklagt. Meist sind hiervon die Finger III bis V betroffen, durch embolische Verschlüsse können auch weitere Finger, insbesondere der Finger II, betroffen sein. Die Beschwerden können akut, aber auch Stunden, Tage oder Monate nach der ursprünglichen Traumatisierung auftreten und werden durch Kälteexposition und Beanspruchung der Hand verstärkt. (u.a. Abudakka et al. 2006, Brodmann et al. 2001, Letzel und Kraus, 1998, Yuen et al. 2011).

Für die Diagnose des HHS hat Wayssariat (zitiert nach Klyscz et al. 1996) folgende drei Kriterien formuliert:

- Die regelmäßige Verwendung der ulnaren Handseite als Hammer, wobei dies bei der Arbeit oder in der Freizeit der Fall sein kann.
- Der angiografische Nachweis von Okklusionen oder Aneurysmabildungen der distalen Arteria ulnaris.
- Der Ausschluss anderer Erkrankungen mit ähnlicher klinischer Symptomatik.
- Neben dem angiografischen Nachweis stehen auch andere bildgebende Verfahren zur Verfügung.

Differenzialdiagnostisch sind beim HHS u.a. folgende Erkrankungen zu berücksichtigen (modifiziert nach Röhrl 2008):

- arterielle Verschlusskrankheiten (u.a. Arteriosklerose, Thrombangitis obliterans, Thoracic-outlet-Syndrom, Embolien anderer Genese, primäres Raynaud-Syndrom)
- hämatologische Erkrankungen (u.a. Kälteagglutinine, Kryoglobulinämie, Polyzythämie, myeloproliferative Erkrankungen)
- Vaskulopathien (z.B. Mikroangiopathien bei Diabetes mellitus)
- Traumata mit rheologischen Veränderungen (u.a. Erfrierungen, iatrogene Ursachen wie z.B. Stunt oder AV-Fisteln, lokale Verletzungen)
- sonstige Ursachen [(u.a. Weichteiltumore, rheumatoide Arthritis, Polyarthritis, Lupus Erythematodes, Dermatomyositis, neurologische Ursachen, toxische Ursachen (z.B. Ergotaminderivate, β-Blocker)]

Unter arbeitsmedizinischen Gesichtspunkten ist aufgrund der unterschiedlichen Pathophysiologie sowie unter Berücksichtigung der Legaldefinition das HHS differenzialdiagnostisch insbesondere vom vibrationsbedingten vasospastischen Syndrom (VVS) gemäß Berufskrankheiten-Nummer 2104 der Anlage 1 zur BKV (Vibrationsbedingte Durchblutungsstörungen an den Händen, die zur Unterlassung aller Tätigkeiten gezwungen haben, die für die Entstehung, die Verschlimmerung oder das Wiederaufleben ursächlich waren oder sein können) abzugrenzen (Marshall und v. Bilderling 1984, Letzel und Kraus 1998).

1.2.2 Thenar-Hammer-Syndrom

Auch beim THS handelt es sich um ein sekundäres Raynaud-Phänomen der betroffenen Finger. Geschädigt ist beim THS in der Regel die A. radialis distal der Handbeugefalte und somit distal des Abgangs des Ramus palmaris superficialis. Betroffene Patienten klagen u.a. typischerweise über Schmerzen, Taubheitsgefühl, Sensibilitätsstörungen, Durchblutungsstörungen und Kältegefühl bis hin zu trophischen Störungen besonders des Zeigefingers (Hohendorff et al. 2009). Das THS wird sowohl einseitig als auch beidseitig beobachtet. Pathophysiologisch entspricht das THS den Gefäßveränderungen beim HHS. Differenzialdiagnostisch sind beim THS dieselben Erkrankungen wie beim HHS zu beachten (siehe oben). Auch beim THS handelt es sich um eine traumatische Gefäßschädigung und kein vibrationsbedingtes vasospastisches Syndrom gemäß BK-Nr. 2104 BKV.

2. Validität und Reliabilität der vorliegenden epidemiologischen Erkenntnisse

2.1 Methodische Aspekte des Hypothenar-Hammer-Syndroms

Bereits im 18. Jahrhundert wurde ein HHS beschrieben (zitiert nach Butsch und Janes 1963). So wurde 1772 erstmals in der Fachliteratur von einem traumatischen Aneurysma der Arteria ulnaris berichtet. Bei einem Kutscher trat diese Erkrankung infolge rezidivierender Traumen der Hohlhand durch das Peitschenende auf. Viele Jahrzehnte später beschrieb Von Rosen (1934) einen weiteren Fall eines HHS. Ein 23-jähriger Werkmeister war beim Lösen einer Schraubenverbindung abgeglitten und mit der Innenfläche der betroffenen Hand heftig auf eine Eisenkante gestoßen. Infolge des stumpfen Traumas traten Schmerzen und eine mäßige Schwellung über dem Hypothenarbereich auf. Nachdem die Beschwerden zunächst zurückgingen, kam es in den folgenden Wochen bei Belastung der Hand zunehmend zu Schmerzen. Bei der weiteren Abklärung konnten Intimaläsionen und eine Thrombose im Bereich der Arteria ulnaris diagnostiziert werden. Die Veränderungen wurden in einem ursächlichen Zusammenhang mit dem arbeitsbedingten Trauma gesehen (zitiert nach Letzel und Kraus, 1998). In der Folgezeit wurde eine Vielzahl von Kasuistiken veröffentlicht, die einen ursächlichen Zusammenhang zwischen einer arbeitsbedingten (u.a. Ablett et al. 2008, Abudakka et al. 2006, Aleksic et al. 2006, Benedict et al. 1973, De Monaco et al. 1999, Dumas et al. 2010, Gaylis and Kushlick 1976, Klyscz et al. 1996, Zusammenstellung bei Letzel und Kraus 1998, Letzel et al. 2003, Mürrle et al. 2001, Scharnbacher et al. 2006, Vayssairat et al. 1987, Zweig et al. 1969) oder außerberuflichen, meist durch sportliche Aktivitäten ausgelösten (u.a. Brodmann et al. 2001; Koga et al. 1993, Müller et al. 1996, Müller et al. 1997, Zusammenstellung bei Scharnbacher und Letzel 2006), stumpfen Gewalteinwirkung im Hypothenarbereich der Hohlhand und der Entstehung eines HHS beschrieben.

Aussagekräftige epidemiologische Studien zum HHS liegen derzeit u.a. von Little und Ferguson (1972), Kaji et al. (1993), Schneider et al. (1995), Ferris et al. (2000), Marie et al. (2007) und Scharnbacher et al. (2011 eingereicht) bzw. Röhrl (2008) vor.

In eine australische Studie von Little und Ferguson (1970) zur Inzidenz des HHS wurden n=127 männliche Kfz-Mechaniker einbezogen. Hiervon gaben n=79 (62 %) an, mehrmals täglich die Hände als Hammer zu verwenden. Es wurden die beiden Personengruppen mit und ohne regelmäßige Verwendung der Hände als Hammer miteinander verglichen. Die beiden Gruppen waren hinsichtlich Alter (Mittelwert: 38,6 bzw. 39,9 Jahre) und Beschäftigungszeit (Mittelwert: 19,7 bzw. 20,9 Jahre) weitgehend strukturgleich. In der Gruppe der Personen mit regelmäßiger Verwendung der Hände als Hammer wurde bei n=11 (14 %) Personen ein HHS diagnostiziert, während sich in der anderen Gruppe kein einziger Fall eines HHS fand. Die Beschäftigungsdauer hatte keinen signifikant positiven Einfluss auf die Entstehung der Erkrankung (zitiert nach Letzel und Kraus 1998).

Kaji et al. (1993) untersuchten n=330 Personen mit arbeitsbedingter Exposition gegenüber Vibrationen aus verschiedenen Tätigkeitsbereichen. Mittels Arteriographie konnte bei n=24 Personen (n=23 Männer, n=1 Frau) ein HHS diagnostiziert werden. In n=19 Fällen trat das HHS einseitig auf, in n=5 Fällen beidseitig. Die rechte Hand war hiervon 13mal, die linke Hand 6mal und beide Hände waren 5mal betroffen. Bezüglich der arbeitsbedingten Exposition sei auf → *Tab. 16.11* verwiesen. Das mittlere Alter betrug 55 Jahre (Range: 43 bis 66 Jahre), die mittlere Exposition gegenüber Vibrationen 19,4 Jahre (Range: 5 bis 30 Jahre), n=21 der betroffenen Personen waren Raucher.

Schneider et al. (1995) werteten das Patientengut der Abteilung Angiologie der medizinischen Hochschule Hannover aus dem Zeitraum 1989 bis 1992 aus. In dem Kollektiv fanden sich insgesamt 6 Patienten (Alter: Mittelwert: 46 Jahre, Range: 31 bis 53 Jahre) mit der Diagnose eines HHS. In vier Fällen bestand eine arbeitsbedingte Exposition gegenüber stumpfer Gewalteinwirkung auf die Hohlhand, in zwei Fällen bestanden sportliche Aktivitäten (Hanteltraining) mit hohen Belastungen auf die Hohlhand.

Ferris et al. veröffentlichten im Jahr 2000 die Auswertung einer prospektiven klinischen Untersuchung einer Kohorte von über 1 300 Patienten (die genaue Anzahl der Patienten wird nicht angegeben), die im Zeitraum 1971 bis 1998 mit einem Raynaud-Syndrom in einer universitären handchirurgischen Sprechstunde vorgestellt wurden. In diesem Kollektiv wurde bei n=21 Männern ein HHS diagnostiziert. Einseitig trat das HHS bei n=8 (38 %) und beidseitig bei n=13 (62 %) auf. In sämtlichen Fällen bestand eine arbeitsbedingte oder außerberufliche Exposition zu repetitiven Traumen der Hohlhand. Das Durchschnittsalter der an einem HHS erkrankten Patienten betrug 42 Jahre (Range: 25 bis 60 Jahre), n=16 (76 %) Patienten waren Raucher; anamnestisch bestand bei keinem dieser Patienten eine Handverletzung in der Krankenvorgeschichte. Weitere Einzelheiten können → *Tab. 16.11* entnommen werden.

Tab. 16.11: Beispielhafte Angaben zu Patienten mit HHS (Ferris et al. 2000)

Alter (Jahre)	Geschlecht	Beruf	Raucher	betroffene Finger	beidseitige Angiografie	beidseitige pathologische Veränderungen
39	männlich	Mechaniker	nein	3, 4	-	-
37	männlich	Anlagenführer	ja	4, 5	ja	ja
41	männlich	Mechaniker	ja	3, 5	ja	ja
48	männlich	Industriearbeiter	ja	2	-	-
25	männlich	Mechaniker	nein	3, 4, 5	ja	ja
48	männlich	Holzarbeiter	ja	2, 3, 4, 5	-	-
37	männlich	Mechaniker	ja	2, 3, 4	ja	ja
46	männlich	Mechaniker	nein	2, 3, 4, 5	-	-
27	männlich	Bauarbeiter	ja	3, 4	-	-
53	männlich	Elektriker	ja	5	-	-
31	männlich	Stahlarbeiter	nein	3, 4	ja	ja
37	männlich	Mechaniker	ja	4, 5	-	-
43	männlich	Lehrer, Zimmermann	nein	2, 3, 4, 5	ja	Ja
37	männlich	Bergarbeiter	ja	Alle	ja	Ja
43	männlich	Mechaniker	ja	3	ja	nein

Tab. 16.11: Beispielhafte Angaben zu Patienten mit HHS (Ferris et al. 2000) (*Forts.*)

Alter (Jahre)	Geschlecht	Beruf	Raucher	betroffene Finger	beidseitige Angiografie	beidseitige pathologische Veränderungen
60	männlich	Mechaniker	ja	4	ja	Ja
41	männlich	Maschinist	ja	3, 4	ja	Ja
34	männlich	Fabrikarbeiter	ja	2, 3	ja	Ja
37	männlich	Mechaniker	ja	4	-	-
45	männlich	Maschinist	ja	3, 4	ja	ja
42	männlich	Dachdecker	ja	2, 3, 4, 5	ja	ja

Im Zeitraum von 1990 bis 2006 wurden am Department of Internal Medicine an der University of Rouen Medical Center von Marie et al. (2007) insgesamt n=4148 Patienten mit einem Raynaud Phänomen untersucht. Hierunter befanden sich n=47 (1,13 %) Patienten mit einem HHS. n=43 dieser Patienten (91,5 %) waren arbeitsbedingt gegenüber repetitiven Traumen der Hohlhand exponiert, ein Patient war durch seine Sportausübung (Aikido) exponiert. In n=3 Fällen kam es nach einem einmaligen Trauma im Bereich der Hohlhand zu einem HHS. Die meisten Patienten mit repetitiven Traumen waren Fabrikarbeiter (21,3 %), Maurer (12,8 %), Schreiner (10,6 %) und Metallarbeiter (10,6 %). Die mittlere Expositionszeit gegenüber repetitiven Traumen im Bereich der Hohlhand bis zur Diagnose eines HHS betrug 21 Jahre. Das HHS trat in 87,2 % der Fälle einseitig auf, die dominante Hand war in 93 % der Fälle betroffen.

In einer deutschlandweiten multizentrischen Fall-Kontroll-Studie befragten Scharnbacher et al. (2011 eingereicht) bzw. Röhrl (2008) n=73 Patienten (n=71 Männer, n=2 Frauen) mit einem HHS und n=110 Kontrollen (n=105 Männer, n=5 Frauen) bezüglich krankheitsspezifischer Variablen, Beruf sowie Belastungen der Hände in Beruf und Freizeit. Das mittlere Alter beim Auftreten der ersten Symptome eines HHS betrug im Median 45,5 Jahre (Range: 25 bis 73 Jahre). Vom HHS war bei n=56 (76,7 %) Personen die rechte Hand, bei n=12 (16,4 %) die linke Hand und bei n=5 (6,8 %) Personen beide Hände betroffen. Die entsprechenden Berufe der Patienten mit einem HHS sind in → *Tab. 16.12* zusammengefasst. Eine multivariate Analyse ergab sowohl für die arbeitsbedingte Schlagbelastung der Hände (OR: 3,09; CI-95 %: 1,15–8,25), als auch für die Tätigkeit als gewerblicher Arbeitnehmer (Blue-Collar-Worker) (OR: 29,10; CI-95 %: 4,28–197,96) eine statistisch signifikante Risikoerhöhung für das HHS.

Tab. 16.12: Berufe der Patienten mit einem HHS (Scharnbacher et al. 2011 eingereicht) bzw. Röhrl (2008)

Berufsgruppen	Anzahl HHS-Patienten
Mechaniker, Schlosser, Schmied, Monteur	n=48
Handwerker	n=17
Fahrer	n=8
Arbeiter	n=7
Land- und Forstwirtschaft, Gärtner	n=6
Büro-Tätigkeit	n=5
Künstler	n=1
sonstige Berufe	n=3

2.2 Methodische Aspekte des Thenar-Hammer-Syndroms

Im Vergleich zum HHS wird das THS seltener beobachtet. Systematische Studien zum THS liegen nicht vor. Bisher wurden in der internationalen Literatur ca. 20 Fälle eines THS veröffentlicht (u.a. Dethmers and Houpt 2005, Hohendorff et al. 2009, Jousse-Joulin et al. 2011, Koulaxouzidis et al. 2011, McCready et al. 2008, Neil-Cage et al. 1997, Youakim 2006). In sämtlichen Fällen gingen der Erkrankung mechanische Gewalteinwirkungen der betroffenen Hand voraus. Zum Teil wurde ein THS auch beidseitig beobachtet (Neil-Cage et al. 1997).

2.3 Zusammenfassende Bewertung

Zusammenfassend ist festzustellen, dass der ursächliche Zusammenhang zwischen der Entstehung eines HHS sowie eines THS und der einmaligen, meist jedoch wiederholten bzw. chronischen Einwirkung stumpfer Gewalt in Form stoßartiger Krafteinwirkung – auch in Form von Vibrationen – im Hypothenarbereich und Thenarbereich der Hohlhand bei der Verwendung der Hand, Handkante, des Kleinfingerballens sowie des Daumenballens als Schlagwerkzeug oder bei Tätigkeiten mit direkter mechanischer Gewalteinwirkung auf diese anatomische Region pathophysiologisch eindeutig belegt ist. Diese Tatsache wird sowohl von einer Vielzahl von Fallberichten als auch für das HHS in einzelnen epidemiologischen Untersuchungen bestätigt. Dosis-Wirkungs-Beziehungen sind weder für das HHS noch für das THS bekannt.

3 Abgrenzung der bestimmten Personengruppen gemäß § 9 (1) SGB VII

Als „bestimmte" Personengruppen, die durch ihre versicherte Tätigkeit in erheblich höherem Grade der Gefahr ausgesetzt sind, ein HHS oder ein THS zu entwickeln als die übrige Bevölkerung, gelten Personen, die einmaligen, meist jedoch wiederholten bzw. chronischen Einwirkungen stumpfer Gewalt – auch in Form von Vibrationen – im Hypothenar- sowie im Thenarbereich der Hohlhand ausgesetzt sind. Es sind dies meist gewerbliche Arbeitnehmer. Derartige Tätigkeiten kommen u.a. in folgenden Berufsgruppen vor:

- Dachdecker/Zimmermänner (z.B. Benutzen der Hand als Schlagwerkzeug zum Einrichten von Dachsparren)
- Kfz-Mechaniker (z.B. Schläge auf Schraubenschlüssel zum Lösen festsitzender Muttern, Montieren von Radkappen, Ausbeulen von Karosserieteilen mit der Faust)
- Möbeltransporteure (z.B. Stoßen, Schieben oder Tragen schwerer Gegenstände)
- Installateure (z.B. Schläge auf Schraubenschlüssel zum Lösen von Schrauben oder Muttern)
- Schreiner
- Fußbodenverleger
- Mechaniker
- Elektriker
- Maschinisten
- Forstarbeiter
- Gärtner
- Tätigkeit in der Landwirtschaft
- Bergleute
- Steinbohrer

Darüber hinaus liegen auch Fallberichte von Personen vor, die sich ein HHS durch die Bedienung von ergonomisch ungünstig gestalteten Stellteilen von Maschinen mit der Hohlhand zugezogen haben (u.a. Letzel et al. 2003).

Auch durch sportliche Aktivitäten, die mit einer Gewalteinwirkung auf die Hohlhand verbunden sind (z.B. Karate, Hanteltraining, Hockey, Golf, Baseball, Handball, Fahrrad bzw. Mountainbike fahren) kann ein HHS oder ein THS ausgelöst werden. Bei Verdacht auf das Vorliegen einer Berufskrankheit ist hier zu prüfen, ob es sich um eine versicherte Tätigkeit gehandelt hat oder die schädigende Einwirkung durch außerberufliche Aktivitäten hervorgerufen wurde.

Dosis-Wirkungs-Beziehungen können weder für das HHS noch für das THS aufgestellt werden, bei einmaliger arbeitsbedingter Einwirkung stumpfer Gewalt auf die Hohlhand ist ggf. auch das HHS sowie das THS als Folge eines Arbeitsunfalles zu diskutieren.

Literatur

Ablett CT, Hackett LA (2008). Hypothenar hammer syndrome: Case reports and brief review. Clinical Medicine & Research 6: 3–8

Abudakka M, Pillai A, Al-Khaffaf H (2006). Hypothenar hammer syndrome: rare or underdiagnosed? Eur J Vasc Endovasc Surg. 32: 257–260

Aleksic M, Heckenkamp J, Gawenda M, Brunkwall J (2006). Occupation-Related Vascular Disorders of the Upper Extremity. Two Case Reports. Angiology. 57: 107–114

Benedict K, Cang W, McCready F (1974). The Hyothenar Hammer Syndrome. Diagnostic Radiology 111: 57–60

Brodmann M, Stark G, Aschauer M, Spendel St, Pabst E, Seinost G, Pilger E (2001). Hypothenar hammer syndrome caused by posttraumatic aneurysm of the ulnar artery. Wien Klin Wochenschr 113: 698–700

Butsch JL and Janes JM (1963). Injuries of the superficial palmar arch. J Trauma 3: 505–516

Conn J, Bergan JJ, Bell JL (1970). Hypothenar hammer syndrome: Posttraumatic digital ischemia. Surgery 68: 1122–1128

Cooke RA (2003). Hypothenar hammer syndrome: a discrete syndrome to be distinguished from hand-arm vibration syndrome. Occupational Medicine. 53: 320–324

De Monaco D, Fritsche E, Rigoni G, Schlunke S, von Wartburg U (1999). Hypothenar hammer syndrome: Retrospective study of nine cases. J of Hand Surgery (British and European Volume) 24B, 6: 731–734

Dethmers RS, Houpt P (2005). Surgical management of hypothenar and thenar hammer syndromes: a retrospective study of 31 instances in 28 patients. J Hand Surg Br. 30(4): 419–423

Dumas P, Chignon-Sicard B, de Chardon VM, Balaguer T, Lebreton E (2010). Hammer hypothenar syndrome: review of the literature and case report. Chir Main. 29(5): 289–93. Epub 2010 Jul 24

Ferris BL, Taylor LM Jr, Oyama K, McLafferty RB, Edwards JM, Moneta GL, Porter JM (2000). Hypothenar hammer syndrome: proposed etiology. J Vasc Surg. 31(1 Pt 1): 104–113

Gaylis H & Kushlick AR (1976). The hypothenar hammer syndrome. S Afr Med J. 50: 125–127

Heitmann C, Pelzer M, Tränkle M, Sauerbier M, Germann G (2002). Das Hypothenar-Hammer-Syndrom. Unfallchirurg 105: 833–836

Hohendorff B, Treumann T, von Wartburg U (2009). Thenar-Hammer-Syndrom. Handchir Mikrochir plast Chir 41(1): 38–43

Jousse-Joulin S, Plat E, Guias B, D'agostino MA, Bressollette L, Saraux A (2011). Bilateral thenar hammer syndrome. Joint Bone Spine. 78(2): 212–214

Kaji H, Honma H, Usui M, Yasuno Y, Saito K (1993). Hypothenar hammer syndrome in workers occupationally exposed to vibrating tools. Journal of Hand Surgery (British and European Volume) 18B: 761–766.

Klyscz T, Jünger M, Dida S, Rassner G (1996). Hypothenar-Hammer-Syndrom als seltene Ursache eines Raynaud-Syndroms. Hautarzt 47: 382–386

Koga Y, Seki T, Caro LD (1993). Hypothenar hammer syndrome in a young female badminton player, a case report. American J of Sports Med 21: 890–892

Koulaxouzidis G, Kalash Z, Zajonc H, Stark B, Bannasch H (2011). Case of combined thenar and hypothenar hammer syndrome: case report and brief review of the literature. J Reconstr Microsurg. 27(6): 373–376

Letzel S, Kraus Th (1998). Das Hypothenar-Hammer-Syndrom eine Berufskrankheit? Arbeitsmed. Sozialmed. Umweltmed. 33: 502–509

Letzel S, Rose DM, Buchta M (2003). Hypothenar-Hammer-Syndrom. Zbl Arbeitsmed 53: 43–51

Little JM and Ferguson DA (1972). The incidence of the hypothenar hammer syndrome. Arch Surg. 105: 684–685

McCready RA, Bryant MA, Divelbiss JL (2008). Combined thenar and hypothenar hammer syndromes: case report and review of the literature. J Vasc Surg. 48(3): 741–744

Marie I, Hervé F, Primard E, Cailleux N, Levesque H (2007). Long-Term Follow-Up of Hypothenar Hammer Syndrome: A Series of 47 Patients. Medicine. 86: 334–343

Marshall M, v. Bilderling P (1984). Das Hypothenar-Hammer-Syndrom, eine wichtige Differentialdiagnose zur vibrationsbedingten Weißfingerkrankheit. Verhandlungen der Deutschen Gesellschaft für Arbeitsmedizin e.V. 24. Jahrestagung in Mainz vom 2. bis 5.5.1984 In: Konietzko H, Schuckmann F (Hrsg) (1984). Gentner Verlag Stuttgart, 523–527

Müller LP, Rudig L, Kreitner KF, Degreif J (1996). Hypothenar hammer syndrome in sports. Knee Surg Sports Traumatol Arthroscopy 4: 167–170

Müller LP, Kreitner K-F, Seidl C, Degreif J (1997). Traumatische Thrombose der distalen A. ulnaris (Hypothenar-Hammer-Syndrom) bei einem Golfspieler mit akzessorischer Muskelschlinge um den Guyonschen Kanal. Handchir. Mikrochir. Plast. Chir. 29: 183–186

Mürrle GA, Tenholt M, Voss EU (2011). Ein Hypothenar-Hammer-Syndrom. VASA. 30: 132–134

Neill-Cage D J, Rechnic M, Braun R M (1997). Bilateral thenar hammer syndrome as a result of cumulative trauma: A case report. The Journal of Hand Surgery 22: 1081–1083

Pineda CJ, Weisman MH, Bookstein JJ, Saltzstein SL (1985). Hypothenar hammer syndrome, form of reversible Raynaud´s phenomenon. Am J of Med 79: 561–570

Röhrl T (2008). Das Hypothenar-Hammer-Syndrom. Ergebnisse einer multizentrischen Fall-Kontroll-Studie zur Erfassung beruflicher und außerberuflicher Risiken. Dissertation zum Erwerb des Doktorgrades der Medizin an der Medizinischen Fakultät der Ludwig-Maximilians-Universität zu München

Scharnbacher J, Letzel S (2006a). Hypothenar-Hammer-Syndrom: betroffene Berufsgruppen. Arbeitsmed Sozialmed Umweltmed 41: 141

Scharnbacher J, Letzel, S (2006b): Hypothenar-Hammer-Syndrom bei Sportlern. Dtsch Zeitschr Sportmed 57: 201–205

Scharnbacher J, Scherhag H, Letzel S (2006). Arbeitsmedizinischer Fallbericht eines bilateralen Hypothenar-Hammer-Syndroms. Arbeitsmed Sozialmed Umweltmed 41: 348–351

Scharnbacher J, Reichert J, Röhrl T, Hoffmann U, Ulm K, Letzel S, Nowak D (2013). Hypothenar hammer syndrome: findings from a multicenter case-control study (2011 eingereicht) [inzwischen publiziert im: Am J Ind Med 56: 1352–1358. (Red.)]

Schneider M, Creutzig A, Alexander K (1995). Traumatisch bedingte Durchblutungsstörungen der Hände. Med Klin. 90: 225–228

Vayssairat M, Debure C, Cormier JM, Bruneval P, Laurian C, Juillet Y (1987). Hypothenar hammer syndrome: Seventeen cases with long-term follow-up. J Vasc Surg 5: 838–843

Von Rosen S (1934). Ein Fall von Thrombose in der Arteria ulnaris nach Einwirkung stumpfer Gewalt. Acta Chir Scand. 73: 500–505

Youakim A (2006). Thenar hammer syndrome: a case report. Occup Med 56(7): 507–509

Yuen JC, Wright E, Johnson LA, Culp WC (2011). Hypothenar Hammer Syndrome: An update with Algorithms for Diagnosis and Treatment. Ann Plast Surg. 67: 429–438

Zweig J, Lie KK, Posch JL, Larsen RD (1969). Thrombosis of the ulnar artery following blunt trauma to the hand. J of Bone and Joint Surgery 51–A (6): 1191–1198

17 Die Berufskrankheit Nr. 2115 – Musikerkrampf

17.1 Verordnungstext

Fokale Dystonie als Erkrankung des zentralen Nervensystems bei Instrumentenmusikern durch feinmotorische Tätigkeit hoher Intensität

17.2 Rückblick

Der bekannteste Vertreter, der nach allem, was über seine Erkrankung bekannt ist, an einer Dystonie erkrankte, war Robert Schumann (1810–1856). Der junge Schumann strebte eine Karriere als reisender Klaviervirtuose an. Zwanzigjährig hatte er 1830 in Heidelberg sein erstes großes Konzert und seinen ersten großen Erfolg. Jedoch schon zwei Tage nach dem hochgelobten Konzert beklagte er seinen „betäubten Finger". Der Mittelfinger der rechten Hand krümmte sich unbeherrschbar beim Klavierspielen. Ein Jahr später schrieb er ins Tagebuch:

> *„Mit dem Clavier ging's einige Tage herzlich miserabel, gestern weint' ich vor Wuth. – Hätt ich nur keine Finger und könnte mit meinem Herzen spielen ...".*

Nach verzweifelten Versuchen, den Krampf zu überwinden, gab er 1933 die Karriere als Klaviervirtuose auf und widmete sich – zum Glück – der Komposition.

Der sog. Musikerkrampf, eine selten auftretende Bewegungsstörung, die erstmals Mitte der 1990er Jahre von dem Engländer G.V. Poore beschrieben wurde (Lahme 2000), der am 01.08.2017 in die Liste der Berufskrankheiten als Nr. 2115 aufgenommen wurde, konnte als „Wie"-Berufskrankheit seit dem 24.10.2014 anerkannt werden. An diesem Tag wurde der Abschlussbericht der Literaturrecherche vorgelegt: „Trägt intensives Musizieren wesentlich zur Pathogenese der fokalen, aufgabenspezifischen Dystonie des professionellen Musikers bei? – ein systematischer Review" (DGUV Forschungsprojekt FB 0202).

Dieser Bericht, dem international zu diesem Thema verfasste Berichte und insbesondere Beobachtungen zu Grunde lagen, konnte zwar keine ausreichend abgesicherte konkrete Dosis eruieren, ab der ein Instrumentenmusiker gefährdet ist, an einer fokalen Dystonie zu erkranken. Klar umrissen wurde aber das gefährdete Kollektiv, vor allem die klassischen Orchesterberufsmusiker. Der Bericht war/ist die Grundlage für die BK Nr. 2115 als Listenberufskrankheit ab 01.08.2017.

Nicht anerkannt wurden – obwohl die Krankheitsbilder ähnlich sind – der „Schreibkrampf", der „Melkerkrampf", der „Golferkrampf", die „Glasbläserdystonie", der „Lidkrampf" usw. Entweder ist das Krankheitsbild nicht berufsspezifisch bzw. nicht einmal arbeitsmarktspezifisch (Schreibkrampf), oder diese Tätigkeiten gehören in ihrer konkreten Ausgestaltung nicht mehr oder in der Mehrzahl der Ausübenden grundsätzlich nicht („Golferkrampf") zum aktuellen Allgemeinen Arbeitsmarkt, oder die Zahl der Betroffenen ist zu gering, so dass darüber keine konkreten Erkenntnisse vorliegen. Anders als das berufliche Musizieren sind diese Tätigkeiten auch nicht Gegenstand des öffentlichen Interesses und damit nicht Gegenstand internationaler Forschung, so dass schon deshalb keine Erkenntnisse vorliegen und diese Krankheitsbilder nicht als Berufskrankheit gelistet werden können.

Merke
Zum 01.08.2017 wurde der sog. Musikerkrampf als BK Nr. 2115 in die Berufskrankheitenliste aufgenommen.

17.3 Statistik

Vom durch das BSG entschiedenen Fall der Violinistin, die Veränderungen im Bereich der Halswirbelsäule auf ihre Tätigkeit zurückführte (Urteil vom 18.06.2013 – B 2 U 6/12 R, → *Kap. 2.4*), also auf eine physikalische Einwirkung (das Abstützen der Geige auf der Schulter und die damit verbundene Kopfwendung), unterscheidet sich der „Musikerkrampf" insofern, als ein Erkrankungsrisiko für alle Berufsmusiker besteht. Die Zahl der sozialversicherungspflichtig beschäftigten Musiker – nur diese sind in der GUV versichert – betrug zum 31.12.2021 17 014, wobei die fokale Dystonie ganz vorrangig die Orchestermusiker betrifft, die sich der klassischen Musik verschrieben haben. In diesen Orchestern waren zum 31.12.2022 etwas weniger als 9 749 Musiker sozialversicherungspflichtig beschäftigt. Insgesamt ist jedoch nicht nur eine kleine Einheit betroffen, das Schadensbild länderübergreifend gesichert (930 Fälle – „Wissenschaftliche Begründung" des ÄSVB → *Abschn. 17.10*) und keine Volkskrankheit. Denn während von den in Deutschland in klassischen Orchestern spielenden Berufsmusikern ca. 1 % an einer fokalen Dystonie erkrankt, sind dies bezogen auf die Allgemeinbevölkerung 0,1 pro Tausend („Wissenschaftliche Begründung"), wobei die Zahlenangaben deutlich schwanken.

Betroffen von der BK Nr. 2115 sind in Deutschland statistisch letztlich dennoch nur wenige Personen (→ *Tab. 17.1*), wobei die Gründe dafür nicht offen liegen.

Tab. 17.1: Statistische Daten zur BK Nr. 2115 (DGUV-Statistiken für die Praxis 2021)

Jahr	2017	2019	2021
Verdachtsmeldungen	10	21	13
anerkannte Fälle	2	10	12
neue Renten	0	4	6

Dies ist insofern verwirrend als Zahlen kursieren, dass in Deutschland ca. 400 Musiker vom Musikerkrampf betroffen seien. Nach Altenmüller et al. (2008) sollen es etwa 1 % sein, also etwas mehr als 100 Musiker.

Eine weitere Auffälligkeit neben der besonderen Betroffenheit von Orchestermusikern, die für einen ursächlichen Zusammenhang des „Musikerkrampfes" mit langjährigem Musizieren spricht, ist die Tatsache, dass er bei Musikern im Mittel im Alter von 38 Jahren auftritt, während dies in der Normalbevölkerung im Alter von etwa 55 Jahren der Fall ist („Wissenschaftliche Begründung" des ÄSVB → *Abschn. 17.10*).

Merke
Die „Wissenschaftliche Begründung" fasst die Ergebnisse statistischer Untersuchungen, die den Ursachenzusammenhang des „Musikerkrampfes" mit langjährigem Musizieren belegen sollen, sinngemäß wie folgt zusammen:

- Professionelle Instrumentalmusiker sind um ein Vielfaches – etwa um den Faktor 100 – häufiger von „dystonen Symptomen" betroffen als die Normalbevölkerung.
- Die „dystonen Symptome" treten bei professionellen Musikern deutlich früher auf als in der Normalbevölkerung (38 Jahre gegenüber 55 Jahre).
- Betroffen ist jeweils die besonders belastete Region.

17.4 Diagnose

Die Diagnose muss sicher sein (Vollbeweis). Es muss also eine einheitliche Vorstellung (herrschende Meinung, belegt durch die „Wissenschaftliche Begründung") zur Art der Erkrankung bestehen.

Bei dem Krankheitsbild handelt sich um eine fokale Dystonie, also um lang anhaltende Muskelkontraktionen, die die Regionen des Körpers betreffen, die unter äußerster Präzision komplexe Bewegungen ausführen. Insofern besteht Einvernehmen. Streitig sind jedoch die Ursachen der Muskelkontraktionen.

Während in der Vergangenheit vorrangig 4 Thesen zu den Ursachen der fokalen Dystonie vertreten wurden – Erkrankung der Basalganglien (Stammganglien), Erkrankung der Hirnrinde, Schädigung der peripheren Nervenäste, Erkrankung aus dem Formenkreis der dissoziativen Bewegungsstörungen (psychisches Krankheitsbild) –, ist derzeit herrschende Meinung, dass es sich um eine Erkrankung der zentralnervösen Basalganglien handelt, analog z.B. dem Torticollis – bedingt z.B. durch eine Überbeanspruchung der Blasansatzmuskulatur (Albanese et al. 2013). Angenommen wird, dass das Krankheitsbild wesentlich verursacht wird durch die Unfähigkeit, bestimmte Reize zu kontrollieren (Altenmüller et al. 2008), wobei die Quelle dafür im Bereich der Basalganglien lokalisiert wird, da in diesen motorisches und limbisches (limbus = Saum, das Limbische System umschließt als sog. Gefühlszentrum die Basalganglien) System nahe beieinander liegen. Ein Defekt im Zusammenspiel dieser Systeme sei die Erklärung dafür, dass Muskelgruppen nicht kontrolliert werden können und unwillkürlich aktiviert würden. 81 % der Erkrankten seien Männer, wobei dafür bisher keine überzeugende Erklärung gefunden wurde. In 6 % seien entsprechende Krankheitsbilder bei Familienangehörigen gesichert, was darauf hindeutet, dass auch erbliche Disposition eine Rolle spielt neben dem Hang zum Perfektionismus und einer ängstlich geprägten Persönlichkeit bei hohem Stress durch die Präsentation als Musiker in der Öffentlichkeit. Es spielen also intrinsische Faktoren – Perfektionismus, Kontrollzwang, anatomische Besonderheiten, familiäre Veranlagung – und extrinsische Faktoren – feinmotorische Belastung, eigener und fremder Erwartungsdruck – zusammen, wobei als wesentliche Ursache von der Dysfunktion im Bereich der Basalganglien ausgegangen wird, die auf jahrelanges intensives Üben und Spielen zurückgeführt wird, wobei eine Bestätigung darin gesehen wird, dass die fokale Dystonie in aller Regel auftritt nach einer Phase des besonders intensiven Übens und Spielens.

Die Diagnose eines sog. Musikerkrampfes, der in der Regel schmerzlos ist, wird durch einen auf dem Gebiet der Musikermedizin erfahrenen Neurologen gestellt. Das Krankheitsbild kann grundsätzlich nur klinisch gesichert werden, durch eine Untersuchung des Versicherten – spielend auf dem Instrument. Apparative (EMG) und bildgebende (Kernspintomographie) Untersuchungen sind nach dem derzeitigen Kenntnisstand nur Hilfsmittel zum Ausschluss anderer Erkrankungen. Zwar ist in Einzelfällen auch eine bildgebend sichtbare Veränderung von Anteilen der zerebralen Bewegungsmuster darstellbar. Deren Bedeutung ist jedoch zweifelhaft. Apparative Bewegungssensoren sind aber ein Hilfsmittel, um die betroffenen Muskelgruppen zu erfassen und so eine objektivere Beurteilung zum Ausmaß der Bewegungsstörung zu ermöglichen.

Der neurologischen Diagnostik vorauszugehen hat jedoch eine chirurgisch-orthopädische Untersuchung, wobei ggf. auch der Internist gefordert sein kann. Wesentliche Aufgabe dieser Fachrichtungen ist es, andere Ursachen – z.B. Verletzungen, anlagebedingte Fehlbildungen, eine erworbene Minderung der Belastbarkeit, eine Systemerkrankung – für die Fehlfunktion der betroffenen Muskulatur auszuschließen, die sich auch nach einem Zeitraum übermäßiger Belastung (overuse) zeigen können, so dass der zeitliche Zusammenhang mit der beruflichen Tätigkeit gegeben ist. Diese Vorgehensweise ist deshalb – im Gegensatz zu anderen Berufskrankheiten, bei denen als erstes das Krankheitsbild zu sichern ist – erforderlich, weil die fokale Dystonie letztlich nur klinisch zu sichern ist und deshalb andere Ursachen für die Funktionsstörung der beteiligten Muskulatur fachärztlich auszuschließen sind.

Merke

Der „Musikerkrampf“ ist nach derzeit herrschender Meinung, die der Kodifikation der BK Nr. 2115 zu Grunde liegt, eine Erkrankung der zentralnervösen Basalganglien. Er kann nur klinisch gesichert werden, wobei apparative Bewegungssensoren ein Hilfsmittel sein können. Zuständig für die Sicherung des „Musikerkrampfes“ ist das Fachgebiet Neurologie. Andere Fachgebiete sind jedoch beteiligt, soweit andere Ursachen auszuschließen sind.

17.5 Arbeitstechnische Voraussetzung

Betroffen sind von der Berufskrankheit vor allem die Spieler folgender Instrumente:

- Tasteninstrumente (z.B. Klavier)
- Streichinstrumente (z.B. Geige, Bratsche)
- Zupfinstrumente (z.B. Zitter, Harfe)
- Holzblasinstrumente (z.B. Flöte, Klarinette)
- Blechblasinstrumente (z.B. Trompete, Posaune)
- Perkussionsinstrumente (percussio = Schlagen, Takt – z.B. jede Form des Trommelns)

Eine bestimmte Personengruppe muss bei ihrer Arbeit in erheblich höherem Maße als der Bevölkerungsdurchschnitt besonderen Einwirkungen ausgesetzt sein.

Arbeitstechnisch (Vollbeweis) ist Orientierungswert (nicht Abschneidekriterium) eine intensive repetitive Tätigkeit von mindestens 10 Jahren bzw. eine kumulative Gesamtspielzeit von mindestens 10 000 Stunden, wobei eine Exposition von 5 000 Stunden als unterer Orientierungswert gilt.

Zu berücksichtigen ist nur die versicherte Tätigkeit. Versichert sind also nur Berufsmusiker, nicht z.B. das Üben im Kindesalter und in der Jugend, wobei im Einzelfall zu prüfen ist, ob in der Jugendzeit versicherte Tätigkeiten, z.B. an besonderen Musikergymnasien, verrichtet wurden. Diese eigentlich selbstverständliche Voraussetzung findet ihre Erklärung darin, dass die Unternehmer – im Falle der Berufsmusiker in aller Regel kommunale Institutionen – die Kosten tragen und damit nur haften für Schadensursachen, die in dem von ihnen kontrollierten Bereich entstanden sind.

Dies führt dazu, dass eine Vielzahl von Dystonien, so z.B. die von Robert Schumann, nicht als Berufskrankheit anerkannt werden kann, weil sie auf intensives Üben bereits im Kindesalter und in der Jugend zurückgehen.

Merke
Die Berufskrankheit Nr. 2115 setzt voraus, wobei es sich nicht um ein Abschneidekriterium handelt, intensive repetitive Tätigkeit von mindestens 10 Jahren bzw. eine kumulative Gesamtspielzeit von mindestens 10 000 Stunden.

17.6 Belastungszusammenhang

Der ursächliche Zusammenhang zwischen Krankheitsbild und beruflicher Exposition muss mit hinreichender Wahrscheinlichkeit gegeben sein. Hinreichend wahrscheinlich ist der Zusammenhang zwischen Erkrankung und beruflicher Belastung wenn:

1. Die gesicherten beruflichen Einwirkungen nach den Erkenntnissen der medizinischen Wissenschaft (herrschende Meinung, ÄSVB) generell geeignet sind, Krankheiten solcher Art zu verursachen (Einwirkungskausalität),
2. der gefährdete Körperteil betroffen ist, die Schadenslokalisation also passt, und
3. der zeitliche Zusammenhang gegeben ist, wenn also das Schadensbild nach einer entsprechend intensiven Belastung auftritt (2. und 3. = Haftungsbegründende Kausalität).

Erforderlich ist also die geeignete Einwirkung. Schadenslokalisation und Schadensverlauf müssen belastungskonform sein.

Der gefährdete Körperteil ist bei Blechblasmusikern vor allem die orofaziale Muskulatur, also die vom N. facialis (Gesichtsnerv) versorgte Lippenmuskulatur, da der Ton unter anderem durch Lippenschwingungen erzeugt wird, bei Spielern von Streichinstrumenten in der Regel die linke Hand, die das Instrument hält und die Saiten greift, aber auch die rechte Hand, die den Geigenbogen führt, bei Flötenspielern (Holzblasinstrument) die orofaziale Muskulatur und die Finger, die die Melodie spielen, bei Klavierspielern die rechte Hand, die die Hauptmelodie spielt.

Ob das Krankheitsbild wesentlich durch mechanische Einwirkungen – so die herrschende Meinung – bedingt ist, ob also diese eine wesentliche Ursache der Erkrankung darstellen (Einwirkungskausalität), ist nach wie vor offen. Die Aussage, dass es sich beim Musikerkrampf um eine Berufskrankheit handelt, wird nicht von allen Neurologen geteilt (Fabra 2017). Vielmehr wird in der Veranlagung der Menschen die allein wesentliche Ursache gesehen. Vertreten wird, dass Menschen mit einer hohen epidemiologisch genetischen Belastung zur Ausbildung von Dystonien sich bevorzugt dazu entscheiden, Instrumentalmusiker zu werden mit feinmotorischen Tätigkeiten hoher Intensität. Dies erkläre die gegenüber der Normalbevölkerung signifikant erhöhte Häufigkeit von Dystonien bei Musikern (Mindermeinung). Die Aussage ist also, dass das Krankheitsbild nicht z.B. durch die sich mit hoher Intensität wiederholenden Lippenstellungen oder das unter hoher Anspannung wiederholte Greifen der Saiten verursacht wird, sondern dass es sich allein wesentlich anlagebedingt manifestiert und nur deshalb in bestimmten Berufsgruppen besonders häufig ist, weil sich Menschen mit einer entsprechenden Veranlagung bevorzugt für diese Berufe entscheiden.

Mit dieser These zu den Ursachen einer Dystonie steht in Übereinstimmung, dass von Ängsten und Perfektionismus geprägte Menschen besonders durch das Krankheitsbild betroffen sind und eine besondere familiäre Häufung gesichert ist (Altenmüller et al. 2008).

Die herrschende Meinung, die davon ausgeht, dass das Schadensbild mehrere Ursachen hat, von denen die intensive berufliche Tätigkeit eine wesentliche Ursache ist, hat zur BK-Reife der Dystonie geführt. Diese herrschende Meinung ist jedoch nicht identisch mit einer unter allen Wissenschaftlern übereinstimmenden Meinung.

Die Dystonie muss sich ausschließlich auf den besonders beanspruchten Körperteil beziehen (belastungskonformes Schadensbild) und sich erstmals nach einer Tätigkeit von mindestens 10 000 Stunden zeigen, wobei dies kein Abschneidekriterium ist.

Sind – entsprechend der herrschenden Meinung – die o.g. Voraussetzungen der BK Nr. 2115 gegeben, ist die wesentliche Teilursächlichkeit der beruflichen Exposition für das Krankheitsbild zu bejahen.

Zu überprüfen sind dann konkurrierende Ursachen und deren Beitrag für das Schadensbild.

Merke

Der Musikerkrampf steht wahrscheinlich mit der versicherten beruflichen Exposition in ursächlichem Zusammenhang, wenn diese generell geeignet ist, Krankheiten solcher Art zu verursachen (Einwirkungskausalität), der gefährdete Körperteil betroffen ist und der zeitliche Zusammenhang gegeben ist, wenn also das Schadensbild nach einer entsprechend intensiven Belastung auftritt.

17.7 Objektive Beweislast

Der Versicherte trägt die objektive Beweislast, also die Beweisnachteile, wenn trotz umfassender Aufklärung der wesentliche Ursachenbeitrag der versicherten Tätigkeit für sein Krankheitsbild nicht gesichert werden kann. Der Träger der GUV trägt demgegenüber die objektive Beweislast, wenn der allein wesentliche Ursachenbeitrag konkurrierender Ursachen nicht gesichert werden kann.

17.8 Einschätzung der MdE

Obwohl die Berufskrankheit Nr. 2115 in der Regel zur Aufgabe des Berufs zwingt – eine Heilung ist nur bei einer Minderheit möglich –, liegt die MdE unter 20 %. Denn der Anteil der Geiger z.B. am Allgemeinen Arbeitsmarkt ist verschwindend gering. Ob und in welcher Höhe eine höhere MdE wegen besonderer beruflicher Betroffenheit (§ 56 (2) Satz 3 SGB VII) gewährt wird, hängt ab vom Alter, von der Dauer der Ausbildung (BSG, Urteil vom 26.06.1970 – 2 RU 59/69), von der Dauer der Ausübung der speziellen beruflichen Tätigkeit, von der Stellung im Erwerbsleben durch die spezielle berufliche Tätigkeit und davon, ob der Versicherungsfall einen unzumutbaren sozialen Abstieg zur Folge hat (BSG, Urteil vom 05.09 2006 – B 2 U 25/05 R).

Die besondere berufliche Betroffenheit ist eine rein versicherungsrechtliche Angelegenheit und keine Frage an den ärztlichen Gutachter/Beratenden Arzt.

17.9 Literatur

Altenmüller E, Jabusch H Ch (2008). Der Preis der Virtuosität, Neurologische Erkrankungen bei Musikern. Zertifizierte Fortbildung DNP - Der Neurologe & Psychiater 12/08 | springermedizin

Lahme A, Klein-Vogelbach S, Spirgi-Gantert I (2000). Berufsbedingte Erkrankungen bei Musikern. Springer Berlin, Heidelberg

Fabra M (2017). Ist die Musikerdystonie wirklich eine Berufskrankheit? ASU 52

Siehe auch „Wissenschaftliche Begründung" (→ *Abschn. 17.10*).

17.10 Wissenschaftliche Begründung für die Berufskrankheit „Fokale Dystonie als Erkrankung des zentralen Nervensystems bei Instrumentalmusikern durch feinmotorische Tätigkeit hoher Intensität"

[Bek. des BMAS vom 01.07.2016 – IVa4-45222-Fokale Dystonie – GMBl. 26.08.2016, 666–687]

Der Ärztliche Sachverständigenbeirat „Berufskrankheiten" beim Bundesministerium für Arbeit und Soziales hat in seiner Sitzung am 1. Dezember 2015 empfohlen, eine neue Berufskrankheit mit der vorgenannten Legaldefinition in die Anlage 1 der Berufskrankheiten-Verordnung aufzunehmen.
Diese Empfehlung wird wie folgt begründet:

1 Quellen des aktuellen Kenntnisstands

Der aktuelle Kenntnisstand basiert vorrangig auf einem systematischen Review der medizinisch-wissenschaftlichen Literatur zur Frage, ob intensives Musizieren zur Entstehung der aufgabenspezifischen fokalen Dystonie bei Berufsmusikern wesentlich beiträgt (Rozanski et al. 2014, 2015).

Vorab wurden hierbei die für einen systematischen Review erforderlichen PICOS-Kriterien (= **P**articipants, **I**ntervention, **C**omparison, **O**utcome, **S**tudy **D**esign) (Stroup et al. 2000, Liberati et al. 2009) wie folgt festgelegt:

- **P**articipants: untersuchte Zielgruppe, in diesem Falle professionelle Musiker
- **I**ntervention/Indikator: zu untersuchender Faktor, der möglicherweise an der Entstehung der Erkrankung beteiligt ist, in diesem Falle intensives Musizieren, um das Niveau eines professionellen Musikers zu erlangen und aufrechtzuerhalten
- **C**omparison: Kontrollgruppe, die der Exposition nicht ausgesetzt ist, in diesem Falle die nicht auf professionellem Niveau musizierende Normalbevölkerung
- **O**utcome: die fokale, aufgabenspezifische Dystonie des Musikers, die möglicherweise als Folge der Exposition entsteht oder deren Entstehung durch die Exposition begünstigt wird
- **S**tudy **D**esign: Einschluss aller primären klinischen und epidemiologischen Studien, die Informationen zur fokalen Dystonie bei Berufsmusikern liefern. Um einen möglichen Interpretationsbias zu diesem Krankheitsbild zu vermeiden, wurden alle Studien, die sich nicht mit Primärdaten zur fokalen Dystonie des Berufsmusikers befassen, nicht berücksichtigt.

Da bislang keine Querschnittsuntersuchungen an großen Musikerkollektiven bekannt sind, die die Prävalenz aufgabenspezifischer fokaler Dystonien untersucht haben, und da ein hoher Prozentsatz betroffener Musiker aus diesem Beruf ausscheidet, ist die epidemiologische Recherche zu diesem Krankheitsbild erschwert, da sie auf klinische Fallserien und Einzelfallberichte zurückgreifen muss. Insbesondere gibt es keine Studien, in denen die Bedeutung von Risikofaktoren in der Pathologie aufgabenspezifischer fokaler Dystonien im Vergleich zu nicht erkrankten Exponierten untersucht wurde.

Die Datenlage zu diesem Krankheitsbild erforderte daher eine breitgefächerte Suchstrategie, um möglichst viele Informationen zu diesem Krankheitsbild zu erhalten. Da die Trainingsintensität als externer Risikofaktor für die Krankheitsentstehung bisher noch nicht systematisch untersucht wurde, wurden auch Parameter zu dessen Abschätzung definiert und aus den gegebenen Fallserien extrahiert. Als Grundlage des systematischen Reviews wurden alle verfügbaren Studien, die klinische und nach Möglichkeit epidemiologische Daten zum Krankheitsbild der Musikerdystonie enthalten, herangezogen.

Die Auswahlkriterien für Publikationen, die für den systematischen Review (Rozanski et al. 2014, 2015) verwendet wurden, waren folgendermaßen entsprechend weit definiert:

Einschluss-Kriterien:

- Diagnosesicherung durch erfahrene Ärzte
- Publikation mit klinischen und/oder epidemiologischen Informationen zu mindestens einem Patienten mit Musikerdystonie

Ausschluss-Kriterien:

- Tierexperimente

Reviews wurden nur zur Sichtung der Literaturangaben (handsearch) herangezogen. Einzelfallberichte, die meist einen ungewöhnlichen Aspekt der Erkrankung beleuchten, wurden verwendet, um differentialdiagnostische Ursachen der Erkrankung zu berücksichtigen. Sie flossen jedoch nicht in die statistische Auswertung ein, da sie möglicherweise aufgrund der sehr selektiven Fragestellung zu einem stärkeren Selektionsbias geführt hätten.

Aus Gründen der Praktikabilität wurden weiterhin folgende Festlegungen getroffen:

- Publikationszeitraum: 1990–2013
- Studien, die auf englisch bzw. deutsch verfasst wurden

Insgesamt wurden 22 internationale und nationale medizinische sowie musikwissenschaftliche Datenbanken herangezogen. Eine detaillierte Beschreibung der Suchstrategie, der Studienauswahl, der Datenauswertung und der Qualitätsbewertung findet sich bei (Rozanski et al. 2014, 2015). Letztlich erfüllten aus 678 identifizierten Artikeln 16 Studien und sieben Fallberichte die Validitätskriterien für den systematischen Review und konnten in diesen eingeschlossen werden, wobei die vier umfassendsten Studien klinische Daten zu 930 Musikern beinhalteten. Insgesamt wurden die Daten zu 1 144 Musikern mit fokaler, aufgabenspezifischer Dystonie erfasst.

Ergänzend zu diesem systematischen Review zur Frage der aufgabenspezifischen fokalen Dystonie des professionellen Musikers wurde die Frage geprüft, für welche anderen Tätigkeiten belastbare kasuistische oder epidemiologisch verwertbare Aussagen über das Auftreten aufgabenspezifischer fokaler Dystonien vorliegen.

Ausführungen hierzu finden sich im Abschnitt „Abgrenzung der bestimmten Personengruppe“ unter „Abgrenzung der aufgabenspezifischen fokalen Dystonie des professionellen Instrumentalmusikers von anderen tätigkeitsbezogenen Dystonien“.

2 Gefahrenquellen

Unter einer Tätigkeit im Sinne dieser Berufskrankheit wird in der Regel langjähriges Musizieren hoher Intensität auf Musikinstrumenten verstanden, welches mit repetitiven stereotypen feinmotorischen Bewegungen einhergeht. Unter Musizieren „hoher Intensität“ wird in der Regel professionelles Instrumentalmusizieren unter besonderer Konzentration und Anspannung im Solo- oder Konzertbetrieb verstanden. Anhaltspunkt hierfür ist, dass den größeren Teil des Jahres ein solches Instrument in der Regel mehrstündig arbeitstäglich gespielt wird.

Betroffen sind Spieler von

- Tasteninstrumenten
- Streichinstrumenten
- Zupfinstrumenten
- Holzblasinstrumenten
- Blechblasinstrumenten
- Perkussionsinstrumenten

Diese Auflistung ist nicht abschließend.

3 Fallserien, klinische/experimentelle Studien und ungewöhnliche Kasuistiken aufgabenspezifischer fokaler Dystonien bei professionellen Musikern

3.1 Fallserien

Wie bereits im Abschnitt 1 ausgeführt, liegen keine Querschnittsstudien zur Frage der aufgabenspezifischen fokalen Dystonie bei professionellen Musikern vor, wobei die Aussagekraft von Querschnittsstudien angesichts des Ausscheidens Erkrankter aus dem Beruf ohnehin sehr limitiert wäre. Auch existieren keine Längsschnittdaten, die Inzidenzen errechnen ließen.

Die vier umfassendsten Studien, die die Manifestation fokaler, aufgabenspezifischer Dystonien bei professionellen Musikern untersuchten, wurden als retrospektive Datenanalysen an musikmedizinischen Zentren in Deutschland (Altenmüller et al. 2012), Frankreich (Tubiana 2003), Spanien (Rosset-Llobet et al. 2007) und den USA (Brandfonbrener et al. 2004) erhoben. Insgesamt beinhalten sie klinische Informationen zu 930 Instrumentalmusikern, die an einer fokalen Dystonie erkrankt sind.

In der umfassendsten Fallserie von Altenmüller et al. (2012) wurden 591 Musiker mit fokaler Dystonie erfasst, die sich zwischen 1994 und 2007 am Institut für Musikphysiologie und Musikermedizin der Hochschule für Musik, Theater und Medien in Hannover vorgestellt hatten. In die Studie aufgenommen wurden ausschließlich Patienten mit einer eindeutigen Diagnose, die von einem erfahrenen Neurologen und Musikwissenschaftler (E. Altenmüller) bestätigt worden war. In dieser Studie wurden die Manifestationen der Dystonie in Bezug auf Instrumentengattung im Vergleich zu einem Kollektiv aus 2651 gesunden professionellen Musikern untersucht. Dabei waren eine deutliche, statistisch signifikante männliche Dominanz unter den Patienten (Männeranteil 77,8 %) im Vergleich zu den gesunden Musikern (Männeranteil 44,5 %) aufgefallen. Einschränkend sei hierzu angemerkt, dass die Kollektive (Patienten vs. Studierende) nicht der gleichen Grundgesamtheit entstammten. Weiterhin zeigte sich eine instrumentenspezifische Häufigkeit des Auftretens der Musikerdystonie. Einem besonders hohen Risiko für Dystonien ausgesetzt sind demnach Spieler von Zupfinstrumenten sowie Blech- und Holzbläser. Aus dieser Datenlage ziehen die Autoren die Schlussfolgerung, dass die hohen Anforderungen an feinmotorische Präzision und Komplexität der beim Musizieren erforderten Bewegungen Risikofaktoren für die Entwicklung der Musikerdystonie darstellen. Auf Anfrage wurden die anonymisierten Originaldaten der

Patienten mit Informationen zu Geschlecht, Manifestationsalter, Instrumentengattung und klinischer Manifestation der Dystonie zur Verfügung gestellt. Diese wurden entsprechend dem Datenextraktionsformular (siehe Rozanski et al. 2014) ausgewertet.

In der Fallserie von Rosset-Llobet et al. (2007) wurden Instrumentalmusiker mit fokaler Dystonie hinsichtlich des Auftretens weiterer Bewegungsstörungen untersucht. Dabei wurden 101 Musiker mit fokaler Dystonie aus einem Gesamtkollektiv von 771 Musikern, die sich zwischen 2002 und 2007 am Institute de Fisiologia i Medicina de l'Art in Terrassa, Spanien, vorgestellt hatten, untersucht. Die Diagnose wurde von erfahrenen Neurologen gestellt und durch Beobachtung des Musizierens bestätigt. Von 94 Fällen liegt eine detaillierte klinische Beschreibung vor mit Angaben zu Manifestationsalter, Geschlecht, Phänotyp der Dystonie und Instrumentengattung. Die hier erfassten Dystonien bezogen sich alle auf das Erstinstrument. Darüber hinaus gaben 54 Patienten (53 %) auch Bewegungsbeschwerden an, die in anderen Situationen auftraten, z.B. beim Spielen eines Zweitinstrumentes. Bei 34 dieser 54 Patienten umfasste die Dystonie mit einer gewissen Verzögerung von bis zu zwei Jahren auch alltägliche Aktivitäten, insbesondere solche, die in ihren Bewegungsabläufen dem Musizieren nahekamen. Aus ihren Daten leiten die Autoren eine Korrelation zwischen der klinischen Manifestationsform der Dystonie und dem am stärksten beanspruchten Körperteil ab.

In der Arbeit von Brandfonbrener et al. (2004) wurden 113 Instrumentalmusiker mit fokaler Dystonie beschrieben, die im Zeitraum zwischen 1985 und 2002 an einem Institut für Rehabilitation in Chicago gesehen worden waren. Die Diagnose wurde von erfahrenen Neurologen gestellt und nur Patienten, bei denen die Diagnose einer fokalen Dystonie eindeutig gesichert wurde, wurden in die Analyse eingeschlossen. Von 105 Musikern sind Daten zu klinischem Phänotyp der Dystonie, Alter, Geschlecht und Instrumentengattung dokumentiert.

In der Arbeit von Tubiana (2003) liegen klinische Informationen zu 140 Instrumentalmusikern mit fokaler Dystonie vor, die im Zeitraum von 1992 bis 1999 an einem spezialisierten Zentrum (Institut de la Main) in Paris gesehen worden waren. Die Studie wurde im Rahmen eines mehrmonatigen Rehabilitationsprogrammes durchgeführt, dessen Erfolg anhand einer großen retrospektiven Datenerhebung geprüft werden sollte. Der Phänotyp der Dystonie ist für alle Instrumentengattungen dokumentiert. 110 Musiker beendeten das Rehabilitationsprogramm. Während 85 über eine Verbesserung ihrer Dystonie unter der Behandlung berichten, kehrten nur 39 wieder in ihren Beruf zurück. Von diesen Daten ausgehend, betonen die Autoren die Notwendigkeit eines langen, interdisziplinären Rehabilitationsprogrammes als Therapie der Musikerdystonie.

3.2 Klinische/experimentelle Studien zur Pathophysiologie aufgabenspezifischer fokaler Dystonien bei professionellen Musikern

Klinische und experimentelle Studien zur fokalen, aufgabenspezifischen Dystonie wurden meist unter Berücksichtigung einer speziellen wissenschaftlichen pathophysiologischen Fragestellung erstellt. Die Auswahl der Patienten orientiert sich daher an der Geeignetheit in Bezug auf die Fragestellung sowie der Bereitschaft zur freiwilligen Teilnahme an der Studie. Diese Vorauswahl kann bereits eine Filterung des Patientenkollektives bedingen (selection bias).

Das Phänomen der orofazialen Ansatzdystonie (embouchure) wurde in drei Studien analysiert. Frucht et al. (2001) untersuchten das klinische Erscheinungsbild bei 14 Holzbläsern und zwölf Blechbläsern und entdeckten eine Beteiligung des Kiefers, der Zunge wie auch der Lippen an den dystonen Symptomen. Therapieversuche mit Botulinumtoxin waren nicht erfolgreich gewesen und bei einigen Patienten hatten sich die Symptome auch auf andere orofaziale Tätigkeiten ausgebreitet.

Der Fragestellung, ob bei der Ansatzdystonie auch kortikale Veränderungen im Mundbereich des Homunculus (Repräsentation des Mundes auf der Hirnrinde) zu beobachten sind, widmen sich Hirata et al. (2004). Acht männliche Patienten mit Ansatzdystonie (vier Blechbläser und vier Holzbläser) wurden mittels Magnetencephalographie untersucht. Im Vergleich zur Kontrollgruppe fiel eine deutliche Vergröberung des Mundareals auf dem somatosensorischen Cortex auf. In dieser Studie sind umfassende klinische Angaben zu den Musikern enthalten, insbesondere ist auch die noch vorhandene Spielleistung dokumentiert, die bei den meisten Musikern deutlich reduziert war.

Lederman (2001) liefert eine detaillierte retrospektive Analyse über 43 Blechbläser, die zwischen 1985 und 2000 an einem Musikinstitut gesehen worden waren (Medical Centre for Performing Arts, Cleveland, USA).

Neben einer umfangreichen Schilderung der klinischen Manifestationen erfolgte in dieser Arbeit auch eine Abgrenzung der Dystonie gegenüber muskuloskelettalen Erkrankungen (Overuse-Syndrom), die meist mit Schmerz und lokalen Gewebe- und Weichteilirritationen einhergehen.

Von einer veränderten sensomotorischen Integration (zentrale Verrechnung von motorischen Impulsen des Gehirns und sensorischen Informationen der Extremitäten) als bedeutsames pathophysiologisches Phänomen geht vor allem die Arbeitsgruppe um Rosenkranz et al. (2008) aus. In dieser Arbeit wird an sechs Musikern aus unterschiedlichen Instrumentengattungen untersucht, ob eine Veränderung der sensomotorischen Integration eine Verbesserung der motorischen Leistung bewirkt. Nach Durchführung eines propriozeptiven Trainings von 15 Minuten zeigten sich die sensomotorische Integration wie auch die motorische Leistung deutlich gebessert.

Von einer Veränderung der sensomotorischen Integration gehen auch Nowak et al. (2005) aus, die eine Kraftmessung an neun Patienten mit aufgabenspezifischen Dystonien durchführten. Dabei untersuchten sie sowohl fünf Patienten mit Musikerdystonie als auch vier mit Schreibkrampf und fanden eine erhöhte Greifkraft während einer motorischen Aufgabe bei den Patienten im Vergleich zu zehn gesunden Kontrollen. Weiterhin war die Latenzreaktion auf eine Veränderung des Bewegungsmusters bei den Patienten verkürzt.

Eine Korrelation zwischen pathophysiologischem Befund und motorischer Leistung ist auch in der Bildgebungs-Studie von Granert et al. (2011) enthalten. An elf Pianisten mit fokaler Handdystonie wurden die musikalische Spielpräzision wie auch mittels MRT das putaminale Volumen (Putamen = motorisches Hirnareal) erhoben. Während ein kleineres putaminales Volumen mit einer erhöhten motorischen Leistungsfähigkeit korrelierte, zeigte sich bei den Patienten mit Dystonie eine Vergrößerung des Putamens. Dies bedeutet, dass bei den dystonen Musikern morphologische Veränderungen der cerebralen Bewegungszentren nachweisbar sind.

Musiker mit fokaler Handdystonie weisen während motorischer Aufgaben ein anderes cerebrales Aktivitätsmuster auf als gesunde Musiker. Zu diesem Ergebnis kam eine funktionelle MRT-Studie an sieben Musikern verschiedener Instrumentengattungen mit Handdystonie aus Japan (Kadota et al. 2010). Ein ähnliches Ergebnis erzielte auch eine funktionelle MRT-Studie aus Barcelona von Pujol et al. (2000), die das Aktivierungsmuster von fünf an Dystonie erkrankten Gitarristen während des Spiels untersuchten. Im Vergleich zu gesunden Musikern wiesen Patienten mit fokaler Handdystonie eine größere Aktivierung des kontralateralen sensomotorischen Cortex auf, während die prämotorischen Areale beidseits unteraktiviert waren.

Ferrarin et al. (2008) untersuchten, ob die objektivierte Erfassung der Dystonie durch Bewegungssensoren im Vergleich zur klinischen Untersuchung die Diagnosestellung beeinflusst. 18 erkrankte Musiker, deren klinische Daten vorhanden waren, wurden in dieser Studie untersucht und ihre Bewegungsmuster dokumentiert. Die apparative Bewegungsmessung ermöglichte im Vergleich zur klinischen Untersuchung eine genauere Erfassung der betroffenen Muskelgruppen und damit eine objektivere Quantifizierung der Erkrankung.

Therapieerfolge und Krankheitsverläufe von Musikern mit Dystonie wurden in drei Studien berichtet. In der ersten von Hayes et al. (1996) sind nur drei Musiker mit fokaler Dystonie beschrieben, die sich zur Applikation von Botulinumtoxin vorstellten. Zwei von ihnen profitierten von der Injektion, während ein Musiker keinen Therapieerfolg aufwies. Einer der Therapie-Responder konnte sogar seinen Beruf wieder aufnehmen. Über welchen Zeitraum hinweg der positive Effekt anhielt, wurde in dieser Studie nicht berichtet.

Über den Langzeitverlauf und die Berufsfähigkeit von Streichern berichten Schuele et al. (2004) in ihrer retrospektiven Datenerhebung. Bei 21 Streichern wurde der Krankheitsverlauf nach 14 Jahren retrospektiv untersucht. Trotz unterschiedlicher Therapieversuche mit Nervendekompression, Physiotherapie und Umstellung der Übungspraktiken waren nur 38 % der Patienten in der Lage, ihren Beruf als professionelle Musiker wieder aufzunehmen.

In einer Therapie- und Verlaufsstudie aus der Gruppe um E. Altenmüller wurde berichtet, dass bei 54 betroffenen Pianisten durch verschiedene Therapiestrategien *über einen Zeitraum von im Mittel vier Jahren* nur bei 5,6 % eine vollständige Remission erreicht wurde, während jedoch 81,5 % eine Besserung berichteten (van Vugt et al. 2014).

Conti et al. (2008) lieferten einen Review über alle bis 2008 veröffentlichten Fälle sowie klinische Daten zu 61 bislang nicht publizierten Patienten. Während der (nicht-systematische) Teil dieses Reviews auf geeignete Literaturangaben hin überprüft wurde, wurden die Primärdaten zu den noch nicht publizierten Fällen eingeschlossen. Hier liefern die Autoren eine detaillierte Übersicht über den klinischen Phänotyp der Dystonie, die Instrumentengattung sowie Manifestationsalter und Geschlechtsverteilung. Die Fragestellung dieser Arbeit widmete sich der Erfassung der fokalen Handdystonie bei Musikern, sodass Musiker mit

Ansatzdystonie und Fußdystonien nicht betrachtet wurden. Ziel der Autoren war es, spezifische klinische Dystonieformen in Abhängigkeit der Instrumentengattungen zu erfassen. Die Datenauswertung anhand von 899 Musikern zeigt ein instrumentenspezifisches Manifestationsmuster der Dystonie: Spieler von Tasteninstrumenten und Zupfinstrumenten weisen zu 77 % eine besondere Betroffenheit der rechten Hand auf, bei Streichern war die linke Hand zu 68 % betroffen. Überwiegend lag eine Flexion der Finger D 3–5 vor. Daraus schlussfolgern die Autoren eine gewisse pathophysiologische Bedeutung des Trainings in der Genese der Musikerdystonie.

3.3 Kasuistische Berichte über ungewöhnliche Formen der Musikerdystonie

In Einzelfallberichten werden ungewöhnliche Formen der Musikerdystonie berichtet. Da sie im Vergleich zu den großen Studien nur einen minimalen Datenzuwachs bedeuten, gleichzeitig jedoch aufgrund der ungewöhnlichen Form und Fragestellung einen hohen outcome reporting bias in sich tragen, sollen sie nicht in die Gesamtstatistik einfließen. Vielmehr sollen diese Schilderungen bei der Diskussion möglicher Differenzialdiagnosen oder der Abgrenzung der geeigneten Personengruppe für die neue Berufskrankheit Berücksichtigung finden.

Über einen Gitarristen mit einer Flexion der rechten Hand, vor allem der Finger D 3–5, berichten Vecchio et al. (2012). Unter einer Therapie mit Botulinumtoxin zeigte sich der Krankheitsverlauf über 18 Monate hinweg gut kontrolliert.

Ebenfalls über einen Gitarristen mit einer fokalen Dystonie der rechten Hand berichten Leijnse und Hallett (2007). Dieser Patient bemerkte eine unvollständige Extension des rechten Zeigefingers sowie eine Daumenflexion beim Spielen. Die dystonen Symptome waren nur bei langsamem, nicht bei schnellem Spiel vorhanden. Zwei Jahre vor Manifestation der Dystonie hatte er ein Perforationstrauma der rechten Hand erlitten. Die Autoren schlussfolgern aus diesem Fall, dass eine aufgabenspezifische Dystonie durch Überkompensation einer peripheren muskuloskelettalen Schwäche entstehen kann.

Über die Ansatzdystonie eines Tubaspielers berichten Kim et al. (2007). Bemerkenswert an diesem Bericht ist die detaillierte Schilderung der bisherigen Spielzeit (zwölf Jahre, tägliche Übungszeit fünf Stunden) sowie die Tatsache, dass der Patient in dem Zeitraum vor der Erstmanifestation eine deutliche Intensivierung seines Musizierens vorgenommen hatte. Nach Kühlung der perioralen Region mit Eis verbesserte sich die klinische Symptomatik, was sich elektromyographisch durch eine Reduktion der Spontanaktivität dokumentieren ließ.

Eine Besserung der dystonen Symptome konnten auch Jabusch et al. (2004b) an einem Pianisten nach kontrollierter Einnahme von THC (Tetrahydrocannabinol) beobachten. Bei dem Pianisten, der unter einer fokalen Dystonie der rechten Hand litt, waren zuvor Therapieversuche mit Trihexiphenidyl und Botulinumtoxin fehlgeschlagen.

Ebenfalls über eine Ansatzdystonie berichten Marchini et al. (2001), die einen Hornspieler fast vier Jahrzehnte nach der Erstmanifestation untersuchten. Der Patient hatte im Alter von 32 Jahren eine Ansatzdystonie entwickelt, die sich nach einigen Jahren auch auf das Schlucken ausgebreitet hatte.

Über die ungewöhnliche Kombination aus fokaler, aufgabenspezifischer Dystonie beim Musizieren und dem Vorliegen eines essenziellen Tremors berichten Gatto et al. (2001). Im Alter von 44 Jahren hatte eine Harfenspielerin eine Verkrampfung der rechten Hand und eine Koordinationsstörung der linken Hand bemerkt. In der Familie der Patientin waren die Mutter, zwei Tanten und zwei Onkel von einem essenziellen Tremor betroffen. Eine Tante, ebenfalls Harfenspielerin, litt ebenfalls unter einer aufgabenspezifischen Dystonie. Eine medikamentöse Therapie mit Propranolol und Primidon besserte beide Symptome bei der Indexpatientin deutlich.

Rosset-Llobet et al. (2012a) berichten über zwei ungewöhnliche Fälle von aufgabenspezifischen Dystonien der unteren Extremität bei zwei Perkussionisten. Der erste Patient hatte sein Instrument seit sieben Jahren gespielt und seine Spieltechnik vor der Erstmanifestation verändert. Auch bei dem zweiten Musiker war eine Intensivierung und Veränderung der Spieltechnik der Manifestation vorausgegangen. Die Symptome waren drei Jahre nach Beginn des Instrumentenspiels aufgetreten, wobei er auch in seinem Beruf als Kraftfahrer auf einen repetitiven Einsatz seiner Füße angewiesen war. Beide Musiker profitierten von physiotherapeutischen Maßnahmen und Veränderung ihrer Spieltechnik.

4 Aktuelle Hypothesen zur Pathogenese der aufgabenspezifischen fokalen Dystonie bei professionellen Musikern

Unter Berücksichtigung aller Erkenntnisse und Daten zur fokalen Dystonie der Musiker ist die Pathogenese als multifaktoriell zu betrachten. Das familiär gehäufte Auftreten, die höhere Prävalenz an Bewegungsstörungen in den Familien von betroffenen Musikern (Schmidt et al. 2006) sowie das häufig beobachtete Phänomen der Ausbreitung auf andere Tätigkeitsbereiche (Rosset-Llobet et al. 2009) mögen auf eine gewisse anlagebedingte Prädisposition hinweisen. Diese vermutete Prädisposition wird bildgebend und neurophysiologisch im Sinne einer reduzierten zentralen Inhibition, erhöhten Plastizität und veränderten sensomotorischen Verarbeitung beschrieben (Haslinger et al. 2010, Rosenkranz et al. 2005, Kadota et al. 2010). Dies bedeutet, dass die Hemmschwelle für die Entwicklung einer fokalen Dystonie bei diesen Patienten reduziert ist. Allerdings sind diese Studien zur Bildgebung nur bedingt stichhaltig im Sinne einer echten Prädisposition zu interpretieren, da keine systematischen Befunde vorliegen, bei denen die Dystonie-Patienten vor Erstmanifestation der Erkrankung untersucht worden sind, und die „Prädisposition“ regelhaft erst ex post interpretiert wurde. Eine monogenetische Mutation ließ sich nur in wenigen Einzelfällen nachweisen (Schmidt et al. 2006).

Zu dieser ggf. vorhandenen Prädisposition treten externe Faktoren hinzu, deren Kombination höchstwahrscheinlich zur Manifestation der Erkrankung führt. Wesentlicher und dominierender externer Faktor ist das intensive Musizieren. Besonders beeindruckend in diesem Zusammenhang ist die sehr starke Korrelation zwischen der Lokalisation und der fokalen Dystonie und dem gespielten Instrument sowie die Stärke der Assoziation zwischen Exposition und Erkrankung, die im Vergleich zu einem nicht-exponierten Kollektiv um den Faktor 100 anstieg (s. Abschnitt 5.1). Dabei ist das Körperteil, welches die Hauptlast an feinmotorischer Anforderung und Präzision trägt, am häufigsten von dystonen Symptomen betroffen. Weitere Einflussfaktoren, wie innere Anspannung und Nervosität, können möglicherweise die Symptomatik verstärken, wie bei allen Erkrankungen der Basalganglien, sind aber nicht als Auslöser oder Reaktion der Erkrankung zu verstehen, sondern als Bestandteil der Erkrankung, da in den Basalganglien motorische und limbische Anteile nahe beieinander liegen.

Altenmüller und Kollegen präsentieren ein multifaktorielles, heuristisches Modell für die Ätiologie der Musikerdystonie, in dem sie eine Prädisposition von intrinsischen und extrinsischen Triggerfaktoren abgrenzen. Zu den intrinsischen Triggerfaktoren zählen sie die vom Musiker selbst ausgehenden Faktoren wie Perfektionismus, Kontrollzwang und anatomische Besonderheiten wie z.B. Sehnenverkürzungen. Unter die extrinsischen Faktoren werden feinmotorische Belastungen und Anforderungen sowie Erwartungsdruck durch Kollegen oder Publikum gerechnet (Altenmüller et al. 2010). Ähnliche multifaktorielle Ansätze über die Pathogenese der Musikerdystonie werden auch von Conti und Frucht vertreten (Conti et al. 2008, Frucht 2009), die ebenfalls das Zusammentreffen einer genetisch bedingten Prädisposition sowie externen Umweltfaktoren betonen.

5 Diskussion eines Kausalzusammenhangs zwischen professionellem Musizieren und der fokalen Dystonie anhand der Bradford-Hill-Kriterien

Da, wie bereits im Abschnitt 1 erwähnt, Fall-Kontroll-Studien mit Erkrankten im Vergleich zu ebenfalls exponierten Gesunden für diese Fragestellung nicht vorhanden sind, ist auch eine zusammenfassende statistische Auswertung von Odds Ratios im Sinne einer Metaanalyse nicht möglich. Um einen möglichen Kausalzusammenhang zwischen Exposition (professionellem Instrumentalmusizieren) und Outcome (fokale, aufgabenspezifische Dystonie) herauszuarbeiten, sollen daher die in der Epidemiologie gebräuchlichen Bradford-Hill-Kriterien herangezogen werden, die insbesondere bei multifaktoriellen Ereignissen Anwendung finden (Lucas u. McMichael 2005). Zu den Bradford-Hill-Kriterien zählen die Stärke der Assoziation, Konsistenz, Spezifität, zeitliche Abfolge, biologischer Gradient, Plausibilität, Kohärenz, Experiment und Analogie. Im folgenden Abschnitt werden die einzelnen Kriterien gezielt auf die eingangs erwähnte Fragestellung angewandt.

5.1 Stärke der Assoziation

Um die Stärke der Assoziation darzustellen, muss die Bedeutung der Exposition, also des Musizierens für das Eintreten des Outcomes, also der fokalen Dystonie erfasst werden. Hierzu eignet sich der Vergleich von Prävalenzdaten zu fokalen Dystonien im exponierten Kollektiv, also bei Musikern, im Vergleich zur nicht-exponierten Normalbevölkerung.

Gemäß den umfassendsten Daten zur fokalen, aufgabenspezifischen Dystonie bei professionellen Musikern in Deutschland liegt die Prävalenz der Erkrankung bei näherungsweise etwa 1 % (Spahn et al. 2011, S. 208). Diese Daten ergeben sich überschlägig aus den Statistiken des Deutschen Musikrates, wo 2010 etwa 80 000 professionelle Instrumentalmusiker registriert waren, sowie der Anzahl der Instrumentalmusiker mit aufgabenspezifischer Dystonie, die im Zeitraum 1994–2007 vor allem am Institut für Musikphysiologie und Musikermedizin in Hannover, aber auch weiteren, auf Musiker spezialisierten Hochschulambulanzen betreut wurden.

Allerdings ist diese Prävalenzschätzung mit viel Unsicherheit behaftet. Die Anzahl der medizinisch behandelten Instrumentalmusiker mit aufgabenspezifischer Dystonie ist nur begrenzt für Deutschland repräsentativ, da nicht alle erkrankten Berufsmusiker an Zentren für Musikermedizin vorstellig werden; außerdem ist anzunehmen, dass die verbreitete Stigmatisierung der Erkrankung (Conti et al. 2008) sowie falsche Diagnosen (Rosset-Llobet et al. 2009) für eine Dunkelziffer verantwortlich sind. Beide Faktoren tragen zu einer Unterschätzung der Prävalenz bei. Demgegenüber muss festgehalten werden, dass Spahn et al. (2011) die Anzahl der an fokalen Dystonien erkrankten Musiker kumulativ über einen Zeitraum von 14 Jahren ermittelt haben, was – im Falle einer deutlichen Symptomlinderung oder Heilung der Betroffenen – zu einer Überschätzung der Prävalenz führen würde. Außerdem musizieren einzelne der in Hannover behandelten Patienten nicht beruflich oder leben im Ausland und sind somit nicht beim Deutschen Musikrat registriert. Auch gilt es zu bedenken, dass die Zahl der in Deutschland registrierten Berufsmusiker für einen späteren Zeitpunkt, nämlich das Jahr 2010, vorliegt und Fluktuationen aufgrund von Migration, beruflicher Veränderung, Krankheit oder Tod unterliegt.

Zusammenfassend kann man aber davon ausgehen, dass die Faktoren, die zu einer Unterschätzung der Prävalenz führen (insbesondere die hohe Dunkelziffer und die Tatsache, dass nicht alle erkrankten Berufsmusiker in Spezialambulanzen vorstellig werden) eine wohl wichtigere Rolle spielen, als die Faktoren, die zu einer Überschätzung der Prävalenz führen. Eine Ermittlung aller in Deutschland tätigen Berufsmusiker einschließlich ehemaliger Berufsmusiker wäre für eine genauere Prävalenzschätzung essenziell.

Die Prävalenzangaben zu fokalen Dystonien in der Normalbevölkerung wurden detailliert in einer Querschnittsstudie in acht europäischen Ländern erfasst (ESDE: Epidemiological Study of Dystonia in Europe Collaborative Group 2000). Die Prävalenzdaten wurden dabei nach dem Subtyp der Dystonie klassifiziert. Diese Daten wurden mit den Angaben aus bisherigen Studien verglichen. Insgesamt wurde eine Bevölkerungsgruppe von annähernd sechs Millionen Menschen erfasst, in der sich eine durchschnittliche Prävalenz von 117 pro Million für die fokale Dystonie des Erwachsenenalters ergab (ESDE 2000). Weiterhin liefert die Übersichtsarbeit von Defazio (Defazio 2004) einen Überblick über dokumentierte Studien zur Prävalenz fokaler Dystonien. Da die dort eingeschlossene Arbeit von Müller et al. (2002) eine Altersbeschränkung beinhaltet, wurde diese in die hier angestellten Betrachtungen nicht mit eingeschlossen. Da die ESDE die größte und systematischste Erfassung darstellt, kann für die weiteren Betrachtungen der dort ermittelte Prävalenzwert von 117 pro Million (bzw. 0,1 pro Tausend) angenommen werden (→ *Tab. 17.2*).

Tab. 17.2: Prävalenzangaben zu idiopathischen fokalen Dystonien

Autor, Jahr	Land	Prävalenzdaten pro Million	Datengenerierung
Epidemiological Study of Dystonia in Europe Collaborative Group (ESDS) 2000	8 europäische Länder	fokale Dystonie: 117 Blepharospasmus: 208 zervikale Dystonie: 330 Schreibkrampf: 81 laryngeale Dystonie: 39	Querschnittsstudie
Defazio 2004	weltweit	30–430 (unter Ausschluss einer nicht plausiblen Studie)	Review über Prävalenzstudien

Dies bedeutet, dass für den Prävalenzvergleich der Exponierten, also der professionellen Musiker, versus Nicht-exponierten ein Verhältnis von etwa zehn pro Tausend im Vergleich zu 0,1 pro Tausend vorliegt. Das heißt, dass fokale Dystonien unter Berufsinstrumentalmusikern grob um den Faktor 100 häufiger auftreten als in der Normalbevölkerung und somit die Stärke der Assoziation erheblich ist.

Bei den angeführten Daten zur Prävalenz der Musikerdystonie handelt es sich um eine kumulative Inzidenz. Aufgrund der nicht ausreichenden Therapierbarkeit der Erkrankung sowie der in Anbetracht des jungen Patientenalters berechtigten Annahme einer niedrigen Anzahl an Todesfällen unter den Erkrankten ist in diesem Fall die kumulative Inzidenz mit der Prävalenz *näherungsweise* gleichzusetzen. Damit wurde bei der vorstehend vorgenommenen Betrachtung in beiden Kollektiven, d.h. bei Erkrankten wie bei der Normalbevölkerung, das gleiche Häufigkeitsmaß angewandt.

Weiterhin muss die Tatsache berücksichtigt werden, dass das Vorkommen der Ansatzdystonie in der Normalbevölkerung in der Literatur nicht beschrieben ist. Dies bedeutet, dass die Prävalenz in der Normalbevölkerung gegen Null geht und ein hypothetisch zu berechnendes relatives Risiko gegen unendlich zielen würde.

5.2 Konsistenz

Das Kriterium der Konsistenz ist definiert durch die Ähnlichkeit der Ergebnisse in unterschiedlichen Populationen und durch Anwendung unterschiedlicher Methoden (Lucas u. McMichael 2005). Die hier erhobenen Daten wurden großenteils aus vier Fallserien zusammengefasst, ergänzt durch Einzelfallberichte. Prospektive Studien an exponierten Kollektiven existieren nicht. Die dokumentierten Daten hinsichtlich Geschlecht und Manifestationsalter der betroffenen Musiker und der Korrelation zwischen Instrument und klinischem Phänotyp sind über alle europäischen und nordamerikanischen Kohorten hinweg vergleichbar. Insbesondere die vier großen Kollektive (Altenmüller et al. 2012, Tubiana 2003, Rosset-Llobet et al. 2009, Brandfonbrener 2004) liefern ähnliche Daten aus drei europäischen Ländern (Deutschland, Frankreich, Spanien) sowie aus den USA. In nichteuropäischen Ländern wurden nur wenige Daten erhoben (Hayes et al. 1996: Australien, drei Musiker; Kadota et al. 2010: Japan, sieben Musiker; Sakai et al. 2006: Japan, 20 Musiker), die sich jedoch mit den europäischen Daten decken. Ebenso stehen die Daten aus nordamerikanischen Studien (Frucht et al. 2001: 26 Blasinstrumentalisten; Schuele et al. 2004: 21 Streicher; Lederman, 2001: 43 Blechbläser; Conti et al. 2008: 61 Musiker unterschiedlicher Instrumentengattungen) in Einklang mit den in Europa erhobenen. So ergibt sich insgesamt ein über unterschiedliche Länder und Kulturkreise hinweg einheitliches Bild hinsichtlich der in dieser Arbeit betrachteten Fragestellung.

5.3 Spezifität

Die Spezifität ist ein Kriterium für die Selektivität des beobachteten Phänomens unter bestimmten Voraussetzungen und Rahmenbedingungen. Je stärker dieser Zusammenhang ausfällt, umso wahrscheinlicher ist es, dass diese Rahmenbedingungen das Phänomen auch verursachen. Die Spezifität der Exposition, also des Musizierens, ist eindeutig, da intensives Musizieren ausschließlich von (semi)professionellen Musikern ausgeübt wird, nicht von anderen Berufsgruppen. Um die Spezifität der Zielgröße, also der fokalen Dystonie des Musikers, zu beurteilen, ist eine Literaturrecherche ohne Angabe der Exposition, also des Musizierens, erforderlich. Die für den systematischen Review erfassten Fälle an Musikerdystonien lassen sich im Wesentlichen einteilen in die fokale Handdystonie und die Ansatzdystonie. Würden diese Erkrankungen auch in Zusammenhang mit anderen Tätigkeiten beschrieben worden sein, so wären sie als nicht spezifisch für Musiker zu werten und können möglicherweise auch durch andere äußere Einwirkungen verursacht werden oder ohne Einwirkungen äußerer Faktoren (= idiopathisch) entstehen.

Die Suchbegriffe „focal hand-dystonia“ und „embouchure dystonia“ wurden in der Datenbank PUBMED eingegeben. Die Suche nach „focal hand dystonia“ ergab 117 Treffer (Listen 3 und 4 des Anhangs bei Rozanski et al. 2014). In 88 Artikeln wurde die fokale Handdystonie als Schreibkrampf oder Musikerdystonie beschrieben, in 29 Fällen waren keine Angaben zur klinischen Manifestation dokumentiert. In keinem der Artikel wurde eine idiopathische, aufgabenunabhängige Handdystonie beschrieben oder eine fokale Dystonie, die mit anderen Tätigkeiten assoziiert ist.

Für die Suche nach dem Stichwort „embouchure dystonia“ wurden bei PUBMED zehn Treffer erzielt. Alle diese Artikel beschreiben eine orofaciale Dystonie bei professionellen Blasinstrumentalisten. Dies bedeutet, dass das Auftreten einer fokalen Hand- und Ansatzdystonie sehr spezifisch für das professionelle Musizieren ist. Während die Handdystonie auch beim Schreiben auftreten kann, ist die Ansatzdystonie ausschließlich bei Spielern von Blasinstrumenten beschrieben. Beiden Formen ist gemeinsam, dass sie nur in Zusammenhang mit repetitiven motorischen Tätigkeiten auftreten. Eine Manifestation der fokalen Handdystonie oder der orofacialen Dystonie ohne vorangegangene Exposition, also ein idiopathisches Auftreten, ist nicht beschrieben.

Weiterhin fällt auf, dass sich die fokale Dystonie der Musiker bevorzugt an der feinmotorisch am stärksten beanspruchten Extremität manifestiert und sich für jede Instrumentengattung deutlich, möglicherweise spezifisch, unterscheidet. Bei Spielern von Tasteninstrumenten ist die rechte Hand am häufigsten beeinträchtigt, die die Hauptmelodie spielt, ebenso bei den Spielern von Zupfinstrumenten. Streichinstrumentalisten, deren feinmotorische Hauptlast hinsichtlich Koordination und Muskelkraft von der linken Hand getragen wird, leiden dort am häufigsten unter der aufgabenspezifischen Dystonie. Am deutlichsten fällt hierbei die Ansatzdystonie auf, die ausschließlich bei Spielern von Blasinstrumenten beschrieben ist, nicht aber bei anderen Musikern.

5.4 Zeitliche Abfolge

Die Beachtung der zeitlichen Abfolge zwischen Exposition und Outcome ist für die Argumentation im Hinblick auf Kausalität erforderlich, da das Eintreten der Erkrankung vor Einwirken der Exposition einen kausalen Zusammenhang ausschließen würde. Für die Fragestellung, ob intensives Musizieren an der Entstehung der fokalen Dystonie bei Berufsmusikern wesentlich teilursächlich beteiligt ist, lässt sich die Frage nach der zeitlichen Abfolge klar beantworten. Der Terminus des Instrumentalmusikers im Sinne dieser Berufskrankheit impliziert die Fähigkeit zur Handhabung eines Instrumentes auf einem Niveau, das sich ausschließlich durch intensives Musizieren erreichen lässt. Auch wenn Begabung und andere Faktoren hierbei eine gewisse Rolle spielen, ist der Zeitfaktor, d.h. die kumulative Übungsdauer, die entscheidende Variable (Ericsson et al. 1993). Die Autoren dieses Artikels berichten, dass erst nach zehn Jahren, entsprechend ca. 10 000 Übungsstunden, „Exzellenz" erreicht werden kann. Der potenziell denkbare Fall, dass ein professioneller Musiker ohne intensives Training zu diesen Fähigkeiten gelangt und über diese Fähigkeiten von Geburt an verfügt, ist in der in diesem Review erfassten Literatur nicht beschrieben und kann als höchst unwahrscheinlich betrachtet und damit verworfen werden. Damit beinhaltet der Begriff des Instrumentalmusikers im Sinne dieser Berufskrankheit bereits das notwendige Vorhandensein der Exposition, nämlich des Musizierens. In einigen Publikationen wurde erwähnt, dass die Erstmanifestation häufig im Anschluss an eine Intensivierung des Trainings oder eine Veränderung der Spieltechnik erfolgte (Altenmüller 2010, Schuele et al. 2004, Rosset-Llobet et al. 2009, Kim et al. 2007). Diese Angaben verdeutlichen erneut das zeitlich gestaffelte Auftreten von Exposition und Erkrankung.

5.5 Biologischer Gradient

Als biologischen Gradienten bezeichnet man eine Korrelation zwischen dem Ausmaß der Exposition und dem Ausmaß der Zielgröße, die üblicherweise in Form einer Dosis-Wirkungs-Beziehung angegeben wird. Eine derartige Darstellung ist aufgrund der verfügbaren Literatur nicht möglich, da quantitativ detaillierte Angaben zur Trainingsintensität der Musiker nicht regelhaft systematisch erfragt und dokumentiert wurden.

Aus insgesamt sechs Arbeiten lässt sich eine kumulative Exposition ermitteln, es sind dies (in der Reihenfolge des Erscheinungsjahres) die Studien von Pujol et al. (2000), Frucht et al. (2001), Rosenkranz et al. (2009), Rosset-Llobet et al. (2007), Hirata et al. (2004) sowie Granert et al. (2011). Die Daten sind summarisch in *Tab. 17.3* zusammengefasst:

Tab. 17.3: Quantitative Angaben zur Exposition der Erkrankten in den publizierten Fallserien (k.A. = keine Angabe). Zahlen, die auf abgeleiteten Berechnungen auf der Basis von Annahmen entsprechend dem der Tabelle nachfolgenden Text beruhen, sind kursiv dargestellt (*Anm. des Verlags: im Originaltext sind keine kursiven Textstellen auffindbar*).

Zitat	Musiker Nr.	Geschlecht	Lokalisation	Beginn Musizieren	Stunden/ Tag	Stunden/ Jahr	Erstmanifestation	Spieljahre bis Erstmanifestation	Jahre professionellen Spielens (nach 18. Lebensjahr) bis Erstmanifestation	Kumulative Stundenzahl nach 18. Lebensjahr bis Erstmanifestation	Mittelwert, Standardabweichung
Pujol et al. 2000	1	m	linke Hand	k.A.	k.A.		k.A.	10			
	2	m	rechte Hand					22			
	3	w	rechte Hand					12			
	4	m	rechte Hand					40			
	5	m	linke Hand					22			
Frucht et al. 2001	1	k.A.	Ansatz	9	k.A.	k.A.	16	7	-2	k.A.	
	2		Ansatz	12			35	23	17		
	3		Ansatz	9			44	35	26		
	4		Ansatz	k.A.			46	k.A.	28		
	5		Ansatz	13			42	29	24		
	6		Ansatz	9			28	19	10		
	7		Ansatz	10			29	19	11		
	8		Ansatz	10			34	24	16		
	9		Ansatz	k.A.			24	k.A.	6		
	10		Ansatz	11			29	18	11		
	11		Ansatz	14			59	45	41		
	12		Ansatz	9			28	19	10		
	13		Ansatz	13			19	6	1		
	14		Ansatz	15			40	25	22		
	15		Ansatz	10			25	15	7		
	16		Ansatz	21			66	45	48		
	17		Ansatz	15			41	26	23		
	18		Ansatz	15			42	27	24		
	19		Ansatz	9			40	31	22		

Tab. 17.3: Quantitative Angaben zur Exposition der Erkrankten in den publizierten Fallserien (k.A. = keine Angabe). Zahlen, die auf abgeleiteten Berechnungen auf der Basis von Annahmen entsprechend dem der Tabelle nachfolgenden Text beruhen, sind kursiv dargestellt (*Anm. des Verlags: im Originaltext sind keine kursiven Textstellen auffindbar*). (*Forts.*)

Zitat	Musiker Nr.	Geschlecht	Lokalisation	Beginn Musizieren	Stunden/ Tag	Stunden/ Jahr	Erstmanifestation	Spieljahre bis Erstmanifestation	Jahre professionellen Spielens (nach 18. Lebensjahr) bis Erstmanifestation	Kumulative Stundenzahl nach 18. Lebensjahr bis Erstmanifestation	Mittelwert, Standardabweichung
	20		Ansatz	9			26	17	8		
	21		Ansatz	17			61	44	43		
	22		Ansatz	10			25	15	7		
	23		Ansatz	10			49	39	31		
	24		Ansatz	9			50	41	32		
	25		Ansatz	22			44	22	26		
	26		Ansatz	13			43	30	25		
Hirata et al. 2004	1	m	Ansatz	10	6 (Mittelw.)	1 320	20	10	2	2 640	14 025,0
	2	m	Ansatz	6	6 (Mittelw.)	1 320	35	29	17	22 440	9 278,6
	3	m	Ansatz	9	6 (Mittelw.)	1 320	26	17	8	10 560	
	4	m	Ansatz	12	6 (Mittelw.)	1 320	37	25	19	25 080	
	5	m	Ansatz	8	6 (Mittelw.)	1 320	23	15	5	6 600	
	6	m	Ansatz	10	6 (Mittelw.)	1 320	23	13	5	6 600	
	7	m	Ansatz	16	6 (Mittelw.)	1 320	27	9	9	11 880	
	8	m	Ansatz	11	6 (Mittelw.)	1 320	38	27	20	26 400	
Rosset-Llobet et al. 2007	G: n=101	M: n=89	Hand: n=98	G: 12,2 (+/ -5,2)	G: 5,1 (+/ -2,1)		G: 29,3 (+/ -0,8)	G: 17,1	G: 11,3	12679	
			Ansatz: n=3	range: 4-40	range: 1-11		range: 18-56	M: 17			
		W: n=12		M: 12,6 (+/ -5,□)*	M: 5,1 (+/ -2,2)		M: 29,6 (+/ -7,□)*	W: 17,8	M: 11,6	13 015	

				range: ?	range: ?		range: ?				
				W: 9,7 (+/ -3,8)	W: 4,7 (+/ -1,2)		W: 27,5 (+/ -10,1)		W: 9,5	9 823	
				range: ?	range: ?		range: ?				
Rosenkranz et al. 2009	1	m	Rechte Hand	6	3	660	30	24	12	7 920	8 401,3
	2	m	Rechte Hand	5	3,5	770	31	26	13	10 010	2 193,7
	3	m	Rechte Hand	6	3	660	29	23	11	7 260	
	4	w	Rechte Hand	6	3	660	35	29	17	11 220	
	5	w	Rechte Hand	5	6	1 320	24	19	6	7 920	
	6	w	Rechte Hand	3	5	1 100	23	20	5	5 500	
	7	m	Rechte Hand	6	4	880	25	19	7	6 160	
	8	m	Rechte Hand	6	3	660	35	29	17	11 220	
Granert et al. 2011	1	k.A.	Hand	7	k.A.	690	27	20	9	6 210	15 861,9
	2		Hand	7	k.A.	1 329	27	20	9	11 961	6 530,9
	3		Hand	9	k.A.	738	31	22	13	9 594	
	4		Hand	6	k.A.	811	34	28	16	12 976	
	5		Hand	11	k.A.	680	40	29	22	14 960	
	6		Hand	9	k.A.	411	60	51	42	17 262	
	7		Hand	4	k.A.	1 722	24	20	6	10 332	
	8		Hand	6	k.A.	891	40	34	22	19 602	
	9		Hand	7	k.A.	799	50	43	32	25 568	
	10		Hand	7	k.A.	1 612	30	23	12	19 344	
	11		Hand	5	k.A.	1 667	34	29	16	26 672	

*Anm. d. Verlags: Zahl nach dem Komma in der Vorlage nicht lesbar bzw. nicht sichtbar

Pujol et al. (2000) beschrieben fünf Patienten mit Handdystonien bei professionellen Gitarristen, gaben jedoch nur die Zahl der Jahre an, in denen das Gitarrenspielen bis zur Erkrankung praktiziert wurde, sie lag zwischen zehn und 40 Jahren. Dabei wird jedoch nicht erkennbar, welche Zeiträume auf Spielzeiten in der Kindheit/ Adoleszenz (vor dem 18. Lebensjahr) entfallen. Eine kumulative Stundenzahl vor Erkrankungsbeginn kann aus dieser Studie nicht abgeleitet werden.

Frucht et al. (2001) beschrieben 26 Patienten (Bläser) mit Ansatzdystonie und machten großenteils Angaben zum Alter bei Beginn des Musizierens, jedoch nicht zur Anzahl der Stunden pro Tag oder pro Jahr. Das Alter der Erstmanifestation lag zwischen 16 und 66 Jahren. Bis zum Erkrankungsbeginn hatten die Bläser auf ihrem Instrument zwischen sechs und 45 Jahren gespielt. Nimmt man (fiktiv) das 18. Lebensjahr als Beginn beruflichen (potenziell versicherten) Musizierens, kommt man auf null (bzw. rechnerisch -2 bei einem mit 16 Jahren Erkrankten) bis 48 Jahre Exposition nach dem 18. Lebensjahr. Da keine Stundenzahl pro Tag angegeben ist, die das Instrument eingesetzt wurde, kann eine kumulative Stundenzahl vor Erkrankungsbeginn aus dieser Studie nicht abgeleitet werden.

In der Fallserie von Hirata et al. (2004) über acht Musiker mit Ansatzdystonien sind umfangreichere Daten zur Einwirkung verfügbar: Die Erkrankten begannen zwischen dem sechsten und dem 16. Lebensjahr zu spielen, sie spielten im Mittel sechs Stunden pro Tag, d.h. umgerechnet auf (konservativ) 220 Arbeitstage, im Mittel 1 320 Stunden pro Jahr. Die Erstmanifestation war zwischen dem 20. und 38. Lebensjahr, also zwei bis 20 Jahre nach dem 18. Lebensjahr, welches (wiederum fiktiv) als Beginn professionellen (potenziell versicherten) Musizierens angesetzt werden kann. Bei Erkrankungsbeginn hatten die Patienten zwischen 2 640 und 26 400 Stunden kumulativ Blasinstrumente gespielt, die mittlere (± Standardabweichung) Stundenzahl betrug 14 025 ± 9 279 Stunden. Mit großem Abstand fällt hierin ein Patient mit nur zwei Jahren professionellen Spielens mit einer kumulativen Stundenzahl nach dem 18. Lebensjahr von 2 640 Stunden aus dem Rahmen der übrigen kumulativen Expositionen (6 600–26 400 Stunden nach dem 18. Lebensjahr bis Erstmanifestation).

Rosset-Llobet et al. (2007) präsentierten eine große Fallserie von 101 Berufsmusikern, von denen 98 eine Handdystonie (Gitarre, Klavier, Geige u. a.) und drei eine isolierte Ansatzdystonie (Bläser) aufwiesen. Die Erkrankten hatten zwischen dem vierten und dem 40. Lebensjahr mit dem Instrumentalmusizieren begonnen, im Mittel 5,1 ± 2,1 Stunden pro Tag gespielt, und zwar bis zur Erstmanifestation im Mittel 17,1 Jahre lang, davon 11,3 Jahre nach dem 18. Lebensjahr. Die kumulative Stundenzahl nach dem 18. Lebensjahr bis zur Erstmanifestation der Erkrankung lag im Mittel bei 12 679 Stunden, eine Standardabweichung ist nicht errechenbar.

Rosenkranz et al. (2009) publizierten eine Fallserie von acht Erkrankten mit Handdystonie. Die Patienten hatten zwischen dem dritten und dem sechsten Lebensjahr mit dem Klavierspielen begonnen. Sie spielten zwischen drei und sechs Stunden pro Tag, also bei einer (konservativen) Annahme von 220 Arbeits-/Spieltagen pro Jahr zwischen 660 und 1 320 Stunden pro Jahr. Die Erstmanifestation war zwischen dem 23. und 35. Lebensjahr, also nach 19 bis 26 Jahren Spielens, entsprechend fünf bis 17 Jahren professionellen (fiktiv nach dem 18. Lebensjahr angenommenen) Spielens. Die kumulative Stundenzahl des Klavierspielens nach dem 18. Lebensjahr bis zum Erkrankungsbeginn streute zwischen 5 500 und 11 220 Stunden, im Mittel ± Standardabweichung betrug sie 8 401 ± 2 104 Stunden.

Granert et al. (2011) berichteten über elf Klavierspieler mit Handdyskinesien, die zwischen dem vierten und elften Lebensjahr zu spielen begonnen hatten. Angaben zur täglichen Dauer der Tätigkeit liegen nicht vor, wohl aber die kumulative Stundenzahl des Klavierspielens pro Jahr, sie betrug zwischen 411 und 1 722 Stunden. Die Erstmanifestation war zwischen 27 und 60 Jahren, also nach 20 bis 51 Jahren des Spielens, entsprechend fünf bis 17 Jahren des Spielens nach dem 18. Lebensjahr. Die kumulative Stundenzahl des Klavierspielens nach dem 18. Lebensjahr bis zum Erkrankungsbeginn streute zwischen 6 210 und 26 672 Stunden, im Mittel ± Standardabweichung betrug sie 15 862 ± 6 531 Stunden.

Die früheste dokumentierte Manifestation einer fokalen Dystonie eines Drummers ist nach einer Gesamtspielzeit von drei Jahren in einem Einzelfallbericht beschrieben (Rosset-Llobet 2012a), wobei der Patient auch an seinem Arbeitsplatz als Berufsfahrer einer motorischen Mehrbeanspruchung des Fußes durch repetitives Bedienen der Autopedale ausgesetzt war.

Sieht man von den beiden Patienten mit der kürzesten dokumentierten Expositionsdauer ab (drei Jahre Exposition, Rosset-Llobet 2012a, sowie 2 640 Stunden Exposition, Hirata et al. 2004), bei denen nur spekuliert werden kann, ob weitere außerberufliche prädisponierende Faktoren zu einer Erstmanifestation nach vergleichsweise geringer Exposition nach dem 18. Lebensjahr beigetragen haben können, liegt die Mehrzahl der

Erkrankten im Bereich einer fünfstelligen (> 10 000 Stunden) kumulativen Exposition in Stunden nach dem 18. Lebensjahr, zumindest im Bereich einer höheren vierstelligen kumulativen Exposition in Stunden nach dem 18. Lebensjahr (> ca. 5 000 Stunden). Diese Stundenzahl gilt als Annäherung an die erforderliche Dauer der versicherten Tätigkeit.

Diese abgeleitete Stundenzahl entspricht in der Regel als Orientierung dem Maß der kumulativen Stundenzahl unter versicherter Tätigkeit. Die Heranziehung des 18. Lebensjahres in *Tab. 17.2* bedeutet nicht, dass im Einzelfall versicherte Expositionszeiten, die bereits vor dem 18. Lebensjahr erworben wurden, nicht berücksichtigt werden können. Die Orientierung erfolgt im Einzelfall an der versicherten Tätigkeit, nicht am Alter.

5.6 Plausibilität

Das Kriterium der Plausibilität wirft die Frage auf, ob die beobachteten Ergebnisse nach neurophysiologischen Kriterien sinnvoll sind oder sogar zu erwarten gewesen wären.

Anhand der in diesem systematischen Review erhobenen Daten fällt auf, dass die Extremität, die die höchste feinmotorische Belastung aufweist, am häufigsten dystone Symptome entwickelt.

Diese Korrelation zwischen repetitiver feinmotorischer manueller Betätigung und der Entstehung der fokalen, aufgabenspezifischen Dystonie konnte auch tierexperimentell gezeigt werden (Byl et al. 1996). Bei zwei Affen wurden täglich über mehrere Wochen repetitive stereotype Handbewegungen trainiert, bei denen sie die Hand schnell öffnen und schließen mussten. Als Anreiz für die Aufgabe wurde Futter an die zuvor auf Diät gesetzten Affen verteilt. Die beiden Affen führten zwischen 1 100 und 3 000 dieser Bewegungen pro Tag aus und die motorische Leistung wurde mittels Videokamera überwacht. Nach zwölf bzw. 25 Wochen verschlechterte sich die feinmotorische Leistung der Affen dahingehend, dass ihre Koordinationsfähigkeit, Schnelligkeit wie auch Kraft abnahmen. Anschließend wurde mittels Mikroelektrodenableitung von der Hirnoberfläche die Größe des zur betroffenen Hand kontralateralen somatosensorischen Hirnareals bestimmt. Dabei zeigte sich im Vergleich zu gesunden Affen eine deutliche Vergrößerung des sensorischen Handareals, das der übertrainierten und von der Koordinationsstörung betroffenen Hand entsprach.

In einer Weiterführung dieses Experimentes wurden vier Affen auf ähnliche Weise trainiert (Topp u. Byl 1999). Zwei Affen durchliefen das oben beschriebene motorische Training mit repetitiven stereotypen Bewegungen, ein weiterer Affe führte repetitive, jedoch nichtstereotype Handbewegungen durch und ein weiterer Affe wurde zur Diskriminierung repetitiver sensorischer Reize angehalten. Nur die beiden Affen, die repetitive und stereotype Bewegungen durchführten, entwickelten eine fokale Dystonie der Hand, während dies bei Affen, die nicht-stereotype Bewegungen ausführen oder Reize diskriminieren mussten, nicht der Fall war. Eine wie oben beschriebene Reorganisation des somatosensorischen Cortex war ebenfalls nur bei den beiden Affen mit den motorischen Defiziten vorhanden. Eine histologische Analyse des postmortalen Handdissekates der Affen zeigte keine Entzündung der peripheren Nerven oder Sehnen. Allerdings wies der Affe, der die dystonen Symptome als erster entwickelt hatte, eine anatomische Normvariante der Sehne des M. flexor profundus des vierten Fingers auf. Die Autoren schlussfolgern aus diesen Beobachtungen, dass fokale Dystonien durch repetitive und stereotype motorische Bewegungen induziert werden können und dass eine dystone Bewegungsstörung nicht mit einer peripheren Nervenentzündung/-kompression verbunden ist, sondern in ihrer Pathophysiologie zentralnervös gesteuert wird.

Diese tierexperimentellen Befunde lassen sich sehr gut auf das Modell des Musizierens übertragen, bei dem ebenfalls repetitive und stereotype feinmotorische Bewegungen einer Extremität wiederholt ausgeführt werden.

5.7 Kohärenz

Die im systematischen Review (Rozanski et al. 2014, 2015) erhobenen Daten zur fokalen, aufgabenspezifischen Dystonie des Berufsmusikers decken sich nicht nur nach dem Kriterium der biologischen Plausibilität, sondern sind auch kohärent in Bezug auf die zeitliche Abfolge zwischen Exposition und Manifestation. Wie bereits erwähnt, besteht eine deutliche zeitliche Differenz zwischen Exposition und Outcome. In Zusammenschau dieses zeitlichen Bezuges, der Korrelation zwischen höchster feinmotorischer Präzision und Manifestation der Dystonie sowie des ausschließlichen Auftretens dieser Dystonieform bei professionellen Musikern ist ein kausaler Zusammenhang zwischen intensivem Musizieren und dem Auftreten der aufgabenspezifischen Dystonie sehr wahrscheinlich.

5.8 Experiment

Unter dem Kriterium „Experiment“ werden alle forschenden Ansätze subsumiert, bei denen die Exposition kontrolliert modifiziert werden soll. Idealerweise soll durch Reduktion der Exposition die Manifestation der Zielvariablen, also in diesem Fall der fokalen Dystonie, verringert werden.

Prospektive Ansätze zur graduellen Evaluation der Exposition existieren in der Literatur nicht. Jedoch gibt es einige präventive Ansätze, bei denen die Exposition modifiziert wird:

Sakai et al. (2006) forderten 20 japanische Pianisten mit Dystonie dazu auf, ein Musikstück auszuwählen, bei dem ihre dystonen Symptome regelmäßig auftraten. Durch ein gezieltes Training wurden sie mittels Metronom dazu angehalten, dieses Stück über zwei Wochen hinweg sehr langsam zu spielen, worunter die dystonen Symptome nicht auftraten. Das Spieltempo wurde anschließend im Intervall von zwei Wochen auf ca. 90 % der ursprünglichen Geschwindigkeit erhöht. Nach diesem Training wiesen die Musiker eine deutliche Verbesserung ihrer musikalischen Leistung auf, die dystonen Symptome waren fast vollständig verschwunden. Wie lange dieser Effekt anhielt und ob sich dieses Vorgehen auch auf Musiker anderer Instrumentengattungen übertragen lässt, geht aus dieser Studie jedoch nicht hervor.

Eine weitere Modifikation des Spiels erfolgte durch die sogenannte „constraint-induced therapy“, die von Rehabilitationsverfahren bei Schlaganfall-Patienten abgeleitet wurde (Candia et al. 1999). Dabei werden benachbarte, nicht von der Dystonie betroffene Finger mit einer Schiene gezielt immobilisiert. Die Musiker sollten anschließend unter Tragen der Schiene üben und gezielte Koordinationsübungen mit den von der Dystonie betroffenen Fingern ausführen. Nach Beendigung des Trainings konnten die meisten Musiker ohne Schiene eine deutlich verbesserte Spielleistung erzielen. Zwei von fünf Musikern konnten anschließend ihre Konzerte wieder spielen. Auch hier sind keine Langzeitergebnisse berichtet.

5.9 Analogie

Die der Musikerdystonie am nahesten stehende Erkrankung ist der Schreibkrampf, der ebenfalls aufgabenspezifisch ausgelöst wird. Beim Schreibkrampf wird der Stift häufig übermäßig fest gehalten, die Hand verkrampft sich meist in Flexionsstellung und koordiniertes Schreiben ist nicht mehr möglich. Das Erstmanifestationsalter von im Mittel 38 Jahren ist ebenfalls wie bei der Musikerdystonie deutlich niedriger als bei Patienten mit idiopathischen fokalen Dystonien des Erwachsenenalters, und die Symptome können sich auf benachbarte Körperregionen, wie z.B. den Arm, ausbreiten (Torres-Russotto u. Perlmutter 2008). Pathophysiologisch scheint beim Schreibkrampf eine lange Schreibzeit mit feinmotorischer Beanspruchung bedeutsam zu sein (Hallett, 2006). Da nicht alle Menschen, die viel schreiben, einen Schreibkrampf entwickeln, spielen wahrscheinlich auch genetische Faktoren eine Rolle in der Pathogenese (Hallett 2006). Ebenso wie die Musikerdystonie ist auch der Schreibkrampf sehr aufgabenspezifisch und manifestiert sich nur beim Schreiben, nicht aber in anderen Situationen. Die Selektivität beim Auftreten der Dystonieformen kann so ausgeprägt sein, dass nur das Schreiben einzelner Buchstaben oder Ziffern beeinträchtigt sein kann (Shamim et al. 2011). Für den Schreibkrampf wurde eine Fall-Kontroll-Studie zur Erfassung der Risikofaktoren durchgeführt (Roze et al. 2009), in der häufiges Schreiben sowie eine Zunahme der Schreibintensität vor der Erstmanifestation als Risikofaktoren identifiziert wurden. Eine vorausgehende Verletzung, Schreiben in angespannten Situationen oder die Wahl des Stiftes erwiesen sich nicht als Risikofaktoren.

Neben dem Schreibkrampf gibt es weitere aufgabenspezifische Dystonien, die meist an die Ausübung spezialisierter und sehr repetitiver feinmotorischer Aufgaben gekoppelt sind. Bei Golfspielern ist ein Koordinationsverlust des Schwungarmes beschrieben, der sogenannte golfer's yip (Adler et al. 2011). Weiterhin liegen Einzelfallberichte zu ungewöhnlichen, aufgabenspezifischen Dystonien vor, wie bei Läufern (Wu u. Jankovic 2006), einem Pistolenschützen (Sitburana u. Ondo 2008) oder einem professionellen Tennisspieler (Mayer et al. 1999). All diesen Krankheitsbildern ist gemeinsam, dass sie nach intensiver Durchführung repetitiver Bewegungsmuster und -abläufe auftreten.

Aus Gründen, die weiter unten (Kapitel 7: Abgrenzung der bestimmten Personengruppe, speziell: Abschnitt 7.2 – Abgrenzung der aufgabenspezifischen fokalen Dystonie des Instrumentalmusikers von anderen tätigkeitsbezogenen Dystonien) ausgeführt werden, sind die hier unter dem Kriterium der Analogie genannten Krankheitsbilder nicht Gegenstand der vorliegenden Berufskrankheit.

6 Zusammenfassung der systematischen Erhebung und Auswertung der verfügbaren Daten (Fallserien, klinisch-experimentelle Befunde, Kasuistiken) zur tätigkeitsbezogenen fokalen Dystonie bei Instrumentalmusikern

Die Schlussfolgerungen des systematischen Review (Rozanski et al. 2014, 2015) lassen sich wie folgt zusammenfassen:

(1) Die Prävalenz fokaler, aufgabenspezifischer dystoner Symptome liegt bei professionellen Instrumentalmusikern um ein Vielfaches – etwa den Faktor 100 – höher als die Prävalenz dystoner Symptome bei der nicht-exponierten Normalbevölkerung.
(2) Das Manifestationsalter für die fokale Dystonie des professionellen Instrumentalmusikers liegt bei im Mittel etwa 38, für die idiopathischen Dystonien der Normalbevölkerung bei im Mittel etwa 55 Jahren. Es besteht somit eine Differenz von fast zwei Dekaden. Von der Dystonie des Musikers sind überwiegend Männer betroffen (75–88 % Männeranteil), während die idiopathischen Dystonien bei Frauen gehäuft auftreten (66 %).
(3) Es besteht eine deutliche Korrelation zwischen dem gespielten Instrument und dem Phänotyp der Dystonie. Dabei ist die Extremität, die die feinmotorische Hauptlast trägt, auch am häufigsten von dystonen Symptomen betroffen.
(4) Die Dystonie des professionellen Instrumentalmusikers manifestiert sich zumeist während oder nach einer Phase intensivierten Übens. In Einzelfällen ließen sich vorangegangene Traumata feststellen, z.B. ein Perforationstrauma der Hand oder eine Sehnenverletzung.
(5) Meist führt die Dystonie des professionellen Instrumentalmusikers zur Beendigung der Karriere als professioneller Musiker. Unter Fortführung der Exposition, also des Musizierens, verstärken sich die Beschwerden. Ob eine Übungskarenz zu einer Besserung führt, kann der aktuellen Datenlage nicht entnommen werden.
(6) Die fokale Dystonie des professionellen Instrumentalmusikers ist ein eigenständiges Krankheitsbild. Sie kann von anderen Bewegungsstörungen, z.B. Tremor, begleitet werden und kann auch familiär gehäuft auftreten. Die fokale Dystonie des Musikers ist jedoch nicht Teil eines übergeordneten Syndroms.
(7) Psychische Faktoren sind keine Auslösefaktoren der fokalen Dystonie des Musikers. Erkrankte Musiker können psychische Symptome wie Angst- oder Zwangsstörungen aufweisen, jedoch sind diese als Teil der Erkrankung zu werten, nicht als Auslöser (siehe weiter unten Abschnitt 8.5 „Differenzialdiagnostische Überlegungen…“, und zwar 8.5.1 „Psychische Faktoren“).
(8) Die Dystonie ist eine zentralnervöse Erkrankung, im Gegensatz zu rein peripheren Kompressionserkrankungen. Traumata können in Einzelfällen der Entwicklung dystoner Symptome vorangehen, sind aber meist nicht vorhanden.
(9) Einige betroffene Musiker wiesen im Vergleich zu gesunden auf Kernspinaufnahmen Veränderungen motorischer Hirnareale auf und unterschieden sich in elektrophysiologischen Experimenten von den gesunden Musikern. Diese Veränderungen können als Krankheitsindiz gewertet werden. Es fehlen jedoch detaillierte Kenntnisse und Informationen, wie häufig und wie regelmäßig diese Veränderungen vorhanden sind.

7 Abgrenzung der bestimmten Personengruppe

Für das Krankheitsbild der aufgabenspezifischen fokalen Dystonie des Instrumentalmusikers ist anhand der im systematischen Review (Rozanski et al. 2014, 2015) erhobenen Daten davon auszugehen, dass repetitives und stereotypes feinmotorisches Training in hoher Intensität eine pathogenetisch bedeutsame Exposition darstellt. Dieses Training üben Instrumentalmusiker in Form des intensiven Musizierens über mehrere Stunden und Jahre hinweg täglich aus. Zu der bestimmten Personengruppe, die – im Vergleich zur Normalbevölkerung – der Exposition in erhöhtem Maße bzw. überhaupt ausgesetzt sind, gehören daher professionelle Instrumentalmusiker. Diese Personengruppe umfasst alle intensiv und professionell Musizierenden, d.h. Musikstudenten, Solomusiker, Orchestermusiker und Musiklehrer.

7.1 Lateralität, Geschlechterverhältnis und Manifestationsalter der aufgabenspezifischen fokalen Dystonie des professionellen Instrumentalmusikers

Bezüglich der höchsten instrumentenspezifischen feinmotorischen Belastung sei auf die entsprechenden musikphysiologischen Publikationen verwiesen (Conti et al. 2008, Altenmüller et al. 2012), in denen für Tasteninstrumente die höchste Belastung in der rechten Hand beschrieben wird. Da bei Streichinstrumentalisten die Bogenführung durch die rechte Hand nicht nur grob-, sondern auch feinmotorische Präzision erfordert, besteht hier kein Widerspruch zu der Dokumentation einer rechtsseitigen Handdystonie zu 30 %.

Die im systematischen Review (Rozanski et al. 2014, 2015) erhobene Dominanz von Männern unter den an einer fokalen Dystonie erkrankten Musikern deckt sich mit den Ergebnissen der weiteren Literatur, in der ebenfalls ein deutlich erhöhter Männeranteil unter den betroffenen Musikern berichtet wird. Die angeführten Relationen variieren zwischen 2:1 und 6:1 (Lim u. Altenmüller 2003) und lassen sich nicht allein durch einen möglicherweise früher vorhandenen niedrigeren Frauenanteil in professionellen Orchestern erklären. So konnten Altenmüller et al. einen signifikant höheren Männeranteil unter erkrankten Musikern (78 %) im Vergleich zu einer gesunden Musikerkontrollgruppe (55 %) aufzeigen (Altenmüller et al. 2012). Ebenso konnte eine Fall-Kontroll-Studie, in der an Dystonie erkrankte Musiker mit gesunden Berufsmusikern verglichen wurden, eine deutliche Männerdominanz unter den erkrankten Musikern (71 %), nicht aber den gesunden Kontrollen (50 %) aufzeigen.

Eine Arbeitsgruppe führt eine möglicherweise protektive Wirkung von Östrogenen als Argumentation an (Rosset-Llobet et al. 2012), jedoch liegen noch keine Daten vor, die diese Hypothese systematisch verifizieren.

Das mittlere Manifestationsalter der aufgabenspezifischen fokalen Dystonie des professionellen Musikers variiert zwischen etwa 25 und 40 Jahren, wie sich aus der Zusammenstellung der aus den vier großen Fallserien (Altenmüller et al. 2012, Tubiana 2003, Rosset-Llobet et al. 2007, Brandfonbrener et al. 2004) konkret extrahierbaren Daten ergibt (Rozanski et al. 2014), *Tab. 17.4*:

Tab. 17.4: Geschlechterverhältnis und mittleres Manifestationsalter der aufgabenspezifischen fokalen Dystonie in Abhängigkeit von der Instrumentengattung, extrahiert aus vier großen Fallserien (Altenmüller et al. 2012, Tubiana 2003, Rosset-Llobet et al. 2007, Brandfonbrener et al. 2004, siehe Rozanski et al. 2014)

Instrumentengattung	Anzahl	Geschlechterverhältnis	Durchschnittliches Manifestationsalter [Jahre]
Streichinstrumente	45	84 % M	33
Zupfinstrumente	87	90 % M	36
Holzblasinstrumente	38	63 % M	38
Blechblasinstrumente	89	87 % M	36
Perkussion	12	92 % M	26
Tasteninstrumente	78	77 % M	39

7.2 Abgrenzung der aufgabenspezifischen Dystonie des professionellen Instrumentalmusikers von anderen tätigkeitsbezogenen Dystonien

Der Schreibkrampf ist eine der Musikerdystonie ähnliche fokale Dystonie der Hand. Er beginnt mit einer distal betonten Verkrampfung der Finger an der dominanten Hand (Rosset-Llobet et al. 2007) und kann sich im Verlauf auch auf die gesamte Hand und den Arm ausbreiten. Ebenso wie bei der Musikerdystonie liegt das Manifestationsalter mit 38 Jahren unter dem durchschnittlichen Manifestationsalter idiopathischer fokaler Dystonien (Rosset-Llobet et al. 2007). Weiterhin ist auch für den Schreibkrampf eine Ausweitung der Symptome, z.B. auf die Gegenseite, beschrieben und Spontanremissionen sind selten (Geyer u. Bressman 2006).

Ebenso wie bei der Musikerdystonie wird hier pathophysiologisch eine Kombination aus einer Prädisposition und extrinsischen Auslösefaktoren diskutiert (Roze et al. 2009). Eine Fall-Kontroll-Studie, in der systematisch nach Risiko- und Auslösefaktoren gesucht wurde, konnte einen hohen Ausbildungsgrad, eine hohe

Anzahl an Schreibstunden sowie einen Anstieg der Schreibtätigkeit unmittelbar vor der Erstmanifestation von Symptomen als Risikofaktoren identifizieren (Roze et al. 2009).

Ähnlich wie bei der Musikerdystonie konnten auch beim Schreibkrampf typische pathophysiologische Merkmale von Dystonien nachgewiesen werden, so z.B. eine erhöhte Plastizität des Motorcortex (Quartarone et al. 2006) und eine reduzierte intrakortikale Inhibition. Ein pathophysiologischer Unterschied zwischen beiden Krankheitsbildern ist jedoch die höhere Beeinflussbarkeit der Symptome durch sensible Reize (Rosenkranz et al. 2005), was auf Unterschiede in der sensomotorischen Integration hinweist.

Zusammenfassend weisen die Musikerdystonie und der Schreibkrampf sehr viele ähnliche klinische wie auch pathophysiologische Merkmale von fokalen, tätigkeitsbezogenen Dystonien auf. Der wesentliche Unterschied zwischen beiden Krankheitsbildern ist, dass der Schreibkrampf zwar tätigkeitsbezogen, jedoch nicht mehr berufsbezogen oder berufsspezifisch auftritt. Die wissenschaftliche Evidenz des Schreibkrampfes war nicht Gegenstand der Prüfung der vorliegenden Berufskrankheit. Dasselbe gilt für die spastische Dysphonie.

Beim golfer's yip handelt es sich um eine Verkrampfung des Armes beim Putten, die eher eine grobmotorische Verzerrung denn eine Verkrampfung der Feinmotorik ist. Ob es sich dabei um eine klassische Form einer aufgabenspezifischen Dystonie handelt, ist nicht abschließend geklärt (Adler et al. 2011). Auch für einige andere Sportarten wurden spezifische Dystonien beschrieben, so für Tischtennisspieler und sogar Läufer (Torres-Russotto u. Perlmutter 2008, Wu et al. 2006).

Außer den Musikern scheinen andere Berufsgruppen somit nicht systematisch von aufgabenspezifischen Dystonien betroffen zu sein. Zwar sind eine „typist dystonia" und eine „telegraphist dystonia" beschrieben (Ferguson 1971), die bei Betätigung mechanischer Schreibmaschinen bzw. Morsetasten vorkamen (Torres-Russotto u. Perlmutter 2008). Eine Munddystonie wurde in einem Einzelfall bei einem Auktionator gefunden (Scolding et al. 1995). Oppenheim erwähnt in diesem Zusammenhang den „Melkerkrampf" und den „Näherinnen- und Schneiderkrampf" (Oppenheim 1905), jedoch dürften diese heute aufgrund der veränderten Arbeitsbedingungen nicht mehr in reproduzierbar beobachtbarem Ausmaß diese Berufsgruppen befallen. Zu den Begriffen „Melkerdystonie", „Glasbläserdystonie" und „Zigarrendreherdystonie" finden sich derzeit weder in der deutschen noch englischen Literatur bei gründlicher Recherche Publikationen. Eine Umfrage unter sechs Neurologen im deutschen Sprachraum, die über jahrzehntelange Erfahrung im Umgang mit Dystonie-Patienten verfügen, ergab, dass weder eine „Melkerdystonie" noch eine „Glasbläserdystonie" von diesen jemals diagnostiziert worden war. Es gibt somit keine dokumentierten Hinweise darauf, dass aufgabenspezifische Dystonien in quantitativ relevantem Umfang bei anderen Berufsgruppen als professionellen Instrumentalmusikern derzeit auftreten.

Es scheint daher sinnvoll, das anhand größerer Fallserien gut beschriebene und abgrenzbare Krankheitsbild der fokalen Dystonie als Erkrankung des zentralen Nervensystems durch feinmotorische Tätigkeit hoher Intensität bei Instrumentalmusikern im Sinne der hier vorgenommenen Berufskrankheiten-Definition auf diesen Personenkreis zu begrenzen und etwaige weitere, eher kasuistisch vorkommende, tätigkeitsbezogene Dystonien nicht unter diese Berufskrankheit zu subsumieren.

8 Krankheitsbild und Diagnose

8.1 Klassifikation von Dystonien

Der Terminus „Dystonie" bezeichnet eine Bewegungsstörung, die durch länger anhaltende unwillkürliche Kontraktionen der quergestreiften Muskulatur gekennzeichnet ist. Dystone Verkrampfungen treten häufig repetitiv auf und können zu Fehlstellungen der betroffenen Extremität bzw. des Rumpfes führen (Leitlinie Dystonie der DGN 2013: http://www.dgn.org/leitlinien-online-2012/inhalte-nach-kapitel/2389-ll-11-2012-dystonie.html). Im Rahmen der Dystonie können auch bestimmte Tremorformen an den betroffenen Gliedmaßen beobachtet werden. Der Begriff der Dystonie kann sowohl für ein klinisches Symptom im Rahmen einer Grunderkrankung (z.B. dystone Armfehlstellung nach bestimmten Hirninfarkten) als auch für eine eigenständige Krankheitsentität verwendet werden (Ceballos-Baumann 2005). Im Folgenden soll der Begriff „Dystonie" ausschließlich auf das eigenständige Krankheitsbild der Dystonie angewendet werden.

Die Klassifikation der Krankheitsentität „Dystonie" erfolgt nach klinischem Phänotyp, dem Manifestationsalter und der Ätiologie. Entsprechend ihrer Lokalisation werden Dystonien in generalisierte (den ganzen Körper betreffende), segmentale (zwei oder mehrere benachbarte Körperteile betreffende), in multifokale (zwei oder mehrere Extremitäten betreffende) und in fokale (einzelne Körperteile betreffende) Dystonien eingeteilt (de Carvalho et al. 2002). Nach dem Manifestationsalter werden die seltenen juvenilen Dystonien, deren Beginn vor dem 26. Lebensjahr liegt, von den deutlich häufigeren adulten Formen unterschieden. Juvenile Dystonien tendieren im Gegensatz zu den adulten vermehrt zu einer Ausbreitung der Symptome, so dass sich aus fokalen Dystonien multifokale bzw. generalisierte entwickeln (Schmidt et al. 2008). Eine Sonderform der fokalen Dystonien bilden die Dystonien, die hochselektiv bei bestimmten Tätigkeiten auftreten, wie z.B. der Schreibkrampf oder die Musikerdystonie.

Ätiologisch werden Dystonien klassifiziert in primäre bzw. idiopathische Dystonien, deren Ursache nicht bekannt ist oder genetisch bedingt sein kann, und sekundäre. Für primäre Dystonien wurden 21 Gene der DYT-Familie entdeckt, die meist autosomal-dominant mit reduzierter Penetranz vererbt werden (Ozelius und Bressman 2011). Bei den meisten primären Dystonien handelt es sich um fokale Dystonien (Klein 2005).

Davon abzugrenzen sind die wesentlich selteneren sekundären Dystonien, bei denen dystone Symptome im Rahmen einer Grunderkrankung auftreten. Zu den Dystonie auslösenden Grunderkrankungen zählen neurodegenerative Erkrankungen und metabolische (M. Wilson, Neuro-Akanthozytose, Leukodystrophien), seltener vaskuläre oder traumatische Läsionen der Basalganglien (Schneider u. Bhatia 2010). Ebenso können dystone Symptome durch die Einnahme von Dopamin-Antagonisten (Neuroleptika) oder Calcium-Antagonisten (Schmidt et al. 2008) ausgelöst werden.

Bei den Dystonie-Plus-Syndromen treten dystone Symptome gemeinsam mit anderen neurologischen Symptomen oder Syndromen auf, wie z.B. einem hypokinetisch-rigiden Syndrom oder Myoklonien. Den Dystonie-Plus-Syndromen liegt häufig eine genetische Prädisposition zugrunde (Phukan et al. 2011).

Lange Zeit galten die aufgabenspezifischen Dystonien als „Beschäftigungsneurosen" (Gowers 1886). So schrieb Oppenheim (Oppenheim 1905) als Erklärung für den Schreibkrampf:

> *„Es sind jedoch niemals Individuen mit intaktem Nervensystem, welche von solchem Uebel heimgesucht werden, es lässt sich vielmehr in der großen Mehrzahl der Fälle eine neuropathische Anlage nachweisen. Fast alle meine Patienten gehörten in die Kategorie der Neurastheniker, einige litten an Hemikranie, andere an Neuralgie, einer an Stottern, einer an hartnäckigem Schwindel, einer an Epilepsie."*

Im Gegensatz zu historischen Konzepten, gemäß denen dystone Verkrampfungen einer psychischen Genese zugeordnet wurden, gilt die organische, d.h. zentralnervöse Pathogenese von Dystonien seit der Arbeit David Marsdens von 1976 als wissenschaftlich anerkannt (Munts u. Koehler 2010, Marsden 1976; Sheehy u. Marsden, 1982). Die langjährige Einordnung von Dystonien als psychogene Erkrankungen wurde vor allem auf ihr bizarres Aussehen, ihr teilweise selektives Auftreten und ihre Verstärkung durch emotionale Anspannung zurückgeführt (Marsden 1976). Nach dem aktuellen Stand der Wissenschaft werden Dystonien jedoch auf bislang nicht exakt benennbare Fehlfunktionen verschiedener Regelkreise des Gehirns (pallido-thalamo-kortikaler Bahnen) zurückgeführt (Poston u. Eidelberg 2012).

8.2 Diagnostik von Dystonien

Die Diagnose einer Dystonie erfolgt klinisch nach dem vorherrschenden Symptom, also einer länger andauernden Verkrampfung einer oder mehrerer Extremitäten, die mit Funktionsverlust oder -einschränkung einhergeht. Als Begleiterscheinung kann der sog. dystone Tremor beobachtet werden, ein feinschlägiger, niederfrequenter Aktionstremor, der sich vor allem bei Bewegung verstärkt (Ceballos-Baumann, Abschnitt 9). Dystone Bewegungen sind meist irregulär und verstärken sich bei Bewegung und emotionalem Stress (Phukan et al. 2011). Initial sind sie vor allem bei Aktionen vorhanden, im weiteren Verlauf der Erkrankung können sie auch in Ruhe auftreten. Eine diagnostisch hilfreiche Besonderheit, die vor allem bei der zervikalen Dystonie zu beobachten ist, ist das Vorhandensein einer *geste antagoniste*, einer gezielt gesetzten Berührung meist des Gesichtes oder des Kinns, die zu einer kurzfristigen Linderung dystoner Symptome führt (Martino et al. 2010). Weitere typische Merkmale bei Dystonien sind das Phänomen des „overflow", bei dem sich dystone Kontraktionen von der initial betroffenen Extremität auf benachbarte Extremitäten ausbreiten, sowie das „Spiegelphänomen", bei dem dystone Symptome durch Bewegung der kontralateralen entsprechenden Extremität ausgelöst werden können (Phukan et al. 2011). Zur Bestätigung der klinischen Untersuchung kann eine EMG (Elektromyographie)-Untersuchung veranlasst werden, die eine Kokontraktion von Agonist und Antagonist zeigt. Es gibt jedoch keinen pathognomonischen, die Dystonie beweisenden Befund oder Parameter, so dass die klinische Erfahrung des Untersuchers eine zentrale Rolle in der Diagnostik einnimmt.

Die Diagnose einer primären Dystonie muss in Frage gestellt werden, wenn sich in der klinischen Untersuchung weitere neurologische Symptome finden wie z.B. ein hypokinetisch-rigides Syndrom, prominente oromandibuläre Symptomatik oder eine Hemidystonie. Ebenso müssen ein ungewöhnlicher klinischer Verlauf (sehr rasche Progression, Beginn an der unteren Extremität im Erwachsenenalter) und anamnestische Hinweise auf Entwicklungsverzögerung, epileptische Anfälle und auffällige Begleiterkrankungen ergänzende diagnostische Maßnahmen zum Ausschluss einer sekundären Dystonie veranlassen (detaillierte Übersicht s. Schneider u. Bathia 2010).

8.3 Besonderheiten der fokalen Dystonie als Erkrankung des zentralen Nervensystems bei Instrumentalmusikern durch feinmotorische Tätigkeit hoher Intensität im Vergleich zu anderen adulten fokalen Dystonien

Die fokale, aufgabenspezifische Dystonie des Musikers weist im Vergleich zu anderen adulten fokalen Dystonien einige Besonderheiten auf. Als Vergleich sollen Daten aus einer Übersichtsarbeit herangezogen werden (Defazio et al. 2007). Von der Musikerdystonie sind überwiegend Männer betroffen, bei idiopathischen fokalen Dystonien hingegen überwiegend Frauen. Weiterhin fallen ein deutlich jüngeres durchschnittliches Manifestationsalter (38 Jahre vs. 55 Jahre) sowie eine deutlich höhere Prävalenz auf, die nach grober Schätzung etwa den Faktor 100 ausmacht. Damit sind die Prävalenzunterschiede zwischen den exponierten und nicht-exponierten Patientenkollektiven so deutlich, dass ein kausaler Zusammenhang nahe liegt.

Das deutlich jüngere Manifestationsalter bei der Musikerdystonie im Vergleich zu idiopathischen Dystonieformen stellt die Bedeutung externer Einflussfaktoren, also das Musizieren, in den Vordergrund. Nimmt man eine gemeinsame multifaktorielle Ätiologie der verschiedenen fokalen Dystonien an, wie dies von Defazio vorgeschlagen wurde (Defazio et al. 2007), so würde dies bedeuten, dass die dystonen Symptome aufgrund des intensiven und viel stärkeren Einwirkens der externen Einflussfaktoren deutlich früher auftreten als dies bei idiopathischen fokalen Dystonien der Fall ist.

Das deutlich häufigere Auftreten der Musikerdystonie bei Männern, das auch durch einen leicht erhöhten Männeranteil in Orchestern nicht suffizient zu erklären ist, gab Anlass zu einer Studie, die einen möglichen protektiven Einfluss von Östrogenen und Gestagenen in der Pathogenese der Musikerdystonie untersucht. In dieser Untersuchung an Patienten mit Musikerdystonie zeigte sich anhand von ausgewerteten Fragebögen keine Beeinflussung der dystonen Symptome durch Schwangerschaft oder Einnahme oraler Kontrazeptiva, jedoch fiel eine niedrigere Prävalenz an Menstruationsstörungen unter den Patientinnen mit fokaler Dystonie auf. Die Autoren interpretieren diese Datenlage als möglichen Zusammenhang zwischen Sexualhormonen und dem Auftreten der Musikerdystonie, auch wenn der pathophysiologische Mechanismus ungeklärt bleibt (Rosset-Llobet et al. 2012b).

Der eindrucksvollste epidemiologische Befund ist jedoch die instrumentencharakteristische, fast schon eindeutige Zuordnung zwischen dem gespielten Instrument bzw. der feinmotorischen Hauptlast und der Manifestation der fokalen Dystonie, wie es im systematischen Review von Rozanski et al. (2014, 2015) gezeigt werden konnte. Spieler von Tasteninstrumenten entwickeln überwiegend eine Dystonie der rechten Hand, ebenso Spieler von Zupfinstrumenten. Die linke Hand ist bei Streichinstrumentalisten bevorzugt betroffen, die Ansatzdystonie tritt ausschließlich bei Blasinstrumentalisten auf.

8.4 Fokale Dystonie als Erkrankung des zentralen Nervensystems bei Instrumentalmusikern durch feinmotorische Aktivität hoher Intensität im Sinne dieser Berufskrankheit

Bei der Musikerdystonie im Sinne der vorliegend beschriebenen Berufskrankheit handelt es sich um eine Sonderform der fokalen Dystonie des Erwachsenenalters, nämlich um eine aufgabenspezifische Dystonie. Diese äußert sich primär hoch selektiv ausschließlich bei der Ausübung des Instrumentenspiels. Die Symptome beginnen meist mit einer Ungeschicklichkeit der betroffenen Extremität, manifestieren sich dann beim Ausüben der bestimmten Tätigkeit und können sich im Verlauf auch auf andere Tätigkeiten ausweiten und sogar im Ruhezustand auftreten (Torres-Russotto u. Perlmutter 2008).

Auf der Grundlage der im systematischen Review (Rozanski et al. 2014, 2015) erhobenen Daten wird deutlich, dass es sich bei der fokalen, aufgabenspezifischen Dystonie des Instrumentalmusikers um eine eigenständige Erkrankung aus dem Formenkreis der fokalen adulten Dystonien handelt. Sie ist gekennzeichnet durch einen zunächst schmerzlosen Verlust der Koordinationsfähigkeit an einer Extremität und tritt initial nur beim Musizieren auf, kann sich jedoch im weiteren Verlauf auch ausbreiten und in Ruhe oder bei anderen Aktivitäten auftreten. Diese Erkrankung ist nur bei Instrumentalmusikern beschrieben, deren Alltag durch intensives und lang andauerndes Spielen ihres Instrumentes zum Erwerb hochspezialisierter feinmotorischer Fähigkeiten über viele Jahre hinweg gekennzeichnet ist. Dazu zählen vor allem aktive professionelle Orchester- und Solomusiker, aber auch ehemals aktive Musiker, die aufgrund ihrer Dystonie andere Tätigkeitsbereiche aufsuchen mussten. Für die Entstehung der Erkrankung relevant ist das langjährige, repetitive und intensive Musizieren auf professionellem Niveau.

Nach den Aussagen der bei Rozanski et al. (2014, 2015) erfassten Studien wiesen betroffene Musiker eine aufsummierte Übungszeit von in der Regel mindestens etwa 10 000 Stunden nach dem 18. Lebensjahr, zumindest im Bereich einer höheren vierstelligen kumulativen Exposition (> ca. 5 000 Stunden) nach dem 18. Lebensjahr auf (siehe Ausführungen unter 5.5 und → *Tab. 17.3*). Aufgrund der heterogenen Erfassung der Übungszeit sind das Aufstellen einer quantitativ eindeutigen Dosis-Wirkungs-Beziehung und das Ableiten einer wissenschaftlich tragfähigen „Abschneideschwelle" nicht möglich.

Diese im Erkrankungsfalle zur Manifestation der Musikerdystonie führende Stundenzahl (in der Regel fünfstellig, zumindest hoch vierstellig, meist > ca. 5 000 Stunden nach dem 18. Lebensjahr) ist **nicht** in dem Sinne als kumulatives Dosismaß zu verstehen, welches sich gewissermaßen über ein Berufsleben „ansammeln" kann. Diese Feststellung ergibt sich zum einen schon allein aus dem mittleren Manifestationsalter zwischen 25 und 40 Jahren, zum anderen daraus, dass die Erstmanifestation oft zeitnah bei Karrieresprüngen mit intensiviertem Üben einsetzt. Ein nur gelegentliches Musizieren über viele Jahrzehnte hinweg verursacht das Krankheitsbild der fokalen Dystonie als Erkrankung des zentralen Nervensystems bei Instrumentalmusikern durch feinmotorische Tätigkeit hoher Intensität im Sinne dieser Berufskrankheit **nicht**.

Abb. 17.1 und *Tab. 17.5* zeigen die prozentuale Verteilung des klinischen Phänotyps der fokalen Dystonie in Abhängigkeit der Instrumentengattung. Insgesamt wurden dabei 1 144 Musiker erfasst, dabei 930 aus vier großen Fallserien und 214 aus zwölf klinischen/experimentellen Studien (s. Abschnitt 3.1 und 3.2). Entlang der x-Achse sind die Instrumentengruppen aufgetragen, entlang der y-Achse die prozentuale Verteilung des klinischen Phänotyps der Dystonie.

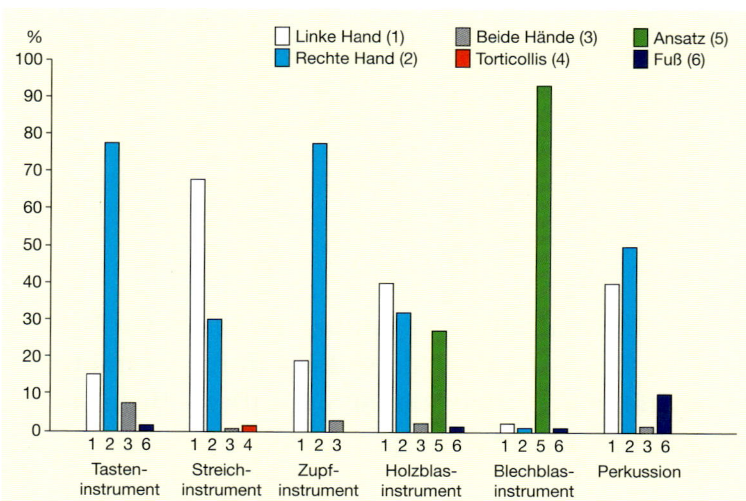

Abb. 17.1: Betroffene Organe in Abhängigkeit der Instrumentengattung, Datenbasis (n=1 144)

Tab. 17.5: Betroffene Organe in Abhängigkeit der Instrumentengattung, Datenbasis (n=1 144), Angabe der prozentualen Verteilung

Instrumentengattung	linke Hand	rechte Hand	beide Hände	Ansatz	Torticollis	Fuß
Tasteninstrumente	15	78	6	0	1	0
Streichinstrumente	68	30	1	0	1	0
Zupfinstrumente	19	78	3	0	0	0
Holzblasinstrumente	39	33	2	26	1	0
Blechblasinstrumente	2	1	0	96	1	0
Perkussion	41	49	2	0	0	8

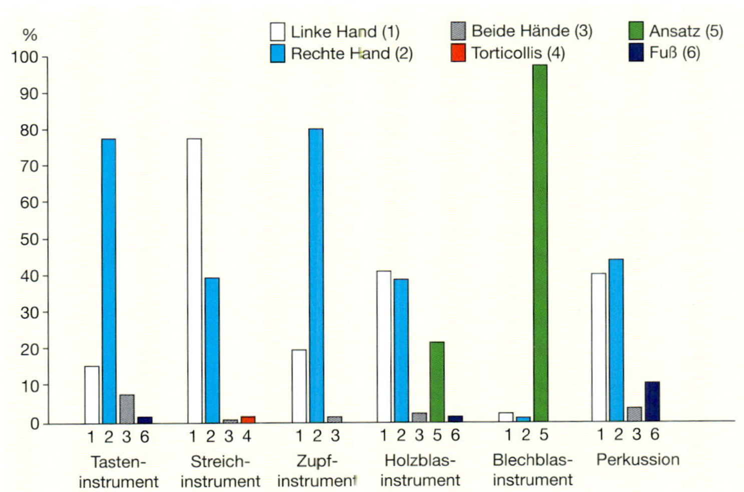

Abb. 17.2: Betroffene Organe in Abhängigkeit der Instrumentengattung, Datenbasis (n=930)

Unter den erkrankten Spielern von Tasteninstrumenten war insbesondere die rechte Hand mit 78 % von einer Dystonie betroffen (linke Hand: 15 %, beide Hände: 6 %, Torticollis: 1 %). Bei den erkrankten Spielern von Streichinstrumenten dominierte die linke Hand mit 68 % (rechte Hand: 30 %, beide Hände: 1 %, Torticollis: 1 %). Erkrankte Spieler von Zupfinstrumenten wiesen mit 78 % am häufigsten eine Dystonie der rechten Hand auf (linke Hand: 19 %, beide Hände: 3 %). Ausgewogener ist die Verteilung der dystonen Extremität bei den Spielern von Holzblasinstrumenten, bei denen in 39 % der Erkrankten die linke Hand betroffen ist, in 33 % die rechte (beide Hände: 2 %, Torticollis: 1 %). Bemerkenswert ist weiterhin das Auftreten der orofazialen Ansatzdystonie mit 26 %. Diese Form der fokalen Dystonie tritt ausschließlich bei Spielern von Blasinstrumenten auf. Blechbläser sind mit 96 % am häufigsten von der orofazialen Ansatzdystonie betroffen (linke Hand: 2 %, rechte Hand: 1 %, Torticollis: 1 %). Bei erkrankten Perkussionisten ist mit 49 % die rechte Hand, mit 41 % die linke Hand, zu 2 % beide Hände und zu 8 % der Fuß betroffen.

Abb. 17.2 und *Tab. 17.6* zeigen die entsprechende Verteilung, wobei hier nur die Daten von 930 Musikern aus Fallserien aus den größten musikmedizinischen Zentren erfasst wurden.

Die Grafiken zeigen eine deutlich divergierende, für die Instrumentengattungen spezifische Verteilung der Manifestationsformen der fokalen Dystonie. Die am häufigsten berichtete fokale Dystonie war die Dystonie der Hand, die bei den erkrankten Spielern von Tasten- und Zupfinstrumenten überwiegend die rechte betraf, bei Spielern von Streichinstrumenten vornehmlich die linke. Bei Holzblasinstrumenten sind beide Hände gleichermaßen betroffen. Die Ansatzdystonie des Mundes wird ausschließlich bei erkrankten Spielern von Blasinstrumenten beobachtet, wobei hier die Blechbläser besonders betroffen sind.

Tab. 17.6: Betroffene Organe in Abhängigkeit der Instrumentengattung, Datenbasis (n=930), Angabe der prozentualen Verteilung

Instrumentengattung	linke Hand	rechte Hand	beide Hände	Ansatz	Torticollis	Fuß
Tasteninstrumente	16	78	5	0	1	0
Streichinstrumente	78	20	1	0	1	0
Zupfinstrumente	19	79	2	0	0	0
Holzblasinstrumente	40	36	2	21	1	0
Blechblasinstrumente	2	1	0	97	0	0
Perkussion	40	47	3	0	0	10

Die Musikerdystonie manifestiert sich häufig erstmalig während oder nach einer Karrierephase, die geprägt ist von intensiviertem Üben aufgrund einer Aufstiegsmöglichkeit oder Konzertserie (Altenmüller 2010). Meist beginnt die Erkrankung akut mit einem schmerzlosen Verlust der Koordination beim Spielen bestimmter Passagen (Altenmüller 2010) und breitet sich im weiteren Verlauf auf zahlreiche andere Spielsituationen aus. Im fortgeschrittenen Stadium kann die dystone Verkrampfung auch bei ähnlichen Bewegungsabläufen im Alltag auftreten, wie z.B. beim Halten des Bestecks. Sehr häufig sind die Hände und Finger betroffen, die sich beim Spielen entweder in Flexions- oder Extensionsstellung dyston verkrampfen. Bei Spielern von Blasinstrumenten ist oft die orofaciale Muskulatur von Verkrampfungen betroffen, was als Ansatzdystonie bezeichnet wird. Durch die fehlende Koordination der orofacialen Muskulatur kann die Luft nicht mehr adäquat durch das Mundstück des Instrumentes gepresst und damit der Ton nicht mehr richtig erzeugt werden (Jankovic, Ashoori 1998). Aufgrund der dystonen Symptome sind diese Musiker meist nicht mehr in der Lage, ihre professionelle Tätigkeit aufrecht zu erhalten, sondern müssen ihre Karriere in 50 % aller Fälle beenden (Schuele et al. 2004). Die Behandlung kann pharmakologisch erfolgen, durch Injektionen von Botulinumtoxin in die betroffenen Muskeln oder in letzter Zeit auch durch Umlernprogramme (Retraining) (van Vugt et al. 2014).

Ein bekanntes historisches Beispiel für die fokale Dystonie des professionellen Musikers ist Robert Schumann, der unter einem Verlust der Koordinationsfähigkeit der rechten Hand litt (Garcia de Yebenes 1995). Nach einer Episode intensiven Musizierens beklagte Robert Schumann erstmals 1830, im Alter von 20 Jahren, eine fehlende Kontrolle über einen Finger der rechten Hand, die zunächst nur intermittierend vorhanden war, im weiteren Verlauf jedoch immer häufiger auftrat und dann die ganze rechte Hand betraf. Schumann versuchte sich an Änderungen seines Stils und benutzte zeitweise eine Schiene, was jedoch die Beschwerden nicht linderte. Bereits drei Jahre später, 1833, war er nicht mehr in der Lage, Konzerte zu geben (Garcia de Yebenes 1995).

8.5 Differenzialdiagnostische Überlegungen zur Fokalen Dystonie als Erkrankung des Zentralen Nervensystems bei Instrumentalmusikern durch feinmotorische Tätigkeiten hoher Intensität

8.5.1 Psychische Faktoren

In einem früheren Gutachten wurde die Vorstellung geäußert, die beim Musizieren beobachteten Verkrampfungen seien Ausdruck innerer Anspannung und im Sinne einer „Beschäftigungsneurose“ zu werten (Zeller, arbeitsmedizinisches Gutachten 2000). Diese Wahrnehmung mag in Anbetracht der ausgeprägten Aufgaben-Selektivität der Musikerdystonie sowie der hohen Anspannung und des Erfolgsdrucks, dem die Musiker ausgesetzt sind, vordergründig nachvollziehbar erscheinen. Dass es sich bei der fokalen, aufgabenspezifischen Dystonie des Musikers jedoch um eine fokale Dystonie, nicht um eine psychogene Erkrankung handelt, zeigen die Nachweise pathophysiologischer Befunde an diesem Patientenkollektiv (Munts u. Koehler 2010). Dazu zählen die Dedifferenzierung somatosensorischer Kortexareale, eine erhöhte Neuroplastizität sowie eine veränderte sensomotorische Integration. Trotz dieser klaren Datenlage müssen psychologische Faktoren weiter berücksichtigt und diskutiert werden.

Dass sich die Symptome bei Erkrankungen der Basalganglien unter emotionaler Anspannung verstärken, zeigt die klinische Erfahrung im Umgang mit Parkinson-, Dystonie- und Tremorpatienten. Weiterhin gibt es einige Publikationen, die psychiatrische Symptome bei Patienten mit fokaler Dystonie berichten. Patienten mit primärer Dystonie wiesen im Vergleich zu Patienten mit ähnlichen motorischen Beeinträchtigungen (periphere Nervenkompressionen, Hemispasmus facialis) höhere Raten an Depressionen, Angststörungen, Zwangsstörungen und sozialen Phobien auf (Barahona-Correa et al. 2011, Gündel et al. 2001). Insbesondere Zwangsstörungen wurden bei Patienten mit primärer Dystonie vermehrt registriert (Broocks et al. 1998). Diese Daten ließen sich auch an großen Patientenkollektiven mit 76 Patienten nachvollziehen (Cavallaro et al. 2002), was die Autoren als Hinweis auf eine gemeinsame pathophysiologische Grundlage für Dystonien und Zwangsstörungen werteten. Dies erscheint neurophysiologisch und anatomisch plausibel, da die bei Dystonien beeinträchtigten striato-thalamo-kortikalen Funktionsschleifen auch pathophysiologisch bedeutsam bei Zwangsstörungen sind (Karch u. Pogarell 2011). Die gemeinsame pathophysiologische Grundlage beider Krankheitsbilder legt nahe, dass psychiatrische Symptome nicht als Reaktion auf die Erkrankung, sondern als Teil der Erkrankung im Sinne eines Endophänotyps zu werten sind. Dies bedeutet, dass sowohl die psychiatrischen Auffälligkeiten als auch die motorischen Symptome durch Fehlfunktionen der striato-thalamo-kortikalen Schleifen hervorgerufen werden.

Auch bei Patienten mit Musikerdystonie wurden auf entsprechenden Skalen erhöhte Werte für Ängstlichkeit und Neurotizismus im Vergleich zu gesunden Musikern ermittelt (Enders et al. 2011). Weiterhin wurden bei Musikern mit fokaler Dystonie ebenso hohe Ängstlichkeitswerte gesehen wie bei Musikern mit chronischem Schmerzsyndrom, jedoch erhöhte Werte für Neurotizismus (Jabusch et al. 2004a). Diese Befunde sollten ebenfalls als psychiatrische Begleiteffekte im Rahmen der Dystonie gewertet werden.

Zusammenfassend bleibt festzuhalten, dass es sich bei der fokalen, aufgabenspezifischen Dystonie des Musikers um eine *neurologische* Erkrankung handelt, die klare pathophysiologische Krankheitskorrelate im zentralen Nervensystem aufweist und daher nicht als psychogen zu werten ist. Da die Basalganglien sowohl motorische als auch limbische Anteile aufweisen, ist es naheliegend, dass die beobachteten psychischen Begleitsymptome Teil der Erkrankung im Sinne eines Endophänotyps sind und nicht als externe Triggerfaktoren für die Entstehung der motorischen Symptome.

8.5.2 Genetische Beiträge zur Musikerdystonie

Die Beobachtung, dass viele Musiker intensiv praktizieren, aber nur wenige eine fokale Dystonie entwickeln, lässt sich durch eine unterschiedliche Prädisposition für die Erkrankung erklären. Für die Annahme einer Prädisposition spricht der Nachweis kortikaler Veränderungen (Dedifferenzierung somatosensorischer Cortexareale), die nicht nur in dem für die dystone Extremität korrespondierenden Cortexareal nachweisbar waren, sondern als generelles Phänomen (Garraux et al. 2004). Dies würde bedeuten, dass die beobachteten kortikalen Veränderungen nicht reaktiv im Verlauf der Erkrankung vorhanden sind, sondern primär im Sinne einer Prädisposition. Da Prädispositionen meist hereditär sind, verdient die Datenlage zu genetisch bedingten Dystonien weitere Beachtung. Sensorische Veränderungen wurden auch bei asymptomatischen Verwandten ersten Grades von Dystonie-Patienten entdeckt (O'Dwyer et al. 2005).

Für die idiopathischen, also nicht aufgabenspezifischen Dystonien sind aktuell 21 Genloci beschrieben, DYT 1-21 (Paudel et al. 2012). Die meisten dieser Mutationen folgen einem autosomal-dominanten Erbgang mit reduzierter Penetranz und führen zu einer generalisierten Dystonie. Für fokale Dystonien sind die Loci DYT6 und DYT7 beschrieben (Müller et al. 2010).

Eine ähnliche genetische Situation ist auch für die Musikerdystonie anzunehmen. Es fiel eine familiäre Häufung des Auftretens an Musikerdystonien auf (Schmidt et al. 2006). Weiterhin zeigt sich unter den Patienten mit Musikerdystonie auch eine Tendenz zur Entwicklung weiterer Bewegungsstörungen (Rosset-Llobet et al. 2009, Schmidt et al. 2006), was für eine erhöhte Prädisposition spricht. Pathophysiologisch kann die bei Patienten mit Dystonien nachgewiesene erhöhte Neuroplastizität (Quartarone et al. 2006) bei reduzierter zentraler Inhibition angenommen werden. Bei einer Studie wies die Hälfte der untersuchten Musiker mit Dystonien weitere Bewegungsstörungen auf, meist eine Ausweitung der dystonen Symptome auf andere Aktivitäten (Rosset-Llobet et al. 2009). Im Rahmen einer weiteren Studie zur Erfassung von Bewegungsstörungen bei Verwandten von Musikern mit Dystonie fiel bei einer genauen neurologischen Untersuchung bei 36 % der Verwandten ebenfalls eine Dystonie auf, die von diesen zum Teil nicht als solche wahrgenommen worden war (Schmidt et al. 2009).

In Einzelfällen gelang auch der Nachweis einer Genmutation bei Musikern mit fokaler Dystonie, so etwa der DYT-1-Mutation (Schmidt et al. 2012) und der DYT-6-Mutation (Lohmann et al. 2013). Dabei handelt es sich jedoch um Einzelfälle innerhalb großer Kollektive (Schmidt et al. 2012), so dass monogenetische Erbgänge bei der Musikerdystonie entweder als Ausnahmefall anzusehen sind oder aber auf bislang noch nicht entdeckten Genloci kodiert werden.

Das von Altenmüller vorgeschlagene Modell einer Konstellation aus intrinsischen und extrinsischen Faktoren bei der Pathogenese der fokalen, aufgabenspezifischen Dystonie bei Musikern konnte in einer Fall-Kontroll-Studie (Schmidt et al. 2013) noch erhärtet werden. In dieser Studie konnte zum einen die höhere familiäre Belastung bei erkrankten Musikern festgestellt werden, was für eine genetische, also intrinsische, Prädisposition spricht. Zum anderen stellte sich heraus, dass erkrankte Musiker – im Vergleich zu ihren gesunden Verwandten – feinmotorischen Belastungen gegenüber exponiert sind und daher extrinsische Triggerfaktoren einwirken.

Hinsichtlich konkurrierender Triggerfaktoren konnten den Studien, die in den systematischen Review (Rozanski et al. 2014, 2015) eingeschlossen wurden, nur spärliche Informationen entnommen werden, eine systematische Analyse dieser Faktoren ist in der Literatur nicht beschrieben.

8.5.3 Differenzialdiagnostische Bedeutung mechanischer Belastungen

Die fokale, aufgabenspezifische Dystonie des Musikers ist eine Erkrankung der Basalganglien und damit des zentralen Nervensystems. Von den muskuloskelettalen und peripherneurologischen Erkrankungen bei Musikern, die durch mechanische Überbeanspruchung verursacht werden können, ist die Dystonie des Musikers klar abzugrenzen. Das sogenannte „overuse syndrome“ ist durch das frühzeitige Auftreten von Schmerzen gekennzeichnet, das bei den Dystonien gar nicht oder erst später durch die Fehlstellung der Extremität auftritt. Primäres Symptom bei Dystonien ist ein schmerzloser Verlust der Koordination an einer Extremität. Diese Abgrenzung ist daher von besonderer Bedeutung, da bei mangelnder Kenntnis dieses Krankheitsbildes Dystonien oft als muskuloskelettale Probleme verkannt werden. So stellt Bird in seiner Übersichtsarbeit über Bewegungseinschränkungen bei Musikern den (klinisch wenig hilfreichen) Terminus „work-related upper limb disorders (WRULD)“ vor. Differenzialdiagnostisch führt er zahlreiche muskuloskelettale und peripherneurologische Ursachen an, ohne jedoch die fokale Dystonie zu berücksichtigen (Bird, 2013). Über eine ähnliche Situation berichten Rosset-Llobet et al. (2009), die ein Musikerkollektiv mit Dystonien untersuchten. Bei der Hälfte der Patienten, die von Neurologen und Orthopäden gesehen worden waren, war nicht eine fokale Dystonie diagnostiziert worden, sondern Nervenkompressionen und diverse muskuloskelettale Probleme (Rosset-Llobet et al. 2009). Diese Daten belegen die Notwendigkeit einer exakten Kenntnis des Krankheitsbildes und der Differenzialdiagnosen. In den letzten Jahren hat die Kenntnis darüber jedoch erheblich zugenommen (E. Altenmüller, pers. Mitteilung).

Auch wenn die fokale Dystonie des Musikers klar von peripheren Nervenerkrankungen oder muskuloskelettalen Erkrankungen abzugrenzen ist, bleibt zu diskutieren, inwiefern muskuloskelettale oder peripherneurologische Veränderungen zur Entstehung der fokalen Handdystonie beitragen können. Bei der tierexperimentellen Induktion fokaler Dystonien (Topp u. Byl 1999) wies der Affe, der als erster dystone Symptome entwickelte, an der dyston erkrankten Extremität eine Sehnenverkürzung auf. Auch Einzelfallberichte zeigen, dass dystone Symptome im Anschluss an ein Handtrauma (Leijnse u. Hallett 2007) oder ein Thoracic-outlet-Syndrom entstanden (Quartarone et al. 1998). In diesem Zusammenhang ist die Bedeutung von Umweltfaktoren für die Pathogenese der fokalen Dystonie zu betrachten. In solchen Einzelfällen können offensichtlich solche mechanischen „Vorschäden“ prädisponierend wirken.

Es ist beachtenswert, dass bei Patienten mit idiopathischen fokalen Dystonien eine vorangegangene vermehrte Exposition gegenüber lokalen Belastungen an der von der Dystonie betroffenen Extremität nachgewiesen werden konnte. Patienten mit zervikaler Dystonie wiesen eine doppelt so hohe Prävalenz an Skoliosen auf wie ein alters- und geschlechtsadaptiertes Kollektiv an gesunden Normalpersonen (Defazio et al. 2003). In einer Fall-Kontroll-Studie zeigten Patienten mit Blepharospasmus eine um den Faktor 7 höhere Neigung zu vorangegangenen lokalen Augenerkrankungen wie Keratokonjunktivitis oder trockenem Auge (Martino et al. 2005). Ebenso wiesen Patienten mit laryngealer Dystonie in einer Fall-Kontroll-Studie eine deutlich höhere vorangegangene Prävalenz für Hals- und Rachenbeschwerden auf (Schweinfurth et al. 2002). Diese Datenlage deutet auf einen Zusammenhang zwischen lokalen Beschwerden und einer späteren Entwicklung einer fokalen Dystonie an dieser Stelle hin.

8.6 Abgrenzung der Fokalen Dystonie als Erkrankung des zentralen Nervensystems bei Instrumentalmusikern zu bereits bestehenden Berufskrankheiten

Bestimmte Erkrankungen, die durch äußere mechanische Belastungen induziert werden, sind bereits im Berufskrankheiten-Recht verankert und müssen von der hier dargestellten aufgabenspezifischen fokalen Dystonie abgegrenzt werden:

- Erkrankungen der Sehnenscheiden oder des Sehnengleitgewebes sowie der Sehnen- und Muskelansätze, die zur Unterlassung aller Tätigkeiten gezwungen haben, die für die Entstehung, die Verschlimmerung oder das Wiederaufleben der Krankheit ursächlich waren oder sein können (BK-Nr. 2101)
- Druckschädigung der Nerven (BK-Nr. 2106)
- Carpaltunnel-Syndrom (BK-Nr. 2113)

Von diesen rein peripherneurologischen und mechanischen Erkrankungen ist die Musikerdystonie klar abzugrenzen, bei der es sich um eine zentralnervöse Erkrankung der Basalganglien handelt (Albanese et al. 2013, Poston u. Eidelberg 2012).

9 Präventive Maßnahmen

Zum Krankheitsbild der fokalen Dystonie als Erkrankung des zentralen Nervensystems bei Instrumentalmusikern durch feinmotorische Tätigkeit hoher Intensität liegen nur wenige systematisch erhobene Daten zur Epidemiologie der Erkrankung vor, insbesondere jedoch keine prospektiven Ansätze zu präventiven Maßnahmen. Überlegungen hierzu müssen sich daher an verschiedenen therapeutischen und rehabilitativen Konzepten orientieren, die in umschriebenen klinischen Studien erprobt wurden. Umfangreiche, systematisch erhobene Daten zu Präventionsmaßnahmen sind jedoch aktuell nicht in der Literatur beschrieben.

Ein wesentlicher pathophysiologischer Angriffspunkt therapeutischer Ansätze ist die veränderte sensomotorische Verarbeitung mit dem Ziel, die intrakortikale Hemmung zu erhöhen und dadurch Bewegungsmuster zu normalisieren.

Da eine Verbreiterung kortikaler sensorischer Areale bei erkrankten Musikern festgestellt worden war und diese auf einen exzessiven motorischen Gebrauch zurückgeführt wurde, zielt eine Therapie darauf ab, durch eine Immobilisation der betroffenen Extremität und damit eine Reduktion des motorischen Gebrauches zentrale Hemmmechanismen wiederherzustellen. Bei einer kleinen Anzahl an Probanden ließen sich hier Verbesserungen der Dystonie erzielen (Candia et al. 1999). Dieses Ziel wird auch durch eine andere Rehabilitationstechnik angestrebt, bei der die betroffenen Patienten mit fokaler Handdystonie zum Erlernen der Blindenschrift angeleitet werden. Durch das intensive sensorische Training soll ein Überschuss an zentraler sensorischer Information erzielt werden, um auf diese Weise die sensomotorische Integration zu normalisieren (Zeuner et al. 2003).

Eine Beeinflussung der zentralen sensomotorischen Integration mittels transkranieller Magnetstimulation erwies sich als nicht erfolgreich (Buttkus et al. 2010, Buttkus et al. 2011).

Umfassende und systematisch erhobene Daten zu den rehabilitativen Maßnahmen können daher nicht berichtet werden und bedürfen weiterer Forschung.

10 Kriterien für die Berufskrankheiten-Anzeige

- Gesicherte Diagnose einer fokalen Dystonie als Erkrankung des zentralen Nervensystems
- Instrumentalmusiker mit feinmotorischer Tätigkeit hoher Intensität

Literatur

Adler CH, Crews D, Kahol K, Santello M, Noble B, Hentz JG, Caviness JN (2011). Are the yips a task-specific dystonia or „golfer's cramp"? Mov Disord 26: 1993–1996

Albanese A, Bhatia K, Bressman SB, Delong MR, Fahn S, Fung VS, Hallet M, Jankovic J, Jinnah HA, Klein C, Lang AE, Mink JW, Teller JK (2013). Phenomenology and classification of dystonia: A consensus update. Mov Disord 28: 863–873

Altenmüller E, Baur V, Hofmann A, Lim VK, Jabusch HC (2012). Musician's cramp as manifestation of maladaptive brain plasticity: arguments from instrumental differences. Ann NY Acad Sci 1252: 259–265

Altenmüller E, Jabusch HC (2010). Focal dystonia in musicians: phenomenology, pathophysiology, triggering factors, and treatment. Medical Probl Perform Art 25: 3–9

Aranguiz R, Chana-Cuevas P, Alburquerque D, Leon M (2011). Focal dystonia in musicians. Neurologia 26: 45–52

Barahona-Correa B, Bugalho P, Guimaraes J, Xavier M (2011). Obsessive-compulsive symptoms in primary focal dystonia: a controlled study. Mov Dis 26: 2274–2278

Baur V, Jabusch HC, Altenmüller E (2011). Behavioral factors influence the phenotype of musician's dystonia. Mov Dis 26: 1780–1781

Bird HA (2013). Overuse syndrome in musicians. Clin Rheumatol 32: 475–479

Bradley D, Whelan R, Kimmich O, O'Riordan S, Mulrooney N, Brady P, Walsh R, Reilly RB, Hutchinson S, Molloy F, Hutchinson M (2012). Temporal discrimination thresholds in adult-onset primary torsion dystonia: an analysis by task type and by dystonia phenotype. J Neurol 259: 77–82

Brandfonbrener AG, Robson C (2004). Review of 113 musicians with focal dystonia seen between 1985 and 2002 at a clinic for performing artists. Adv Neurol 94: 255–256

Broocks A, Thiel A, Angerstein D, Dressler D (1998). Higher prevalence of obsessive-compulsive symptoms in patients with blepharospasm than in patients with hemifacial spasm. Am J Psychiatry 155: 555–557

Brown SE (1992). Focal dystonia in musicians. West J Med 157: 666

Butler AG, Duffey PO, Hawthorne MR, Barnes MP (2004). The impact of focal dystonia on the working life of musicians in the United Kingdom. Adv Neurol 94: 257–259

Buttkus F, Baur V, Jabusch HC, de la Cruz Gomez-Pellin M, Nitsche MA, Altenmüller A (2011). Single-session tDCS-supported retraining does not improve fine motor control in musician's dystonia. Restor Neurol Neurosci 29: 85–90

Buttkus F, Weidenmüller M, Schneider S, Jabusch HC, Nitsche MA, Paulus W, Altenmüller E (2010). Failure of cathodal direct current stimulation to improve fine motor control in musician's dystonia. Mov Disord 25: 389–394

Byl NN, Merzenich MM, Jenkins WM (1996). A primate genesis model of focal dystonia and repetitive strain injury: I. Learning-induced dedifferentiation of the representation of the hand in the primary somatosensory cortex in adult monkeys. Neurology 47: 508–520

Candia V, Elbert T, Altenmüller E, Rau H, Schafer T, Taub E (1999). Constraint-induced movement therapy for focal hand dystonia in musicians. Lancet 353: 42

Cavallaro R, Galardi G, Cavallini MC, Henin M, Amodio S, Bellodi L, Comi G (2002). Obsessive compulsive disorder among idiopathic focal dystonia patients: an epidemiological and family study. Biol Psychiatry 52: 356–361

Ceballos-Baumann A (2005). Dystonien. In: Ceballos-Baumann A, Conrad B (Hrsg.), Bewegungsstörungen. Georg Thieme Verlag, Stuttgart 128–181

Conti AM, Pullman S, Frucht SJ (2008). The hand that has forgotten its cunning – lessons from musicians' hand dystonia. Mov Disord 23:1398–1406

de Carvalho Aguiar PM, Ozelius LJ (2002). Classification and genetics of dystonia. Lancet Neurol 1: 316–325

Defazio G, Abbruzzese G, Girlanda P, Buccafusca M, Currà A, Marchese R, Martino D, Masi G, Mazzella L, Vacca L, Livrea P, Berardelli A (2003). Primary cervical dystonia and scoliosis: a multicentre case-control study. Neurology 60: 1012–1015

Defazio G, Abbruzzese G, Livrea P, Berardelli A (2004). Epidemiology of primary dystonia. Lancet Neurol 3: 673–678

Defazio G, Berardelli A, Hallett M (2007). Do primary adult-onset focal dystonias share aetiological factors? Brain 130: 1183–1193

Enders L, Spector JT, Altenmüller E, Schmidt A, Klein C, Jabusch HC (2011). Musician's dystonia and comorbid anxiety: two sides of one coin? Mov Dis 26: 539–542

Ericsson KA, Krampe RT, Tesch-Römer C (1993). The role of deliberate practice in the acquisition of expert performance. Psychological Review 100: 363–406

ESDE (Epidemiological Study of Dystonia in Europe Collaborative Group) (2000). A prevalence study of primary dystonia in eight European countries. J Neurol 247: 787–792

Ferguson D (1971). An Australian study of telegraphist's cramp. Br J Ind Med 28: 280–285
Ferrarin M, Rabuffetti M, Ramella M, Osio M, Mailland E, Converti RM (2008). Does instrumental movement analysis alter, objectively confirm, or not affect clinical decision-making in musicians with focal dystonia? Med Prob Perform Artists 23: 99–106
Frucht SJ, Fahn S, Greene PE, O'Brien C, Gelb M, Truong DD, Welsh J, Factor S, Ford B (2001). The natural history of embouchure dystonia. Mov Disord 16: 899–906
Frucht SJ (2009). Embouchure dystonia – Portrait of a task-specific cranial dystonia. Move Disord 24: 1752–1762
García de Yébenes J (1995). Did Robert Schumann have dystonia? Mov Disord 10: 413–417
Garraux G, Bauer A, Hanakawa T, Wu T, Kansaku K, Hallett M (2004). Changes in brain anatomy in focal hand dystonia. Ann Neurol 55: 736–739
Gatto EM, Pardal MM, Reisin RC, Pardal AM (2001). Playing harp, another unusual task-specific dystonia. Move Disord 16: 778–779
Geyer HL, Bressmann SB (2006). The diagnosis of dystonia. Lancet Neurology 5: 780–790
Gowers W (1886). Occupational neuroses. In: Gowers W, ed. A Manual of Diseases of the Nervous System. J & A Churchill, London, 656–676
Granert O, Peller M, Jabusch HC, Altenmüller E, Siebner HR (2011). Sensorimotor skills and focal dystonia are linked to putaminal grey-matter volume in pianists. J Neurol Neurosurg Psychiatry 82: 1225–1231
Gündel H, Wolf A, Xidara V, Busch R, Ceballos-Baumann AO (2001). Social phobia in spasmodic torticollis. J Neurol Neurosurg Psychiatry 71: 499–504
Hallett M (2006). Pathophysiology of writer's cramp. Hum Mov Sci 25: 454–463
Haslinger B, Altenmüller E, Castrop F, Zimmer C, Dresel C (2010). Sensorimotor overactivity as a pathophysiologic trait of embouchure dystonia. Neurology 74: 1790–1797
Hayes MW, Yiannikas C (1996). Treatment of upper limb dystonia with botulinum toxin. Journal of clinical neuroscience: official journal of the Neurosurgical Society of Australasia 3: 124–128
Hirata Y, Schulz M, Altenmüller E, Elbert T, Pantev C (2004). Sensory mapping of lip representation in brass musicians with embouchure dystonia. Neuroreport 15: 815–818
Jabusch HC, Müller SV, Altenmüller E (2004a). Anxiety in musicians with focal dystonia and those with chronic pain. Move Disord 19: 1169–1175
Jabusch HC, Schneider U, Altenmüller E (2004b). Delta9-tetrahydrocannabinol improves motor control in a patient with musician's dystonia. Move Disord 19: 990–991
Kadota H, Nakajima Y, Miyazaki M, Sekiguchi H, Kohno Y, Amako M, Arino H, Nemoto K, Sakai N (2010). An fMRI study of musicians with focal dystonia during tapping tasks. J Neurol 257: 1092–1098
Karch S, Pogarell O (2011). Neurobiologie der Zwangsstörung. Der Nervenarzt 82: 299–307
Kim JS, An JY, Lee KS, Kim HT (2007). Cooling can relieve the difficulty of playing the tuba in a patient with embouchure dystonia. Mov Disord 22: 2291–2292
Klein C (2005). Movement disorders: classifications. J Inherit Metab Dis 28: 425–439
Lederman RJ (2001). Embouchure problems in brass instrumentalists. Med Probl Perf Artists 16: 53–57
Leijnse JN, Hallett M (2007). Etiological musculo-skeletal factor in focal dystonia in a musician's hand: A case study of the right hand of a guitarist. Mov Disord 22: 1803–1808
Liberati A, Altman DG, Tetzlaff J, Mulrow C, Gotzsche PC, Ioannidis JP, Clarke M, Devereaux PJ, Kleijnen J, Moher D (2009). The PRISMA statement for reporting systematic reviews and meta-analyses of studies that evaluate healthcare interventions: explanation and elaboration. BMJ 339: b2700
Lim VK, Altenmüller E (2003). Musicians' cramp: Instrumental and gender differences. Med Probl Perform Art 18: 21–26
Lohmann K, Wilcox RA, Winkler S, Ramirez A, Rakovic C, Park JS, Arns B, Lohnau T, Groen J, Kasten M, Brüggemann N, Hagenah J, Schmidt A, Kaiser FJ, Kumar KR, Zschiedrich K, Alvarenz-Fischer D, Altenmüller E, Ferbert A, Lang AE, Münchau A, Kostic V, Simonyan K, Agzarian M, Ozelius LJ, Langeveld AP, Sue CM, Tijssen MA, Klein C et al. (2013) Whispering dysphonia (DYT4 dystonia) is caused by a mutation in the TUBB4 gene. Ann Neurol 73: 537–545
Lucas RM, McMichael AJ (2005). Association or causation: evaluating links between "environment and disease". Bull World Health Organ 83: 792–795
Marchini C, Verriello L, Mucchiut M, Tion G, Bergonzi P (2001). Task-specific dystonia in a horn player. Mov Disord 16:176–177

Marsden CD (1976). The problem of adult-onset idiopathic torsion dystonia and other isolated dyskinesias in adult life (including blepharospasm, oromandibular dystonia, dystonic writer's cramp, and torticollis, or axial dystonia). Adv Neurol 14: 259–276

Martino D, Defazio G, Alessio G, Abbruzzese G, Girlanda P, Tinazzi M, Fabbrini G, Marinelli L, Majorana G, Buccafusca M, Vacca L, Livrea P, Berardelli A (2005). Relationship between eye symptoms and blepharospasm: a multicentre casecontrol study. Mov Disord 20: 1564–1570

Martino D, Liuzzi D, Macerollo A, Aniello MS, Livrea P, Defazio G (2010). The phenomenology of the geste antagoniste in primary blepharospasm and cervical dystonia. Mov Disord 25: 407–412

Mayer F, Topka H, Boose A, Horstmann T, Dickhuth HH (1999). Bilateral segmental dystonia in a professional tennis player. Med Sci Sports Exerc 31: 1085–1087

Müller J, Kiechl S, Wenning GK, Seppi K, Willeit J, Gasperi A, Wissel J, Gasser T, Poewe W (2002). The prevalence of primary dystonia in the general community. Neurology 59: 941943

Müller U (2010). A molecular link between dystonia 1 and dystonia 6? Annals of neurology 68: 418–420

Munts AG, Koehler PJ (2010). How psychogenic is dystonia? Views from past to present. Brain 133:1552–1564

Nowak DA, Rosenkranz K, Topka H, Rothwell J (2005). Disturbances of grip force behaviour in focal hand dystonia: evidence for a generalised impairment of sensory-motor integration? J Neurol Neurosurg Psychiatry 76: 953–959

Oppenheim H (1905). Lehrbuch der Nervenkrankheiten. S. Karger, Berlin

Ozelius LJ, Bressman SB (2011). Genetic and clinical features of primary torsion dystonia. Neurobiol Dis 42: 127–135

Paudel R, Hardy J, Revesz T, Holton JL, Houlden H (2012). Review: genetics and neuropathology of primary pure dystonia. Neuropathol Appl Neurobiol 38: 520–534

Phukan J, Albanese A, Gasser T, Warner T (2011). Primary dystonia and dystonia-plus syndromes: clinical characteristics, diagnosis, and pathogenesis. Lancet Neurol 10:1074–1085

Poston KL, Eidelberg D (2012). Functional brain networks and abnormal connectivity in the movement disorders. Neuroimage 62: 2261–2270

Pujol J, Rosset-Llobet J, Rosinés-Cubells D, Deus J, Narberhaus B, Valls-Solé J, Capdevila A, Pascual-Leone A (2000). Brain cortical activation during guitar-induced hand dystonia studied by functional MRI. NeuroImage 12: 257–267

Quartarone A, Girlanda P, Risitano G, Picciolo G, Sinicropi S, Nicolosi C, Macaione V, Messina C (1998). Focal hand dystonia in a patient with thoracic outlet syndrome. J Neurol Neurosurg Psychiatry 65: 272–274

Quartarone A, Siebner HR, Rothwell JC (2006). Task-specific hand dystonia: can too much plasticity be bad for you? Trends Neurosci 29: 192–199

Rosenkranz K, Butler K, Williamon A, Cordivari C, Lees AJ, Rothwell JC (2008). Sensorimotor reorganization by proprioceptive training in musician's dystonia and writer's cramp. Neurology 70: 304–315

Rosenkranz K, Butler K, Williamon A, Rothwell JC (2009). Regaining motor control in musician's dystonia by restoring sensorimotor organization. J Neurosci 29: 14627–14636

Rosenkranz K, Williamon A, Butler K, Cordivari C, Lees AJ, Rothwell JC (2005). Pathophysiological differences between musician's dystonia and writer's cramp. Brain 128: 918–931

Rosset-Llobet J, Candia V, Fabregas i Molas S, Dolors Rosines i Cubells D, Pascual-Leone A (2009). The challenge of diagnosing focal hand dystonia in musicians. Eur J Neurol 16: 864–869

Rosset-Llobet J, Candia V, Fabregas S, Ray W, Pascual-Leone A (2007). Secondary motor disturbances in 101 patients with musician's dystonia. J Neurol Neurosurg Psychiatry 78: 949–953

Rosset-Llobet J, Fabregas-Molas S, Pascual-Leone A (2012a). Drummer's lower limb dystonia. J Neurol 259: 1236–1237

Rosset-Llobet J, Pascual-Leone A, Fabregas-Molas S (2012b). Role of female reproductive hormones in musicians' dystonia. Med Probl Perform Art 27: 156–158

Rozanski V, Rehfuess E, Bötzel K, Nowak D. Trägt intensives Musizieren wesentlich zur Pathogenese der fokalen, aufgabenspezifischen Dystonie des professionellen Musikers bei? – ein systematischer Review. Abschlussbericht zum DGUV-Forschungsprojekt FB-0202 2004, online unter http://www.dguv.de/ifa/Forschung/Projektverzeichnis/FF- FB0202.jsp (2014).

Rozanski V, Rehfuess E, Bötzel K, Nowak D (2015). Aufgabenspezifische Dystonie bei professionellen Musikern – Ein systematisches Review zur Bedeutung des intensiven Musizierens als Risikofaktor. [Task-specific dystonia in professional musicians – a systematic review of the importance of intensive playing as a risk factor] Dtsch Ärztebl Int 112: 871–877

Roze E, Soumare A, Pironneau I, Sangla S, de Cock VC, Teixeira A, Astorquiza A, Bonnet C, Bleton JP, Vidailhet M, Elbaz A (2009). Case-control study of writer's cramp. Brain 132: 756–764

Sakai N (2006). Slow-down exercise for the treatment of focal hand dystonia in pianists. Med Probl Perform Art 21: 25–28

Schmidt A, Altenmüller E, Jabusch HC, Lee A, Wiegers K, Klein C, Lohmann K (2012). The GAG deletion in Tor1A (DYT1) is a rare cause of complex musician's dystonia. Parkinsonism Relat Disord 18: 690–691

Schmidt A, Jabusch HC, Altenmüller E, Hagenah J, Brüggemann N, Hedrich K, Saunders-Pullman R, Bressman SB, Kramer PL, Klein C (2006). Dominantly transmitted focal dystonia in families of patients with musician's cramp. Neurology 67: 691–693

Schmidt A, Jabusch HC, Altenmüller E, Hagenah J, Brüggemann N, Lohmann K, Enders L, Kramer PL, Saunders-Pullman R, Bressman SB, Münchau A, Klein C (2009). Etiology of musician's dystonia: familial or environmental? Neurology 72: 1248–1254

Schmidt A, Jabusch HC, Altenmüller E, Kasten M, Klein C (2013). Challenges of making music: what causes musician's dystonia? JAMA Neurol 70: 1456–1459

Schmidt A, Schneider SA, Hagenah J, Klein C (2008). Dystonia. Der Nervenarzt 79 Suppl 2: 53–63; quiz 64–65

Schneider SA, Bhatia KP (2010). Secondary dystonia – clinical clues and syndromic associations. Eur J Neurol 17 Suppl 1: 52–57

Schuele S, Lederman RJ (2004). Long-term outcome of focal dystonia in string instrumentalists. Mov Disord 19: 43–48

Schweinfurth JM, Billante M, Courey MS (2002). Risk factors and demographics in patients with spasmodic dysphonia. Laryngoscope 112: 220–223

Scolding NJ, Smith SM, Sturman S, Brookes GB, Lees AJ (1995). Auctioneer's jaw: a case of occupational oromandibular hemidystonia. Mov Disord 10: 508–509

Shamim EA, Chu J, Scheider LH, Savitt J, Jinnah HA, Hallett M (2011). Extreme task specificity in writer's cramp. Mov Disord 26: 2107–2109

Sheehy MP, Marsden CD (1982). Writers' cramp – a focal dystonia. Brain 105 (Pt 3): 461–480

Sitburana O, Ondo WG (2008). Task-specific focal hand dystonia in a professional pistol-shooter. Clin Neurol Neurosurg 110: 423–424

Spahn C, Richter B, Altenmüller E (2011). MusikerMedizin: Diagnostik, Therapie und Prävention von musikerspezifischen Erkrankungen. Schattauer Verlag, Stuttgart

Stroup DF, Berlin JA, Morton SC, Olkin I, Williamson GD, Rennie D, Moher D, Becker BJ, Sipe TA, Thacker SB (2000). Metaanalysis of observational studies in epidemiology: a proposal for reporting. Meta-analysis Of Observational Studies in Epidemiology (MOOSE) group. JAMA 283: 2008–2012

Topp KS, Byl NN (1999). Movement dysfunction following repetitive hand opening and closing: anatomical analysis in Owl monkeys. Mov Disord 14: 295–306

Torres-Russotto D, Perlmutter JS (2008). Task-specific dystonias: a review. Ann NY Acad Sci 1142:179–199

Tubiana R (2003). Musician's focal dystonia. Hand Clin 19: 303–308, vii

van Vugt FT, Boullet L, Jabusch HC, Altenmüller E (2014). Musician's dystonia in pianists: Long-term evaluation of retraining and other therapies. Parkinsonism Relat Disord 20: 8–12.

Vecchio M, Malaguarnera G, Giordano M, Malaguarnera M, Li Volti G, Galvano F, Drago F, Basile F, Malaguarnera M (2012). A musician's dystonia. Lancet 379: 2116

Wu LJ, Jankovic J (2006). Runner's dystonia. J Neurol Sci 251: 73–76

Zeller, H-J, Bundesanstalt für Arbeitsschutz und Arbeitsmedizin: Stellungnahme (2005), übermittelt vom Bundesministerium für Arbeit und Soziales, 6.5.2011.

Zeuner KE, Hallett M (2003). Sensory training as treatment for focal hand dystonia: a 1-year follow-up. Mov Disord 18: 1044–1047

18 Die Berufskrankheit Nr. 2116 – Koxarthrose

18.1 Verordnungstext

Koxarthrose durch Lastenhandhabung mit einer kumulativen Dosis von mindestens 9 500 Tonnen während des Arbeitslebens gehandhabter Lasten mit einem Lastgewicht von mindestens 20 kg, die mindestens zehnmal pro Tag gehandhabt wurden

Der „Ärztliche Sachverständigenbeirat Berufskrankheiten" beim Bundesministerium für Arbeit und Soziales (BMAS), hat am 18.09.2019 empfohlen, in die Anlage 1 zur Berufskrankheiten-Verordnung die „Koxarthrose" als neue Berufskrankheit aufzunehmen.

Durch die fünfte Verordnung zur Änderung der Berufskrankheiten-Verordnung vom 29.06.2021 (BGBl. I S. 2245) wurde die BK Nr. 2116 mit Wirkung zum 01.08.2021 in die Anlage 1 der Berufskrankheiten-Verordnung eingefügt.

18.2 Statistik und Rückblick

Tab. 18.1: Statistische Daten zur BK Nr. 2116 (DGUV-Statistiken für die Praxis 2021)

Jahr	**2021**
Verdachtsmeldungen	722
anerkannte Fälle	18
neue Renten	8

Die Bundesregierung rechnet mit 3 100 jährlichen Anzeigen in den ersten 5 Jahren, die anschließend auf etwa 2 000 Anzeigen absinken würden.

Nach ersten Erfahrungen der Berufsgenossenschaft der Bauwirtschaft waren bis zum 31.03.2022 493 Verdachtsmeldungen eingegangen. Bei den anerkannten Fällen wurde in 70 % eine Rente gewährt. Es waren ausschließlich beide Hüftgelenke betroffen. Die geforderten 9 500 Tonnen wurden im Baugewebe bei den anerkannten Fällen bei weitem übertroffen. Der größte Teil der abgelehnten Fälle erfüllte die medizinischen Voraussetzungen nicht. Das Krankheitsbild entsprach nicht dem BK-Tatbestand. Ein häufiger Ablehnungsgrund war eine zu lange Zeitspanne zwischen Beendigung der Tätigkeit und Auftreten der Erkrankung (Engel 2022).

Die Diskussion, die Koxarthrose als Berufskrankheit einzuführen, wurde seit etwa 20 Jahren geführt (Bolm-Audorff 2000, Spahn 2014).

Anträge, eine Koxarthrose als „Wie"-BK nach § 9 (2) SGB VII anzuerkennen, gab es zwar wiederholt, wobei sich die Kläger regelhaft auf Argumente beriefen, wie sie z.B von Bolm-Audorff (2000) vorgetragen wurden. Eine positive Entscheidung eines Sozialgerichts ist jedoch nicht bekannt. So wies das LSG Baden-Württemberg im Urteil vom 24.01.2004 (L 1 U 2247/03) die Klage eines Werkzeugmachers mit doppelseitiger Koxarthrose ab, da neue wissenschaftliche Erkenntnisse, die zu einer herrschenden Meinung im einschlägigen medizinischen Fachgebiet geführt hätten, nicht zu erkennen seien. Vereinzelte Meinungen einiger Sachverständiger würden grundsätzlich nicht ausreichen.

Eine der frühen Streitigkeiten um dieses Schadensbild, das die Breite der möglicherweise Betroffenen zeigt, betraf im Jahr 2001 die Klage einer Balletttänzerin, die 1995 im Alter von 33 Jahren – nach einer Berufstätigkeit von 14 Jahren – an einer einseitigen Koxarthrose erkrankte (LSG Berlin-Brandenburg, Urteil vom 19.10.2004 – L 2 U 22/02). Die Klage hatte keinen Erfolg mit dem Hinweis, dass im Jahr 2004 keine „neuen wissenschaftlichen Erkenntnisse“ vorlagen zur „streitigen Erkrankung der Coxarthrose bei Berufstänzern“. Diese liegen auch derzeit nicht vor, wobei zwar die Folgen einer Koxarthrose für diese Berufsgruppe vernichtend sind und es durchaus vorstellbar ist, dass Extrembewegungen im Hüftgelenk und damit einhergehende Belastungen im Zusammenwirken mit Schadensanlagen (z.B. CAM-Deformität) ursächlich für eine Koxarthrose sein könnten, es sich also anbieten würde, dieser Frage nachzugehen.

Nach dem 6. Erfahrungsbericht der DGUV aus dem Jahr 2013, der den Zeitraum vom 01.01.2005 bis zum 31.12.2011 betraf, gingen den Unfallversicherungsträgern der DGUV insgesamt 172 Verdachtsmeldungen einer berufsbedingten Koxarthrose zu. Dabei handelte es sich um 157 Männer, aber nur um 15 Frauen. Betroffen war mit 53 Fällen vorrangig die Berufsgenossenschaft der Bauwirtschaft. Das durchschnittliche Lebensalter lag bei 48,4 Jahren; 100 Fälle waren jünger als 50 Jahre. Da diese Altersverteilung vom typischen Erkrankungsalter abwich, vermutete Hartmann (2013), dass vornehmlich präarthrotische Gelenkdeformitäten zur Erkrankung geführt hätten.

Auch im 7. Erfahrungsbericht der DGUV (Fritz 2017) fanden sich für den Zeitraum zwischen 2012 und 2017 vergleichbare Zahlen. Gemeldet wurden 128 Verdachtsfälle von Koxarthrose. Betroffen waren 111 Männer und 17 Frauen. Keiner der angezeigten Fälle in den Jahren 2005 bis 2017 wurde anerkannt.

Noch im Jahr 2017 fehlten demnach belastbare wissenschaftliche Erkenntnisse, die eine belastungsinduzierte Koxarthrose begründen ließen. Es wurde lediglich darauf hingewiesen, dass der „Ärztliche Sachverständigenbeirat Berufskrankheiten“ Beratungen zu diesem Thema aufgenommen hatte (Fritz 2017).

Nach Auswertung der maßgeblichen epidemiologischen Studien konnte Spahn (2014) nur eine geringe Evidenz zu Risikofaktoren wie Sport oder Beruf nachweisen. Als alleinige Risikofaktoren konnten Alter, Übergewicht, Dysplasien/Rotationspathologien oder verletzungsbedingte Deformitäten identifiziert werden. Hinsichtlich des Risikofaktors „berufliche Belastung“ sei weiterer intensiver Forschungsbedarf erforderlich.

Am 18.09.2019 gab dann der Ärztliche Sachverständigenbeirat Berufskrankheiten seine Empfehlung zur Kodifizierung der Berufskrankheit „Koxarthrose“ ab. Seit diesem Zeitpunkt bis zur Aufnahme der „Koxarthrose“ als Nr. 2116 in die Berufskrankheitenliste war eine Anerkennung als „Wie“-Berufskrankheit möglich.

18.3 Epidemiologie

Die Koxarthrose ist neben der Gonarthrose die zweithäufigste degenerative Erkrankung großer Gelenke. Die Arthrose des Hüftgelenks wird durch einen Knorpelschaden eingeleitet, der von einer Synovitis beantwortet wird, die schmerzbedingt zu einer reflektorischen Muskelverspannung und auf Dauer zu einer Schrumpfung der Muskulatur und des Kapselbandapparates mit entsprechender Kontraktur führen kann. Nach der Leitlinie „Koxarthrose“ (AWMF Register Nr. 033-001) leiden ca. 20–50 % der über 60-Jährigen in den westlichen Industrieländern an einer Koxarthrose. In epidemiologischen Untersuchungen wird die Koxarthrose entweder durch klinische Parameter, durch radiologische Kriterien oder durch die Notwendigkeit einer operativen Intervention definiert. Wenn radiologische Kriterien zugrunde gelegt werden, beträgt die Prävalenz 9,4 %, bei klinischen Kriterien 7,2 %. Geht man vom Endpunkt der Koxarthrose, der Notwendigkeit einer Endoprothese aus, beträgt die Prävalenz 2,6 %.

Unter den 20 am häufigsten in Deutschland durchgeführten Operationen rangiert die Implantation einer Hüftendoprothese an 7. Stelle (Statistisches Bundesamt – DRG-Statistik 2022). Im Jahre 2021 wurden in Deutschland 233 537 Hüftprothesen implantiert, hiervon 90 613 bei Männern (38,8 %) und 142 924 bei Frauen (61,2 %). 40 % der Probanden waren zwischen 70 und 79 Jahre alt. Seit 2017 nimmt die Zahl der implantierten Hüftgelenke bei Personen über 70 Jahren zu; unter 70 Jahren bleibt sie stabil. Bei 80 % der implantierten Hüftgelenke war die Koxarthrose die häufigste Ursache, bei den restlichen 20 % waren überwiegend Schenkelhalsfrakturen, in geringem Umfang auch pathologische Veränderungen der Knochensubstanz, z.B. aufgrund von Tumoren oder primären Hüftkopfnekrosen der Grund (Bleß 2017).

Wie bei allen übrigen Gelenken nimmt die Arthrose des Hüftgelenks mit steigendem Alter signifikant zu. Ab dem 30. Lebensjahr steigt das Koxarthrose-Risiko pro Lebensjahrzehnt durchschnittlich um den Faktor 2,0. Auch die Inzidenz der Koxarthrose steigt im höheren Lebensalter zwischen dem 40. und 80. Lebensjahr um das 8-fache an (Spahn et al. 2014).

Eine berufliche Verursachung wird immer unwahrscheinlicher, je älter der Versicherte ist (Spahn et al. 2023).

18.4 Berufliche (arbeitstechnische) Voraussetzungen

Laut der Empfehlung des „Ärztlichen Sachverständigenbeirats Berufskrankheiten“ treten sogenannte Lastenhandhabungen in Form des Hebens oder Tragens von Lasten mit einem Lastgewicht von mindestens 20 kg u.a. bei Kranken- und Altenpflegeberufen, Maurern und anderen Bauberufen, Bergleuten und Steinbrechern, Lkw-Fahrern, sowie Beschäftigten in der Landwirtschaft auf. Berücksichtigt werden Lasten mit einem Gewicht von mindestens 20 kg, die mehr als zehnmal pro Tag gehandhabt werden. Bei Lastenhandhabungen, die sowohl einen Hebe- als auch einen Tragevorgang beinhalten, wird das Lastgewicht für die Berechnung der kumulativen Dosis nur *einmal* berücksichtigt.

Mit dieser relativ genauen Bezeichnung einschließlich einer exakten Gesamtdosis, einer täglichen Mindestdosis und einem Berechnungsmodell wird der schon bei der BK Nr. 2112 (Gonarthrose, → *Kap. 14*) eingeschlagene Weg weiterverfolgt (Becker 2023). Das Zustandekommen der im Verordnungstext genannten Belastungsdosis resultiert vor allem aus den Ergebnissen eines systematischen Reviews von Bergmann et al. (2017) sowie auf den Berechnungen von Seidler et al. (2018), die unter Verwendung der Daten aus der Deutschen Wirbelsäulenstudie die Dosis-Wirkung-Beziehung berechnet haben. Für Frauen konnte eine derartige Dosis-Wirkung-Beziehung nicht nachgewiesen werden.

Diese scheinbar präzise Vorgabe in der Empfehlung („Wissenschaftlichen Begründung“) des „Ärztlichen Sachverständigenbeirats Berufskrankheiten“ wirft in der Praxis trotzdem zahlreiche Fragen auf:

- Wie ist es zu bewerten, wenn eine Last viele Stunden getragen wird, aber nur einmal angehoben und nach Stunden wieder abgesetzt wird?
- Wie ist es zu bewerten, wenn eine besonders schwere Last über eine längere Strecke getragen wird?
- Wie ist es zu bewerten, wenn Lasten beim Besteigen von Treppen/Leitern oder beim Überwinden von Hindernissen getragen werden?
- Spielt es eine Rolle, ob die Last vor dem Körper gehoben und/oder getragen wird oder kann sie auch auf dem Kopf oder der Schulter getragen werden?
- Wie wirkt sich das *einseitige* Heben und Tragen von Lasten auf die Hüftgelenke aus?

Nach Bergmann et al. (1997) käme es beim einseitigen Tragen einer Last zu einem signifikanten Druckanstieg im kontralateralen Hüftgelenk. Dies müsste letztendlich bedeuten, dass die berufliche Belastung beim Rechtshänder zu einer erhöhten Arthroserate des linken Hüftgelenks führt. Epidemiologische Untersuchungen, die diese Hypothese stützen würden, gibt es jedoch nicht (Spahn et al. 2023).

Spahn et al. (2019) sind der Frage nachgegangen, wie hoch die auf das Hüftgelenk einwirkenden statischen Kräfte beim Stehen und Gehen sind. In Abhängigkeit vom Gangzyklus und den Belastungen wird das Hüftgelenk um das bis zu 5-fache des Körpergewichts belastet. So beträgt die Belastung des Gelenks beim langsamen Gehen etwa 300 % des Körpergewichts, beim schnellen Gehen bis zu 500 %, beim Treppensteigen etwa 300 % des Körpergewichts. Wenn beim Treppensteigen die Krafteinwirkung auf das Hüftgelenk auf das 6-fache steigt und Belastungsspitzen von 4 800 N auftreten, dürften zusätzliche Einwirkungen einer Last von 20 kg, entsprechend etwa 200 N, eher unbedeutend sein.

Während der gesamten Bewegungsausmaße des Hüftgelenks ist die Druckverteilung auf die einzelnen Kompartimente relativ konstant. Bei Abweichung der Kongruenzparameter kommt es in einzelnen Gelenkabschnitten zu einer vermehrten Druckspannung mit der Möglichkeit der Schädigung des Gelenkknorpels. Da die Mehrbelastung der Hüftgelenke durch das Tragen einer Last von 20 kg die Gesamtbelastung auf das Hüftgelenk nur unwesentlich erhöht (Spahn et al. 2023), kommt damit den präarthrotischen Deformitäten eine hohe Bedeutung als konkurrierende Faktoren zu.

Bei einer täglichen Mindestdosis von 10 Lastenhandhabungen je 20 kg ergibt sich bei 220 Schichten im Jahr eine Arbeitszeit von 216 Jahren, um auf die kumulative Dosis von 9 500 Tonnen zu kommen. Wenn Gewichte von 50 kg 50-mal pro Tag gehandhabt werden, wird die Dosis nach 17 Jahren erreicht, bei 100 Handhabungen von 50 kg pro Tag wäre die Expositionsdosis in 9 Jahren erreicht. In den ersten Kommentaren nach Veröffentlichung der „Wissenschaftlichen Begründung“ (Spahn 2021) wurde ausgeführt, es sei unwahrscheinlich, dass es überhaupt derart exponierte Werktätige in der heutigen Arbeitswelt gäbe.

Wie die ersten Erfahrungen mit den Ermittlungsergebnissen der Präventionsdienste zeigen, wurden im Baugewerbe bei den anerkannten Fällen die geforderten 9 500 Tonnen allerdings sogar übertroffen (Engel 2022).

Laut der Empfehlung des „Ärztlichen Sachverständigenbeirats Berufskrankheiten“ gilt diese Berufskrankheit sowohl für Männer als auch für Frauen. Ein signifikant erhöhtes belastungsinduziertes Koxarthroserisiko konnte bei Frauen nach Auswertung der Literatur nicht gesichert werden (Elsner et al. 1995). Weitere aussagekräftige Studien liegen zu dieser Frage nicht vor. Nach dem systematischen Review von Bergmann et al. (2017) war eine positive Dosis-Wirkungs-Beziehung zwischen der kumulativen Belastung durch Lastenhandhabung und dem Koxarthroserisiko nur bei Männern nachweisbar. Es wird davon ausgegangen, dass sich dies damit begründet, dass bei Frauen die erforderliche kumulative Belastung durch Lastenhandhabung in Höhe von 9 500 Tonnen ausgesprochen selten vorkommt. Nach Seidler et al (2018) ist dies nur bei 1 % der Frauen der Fall.

Es ist demnach problematisch, den Versicherungsschutz auf Frauen auszuweiten, wenn keinerlei Erkenntnisse vorliegen über den Ursachenzusammenhang einer insbesondere bei Frauen als Volkskrankheit verbreiteten Koxarthrose mit einer bestimmten beruflichen Belastung.

Vor dem Hintergrund dieser Diskussion schlagen die „Konsentierten Begutachtungsempfehlungen der FGIMB zur Berufskrankheit Nr. 2116 (Koxarthrose) Teil 1, Definition des Krankheitsbildes“ (2023) vor – ausgehend von der Deutschen Wirbelsäulenstudie, erstellt zu den Berufskrankheiten „Wirbelsäule“ (BK Nrn. 2108–2110) – in Einzelfällen bei Frauen eine Reduktion der arbeitstechnischen Voraussetzungen auf 68 % vorzunehmen. Für diese Interpretation der Grundlagen der BK Nr. 2116, die möglicherweise ein tragbarer Kompromiss sein könnte, fehlen jedoch jegliche rechtlichen und tatsächlichen Anknüpfungspunkte. Während der Text der Berufskrankheiten „Wirbelsäule“ (BK Nrn. 2108 bis 2110) einer Interpretation zugänglich ist, hat der Verordnungsgeber zur BK Nr. 2116 klare Vorgaben gemacht. Diese kann grundsätzlich nur der Verordnungsgeber ändern. Dafür fehlen jedoch bisher jegliche Erkenntnisse. Die im Verordnungstext vorgegebene „kumulative Dosis von 9 500 Tonnen“ ist ein Abschneidekriterium. Diese Auffassung vertritt auch Becker (2023). Die Bezeichnung der Berufskrankheit erfordert ohne Differenzierung nach Geschlecht eine kumulative Dosis von mindestens 9 500 Tonnen. Möglich wäre nur die Feststellung einer sogenannten „Wie“-BK nach § 9 (2) SGB VII. Dem stehen jedoch angesichts der Tatsache, dass auch laut „Wissenschaftlicher Begründung“ keine Erkenntnisse zwischen der Lastenhandhabung und dem Auftreten einer Koxarthrose bei Frauen vorliegen, rechtliche Hürden entgegen.

Die Zuständigkeit zur Sicherung der arbeitstechnischen (beruflichen) Voraussetzungen liegt wie bei allen Berufskrankheiten beim Präventionsdienst der Versicherungsträger. Die Aufgabe des ärztlichen Sachverständigen ist es, den Verlauf des von ihm gesicherten Schadensbildes und dessen Ausprägung mit den beruflichen Vorgaben abzugleichen.

Merke

Zuständig für die Sicherung der arbeitstechnischen Voraussetzungen ist der Präventionsdienst der Versicherungsträger. Der ärztliche Gutachter ist zuständig für die Umsetzung von dessen Vorgaben. Möglich ist die Subsumption weiterer im Text der BK Nr. 2116 nicht ausdrücklich genannter Belastungen, solange die in der Verordnung vorgegebene Mindestbelastung von 9 500 Tonnen erfüllt ist. Die Herabsetzung der Dosis von 9 500 Tonnen für Frauen auf 6 460 Tonnen ist nicht möglich, da die Vorgabe von 9 500 Tonnen ein Abschneidekriterium ist und Verordnungsrang hat.

18.5 Die medizinischen Voraussetzungen – die Diagnose

Die Notwendigkeit der Implantation einer Endoprothese ist als Endpunkt der Erkrankung Koxarthrose anzusehen. Spätestens zum Zeitpunkt der Operation gilt eine Koxarthrose im Sinne der BK Nr. 2116 als im Vollbeweis gesichert (Spahn et al. 2023).

Entsprechend der Empfehlung („Wissenschaftliche Begründung") des „Ärztlichen Sachverständigenbeirates Berufskrankheiten" vom 25.03.2020 (→ *Abschn. 18.13*) und dessen Wissenschaftlicher Stellungnahme vom 01.10.2022 (→ *Abschn. 18.14*) hat die Diagnose einer Koxarthrose folgende Voraussetzungen:

1. Chronische Hüftgelenkbeschwerden in Form von Schmerzen, die in Ruhe, nachts oder belastungsabhängig auftreten, andauernde Morgensteifigkeit länger als 30 und kürzer als 60 Minuten und/oder eine schmerzhafte Innenrotation
2. Röntgenologischer Nachweis
   a) von femoralen und/oder acetabulären Osteophyten, entsprechend Grad II nach Kellgren und Lawrence oder
   b) Gelenkspaltverschmälerung (superior, axial und/oder medial), entsprechend Grad III nach Kellgren und Lawrence
3. Mindestens eine der folgenden Funktionsstörungen:
   a) Einschränkung der Hüftgelenksbeweglichkeit, insbesondere der Innenrotation aber auch der Außenrotation, der Abduktion, der Adduktion, sowie der Flexion oder der Extension
   b) Hinkendes Gangbild
   c) Reduzierte Gehstrecke
   d) Krepitation bei der Gelenkbewegung
   e) Kapselschwellung
   f) Hüftgelenkserguss

Laut „Wissenschaftlicher Begründung" erfolgt die Diagnose „Koxarthrose" entsprechend den Empfehlungen 3.1 der Leitlinie „Koxarthrose" (AWMF Register Nr. 033–001) der Deutschen Gesellschaft für Orthopädie und Orthopädische Chirurgie (2019) anhand der Anamnese sowie des klinischen und radiologischen Befundes. Das Ziel der Leitlinie war/ist es jedoch, in erster Linie Hilfestellungen in Bezug auf die Wahl der Therapiemethoden zu geben. Deshalb spielen neben der Erhebung klinisch-radiologischer Befunde vor allem anamnestische Angaben, wie Schmerzen und Morgensteifigkeit eine große Rolle bei der Indikation für verschiedene Therapieoptionen. Derartige subjektive Angaben spielen jedoch in der Begutachtungssituation nur eine untergeordnete Rolle. Dies gilt insbesondere für die Kriterien „Morgensteifigkeit" und „Schmerzen", die für die Diagnose des Krankheitsbildes nur bedingt brauchbar sind (Spahn et al. 2023). Auch die Angaben zur Gehstrecke sind keine objektiv verwertbaren Parameter – unabhängig davon, dass Angaben fehlen, ab wann von einer reduzierten Gehstrecke auszugehen ist.

Krepitation, Kapselschwellung und Gelenkerguss sind bei der klinischen Untersuchung der Hüfte nicht eindeutig festzustellen – im Gegensatz zur Gonarthrose. Der Gutachter kann demnach nur Aussagen zur Einschränkung der Hüftbeweglichkeit und zur Gangstörung machen. Die Dokumentation der Bewegungseinschränkung – geprüft auch in Bauchlage – nach der *Neutral-0-Methode* ist unverzichtbarer Bestandteil eines jeden

Gutachtens, jedoch für die Feststellung des Krankheitsbildes der Koxarthrose nicht ausreichend. Gerade die Messung der Hüftgelenksbeweglichkeit unterliegt einer erheblichen Interobserver-Varianz, da ein Untersucher kaum in der Lage ist, den Probanden so auf der Unterlage zu fixieren, damit eine Untersuchung eines Hüftgelenkes frei von Nebenbewegungen (z.B. der gesamten Beckenregion und des Rumpfes) möglich ist. Hüftfunktionstests, wie das *Drehmann*-Zeichen (Bei passiver Beugung im Hüftgelenk kommt es auf der erkrankten Seite zunehmend zu einer Außenrotation und Abduktion, da die Innenrotation nicht möglich ist) oder der *Thomas*-Handgriff (Bei einer Hüftbeugekontraktur wird das nicht bewegte Bein bei der Hüftbeugung der gesunden Seite von der Unterlage angehoben) sollten Bestandteil zur Sicherung der Diagnose sein.

Bei der klinischen Ganganalyse wird geprüft, ob eine Asymmetrie des Gangbildes vorliegt in Bezug auf die Schrittlänge, die Rumpfhaltung und auf die zeitliche Abfolge des Schrittzyklus. Typisch für die Gangstörung bei einer Hüfterkrankung ist die verlängerte Standphase der gesunden Seite. Das sogenannte Schonhinken – das erkrankte Bein wird nur kurz belastet und das andere Bein schnell nachgezogen – ist unspezifisch. Es deutet auf Schmerzen hin. Eindeutig zu diagnostizieren sind das Verkürzungshinken und das sogenannte Trendelenburg'sche Hinken. Bei ersterem wird während der gesamten Belastungsphase des verkürzten Beines der Oberkörper zur Gegenseite verlagert, um das Gleichgewicht zu halten, im zweiten Fall tritt das typische Watscheln infolge einer einseitigen Schwäche der hüftumgreifenden Muskulatur auf. Diese Form des Hinkens wird bei einer Gluteusschwäche, z.B. nach einer Verletzung oder bei radikulären Symptomen, eher beobachtet.

Entsprechend der Leitlinie (AWMF 033-901) sollten für die Diagnose einer Koxarthrose die Kriterien des American College of Rheumatology (ACR) erfüllt sein:

1. Schmerz in der Hüfte und Innenrotation < 15°, Blutkörperchensenkung ≤ 45 mm/h oder Flexion ≤ 115° und BKS-Senkung oder
2. Schmerzen in der Hüfte und Innenrotation < 15° und Morgensteifigkeit der Hüfte ≤ 60 Min. und Alter < 50 Jahre und schmerzhafte Innenrotation oder
3. Schmerzen und zwei von den drei folgend genannten Punkten: BKS ≤ 20mm/h, femorale und/oder acetabuläre Osteophyten, Gelenkspaltverschmälerung (superior, axial und/oder medial).

Neben den klinischen Befunden ist das *Röntgenergebnis* (Beckenübersicht im Stand mit symmetrisch eingestellten Hüftgelenken und eine weitere Ebene, z.B. Axialaufnahme) erforderlich. Die radiologische Stadieneinteilung orientiert sich nach Kellgren und Lawrence (1957) und Kellgren (1963):

- Grad I: Fragliche Gelenkspaltverschmälerung, Osteophyten möglich
- Grad II: Definitive Osteophyten und mögliche Verschmälerung des Gelenkspaltes
- Grad III: Definitive Gelenkspaltverschmälerung, multiple Osteophyten, mögliche Verformung der Gelenkenden
- Grad IV: Starke Verschmälerung des Gelenkspaltes, ausgeprägt Osteophyten, ausgeprägte Sklerose und definitive Verformung der Gelenkenden

Entsprechend den Empfehlungen der Osteoarthritis Research Society International (OARSI) müssen Osteophyten Ausdehnungen von mehr als 2 mm in Abgrenzung zur Gelenkfläche haben (Altman et al. 2007).

Die Beurteilung von Osteophyten im Bereich des Pfannenrandes kann erschwert sein, da es Überschneidungen mit einer Coxa profunda und einem Pincer Impingement gibt. Beim Vorliegen von Geröllzysten kann überwiegend davon ausgegangen werden, dass es sich um arthrosebedingte Osteophyten handelt. Im Zweifelsfall kann eine MRT-Untersuchung zur Abklärung beitragen (Spahn et al 2023).

Fehlen Geröllzysten, müssen weitere Arthrosekriterien vorhanden sein. Eine definitive Gelenkspaltverschmälerung liegt vor, wenn die Weite des Gelenkspalts weniger als 2 mm misst, insbesondere, wenn sie, entsprechend der Empfehlung von Lanyon et al. (2004), an drei verschiedenen Messpunkten durchgeführt wurde. Tergesen et al. (2012) schlugen vor, die Messung am oberen Gelenkspalt in der Hauptbelastungszone vorzunehmen – entsprechend dem Vorschlag von Jacobsen et al. (→ *Abb 18.1*). Eine Gelenkspaltweite von weniger als 2 mm an drei Messpunkten, wobei der niedrigste Wert ausschlaggebend ist (Tergesen et al. 2012), und ein aufgehobener Gelenkspalt gelten auch, ohne dass Osteophyten vorliegen, als Vollbeweis für eine radiologische Koxarthrose (Spahn et al. 2023).

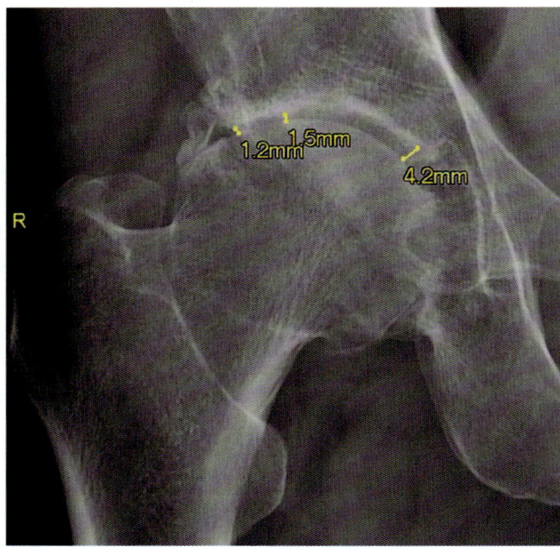

Abb. 18.1: Messung der Weite des Hüftgelenkspalts (nach Jacobsen et al. 2004)

18.6 Belastungskonformes Schadensbild

Wenn der Gelenkknorpel des Hüftgelenks, unabhängig von der Position, in der sich das Gelenk befindet, in allen Gelenkabschnitten gleich belastet wird und sich die Druckverteilung auch bei zusätzlicher Gewichtsbelastung nicht ändert, kann ein belastungskonformes Schadensbild nicht festgestellt werden. Erst wenn Deformierungen des Gelenks vorliegen, entstehen Mehrbelastungen als Folge dieser Deformierungen (Spahn et al. 2023). Man kann lediglich festhalten, dass beim Heben und Tragen von Lasten beide Hüftgelenke belastet werden, so dass eine einseitige Koxarthrose nicht belastungskonform ist.

Eine Koxarthrose vor Erreichen der Dosis von 9 500 Tonnen entspricht keinem belastungskonformen Verlauf, ebenso wenig wie das Auftreten einer Arthrose länger als fünf Jahre nach Beendigung der Belastung.

18.7 Konkurrierende Ursachen

Nach Becker (2023) sind bei der Prüfung des Ursachenzusammenhangs zwischen Einwirkungen und Auftreten der Krankheit die Art und das Ausmaß der versicherten Einwirkungen, der Beginn und der zeitliche Verlauf der Krankheit, das konkrete Krankheitsbild und die Berücksichtigung konkurrierender Ursachen von entscheidender Bedeutung. Die versicherten Einwirkungen und die konkurrierenden nicht versicherten Ursachen müssen gegeneinander abgewogen werden. Es sei irritierend, dass der Verordnungsbegründung nur wenige, eher allgemeine, Aussagen zu dem Prüfungspunkt, d.h. zu dem Abwägungsprozess zwischen den versicherten Einwirkungen und den unversicherten konkurrierenden Ursachen zu entnehmen sind.

Der Verordnungsbegründung sei lediglich zu entnehmen, dass der Body-Mass-Index in den Studien berücksichtigt wurde. Die zum Zeitpunkt der Veröffentlichung der Empfehlung des „Ärztlichen Sachverständigenbeirats Berufskrankheiten" vorliegenden wissenschaftlichen Veröffentlichungen, z.B. von Spahn et al. (2014), seien unberücksichtigt geblieben. Hieraus würden sich für den Juristen Unklarheiten bei der Beurteilung der Kausalität zwischen den Einwirkungen und den konkurrierenden Ursachen ergeben. Erst im wissenschaftlichen Gutachten könne geklärt werden, in welchem Verhältnis die unversicherten konkurrierenden Ursachen zu versicherten Lastenhandhabungen stünden.

Die Diskussion der konkurrierenden Ursachen hinsichtlich der Entstehung der Koxarthrose ist aus verschiedenen Gründen von ausschlaggebender Bedeutung für die Kausalitätsprüfung. Die in der Wissenschaftlichen Begründung aufgeführten epidemiologischen Untersuchungen zeigen keine Unterschiede in Bezug auf das Krankheitsbild der Koxarthrose beim Vergleich zwischen Arthrose-Patienten mit oder ohne berufliche Belastung (Spahn et al. 2023). In einem systematischen Literatur-Review konnten Spahn et al. (2014) keine eindeutige Evidenzlage zu beruflichen Risikofaktoren finden. Die von den Autoren der Wissenschaftlichen Begründung ausgewerteten Studien weisen wesentliche Schwachpunkte auf hinsichtlich des Alters der Probanden und des Ignorierens präarthrotischer Deformitäten; des Weiteren finden sich Schwächen bei der Expositionsermittlung (Spahn et al 2019).

Im Gegensatz zur Gonarthrose sind idiopathische Koxarthrosen ausgesprochen selten. Hackenbroch (1987) war der Auffassung, dass ca. 77 % der Koxarthrosen aufklärbar seien, wobei Hüftdysplasien, jugendliche Hüftkopfluxationen, Arthritiden, Verletzungen und die Perthes-Erkrankung von ihm als präarthrotische Deformität und Ursache der Koxarthrose ermittelt wurden. Entscheidend ist weiterhin, dass auch bei erhöhter Belastung alle Abschnitte des Hüftgelenks gleich stark belastet werden und lediglich bei den sogenannten präarthrotischen Deformitäten Mehrbelastungen als Folge der Deformität auftreten. Laut Hackenbroch (2002) könnten die aus präarthrotischen Deformitäten ableitbaren sekundären Koxarthrosen auf die Kurzformel gebracht werden: *Die präarthrotische Deformität in Gestalt einer Konkurrenz- oder Zentrierungsstörung führe zu unverträglich hohen Gelenkdrücken, die das Gelenkschicksal bestimmen.*

Die Literaturauswertungen von Hackenbroch (1987) werden durch neuere Studien gestützt. Gosvig et al. (2010) werteten die Daten der Copenhagen-Osteoarthritis-Study aus und fanden präarthrotische Deformitäten als Ursache der Koxarthrose bei 71% der Männer und bei 36,6% der Frauen. Die Autoren waren der Auffassung, dass die Prävalenz der idiopathischen Koxarthrose überschätzt würde. Ipach et al. (2012) untersuchten 228 Patienten, denen Hüftgelenks-Totalendoprothesen implantiert wurden. Die Probanden waren zum Operationszeitpunkt jeweils 60 Jahre alt. Bei 132 Patienten wurde initial die Diagnose einer idiopathischen Arthrose gestellt. Die Nachauswertung ergab, dass nur in 5 Fällen die radiologischen Bilder unauffällig waren. Bei 80 Probanden lag ein CAM-Impingement, bei 21 eine acetabuläre Retroversion, bei 68 eine Hüftdysplasie und bei 60 eine übermäßige Überdachung des Hüftkopfes vor. Die Autoren waren der Auffassung, dass die idiopathische Arthrose bei jungen Erwachsenen nur eine untergeordnete Rolle spielt.

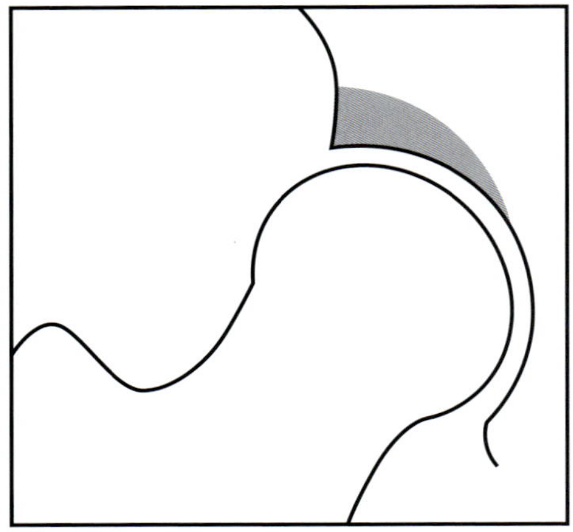

Abb. 18.2: Hüftdysplasie mit Sklerose des Pfannendachs

18.7.1 Alter

Die Koxarthrose-Häufigkeit steigt mit dem Lebensalter signifikant an. Ab dem 45. Lebensjahr kommt es zu einer sprunghaften Erhöhung der Implantationszahlen künstlicher Hüftgelenke (Bleß 2016). Eine sogenannte Linksverschiebung der Exponierten, wie man es bei der bandscheibenbedingten Erkrankung postuliert hat, lässt sich den epidemiologischen Studien nicht entnehmen. Die beruflich bedingte Koxarthrose stellt keinen altersuntypischen Befund im Vergleich zur übrigen Bevölkerung dar. Damit wird eine berufliche Verursachung immer unwahrscheinlicher, je älter der Versicherte ist. Allerdings schließt auch ein höheres Lebensalter keineswegs die Möglichkeit einer beruflich bedingten Koxarthrose grundsätzlich aus (Spahn et al. 2023).

18.7.2 Übergewicht

Übergewicht und Adipositas sind gesicherte Risikofaktoren für eine Koxarthrose (Spahn et al. 2014). Studien, ob das Übergewicht bei Exponierten das Arthroserisiko im Vergleich zu Übergewichtigen und Nicht-Exponierten signifikant erhöht, gibt es, anders als bei der Gonarthrose, nicht. Daher kann das Übergewicht nicht so ohne weiteres ausgeklammert werden (→ *Abschn. 18.11*). Weitere Studien sind hierzu erforderlich.

18.7.3 Hüftdysplasie

Hackenbroch (2002) benennt die Hüftdysplasie als wichtige präarthrotische Deformität an erster Stelle. Eine Hüftdysplasie liegt vor, wenn der Hüftkopf nicht zumindest 50 % von der Gelenkpfanne überdacht ist.

Bei ungenügend entwickeltem und zu steil gestelltem Pfannendach, wie dies für die Dysplasie typisch ist, kommt es zu einer exzentrischen Einleitung der Belastung nahe am

Pfannenerker mit entsprechender Erhöhung des Drucks (→ *Abb. 18.2*). Der Hüftkopf gleitet nach kranial ab; es kommt zur Subluxation des Hüftkopfes mit Schäden im Bereich des Labrums, welches mechanisch überlastet wird. Das Labrum reagiert mit einer Hypertrophie, die mit Texturstörungen verbunden ist. Der Hüftkopf dezentriert zunehmend, was zu einer punktuellen Belastung des Hüftkopfes und einer mechanischen Überlastung des Knorpels und der Pfanne mit Zerstörung führt. Der Effekt wird verstärkt, wenn zusätzlich eine Coxa valga mit einem CCD-Winkel von mehr als 140° vorliegt (Spahn 2019, Harris 1986, Haverkamp 2007).

Harris (1986) konnte nachweisen, dass bereits ein geringer Ausprägungsgrad der Dysplasie („mild dysplasia") langfristig zu Schäden am knorpeligen Pfannenrand und der Pfanne mit nachfolgender Arthrose führt (→ *Abb. 18.3*). Insbesondere die Kombination einer Dysplasie mit einer CAM-Deformation beschleunigt den Untergang des faserknorpeligen Pfannenrandes (Labrum).

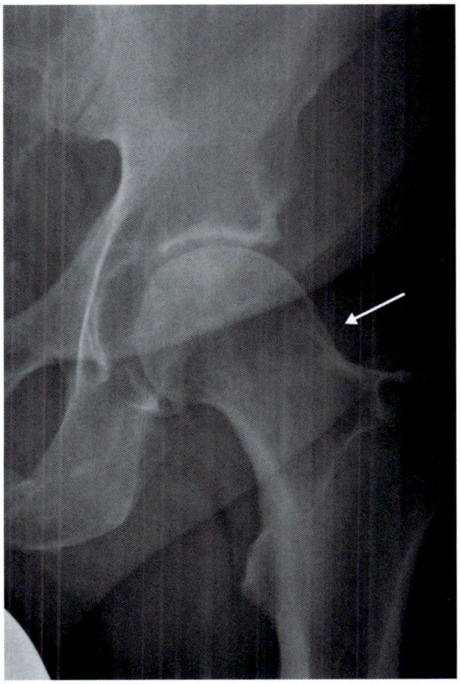

Abb. 18.3: Leichte Hüftdysplasie mit beginnender Koxarthrose bei CAM-Deformation (Pfeil)

Nach neuerer Literatur beträgt die Arthroserate bei der Hüftdysplasie zwischen 13,5 und 42,9 % (Gosny 2010, Spahn 2019). Für die Beurteilung der Hüftdysplasie ist der CE-Winkel nach Wiberg (1939) von entscheidender Bedeutung (→ *Abb. 18.4*). Der CE-Winkel wird an der Beckenübersichtsaufnahme bestimmt. Er wird zwischen einer Parallelen zur Körperlängsachse und der Verbindungslinie zwischen Hüftkopfmittelpunkt (C = Center) und Pfannenerker (E = end of the roof) gemessen (Waldt et al. 2011). Der CE-Winkel gilt als der wichtigste Winkel, um Restdysplasien im Erwachsenenalter zu beurteilen.

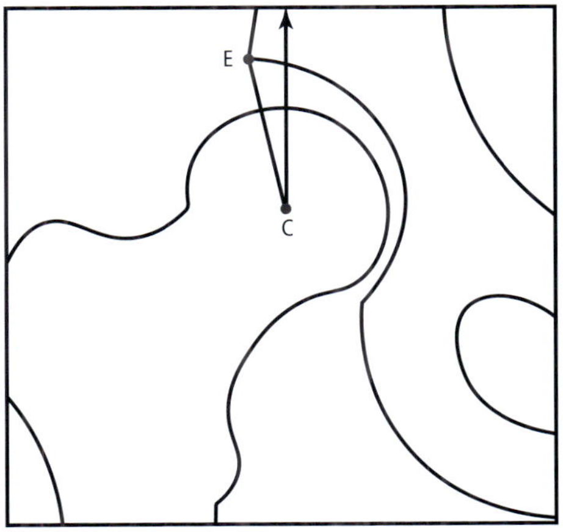

Abb. 18.4: CE-Winkel nach Wiberg (1939)

Der Winkel ist umso größer, je tiefer, kleiner und flacher (dysplastischer) die Pfanne ist. Casartelli et al (2021) konnten nachweisen, dass bei einem CE-Winkel unter 25° die Arthroserate um den Faktor 2,02 erhöht ist. Spahn et al. (2023) schlagen vor, einen CE-

Winkel unter 20° (→ *Abb. 18.5*) immer als konkurrierenden Faktor zu berücksichtigen.

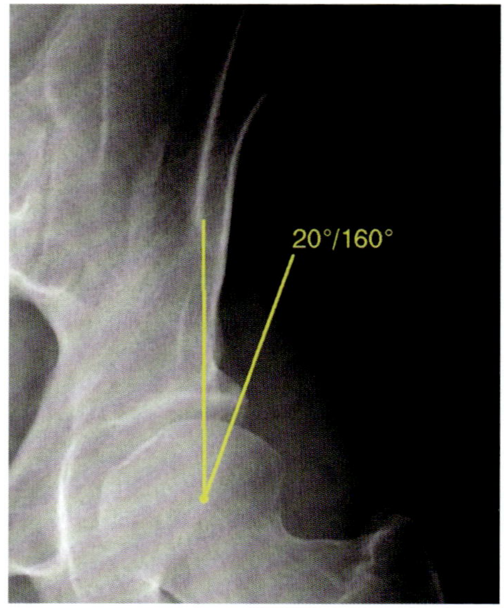

Abb. 18.5: Hüftdysplasie mit CE-Winkel von 20°

18.7.4 CAM-Deformität und Pincer-Impingement

Von der Gelenkschädigung bei Hüftdysplasie mit überhöhter axialer Belastung der Gelenkpfanne müssen die bewegungsinduzierten Schäden, die peripher am Hüftpfannenrand beginnen und nach zentral fortschreiten, unterschieden werden. Eine vermehrte acetabuläre Überdachung und/oder fehlende Sphärizität des Hüftkopfes führen zu einem Anschlagen bzw. Einpressen des Hüftkopfes in/an die Gelenkpfanne mit Schädigung des faserknorpligen Gelenkrandes und des Gelenkknorpels (Leunig et al. 2005). Man unterscheidet zwei verschiedene Typen des femoroacetabulären Impingements (FAI), dessen Konzept und operative Therapie erstmals von Ganz et al. (2003) beschrieben wurden, je nachdem, ob die femorale Pathologie oder die acetabuläre Pathologie dominiert. Das sogenannte femoroacetabuläre Impingement stellt wahrscheinlich eine der wichtigsten Ursachen für eine mechanisch bedingte Arthrose der Hüfte dar (Kusma et al. 2009).

Die Mechanismen der CAM-Deformität und des Pincer-Impingements bzw. die Kombination von beiden sind in → *Abb. 18.6* dargestellt.

Beim Nockenwelleneffekt (CAM-Deformität) führt die Entrundung am Übergang vom Hüftkopf zum Schenkelhals zu Scherkräften im Pfannenbereich, zu einem vermehrten Druck auf den knorpeligen Pfannenrand und zu einem Hebel am Pfannenrand.

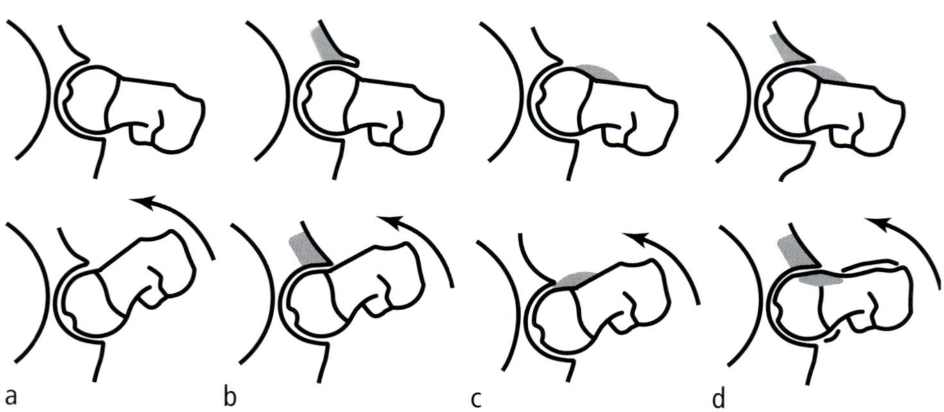

Abb. 18.6: Klassifikation des femoroacetabulären Impingements: a) normale Hüfte, b) Pincer-Impingement, c) CAM-Impingement, d) Mischform (Waldt et al. 2011)

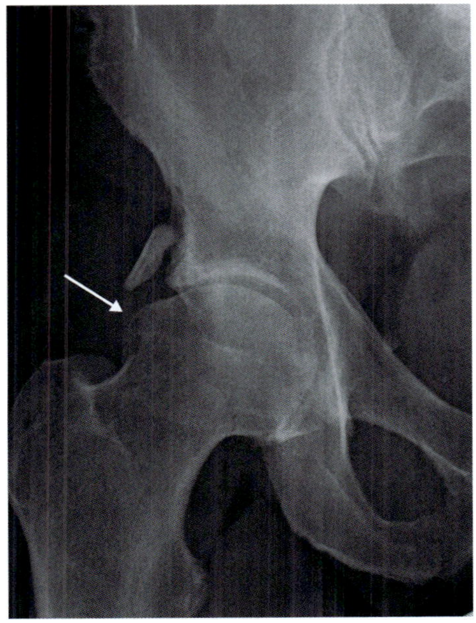

Abb. 18.7: CAM-Deformität („Pistolengriff", Pfeil)

Da der Kopf-Schenkelhals-Übergang im Röntgenbild der Form eines Colt-Handgriffes ähnelt, führte Stulberg (1975) den Begriff der pistol-grip-deformity ein (→ *Abb. 18.7*).

Als Ursachen der CAM-Deformität werden laterale Wachstumsstörungen angenommen. Da die CAM-Deformität insbesondere bei jugendlichen Sportlern beobachtet wurde, wurde eine Überlastung des Kopf-Schenkelhals-Überganges durch chronischen Valgusstress auf das Hüftgelenk in der Wachstumsphase diskutiert. So konnten Agricola et al. (2014) nachweisen, dass die Prävalenz der CAM-Deformität im Wachstum einen signifikanten Anstieg zeigt. Bei Hüftgelenken mit noch offener Wachstumsfuge stieg die Prävalenz einer Prominenz des Kopf-Schenkelhals-Überganges von 2,1 auf 17,7 %. Nach Schluss der Wachstumsfuge zeigte sich kein signifikanter Anstieg der Prävalenz und keine Verschlechterung der Deformität mehr. Ob Leistungssport bei Jugendlichen für die Entstehung der Deformität ursächlich war, konnte nicht eindeutig nachgewiesen werden. Es ist lediglich die Aussage möglich, dass das CAM-Impingement eine Ursache für Hüftschmerzen beim Leistungssportler ist.

Das Ausmaß der Formstörung im Bereich des Kopf-Hals-Überganges, die sogenannte Asphärizität des Kopfes mit ossärer Vorwölbung und dadurch fehlender Taillierung des Kopf-Hals-Überganges, kann mit dem Alphawinkel nach Nötzli (2002) bestimmt werden. Der Alphawinkel wird durch die Schenkelhalsachse und eine zweite Linie gebildet, welche vom Hüftkopfzentrum durch den Punkt verläuft, an dem die Kopfkontur die Sphärizität verlässt (Waldt et al. 2011, → *Abb. 18.8 und 18.9*).

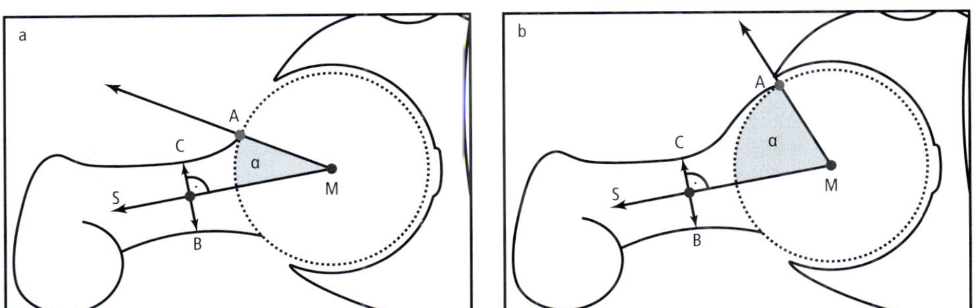

Abb. 18.8: Alpha-Winkel (A= Punkt, an dem die Hüftkopfkontur die Sphärizität verlässt; M = Hüftkopfmittelpunkt, S = Schenkelhalsachse = Senkrechte durch den Mittelpunkt von B-C und den Hüftkopfmittelpunkt). a normales Hüftgelenk, b CAM-Impingement (Waldt et al. 2011)

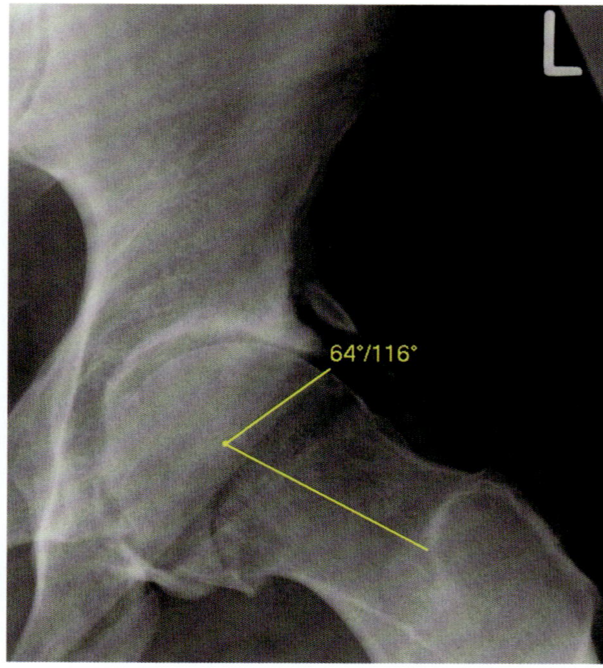

Abb. 18.9: CAM-Deformität mit Alpha-Winkel von 64°

Casartelli et al. (2021) konnten nachweisen, dass ein Alphawinkel nach Nötzli von mehr als 60° ein signifikanter Risikofaktor für eine Koxarthrose ist (OR = 2,52). Die Prävalenz des CAM-Impingement wird in der Literatur unterschiedlich angegeben. Harris (1986) fand in 90 % der an Koxarthrose Erkrankten eine Veränderung entweder im Pfannenbereich oder im Schenkelhalsbereich (pistol-grip-deformity). Dickenson et al. (2016) werteten 19 Einzelstudien aus. Es wurden CAM-Präferenzen je nach Studie zwischen 5 und 75 % nachgewiesen. Die CAM-Deformität wurde jedoch in den Einzelstudien sehr unterschiedlich definiert und der Patientenstamm war sehr heterogen.

Gosvig et al. (2010) fanden bei 4 151 Probanden in Dänemark bei 71 % der Männer und 37 % der Frauen ein femoroacetabuläres Impingement. Bei Patienten, die im Alter von weniger als 55 Jahren eine Hüftendoprothese erhielten, fand sich in 36 % der Fälle ein eindeutig festgestelltes femoroacetabuläres Impingement (Lung et al. 2012).

Bislang existieren keine Studien, bei denen es bei Vorliegen eines femoroacetabulären Impingements (CAM-Deformität oder Pincer-Impingement) und zusätzlicher physischer Belastung zu einem höheren Koxarthroserisiko kommt (Spahn et al. 2023).

Beim sogenannten Pincer-Impingement (→ *Abb. 18.6*) kommt es zu einem Anschlagen des Hüftkopfes aufgrund einer Mehrüberdachung der Pfanne. Es kann sich um eine Anlagestörung handeln oder um eine Folge einer Koxarthrose infolge einer Auswalzung des Pfannenrandes und Ausbildung von Pfannenrand-Osteophyten. Auch eine sogenannte Coxa profunda, d.h. ein zu tief stehendes Hüftgelenk, kann Folge einer Koxarthrose sein. In der gutachtlichen Beurteilung müssen demnach primäre Anlagestörungen der Hüftpfanne von den sekundären, erst durch Koxarthrose entstandenen Mehrüberdachungen des Hüftkopfes unterschieden werden.

18.7.5 Verletzungen

Makroverletzungen der Hüfte, z.B. Luxationen oder Frakturen, sind sichere konkurrierende Ursachen – je nach Verletzungstyp und Schweregrad. Da es sich in der Regel um einseitige Verletzungen handelt, gestaltet sich die Beurteilung einfach. Bei den seltenen beidseitigen Verletzungen muss eine generelle präarthrotische Deformität als Folge der Verletzung zugrunde gelegt werden.

18.7.6 Morbus Perthes und Hüftkopfnekrose

Ein abgelaufener Morbus Perthes kann nicht als gesicherter Risikofaktor für die Entwicklung einer späteren Arthrose angesehen werden (Spahn et al. 2023). In der Regel handelt es sich um eine einseitige Erkrankung, so dass die Kausalitätsbeurteilung einfach ist. Auch eine Hüftkopfnekrose entsteht in der Regel einseitig, so dass die Kausalitätsprüfung keine Probleme bereiten sollte.

Merke
Hüftdysplasie und CAM-Deformität sind als Präarthrosen bedeutsam. Es gibt keine sicheren Studien, dass bei Vorliegen dieser anlagebedingten Störungen die berufliche Exposition das Koxarthroserisiko verstärkt. Damit kommt den präarthrotischen Deformierungen in der Regel ein überwiegender Ursachenbeitrag bei der Entstehung der Koxarthrose zu (→ *Abschn. 18.11*).

18.8 Begutachtung

18.8.1 Anamnese

Von Seiten des Auftraggebers sind vorzugeben:

- Ein vollständiges Vorerkrankungsverzeichnis
- Die Krankheitsvorgeschichte einschließlich bildgebender Befunde und deren fachradiologische Befundung
- Die berufliche Hüftgelenkbelastung, insbesondere der Zeitpunkt, zu dem die beruflichen Voraussetzungen von 9 500 Tonnen erstmals erfüllt waren

Die spezielle Anamnese erfasst insbesondere das aktuelle Beschwerdebild, die funktionelle Beeinträchtigung, den Krankheitsverlauf – insbesondere stattgehabte Verletzungen oder Erkrankungen der Hüften und die Therapiemaßnahmen inklusive der Erfassung orthopädischer Hilfsmittel.

18.8.2 Klinische Untersuchung

- Die körperliche Untersuchung beinhaltet neben Körperlänge, Gewicht und Allgemeinzustand die Befundung des Stand- und Gangbildes – ggf. auch über eine längere Strecke. Zu prüfen sind das Stand- und Gangbild mit und ohne Schuhwerk, der Zehenballengang, der Hackengang, der Fußinnenkanten- und -außenkantengang, das Einnehmen der Hocke, die Beinlänge etc.
- Statische Abweichungen der Bein- und Fußachsen, der Gefäßstatus, Hautveränderungen (Narben, Rötungen, Pigmentierungen, Fußsohlenbeschwielung), nervale Störungen etc. sind zu erheben.

- Der Tastbefund kann Überwärmungen, Schwellungen, Ergussbildungen, Reibegeräusche aufdecken sowie Druckschmerzhaftigkeiten beschreiben.
- Die Funktionsprüfung hat nach der Neutral-Null-Methode zu erfolgen (aktuell gültige Messblätter).

18.8.3 Bildgebende Diagnostik

Röntgenaufnahmen oder Kernspintomographieaufnahmen aus dem Verlauf sind zwingend beizuziehen. Zur Beurteilung des Ausprägungsgrades der Koxarthrose sind eine Beckenübersichtsaufnahme, möglichst im Stand, und eine 2. Ebene, z.B. Lauenstein-Aufnahmen beider Hüften, anzufertigen.

Falls Kernspintomographie-Aufnahmen vorhanden sind, können sie berücksichtigt werden. Das Anfertigen derartiger Aufnahmen ist für die Begutachtung allerdings entbehrlich. Knorpelschäden im MRT können nach Vallotton et al. (1995) (→ *Kap. 14.7*) eingeteilt werden. Großflächige tiefgreifende Knorpelschäden können frühzeitig in einer manifesten Koxarthrose münden, so dass sie ggf. zu Präventionsmaßnahmen Anlass geben.

18.8.4 Sonstige Untersuchungen

Laborchemische Untersuchungen sind für die Begutachtung nicht erforderlich. Insbesondere auf die Blutkörperchensenkungsgeschwindigkeit (BSG), wie sie in der „Wissenschaftlichen Begründung“ des ÄSVB und in der „Leitlinie Koxarthrose“ der AWMF vorgeschlagen wird, kann verzichtet werden, da sie völlig unspezifisch ist.

18.9 Zusammenhangsbeurteilung

- Der Koxarthrose mindestens Kellgren Grad II muss eine ausreichende Exposition von 9 500 Tonnen Lastenhandhabung vorausgegangen sein.
- Die Aufgabe des ärztlichen Gutachters besteht darin, den Grad der Koxarthrose sowie den Zeitpunkt des ersten Nachweises der Koxarthrose – mindestens Grad II – festzustellen. Gefragt ist jeweils der Vollbeweis.
- Ggf. müssen Nachermittlungen seitens des Präventionsdienstes erfolgen, ob die 9 500 Tonnen zum festgestellten Zeitpunkt des Nachweises der zweitgradigen Koxarthrose erfüllt waren.
- Falls der Versicherungsfall vor dem 18.09.2019 (Datum der „Empfehlung“ des ÄSVB, → *Abschn. 18.13*) eingetreten ist, kann eine Anerkennung nicht erfolgen (§ 9 (2a) 2. SGB VII).
- Auch nach Aufgabe der gefährdenden Tätigkeit kann eine Anerkennung einer berufsbedingten Koxarthrose noch erfolgen, falls die Latenz zwischen Ende der Exposition und der erstmaligen Diagnose der Erkrankung nicht länger als fünf Jahre beträgt. Bei Latenzen von mehr als fünf Jahren ist unter Berücksichtigung der Ausprägung der Koxarthrose zu prüfen, ob es wahrscheinlich ist, dass innerhalb von fünf Jahren nach dem Ende der Exposition bereits eine Koxarthrose mindestens Grad II nach Kellgren vorgelegen hat. Je geringer der Ausprägungsgrad der Koxarthrose ist

und je länger der Zeitraum zwischen Exposition und Auftreten der Erkrankung ist, um so unwahrscheinlicher ist der Kausalzusammenhang.

- Nur die beidseitige Koxarthrose mit einem Unterschied von maximal einem Kellgren-Grad ist belastungskonform.
- Bei Vorliegen von bedeutenden konkurrierenden Ursachen, insbesondere der Hüftdysplasie und der CAM-Deformität, ist der Zusammenhang zumindest fraglich, bei Feststellung der Koxarthrose bei über 50-Jährigen eher unwahrscheinlich.

18.10 Einschätzung der MdE

Die MdE richtet sich grundsätzlich nach dem Ausmaß der berufskrankheitsbedingten Funktionseinschränkungen unter Berücksichtigung von Vorschäden – bezogen abstrakt auf den Allgemeinen Arbeitsmarkt, wobei auf die Erfahrungswerte der Unfallbegutachtung zurückgegriffen werden kann.

Bei beidseitigen berufskrankheitsbedingten Koxarthrosen ist die MdE subsumierend einzuschätzen. Hierbei muss berücksichtigt werden, dass bei einer beidseitigen Koxarthrose im Grunde genommen der gleiche Anteil des Allgemeinen Arbeitsmarktes verschlossen ist wie bei der einseitigen Koxarthrose.

Eine gut funktionierende Endoprothese wird mit einer MdE von 20 % bewertet, dies aus gegenwärtigen präventiven Gründen, da einem Versicherten mit einem Kunstgelenk bestimmte Arbeitsmöglichkeiten, auch bei guter Funktion, verschlossen sind. Eine gute Funktion stellt eine freie Streckung und eine Beugung bis 110° dar. (Schönberger et al. 2016)

Die gleichen präventiven Überlegungen gelten bei beidseitigen Kunstgelenken, d.h. die MdE ist, vorausgesetzt die Funktion ist gut, auch bei beidseitigen Endoprothesen nicht höher als 20 % einzuschätzen.

18.11 Konsensempfehlung

Auf Initiative der Fachgesellschaft Interdisziplinäre Medizinische Begutachtung (FGIMB) hat sich eine Arbeitsgruppe zur Erarbeitung einer Empfehlung für eine konsentierte Begutachtungsempfehlung gebildet. (Spahn et al. 2023) Am Zustandekommen der Begutachtungsempfehlung wirkten dabei sowohl Orthopäden als auch Radiologen und Arbeitsmediziner gleichermaßen mit. Nach Vorlage eines Entwurfs wurde dieser den Mitgliedern der Fachgesellschaft mit der Bitte um Stellungnahme übersandt. An der Befragung nahmen insgesamt 95 in der Begutachtung von Berufskrankheiten erfahrene Mitglieder teil.

Die Konsensempfehlungen sind zwar nicht verbindlich, sie stellen jedoch eine sinnvolle Orientierung für den ärztlichen Gutachter dar.

Zusammenfassung der Ergebnisse der Konsensempfehlung der FGIMB

	Konsens (%)
1. Die Notwendigkeit der Implantation einer Hüftgelenksendoprothese ist als Endpunkt der Erkrankung Koxarthrose anzusehen und spätestens zum Zeitpunkt der Operation gilt eine Koxarthrose im Sinne der BK 2116 als im Vollbeweis gesichert.	74,2
2. Die in den Leitlinien von DGOOC und ACR und in der Wissenschaftlichen Begründung zur Definition des Krankheitsbildes Koxarthrose angegebenen Kriterien von Morgensteifigkeit und Schmerzen in der Hüfte sind für die Feststellung des Krankheitsbildes Koxarthrose als subjektive Angaben nur bedingt brauchbar.	98,9
3. Krepitation, Kapselschwellung und Gelenkerguss sind bei der klinischen Untersuchung der Hüfte nicht einfach festzustellen. Hier hatten die Autoren der Wissenschaftlichen Begründung offensichtlich eine Anleihe der Symptombeschreibung der Wissenschaftlichen Begründung zur BK 2112 (Gonarthrose) vorgenommen. Daher ist diese Untersuchung im Rahmen der BK-Untersuchung ohne Bedeutung.	93,1
4. Die Arthroseklassifikation nach Kellgren-Lawrence (KL) soll zur Bestimmung des Schweregrades der Erkrankung verwendet werden. In Übereinstimmung mit der Wissenschaftlichen Begründung gilt ein Schweregrad II oder höher als Vollbeweis für die Annahme des Krankheitsbildes Koxarthrose im Sinne der BK 2116.	85,1
5. Femorale Osteophyten > 2 mm gelten als KL II.	89,4
6. Acetabuläre Osteophyten im Falle von Geröllzysten sind ebenfalls als Osteophyten und damit als KL II aufzufassen. Fehlen Geröllzysten, müssen weitere OA-Kriterien vorhanden sein.	94,1
7. Eine Gelenkspaltweite < 2 mm an 3 Messpunkten oder ein aufgehobener Gelenkspalt gilt auch, ohne dass Osteophyten vorliegen, als Vollbeweis für eine radiologische Koxarthrose.	87,4
8. Kernspintomographie (MRT) oder Arthroskopie stellen zwar diagnostische Methoden zur Evaluation eines Hüftgelenkschadens dar. Liegen solche Befunde vor, so sind sie im Gutachten als Anknüpfungstatsache zu berücksichtigen. Allerdings sind diese für die Begutachtung der BK 2116 nicht zu fordern.	94,4
9. Für die Berufskrankheit Koxarthrose gibt es derzeit keine Kenntnisse über ein „belastungskonformes Schadensbild".	96,5
10. Nur eine beidseitige Koxarthrose (abgesehen von begründeten einseitigen Expositionsermittlungen) entspricht dem Krankheitsbild einer Koxarthrose im Sinne der BK 2116.	75,6
11. Bei Männern ist zur Annahme der arbeitstechnischen Voraussetzungen für die Annahme der BK 2116 eine Mindestexposition von 9 500 t verbindlich für den Vollbeweis zu fordern. Grundsätzlich gilt auch für Frauen diese Mindestexposition. Allerdings kann bei Frauen in begründeten Einzelfällen von der Erfüllung der arbeitstechnischen Voraussetzungen ausgegangen werden, wenn mindestens 68 % (6 460 t) erreicht sind. Dies begründet sich damit, dass auch bei der BK 2108 bei Frauen ein erhöhtes Risiko in diesem Prozentsatz angenommen wird. [Rechtlich allerdings nicht möglich! (Becker 2023; → *Abschn. 18.4*)]	77,0
12. Mit zunehmendem Alter steigt das normale, also auch das nicht-berufliche Risiko für eine Koxarthrose (normales Grundrisiko nach Seidler). Damit wird eine berufliche Verursachung immer unwahrscheinlicher, je älter der Versicherte ist. Allerdings schließt auch ein höheres Lebensalter keineswegs die Möglichkeit einer beruflich bedingten Koxarthrose grundsätzlich aus.	100
13. Die Entstehung einer Koxarthrose wird mehr als 5 Jahre nach Ende der Exposition als Berufskrankheit zunehmend unwahrscheinlicher. Dies steht auch in Einklang mit den Empfehlungen für die Begutachtung der BK 2112 (Gonarthrose).	94,3

	Konsens (%)
14. Eine Cam-Deformierung (Alphawinkel > 60°) ist immer als wesentlicher konkurrierender Faktor in der Begutachtungssituation zu berücksichtigen.	89,2
15. Eine Hüftdysplasie (CE-Winkel < 20°) ist immer als wesentlicher konkurrierender Faktor in der Begutachtungssituation zu berücksichtigen.	96,6
16. Beidseitige Koxarthrose KL II und beidseitige präarthrotische Deformierung, Alter < 50 Jahre, moderate Belastung (9 500 t gerade erreicht). BK überwiegend unwahrscheinlich.	76,5
17. Beidseitige Koxarthrose KL II und beidseitige präarthrotische Deformierung, Alter < 50 Jahre, hohe Belastung (9 500 t weit überschritten). BK überwiegend wahrscheinlich.	91,9
18. Beidseitige Koxarthrose Kl II und beidseitige präarthrotische Deformierung, Alter >50 Jahre, moderate Belastung (9 500 t gerade erreicht). BK überwiegend unwahrscheinlich.	87,2
19. Beidseitige Koxarthrose KL II und beidseitige präarthrotische Deformierung, Alter > 50 Jahre, hohe Belastung (9 500 t weit überschritten). BK überwiegend unwahrscheinlich.	54,1
20. Beidseitige Koxarthrose Kl II und beidseitige präarthrotische Deformierung, Dokumentierte Behandlungsbedürftigkeit aufgrund der nachgewiesenen präarthrotische Deformierung vor Erreichen der Belastungsdosis von 9 500 t BK überwiegend unwahrscheinlich.	88,4
21. Beidseitige Koxarthrose KL II und beidseitige präarthrotische Deformierung, Dokumentierte Behandlungsbedürftigkeit aufgrund der nachgewiesenen präarthrotischen Deformierung nach Erreichen der Belastungsdosis von 9 500 t BK möglich. Hierbei handelt es sich um eine Einzelfallentscheidung. Hier muss der Gutachter abwägen, ob es sich um eine sehr schwere Deformierung handelt, bei der der Risikofaktor der Deformierung über dem der beruflichen Exposition liegt.	98,8
22. Isoliertes Pincer-Impingement, Coxa profunda und Protrusio acetabuli sind zwar häufig Nebenbefunde bei einer Koxarthrose, sind aber für die Begutachtung als konkurrierender Faktor kaum von Bedeutung.	50,0
23. Coxa valga (antetorta sive retrotorta) sind zwar Nebenbefunde bei einer Koxarthrose, sind aber für die Begutachtung als konkurrierender Faktor kaum von Bedeutung.	62,4
24. Durchgemachte Makroverletzungen der Hüfte sind immer als wesentlicher konkurrierender Faktor in der Begutachtungssituation zu berücksichtigen.	97,7
25. Eine frühere Perthes-Erkrankung oder eine Hüftkopfnekrose, mit Ausnahme der beidseitigen Betroffenheit, sind keine konkurrierenden Faktoren, die in der Begutachtungssituation zu berücksichtigen sind.	31,3
26. Grunderkrankungen, Adipositas/Übergewicht und Lifestyle-Faktoren oder eine Polyarthrose können im Einzelfall zwar das individuelle Koxarthrose-Grundrisiko erhöhen. Da es jedoch keine gesicherten Erkenntnisse darüber gibt, inwieweit diese bei exponierten und nicht-exponierten Menschen wirksam werden, sind diese als additive Faktoren bei der Kausalitätsbetrachtung wegzudenken.	56,5
27. Hält der Gutachter das Vorliegen einer BK-Nummer 2116 (Koxarthrose) für hinreichend wahrscheinlich, so hat er eine Empfehlung für die MdE abzugeben. Diese hat sich an den einschlägigen MdE-Tabellen zu orientieren und unterscheidet sich in keiner Weise von unfallbedingten BG-Fällen.	97,6

18.12 Literatur

Altman RD, Gold GE (2007). Atlas of individual radiographic features in osteoarthritis. Revised. Osteoarthritis Cartilage 15 Suppl A: 1–56

Becker P (2023). Berufskrankheit. Koxarthrose – aus juristischer Sicht: Ergänzungen. MedSach 119.2: 74–76

Becker P (2023). Die neue BK Nr. 2116 Koxarthrose – aus juristischer Sicht. MedSach 119 1: 6–10

Bergmann G, Graichen F, Rohlmann A, Linke H (1997). Hip joint forces during load carrying. Clin Orthop Relat Res. 335: 190–201

Bergmann A, Bolm-Audorff U, Krone D, Seidler A, Liebers F, Haerting J, Freiberg A, Unverzagt S (2017). Hüftgelenksarthrose. Körperliche Belastung im Beruf als Risiko. Deutsches Ärzteblatt 114: 581–588

Bleß HH, Kip, Miriam (Hrsg.) (2017). Weißbuch Gelenkersatz-Versorgungssituation endoprothetischer Hüft- und Knieoperationen in Deutschland. Springer Verlag, Heidelberg

Bolm-Audorff U (2000). Zusammenhang zwischen beruflichen Einwirkungen und Coxarthrose – Ein Überblick. ASU 35: 471–475

Casartelli NC, Maffiuletti NA, Valenzuela PL, Grassi A, Ferrari E, van Buuren MMA, Nevitt MC, Leunig M, Agricola R (2021). Is hip morphology a risk factor for developing hip osteoarthritis? A systematic review with metaanalysis. Osteoarthritis Cartilage 29 (9): 1252–1264

Dickenson E, Wall PD, Robinson B, Fernandez M, Parsons H, Buchbinder R, Griffin DR (2016). Prevalence of cam hip shape morphology: A systematic review. Osteoarthritis Cartilage 24 (6): 949–961

Elsner E, Nienhaus A, Beck W (1995). Koxarthrose und berufliche Belastungen. Z Gesundheitswiss. 3: 131–144

Engel D (2022). Erste Erfahrungen mit Hüftgelenksarthrose als Berufskrankheit. DGUV-Forum 10/22

Fritz C (2017). Ablehnungen nach § 9 Abs. 2 SGB VII in: Erfahrungen mit der Anwendung von § 9 Abs. 2 SGB VII (7. Erfahrungsbericht). Hrsg. DGUV Berlin

Ganz R et al. (2003). Femoroacetabular impingement: a cause for osteoarthritis of the hip. Clin Orthop Relat Res. 417: 112–120

Gosvig KK, Jacobsen S, Sonne-Olm S, Palm H, Troelsen A (2010). Prevalence of Malformations of the Hip Joint and Their Relationship to Sex, Groin Pain, and Risk of Osteoarthritis. J. of Bone and Joint Surg. 92: 1162–1163

Hackenbroch MH (1987). Koxarthrose in: Witt AN, Rettig H, Schlegel KF (Hrsg.) Orthopädie in Praxis und Klinik, Band VII/I: 5.1–5.45, Thieme Verlag, Stuttgart

Hackenbroch MH (2002). Arthrosen: Seite 132 ff. Thieme Verlag, Stuttgart

Harris WH (1986). Etiology of osteoarthritis of the hip. Clin Orthop Relat Res 213: 20–33

Hartmann B (2013). Koxarthrose. In: Erfahrungen mit der Anwendung von § 9 Abs. 2 SGB VII (6. Erfahrungsbericht). Hrsg. DGUV Berlin

Haverkamp D, Marti RK (2007). Bilateral varus osteotomies in hip deformities: are early interventions superior? Int Orthop 31: 185–191

Ipach I, Mittag F, Syha R, Kunze B, Wolf P, Kluba T (2012). Indikationen für eine Hüftgelenkstotalendoprothese bei jungen Erwachsenen – idiopathische Ursachen scheinen eine untergeordnete Rolle zu spielen. Fortschr. Röntgenstr. 184 :239–247

Jacobsen S, Sonne-Holm S, Söballe K, Gebuhr P, Lund B (2004). The distribution and inter-relationships of radiologic features of osteoarthrosis of the hip. A survey of 4151 subjects of the Copenhagen City Heart Study: The Osteoarthrosis Substudy. Osteoarthritis and Cartilage 12: 704–710

Kellgren JH, Lawrence JS (1957). Radiological assessment of osteo-arthrosis. Ann Rheum Dis. 16: 494–502

Kellgren JH, Jeffrey NR, Ball J (1963). The Epidemiology of Chronic Rheumatism. Atlas of Standard Radiographs of Arthritis. Oxford, UK: Blackwell Scientific Publications: 1–13

Kusma N, Bachelier F, Schneider G, Dienst M (2009). Femoroazetabuläres Impingement. Orthopäde. 38: 402–411

Lanyon P, Muir K, Doherty S, Doherty M (2004). Influence of radiographic phenotype on risk of hip osteoarthritis within families. Ann Rheum Dis. 63: 259–263

Leunig M, Ganz R (2005). Femoroacetebular Impingement. Häufige Ursache von zur Arthrose führenden Hüftbeschwerden. Der Unfallchirurg 108: 9–17

Lung R, O'Brion J, Grebenyuk J, Forster BB, De Vera N, Kopec J (2012). A The prevalence of radiographic femoroacetabular impingement in younger individuals undergoing total hip replacement for osteoarthritis. Clin rheumatol. 31 (8): 1239–1242

Nötzli HP, Wyss TF, Stoecklin CH, Schmid NR, Treiber K, Hodler J (2002). The contour of the femoral head-neck junction as a predictor for the risk of anterior impingement. J Bone Joint Surg 84 b, 4: 556–560
Schönberger A, Mehrtens G, Valentin H (2016). Arbeitsunfall und Berufskrankheit. Erich Schmidt-Verlag, Berlin
Seidler A, Luben L, Hegewald J, Bolm-Audorff U, Bergmann A, Liebers F, Randohr C, Romero-Starke K, Freiberg A, Unverzagt S (2018). Dose-Response relationship between cumulative physical workload and osteoarthritis of the hip – a meta-analysis applying an external reference population for exposure assignment. BNC musculoskelettal disorders 19: 182–194
Spahn G, Kaiser M, Gantz S, Schiltenwolf M, Hartmann B, Schiele R, Hofmann GO (2014). Systematisches Literatur-Review und Metaanalyse zur Bestimmung von Risikofaktoren für die Koxarthrose. ASU 49: 207–222
Spahn G, Hofmann GO, Grifka J (2019). Koxarthrose und berufliche Belastung. Auswertung bisheriger Reviews, Interpretation und mögliche Begutachtungsempfehlung. MedSach 115 2: 42–53
Spahn G (2021). BK Koxarthrose – eine neue Berufskrankheit. BVOU Infobrief 4: 14–16
Spahn G, Hartmann B, Spallek M, Braunschweig R, Grosser V, Ludolph E, Meyer-Clement M, Grifka J, Hofmann GO, Klemm T (2023). Konsentierte Begutachtungsempfehlung der FGIMB zur Berufskrankheit Nr. 2116 (Koxarthrose) Med.Sach 119: 1–32
Stulberg SD (1975). Unrecognized childhood hip disease: a major cause of idiopathic osteoarthritis of the hip. In: Cordell LD, Harris WH, Ramsey PL, Mac Even GD (Hrsg.). The hip: Proceedings of the Third Open Scientific Meeting of the Hip society. St Louis: CV Mosby 212: 212–228
Tergesen T, Gunderson RB (2012). Radiological evaluation of osteoarthritis oft he hip. Acta Orthop 82 (2): 185–189
Vallotton JA, Meuli RA, Leyvraz PF, Landry M (1995). Comparison between magnetic resonance imaging and arthroscopy in the diagnosis of patellar cartilage lesions: a prospective study. Knee Surg Sports Traumatol Arthrosc. 3 (3): 157–162
Waldt S, Eiber M, Wörtler K (2011). Messverfahren und Klassifikationen in der muskuloskelettalen Radiologie. Thieme Verlag, Stuttgart
Wiberg G (1939). Studies on Dysplastic Acetabula and Congenital Subluxation of the Hip Joint: with Special References to the Complication of Osteoarthritis. Acta Chir Scand 58 (Suppl.): 7–38

18.13 Empfehlung („Wissenschaftliche Begründung") des ärztlichen Sachverständigenbeirats – Koxarthrose durch Lastenhandhabung –

(Bek. d. BMAS v. 25.03.2020 – IV a 4-45226-2 – Koxarthrose – GMBl. 25.03.2020, 218–227)

Der Ärztliche Sachverständigenbeirat „Berufskrankheiten" beim Bundesministerium für Arbeit und Soziales hat am 18. September 2019 empfohlen, in die Anlage 1 der Berufskrankheiten-Verordnung folgende neue Berufskrankheit aufzunehmen:

> **„Koxarthrose durch Lastenhandhabung mit einer kumulativen Dosis von mindestens 9.500 Tonnen während des Arbeitslebens gehandhabter Lasten mit einem Lastgewicht von mindestens 20 kg, die mindestens zehnmal pro Tag gehandhabt wurden"**

Die hierzu vom Ärztlichen Sachverständigenbeirat erarbeitete wissenschaftliche Begründung lautet wie folgt:

1. Gefahrenquellen

Als gefährdend im Sinne dieser Berufskrankheit gelten Lastenhandhabungen in Form des Hebens oder Tragens von Lasten mit einem Lastgewicht von mindestens 20 kg. Solche Belastungen treten nach den Erfahrungen mit der Berufskrankheit Nr. 2108 u.a. in folgenden Berufsgruppen auf: Kranken- und Altenpflegeberufe, Maurer und andere Bauberufe, Bergleute und Steinbrecher, LKW-Fahrer sowie Beschäftigte in der Landwirtschaft (Thiede et al. 2014). Zur Ableitung der Mindestdosis wird auf Abschnitt 4 verwiesen.

2. Kenntnisse über die Wirkung

2.1 Biomechanische Studien

Nemeth et al. (1984) sowie Nemeth und Ekholm (1985) führten eine biomechanische Studie bei 15 männlichen Probanden durch, die ein Lastgewicht von 12,8 kg beidhändig vom Boden auf Hüfthöhe anhoben, und ermittelten mit einem statischen biomechanischen Modell nach Ableitung des Oberflächenelektromyogramms im Bereich von sieben Hüftmuskeln sowie Erfassung der Bewegung mit Hilfe einer Hochgeschwindigkeitskamera das Drehmoment sowie die Gelenkkraft im Hüftgelenk. Der Hebevorgang wurde einmal mit gebeugtem und einmal mit gestrecktem Kniegelenk durchgeführt. Das Drehmoment im Hüftgelenk erreichte maximal 125 Newtonmeter und die Gelenkkraft im Hüftgelenk das 3,2-fache des Körpergewichts. Das Drehmoment im Hüftgelenk ist beim Heben mit gestreckten Knien höher als beim Heben mit gebeugten Knien. Die Gelenkkraft ist jedoch nahezu gleich hoch.

Bergmann et al. (1997) ermittelten bei sechs männlichen Testpersonen die Höhe der Gelenkkraft im Hüftgelenk beim Tragen von Lasten mit einem Lastgewicht von bis zu 30 kg. Fünf der sechs Testpersonen wiesen normale Hüftgelenke auf. Bei der sechsten Testperson handelte es sich um einen Probanden mit implantierter Totalendoprothese des Hüftgelenkes, die die Messung der Höhe der Gelenkkraft ermöglichte. Die Höhe der Gelenkkraft im Hüftgelenk wurde mit Hilfe eines statischen biomechanischen Modells bei allen sechs Testpersonen berechnet. Ferner wurde bei der sechsten Testperson die berechnete und gemessene Gelenkkraft im Hüftgelenk verglichen. Der Medianwert der maximalen Gelenkkraft beim Gehen, der mit dem statischen biomechanischen Modell ermittelt wurde, lag bei 278 % des Körpergewichtes. Dieser Wert wurde als normal angenommen. Die Gelenkkraft im Hüftgelenk beim Tragen von Lasten wurde in Prozent dieses Normalwertes angegeben. Beim einseitigen Tragen von Lasten kam es zu einem deutlichen Anstieg der Gelenkkraft im kontralateralen Hüftgelenk. Es bestand eine Dosis- Wirkungs-Beziehung zwischen der Höhe des Lastgewichtes und der Gelenkkraft im kontralateralen Hüftgelenk. Die Beziehung war sehr eng ($r=0,95$, $p<0,001$). Bei dem maximal getragenen Lastgewicht von 30 kg kam es zu einer Gelenkkraft im kontralateralen Hüftgelenk von etwa 165% des Normalwertes beim Gehen ohne Tragen einer Last. Beim einseitigen Tragen von Lasten wurde eine leichtgradige Senkung der Gelenkkraft im ipsilateralen Hüftgelenk, d.h. dem Hüftgelenk auf der Seite, auf der die Last einseitig getragen wird, beobachtet. Die Dosis- Wirkungs-Beziehung zwischen der Höhe des Lastgewichtes und der Senkung der Gelenkkraft im ipsilateralen Hüftgelenk war mittelgradig gut ($r=-0,57$, $p<0,01$). Beim Tragen eines Lastgewichts von 30 kg kam es zu einer Senkung der Gelenkkraft im ipsilateralen Hüftgelenk von ca. 8 % im Vergleich zum Gehen ohne Tragen einer Last. Beim bilateralen Tragen, d.h. dem Tragen der Last mit beiden Händen, kam es zu einer Erhöhung der Gelenkkraft in beiden Hüftgelenken. Es fand sich eine positive Dosis-Wirkungs-Beziehung zwischen der Höhe des beidseits getragenen Lastgewichtes und der Gelenkkraft in beiden Hüftgelenken. Die Beziehung war sehr eng ($r=0,95$, $p<0,001$). Beim bilateralen Tragen einer Last mit einem Lastgewicht von 30 kg kam es zu einer Erhöhung der Gelenkkraft in beiden Hüftgelenken um etwa 30 % im Vergleich zum Gehen ohne Tragen einer Last. Die bei dem sechsten Probanden mit implantierter Totalendoprothese gemessene Gelenkkraft war um etwa 8% höher als die mit dem biomechanischen Modell ermittelte Gelenkkraft. Dies begründen die Autoren damit, dass die gemessene Gelenkkraft besser dynamische Prozesse berücksichtigt als das biomechanische Modell.

Varady et al. (2015) berechneten die Gelenkkraft im Hüftgelenk beim beidseitigen Heben, Umsetzen und Tragen von Lasten mit einem Lastgewicht von 25, 40 und 50 kg, beim Treppen steigen mit und ohne Tragen einer Last von 25 kg und beim Leitern steigen und verglichen diese Belastungen mit Alltagsbelastungen wie Gehen, Setzen und Aufstehen aus dem Sitz. Die Gelenkkraft im Hüftgelenk wurde mit Hilfe eines statischen biomechanischen Modells mit der Software AnyBody nach Ermittlung der Bodenreaktionskräfte mit einer Messplatte, einer Bewegungsanalyse mit Hilfe von Videoaufnahmen und einer instrumentierten Treppe und Leiter ermittelt. Die höchste Gelenkkraft im Hüftgelenk fand sich beim beidseitigen Umsetzen eines Lastgewichtes von 50 kg in Höhe von 637 ± 148 % des Körpergewichts. Bei folgenden Aktivitäten fand sich im Vergleich zum Gehen ohne Lastgewicht eine signifikant erhöhte Gelenkkraft im Hüftgelenk: Tragen eines Lastgewichtes von 40 und 50 kg, Umsetzen eines Lastgewichts von 25 und 40 kg sowie Treppaufgehen mit Tragen einer Last von 25 kg.

2.2 Zellexperimentelle Studien

Mehrere Autoren zeigten in zellexperimentellen Studien mit Chondrozytenkulturen, dass die Einwirkung von hydrostatischem Druck in Höhe von ein und fünf Megapascal (MPa) mit einer Dauer von zwei Stunden zu einer Zunahme der Synthese von Protheoglycan, einem wesentlichen Bestandteil der Knorpelmatrix, im Vergleich zu Umgebungsdruck führt. Ferner ist nach dieser Druckeinwirkung die Expression von Boten-Ribonukleinsäure (mRNA) vermehrt, die für das Proteoglykankernprotein, für Aggrecan und Kollagen II sowie für TGF Beta1 kodierten. Aggrecan und Kollagen II sind wesentliche Bestandteile der Knorpelmatrix. TGF $Beta_1$ ist ein Zytokin, das die Synthese von Knorpelmatrix fördert (Hall et al. 1991, Takahashi et al. 1997 und 1998, Toyoda et al. 2003). Dagegen führte die Einwirkung von hydrostatischem Druck auf Chondrozytenkulturen in Höhe von zehn und 50 MPa für eine Dauer von zwei Stunden zu einer Abnahme der Protheoglycansynthese sowie zur Expression von mRNA, die für das Hitzeschockprotein 70 (HSP 70) kodiert. HSP 70 ist ein Protein, das von Zellen gebildet wird, die z.B. durch Hitze, Ethylalkohol oder Schwermetalle geschädigt wurden (Takahashi et al. 1997).

Torzilli et al. (1999) beobachteten eine Zunahme der Protheoglycansynthese bei einer Einwirkung von hydrostatischem Druck in Höhe von 0,5 und 1,0 MPa und eine kontinuierliche Abnahme bei einer Einwirkung von fünf bis 65 MPa. Ferner beschrieben die Autoren, dass ab einer Einwirkung von zehn MPa zunehmend abgestorbene Chondrozyten beobachtet wurden.

Lammi et al. (1994) beschrieben ebenfalls die verminderte Proteoglycansynthese nach Einwirkung von hydrostatischem Druck in Höhe von 30 MPa für die Dauer von 20 Stunden, während die Einwirkung von hydrostatischem Druck in Höhe von fünf MPa keinen Effekt hatte.

Parkkinen et al. (1993) berichteten über eine verminderte Protheoglycansynthese und einen veränderten Golgiapparat nach 2-stündiger Einwirkung von hydrostatischem Druck in Höhe von 30 MPa auf Chondrozytenkulturen. Der Golgiapparat ist für die Proteoglycansynthese erforderlich.

Farquhar et al. (1996) fanden nach intermitierender hydrostatischer Druckbelastung von Knorpelexplantaten aus gesunden Schultergelenken von Hunden in Höhe von 0,5 – 50 MPa mit einer Frequenz von 0,2 Herz für 30 Minuten folgende Ergebnisse:

- Signifikanter Anstieg der Proteoglycansynthese bei Einwirkung von hydrostatischem Druck in Höhe von zwei und fünf MPa und signifikanter Abfall bei Einwirkung von 20 und 50 MPa null bis vier Stunden nach Einwirkung im Vergleich zu unbelasteten Kontrollen. Dieser Effekt hatte sich 20 bis 24 Stunden nach Belastung wieder normalisiert.
- Nach Einwirkung von hydrostatischem Druck in Höhe von 20 MPa zeigten nahezu alle Knorpelexplantate eine Rissbildung.
- Signifikanter Anstieg des Fibronectingehalts im Knorpel zehn Tage nach Belastung in Höhe von fünf, zehn und 20 MPa. Fibronectin wird als Marker des arthrotisch veränderten Knorpels angesehen.

Clements et al. (2001) legten eine experimentelle Studie vor, bei der 30 Präparate des Kniegelenksknorpels sowie des darunterliegenden Knochens von verstorbenen Kühen 3.600 zyklischen Druckbelastungen zwischen 17 – 1.176 N entsprechen 0,4 – 25 MPa ausgesetzt und mit unbelasteten Kontrollpräparaten verglichen wurden. Bis zu einer Druckkraft von 250 N (6 MPA) fand sich keine signifikante Zunahme der mit histologischen Methoden festgestellten Rate abgestorbener Chondrozyten. Darüber fand sich ein Anstieg der Rate abgestorbener Chondrozyten, die bei der maximalen Druckkraft von 1.176 N, entsprechend 25 MPa, bei ca. 60 % lag.

Nakamura et al. (2006) fanden nach Einwirkung von hydrostatischem Druck in Höhe von zehn und 50 MPa für eine Dauer von 12 oder 24 Stunden eine Erhöhung der Häufigkeit abgestorbener Chondrozyten in der Zellkultur.

Nerucci et al. (1999) beobachteten bei elektronenoptischen Untersuchungen, dass nach Einwirkung von hydrostatischem Druck auf Chondrozytenkulturen in Höhe von 24 MPa für die Dauer von drei Stunden der Golgiapparat und das endoplasmatische Retikulum in den Chondrozyten disorganisiert oder komplett aufgelöst waren. Dieser Effekt fand sich in nicht druck- exponierten Kontrollen sowie nach zyklischer Einwirkung von hydrostatischem Druck in Höhe von ein und fünf MPa mit einer Frequenz von 0,25 Herz nicht. Das endoplasmatische Retikulum ist für die Energieversorgung der Knorpelzelle erforderlich.

Verschiedene zellexperimentelle Studien zeigten, dass die Wirkung von hydrostatischem Druck auf Chondrozyten durch $Beta_1$-Integrin vermittelt wird. Dabei handelt es sich um ein transmembranöses Glycoprotein, das als Mechanorezeptor fungiert. Für eine Übersicht siehe Millward-Sadler et al (1999) und Deschner et al. (2003).

Eine Übersicht über die Zusammenhänge zwischen statischer und intermittierender Druckbelastung auf Chondrozytenkulturen findet sich bei Sun (2010).

2.3 Tierexperimentelle Studien

Radin et al. (1973) fanden nach experimenteller zyklischer Einwirkung einer Druckkraft in der Größenordnung des Körpergewichtes auf das Kniegelenk von Kaninchen mit einer Frequenz von eins pro Minute für eine Stunde pro Tag folgende Ergebnisse:

- Nach vier Tagen kam es zu einer Freisetzung von Flüssigkeit aus der Synovia.
- Nach sechs Tagen wurde eine subchondrale Knochenverdichtung beobachtet, die mit sub- chondralen Mikrofrakturen korrelierte.
- Nach 20 Tagen zeigte sich ein oberflächlicher Mukopolysaccharidverlust des Knorpels.
- Nach 28 Tagen wurde ein fortgeschrittener Mukopolysaccharidverlust des Knorpels festgestellt.

Radin et al. (1984) beobachteten nach zyklischer Druckeinwirkung auf das Kniegelenk von Kaninchen in der Größenordnung des 1,5-fachen Körpergewichtes mit einer Frequenz von eins pro Sekunde, 40 Minuten pro Tag an fünf Tagen pro Woche zunächst einen kontinuierlichen Rückgang der Porosität des subchondralen Knochens, gefolgt von vermehrter Fibrillierung sowie horizontaler und vertikaler Rissbildung des Kniegelenksknorpels.

Gritzka et al. (1973) konnten in experimentellen Studien, bei denen die Ellbogengelenke von Kaninchen während der Bewegung einer Kompressionskraft ausgesetzt waren, die auf 110 – 270 kg/cm2 geschätzt wurde, arthrotische Veränderungen in den exponierten Ellbogengelenken induzieren, die weniger von der Höhe der Kompressionskraft als von der Dauer der Kompressionseinwirkung abhingen.

Refior (1974) belastete die Kniegelenke von Kaninchen durch Schienung in maximaler Beugestellung und durch Anlegen eines externen Kompressionsgerätes mit einer Federkraft von 12 kp. Durch die Belastung kam es nach einer Woche zu Eindellung des Gelenkknorpels, danach zur zunehmenden Freilegung von Faserstrukturen und nach drei- bis vierwöchiger Einwirkung zum mikromorphologischen Bild der Arthrose.

Ferner fanden sich in tierexperimentellen Studien, in denen das Kiefergelenk von Kaninchen einer Druckkraft ausgesetzt wurde, im Vergleich zu Kontrolltieren Hinweise für die Entwicklung von arthrotischen Gelenkveränderungen in Form einer Abnahme der Knorpeldicke sowie Osteophytenbildung (Imai et al. 2001, Fujisawa et al. 2003).

Tierexperimentelle Studien, die den Zusammenhang zwischen der Einwirkung erhöhter Gelenkkräfte auf das Hüftgelenk von Versuchstieren und der Entwicklung einer Koxarthrose untersuchen liegen nicht vor. Die o. g. Studien sprechen jedoch für die biologische Plausibilität des Zusammenhangs zwischen einer erhöhten Gelenkkraft und der Entwicklung einer Arthrose in verschiedenen anderen Gelenken von Versuchstieren (Kniegelenk, Ellbogengelenk und Kiefergelenk).

2.4 Epidemiologische Studien

2.4.1 Kohortenstudien

Vingard et al. (1991a) legten das Ergebnis einer Kohortenstudie bei 116.581 Beschäftigten in Schweden vor, deren Beruf durch arbeitsmedizinische Experten als hochgradig belastet betreffend die Gelenke der unteren Extremität eingestuft wurde und verglichen diese Gruppe mit 91.057 Männern in Berufen mit niedriger Belastung. In beiden Gruppen wurde die Häufigkeit einer Krankenhausbehandlung wegen Koxarthrose während des Zeitraums 1981 – 1983 erfasst. Ebenso wurde vorgegangen bei 18.434 Frauen mit hoher und 24.145 mit niedriger Exposition. Bei den Männern der Geburtskohorte 1905 – 1924 mit hoher beruflicher Belastung fand sich im Vergleich zu der Kontrollgruppe mit niedriger beruflicher Belastung ein um den Faktor 2,2 (95% Konfidenzintervall [KI] 1,6–2,8) signifikant erhöhtes Koxarthroserisiko. Bei den hoch belasteten Frauen war das Koxarthroserisiko nicht signifikant um den Faktor 1,6 (95% KI 0,9–3,1) erhöht.

Ein besonders hohes Koxarthroserisiko wiesen männliche Landwirte (relatives Risiko 3,8, 95% KI 2,9–3,9) auf.

Thelin und Holmberg (2007) veröffentlichten die Ergebnisse einer Kohortenstudie in Schweden bei 1.220 selbstständigen Landwirten, 1.130 Kontrollprobanden in ländlichen Regionen und 1.087 Kontrollprobanden in städtischen Regionen. In allen drei Gruppen wurde die Inzidenz einer Krankenhausbehandlung wegen Koxarthrose während des Zeitraums 1990–2003 anhand des Krankenhausentlassungsregisters ermittelt. Landwirte wiesen im Vergleich zu städtischen Kontrollprobanden ein signifikant um den Faktor 3,0 (95% KI 1,7–5,3) erhöhtes Koxarthroserisiko auf, das für Alter adjustiert war. Dagegen bestand kein signifikanter Unterschied des Koxarthroserisikos zwischen der städtischen und ländlichen Kontrollgruppe.

Järvholm et al. (2008) legten die Ergebnisse einer prospektiven Studie bei 204.741 schwedischen Bauarbeitern vor, deren Koxarthroserisiko mit Hilfe des Krankenhausentlassungsregisters erfasst wurde. Mit Ausnahme von Malern (relatives Risiko 0,77, 95% KI 0,54–1,12) wiesen alle Bauarbeiterberufe ein um den Faktor 1,10 – 1,58 nicht signifikant erhöhtes Koxarthroserisiko auf. Die Studie leidet darunter, dass das Koxarthroserisiko in den o.g. Bauarbeiterberufen nicht in Abhängigkeit von der Expositionsdauer dargestellt wird.

Andersen et al. (2012) beschrieben die Ergebnisse einer Kohortenstudie in Dänemark in folgenden Berufsgruppen:

1. 487.156 Bauarbeiter
2. 4.381 Bodenleger, Maurer und Straßenbauer (diese Gruppe ist eine Subgruppe der Bauarbeiter)
3. 217.055 Landwirte und Gärtner
4. 496.478 Krankenpflegehelfer
5. 912.228 Bürobeschäftigte

Die Inzidenz einer Implantation einer Totalendoprothese wegen Koxarthrose wurde mit Hilfe des Krankenhausentlassungsregisters in den o.g. Berufsgruppen während des Zeitraums 1996 – 2006 ermittelt. Dabei fungierten Bürobeschäftigte als Kontrollgruppe. Das relative Risiko für Koxarthrose war bei männlichen Bauarbeitern mit einer Expositionsdauer von über zehn Jahren signifikant um den Faktor 1,83 im Vergleich zu Bürobeschäftigten erhöht (95% KI 1,68–2,00), das für Alter, Kalenderzeit, Einkommen und Arbeitslosigkeit adjustiert war. Bei weiblichen Baubeschäftigten mit mehr als zehnjähriger Expositionsdauer war das Koxarthroserisiko nicht signifikant um den Faktor 1,57 (95% KI 0,97–2,52) erhöht. In der Subgruppe der männlichen Bodenleger, Maurer und Straßenbauer fand sich bereits bei einer Expositionsdauer von sechs bis zehn Jahren ein signifikant um den Faktor 1,44 (95% KI 1,21–172) erhöhtes Koxarthroserisiko. Bei mehr als zehnjähriger Expositionsdauer fand sich ein signifikant um den Faktor 2,23 (95% KI 1,81–2,73) erhöhtes Koxarthroserisiko. Die Fallzahlen für weibliche Beschäftigte in dieser Berufsgruppe waren zu gering. Bei männlichen Landwirten und Gärtnern bestand bereits bei sechs- bis zehnjähriger Expositionsdauer ein signifikant um den Faktor 2,38 (95% KI 2,20–2,57) erhöhtes Koxarthroserisiko, das bei mehr als zehnjähriger Expositionsdauer bei 3,00 (95% KI 2,71–3,32) lag. Bei weiblichen Landwirten und Gärtnern war das Koxarthroserisiko deutlich niedriger: Expositionsdauer sechs bis zehn Jahre: Relatives Risiko 1,59 (95% KI 1,37–1,84), Expositionsdauer über zehn Jahre: Relatives Risiko 1,62 (95% KI 1,19–2,20). Bei männlichen Pflegehelfern war nach mehr als zehnjähriger Expositionsdauer das Koxarthroserisiko signifikant um den Faktor 1,71 (95% KI 1,36–2,14) und bei weiblichen Pflegehelfern um den Faktor 1,57 (95% KI 1,46–1,69) erhöht.

Rubak et al. (2013) legten die Ergebnisse einer Kohortenstudie in Dänemark bei 899.549 Frauen und 1.010.944 Männern vor, deren berufliche Belastung durch Lastenhandhabung mit Hilfe einer Branchen-Expositions-Matrix erfasst wurde, die von Experten aufgestellt wurde und die im Wesentlichen die kumulativ gehobene Last pro Arbeitstag berücksichtigte. Ferner wurde die Expositionsdauer der Tätigkeit in den jeweiligen Branchen ermittelt und das Auftreten einer Implantation einer Totalendoprothese wegen Koxarthrose mit Hilfe des landesweiten Krankenhausentlassungsregisters ermittelt. Bei Männern fand sich eine Dosis-Wirkungs- Beziehung zwischen der kumulativen Hüftgelenksbelastung und dem Koxarthroserisiko, das in der höchsten Dosisklasse signifikant um den Faktor 1,33 (95% KI 1,17–1,53) erhöht war. Bei Frauen fand sich kein Zusammenhang zwischen der kumulativen Exposition und dem Koxarthroserisiko. Zwischen der kumulativen Exposition und dem Alter der Koxarthrosediagnose bestand eine signifikant negative Beziehung in dem Sinne, dass die Koxarthrose bei höher Exponierten früher diagnostiziert wurde als bei niedriger Exponierten. In der höchsten Dosisklasse wurde die Koxarthrose um 3,4 Jahre signifikant früher diagnostiziert als bei der nicht exponierten Kontrollgruppe. Die Autoren weisen darauf hin, dass die Branchen-Expositions- Matrix das Risiko einer Missklassifikation beinhaltet, weil innerhalb einer Branche deutlich unterschiedliche Expositionen auftreten können. Diese Missklassifikation würde das beobachtete Koxarthroserisiko senken.

2.4.2 Fall-Kontroll-Studien

Thelin (1990) legte die Ergebnisse einer Fall-Kontroll-Studie in Schweden bei 105 Männern mit chirurgischer Behandlung wegen Koxarthrose und einer Kontrollgruppe von 222 Männern aus der Wohnbevölkerung vor, die nach Alter und Wohnregion mit den Fällen vergleichbar waren. Probanden mit einer mindestens zehnjährigen Tätigkeit als Landwirt wiesen ein signifikant um den Faktor 3,2 (95% KI 1,8–5,5) erhöhtes Koxarthroserisiko auf.

Vingard et al. (1991b) veröffentlichten eine Fall-Kontroll-Studie in Schweden bei 239 männlichen Fällen, bei denen wegen einer Koxarthrose eine Totalendoprothese des Hüftgelenkes implantiert wurde, sowie einer Kontrollgruppe von 302 männlichen Probanden aus der allgemeinen Wohnbevölkerung. Bei Fällen und Kontrollen wurde ein standardisiertes Interview zur Häufigkeit beruflicher Belastungen durch das Heben von Lasten durchgeführt. Bei Probanden im obersten Tertil mit Heben von Lasten mit einem Lastgewicht von über 40 kg fand sich ein signifikant um den Faktor 2,4 (95% KI 1,5–3,8) erhöhtes Koxarthroserisiko, das für Alter, Geschlecht, Body- Mass-Index (BMI) sowie sportliche Aktivitäten adjustiert war. Beschäftigte in dieser Gruppe hatten mindestens 25.000 Hebevorgänge von Lasten über 40 kg absolviert. Ferner wurde das Koxarthroserisiko in Abhängigkeit von dem kumulativ gehobenen Lastgewicht ermittelt. Dabei wurden auch leichtere Lastgewichte berücksichtigt. Bei Probanden mit einer kumulativ gehobenen Last von über 3.000 Tonnen fand sich ein signifikant um den Faktor 1,8 erhöhtes Koxarthroserisiko (95% KI 1,1–3,0).

Vingard et al. (1992) legten eine Fall-Kontroll-Studie in Schweden bei 140 Fällen, die wegen Koxarthrose frühverrentet wurden, und einer Kontrollgruppe von 298 Probanden aus der allgemeinen Wohnbevölkerung vor. Bei Fällen und Kontrollen wurde eine standardisierte Befragung durchgeführt und die Höhe der beruflichen Hüftgelenksbelastung durch arbeitsmedizinische Experten in drei Gruppen (niedrig, mittelgradig und hoch) eingestuft. Probanden mit einer hohen Hüftgelenksbelastung wiesen ein signifikant um den Faktor 12,4 (95% KI 6,7–23,0) erhöhtes Koxarthroserisiko auf. Bei mittelgradiger Hüftgelenksexposition war das Koxarthroserisiko signifikant um den Faktor 4,1 (95% KI 2,4–7,1) erhöht. Besonders hohe Koxarthroserisiken fanden sich bei Landwirten und Forstarbeitern (relatives Risiko 13,8; 95% KI 4,0–48,1) und Bauarbeitern (relatives Risiko 5,3; 95% KI 2,6–10,6).

Croft et al. (1992a) führten eine Studie bei ehemaligen Patienten einer urologischen Krankhausabteilung in England durch, bei denen ein i.v.-Urogramm durchgeführt wurde und bei dieser Untersuchung, quasi als Nebenbefund, die Hüftgelenke dargestellt wurden. Probanden, bei denen sich eine Gelenkspaltverschmälerung auf < 2,5 mm oder ein Zustand nach Hüftgelenktotalendoprothese nachweisen ließ, wurden als Fälle eingestuft (n = 353). 434 Probanden mit einem Hüftgelenkspalt von > 3,5 mm in beiden Hüften wurden als Kontrollprobanden eingestuft. Probanden mit Handhabung von Lasten > 25 kg über einen Zeitraum von mindestens 20 Jahren wiesen ein signifikant um den Faktor 2,50 (95% KI 1,10–5,7) erhöhtes Risiko für eine Koxarthrose auf, das für Alter und Krankenhaus adjustiert war.

Elsner et al. (1995) legten die Ergebnisse einer Fall-Kontroll-Studie bei 220 Männern und Frauen, die in einer orthopädischen Praxis in Offenbach wegen Koxarthrose behandelt wurden, sowie einer Kontrollgruppe von 198 Patienten einer Allgemein- und Augenarztpraxis vor. Männliche Probanden, die immer oder häufig Lasten mit einem Lastgewicht von > 20 kg handhabten, wiesen ein nicht signifikant um den Faktor 1,10 (95 % KI 0,64–2,10) erhöhtes Koxarthroserisiko auf, das für Alter adjustiert war. Weibliche Probanden mit dieser Exposition wiesen ein nicht signifikant um den Faktor 1,9 (95% KI 0,8–4,8) erhöhtes Koxarthroserisiko auf.

Vingard et al. (1997) veröffentlichten eine Fall-Kontroll-Studie in Schweden bei 230 weiblichen Fällen, bei denen eine Totalendoprothese der Hüfte implantiert wurde, und einer Kontrollgruppe von 273 Frauen aus der allgemeinen Wohnbevölkerung. Bei Fällen und Kontrollen wurde eine standardisierte Befragung in Bezug auf die Häufigkeit von Belastungen durch Heben von Lasten sowie die Höhe des Lastgewichtes durchgeführt und die Probanden in drei Gruppen (niedrige, mittelgradige und hohe Belastung) eingeteilt. Bei Probanden mit einer hohen Belastung durch Heben von Lasten fand sich ein nicht signifikant um den Faktor 1,5 (95% KI 0,9–2,5) erhöhtes Koxarthroserisiko, das für Alter, BMI, Rauchen, sportliche Aktivität, Anzahl der Kinder und Hormontherapie adjustiert war. Die Studie leidet darunter, dass keine Daten zur Höhe der Lastgewichte oder der kumulativ gehobenen Masse in Bezug auf das Koxarthroserisiko dargestellt werden, obwohl diese Daten erhoben wurden.

Thelin et al. (1997) beschrieben die Ergebnisse einer Fall-Kontroll-Studie in Schweden bei 216 männlichen Fällen mit radiologisch diagnostizierter Koxarthrose und einer Kontrollgruppe von 479 männlichen Probanden aus der lokalen Wohnbevölkerung, die nach Alter mit den Fällen vergleichbar waren. Landwirte und Landarbeiter wiesen ein signifikant um den Faktor 2,70 (95% KI 1,94–3,77) erhöhtes Koxarthroserisiko auf. Zwischen der Dauer der Tätigkeit als Landwirt oder Landarbeiter und dem Koxarthroserisiko fand sich eine positive Expositions-Wirkungs- Beziehung: Expositionsdauer bis zu zehn Jahre: Odds Ratio (OR) = 1,63 (95% KI 1,03–2,60), Expositionsdauer 11 bis 20 Jahre: OR = 1,67 (95% KI 0,87–3,23), Expositionsdauer 21 bis 30 Jahre: OR = 4,20 (95% KI 1,97–8.97) und Expositionsdauer > 30 Jahre: OR = 4,45 (95% KI 2,90–6,83). Eine Beschäftigung in der Milchviehhaltung war mit einem signifikant um den Faktor 2,98 (95% KI 2,07–4,28) erhöhten Koxarthroserisiko verbunden.

Coggon et al. (1998) veröffentlichten die Ergebnisse einer Fall-Kontroll-Studie in England bei 210 männlichen Fällen in England, die auf einer Warteliste für die Implantation einer Endoprothese wegen Koxarthrose standen, und einer Kontrollgruppe von 210 Patienten aus der Wohnbevölkerung. Probanden, die Lasten mit einem Lastgewicht von mindestens 25 kg mehr als zehnmal pro Woche für mindestens 20 Jahre handhabten, hatten ein signifikant um den Faktor 2,3 (95% KI 1,3–4) erhöhtes Koxarthroserisiko, das für BMI, Hüftgelenksverletzung und Heberden-Knoten adjustiert war. Die Fälle und Kontrollen waren ferner für Alter gematcht.

Lau et al. (2000) führten eine Fall-Kontroll-Studie in sieben von acht relevanten Krankenhäusern in Hongkong bei 138 Fällen mit einer Koxarthrose mit einem Kellgren-Grad von > 2 sowie einer Kontrollgruppe von 414 Patienten aus Hausarztpraxen derselben Region durch. Fälle und Kontrollen waren nach Alter und Geschlecht vergleichbar. Männer, die Lasten mit einem Lastgewicht von mindestens zehn kg über zehnmal pro Woche handhabten, hatten ein signifikant um den Faktor 5,3 (95 % KI 1,8–15,8) erhöhtes Koxarthroserisiko. Männer, die mehr als zehnmal pro Woche Lasten mit einem Lastgewicht von 50 kg oder mehr handhabten, hatten ein signifikant um den Faktor 9,6 (95% KI 2,2–42,2) erhöhtes Koxarthroserisiko. Bei Frauen waren die Risiken etwas niedriger (Handhabung von zehn kg: OR 3,0 (95% KI 1,8–5,1), Handhabung von 50 kg oder mehr: OR 2,9 (95% KI 1,5–5,6).

Yoshimura et al. (2000) legten die Ergebnisse einer Fall-Kontroll-Studie in Japan bei 114 Fällen mit Krankenhausbehandlung wegen Koxarthrose und einer gleich großen Gruppe von Kontrollprobanden aus der Wohnbevölkerung, die nach Alter und Geschlecht vergleichbar war, vor. Probanden, die mindestens einmal pro Woche Lasten mit einem Lastgewicht von 25 kg und mehr hoben, hatten ein signifikant um den Faktor 3,6 (95% KI 1,3–9,7) erhöhtes Koxarthroserisiko. Probanden, die mindestens einmal pro Woche Lasten mit einem Lastgewicht von 50 kg und mehr hoben, hatten ein signifikant um den Faktor 5,4 (95% KI 1,2–25,4) erhöhtes Koxarthroserisiko. Die Studie leidet darunter, dass die Häufigkeit der Lastenhandhabung mit mindestens einmal pro Woche sehr niedrig lag und Angaben zum Koxarthroserisiko bei Probanden, die Lastenhandhabung häufig pro Tag ausübten, fehlen.

Thelin et al. (2004) führte eine Fall-Kontroll-Studie in Schweden bei 369 Landwirten mit primärer Koxarthrose und einer gleich großen Gruppe von Landwirten ohne Koxarthrose durch. Landwirte, die mehr als 40 Stück Milchvieh hielten, hatten im Vergleich zu Kontrollprobanden ein signifikant um den Faktor 4,5 (95% KI 1,86–10,97) erhöhtes Koxarthroserisiko. Dagegen war das Koxarthroserisiko bei Landwirten, die Feldfrüchte anbauten, signifikant erniedrigt.

Franklin et al. (2010) veröffentlichten die Ergebnisse einer Fall-Kontroll-Studie in Island bei 896 Fällen mit Endoprothese wegen Koxarthrose, die mit Hilfe der Unterlagen von drei isländischen Kliniken ermittelt wurden, sowie einer Kontrollgruppe von 1082 Probanden, bei denen es sich um Angehörige ersten Grades der Fälle (Eltern, Geschwister oder Kinder) handelte. Fälle und Kontrollen mussten ein Mindestalter von 60 Jahren aufweisen. Männliche Landwirte hatten einen signifikant um den Faktor 3,6 (95% KI 2,1–6,2) erhöhtes Koxarthroserisiko, das für Alter und BMI adjustiert war. Bei weiblichen Landwirten fand sich ein grenzwertig signifikant erniedrigtes Koxarthroserisiko (relatives Risiko 0,62; 95% KI 0,36–1,0). Die Wahl der Kontrollgruppe in dieser Studie wird für ungeeignet gehalten, weil Kinder häufig den selben Beruf ausüben wie Ihre Eltern. Dies gilt insbesondere für Landwirte. Daher dürfte das in der Studie beobachtete relative Risiko für die Entwicklung einer Koxarthrose bei Landwirten das wahre Risiko deutlich unterschätzen.

Kaila-Kangas et al. (2011) werteten die Health 2000-Studie in Finnland bei 6.556 Probanden aus. Bei diesen wurde nach Befragung und klinischer Untersuchung bei 129 Probanden eine Koxarthrose diagnostiziert. Die Übereinstimmung dieser klinischen Diagnose einer Koxarthrose mit einer röntgenologischen Diagnose der Koxarthrose war mittelgradig gut (Kappa-Wert = 0,66). In diese Studie wurde eine Fall-Kontroll-Studie bei 129 Fällen mit Koxarthrose und einer Kontrollgruppe von 6.427 Probanden ohne Koxarthrose durchgeführt. Bei Männern mit einer Handhabung von Lasten mit einem Lastgewicht von über 20 kg (Heben, Tragen oder Schieben) war das Koxarthroserisiko signifikant um den Faktor 2,0 (95% KI 1,0–4,0) erhöht, das für Alter, BMI, Rauchen und traumatische Frakturen der Hüfte adjustiert war. Es fand sich folgende Beziehung zwischen der Expositionsdauer und dem Koxarthroserisiko: ein bis 12 Jahre Exposition: OR = 1,1 (95% KI 0,4–3,2), 13 bis 24 Jahre Exposition: OR = 2,2 (95% KI 0,8–5,9) sowie über 24 Jahre Exposition: OR = 2,3 (95% KI 1,2–4,3). Bei Frauen mit einer Lastenhandhabung von Lasten über 20 kg fand sich ein signifikant um den Faktor 1,8 (95% KI 1,1–2,8) erhöhtes Koxarthroserisiko. Es bestand folgende Beziehung in Abhängigkeit von der Expositionsdauer: Exposition ein bis 12 Jahre: OR = 1,6 (95% KI 0,7–3,5), Exposition 13 bis 24 Jahre: OR = 3,8 (95% KI 1,7–8,1) sowie Exposition über 24 Jahre: OR = 1,2 (95% KI 0,7–2,1).

Rubak et al. (2014) veröffentlichten eine Kohortenstudie bei 1,6 Millionen Erwerbstätigen in Dänemark, in die eine Fall-Kontroll-Studie bei 1.950 Fällen mit implantierter Endoprothese wegen Koxarthrose und 3.545 Kontrollprobanden aus der allgemeinen Erwerbsbevölkerung eingebettet wurde. Die Fälle wurden mit Hilfe des dänischen Krankenhausentlassungsregisters ermittelt. Bei Fällen und Kontrollen wurde eine standardisierte Befragung unter anderem zur lebenslangen Arbeitsanamnese und der dabei ausgeübten Berufe durchgeführt. Die Höhe der beruflichen Belastung durch Heben von Lasten mit einem Lastgewicht von mindestens 20 kg wurde mit einer Berufs-Expositions-Matrix, die von Experten aufgestellt wurde, ermittelt. Aus der Dauer der beruflichen Tätigkeit wurde eine kumulative Belastung mit der Einheit Tonnenjahre berechnet. Dabei entspricht ein Tonnenjahr dem Heben von Lasten mit einem kumulativen Lastgewicht von einer Tonne pro Tag für die Dauer von einem Jahr. Bei Männern fand sich bei Probanden mit einer kumulativen Belastung durch Heben und Tragen von Lasten von mindestens 20 Tonnenjahren ein signifikant um den Faktor 1,35 (95% KI 1,05–1,74) erhöhtes Koxarthroserisiko, das für BMI, Rauchen, eine Fraktur der unteren Extremität, familiäre Vorerkrankung, sportliche Belastungen und Wohnregion adjustiert war. Bei Frauen fand sich in der höchsten Dosisklasse kein erhöhtes Koxarthroserisiko (OR = 1). Männer in der höchsten Dosisklasse hatten eine mittlere Exposition von 47,1 Tonnenjahren und Frauen von 30,1 Tonnenjahren. Die Autoren weisen darauf hin, dass die Verwendung einer Berufs-Expositions-Matrix die Gefahr einer Missklassifikation der Exposition beinhaltet, weil die berufliche Exposition durch Lastenhandhabung in einer Berufsgruppe deutlich variieren kann. Dies würde zu einer Senkung des ermittelten relativen Risikos führen.

2.4.3 Querschnittstudien

Jacobsson et al. (1987) verglichen in einer Querschnittstudie in Schweden folgende Gruppen:

1. 85 männliche Patienten mit Koxarthrose aus einer Warteliste für die Implantation einer Totalendoprothese
1. 21 Patienten mit Koxarthrose, bei denen bei einer Urographie wegen Prostatahypertrophie ein herabgesetzter Gelenkspalt im Hüftgelenk in Höhe von weniger als 3 mm festgestellt wurde
2. 190 Patienten, bei denen sich bei einer Urographie wegen Prostatahypertrophie ein normaler Gelenkspalt im Hüftgelenk fand
3. 46 Probanden, bei denen sich bei einer Urographie wegen Prostatahypertrophie ein Gelenkspalt von > 3 mm nachweisen ließ.

Bei den Gruppen 1 und 2 mit Koxarthrose fand sich signifikant häufiger eine Tätigkeit als Landwirt oder Landarbeiter (67 und 55%) im Vergleich zu den beiden Kontrollgruppen 3 und 4 (40 und 41%).

Croft et al. (1992b) legten die Ergebnisse einer Querschnittstudie in England bei 167 Landarbeitern und einer Kontrollgruppe von 83 Bürobeschäftigten vor und ermittelten in beiden Gruppen die Häufigkeit einer Implantation einer Endoprothese wegen Koxarthrose bzw. einer radiologisch diagnostizierten Koxarthrose in einer Röntgenaufnahme der Hüfte. Bei Beschäftigten mit einer bis zu neunjährigen Tätigkeit als Landwirt oder landwirtschaftlicher Arbeiter fand sich ein signifikant um den Faktor 4,5 (95% KI 0,8–26,3) erhöhtes Koxarthroserisiko, das für Alter, Größe und Gewicht sowie generalisierte Arthrose adjustiert war. Bei mindestens zehnjähriger Tätigkeit als Landwirt oder Farmarbeiter war das Koxarthroserisiko signifikant um den Faktor 9,3 (95% KI 1,9–44,5) erhöht. Das erhöhte Koxarthroserisiko fand sich in allen Branchen im Bereich der Landwirtschaft. Die Landwirte und landwirtschaftlichen Arbeiter mit Koxarthrose gaben in 96% der Fälle an, Lasten mit einem Lastgewicht von 25 kg oder mehr zu handhaben.

Axmacher und Lindberg (1993) legten die Ergebnisse einer Querschnittstudie in Schweden bei 565 männlichen Landwirten und Landarbeitern und einer Kontrollgruppe von 1.250 Personen aus der Wohnbevölkerung vor. Bei den Landwirten und Kontrollprobanden wurde ermittelt, ob bei ihnen eine Röntgenuntersuchung des Dickdarms oder der ableitenden Harnwege durchgeführt wurde, die eine Beurteilung der Hüftgelenke zuließ. Diese Röntgenbilder wurden angefordert und bezüglich der Diagnose einer Koxarthrose ausgewertet. Als Koxarthrose wurde gewertet, wenn der Gelenkspalt im Hüftgelenk unterhalb von 3 mm lag. Bei männlichen Landwirten und Landarbeitern fand sich eine signifikant höhere Koxarthroseprävalenz im Vergleich zu den Kontrollprobanden (8,0 versus 0,8%, $p<0,05$). Bei weiblichen Landwirten und Landarbeitern fand sich kein signifikanter Unterschied (1,3 versus 0,8%).

Teichtahl et al. (2015) veröffentlichten eine Querschnittstudie in Australien bei 198 Probanden, die Teil der Melbourne-Collaborative Cohort Study waren. Die Untersuchungsgruppe wurde nach dem Ergebnis einer standardisierten Befragung in die folgenden drei Gruppen eingeteilt:

1. 62 Probanden, die sowohl im Alter von 18 bis 30 Jahren als auch während der letzten zehn Jahre am Arbeitsplatz Lasten mit einem Lastgewicht von über zehn kg mindestens zehnmal pro Tag anheben mussten.
2. 52 Probanden, die entweder im Alter zwischen 18 bis 30 Jahre oder während der letzten zehn Jahre am Arbeitsplatz Lasten mit einem Lastgewicht über zehn kg mindestens zehnmal pro Tag heben mussten.
3. Eine Kontrollgruppe von 46 Probanden ohne berufliche Einwirkung durch Lastenhandhabung.

In allen drei Gruppen wurden Probanden mit Diagnose einer Hüftgelenksarthrose, mit Hüftgelenksschmerzen, der Diagnose einer Arthritis und einer Hüftgelenksoperation ausgeschlossen. In allen drei Gruppen wurde eine Magnetresonanztomographie des Hüftgelenkes auf der dominanten Seite durchgeführt. Bei Probanden der Gruppe 1 fand sich im Vergleich zur Kontrollgruppe ein signifikant um den Faktor 1,6 (95% KI 1,0–2,5) erhöhtes Risiko bezüglich des Nachweises von Knorpeldefekten mit einer Tiefe von mindestens 50% der Gesamtknorpelstärke im Bereich der zentralen superolateralen Region des Hüftkopfes, das für Alter und Geschlecht und BMI adjustiert war.

2.4.4 Systematische Reviews

Berücksichtigt wurden nur aktuelle systematische Reviews, die während der letzten zehn Jahre publiziert wurden.

Jensen (2008) legte die Ergebnisse eines systematischen Reviews über den Zusammenhang zwischen dem Heben schwerer Lasten und dem Koxarthroserisiko vor. Zu dieser Fragestellung wurden 14 epidemiologische Studien ausgewertet. Die Autorin kam zu dem Ergebnis, dass eine mittelgradige bis starke Evidenz für die Beziehung zwischen dem Heben schwerer Lasten und dem Koxarthroserisiko bestehe. Die Lasten müssten mindestens ein Lastgewicht von zehn bis 20 kg und die Dauer der Exposition mindestens zehn bis 20 Jahre betragen, ehe ein erhöhtes Koxarthroserisiko beobachtet werde.

Sulsky et al. (2012) veröffentlichten einen systematischen Review über den Zusammenhang zwischen den beruflichen Belastungen und dem Koxarthroserisiko. In dem Review wurden 30 epidemiologische Studien einbezogen, von denen sieben eine Dosis-Wirkungs-Beziehung zwischen beruflichen Belastungen und Koxarthroserisiko beschrieben. Die Autoren kamen zu dem Ergebnis, dass konsistente Evidenz über den Zusammenhang zwischen schwerer körperlicher Arbeit und dem Koxarthroserisiko bestehe, insbesondere über den Zusammenhang zwischen dem Heben schwerer Lasten und dem Koxarthroserisiko. Die Autoren sahen sich allerdings außerstande eine Dosis-Wirkungs-Beziehung abzuleiten.

Spahn et al. (2014) veröffentlichten die Ergebnisse eines systematischen Reviews zu Risikofaktoren für die Entwicklung einer Koxarthrose. Die Autoren kamen zu dem Ergebnis, dass berufliche Belastungen in einer Metaanalyse von fünf Querschnittstudien mit einem signifikant um den Faktor 1,8 (95% KI 1,4–2,3) erhöhten Koxarthroserisiko verbunden sind. In diese Metaanalyse wurden folgende Studien einbezogen:

1. Croft et al. (1992b) fanden in einer Querschnittstudie bei Landwirten mit einer Expositionsdauer von mindestens zehn Jahren ein signifikant um den Faktor 9,3 (95% KI 1,9–44,5) erhöhtes Koxarthroserisiko (siehe Abschnitt 3.3).
2. Cumming und Klineberg (1993) veröffentlichten eine Fall-Kontroll-Studie über den Zusammenhang zwischen beruflichen und außerberuflichen Risikofaktoren einer Hüftfraktur. Die Studie enthält keine Angaben über den Zusammenhang zwischen beruflichen Belastungen und Koxarthrose.
3. Tepper und Hochberg (1993) beschrieben eine Querschnittstudie bei 2.358 Probanden in den USA über den Zusammenhang zwischen dem Alter, dem Geschlecht und dem BMI und dem Koxarthroserisiko. Die Studie enthält keine Angaben über den Zusammenhang zwischen beruflichen Belastungen und dem Koxarthroserisiko.
4. Heliövara et al. (1993) veröffentlichte die Ergebnisse einer Querschnittstudie bei 7.217 Personen in Finnland über den Zusammenhang zwischen beruflichen Belastungen und dem Koxarthroserisiko. Es wurde ein Summenindex der beruflichen Belastungen gebildet, in den Belastungen durch Heben oder Tragen schwerer Lasten, Arbeiten in gebeugter Haltung, Ganzkörperschwingungen, Hand-Arm-Schwingungen, repetitive Bewegungen sowie eine Arbeitsgeschwindigkeit, die von einer Maschine vorgegeben wird, eingingen. Es fand sich ein positiver Zusammenhang zwischen diesem Summenindex und dem Koxarthroserisiko mit einem signifikant um den Faktor 2,9 (95% KI 1,5–5,8) erhöhten Koxarthroserisiko in der höchsten Risikoklasse. Die Studie wurde im Abschnitt 3.4 nicht berücksichtigt, weil sie keine isolierten Aussagen zum Zusammenhang zwischen Lastenhandhabung und Koxarthroserisiko zulässt.

5. Andrianakos et al. (2006) veröffentlichten eine Querschnittstudie bei 8.470 Probanden in Griechenland, bei denen nach Befragung und körperlicher Untersuchung unter anderem eine Koxarthrose diagnostiziert wurde. Beschäftigte in Büroberufen hatten ein nicht signifikant um den Faktor 1,1 (95 % KI 0,8–1,7) erhöhtes Koxarthroserisiko.

Die Zusammenfassung der o.g. fünf Studien in einer Metaanalyse ist aus den folgenden Gründen nicht sinnvoll:

- Die Art der beruflichen Einwirkung ist sehr unterschiedlich.
- Zwei der o.g. Studien befassen sich nicht mit dem Zusammenhang zwischen beruflichen Belastungen und Koxarthroserisiko (Cumming und Klineberg 1993, Tepper und Hochberg 1993).

Ferner führten Spahn et al. (2014) eine Metaanalyse von drei prospektiven Studien über den Zusammenhang zwischen beruflichen Belastungen und Koxarthroserisiko durch. Dabei fand sich ein relatives Risiko von 0,9 (95% KI 0,7–1,1). In dieser Metaanalyse wurden folgende prospektive Studien einbezogen.

1. Prospektive Studie bei 204.741schwedischen Bauarbeitern durch Järvholm et al. (2008) (siehe Abschnitt 2.4.1).
2. Juhakoski et al. (2009) veröffentlichten die Ergebnisse einer prospektiven Studie bei 371 Männern und 469 Frauen in Finnland, deren Koxarthroserisiko in Abhängigkeit von Arbeitsbelastungen dargestellt wurde. Die Arbeitsbelastung wurde in sechs Gruppen (Gruppe 1 leichte sitzende Tätigkeit, Gruppe 6 sehr schwere manuelle Arbeit) eingeteilt. Für die Einstufung maßgeblich war unter anderem das Heben und Tragen schwerer Lasten aber auch andere Arbeitsbelastungen wie Arbeiten in gebeugter Körperhaltung, repetitive Tätigkeiten, Treppen steigen und Arbeiten im Stehen. Beschäftigte mit schweren manuellen Tätigkeiten hatten ein signifikant um den Faktor 6,7 erhöhtes Koxarthroserisiko, das für Alter, Geschlecht und BMI adjustiert war. Die Studie wurde nicht in den Abschnitt 2.4.1 aufgenommen, weil sie keine isolierten Aussagen über den Zusammenhang zwischen Lastenhandhabung und Koxarthroserisiko zulässt.
3. Wang et al. (2011) veröffentlichten die Ergebnisse einer prospektiven Studie in Australien bei 39.023 Personen, deren Koxarthroserisiko mit Hilfe eines nationalen Endoprothesenregisters erfasst wurde. Das Koxarthroserisiko wurde in Abhängigkeit von der körperlichen Aktivität am Arbeitsplatz und in der Freizeit dargestellt. Die Höhe der körperlichen Aktivität wurde im Rahmen einer standardisierten Befragung erfasst. Die Höhe der körperlichen Belastung am Arbeitsplatz wurde mit folgender Frage erfasst: „Wieviel Zeit verbringen Sie am Arbeitsplatz mit mittelgradiger oder starker körperlicher Belastung, die Sie außer Atem bringt?“ In der Studie fand sich kein Zusammenhang zwischen der körperlichen Belastung in der Freizeit und am Arbeitsplatz und dem Koxarthroserisiko.

Die oben beschriebenen Studien sind überwiegend unmaßgeblich für diese Berufskrankheit. Eine Aussage über den Zusammenhang zwischen Lastenhandhabung und Koxarthroserisiko lassen die einbezogenen Studien nicht zu. Es fällt auf, dass Spahn et al. (2014) einen großen Teil der in Abschnitt 2.4.1 – 2.4.3 aufgeführten Studien in ihrem systematischen Review nicht einbezogen haben, darunter die Kohortenstudien von Vingard et al. (1991a) und Thelin und Holmberg (2007), die Fall-Kontroll-Studien von Thelin (1990), Vingard et al. (1991b), Vingard et al. (1992), Croft et al. (1992a), Elsner et al. (1995), Vingard et al. (1997), Thelin et al. (1997), Lau et al. (2000), Yoshimura et al. (2000), Thelin et al. (2004) und Kaila-Kangas et al. (2011) sowie die Querschnittstudie von Jacobsson et al. (1987).

Bergmann et al. (2017) veröffentlichten die Ergebnisse eines systematischen Reviews über den Zusammenhang zwischen beruflichen Belastungen und Koxarthroserisiko. In den Review einbezogen wurden fünf Kohortenstudien und 18 Fall-Kontroll-Studien und Querschnittstudien. Bei den sieben Studien, die eine Dosis-Wirkungs-Beziehung beschreiben (Vingard et al. 1991b, Croft et al. 1992a, Elsner et al. 1995, Coggon et al. 1998, Lau et al. 2000, Kaila-Kangas et al. 2011 sowie Rubak et al. 2014) fand sich bei Männern beim Vergleich der höchsten Dosisklasse mit der niedrigsten ein signifikant um den Faktor 2,09 (95% KI 1,4–3,1) erhöhtes Koxarthroserisiko. Beim Vergleich der zweithöchsten mit der niedrigsten Expositionskategorie war das Koxarthroserisiko nicht signifikant um den Faktor 1,35 (95% KI 0,9–1,9) erhöht. Bei Frauen bestand beim Vergleich der höchsten Dosiskategorie und der niedrigsten ein signifikant um den Faktor 1,41 (95% KI 1,02–1,94) erhöhtes Koxarthroserisiko und beim Vergleich der zweithöchsten und der niedrigsten Expositionskategorie ein nicht signifikant um den Faktor 1,4 (95% KI 0,9–2,2) erhöhtes Koxarthroserisiko. Die Autoren vertreten die Auffassung, dass ein Zusammenhang zwischen dem langjährigen Heben schwerer Lastgewichte und dem Risiko, an einer Hüftgelenksarthrose zu erkranken, bestehe, das mit steigender Exposition bei Männern zunehme. Die Datenlage für die Risikoabschätzung bei Frauen sei unzureichend.

Seidler et al. (2018) führten weitere Auswertungen zur Dosis-Wirkungs-Beziehung zwischen der beruflichen Belastung durch Lastenhandhabung und dem Koxarthroserisiko durch. Einbezogen wurden die sieben epidemiologischen Studien, die auch von Bergmann et al. (2017) berücksichtigt wurden. Das Problem in diesen sieben epidemiologischen Studien besteht darin, dass die Höhe der beruflichen Belastung durch Lastenhandhabung unterschiedlich erfasst wurde. Die Höhe der kumulativen Belastung durch Lastenhandhabung in diesen sieben Studien wurde bewertet anhand der Deutschen Wirbelsäulenstudie (Seidler et al. 2009). Dabei wurde dem Perzentil der Belastung in der Originalstudie das Perzentil der Belastung in der Deutschen Wirbelsäulenstudie betreffend die berufliche Belastung durch Lastenhandhabung zugeordnet. In der Studie fand sich bei Männern eine positive Dosis-Wirkungs-Beziehung zwischen der kumulativen Belastung durch Lastenhandhabung und dem Koxarthroserisiko mit einem mittleren Risiko in Höhe von 1,98 (95% KI 1,20–3,29) pro 10.000 kumulative Tonnen gehandhabter Lasten mit einem Lastgewicht von mindestens 20 kg. Die Verdoppelungsdosis lag bei 10.100 kumulativen Tonnen während des Arbeitslebens. Wenn ausschließlich Lasten mit einem Lastgewicht von mindestens 20 kg berücksichtigt wurden, die mehr als zehnmal pro Tag gehandhabt wurden, lag die Verdoppelungsdosis bei 9.500 kumulativen Tonnen. Sofern die Anzahl der Hebe- und/oder Tragevorgänge von Lasten mit einem Lastgewicht von mindestens 20 kg berücksichtigt wurden, fand sich eine Verdoppelungsdosis von etwa 321.000 Lastenhandhabungen. Dagegen fand sich bei Frauen keine positive Dosis-Wirkungs-Beziehung zwischen der kumulativen Belastung durch Lastenhandhabung und dem Koxarthroserisiko.

3. Krankheitsbild

Die Diagnose einer Koxarthrose im Sinne dieser Berufskrankheit hat folgende Voraussetzungen (Fürst 2004, Debrunner 2005, Deutsche Gesellschaft für Orthopädie und orthopädische Chirurgie 2019):

1. Chronische Hüftgelenksbeschwerden in Form von Schmerzen in Ruhe und nachts, andauernde Morgensteifigkeit länger als 30 und kürzer als 60 Minuten und/oder eine schmerzhafte Innenrotation.
2. Röntgenologischer Nachweis von
   a) Femoralen und/oder acetabulären Osteophyten, entsprechend Grad 2 nach Kellgren und Lawrence (1957) oder
   b) Gelenkspaltverschmälerung (superior, axial und/oder medial) entsprechend Grad 3 nach Kellgren und Lawrence (1957).
3. Mindestens eine der folgenden Funktionsstörungen:
   a) Einschränkungen der Hüftgelenksbeweglichkeit, insbesondere der Innenrotation, aber auch der Außenrotation, der Abduktion, der Adduktion sowie der Flexion oder der Extension.
   b) Hinkendes Gangbild.
   c) Reduzierte Gehstrecke.
   d) Krepitation bei der Gelenkbewegung.
   e) Kapselschwellung.
   f) Hüftgelenkserguss.

Die Diagnose der Koxarthrose erfolgt entsprechend Empfehlung 3.1 der Leitlinie Koxarthrose der Deutschen Gesellschaft für Orthopädie und Orthopädische Chirurgie (2019) anhand der Anamnese sowie des klinischen und radiologischen Befunds.

4. Abgrenzung der besonderen Personengruppe

Als besondere Personengruppe im Sinne des § 9 Absatz 1 SGB VII werden Beschäftigte angesehen, die während ihres Arbeitslebens einer kumulativen Dosis gehandhabter Lasten in Höhe von 9.500 Tonnen ausgesetzt waren. Nach Seidler (2018) handelt es sich bei der kumulativen Dosis gehandhabter Lasten in Höhe von 9.500 Tonnen um das 93%-Perzentil bei Männern und das 99%-Perzentil bei Frauen in der übrigen Bevölkerung. Berücksichtigt werden nur Lasten mit einem Lastgewicht von mindestens 20 kg, die mehr als zehnmal pro Tag gehandhabt wurden. Als Lastenhandhabung gilt das Heben und/oder Tragen von Lasten. Maßgeblich für diese kumulative Dosis sind die Studien von Bergmann et al. (2017) sowie Seidler et al. (2018). Sofern das Lastgewicht mindestens 20 kg betrug und mehr als zehnmal pro Tag gehoben oder getragen wurde, werden die pro Tag gehandhabten Lastgewichte aufaddiert, mit der Anzahl der exponierten Schichten pro Jahr und der Jahre insgesamt multipliziert. In dieser Form wird die Lebensdosis ermittelt. Bei Lastenhandhabungen, die sowohl einen Hebe- als auch einen Tragevorgang beinhalten, wird das Lastgewicht für die Berechnung der kumulativen Dosis nur einmal berücksichtigt.

Diese Berufskrankheit gilt sowohl für Männer als auch für Frauen, obwohl nach dem systematischen Review von Bergmann et al. (2017) eine positive Dosis-Wirkungs-Beziehung zwischen der kumulativen Belastung durch Lastenhandhabung und dem Koxarthroserisiko nur bei Männern nachweisbar war (siehe Abschnitt 2.4.4). Es wird davon ausgegangen, dass sich dies damit begründet, dass bei Frauen die erforderliche kumulative Belastung durch Lastenhandhabung in Höhe von 9.500 Tonnen ausgesprochen selten vorkommt. Nach Seidler (2018) ist dies nur bei 1 % der Frauen in der übrigen Bevölkerung der Fall.

Literatur

Andersen S, Thygesen LC, Davidsen M, Helweg-Larsen K (2012) Cumulative years in occupation and the risk of hip or knee osteoarthritis in men and women: a register-based follow-up study. Occup Environ Med 69: 325–330

Andrianakos AA, Kontelis LK, Karamitsos DG, Aslanidis SI, Georgountzos AI, Kaziolas GO, Pantelidou KV, Vafiadou EV, Dantis PC (2006) Prevalence of symptomatic knee, hand and hip osteoarthritis in Greece, the ESORDIG study. J Rheumatol 33: 2507–2513

Axmacher B, Lindberg H (1993) Coxarthrosis in farmers. Clin Orthop Rel Res 287: 82–86

Bergmann A, Bolm-Audorff U, Krone D, Seidler A, Liebers F, Haerting J, Freiberg A, Unverzagt S (2017) Hüftgelenksarthrose: Körperliche Belastung im Beruf als Risiko. Deutsches Ärzteblatt 114: 581 – 588

Bergmann G, Graichen F, Rohlmann A, Linke H (1997) Hip joint forces during load carrying. Clin Orthop Rel Res 335: 190–201

Clements, K M, Bee Z C, Crossingham G V, Adams M A, Sharif M (2001) How severe must repetitive loading be to kill chondrocytes in articular cartilage? Osteoarthritis Cartilage 9: 499 – 507

Coggon D, Kellingray S, Inskip H, Croft P, Campbell L, Cooper C (1998) Osteoarthritis of the hip and occupational lifting. Am J Epid 147: S. 523–528

Croft P, Cooper C, Wickham C, Coggon D (1992a): Osteoarthritis of the hip and occupational activity. Scand J Work Environ Health 18: 59–63

Croft P, Coggon D, Cruddas M, Cooper C (1992b) Osteoarthritis of the hip: an occupational disease in farmers. British Med J 304: 1269–1272

Cumming RG, Klineberg RJ (1993) Epidemiological study of the relation between arthritis of the hip and hip fractures. Ann Rheum Dis 52: 707–710

Debrunner AM (2005) Orthopädie und orthopädische Chirurgie, patientenorientierte Diagnostik und Therapie des Bewegungsapparates, Bern, Verlag Hans Huber, Kapitel 64.9 Degenerative Hüftleiden, Koxarthrose, Seite 975–981

Deschner J, Hofmann, C R, Piesco N P, Agarwal S (2003) Signal transducation by mechancial strain in chondrocytes. Curr Opin Nutr Metab Care 6: 289–294

Deutsche Gesellschaft für Orthopädie und orthopädische Chirurgie und Berufsverband der Ärzte für Orthopädie (2019) S2k-Leitlinie Koxarthrose, https://www.awmf.org/leitlinien/detail/ll/033-001.html (Zugriff: 22.8.2019)

Elsner E, Nienhaus A, Beck W (1995) Koxarthrose und berufliche Belastungen Z Gesundheitswiss 3: 131–144

Farquhar T, Xia Y, Mann K, Bertram J, Burton-Wurster N, Jelinski L, Lust G (1996) Swelling and fibronectin accumulation in artecular cartilage explants after cyclical impact. J Orthop Res 14: 417–423

Franklin J, Ingvarsson T, Englund M, Lohmander S (2010) Association between occupation and knee and hip replacement due to osteoarthritis: a case-control study. Arthritis Re Ther 12:R102

Fürst G (2004) Symptomatik und Verlauf der Koxarthrose, In: Wirth CJ, Zichner L (Hg.) Orthopädie und orthopädische Chirurgie, Teilband Becken, Hüfte, Stuttgart, Thieme-Verlag, S. 312

Fujisawa T, Kuboki T, Kasai T, Sonoyama W, Kojima S, Uehara J, Komori C, Yatani H, Hattori T, Taigawa M (2003) A repetitive, steady mouth opening induced an osteoarthritis-like lesion in the rabbit temporomandibular joint. J Dent Res 82: 731–735

Gritzka TL, Fry LR, Cheesman RL, Lavinge A (1973) Deterioration of articular cartilage caused by continuous compression in a moving rabbit joint. J Bone Joint Surg 55 A: 1698–1720

Hall A C, Urban J P G, Gehl K A (1991) The effects of hydrostatic pressure on matrix synthesis in articular cartilage. J Orthop Res 9: 1–10

Heliövaara M, Mäkelä M, Impivaara O, Knekt A, Sievers K (1993) Association of overweight, trauma and workload with coxarthrosis, a health survey of 7.217 persons. Acta Orthop Scand 64: 513–518

Imai H, Sakamoto I, Yoda T, Yamashita Y (2001) A model for internal derangement and osteoarthritis of the temporomandibular joint with experimental traction of the mandibular ramus in rabbit. Oral Dis 7: 185–191

Jacobsson B, Dalén N, Tjörnstrand B (1987) Coxarthrosis and labour. Int Orthop 11: 311–313

Järvholm B, From C, Lewold S, Malchau H, Vingard E (2008) Incidence of surgically treated osteoarthritis in the hip and knee in male construction workers. Occup Environ Med 65: 275–278

Jensen LK (2008) Hip osteoarthritis: influence of work with heavy lifting, climbing stairs or ladders, or combining kneeling/squatting with heavy lifting. Occup Environ Med 65: 6–19

Juhakoski R, Heliövaara M, Impivaara O, Kröger H, Knekt P, Lauren H, Arokoski JPA (2009) Risk factors for the development of hip osteoarthritis: a population-based prospective study. Rheumatology 48: 83–87

Kaila-Kangas L, Arokoski J, Impivaara O, Viikari-Juntura E, Leino-Arjas P, Luukkonen R, Heliövaara M (2011) Associations of hip osteoarthritis with history of recurrent exposure to manual handling of loads over 20 kg and work participation: a population-based study of men and women. Occup Environ Med 68: 734–738

Kellgren JH, Lawrence JS (1957) Radiological assessment of osteo-arthrosis. Ann. Rheum. Dis. 16: 494–502

Lau EC, Cooper C, Lam D, Chan VNH, Tsang KK, Sham A (2000) Factors associated with osteoarthritis of the hip and knee in Hongkong Chinese: obesity, joint injury, and occupational activities. Am J Epid 152: 855–862

Lammi M J, Inkinen R, Parkkinen J J, Häkkinen T, Jortikka M, Nelimarkka L O, Jarvaläinen J T, Tammi M I (1994) Expression of reduced amounts of structurally altered agrecan in articular cartilage chondrocytes exposed to high hydrostatic pressure. Biochem J 304: 723–730

Lukoschek M, Boyd R D, Schaffler M B, Burr D B, Radin E L (1986) Comparison of joint degeneration models, surgical instability and repetitive impulsive loading. Acta Orthop Scand 57: 349–353

Lukoschek M, Burr D B, Walker E R, Boyd R D, Radin E L (1990) Synovialmembran und Knorpelveränderungen im Arthrosemodell, Instabilitäts- und Stoß-Belastungsmodell. Z Orthop 128: 437–441

Millward-Sadler S J, Wright M O, Lee H-S, Nishida K, Caldwell H, Nuki G, Salter D M (1999) Integrin-regulated secretion of interleukin 4: a novel pathway of mechanotransduction in human articular chondrocytes. J Cell Biol 145: 183–189

Nakamura S, Arai Y, Takahashi K A, Terauchi R, Ohasi S, Mazda O, Imanishi J, Inoue A, Tonomura H, Kubo T (2006) Hydrostatic pressure induces apoptosis of chondrocytes cultured in alginate beads. J Orthop Res 24: 733–739

Németh G, Ekholm J, Arborelius UP (1984) Hip load moments and muscular activity during lifting. Scand J Rehab Med 16: 103–111

Németh G, Ekholm J (1985) A biomechanical analysis of hip compression loading during lifting. Ergonomics 28: 429–440

Parkkinen J J, Lammi M J, Pelttari A, Helminen H J, Tammi M, Virtanen I (1993) Altered golgi apparatus in hydrostatically loaded articular cartilage chondrocytes. Ann Rheum Dis 52: 192- 198

Radin E L, Parker H G, Pugh J W, Steinberg R S, Paul I L, Rose R M (1973) Response of joints to impact loading – III, relationship between trabecular microfractures and cartilage degeneration. J Biomech 6: 51–57

Radin E L, Martin B, Burr D B, Caterson B, Boyd R D, Goodwin C (1984) Effects of mechanical loading of the tissues of the rabbit knee. J Orthop Res 2: 221–234

Refior H J (1974) Vergleichende experimentelle Untersuchungen zur Mikromorphologie der Präarthrose am Beispiel des Kaninchenkniegelenkes. Z Orthop 112: 706–709

Rubak TS, Svendsen SW, Soballe K, Frost P (2013) Risk and rate advancement periods of total hip replacement due to primary osteoarthritis in relation to cumulative physical workload. Scand J Work Environ Health 39: 486–494

Rubak TS, Svendsen SW, Soballe K, Frost P (2014) Total hip replacement due to primary osteoarthritis in relation to cumulative occupational exposures and lifestyle factors: a nationwide nested case-control study. Arthritis Care Res 66: 1496–1505

Seidler A, Bergmann A, Jäger M, Ellegast R, Ditchen D, Elsner G, Grifka J, Haerting J, Hofmann F, Linhardt O, Luttmann A, Michaelis M, Petereit-Haack G, Schumann B, Bolm-Audorff U, (2009) Cumulative occupational lumbar load and lumbar disc disease-results of a German multi-center case-control study (EPILIFT). BMC Muscoloskelet Disord 10:48

Seidler A, Lüben L, Hegewald J, Bolm-Audorff U, Bergmann A, Liebers F, Ramdohr C, Romero Starke K, Freiberg A, Unverzagt S (2018) Dose-response relationship between cumulative physical workload and osteoarthritis oft the hip – a meta-analysis applying an external reference population for exposure assignment. BMC Musculoskelet Disord 19:182

Seidler A (2018) Persönliche Mitteilung am 15.11.2018

Spahn G, Kaiser M, Gantz S, Schiltenwolf M, Hartmann B, Schiele R, Hofmann GO (2014) Systematisches Literatur-Review und Metaanalyse zur Bestimmung von Risikofaktoren für die Koxarthrose. Arbeitsmed Sozialmed Umweltmed 49: 207–222

Sulsky SI, Carlton L, Bochmann F, Ellegast R, Glitsch U, Hartmann B et al. (2012) Epidemiological evidence for work load as a risk factor for osteoarthritis of the hip: a systematic review. PLoS ONE 7 (2), S. e31521

Takahashi K, Kubo T, Kobayashi K, Imanishi J, Takigawa M, Arai Y, Hirasawa Y (1997) Hydrostatic pressure influences mRNA expression of transforming growth factor-ß1 and heat shock protein 70 in chondrocyte-like cell line. J Orthop Res 15: 150–158

Takahashi K, Kubo T, Arai Y, Kitajima I, Takigawa M, Imanishi J, Hirasawa Y (1998) Hydrostatic pressure induces expression of interleukin 6 and tumour necrosis factor α mRNAs in a chondrocyte-like cell line. Ann Rheum Dis 57: 231–236

Teichtahl AJ, Smith S, Wang Y, Wluka AE, O´Sullivan R, Giles GG, Cicuttini FM (2015) Occupational risk factors for hip osteoarthritis are associated with early hip structural abnormalities: a 3.0 T magnetic resonance imaging study of community-based adults. Arthritis Res Ther 17:19Tepper S, Hochberg MC (1993) Factors associated with hip osteoarthritis: data from the first national health and nutrition examination survey (NHANES-1). Am J Epid 137: 1081–1088

Thelin A (1990) Hip joint arthrosis: an occupational disorder among farmers. Am J Industr Med 18: 339–343

Thelin A, Jansson B, Jacobsson B, Ström H (1997) Coxarthrosis and farm work: a case-referent study. Am J Industr Med 32: 497–501

Thelin A, Vingárd E, Holmberg S (2004) Osteoarthritis of the hip joint and farm work. Am J Industr Med 45: 202–209

Thelin A, Holmberg S (2007) Hip osteoarthritis in a rural male population: a prospective population-based register study. Am J Industr Med 50: 604–607

Thiede M, Liebers F, Seidler A, Gravemeyer S, Latza U (2014) Gender specific analysis of occupational diseases of the low back caused by carrying, lifting or extreme trunk flexion – use of a prevention index to identify occupations with high prevention needs. Am J Industr Med 57:233–244

Torzilli PA, Grigiene R, Borelli J, Helfelt DL (1999) Effect of impact load on articular cartilage: cell metabolism and viability, and matrix water content. J Biomech Eng 121: 433–441

Toyoda T, Seedhorm B B, Kirkham J, Bonass W A (2003) Upregulation of aggrecan and type II collagen mRNA expression in bovine chondrocytes by the application of hydrostatic pressure. Biorheology 40: 79–85

Varady PA, Glitsch U, Augat P (2015) Loads in the hip joint during physically demanding occupational tasks: A motion analysis study. J Biomech 48: 3227–3233

Vingard E, Alfredsson L, Goldie I, Hogstedt C (1991a) Occupation and osteoarthrosis of the hip and knee: a register-based cohort study. Int J Epid 20: 1025–1031

Vingard E, Hogstedt C, Alfredsson L, Fellenius E, Goldie I, Koster M (1991b) Coxarthrosis and physical work load. Scand J Work Environ Health 17: 104–109.

Vingard E, Alfredsson L, Fellenius E, Hogstedt C (1992) Disability pensions due to musculo- skeletal disorders among men in heavy occupations. Scand J Soc Med 20: 31–36

Vingard E, Alfrerdsson L, Malchau H (1997) Osteoarthrosis of the hip in women and its relation to physical load at work and in the home. Ann Rheum Dis 96: 293–298

Wang Y, Simpson JS, Wluka AE, Teichtahl AJ, English DR, Giles GG, Graves S, Cicuttini FM (20119 Is physical activity a risk factor for primary knee or hip replacement due to osteoarthritis? A prospective cohort study. J Rheumatol 38: 350–357

Yoshimura N, Sasaki S, Iwasaki K, DAnjoh S, Kinoshita H, Yasuda T, Tamaki T, Hashimoto T, Kellingray S, Croft P, Coggon D, Cooper C (2000) Occupational lifting is associated with hip osteoarthritis: a japanese case-control study. J Rheumatol 27: 434–440

18.14 Wissenschaftliche Stellungnahme zu der Berufskrankheit Nr. 2116 der Anlage 1 zur Berufskrankheiten-Verordnung. Hier: Belastungsabhängige Hüftbeschwerden

(Bek. des BMAS vom 01.10.2022 – IVa 4-45226-2 (2116) – GMBl. 36/2022 vom 20.10.2022, S. 823)

Der Ärztliche Sachverständigenbeirat Berufskrankheiten beim Bundesministerium für Arbeit und Soziales hat am 14. September 2022 folgende wissenschaftliche Stellungnahme zu der oben genannten Berufskrankheit beschlossen:

Der wissenschaftlichen Begründung für die Berufskrankheit Nr. 2116 ist im Abschnitt „3. Krankheitsbild" zu den Voraussetzungen unter anderem Folgendes zu entnehmen: „Die Diagnose einer Koxarthrose im Sinne dieser Berufskrankheit hat folgende Voraussetzungen (Fürst 2004, Debrunner 2005, Deutsche Gesellschaft für Orthopädie und orthopädische Chirurgie 2019):

Chronische Hüftgelenksbeschwerden in Form von Schmerzen in Ruhe und nachts, andauernde Morgensteifigkeit länger als 30 und kürzer als 60 Minuten und/oder eine schmerzhafte Innenrotation." (Bundesministerium für Arbeit und Soziales 2020)

Gegenüber dem Bundesministerium für Arbeit und Soziales ist die Auffassung vertreten worden, dass bei dieser Beschreibung der typischen Beschwerden im Sinne der Berufskrankheit 2116 belastungsabhängige Beschwerden beim Gehen und Aufstehen fehlen.

Der Ärztliche Sachverständigenbeirat Berufskrankheiten beim Bundesministerium für Arbeit und Soziales hat diese Kritik geprüft und ist zu folgendem Ergebnis gekommen:

Die Beschreibung der Hüftgelenksbeschwerden in Nr. 3.1 der wissenschaftlichen Begründung orientiert sich an der folgenden Empfehlung 3.4 der AWMF-Leitlinie Koxarthrose:

Empfehlung 3.4	
Bei Angabe von Hüftbeschwerden sollten in der speziellen Anamnese folgende Daten erfragt werden: Schmerzen in der Hüfte Ruhe-/Nachtschmerzen länger als 30 min. und kürzer als 60 min. andauernde Morgensteifigkeit in der Hüfte [2, 3, 5–7] eine schmerzhafte Innenrotation [2, 3, 5–7] eine Bewegungseinschränkung die maximale Gehstrecke [19–21] Schmerzhaftigkeit anderer Gelenke inkl. Rückenschmerzen [11, 22, 23] eine vorausgegangene Behandlung des betroffenen Gelenkes [11]	Starker Konsens

Quelle: Deutsche Gesellschaft für Orthopädie und orthopädische Chirurgie (2019), die Ziffern in Klammern beziehen sich auf das Literaturverzeichnis der Leitlinie

Belastungsabhängige Hüftbeschwerden werden in der Empfehlung 3.4 somit nicht aufgeführt. Im Text nach der Empfehlung 3.4 steht zum Hintergrund Folgendes:

„Bei der Angabe von Hüftbeschwerden werden die Schmerzlokalisation in der Leiste und mögliche Ausstrahlungen in Richtung Oberschenkel bis Knie erfragt, dabei müssen Anlaufschmerzen von regelmäßig auftretenden belastungsabhängigen Hüftbeschwerden (isoliert oder in Kombination mit Nachtschmerzen) unterschieden werden." (Deutsche Gesellschaft für Orthopädie und orthopädische Chirurgie 2019)

Der Ärztliche Sachverständigenbeirat Berufskrankheiten ist nach Prüfung dieser Ausführungen zu dem Ergebnis gekommen, dass der AWMF-Leitlinie Koxarthrose nicht klar zu entnehmen ist, ob belastungsabhängige Hüftbeschwerden zu den typischen Symptomen einer Koxarthrose gehören oder nicht.

Nach Fürst (2004, Seite 312, Tab. 12.2) kommt es bei der Koxarthrose im Initialstadium unter anderem zu Überlastungsschmerz nach Stunden. Bei der manifesten Koxarthrose tritt zunehmender Belastungsschmerz auf. Bei der dekompensierten Koxarthrose kommt es zu starkem Anlauf- und Belastungsschmerz und eventuell Ruheschmerz nach Belastungen.

Nach Debrunner (2005, Seite 977, Klinik) treten bei der Koxarthrose folgende Beschwerden auf: „Erstes Symptom sind vorübergehende Schmerzen in der Hüfte bei größeren Anstrengungen, später auch ohne solche.

Typisch ist der sogenannte Anlaufschmerz. Die ersten Schritte am Morgen beim Aufstehen oder nach längerem Sitzen sind mühsam und schmerzhaft. Diese Schmerzen verschwinden nach wenigen Minuten. Der Patient hat den Eindruck, die Hüfte sei eingerostet. Wenn sie einmal richtig durchbewegt werde, funktionieren sie wieder besser. Später vergehen die Schmerzen auch in der Ruhe und nachts nicht mehr. Sie werden zuerst angegeben in der Leiste, dann seitlich im Trochanterbereich, im Gesäß und vor allem im Oberschenkel, vorne und bis ins Knie ausstrahlend".

Insgesamt kommt der Ärztliche Sachverständigenbeirat Berufskrankheiten zu dem Ergebnis, dass die von Fürst (2004) und Debrunner (2005) beschriebenen belastungsabhängigen Schmerzen in Ergänzung zu den Ausführungen in Nr. 3.1 der wissenschaftlichen Begründung typisch für die Koxarthrose im Sinne der Berufskrankheit 2116 sind. Die Nr. 3.1 der wissenschaftlichen Begründung wird wie folgt formuliert:

„1. Chronische Hüftgelenksbeschwerden in Form von Schmerzen, die in Ruhe, nachts oder belastungsabhängig auftreten, andauernde Morgensteifigkeit länger als 30 und kürzer als 60 Minuten und/oder eine schmerzhafte Innenrotation."

Literatur

Bundesministerium für Arbeit und Soziales (2020) Wissenschaftliche Begründung für die Berufskrankheit „Koxarthrose durch Lastenhandhabung mit einer kumulativen Dosis von mindestens 9 500 Tonnen während des Arbeitslebens gehandhabter Lasten mit einem Lastgewicht von mindestens 20 kg, die mindestens zehnmal pro Tag gehandhabt wurden", Gemeinsames Ministerialblatt vom 25.03.2020, Seite 218–227

Debrunner AM (2005) Orthopädie und orthopädische Chirurgie, patientenorientierte Diagnostik und Therapie des Bewegungsapparates, Bern, Verlag Hans Huber, Kapitel 64.9 Degenerative Hüftleiden, Koxarthrose, Seite 975–981 Deutsche Gesellschaft für Orthopädie und orthopädische Chirurgie (2019) S2k-Leitlinie Koxarthrose, Microsoft Word – 033-001_LL_Koxarthrose_final_Juli2019_V02.docx (awmf.org) (Zugriff: 3.9.2022)

Fürst G (2004) Symptomatik und Verlauf der Koxarthrose, In: Wirth CJ, Zichner L (Hg.) Orthopädie und orthopädische Chirurgie, Teilband Becken, Hüfte, Stuttgart, Thieme-Verlag, Seite 312

19 Die „Wie“-Berufskrankheit (Nr. 2117) – Rotatorenmanschettenläsion

19.1 Verordnungstext

Läsion der Rotatorenmanschette der Schulter durch eine langjährige und intensive Belastung durch Überschulterarbeit, repetitive Bewegungen im Schultergelenk, Kraftanwendungen im Schulterbereich durch Heben von Lasten oder Hand-Arm-Schwingungen

Der „Ärztliche Sachverständigenbeirat Berufskrankheiten“ beim Bundesministerium für Arbeit und Soziales (BMAS) hat am 14.09.2021 empfohlen, Läsionen der Rotatorenmanschette als neue Berufskrankheit in die Anlage 1 der Berufskrankheiten-Verordnung aufzunehmen (Bek. des BMAS vom 01.12.2021 – GMBl. 2021, Ausgabe 64–65, S. 1411). Damit können Rotatorenmanschettenschäden als „Wie“-BK ab dem Zeitpunkt der Empfehlung des „Ärztlichen Sachverständigenbeirats“ anerkannt werden. Der endgültige Verordnungstext sowie der Zeitpunkt der Aufnahme dieser neuen Berufskrankheit in die Berufskrankheitenliste sind derzeit noch offen.

19.2 Epidemiologie

Rotatorenmanschettenschäden zählen aufgrund ihrer hohen Prävalenz (Vorkommen) in der Gesamtbevölkerung zu den Volkskrankheiten. Laut Leitlinie „Rotatorenmanschette“ (AWMF-Register Nr. 033–041) liegt die Prävalenz der symptomatischen Rotatorenmanschettenrupturen bei 20–35 %, die der asymptomatischen Rupturen bei 16–23 %, die der partiellen Rupturen bei 13–37 %. Die Prävalenz nimmt mit steigendem Lebensalter signifikant zu.

Nach Teunis et al. (2014) fanden sich bereits bei unter 20-Jährigen in 9,7 % der Fälle krankhafte Veränderungen der Rotatorenmanschette, bei 60-Jährigen in 31 % und bei über 80-Jährigen in 62 %.

Milgrom et al. (1995) fanden bei 60- bis 70-Jährigen in über 50 % der Fälle Rotatorenmanschetten“rupturen“ und bei über 80-Jährigen in 80 % der Fälle. Auch Radas et al. (1996) fanden bei 50- bis 60-Jährigen in ca. 25 % Teil“rupturen“ oder Total“rupturen“, bei über 80-Jährigen in über 50 % der Fälle. Reilly et al. (2006) werteten 30 Studien mit 4 629 Leichen-Schultern aus. Das Durchschnittsalter der Verstorbenen betrug 70,1 Jahre. Die Prävalenz der „Rupturen“ lag bei 30,3 %. Des Weiteren wurden zwei Studien mit 591 Probanden ausgewertet, die sonographisch von erfahrenen Radiologen untersucht worden waren. Die Prävalenz der Rotatorenmanschetten“rupturen“ bei den asymptomatischen Probanden lag bei 38,9 %, die Prävalenz der symptomatischen Rotatorenmanschetten“rupturen“ (es wurden neun Studien mit 1 038 Probanden ausgewertet) lag bei 41,4 %. Darüber hinaus wurden 14 MRI-Studien ausgewertet. Bei asymptomatischen Probanden, die zu keinem Zeitpunkt über Schulterbeschwerden geklagt hatten, fanden sich in 26,2 % der Fälle „Rupturen". Das Durchschnittsalter lag bei 44,3 Jahren. In der Gruppe der 490 Probanden (Durchschnittsalter 43,6 Jahre) mit Symptomen fanden sich in 49,4 % der Fälle „Rupturen". Die Autoren schlossen daraus, dass Rotatorenmanschetten"rupturen" eine verbreitete Krankheit darstellen, die häufig asymptomatisch sei. Auch Teunis et al. (2014) gingen davon aus, dass nur etwa die Hälfte der Probanden mit Rotatorenmanschetten"rupturen" Symptome entwickelten.

Yamaguchi et al. (2006) fanden bei 588 Probanden mit einseitigen Schulterbeschwerden und von erfahrenen Radiologen erhobenen Sonographiebefunden in 177 Fällen beidseitige „Rupturen". Das Durchschnittsalter der Probanden mit beidseitigen „Rupturen" betrug 67,8 Jahre. Die Autoren gingen davon aus, dass die Wahrscheinlichkeit einer beidseitigen „Ruptur" im Alter ab 60 Jahren bei etwa 50 % liegt. Beidseitige Rupturen würden unabhängig von der Symptomatik im Alter signifikant zunehmen.

Yamamoto et al. (2011) fanden sogar bei 2/3 der Probanden mit Rotatorenmanschetten„rupturen" keine Symptome, d.h. keine Impingementsymptomatik, eine freie Beweglichkeit im Schultergelenk und eine erhaltene Kraft bei der Abduktion und Außenrotation. Die Autoren hatten 211 Bewohner eines Bergdorfes einem medizinischen Checkup unterzogen. Es wurden 283 „Rupturen" sonographisch festgestellt. Bei den symptomatischen Probanden fanden sich positive Impingementzeichen sowie eine Schwäche bei der Außenrotation.

Merke

Vorzeitige Veränderungen der Rotatorenmanschette stellen eine in der Normalbevölkerung weit verbreitete altersabhängige Texturstörung dar, die in bis zu 2/3 der Fälle asymptomatisch ist. Der in der Literatur verwandte Begriff „Ruptur" ist nicht gleich zu setzten mit „verletzungsbedingter Riss", sondern bedeutet Defekt/Dehiszenz/Zusammenhangstrennung/Kontinuitätsunterbrechung ohne Kausalitätsbezug.

19.3 Anatomie

Die kurze flache über dem Oberarmkopf gelegene Rotatorenmanschette wird gebildet aus den Sehnen von vier Muskeln, die haubenartig an den Muskelhöckern am Oberarmkopf (Tuberculum majus und minus) ansetzen. Unter dem knöchern-bindegewebigen (osteoligamentären) Schulterdach, gebildet aus dem Acromion (knöcherne Schulterhöhe), dem Ligamentum coracoacromiale (Band zwischen Rabenschnabel und knöcherner Schulterhöhe) und dem Korakoid (Processus coracoideus, Rabenschnabelfortsatz) verlaufen die Sehnen des M. supraspinatus (Obergrätenmuskel), des M. infraspinatus (Untergrätenmuskel), des M. subscapularis (Unterschulterblattmuskel) und des M. teres minor (kleiner Rundmuskel). Der M. subscapularis stellt den Gegenpart zum M. infraspinatus dar (Hempfling et al. 2016).

Zwischen dem M. subscapularis und dem M. supraspinatus liegt das vordere Rotatorenintervall, unter dem die Bizepssehne und die Bizepssehnenschlinge, das sogenannte Pulleysystem verläuft. Für die Einwirkung des Schulterdachs auf die Rotatorenmanschette sind das Akromion mit einem eventuell vorhandenem Os acromiale (ausgebliebene

Verknöcherung der Wachstumsfuge des Akromions), die Form und der Neigungswinkel des Akromions, das Schultereckgelenk und das Ligamentum coracoacromiale von Bedeutung.

Laut Hempfling (2016) sind Osteophyten (knöcherne Randanbauten) an der Unterseite des Akromions und die Schultereckgelenksarthrose für den Rotatorenmanschettenschaden von Bedeutung. Die Akromionform, der sogenannte Akromion-Index, die Akromion-Neigung und der laterale Akromion-Winkel sollen zusätzlich eine Rolle spielen.

Am Schultereckgelenk bilden sich bei arthrotischen Veränderungen Randexophyten an den Knorpelflächen aus, die sich auch in Richtung Rotatorenmanschette entwickeln können und einen ähnlichen Mechanismus wie die Akromionosteophyten auslösen können.

Laut Bigliani (1986) gibt es drei typische Akromionformen. Beim hakenförmigen Typ III werden Rotatorenmanschettenschäden in Abhängigkeit vom Lebensalter in bis zu 70 % der Fälle erwartet.

Dem sogenannten kritischen Schulterwinkel (CSA) scheint eine Bedeutung bei der Entwicklung von Rotatorenmanschettenschäden zuzukommen (Gomide et al. 2017, Gerber et al. 2014).

19.4 Biomechanik und Pathophysiologie

Das Schultergelenk stellt ein sogenanntes kraftschlüssiges Gelenk dar (Hempfling 2014), d.h. die Führung des Oberarmkopfes erfolgt durch die muskulär aktiven und kapsuloligamentär passiven Strukturen. Dabei zentriert die Rotatorenmanschette den Oberarmkopf in die flache Schulterpfanne. Der komplizierte Bewegungsmechanismus unter Berücksichtigung der räumlichen Enge unter dem Schulterdach und der vaskulären Ernährungssituation macht die Rotatorenmanschette gegenüber Erkrankungen und Verletzungen anfällig.

Die Rotatorenmuskeln und die Rotatorenmanschette sind sowohl für eine Kraftentfaltung als auch zur Schulterstabilisierung vorgesehen. Neben der Theorie der Einengung des Raumes unterhalb des Akromions durch Osteophyten an der Akromionunterseite wird auf die Minderdurchblutung der Supraspinatussehne 1cm vor dem Sehnenansatz hingewiesen. Es handelt sich hierbei um eine kritische Zone. Hier enden die Gefäße, die vom Tuberculum majus und von der Muskulatur in die Sehne einstrahlen (→ *Abb. 19.1*).

Macnab (1981) postulierte, dass es bei der Adduktion (Heranführen des Arms im Schultergelenk) aufgrund der Kompression des Oberarmkopfes auf den Ansatz der Supraspinatussehne zu einer Reduzierung der Blutversorgung kommt (→ *Abb. 19.2*).
Die Funktionen der Muskeln der Rotatorenmanschette beinhalten die Abduktion, Innen- und Außenrotation sowie die Rückführung des Arms im Schultergelenk. Den größten Anteil der Abduktion (Seitwärtshebung des Arms) übernimmt allerdings der M. deltoideus (Deltamuskel). Die maximale Anspannung des M. supraspinatus liegt zwischen 60 und 90°. Unter Mithilfe der Innen- und Außenrotation gelingt eine Zentrierung des Oberarmkopfes in der Pfanne (Hempfling et al. 2016).

Eine Daueranspannung der Muskulatur bei angehobenem Arm (Elevation) führt zu einer erheblichen Mehrbelastung der Manschette (Diener et al. 2022).

Die Muskeln und Sehnen der Rotatorenmanschette werden in unterschiedlicher Weise beansprucht. Wenn man sich die Arbeitsleistungen bei allen Bewegungen im Schultergelenk anschaut, spielen die Muskeln der Rotatorenmanschette eine untergeordnete Rolle.

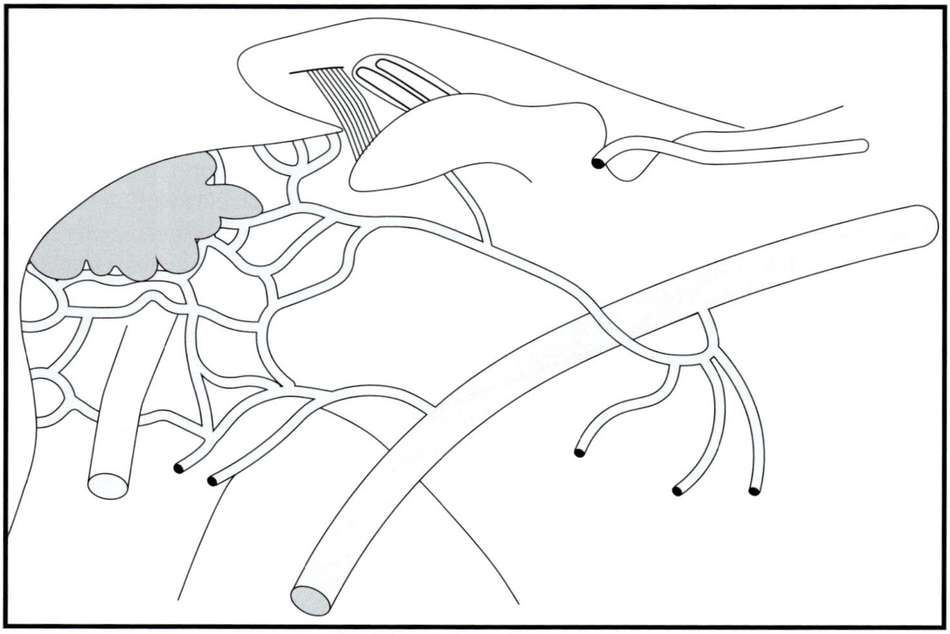

Abb. 19.1: Minderdurchblutung der Supraspinatussehne (nach Katzer et al. 1997)

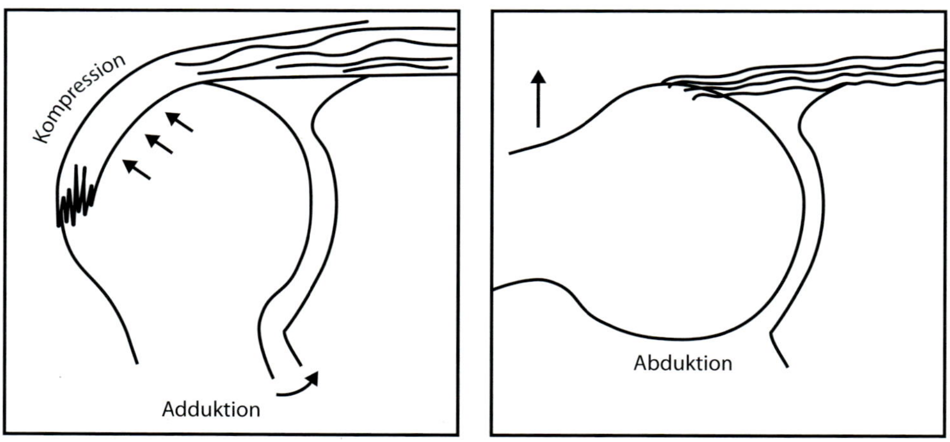

Abb. 19.2: Minderdurchblutung der Supraspinatussehne durch Kompression bei der Adduktion

Lediglich bei der Innendrehung ist der M. subscapularis zu ca. 75 % beteiligt, bei der Außendrehung der M. infraspinatus zu etwa 67 %. Bei der Abduktion spielt der M. supraspinatus nur bei der sogenannten Starterfunktion eine Rolle. Sein Anteil liegt bei etwa 30 % der Kräfte, die der M. deltoideus aufbringt. Beim Anheben des Armes nach vorne beträgt der Beitrag des M. supraspinatus nur etwa 10 %. Bei der Adduktionsbewegung ist die Arbeitsleistung der Rotatorenmanschette zu vernachlässigen (Lanz et al. 1959).

Die Beanspruchung der Sehnen der Rotatorenmanschette kann demnach nicht ausschließlich Folge einer erhöhten muskulären Bewegungsbeanspruchung sein.

Merke

Die Muskeln der Rotatorenmanschette sind bei der Bewegungsbeanspruchung des Schultergelenks insgesamt nicht vorrangig beteiligt, so dass vorzeitige Texturstörungen der Rotatorenmanschette sich nicht vorrangig durch eine Bewegungsbelastung erklären.

Während laut Hempfling (2016) die Aufgabe der Rotatorenmanschette darin besteht, den Oberarmkopf in der Pfanne zu zentrieren und eine Translation (Verlagerung) des Oberarmkopfes nach kopfwärts in normalen Schultergelenken nicht beobachtet wird, wird u.a. auch diskutiert, dass bei der Elevation des Armes der Oberarmkopf nach kopfwärts wandert, was zu einer Einengung der Supraspinatussehne führt (Bey 2007). Unter Elevation verstanden die Autoren jedoch ein Anheben des Armes in der Frontalebene, also eine reine Abduktion (Seitwärtshebung des Arms).

Burns et al. (1993) stellten die Hypothese auf, dass ein Impingementsyndrom (Schulterengesyndrom) durch Kompression der subacromialen Strukturen gegen das Schulterdach bzw. den sogenannten coracoclaviculären Bogen erzeugt wird. Sie untersuchten Schulterbewegungen bei Leichen und fanden, dass die Supraspinatussehne bei Abduktion ab 45° unter Druck gerät, sowie beim Anheben des Armes ab 60° und bei gleichzeitiger Innenrotation bereits ab 30° unter dem Akromion und dem Ligamentum coracoclaviculare eingeengt wird und vermehrt unter Druck gerät (→ *Abb. 19.3*).

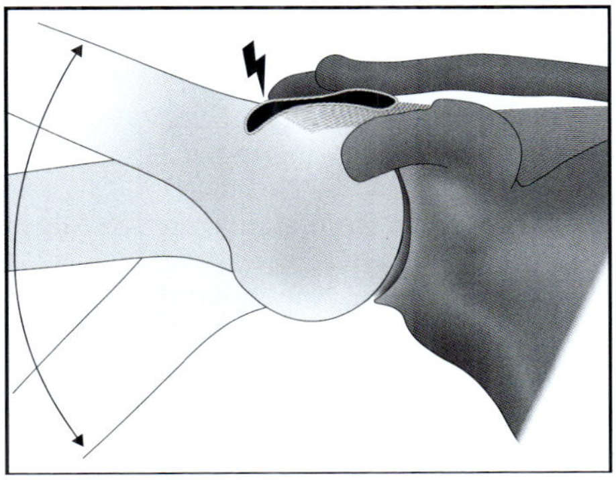

Abb. 19.3: Funktionelles „Impingement“ bei der Abduktion des Arms (nach Schünke et al. 2018)

In der Wissenschaftlichen Begründung (→ *Abschn. 19.12*) werden Arbeiten von Järvholm et al. (1988) zitiert. Die Autoren konnten nachweisen, dass bei einer Steigerung des Drucks der intramuskuläre Blutfluss signifikant gesenkt wurde. Bereits bei der Schulterabduktion von 30° ohne Last steigt der intramuskuläre Druck an. Järvholm et al. (1989) untersuchten auch den intramuskulären Druck in der Supraspinatusmuskulatur in unterschiedlichen Gelenkstellungen. Bis 90° Abduktion fand sich ein Anstieg des intramuskulären Drucks, bei Abduktion ab 135° sank der Druck wieder. Die Höhe des Drucks war abhängig von Gewichten, die auf dem Oberarm lasteten. Hier fand sich eine lineare Beziehung.

Die Autoren der Wissenschaftlichen Begründung schlossen aus den humanexperimentellen Untersuchungen, dass es bei Abduktion und Anteversion des Arms im Schultergelenk, insbesondere unter Einwirkung von Lastgewichten, nicht nur zu einer raschen Ermüdung (nach ca. 5 Minuten) im Bereich des Obergrätenmuskels (M. supraspinatus), sondern auch zu einer signifikanten Senkung des intramuskulären Blutflusses käme. Weiterhin schlossen sie aus der an Leichen gewonnenen Studie (Burns et al. 1993) darauf, dass die Supraspinatussehne beim Anheben des Arms ab 60° zwischen Oberarmknochen und Acromion und dem Ligamentum coracoacromiale unter Druck gerät. Bei gleichzeitiger Innenrotation sei dies bereits bei einer Anteversion um 30° der Fall. Aus tierexperimentellen Studien schlossen sie, dass es bei repetitiven Bewegungen der Supraspinatussehne zu entzündlichen und degenerativen Veränderungen käme, die die Belastbarkeit der Sehne herabsetzten.

19.5 Berufliche Voraussetzungen

Laut Wissenschaftlicher Begründung seien folgende langjährige und intensive Einwirkungen ursächlich für Läsionen der Rotatorenmanschette, wobei der Begriff „Läsion" (lat. laesio = Verwundung/Verletzung) nicht glücklich ist, da „Läsion" zum einen keine Diagnose ist und zum anderen das BK-Recht Krankheiten und keine Verletzungen kennt:

- Arbeiten mit den Händen auf Schulterniveau oder darüber
- Arbeiten mit einer repetitiven Bewegung des Oberarms im Schultergelenk
- Arbeiten, die eine Kraftanwendung im Schulterbereich erfordern, insbesondere Lastenhandhabung
- Hand-Arm-Schwingungen

Gefährdet seien Berufstätige an den folgenden Arbeitsplätzen:

- Textilindustrie: Nähereiarbeitsplätze
- Metall- und Elektroindustrie: Schweiß-, Schleif- und Montagearbeitsplätze, Gussputzer
- Lebensmittelindustrie: Filetier- und Verpackungsarbeitsplätze in der Fischverarbeitung sowie Schlachthofarbeitsplätze
- Arbeitsplätze u.a. in der Bau-, Steine- und Erden- sowie Forstindustrie mit Einwirkung von Hand-Arm-Schwingungen – z.B. bei Steinbrechern oder Forstwirten
- Arbeitsplätze u.a. in der Bauindustrie und dem Kfz-Handwerk mit Überschulterarbeit – z.B. Maler, Verputzer, Stuckateure, Trockenbauer, Elektriker und Kfz-Schlosser

Als gefährdete Personengruppen werden Beschäftigte mit folgenden Einwirkungen angesehen:

- *Einwirkung durch Arbeiten mit den Händen auf Schulterniveau oder darüber* mit einer kumulativen Dauer während des Arbeitslebens von 3 600 Stunden (→ *Abb. 19.4*).
- *Repetitive Bewegungen des Oberarms im Schultergelenk (→ Abb. 19.5):* Kumulative Dauer von Bewegungen des Oberarms im Schultergelenk mit moderater Repetition (4–14 Schultergelenksbewegungen pro Minute) in einem Ausmaß von 38 000 Stunden während des Arbeitslebens oder kumulative Dauer von Tätigkeiten mit hochgradiger Repetition von Bewegungen des Oberarms im Schultergelenk (≥ 15 Schultergelenksbewegungen pro Minute) in einem Ausmaß von 9 400 Stunden während des Arbeitslebens. Wenn sowohl moderate als auch hochgradige repetitive Bewegungen vorliegen, sind die prozentualen Anteile an der jeweiligen Verdopp-

lungsdauer zu summieren. Sofern sich daraus ein Prozentwert von ≥ 100 % ergibt, ist von einem Erreichen der Verdoppelungsdauer auszugehen.

- *Kraftanwendungen im Schulterbereich in Form von Lastenhandhabung (→ Abb. 19.6):* Kumulative Dauer der Exposition während des Arbeitslebens in einem Ausmaß von 200 Stunden, betreffend das ein- oder beidhändige Heben von Lasten mit einem Lastgewicht von mindestens 20 kg. Dies entspricht bei einer angenommenen Dauer von 2,5 Sekunden pro Hebevorgang 288 000 Hebevorgängen von Lastgewichten von mindestens 20 kg während des Arbeitslebens. Sofern bei bestimmten Formen der Lastenhandhabung von einer längeren Dauer als 2,5 Sekunden pro Hebevorgang auszugehen ist, z.B. bei Patiententransfers (7,5 Sekunden), ist diese Dauer bei der Berechnung der kumulativen Dauer zu berücksichtigen. Das Heben von Lasten mit Hebehilfen oder Exoskeletten gilt nicht als Belastung im Sinne dieser Berufskrankheit.
- *Hand-Arm-Schwingungen* mit einer Schwingungsbeschleunigung ≥ 3–10 m/s² mit einer kumulativen Dauer während des Arbeitslebens von 5 300 Stunden (→ *Abb. 19.7*).

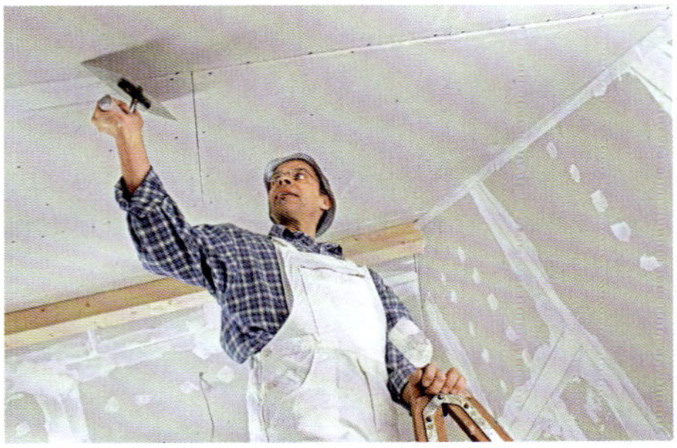

Abb. 19.4: Arbeiten über Schulterhöhe

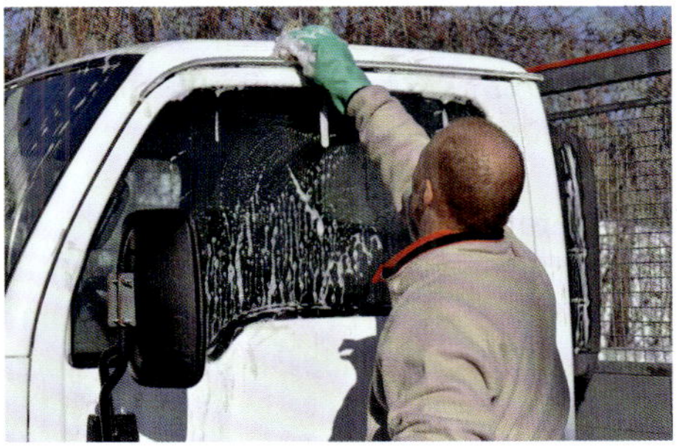

Abb. 19.5: Repetitive Bewegungen des Oberams im Schultergelenk

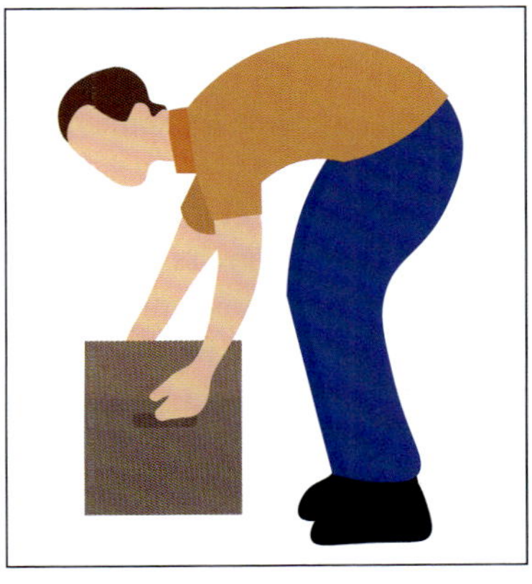

Abb. 19.6: Das „Handhaben“ von Lasten

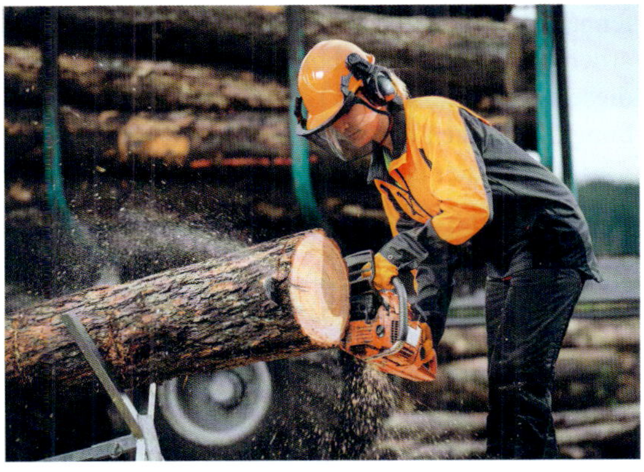

Abb. 19.7: Hand-Arm-Schwingungen

Bei der Berechnung der notwendigen Einwirkung bei Arbeiten mit Händen auf Schulterniveau oder darüber von 3 600 Stunden legten Seidler et al. zwei Studien zugrunde (Svendsen et al. 2013 u. Dalbøge et al. 2014). Aus einer Population von 280 125 Dänen wurden 37 402 ermittelt, bei denen eine erhöhte Schulterbelastung nachgewiesen wurde. Die beiden Studien überschneiden sich. Es wurden Schultererkrankungen insgesamt untersucht, wobei acht Diagnosen von der Verkalkung bis zur Arthrose ohne exakte Zuordnung zu einem Rotatorenmanschettenschaden gelistet wurden. Das Risiko der Belasteten, operiert zu werden, war erhöht.

Des Weiteren stützten sich die Autoren auf eine eigene Studie (Seidler et al. 2011), es wurden aus 14 Radiologie-Praxen MRT-Befunde zusammengetragen mit 98 Totalrupturen und 385 Partialrupturen. Eine Kontrollgruppe von 300 wurde dagegengestellt. Die Probanden füllten Fragebögen zur Belastung aus. Überkopfarbeiten, Handhabungen von Lasten über 20 kg und Vibration wurden als signifikant erhöhtes Risiko angesehen.

Auch Loew et al. (2019) fanden Hinweise, dass Überkopfarbeit bzw. repetitive Tätigkeiten in Armvorhalte ein Risiko für Rotatorenmanschettenläsionen mit klinischen Symptomen seien. Sie untersuchten 100 Maler, die mindestens 10 Jahre in Vollzeit gearbeitet hatten und stellten ihnen eine Kontrollgruppe, die sie aufgrund von Zeitungsanzeigen rekrutiert hatten, gegenüber. Das Durchschnittsalter in beiden Gruppen betrug ca. 46 Jahre. In der Malergruppe fanden sich in 10 % der Fälle vollständige und in 35 % der Fälle partielle Rotatorenmanschettenrupturen im MRI, in der Kontrollgruppe zu 3 % vollständige und zu 5 % partielle Rupturen. In der Malergruppe wurde in 52 % der Fälle klinisch ein positives Impingementzeichen ermittelt, in der Kontrollgruppe nur in 7 % der Fälle.

Auch andere Autoren (Diener et al. 2022) konnten mit Hilfe einer systematischen Literaturrecherche ein erhöhtes Risiko für Überkopfarbeit und Rotatorenmanschettensyndromen bzw. Rotatorenmanschettenrupturen nachweisen, wobei die durchschnittliche OR (Odds Ratio) bei 2,23 lag. Der Einfluss von repetitiver Arbeit, also zyklische und immer wiederkehrende Belastungen, konnten ebenfalls als Risikofaktor mit einer OR von 2,17 bestätigt werden.

Die Läsionen der Rotatorenmanschette bei repetitiven Bewegungen werden auf Ermüdungsrisse der Kollagenfasern und mangelnde Regenerationsfähigkeit zurückgeführt (Diener et al. 2022).

Der Zusammenhang zwischen Kraftanwendung im Schulterbereich in Form von Lastenhandhabungen ist deutlich geringer ausgeprägt als bei den Risikofaktoren Überkopfarbeit und repetitive Arbeit. Nach dem Review von Diener et al. (2022) liegt die OR bei diesem Risikofaktor bei 1,57. Ein pathophysiologisches Modell, dass eine Lastenhandhabung die Sehnen der Rotatorenmanschette belastet, existiert nicht.

Hinsichtlich des Risikos der Vibrationsbelastung verwiesen Seidler et al. (2020) vor allem auf die Studie von Sutinen et al. (2006). Die Autoren untersuchten die Häufigkeit der Weißfingerkrankheit, der Epicondylitis und des Rotatorenmanschettensyndroms über einen Zeitraum von 19 Jahren. Ein Rotatorenmanschettensyndrom wurde diagnostiziert, wenn die Probanden Schulterschmerzen bei Abduktion und Außenrotation verspürten. 52 Forstarbeiter wurden zwischen 1976 und 1995 11-mal arbeitsmedizinisch untersucht, 19 % entwickelten ein Rotatorenmanschettensyndrom im Bereich der rechten, 14 % im Bereich der linken Schulter. Das Risiko für die Entwicklung eines Rotatorenmanschettensyndroms war mit einer OR von 1,04 allerdings gering. Diener et al. (2022) ermittelten in ihrem Review fünf Studien, die einen Zusammenhang zwischen Vibration und Rotatorenmanschettenschäden sahen, mit einer durchschnittlichen OR von 1,59. Zu bedenken ist allerdings, dass Forstarbeiter mit schweren Maschinen in Armvorhalte arbeiten, was am Ehesten die Schäden der Rotatorenmanschette erklärt.

Ein pathophysiologisches Modell, dass Vibrationsbelastungen die Rotatorenmanschette schädigen könnten, existiert nicht. In diesem Zusammenhang wird insbesondere auf die biodynamischen Messungen von Dupuis (→ *Kap. 6*) hingewiesen, dass die Vibrationen im Schulterhauptgelenk kaum noch messbar sind.

Die epidemiologischen Studien der Wissenschaftlichen Begründung sind zum Teil sehr heterogen. Es fehlen zum Teil Kontrollgruppen und die Krankheitsbilder sind zu allgemein gefasst. Es gibt kaum Studien, in denen ein struktureller Schaden der Rotatorenmanschette gesichert werden konnte. Es fehlen Plausibilitätsprüfungen, ob bestimmte Einwirkungen pathophysiologisch überhaupt Schäden an der Rotatorenmanschette setzen können, wie Vibrationsbelastungen oder das Heben und Tragen von Lasten.

Merke
Aufgrund des Designs der epidemiologischen Studien kann nicht differenziert werden, ob die Rotatorenmanschettenläsionen durch Einwirkungen verursacht werden oder lediglich durch Auftreten von Beschwerden manifest werden.

19.6 Die medizinischen Voraussetzungen – die Diagnose

Entsprechend der Wissenschaftlichen Begründung hat die Diagnose einer Läsion der Rotatorenmanschette folgende Voraussetzungen:

- Schmerzen im Bereich des Schultergelenks, die häufig nachts und nach Schultergelenksbelastungen auftreten
- Funktionsstörung im Bereich der Schulter in Form einer Einschränkung der aktiven Beweglichkeit

Laut Leitlinie „Rotatorenmanschette“ (AWMF-Register Nr. 033-F/041) sei die Unterscheidung der aktiven und passiven Beweglichkeit wichtig. Der Verlust an aktiver Beweglichkeit könne schmerzbedingt oder durch Kraftverlust verursacht sein. Neben der Bewegungsmessung nach der Neutral-0-Methode sei eine globale Prüfung des Bewegungsausmaßes mit Schürzen- und Nackengriff vorzunehmen.

Zur Kraftmessung der einzelnen Sehnen stehen spezifische Tests zur Verfügung: Für den M. supraspinatus z.B. der *Jobe-Test*. Hierbei dreht der Proband den Arm aktiv in einer 90° Abduktion sowie einer 30° Anteversion bei gestrecktem Ellenbogen innen, so dass der Daumen zum Boden zeigt. Getestet wird das Anheben des Arms aus dieser Position gegen Widerstand. Wenn eine Kraftminderung vorliegt oder der Proband Schmerzen beklagt, liegt ein sogenanntes Impingementsyndrom, ggf. mit Beteiligung der Supraspinatusmuskulatur und der Supraspinatussehne, vor. Es handelt sich damit um einen eher globalen Test, der nicht ausschließlich auf eine Läsion der Supraspinatussehne hinweist.

Der *0°-Abduktionstest* für die Supraspinatusmuskulaur (seitliches Anheben des Arms aus der 0°-Position gegen Widerstand – auch Starter-Test genannt) ist positiv, wenn eine Kraftminderung oder Schmerzen bei diesem Test auftreten.

Der *Test für den M. infraspinatus* ist positiv, wenn die Außenrotation des Arms, der im Ellenbogen 90° gebeugt ist, aus der 0°-Stellung heraus gegen Widerstand kraftgemindert ist.

Genannt wird auch der *Hornblower-Test*. Der Proband wird aufgefordert, eine Bewegung auszuführen wie ein Hornbläser, d.h. den Arm 90° zu abduzieren, dann die Hand vor den Mund zu bringen und die Position zu halten. Bei Insuffizienz des Infraspinatus kann die Position nicht gehalten werden, die Hand wird in Adduktionsstellung des Arms an den Mund gebracht.

Eine Schädigung des M. subscapularis kann mit dem sogenannten *Lift-Off-Test* aufgedeckt werden. Die Hand wird mit innenrotiertem Arm hinter den Rücken geführt. Die Hand soll dann vom Rücken weggeführt werden, was bei Ausfall des M. subscapularis nicht gelingt.

Beim *Belly-Press-Test* wird der Proband aufgefordert, die Hand auf den Bauch zu legen, der Ellenbogen wird nach vorne geführt. Die Hand soll dann Druck auf den Bauch ausüben. Bei Insuffizienz des M. subscapularis werden der Oberarm und die Hand nach hinten gezogen, um Druck auszuüben.

Beim *Bear-Hug-Test* wird die Hand flach auf die gegenüberliegende Schulter gelegt, der Arm wird 90° angehoben, mit der Hand wird Druck auf die Schulter ausgeübt. Bei Schwäche des M. subscapularis sinkt der Arm ab, um Druck auszuüben oder die Hand kann leicht von der Schulter abgehoben werden.

Bei der klinischen Untersuchung deutet eine Muskelverschmächtigung in der Obergrätengrube des Schulterblatts (Fossa supraspinata) auf fortgeschrittene chronische Schädigungen der Supraspinatussehne hin.

Als diagnostisches Kriterium ist die *Röntgendarstellung* der Schultergelenke in zwei Ebenen (ap. und axial) unverzichtbar. Sie erfasst ossäre Veränderungen des Schultergelenks und des Schultereckgelenks, anatomische Varianten des Akromion und Folgen stattgehabter Verletzungen/Operationen etc. Die *Computertomographie* als Schnittbildverfahren ist regelhaft nicht erforderlich. Einzelindikationen bei fraglichen Knochenbefunden sind individuell zu entscheiden.

Die *Kernspintomographie* ist unverzichtbar. Sie erfasst die Rotatorenmanschette in ihren muskulären und tendinösen Anteilen, die ligamentären Strukturen, die Gelenkkapsel und den Gelenkknorpel, insbesondere labrale (knorpeliger Pfannenrand) Befunde. In der Wissenschaftlichen Begründung werden die Schnittebenen der Magnetresonanztomographie festgelegt, wobei zu bedenken ist, dass das Protokoll zur Darstellung der Schulter von der Deutschen Radiologischen Gesellschaft regelmäßig entsprechend den Anforderungen und technischen Fortschritten angepasst wird.

Die „Rupturen“ der Rotatorenmanschette werden in Komplett- und Partialrupturen unterteilt (→ *Abb. 19.8*). Die Komplettruptur ist definiert als transtendinöser Defekt, der sich von der artikularseitigen zur bursaseitigen Oberfläche der betroffenen Sehne ausdehnt. Hierbei reicht es aus, wenn die Ausdehnung an einer Stelle vorliegt, die Sehne muss nicht vollständig in ihrer gesamten Breite abgelöst sein. Als Partialrupturen werden inkomplette Rupturen bezeichnet, die entsprechend ihrer Lokalisation in bursaseitige, artikularseitige und intratendinöse Rupturen unterteilt werden (Waldt et al. 2011)

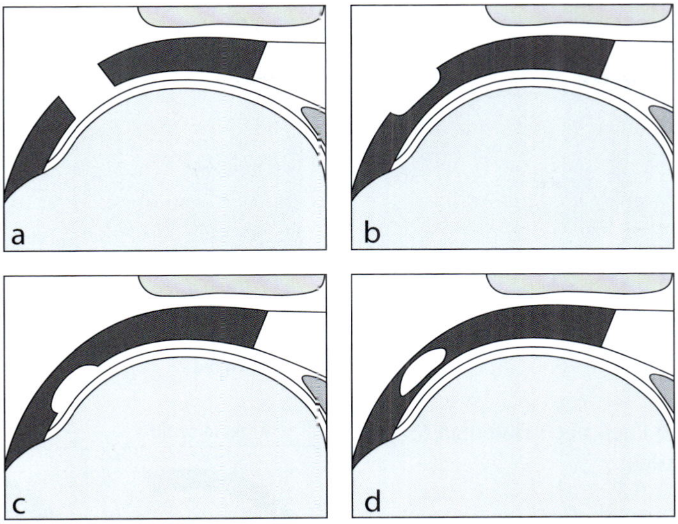

Abb. 19.8: Einteilung der Rotatorenmanschettenschäden. a komplette Ruptur, b bursaseitige Partialruptur, c artikularseitige Partialruptur, d intratendinöse Partialruptur

Das Ausmaß der kompletten Rupturen, die Retraktion der Rotatorenmanschette, kann nach Patte (1990) in 3 Schweregrade eingeteilt werden (→ *Abb. 19.9 bis 19.12*):

Grad 1: Rupturrand zwischen Tuberculum majus und Oberarmkopfspitze
Grad 2: Rupturrand zwischen Oberamkopfspitze und Schulterpfanne
Grad 3: Rupturrand medial der Schulterpfanne

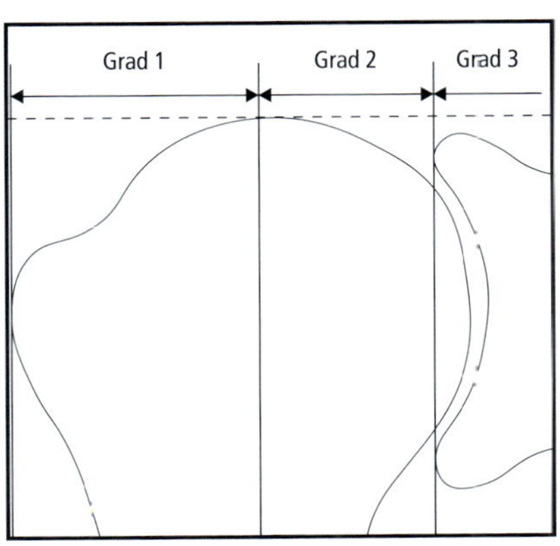

Abb. 19.9: Retraktionsgrade der Rotatorenmanschette

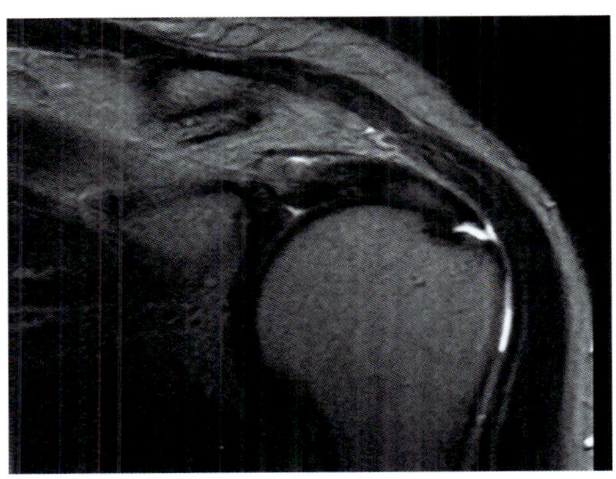

Abb. 19.10: Retraktionsgrad 1

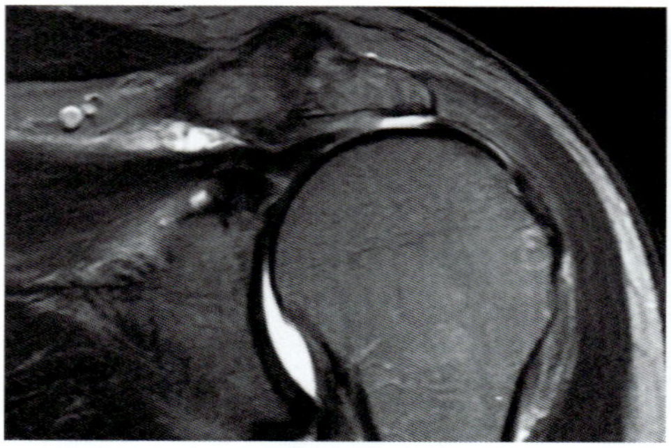

Abb. 19.11: Retraktionsgrad 2

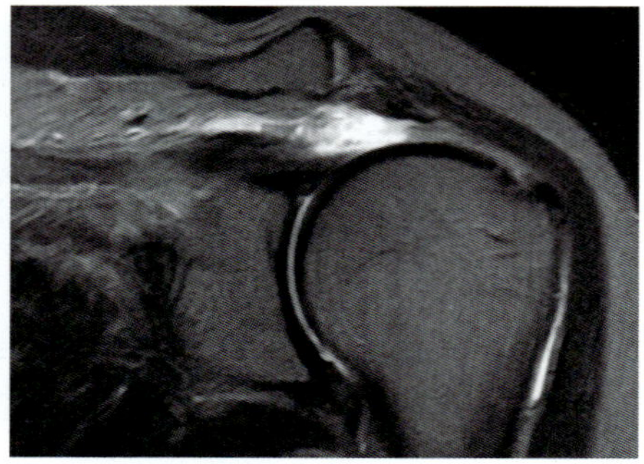

Abb. 19.12: Ruptur der Supraspinatussehne. Retraktionsgrad 2

Die Rissgröße kann nach Bateman (1963) eingeteilt werden:

- Grad 0: Normalbefund
- Grad 1: klein, < 1 cm
- Grad 2: mittel, 1–3 cm
- Grad 3: groß, 3–5 cm
- Grad 4: Massenruptur, > 5 cm

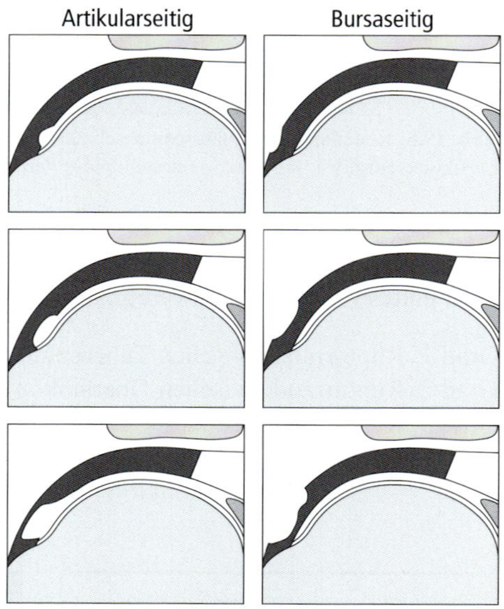

Abb. 19.13: Einteilung der Sehnendefekte nach Ellmann (1990). Grad 1: Ausdehung < 3 mm, Grad 2: Ausdehnung 3–6 mm, Grad 3: Ausdehnung > 6 mm

Laut Wissenschaftlicher Begründung erfüllt eine Ruptur, die durch die gesamte Sehne reicht, eine Komplettruptur („full-thickness-tear“), auf alle Fälle die Voraussetzungen für das geforderte Krankheitsbild. Eine Partialruptur entsprechend Grad 2 (< ½ des Sehnendurchmessers oder 3–6 mm) nach Ellman (1990) sei ebenfalls bereits ausreichend. Beim Grad 2 hat der Sehnendefekt eine Ausdehnung von 3–6 mm, beim Grad 3 von mehr als 6 mm (→ *Abb. 19.13 bis 19.15*). Der Durchmesser der intakten Sehne liegt bei 10–12 mm. (Waldt et al. 2011).
Laut Braunschweig (2023) sollen in einem Arbeitspapier für Begutachtungsempfehlungen vorläufige Bildkriterien erstellt und langfristig eine Datenbank mit Referenzbildern aufgebaut werden.

19.7 Belastungskonformes Schadensbild

Bisher ist nicht zu erkennen, dass die Schäden der Rotatorenmanschette durch berufliche Einwirkungen vom natürlichen Verlauf der Texturstörungen der Sehnen abweichen. Auch in der Wissenschaftlichen Begründung und insbesondere nach Auswertung der epidemio-

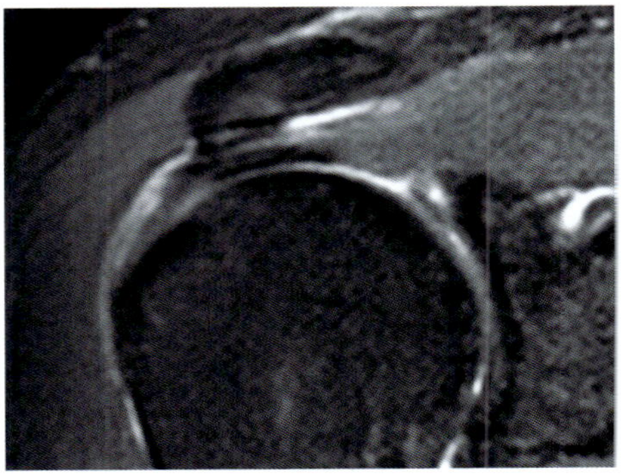

Abb. 19.14: Partialdefekt Grad 1

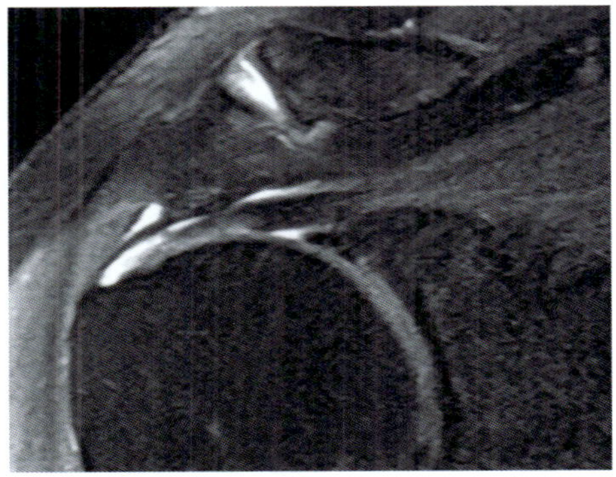

Abb. 19.15: Partialdefekt Grad 2

logischen Studien findet sich hierfür kein Anhalt. Der Schaden beginnt zuerst in der Supraspinatussehne, er greift dann im Verlauf auf die Infraspinatussehne, das Pulley-System (Halteapparat der Bizepssehne) und die Subscapularissehne über. Ob bei unterschiedlichen Belastungen, z.B. Überkopfarbeiten oder Repetition in der Vorhalte, die Sehnen unterschiedlich belastet werden und dies sich entsprechend auch kernspintomographisch nachweisen lässt, muss erst noch erforscht werden.

Festzuhalten ist, dass bei beidseitiger Belastung der Arme auch beidseitige Rotatorenmanschettenschäden erwartet werden können. Bei einseitiger Belastung sollte der Schaden ausschließlich im dominanten Arm vorliegen, zumindest stärker ausgeprägt sein als am nicht dominanten Arm. Wenn der dominante Arm keinen Rotatorenmanschettenschaden aufweist, jedoch der nicht dominante Arm, handelt es sich nicht um ein belastungskonformes Schadensbild.

Ein Schadensbild, das *vor* Erreichen der erforderlichen Exposition auftritt, ist nicht belastungskonform. Wenn die „Läsion" mehr als fünf Jahre nach Beendigung der Belastung erstmals nachgewiesen wird, ist der Verlauf ebenfalls nicht belastungskonform. Bei Feststellung einer Defektarthropathie mehr als fünf Jahre nach Beendigung der belastenden Tätigkeit ist zu fordern, dass der Rotatorenmanschettenschaden belastungsbedingt bereits vor der Arthrose vorhanden war.

Wenn die Läsion bei über 60-Jährigen erstmals festgestellt wird, ist eine kritische Prüfung erforderlich, da in diesem Alter im Normalkollektiv gehäuft „Läsionen" zu erwarten sind.

19.8 Nicht versicherte Krankheitsbilder

Schulterbeschwerden und Erkrankungen der Schulter sind extrem häufig. Erkrankungen der Schulter sind nach Wirbelsäulenbeschwerden der zweithäufigste Anlass für orthopädische Behandlungen (Diener et al. 2022). Die Statistik des Bundesgesundheitsministeriums (Arbeitsunfähigkeit: Fälle und Tage nach Diagnosen 2020 – Ergebnisse der Krankheitsartenstatistik der Gesetzlichen Krankenversicherung) weist aus, dass an erster Stelle Krankheiten mit der Diagnosegruppe M54 (Rückenschmerzen) mit ca. 2,7 Mio. Erkrankten und 42,8 Mio. Arbeitsunfähigkeitstagen stehen. Bereits an zweiter Stelle, was die Dauer der Arbeitsunfähigkeitstage angeht, stehen Erkrankungen mit dem Diagnoseschlüssel M75 (Schulterläsionen) mit 306 Tsd. Erkrankten und 12,5 Mio. Arbeitsunfähigkeitstagen. Es folgen sonstige Gelenkerkrankungen (M25) mit 411 Tsd. Erkrankten und 8,2 Mio. Krankheitstagen, sowie Knieerkrankungen (M23) mit 204 Tsd. Betroffenen und 8,1 Mio. Krankheitstagen, sowie die Fallgruppe M77 (Sonstige Enthesiopathien) mit 289 Tsd. Erkrankten und 6 Mio. Arbeitsunfähigkeitstagen.

Hinter dem ICD-10 Code M75 verbergen sich allerdings nicht nur Läsionen der Rotatorenmanschette, sondern auch zahlreiche andere Erkrankungen, die differentialdiagnostisch zu berücksichtigen sind.

Nicht anerkennungsfähig sind unspezifische Schulter-Arm-Syndrome ohne Nachweis von Texturstörungen der Rotatorenmanschette, das isolierte Impingementsyndrom ohne Texturstörung der Rotatorenmanschette, die Schultereckgelenksarthrose, sowie die idiopathische Schultersteife, die sogenannte Frozen-Shoulder. Isolierte Schäden an der langen Bizepssehne, SLAP- oder Pulley-Läsionen sind ebensowenig anerkennungsfähig wie verkalkende Schleimbeutelentzündungen (Bursitis calcarea, sog. Kalkschulter). Die Omarthrose des Schultergelenkes bei intakter Rotatorenmanschette muss differentialdiagnostisch abgegrenzt werden. Beim Zusammentreffen einer Defektarthropathie mit einer Schulterarthrose muss der Nachweis geführt werden, dass der Rotatorenmanschettenschaden bereits vor der Arthroseentwicklung gesichert war.

19.9 Konkurrierende Ursachen

Die Ursache der Rotatorenmanschettenschäden ist multifaktoriell. Als größter Risikofaktor kann das steigende Lebensalter identifiziert werden. In der Literatur werden auch die Adipositas, der Diabetes mellitus und Fettstoffwechselstörungen als Ursache diskutiert (Diener et al. 2022). Leong et al. (2019) konnten nachweisen, dass bei über 50-jährigen adipösen Diabetikern das Risiko von Rotatorenmanschettenschäden signifikant anstieg (Adipositas OR = 3,1, Diabetes mellitus OR = 2,2).

Verletzungsfolgen lassen sich in der Regel leicht abgrenzen. Bei der Schulterluxation kommt es häufig zu einer Mitbeteiligung der Rotatorenmanschette; bei bleibender Instabilität können auch mittelbare Läsionen der Rotatorenmanschette erwartet werden (Teunis et al. 2014, Leong et al. 2019).

Folgen von Oberarmkopffrakturen, insbesondere mit Beteiligung des Tuberculum majus, sind ebenfalls abzugrenzen.

Der komplizierte anatomische Aufbau des acromioclaviculären Bogens aus Acromion, Korakoid und dem dazwischen ausgespannten Ligamentum coracoacromiale ist seit Jahrzehnten Gegenstand der Diskussion hinsichtlich der Entstehung eines mechanischen Outlet-Impingements (Neer 1987).

Anatomische Varianten, wie der Acromiontyp 3 nach Bigliani (→ *Abb. 19.16*), werden als prädispositionelle Faktoren für ein subacromiales Impingement bzw. eine Rotatorenmanschettenläsion angesehen.

Auf die Bedeutung eines erhöhten CSA-Winkels (Critical Shoulder Angle, → *Abb. 19.17 bis 19.19*) als Risikofaktor für die Entstehung eines Rotatorenmanschettenschadens wiesen u.a. Moor et al. (2013) hin. Die Autoren bildeten drei Gruppen: 102 Probanden mit kernspintomographisch nachgewiesenen Rotatorenmanschettenrupturen ohne primäre Omarthrose, eine Gruppe von 102 Probanden mit primärer Omarth-

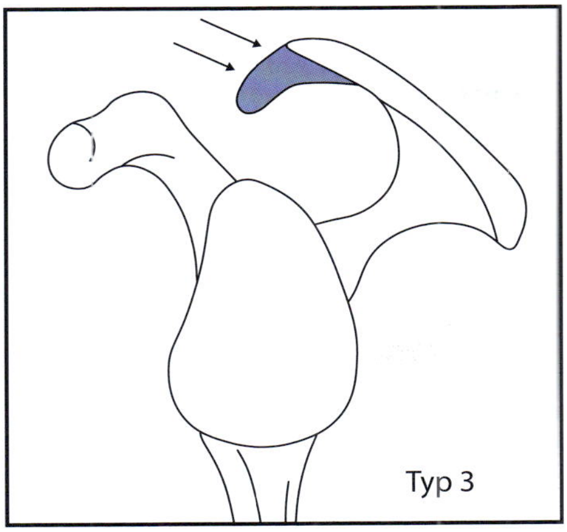

Abb. 19.16: Hakenförmiges Akromion (Typ 3 nach Bigliani et al. 1986)

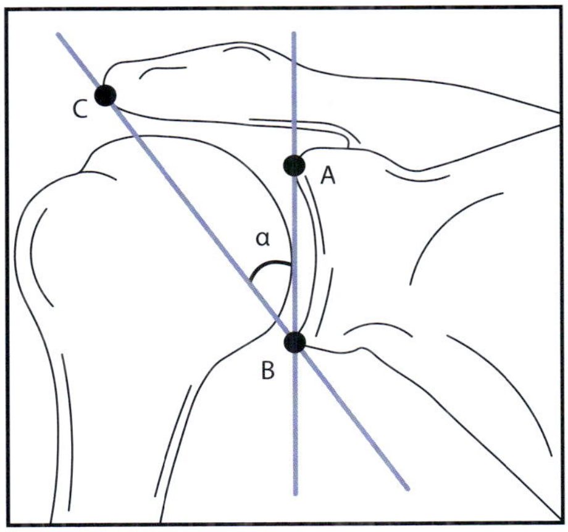

Abb. 19.17: Kritischer Schulterwinkel (Gomide et al. 2017)

rose ohne Rotatorenmanschettenschäden und 94 asymptomatische Rotatorenmanschettenschäden ohne Nachweis einer Rotatorenmanschettenruptur oder einer Omarthrose. In der Gruppe der Probanden mit Rotatorenmanschettenschäden lag der kritische Schulterwinkel über 35°, in der Gruppe der Probanden mit primärer Omarthrose unter 30°. In der Kontrollgruppe lag der Winkel bei 33°. Die Autoren schlossen hieraus, dass ein zu niedriger CSA-Winkel zu einer Fehlbelastung des Knorpels des Oberarmkopfes und ein zu hoher CSA-Winkel zu einer Überbelastung der Supraspinatussehne führe.

Mit einem biomechanischen Modell konnten Gerber et al. (2014) bestätigen, dass die Belastung der Supraspinatussehne von diesem Winkel abhängig ist und bereits bei geringer Abduktion bei erhöhtem Winkel signifikant ansteigt.
Hempfling et al. (2016) wiesen darauf hin, dass laut Literatur die typischen extrinsischen Faktoren in einem akromialen Impingement zu sehen seien, des Weiteren auch in akromialen Spornen, die eine bursaseitige Schädigung der Rotatorenmanschette nach sich ziehen

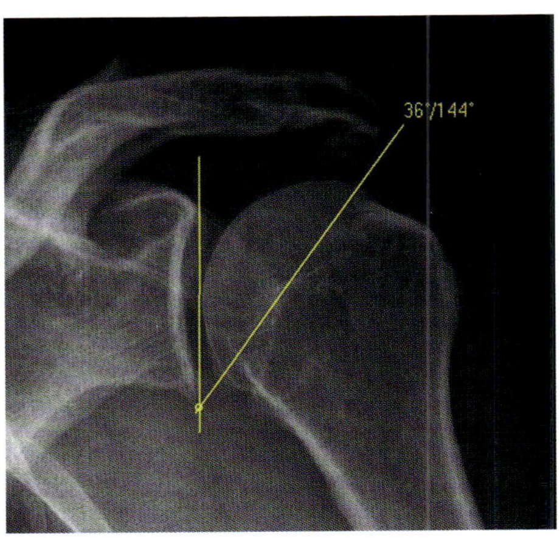

Abb. 19.18: CSA-Winkel von 36°

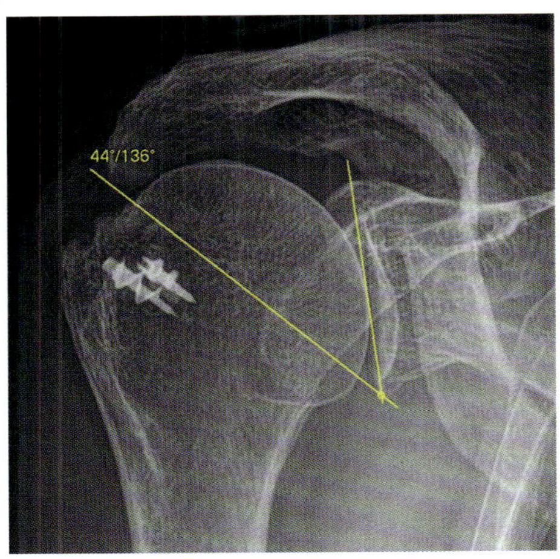

Abb. 19.19: CSA-Winkel von 44°

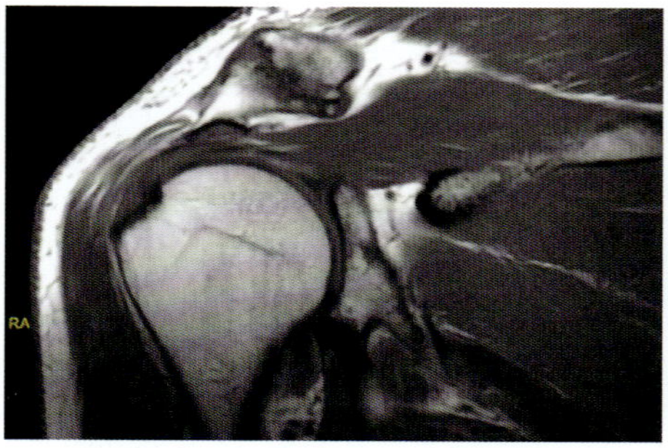

Abb. 19.20: Randexophyt bei Arthrose des Schultereckgelenks

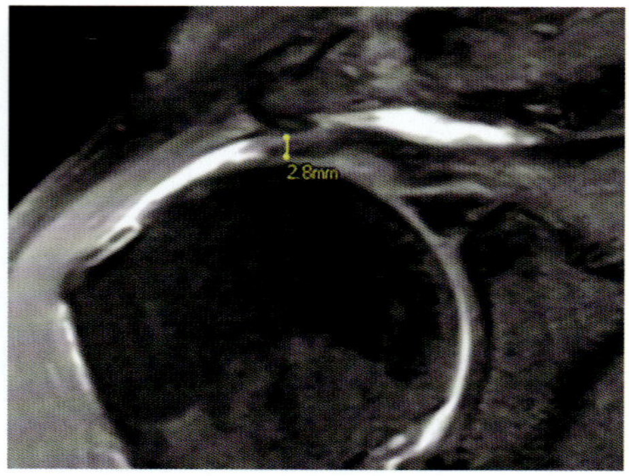

Abb. 19.21: Typischer Akromionsporn mit Defekt der Supraspinatussehne Typ 2 nach Patte (1990)

würden. Auch die Randexophyten bei der Schultereckgelenksarthrose (→ *Abb. 19.20)*, die sich in Richtung Rotatorenmanschette entwickeln, würden einen vergleichbaren Mechanismus wie bei den Akromion-Traktionsosteophyten auslösen (→ *Abb. 19.21*).

Auch Oh et al. (2009) wiesen in einer Übersichtsarbeit auf die Bedeutung der Akromionsporne bzw. der Osteophyten am Schultereckgelenk hinsichtlich der möglichen Verursachung von Rotatorenmanschettenläsionen hin. Sie diskutierten allerdings auch, dass die Debatte über die Bedeutung und den Effekt der Akromionsporne anhalte. In der Gruppe der Probanden mit Rotatorenmanschettenrupturen fanden sie signifikant häufiger einen Akromionsporn, den sie als „heel-type“ bezeichneten (→ *Abb. 19.22 und 19.23*).

In der Wissenschaftlichen Begründung werden konkurrierende Faktoren nicht berücksichtigt. Es ist auch keine epidemiologische Studie bekannt, die den Einfluss außerberuflicher Faktoren, insbesondere Veränderungen des Subakromialraums, bei gleichzeitiger beruflicher Belastung untersucht hat.

Eine Arbeitsgruppe, angesiedelt bei der Fachgesellschaft Interdisziplinäre Medizinische Begutachtung (FGIMB), hat sich zum Ziel gesetzt, die Bedeutung der konkurrieren-

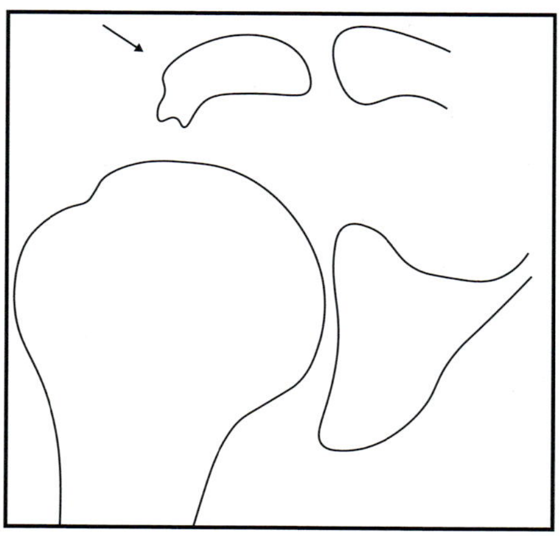

Abb. 19.22: Absatzähnlicher Akromionsporn („heel-type“ nach Oh et al. 2009)

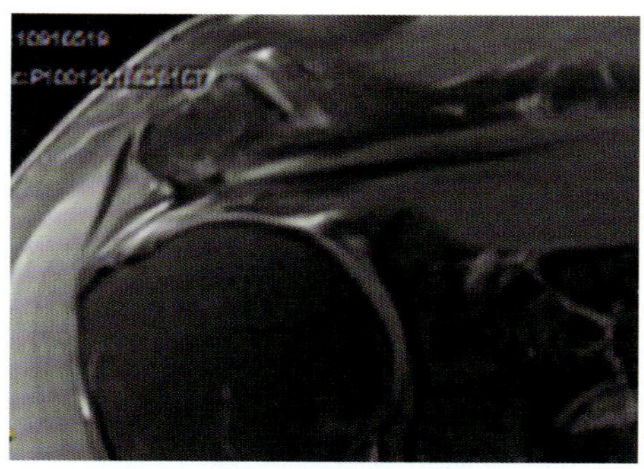

Abb. 19.23: Absatzähnlicher Akromionsporn („heel-type“ nach Oh et al. 2009) im MRT

den Faktoren anhand eines systematischen Literatur-Reviews zu klären. Des Weiteren beabsichtigt die Arbeitsgruppe, eine konsentierte Begutachtungsempfehlung, vergleichbar zur BK Nr. 2116, zu erarbeiten (→ *Kap. 18.11*).

19.10 Begutachtung

Es ist die Aufgabe der Präventionsdienste der Unfallversicherungsträger, die beruflichen Einwirkungen möglichst aller vier Kriterien zu ermitteln. Eine ausschließliche Einwirkung durch Lastenanhebung (Kriterium 3) oder Hand-Arm-Schwingungen (Kriterium 4) ohne zusätzliche Arbeiten in Armvorhalte dürfte wegen fehlender biomechanischer und pathophysiologischer Plausibilität nur fraglich ursächlich für einen Rotatorenmanschettenschaden sein.

Die klinische Untersuchung erfasst allgemeine Aspekte, wie Übergewicht, Achsabweichungen der Wirbelsäule und neurologische Störungen – insbesondere von der Halswirbelsäule ausgehend. Neben Inspektion und Palpation ist die Bewegungsprüfung nach der Neutral-0-Methode bedeutsam. Es schließen sich die oben genannten Tests zur Aufdeckung eines Rotatorenmanschettenschadens an.

Es sind Röntgenaufnahmen in zwei Ebenen beider Schultergelenke anzufertigen, die ap-Aufnahme ggf. als Panoramaaufnahme. Erforderlich sind Kernspintomographieaufnahmen beider Schultergelenke, die, falls vorhanden, nicht älter als ein halbes Jahr sein dürfen.

Hinsichtlich der Kausalität muss zunächst geprüft werden, ob die berufliche Belastung ausreichend war und ob die Rotatorenmanschetten"läsion" erst *nach* Erreichen der erforderlichen Belastung aufgetreten ist. Falls die berufliche Tätigkeit zu einem früheren Zeitpunkt beendet wurde, ist der zeitliche Abstand zwischen Auftreten der Rotatorenmanschetten"läsion" und Beendigung der Tätigkeit festzustellen. Insbesondere muss untersucht werden, ob ein belastungskonformes Schadensbild vorliegt, wobei auf *Abschn. 19.7* verwiesen werden darf.

Die Bedeutung außerberuflicher Risikofaktoren steht noch nicht endgültig fest. Hier ist, wie in *Abschn. 19.9* ausgeführt, weiterer Forschungsbedarf erforderlich.

Bei Anerkennung des Ursachenzusammenhangs stellt sich die Frage, wie hoch die *MdE* einzuschätzen ist. Hinsichtlich der Einschätzung wird auf die Erfahrungswerte im Schrifttum (z.B. Schönberger et al. 2016) verwiesen. Maßgeblich für die Beurteilung der MdE ist zunächst die Bewegungseinschränkung. Bei einem Rotatorenmanschettenschaden und guter Restbeweglichkeit (ab 120°) mit einem funktionellen Beschwerdebild (Impingement) sowie einer Kraftminderung beträgt die MdE 10 % einseitig, beidseitig 10–20 %. Bei Defektarthropathien, höhergradiger Bewegungseinschränkung und erheblicher Kraftminderung, wird die MdE einseitig mit 20–30 % einzuschätzen sein. Ein beidseitiges funktionelles Defizit kann zu einer MdE von 30 % und mehr führen.

19.11 Literatur

Bateman JE (1963). The Diagnosis and treatment of ruptures of the rotator cuffs. Surg Clin North Am 43: 1523–1530

Bey MJ, Brock SK, Beierwaltes WN, Zauel R, Kolowich PA, Lock TR (2007). In vivo measurement of subacromial space with during shoulder elevation: technique and preliminary results in patients following unilateral rotator cuff repair. Clin Biomech (Bristol, Avon). 22(7): 767–73

Bigliani LU, Morrison DS & April EW (1986). The morphology of the acromion and rotator cuff impingement. Orthop Trans, 10, 228

Braunschweig R (2023). Persönliche Mitteilung

Burns WC, Whipple TL (1993). Anatomic relationships in the shoulder impingement syndrome. Clin Orthop Relat Res. (294): 96–102

Dalbøge A, Frost P, Andersen JH, Svendsen SW (2014). Cumulative occupational shoulder exposures and surgery for subacromial impingement syndrome: a nationwide Danish cohort study. Occup Environ Med 71: 750–756

Diener GL, Spahn G, Hofmann GO (2022). Occupational stress as a possible risk factor for Rotator Cuff Damage – Systematic Review and Meta-analysis. Z Orthop Unfall. 6

Ellman H (1990). Diagnosis and treatment of partial-thickness rotator cuff tears. Clin Orthop 254: 64–74

Gerber C, Snedeker JG, Baumgartner D, Viehöfer AF (2014). Supraspinatus tendon load during abduction is dependent on the size of the critical shoulder angle: A biomechanical analysis. J Orthop Res. 32(7): 952–7

Gomide LC, Correa do Carmo T, Moreira Bergo GH, Oliveira GA, Macedo IS (2017). Relationship between the critical shoulder angle and the development of rotator cuff lesions: a retrospective epidemiological study. Rev Bras Ortop. 15;52(4): 423–427

Hempfling H, Krenn V (2016). Schadenbeurteilung am Bewegungssystem. De Gruyter Verlag, Berlin. Band 2, S. 639 ff

Järvholm U, Styf J, Suurkula M, Herberts P (1988). Intramuscular pressure and muscle blood flow in supraspinatus. Eur J Appl Physiol Occup Physiol; 58(3): 219–24.

Järvholm U, Palmerud G, Herberts P, Högfors C, Kadefors R (1989). Intramuscular pressure and electromyography in the supraspinatus muscle at shoulder abduction. Clin Orthop Relat Res. (245): 102–9

Joo Han Oh, Jae Yoon Kim, Ho Kyoo Lee, Jung-Ah Choi (2010). Classification and clinical significance of acromial spur in rotator cuff tear: heel-type spur and rotator cuff tear. Clin Orthop Relat Res. 468(6): 1542–50

Katzer A, Wening JV, Becker-Männich HU, Lorke DE, Jungbluth KH (1997). Die Rotatorenmanschettenruptur. Gefäßversorgung und Kollagenfaserverläufe als pathogenetische Faktoren. Unfallchirurgie 23: 52–59

Lanz T, Wachsmuth W (1959). Praktische Anatomie, Band 1 Arm, S. 93–97 Springer Verlag, Berlin

Leong HT, Fu SC, He X, Oh JH, Yamamoto N, Hang S (2019). Risk factors for rotator cuff tendinopathy: A systematic review and meta-analysis. J Rehabil Med 51(9): 627–637

Loew M, Doustdar S, Drath C, Weber MA, Bruckner T, Porschke F, Raiss P, Schiltenwolf M, Almansour H, Akbar M (2019). Could long-term overhead load in painters be associated with rotator cuff lesions? A pilot study. PLoS One. 14(3): e0213824

Macnab I (1981). Die pathologische Grundlage der sogenannten Rotatorenmanschetten-Tendinitis. Orthopädie 10, 191–195

Milgrom C, Schaffler M, Gilbert S, van Holsbeeck M (1995). Rotator-cuff changes in asymptomatic adults. The effect of age, hand dominance and gender. J Bone Joint Surg Br: 77(2): 296–8.

Moor BK, Bouaicha S, Rothenfluh DA, Sukthankar A, Gerber C (2013). Is there an association between the individual anatomy of the scapula and the development of rotator cuff tears or osteoarthritis of the glenohumeral joint? A radiological study of the critical shoulder angle. Bone Joint J 95-B(7): 935–41.

Neer C, Poppen N (1987). The supraspinatus Outlet. Orthop Trans 11: 234

Patte D (1990). Classification of rotator cuff lesions. Clin Orthop Relat 254: 81–86

Radas C, Pieper HG, Krahl H, Plank M (1996). Die Inzidenz der Rotatorenmanschettenruptur. Akt. Traumatol. 26: 56–61

Reilly P, Macleod I, Macfarlane R, Windley J, Emery RJ (2006). Dead men and radiologists don‘t lie: a review of cadaveric and radiological studies of rotator cuff tear prevalence. Ann R Coll Surg Engl Mar 88(2): 116–21

Schönberger A, Mehrtens G, Valentin H (2016). Arbeitsunfall und Berufskrankheit. 9. Aufl. Erich Schmidt Verlag, Berlin

Schünke M, Schumacher U, Voll M, Wesker KH. (2018). Prometheus Lern-Atlas – Allgemeine Anatomie und Bewegungssystem. 5. Aufl. Thieme Verlag, Stuttgart

Seidler A, Bolm-Audorff U, Petereit-Haack G, Ball E, Klupp M, Krauss N, Elsner G (2011). Work-related lesions of the supraspinatus tendon: a case-control study. Int Arch Occup Environ Health. 84(4): 425–33

Sutinen P, Toppila E, Starck J, Brammer A, Zou J, Pyykkö I (2006). Hand-arm vibration syndrome with use of anti-vibration chain saws: 19-year follow-up study of forestry workers. Int Arch Occup Environ Health.79(8): 665–71

Svendsen SW, Dalbøge A, Andersen JH, Thomsen JF, Frost P (2013). Risk of surgery for subacromial impingement syndrome in relation to neckshoulder complaints and occupational biomechanical exposures: a longitudinal study. Scand J Work Environ Health 39: 568–577

Teunis Thttps://pubmed.ncbi.nlm.nih.gov/25441568/-full-view-affiliation-1, Lubberts B, Reilly BT, Ring D (2014). A systematic review and pooled analysis of the prevalence of rotator cuff disease with increasing age. J Shoulder Elbow Surg. 23(12): 1913–1921

Waldt S, Eiber M, Wörtler K (2011). Messverfahren und Klassifikationen in der muskuloskelettalen Radiologie, Thieme Verlag, Stuttgart

Yamaguchi K, Ditsios K, Middleton WD, Hildebolt CF, Galatz LM, Teefey SA (2006). The demographic and morphological features of rotator cuff disease. A comparison of asymptomatic and symptomatic shoulders. J Bone Joint Surg Am. 88(8): 1699–704

Yamamoto A, Takagishi K, Kobayashi T, Shitara H, Osawa T (2011). Factors involved in the presence of symptoms associated with rotator cuff tears: a comparison of asymptomatic and symptomatic rotator cuff tears in the general population. J Shoulder Elbow Surg. 20(7): 1133–7.

19.12 Wissenschaftliche Begründung für die Berufskrankheit

„Läsion der Rotatorenmanschette der Schulter durch eine langjährige und intensive Belastung durch Überschulterarbeit, repetitive Bewegungen im Schultergelenk, Kraftanwendungen im Schulterbereich durch Heben von Lasten oder Hand-Arm-Schwingungen“

[Bek. des BMAS vom 1.12.2021 – GMBl. 2021, Ausgabe 64–65, S. 1411]

Der Ärztliche Sachverständigenbeirat Berufskrankheiten beim Bundesministerium für Arbeit und Soziales hat am 14. September 2021 empfohlen, eine neue Berufskrankheit mit der vorgenannten Legaldefinition in die Anlage 1 der Berufskrankheiten- Verordnung aufzunehmen.
Diese Empfehlung wird wie folgt begründet:

1. Gefahrenquellen

Eine Läsion der Rotatorenmanschette der Schulter wird durch folgende langjährige und intensive Einwirkungen verursacht:

1. Arbeiten mit den Händen auf Schulterniveau oder darüber,
2. Arbeiten mit einer repetitiven Bewegung des Oberarms im Schultergelenk,
3. Arbeiten, die eine Kraftanwendung im Schulterbereich erfordern, insbesondere Lastenhandhabung,
4. Hand-Arm-Schwingungen.

Die o.g. Einwirkungen kommen u.a. an den folgenden Arbeitsplätzen vor:

a) Textilindustrie: Nähereiarbeitsplätze,
b) Metall- und Elektroindustrie: Schweiß-, Schleif- und Montagearbeitsplätze, Gußputzer,
c) Lebensmittelindustrie: Filetier- und Verpackungsarbeitsplätze in der Fischverarbeitung sowie Schlachthofarbeitsplätze,
d) Arbeitsplätze u.a. in der Bau-, Steine- und Erden- sowie Forstindustrie mit Einwirkung von Hand-Arm-Schwingungen, z.B. bei Steinbrechern oder Forstwirten,
e) Arbeitsplätze u.a. in der Bauindustrie und dem Kfz-Handwerk mit Überschulterarbeit, z.B. Maler, Verputzer, Stuckateure, Trockenbauer, Elektriker und Kfz-Schlosser.

Nähere Angaben zur erforderlichen Höhe und Dauer der beruflichen Einwirkung im Sinne dieser Berufskrankheit sind Abschnitt 5 zu entnehmen.

2. Pathophysiologie

2.1 Humanexperimentelle Untersuchungen

Herberts und Kadefors (1976) führten elektromyografische Untersuchungen im Bereich des Musculus supraspinatus, des Musculus trapezius und des Musculus deltoideus bei 10 Schweißern mit Schulterbeschwerden durch, die Schweißnähte über Kopf anbringen mussten. Dabei wurde die Hand oberhalb des Schulterniveaus gehalten. Während des Schweißens von vier Schweißelektroden, deren Dauer nicht angegeben wurde, kam es zu einer deutlichen Abnahme der oberflächlich abgeleiteten elektromyografischen Aktivität im Bereich des Musculus supraspinatus, nicht jedoch im Bereich der anderen o.g. Muskeln. Die Ergebnisse wurden dahingehend interpretiert, dass der Musculus supraspinatus während des Arbeitsvorganges stark belastet sei.

Kadefors et al. (1976) berichteten über Untersuchungen mit Hilfe der Oberflächenelektromyographie (EMG) im Bereich des Musculus supraspinatus, des Musculus trapezius, des Musculus deltoideus, des Musculus bizeps brachii und des Musculus rhomboideus major bei 20 gesunden Schweißern, darunter zehn Schweißer mit mindestens fünfjähriger Berufserfahrung und zehn Schweißer mit weniger als einem Jahr Berufserfahrung. Die Untersuchungen erfolgten in drei verschiedenen Schweißpositionen: 1. Hand auf Bauchhöhe, 2. Hand auf Schulterhöhe und 3. Hand auf Kopfhöhe. In jeder Position wurden jeweils vier Schweißelektroden verschweißt, für die insgesamt 24 Minuten geschweißt wurde. Das Lastgewicht des gehaltenen Schweißgerätes betrug 1 kg. Die Aktivität des Musculus trapezius und des Musculus supraspinatus wurde nur bei dem Schweißvorgang mit der Hand auf Kopfhöhe abgeleitet. Es zeigte sich, dass bei den Schweißarbeiten mit der Hand auf Kopfhöhe eine signifikante Ermüdung im Bereich des Musculus supraspinatus sowohl bei erfahrenen als auch bei unerfahrenen Schweißern nachweisbar war. Dagegen war bei dieser Arbeit eine Ermüdung im Bereich des Musculus deltoideus und des Musculus trapezius nur bei unerfahrenen Schweißern nachweisbar.

Hagberg (1981) stellte die Ergebnisse einer experimentellen Untersuchung mit Hilfe des Oberflächen-EMG im Bereich des Musculus trapezius, des Musculus supraspinatus, des Musculus infraspinatus, des Musculus deltoideus und des Musculus bizeps brachii in zwei verschiedenen Armpositionen bei sieben gesunden Frauen dar: 1. Abduktion im Schultergelenk um 90° und 2. Anteversion im Schultergelenk um 90°. Die Probandinnen wurden aufgefordert, den Arm in der jeweiligen Position so lange wie möglich zu halten. Der Arm konnte in Abduktion um 90° im Mittel 17 Minuten und in Anteversion um 90° im Mittel 21 Minuten gehalten werden. Bei Abduktion um 90° fanden sich ausschließlich im Bereich des Musculus supraspinatus Zeichen der Muskelermüdung. Bei Anteversion um 90° bestanden elektromyografische Zeichen der Ermüdung im Bereich des Musculus supraspinatus, des Musculus infraspinatus, des Musculus trapezius und des Musculus bizeps brachii. Durch das Halten der Armmasse bei der Abduktion im Schultergelenk um 90° entstand ein Drehmoment im Glenohumeralgelenk in Höhe von im Mittel 12,6% der maximal möglichen Kontraktion. Bei Anteversion des Oberarms um 90° lag dieser Wert bei 11,9% der maximal möglichen Kontraktion. Die Autoren kamen zu dem Ergebnis, dass nach einer 5-minütigen Belastung in beiden Armhaltungen die meisten Probandinnen eine Muskelermüdung im Bereich des Musculus supraspinatus aufwiesen.

Sigholm et al. (1984) legten die Ergebnisse einer experimentellen Untersuchung bei neun gesunden Männern, darunter fünf Schweißer, über den Zusammenhang zwischen der Abduktion und Anteversion im Schultergelenk um jeweils 45° bzw. 90°, der Flexion im Ellbogengelenk um 90° oder 120° sowie der Innen- bzw. Außenrotation im Schultergelenk um jeweils 20° und dem intramuskulären EMG-Signal im Bereich verschiedener Schultermuskeln vor. Alle Armpositionen wurden ohne und mit einem Lastgewicht von 1 bzw. 2 kg eingenommen und für jeweils 15 Sekunden gehalten. Das EMG-Signal bei diesen Armpositionen wurde in den folgenden Muskeln abgeleitet: Musculus deltoideus, getrennt für den vorderen, mittleren und hinteren Teil, Musculus supraspinatus, Musculus infraspinatus und Musculus trapezius. Für den Musculus supraspinatus zeigte sich ein deutlich erhöhtes EMG-Signal als Zeichen der Muskelbelastung bereits bei Abduktion und Anteversion um 45°. Die weitere Erhöhung auf eine Abduktion um 90° und eine Anteversion um 90° führte nur im Bereich der Abduktion zu einer weiteren Erhöhung des EMG-Signals. In allen Armpositionen war das EMG-Signal deutlich abhängig von der Höhe des gehaltenen Lastgewichts. Dagegen hatten das Ausmaß der Flexion im Ellbogengelenk sowie die Innen- und Außenrotation im Schultergelenk keinen wesentlichen Einfluss auf die Höhe des EMG- Signals. Für die übrigen Muskeln fanden sich vergleichbare Ergebnisse.

Järvholm et al. (1988a) berichteten über eine experimentelle Studie mit Messung des intramuskulären Drucks im Musculus supraspinatus bei Neutralstellung der Schulter sowie bei Abduktion und Anteversion zwischen 0 – 135° mit und ohne Halten eines Lastgewichtes von 1 oder 2 kg bei sechs gesunden Männern. Es fand sich ein deutlicher Anstieg des intramuskulären Drucks im Musculus supraspinatus mit zunehmender Abduktion und Anteversion sowie mit zunehmendem gehaltenen Lastgewicht. Bereits bei Abduktion und Anteversion um 30° war ein deutlich erhöhter intramuskulärer Druck im Musculus supraspinatus nachweisbar.

Järvholm et al. (1988b) führten eine experimentelle Studie über den Zusammenhang zwischen dem intramuskulären Druck und dem Blutfluss im Musculus supraspinatus bei vier Männern und zwei Frauen ohne Schulterbeschwerden durch. Dabei zeigte sich, dass bereits ein intramuskulärer Druck im Bereich des Musculus supraspinatus von 5,6 kPa (42 mmHg) den intramuskulären Blutfluss signifikant senkt. In diesem Zusammenhang ist es von Bedeutung, dass in der Studie von Järvholm et al. (1988a) ein intramuskulärer Druck im Musculus supraspinatus von 5,6 kPa (42 mmHg) bereits bei einer Schulterabduktion von 30° ohne Halten einer Last erreicht wurde.

Järvholm et al. (1989) berichteten über eine experimentelle Studie, in der der intramuskuläre Druck und das Ergebnis des intramuskulären EMG im Musculus supraspinatus in Abhängigkeit von der Armabduktion und dem gehaltenen Lastgewicht (0 oder 1 bzw. 2 kg) bei 14 Männern und fünf Frauen ohne Schulterbeschwerden dargestellt wurde. Alle Armhaltungen wurden einmal mit gestrecktem Ellbogengelenk und einmal mit einem um 90° gebeugten Ellbogengelenk durchgeführt. Die Rotation im Schultergelenk wurde neutral gehalten. In Abhängigkeit vom Ausmaß der Abduktion (0°, 30°, 60°, 90° und 135°) fand sich ein Anstieg des intramuskulären Drucks und des EMG-Signals bis 90°. Bei Abduktion um 135° erhöhte sich das EMG-Signal, während der intramuskuläre Druck im Vergleich zu 90° sank. In allen Armpositionen fand sich eine Abhängigkeit der Höhe des EMG-Signals und des intramuskulären Drucks von der Höhe des Lastgewichtes. Sowohl das EMG-Signal als auch der intramuskuläre Druck waren in Abhängigkeit vom Ausmaß der Abduktion bei gestrecktem Ellbogen deutlich höher als bei einem Ellbogen, der um 90° gebeugt war. Ferner wurde bei Armabduktion um 45° der intramuskuläre Druck und das EMG-Signal im Bereich des Musculus supraspinatus ermittelt in Abhängigkeit von der Kraft, die auf dem Oberarm lastete und die zwischen 10–100 Newton, entsprechend 1–10 kp, schwankte. Es fand sich eine lineare positive Beziehung zwischen der externen Kraft und der Höhe des EMG-Signals als auch des intramuskulären Drucks mit einem Korrelationskoeffizienten von 1,0 bzw. 0,99.

Järvholm et al. (1991) berichteten über eine experimentelle Studie bei drei Frauen und vier Männern ohne Schultererkrankungen mit Messung des intramuskulären Drucks und Ableitung des intramuskulären EMG im Bereich des Musculus supraspinatus, des Musculus infraspinatus, des Musculus trapezius und des Musculus deltoideus bei unterschiedlichen Graden der Schulterabduktion (0°, 30°, 60°, 90° und 135°) sowie ohne und mit dem Halten von Lastgewichten von 1 und 2 kg. Ferner wurde der Zusammenhang zwischen dem berechneten Drehmoment, angegeben in Newtonmeter, und dem intramuskulären Druck und dem Ergebnis der Elektromyografie angegeben. Schließlich wurde bei Armabduktion um 45° der Arm mit einer Kraft zwischen 0–100 Newton, entsprechend 0 – 10 kp, belastet und der intramuskuläre Druck und das EMG im Bereich des Musculus supraspinatus und des Musculus deltoideus abgeleitet. Dieselben Untersuchungen wurden bei 0° Abduktion und 90° Ellbogenflexion betreffend den Musculus infraspinatus sowie bei angehobener Schulter betreffend den Musculus trapezius durchgeführt. Sowohl der intramuskuläre Druck als auch das EMG-Signal stiegen mit zunehmender Abduktion und Flexion mit einem Maximum bei 90° an. Ferner fand sich eine deutliche Abhängigkeit sowohl des intramuskulären Drucks als auch der Höhe des EMG-Signals in Abhängigkeit von der Höhe des gehaltenen Lastgewichtes. Diese Beziehung fand sich in allen vier untersuchten Muskeln. Dabei war die Höhe des intramuskulären Drucks und der Muskelaktivität, gemessen als EMG-Signal, am höchsten im Musculus supraspinatus, gefolgt vom Musculus infraspinatus, dem Musculus deltoideus und dem Musculus trapezius. Zwischen dem Drehmoment und dem intramuskulären Druck und der muskulären Aktivität, angegeben als EMG-Signal, fand sich jeweils eine lineare Beziehung in allen vier Muskeln. Zwischen der isometrisch einwirkenden Kraft und dem intramuskulären Druck sowie der muskulären Aktivität, angegeben als EMG- Signal, fand sich eine hohe Korrelation mit einem Korrelationskoeffizienten zwischen 0,90 – 0,98.

In einer pathologisch-anatomischen Studie, die an fünf gesunden Schultergelenken von Verstorbenen durchgeführt wurde, ermittelten Burns und Whipple (1993), dass die Sehne des Musculus supraspinatus bei einer Anteversion im Schultergelenk um 60° durch den Oberarmknochen gegen das Acromion und das Ligamentum coracoacromiale gedrückt wird. Bei Abduktion im Schultergelenk um 45° wird die Sehne des Musculus supraspinatus durch den Oberarmknochen gegen das Ligamentum coracoacromiale gedrückt und bereits bei einer Anteversion um 30° und gleichzeitiger Innenrotation gerät die Sehne des Musculus supraspinatus unter dem Acromion und dem Ligamentum coracoacromiale unter Druck.

Flatow et al. (1994) kamen in einer pathologisch-anatomischen Studie, die an neun gesunden Schultergelenken von Verstorbenen durchgeführt wurde, zu dem Ergebnis, dass die mittels Stereofotografie ermittelte

Fläche mit einer Distanz von < 5 mm zwischen dem Acromion und dem Oberarm am größten ist bei einer Armhebung zwischen 60 – 120°.

Palmerud et al. (2000) legten die Ergebnisse einer experimentellen Studie bei zehn gesunden männlichen Probanden vor, bei denen der Druck im Musculus supraspinatus und Musculus infraspinatus beim Anheben des Oberarmes um 0 – 90° in acht Ebenen ermittelt wurde, die in einem Winkel von minus 15°, 0°, 15°, 30°, 45°, 60°, 75° und 90° zur Sagittalebene gedreht waren. Die Messungen wurden mit und ohne Halten eines Lastgewichtes von 1 kg durchgeführt. In allen acht Ebenen kam es beim Anheben des Oberarms zu einem Anstieg des intramuskulären Drucks sowohl im Musculus infraspinatus als auch im Musculus supraspinatus mit einem Maximum meistens bei einer Armanhebung um 90° und in Teilen der o.g. acht Ebenen auch bei 75° oder 60°. Im Bereich des Musculus supraspinatus fand sich der höchste intramuskuläre Druck, wenn die Ebene, innerhalb der der Arm angehoben wurde, um 60° gegenüber der Sagittalebene gedreht war. Dagegen fand sich im Bereich des Musculus infraspinatus der höchste Druck, wenn die Ebene, innerhalb der der Arm angehoben wurde, um minus 15° gegenüber der Sagittalebene gedreht war. Das Halten eines Lastgewichtes von 1 kg erhöhte sowohl im Bereich des Musculus supraspinatus als auch des Musculus infraspinatus den intramuskulären Druck deutlich.

2.2 Tierexperimentelle Studien

Soslowsky et al. (2000) führten eine tierexperimentelle Studie bei 36 Sprague-Dawley- Ratten durch, die 16 Wochen lang einer Belastung durch repetitive Bewegung durch Laufen in einem Drehrad mit einer Geschwindigkeit von 17 m pro Minute für eine Stunde pro Tag und fünf Tage pro Woche ausgesetzt wurden. Diese Expositionsgruppe wurde mit einer Kontrollgruppe von zehn Ratten verglichen, die normal gehalten wurden und keiner Belastung durch repetitive Bewegungen ausgesetzt war. In beiden Gruppen erfolgte eine histologische Untersuchung der Supraspinatussehne sowie eine Belastung der Sehne bis zur Ruptur zur Ermittlung der Belastbarkeit. Die Studie bei den exponierten Ratten zeigte leichte degenerative Veränderungen in der histologischen Analyse. Die exponierten Ratten wiesen eine signifikante Anschwellung der Sehne sowie eine signifikant niedrigere Belastbarkeit bis zur Ruptur im Vergleich zu den Kontrolltieren auf.

Soslowsky et al. (2002) führte eine weitere experimentelle Studie bei drei Gruppen von jeweils 36 Sprague-Dawley-Ratten durch:

1. Belastung durch repetitive Bewegung
2. Belastung durch eine induzierte Einengung des Subacromialraumes
3. Kombination der beiden Belastungen 1 und 2

Bei den Versuchstieren, die ausschließlich einer experimentellen Einengung des Subacromialraumes ausgesetzt waren, fanden sich keine signifikante Anschwellung der Supraspinatussehne und keine signifikante Abnahme der Sehnenbelastbarkeit. Dagegen war in der Gruppe der Versuchstiere, die sowohl einer repetitiven Belastung als auch einer Einengung des Subacromialraumes ausgesetzt waren, die Anschwellung und die verminderte Belastbarkeit der Supraspinatussehne deutlicher ausgeprägt als bei alleiniger Belastung durch repetitive Bewegung. Die Autoren interpretierten ihre Daten dahingehend, dass eine Einengung des Subacromialraumes allein nicht zu einer wesentlichen Degeneration der Supraspinatussehne führt, sondern nur in Kombination mit einer repetitiven Bewegung.

Ergänzend zu diesen Untersuchungen kamen Perry et al. (2005) zu dem Ergebnis, dass in der Supraspinatussehne von 25 Sprague-Dawley-Ratten, die mit einer repetitiven Belastung entsprechend den Studien von Soslowsky et al. (1996 und 2000) exponiert wurden, im Vergleich zu fünf Kontrollen erhöhte Konzentrationen der Messenger-Ribonukleinsäure (mRNA) nachweisbar waren, die für die Entzündungsmarker Cyclooxygenase-2 (COX-2) und 5-Lipoxygenase-aktivierendes Protein (FLAP) kodieren. An der Studie ist die sehr geringe Anzahl der Kontrolltiere und die fehlende Signifikanztestung zu kritisieren.

Neben diesen experimentellen Untersuchungen betreffend die Supraspinatussehne wurden folgende tierexperimentelle Studien bezüglich anderer Sehnen durchgeführt:

Backman et al. (1990) führten experimentelle Studien bei 13 anästhesierten Kaninchen durch, die einer aktiven und passiven Belastung der Achillessehne mit einer Rate von 150 Flexionen und Extensionen pro Minute für zwei Stunden an drei Tagen pro Woche für sechs Wochen ausgesetzt wurden. Die o.g. Exposition wurde im Bereich der rechten Extremität durchgeführt und mit der unbelasteten linken Seite verglichen. Im Bereich der exponierten Extremität fanden sich im Vergleich zu der Kontrollseite nach dieser Einwirkung degenerative Veränderungen in der Achillessehne in Form einer unterschiedlichen Dicke und einer Aufspleissung der Kollagenfibrillen. Ferner fanden sich entzündliche Zeichen in Form einer Infiltration mit Entzündungszellen, einem Ödem und Fibrose im sehnenbegleitenden Gewebe.

Barbe et al. (2003) berichteten über eine experimentelle Studie bei 39 Sprague- Dawley-Ratten, die repetitive Greifvorgänge mit der vorderen Extremität ausüben mussten, um das Futter zu erreichen. Die erforderliche Greifkraft war niedrig und lag bei < 1% der maximal möglichen Greifkraft. Nachdem diese repetitiven Greifvorgänge mit einer Rate von 4–8 pro Minute für zwei Stunden pro Tag und drei bis acht Wochen insgesamt ausgeübt wurden, fanden sich im Vergleich zu 14 Kontrolltieren Entzündungszeichen im Bereich der Sehnen der oberen Extremität in Form einer signifikant angestiegenen Anzahl von Makrophagen in der Sehne des Musculus flexor digitorum superficialis. Ferner zeigten sich in dieser Sehne vermehrt degenerative Veränderungen in Form von ausgefransten Kollagenfibrillen. Schließlich wurde ein signifikanter Anstieg des Entzündungsparameters Interleukin-1 alpha im Serum beobachtet. Interleukin-1 alpha stimuliert die Expression und Aktivität verschiedener Matrix-Metalloproteinasen, die Sehnenbestandteile wie Kollagen, Proteoglycan und Glycoprotein abbauen (Riley 2005).

Barbe et al. (2008) führten experimentelle Studien bei 36 Sprague-Dawley-Ratten durch, die entsprechend der Studie von Barbe et al. (2003) mit einer Belastung der vorderen Extremität in Form repetitiver Greifvorgänge mit einer sehr geringen Greifkraft mit einer Rate von 4 pro Minute (hohe Repetition) oder 2 pro Minute (niedrige Repetition) für eine Dauer von zwei Stunden pro Tag an drei Tagen pro Woche für sechs oder acht Wochen insgesamt exponiert wurden. Im Vergleich zu 21 nicht exponierten Kontrolltieren fand sich bei hoher Repetition im Vergleich zu den Kontrollen ein Anstieg der Entzündungsparameter Interleukin-1 alpha und beta sowie des Tumornekrosefaktors alpha. Bei niedriger Repetition war dies nicht zu beobachten. Ferner fand sich sowohl bei hoher als auch bei niedriger Repetition ein signifikanter Abfall der Greifkraft im Bereich der exponierten Extremität.

In einem Übersichtsartikel interpretierten Wang et al. (2006) diese Daten dahingehend, dass repetitive Belastungen einer Sehne auch innerhalb des physiologischen Bereiches zu einer Sehnendegeneration führen.

Nakama et al. (2005) legten die Ergebnisse einer tierexperimentellen Studie bei neun anästhesierten Kaninchen vor, bei denen der Musculus flexor digitorum profundus elektrisch stimuliert wurde, um eine repetitive Belastung mit einer Frequenz von 60 pro Minute mit einer aufzubringenden Muskelkraft von 15% der maximalen Muskelkraft zu erzeugen. Diese Belastung erfolgte zwei Stunden pro Tag, drei Tage pro Woche und 80 Tage insgesamt. Im Vergleich zu der nicht exponierten Seite fanden sich in den Sehnen des Musculus flexor digitorum profundum signifikant häufiger Mikrorisse mit einer Größe zwischen 3–300 μm^2 im Bereich der Sehne sowie im Ansatzbereich am Epikondylus.

Nakama et al. (2007) modifizierten dieses Experiment dahingehend, dass bei acht anästhesierten Kaninchen der Musculus flexor digitorum profundus zehnmal pro Minute bei ansonsten identischen Bedingungen elektrisch stimuliert wurde. Auch in diesem Experiment fanden sich im Bereich der exponierten im Vergleich zur nicht exponierten Seite signifikant mehr Mikrorisse in der Sehne des Musculus flexor digitorum profundum sowie im Ansatzbereich am Epikondylus. Die Unterschiede waren aber nicht so ausgeprägt wie bei einer Repetitionsrate von 60 pro Minute. Die Ergebnisse werden im Sinne einer Dosis-Wirkungs-Beziehung zwischen der Repititionsrate und Mikrorissen in der Sehne und im Ansatzbereich interpretiert.

Fedorczyk et al. (2010) modifizierte das Experiment von Barbe et al. (2003) dahingehend, dass 32 Sprague-Dawley-Ratten einer hohen repetitiven Belastung der Beugesehnen der Pfote der vorderen Extremität mit einer Rate von zwölf Greifvorgängen pro Minute und einer hohen Greifkraft von 60 ± 5% der maximalen Greifkraft an zwei Stunden pro Tag, drei Tage pro Woche für einen Zeitraum von drei bis zwölf Wochen exponiert wurden. Bei den exponierten Tieren fanden sich im Vergleich zu 17 Kontrollen signifikant häufiger degenerative Veränderungen im Bereich der Beugesehnen und des Sehnengleitgewebes betreffend die Kollagenorganisation, die Zellform und die Anzahl der Zellen. Ferner fanden sich in den Beugesehnen und dem Sehnengleitgewebe signifikant häufiger der Nachweis von Entzündungsparametern (Interleukin-1 Beta) sowie von neutrophilen Granulozyten.

Ferner konnte bei den exponierten Ratten im Vergleich zu den Kontrollen häufiger im Sehnengleitgewebe die Substanz P, die mit einer chronischen Schmerzmediation in Verbindung gebracht wird, nachgewiesen werden.

Zusammenfassend sprechen die oben vorgestellten Studien dafür, dass es bei einer Abduktion oder Anteversion im Schultergelenk um jeweils 90° nach ca. fünf Minuten im Bereich des Musculus supraspinatus zu einer im EMG nachgewiesenen Muskelermüdung kommt (Hagberg 1981). Bei Schweißern bestätigte sich diese Ermüdung im Musculus supraspinatus, wenn die Hand oberhalb des Schulter- oder Kopfniveaus gehalten wurde (Herberts und Kadefors 1976 sowie Kadefors et al. 1976). Bei einer Abduktion im Schultergelenk um 30° kommt es im Bereich des Musculus supraspinatus zu einer deutlichen Druckerhöhung auf 5,6 kPa (42 mmHg). Ein solcher Druck führt zu einer signifikanten Senkung des intramuskulären Blutflusses im Musculus supraspinatus (Järvholm et al. 1988a+b). Das Heben eines Lastgewichtes von 1 und 2 kg führt bei Abduktion im Schultergelenk zu einer deutlich stärkeren Senkung des intramuskulären Blutflusses im Musculus supraspinatus als bei Abduktion ohne Lastgewicht (Järvholm et al. 1989 und 1991 sowie Palmerud et al. 2000). Ferner zeigt eine pathologisch-anatomische Studie, dass die Sehne des Musculus supraspinatus bei einer Anteversion von 60° zwischen dem Oberarmknochen und dem Acromion und dem Ligamentum coracoacromiale unter Druck gerät. Bei gleichzeitiger Innenrotation ist dies bereits bei einer Anteversion um 30° der Fall. Weiterhin zeigt die Studie, dass die Sehne des Musculus biceps brachii bereits bei einer Anteversion um 15° zwischen dem Oberarmknochen und dem Ligamentum coracoacromiale unter Druck gerät (Burns und Whipple 1993). Ferner sprechen verschiedene tierexperimentelle Studien dafür, dass es bei der repetitiven Bewegung der Supraspinatussehne zu entzündlichen und degenerativen Veränderungen kommt, die die Belastbarkeit der Sehne herabsetzen (Soslowsky et al. 2000 und 2002, Perry et al. 2005). Diese Ergebnisse werden bestätigt durch experimentelle Untersuchungen, die nach repetitiver Belastung auch in anderen Sehnen entzündliche und degenerative Veränderungen nachwiesen (Backman et al. 1990, Barbe et al. 2003 und 2008, Nakama et al. 2005 und 2007, Fedorczyk et al. 2010).

3. Epidemiologische Studien

3.1 Querschnittstudien

3.1.1 Querschnittstudien in der Textilindustrie

Andersen und Gaardboe (1993) untersuchten 82 Näherinnen in der Textilindustrie in Dänemark und eine Kontrollgruppe von 25 Krankenschwestern und Altenpflegerinnen. Bei den Näherinnen fand sich ein signifikant um den Faktor 6–11 häufiger klinisch diagnostiziertes Rotatorenmanschettensyndrom. Zwischen der Dauer der beruflichen Tätigkeit als Näherin und der Prävalenz des Rotatorenmanschettensyndroms fand sich eine positive Beziehung. Näherinnen in der Textilindustrie wurden als hochgradig und Krankenschwestern und Altenpflegerinnen als mittelgradig in Bezug auf die Schulterbelastung durch repetitive und/oder kraftvolle Bewegungen im Schultergelenk eingestuft. An der Studie ist das Fehlen einer unbelasteten Kontrollgruppe zu kritisieren.

Kaergard und Andersen (2000) beschrieben bei 243 dänischen Näherinnen mit hochgradig repetitiver Arbeit eine signifikant um den Faktor 2,26 (95%-KI 1,1–5,9) erhöhte Prävalenz des klinisch diagnostizierten Rotatorenmanschettensyndroms im Vergleich zu 357 altersvergleichbaren Frauen ohne repetitive Tätigkeit. Ferner fand sich bei Näherinnen ein signifikant um den Faktor 1,7 (95%-KI 1,1–2,6) erhöhtes Risiko für die Entwicklung eines unspezifischen Schmerzsyndroms im Bereich der Schulter. Zwischen der Dauer der Tätigkeit als Näherin und dem relativen Risiko für die Entwicklung einer Schultererkrankung (Rotatorenmanschettensyndrom und/oder unspezifische Muskelschmerzen im Bereich der Schulter) fand sich eine positive Beziehung mit einem um den Faktor 4,4 (95%-KI 1,5–12,8) erhöhten Risiko nach mehr als 20-jähriger Expositionsdauer, adjustiert u.a. für Alter und relatives Körpergewicht. Die Studie leidet darunter, dass der Zusammenhang zwischen Dauer der Tätigkeit als Näherin und der Entwicklung eines Rotatorenmanschettensyndroms nur in Kombination mit unspezifischen Schulterschmerzen untersucht wurde.

3.1.2 Querschnittstudien in der Metall- und Elektroindustrie

Herberts et al. (1984) berichteten darüber, dass die Prävalenz der klinisch diagnostizierten Supraspinatustendopathie bei 131 Beschäftigten, die in einer schwedischen Schiffswerft häufig mit den Händen über Schulterniveau schweißen mussten, in Höhe von 18% signifikant über der einer unbelasteten Kontrollgruppe von 57 Probanden lag. Auch bei 188 Werft-Montagearbeitern bestand mit 16,2% eine signifikant erhöhte Prävalenz der Supraspinatustendopathie im Vergleich zu den Kontrollprobanden. Die Studie leidet darunter, dass die berufliche Einwirkung der Werft-Montagearbeiter nicht detailliert beschrieben wird, die Teilnahmequote der drei Gruppen nicht berichtet wird und die Kontrollgruppe älter als die beiden exponierten Gruppen ist. Da die Supraspinatustendopathie mit zunehmendem Alter häufiger auftritt, dürfte der wahre Unterschied zwischen den belasteten Gruppen und der Kontrollgruppe ausgeprägter als dargestellt sein.

Ohlsson et al. (1995) legten die Ergebnisse einer Querschnittstudie bei 82 Industriearbeiterinnen und 64 ehemaligen Industriearbeiterinnen in der schwedischen Elektroindustrie vor. Als Kontrollgruppe fungierten 64 Frauen, die in Supermärkten mit der Bestellung und Auszeichnung von Waren sowie der Beratung von Kunden oder in Büros beschäftigt waren. Ferner wurden 25 ehemalige Beschäftigte aus diesen Bereichen einbezogen. Bei den exponierten Frauen und Kontrollprobandinnen wurde eine ergonomische Ermittlung zum Ausmaß von repetitiven Bewegungen mit Hilfe von Videoaufnahmen durchgeführt und dabei unter anderem auch der Winkel der Armhebung ermittelt. Bei den Industriearbeiterinnen fand sich häufiger eine klinisch diagnostizierte Supraspinatustendopathie im Vergleich zu Kontrollprobanden (12 versus 2%).

3.1.3 Querschnittstudien in der Lebensmittelindustrie

Luopajärvi et al. (1979) veröffentlichten eine Querschnittstudie bei 152 Fließbandarbeiterinnen in der finnischen Lebensmittelindustrie und einer Kontrollgruppe von 133 weiblichen Beschäftigten in Supermärkten im Bereich der Kundenberatung ohne Tätigkeit als Kassiererin. Bei den Fließbandarbeiterinnen wurde die Höhe der beruflichen Schultergelenksbelastungen durch eine Videoanalyse ermittelt. Die Beschäftigten bedienten eine Brotschneidemaschine und eine Verpackungsmaschine mit 60 Verpackungen pro Minute. Ferner mussten Lasten mit einem Lastgewicht zwischen 0,2–27 kg mit einem Mittelwert von 5 kg gehandhabt werden. Bei den Fließbandarbeiterinnen fand sich im Vergleich zur Kontrollgruppe signifikant häufiger eine klinisch diagnostizierte Tendopathie im Bereich des Musculus supraspinatus und des Musculus biceps brachii (14 versus 5%). An der Studie ist zu kritisieren, dass die Häufigkeit der Tendopathie im Bereich des Musculus supraspinatus und des Musculus biceps brachii nicht getrennt voneinander angegeben wurde.

Ohlsson et al. (1994a) berichteten über eine Querschnittstudie bei 206 Frauen in der schwedischen Fischindustrie, darunter 34 Frauen mit langfristiger Arbeitsunfähigkeit, sowie 322 ehemaligen Fischereiarbeiterinnen, und eine Kontrollgruppe von 208 altersvergleichbaren weiblichen Beschäftigten im öffentlichen Dienst. Die Tätigkeit der Beschäftigten in der Fischindustrie wurde insbesondere beim Filetieren und Verpacken als hochgradig repetitiv eingestuft und sei verbunden mit der regelmäßigen Handhabung von Gegenständen mit einem Lastgewicht zwischen 10–20 kg. Bei den Beschäftigten in der Fischverarbeitung fanden sich deutlich häufiger Hinweise für eine klinisch diagnostizierte Supraspinatustendopathie (15 versus 5%) und eine Infraspinatustendopathie (12 versus 3%).

Nordander et al. (1999) verglichen 116 männliche Beschäftigte in der schwedischen Fischindustrie, darunter acht Beschäftigte mit über einmonatiger Arbeitsunfähigkeit überwiegend wegen Erkrankungen des Muskel- und Skelettsystems, sowie eine Gruppe von 196 ehemaligen männlichen Beschäftigten, die die Tätigkeit in der Fischereiindustrie während der letzten zehn Jahre unterlassen hatten. Die Fischereiarbeiter übten folgende Tätigkeiten aus:

a) Montage von Fischen in eine Dorsch-Filetiermaschine. Diese Arbeit wurde als hochgradig repetitiv eingestuft, weil die Zykluszeit der Tätigkeit zwei Sekunden betrug. Das Lastgewicht der Fische lag bei 1 – < 5 kg. Ferner war die Tätigkeit mit einer erhöhten Belastung der Nackenmuskulatur verbunden.
b) Bearbeitung der Fischfilets mit Entfernung der Wirbelsäule und der Gräten. Auch diese Tätigkeit wurde mit einer Zykluszeit von < 30 Sekunden als hochgradig repetitiv eingestuft. Ferner war diese Tätigkeit mit dem Heben und Tragen von ca. 100 Kisten mit Fischfilets mit einem Lastgewicht von etwa 22 kg verbunden. Auch diese Tätigkeit wurde als sehr stark belastend für die Nackenmuskulatur eingestuft.
c) Montage von Heringen in eine Filetiermaschine. Diese Arbeit wurde mit einer Zykluszeit von ca. drei Sekunden als hochgradig repetitiv und belastend für die Schultermuskulatur eingestuft. Die gehandhabten Lastgewichte lagen bei unter einem Kilogramm.
d) Verpackung von Dorsch- und Heringsfilets mit einer hohen Repetitivität (Zykluszeit unter fünf Sekunden) und einer hohen Belastung der Nackenmuskulatur. Die einzelnen Fischverpackungen wurden in größere Kartons mit einem Lastgewicht zwischen 5 – < 10 kg verpackt. Die Anzahl der gehandhabten Kartons mit diesem Lastgewicht wurde nicht angegeben.
e) Handhabung von Verpackungen mit einem Lastgewicht von ca. 40 kg und einer Zykluszeit von ca. einer Minute. Die Belastung der Nackenmuskulatur wurde als niedrig eingestuft.
f) Reparatur- und Reinigungsarbeiten ohne Handhabung von Lasten mit einem Lastgewicht von mindestens 5 kg mit geringer Repetitivität und geringer Belastung der Nackenmuskulatur.

Ferner wurde eine Kontrollgruppe von 129 nach Alter und Geschlecht vergleichbaren Beschäftigten einbezogen, die in der ambulanten Pflege, als Gartenarbeiter oder Reparaturarbeiter in einer Gemeinde beschäftigt waren, darunter drei Beschäftigte mit langfristiger Arbeitsunfähigkeit. Ehemalige Beschäftigte aus diesen Berufsgruppen wurden nicht in die Kontrollgruppe einbezogen. Bei den Fischereiarbeitern und Kontrollprobanden wurde eine standardisierte Befragung und körperliche Untersuchung sowie eine eingehende ergonomische Bewertung der Arbeitsplätze durchgeführt. Bei den Fischereiarbeitern fand sich häufiger eine Tendopathie im Bereich des Musculus supraspinatus als bei den Kontrollprobanden (3 versus 1%) und eine Tendopathie im Bereich des Musculus infraspinatus (3 versus 1%).

Frost und Andersen (1999) berichteten über die Ergebnisse einer Querschnittstudie bei 576 jetzigen und 167 ehemaligen männlichen Schlachthofarbeitern und einer Kontrollgruppe von 398 altersvergleichbaren Beschäftigten in der Chemieindustrie, die in eine historische Kohortenstudie eingebettet war. Bei jetzigen Schlachthofarbeitern fand sich eine signifikant um den Faktor 5,27 (95%-KI 2,09–13,26) erhöhte Prävalenzratio in Bezug auf ein klinisch diagnostiziertes Impingementsyndrom der Schulter. Das für Alter adjustierte Risiko für die Entwicklung eines Impingementsyndroms der Schulter war bereits bei einer Expositionsdauer von fünf Jahren signifikant um etwa den Faktor 7 erhöht (genauere Angaben lassen sich der Abbildung nicht entnehmen). Mit zunehmender Expositionsdauer verblieb das Risiko etwa in diesem Bereich. Bei einer Expositionsdauer von mehr als 30 Jahren stieg das Risiko weiter an und erreichte ein Maximum mit einem relativen Risiko von etwa 10 bei einer Expositionsdauer von 45 Jahren. Bei ehemaligen Schlachthofarbeitern war die Prävalenzratio für die Entwicklung eines Impingementsyndroms der Schulter signifikant um den Faktor 7,9 (95%-KI 2,94–21,18) erhöht. Schlachthofarbeiter waren im Bereich der Schulter exponiert durch repetitive Bewegungen im Schultergelenk mit einer Armanhebung über 30° mit einer Häufigkeit von ca. zehn pro Minute, durch eine anhaltende Anhebung des Arms um mindestens 30° während eines Schichtanteils von 48% und die Handhabung von Fleischprodukten mit einem Lastgewicht zwischen 5- 12 kg. Die Studie leidet darunter, dass der Teil der Schlachthofarbeiter, die vor 1986 aus der Kohorte ausgeschieden waren, nicht erfasst wurde. Ferner nahmen die Autoren eine positive Selektion dadurch an, dass Schlachthofarbeiter ihre Tätigkeit erst nach einem 3-monatigen Praktikum begonnen haben. Dadurch wurden Beschäftigte, die anlagebedingte Schultererkrankungen aufwiesen, zumindest zum Teil ausselektiert.

3.1.4 Querschnittstudien in sonstigen Branchen

Stenlund et al. (1993) legten die Ergebnisse einer Querschnittstudie bei 54 Maurern und 55 Steinbrechern in Schweden sowie einer Kontrollgruppe von 98 Vorarbeitern vor, bei denen eine standardisierte Befragung in Bezug auf die lebenslange Belastung durch Lastenhandhabung, Hand-Arm-Schwingungen und Belastungen der Schultergelenke durch sportliche Aktivitäten sowie eine klinische Untersuchung der Schulter durchgeführt wurden. In der Studie fand sich ein signifikanter Zusammenhang zwischen einer hohen Einwirkung durch Hand-Arm-Schwingungen und der Entwicklung einer rechts- oder linksseitigen, klinisch diagnostizierten Schulter-Tendopathie im Bereich der Rotatorenmuskulatur (relatives Risiko 1,7 (95%-KI 1,06- 2,6) bzw. 1,8 (95%-KI 1,1–3,1)). Zwischen dem kumulativ gehobenen Lastgewicht und einer rechtsseitigen Schulter-Tendopathie bestand kein Zusammenhang (OR=1,0, 95%-KI 0,05–1,8). Dagegen bestand für eine Schulter-Tendopathie im Bereich der linken Schulter ein grenzwertig signifikanter Zusammenhang (OR=1,8, 95%-KI 0,95- 3,4). Ferner fand sich bei Steinbrechern ein signifikant um den Faktor 3,3 (95%-KI 1,2- 9,1) erhöhtes Risiko für eine klinisch diagnostizierte, linksseitige Schulter-Tendopathie im Bereich der Rotatorenmanschette und/oder des Musculus biceps brachii und ein nicht signifikant um den Faktor 1,7 (95%-KI 0,7–4,2) erhöhtes Risiko für eine Schulter- Tendopathie auf der rechten Seite. Dagegen zeigte sich ein nicht signifikant auf 0,4 (95%-KI 0,2–1,2) erniedrigtes Risiko für eine rechtsseitige Schulter-Tendopathie bei Maurern. Auf der linken Seite zeigten sich zu wenige Erkrankungen bei Maurern, so dass hierfür kein Risiko berechnet werden konnte. Beschäftigte mit einer hohen Belastung durch Heben schwerer Lasten wiesen im Vergleich zu niedrig Belasteten ein nicht signifikant um den Faktor 1,8 erhöhtes Risiko für die Entwicklung einer linksseitigen Schulter-Tendopathie auf, während das Risiko rechts unauffällig war (relatives Risiko 1,0).

Hansson et al. (2000) berichteten über eine Querschnittstudie bei 87 Frauen, die laminierte Platten in Schweden herstellten, einer Gruppe von 55 ehemaligen Beschäftigten an diesen Arbeitsplätzen und einer Kontrollgruppe von 35 weiblichen Beschäftigten mit verschiedenen industriellen Tätigkeiten und einer zweiten Kontrollgruppe von 33 Verwaltungsbeschäftigten. Die Tätigkeit der Beschäftigten in der Herstellung von laminierten Platten wird als hochgradig repetitiv mit 0,4 Hand- und Armbewegungen pro Sekunde beschrieben. In allen drei Gruppen wurde eine standardisierte Befragung zu Schulterbeschwerden und eine standardisierte Schulteruntersuchung nach der Methode von Ohlsson et al. (1994a) durchgeführt. Die Höhe der Schulterbelastung wurde durch eine Oberflächenelektromyografie im Bereich des Musculus trapezius und des Musculus infraspinatus ermittelt. Ferner wurde das Ausmaß der Armhebung mittels Inclinometer erhoben. Die Beschäftigten in der Plattenlaminierung hatten eine signifikant höhere Belastung im Bereich des Musculus trapezius und des Musculus infraspinatus als die beiden Kontrollgruppen. Bei den Handlaminiererinnen wurde ein Rotatorenmanschettensyndrom (8 versus 0 und 0%) häufiger als bei den Kontrollen diagnostiziert.

Frost et al. (2002) legten die Ergebnisse einer Querschnittstudie bei 1.961 weiblichen und männlichen Beschäftigten in verschiedenen Branchen in Dänemark vor, darunter die Lebensmittelindustrie (u.a. Schlachthöfe), die Textilindustrie, die Elektroindustrie, die Herstellung von Spanplatten, Postverteilungszentren, Supermärkte und Banken. Bei den Beschäftigten wurde durch ergonomische Experten anhand von Videoaufnahmen die Häufigkeit einer Schulterbelastung durch repetitive Bewegungen erfasst und die Höhe der erforderlichen Kraft im Bereich der Schultermuskulatur eingeschätzt. Insgesamt wurden durch die ergonomischen Experten 300 repetitive Tätigkeiten in 103 Expositionsgruppen in den 19 Industriebetrieben, die an der Studie teilnahmen, untersucht. Beschäftigte in den Betrieben ohne repetitive Tätigkeiten, z.B. bestimmte Bürobeschäftigte ohne repetitive Tätigkeiten, Beschäftigte im innerbetrieblichen Transport oder Vorgesetzte, fungierten als interne Kontrollgruppe. In 98% der Expositionsgruppen mussten repetitive Bewegungen im Bereich der Schulter durchgeführt werden, die den Empfehlungswert von 2,5 Bewegungen pro Minute von Kilbom (1994) überschritten. In 20% der Expositionsgruppen mussten hohe Kräfte im Bereich der Schulter aufgebracht werden, die mindestens 30% der maximal möglichen Kraft entsprachen. Dagegen traten in der Untersuchungsgruppe Belastungen durch eine Armhebung, die den Empfehlungswert von 60° nach Bernard (1997) übertrafen, so gut wie nicht auf (0,7% der Zykluszeit der Schulterbewegungen) (Fallentin et al. 2001). Die Häufigkeit einer Schultertendopathie wurde im Rahmen einer ärztlichen Untersuchung sowie im Rahmen einer Befragung zu Schulterbeschwerden ermittelt. Die verwendeten klinischen Tests (Schulterschmerzen bei Abduktion im Schultergelenk gegen Widerstand, Druckschmerz im Bereich des Tuberculum majus humeri sowie Schmerzen bei der Innenrotation des um 90° im Schultergelenk abduzierten Oberarms) erfassten eine Tendopathie im Bereich des Musculus supraspinatus (Ohlsson et al. 1994b, Harrington et al. 1998, Buckup und Buckup 2012, S. 107 und 127). Bei 3,2% der Probanden wurde eine Schultertendopathie diagnostiziert. Zwischen der Höhe der erforderlichen Kraft im Bereich der Schultergelenke und dem Risiko für eine Schultertendopathie bestand eine positive Expositions-Wirkungs-Beziehung. Bei Beschäftigten mit einer erforderlichen Kraft unterhalb von 10% der maximal möglichen Kraft war das Risiko für eine Schultertendopathie nicht signifikant um den Faktor 2,2 (95%-KI 0,8–5,6) im Vergleich zu nicht Belasteten erhöht. Bei Beschäftigten, deren Tätigkeit eine hohe Kraft im Bereich der Schultergelenke erforderte, die mindestens 10% der maximal möglichen Kraftanstrengung entsprach, fand sich ein signifikant um den Faktor 4,2 (95%-KI 1,7–10,4) erhöhtes Risiko für eine Schultertendopathie, das u.a. für Alter, Geschlecht, relatives Körpergewicht, Schulterverletzungen, Sport und Schmerzempfindlichkeit adjustiert war. Die Autoren werteten das Heben und Tragen von Lasten als eine Tätigkeit, die mit einer erhöhten Kraft im Bereich der Schultergelenke einhergeht. Es bestand eine positive Expositions-Risiko-Beziehung zwischen der Häufigkeit repetitiver Bewegungen im Bereich der Schultergelenke und dem Risiko für eine Schultertendopathie. Beschäftigte, deren Arbeit eine Belastung durch repetitive Bewegungen im Schultergelenk mit einer Häufigkeit von 1–14 Bewegungen pro Minute ausführen mussten, hatten ein signifikant um den Faktor 2,9 (95%-KI 1,2–7,4) erhöhtes Risiko für eine Schultertendopathie. Beschäftige, deren Arbeit mindestens 15 Schultergelenksbewegungen pro Minute erforderte, wiesen ein signifikant um den Faktor 3,3 (95%-KI 1,3–8,1) erhöhtes Risiko für Schultertendopathie auf. Wenn beide Belastungen vorlagen, d.h. sowohl hohe Kräfte als auch repetitive Bewegungen erforderlich waren, fand sich ein um den Faktor 4,8 (95%-KI1,9–12,5) erhöhtes Risiko für eine Schultertendopathie.

Svendsen et al. (2004a) untersuchten im Rahmen einer Querschnittstudie 1.086 männliche Beschäftigte in Dänemark, darunter 599 Kfz-Mechaniker und 758 Hausmaler mit Schultergelenksbelastungen durch Überschulterarbeit sowie eine Kontrollgruppe von 529 Maschinisten. Die Dauer der beruflichen Einwirkung durch Abduktion des Oberarms im Schultergelenk wurde mit Hilfe eines Inclinometers während eines Zeitraums von mindestens vier Arbeitstagen bei einer Subgruppe von 72 der untersuchten Beschäftigten erfasst. In der Studie fand sich ein signifikanter Trend zwischen der Dauer der täglichen Arbeit mit Abduktion des Oberarms im Schultergelenk um mehr als 90° und dem Risiko für die Entwicklung einer klinisch diagnostizierten Supraspinatustendopathie. Die Prävalenz der klinisch diagnostizierten Supraspinatustendopathie bei Malern, Kfz-Mechanikern und Maschinisten lag bei 4,4%, 1,4% und 2,0%. Das Risiko für die Entwicklung einer Supraspinatustendopathie stieg bei einer Zunahme der Dauer der Abduktion um mindestens 90° im Schultergelenk um einen Schichtanteil von 1% signifikant um den Faktor 1,23 (95%-KI 1,10–1,39). Bei den Beschäftigten mit der höchsten Belastung mit einer Dauer der Abduktion um mindestens 90° im Schultergelenk während eines

Schichtanteils von 6–9% war das Risiko für die Entwicklung einer Supraspinatustendopathie um den Faktor 4,7 (95%-KI 2,1–10,7) signifikant erhöht. Zwischen der Dauer der beruflichen Einwirkung durch Arbeiten mit Abduktion des Oberarms im Schultergelenk um mehr als 90° und der Entwicklung einer Supraspinatustendopathie fand sich ein grenzwertig signifikanter Trend mit einem relativen Risiko in Höhe von 1,1 (95%-KI 0,97–1,3) bei Zunahme der Expositionsdauer um sechs Monate. In der höchsten Klasse der Einwirkungsdauer von mindestens zwei Jahren war das Risiko für die Entwicklung einer Supraspinatustendopathie nicht signifikant um den Faktor 1,9 (95%-KI 0,8–4,4) erhöht.

Svendsen et al. (2004b) führten ferner in einer Subgruppe der o.g. Studie bei 136 männlichen Beschäftigten, darunter 49 Kfz-Mechaniker, 45 Hausmaler und einer Kontrollgruppe von 42 Maschinisten, Untersuchungen zur Häufigkeit der Supraspinatustendopathie mit Hilfe einer Magnetresonanz-Tomographie auf der dominanten Seite durch. Die Häufigkeit einer Supraspinatustendopathie wurde in Abhängigkeit von der kumulativen Dauer der Überschulterarbeit mit einer Abduktion im Schultergelenk um > 90° dargestellt. Die Dauer dieser Überschulterarbeit wurde in einer Subgruppe der Beschäftigten wie oben geschildert mit Hilfe eines Inclinometers ermittelt und anhand der anamnestisch angegebenen Dauer der Tätigkeit für das gesamte Arbeitsleben aufsummiert und als kumulative Monate mit Überschulterarbeit angegeben. Dabei entspricht ein kumulativer Monat mit Überschulterarbeit einer ganzschichtigen Tätigkeit mit Überschulterarbeit an allen Arbeitstagen eines Monats. Die Studie ergab eine Dosis-Wirkungs-Beziehung zwischen der kumulativen Dauer der Überschulterarbeit und dem Risiko einer in der Magnetresonanz-Tomographie diagnostizierten Supraspinatustendopathie. Ein Anstieg der Überschulterarbeit um fünf Monate führte zu einem signifikant um den Faktor 1,3 (95%-KI 1,02–1,6) erhöhten Risiko für die Entwicklung einer Supraspinatustendopathie. Beschäftigte mit einer kumulativen Dauer der Überschulterarbeit von mindestens 20 Monaten hatten ein um den Faktor 2,3 (95%-KI 0,9–5,8) grenzwertig signifikant erhöhtes Risiko für die Entwicklung einer Supraspinatustendopathie im Vergleich zu Beschäftigten mit einer kumulativen Dauer der Überschulterarbeit von 0 – < 10 Monaten. Ferner wurde in der Studie durch Experten eingestuft, in welchem Umfang die Tätigkeit der Kfz- Mechaniker, Hausmaler und Maschinisten eine erhöhte Kraft im Schultergelenk der dominanten Seite erforderte. Es zeigte sich kein Zusammenhang zwischen dieser Kraft im Schultergelenk und einer in der Magnetresonanz-Tomographie diagnostizierten Supraspinatustendopathie.

Miranda et al. (2005) legten die Ergebnisse einer Querschnittstudie bei einer Zufallsstichprobe von 4.071 Beschäftigten in Finnland über den Zusammenhang zwischen beruflichen Risikofaktoren und der Prävalenz des klinisch diagnostizierten Rotatorenmanschettensyndroms vor. Zwischen der Dauer der Tätigkeit der Überschulterarbeit (mindestens eine Stunde pro Tag) und der Odds Ratio für ein klinisch diagnostiziertes Rotatorenmanschettensyndrom fand sich eine positive Beziehung mit einem signifikant um den Faktor 4,7 (95%-KI 2,4–9,1) erhöhten Risiko nach 14–23-jähriger Expositionsdauer (3. Quartil). Im obersten Quartil mit mehr als 23- jähriger Expositionsdauer war das Risiko signifikant um den Faktor 2,3 (95%-KI 1,1- 4,9) erhöht.

Melchior et al. (2006) berichteten über eine Querschnittstudie in einer Zufallsstichprobe von 2.656 Beschäftigten in Frankreich, bei denen unter anderem der Zusammenhang zwischen beruflichen Belastungen und der Häufigkeit des klinisch diagnostizierten Rotatorenmanschettensyndroms untersucht wurde. Beschäftigte mit Überschulterarbeit mit einer Dauer von mindestens zwei Stunden pro Tag hatten bei Männern ein signifikant um den Faktor 2,57 (95%-KI 1,67–3,97) erhöhtes Risiko für die Entwicklung eines Rotatorenmanschettensyndroms. Bei Frauen war das Risiko signifikant um den Faktor 1,7 (95%-KI 1,09–2,83) erhöht. Männer, deren berufliche Tätigkeit mit kraftvollen Armbewegungen mit einer Dauer von mindestens zwei Stunden pro Tag verbunden war, hatten ein signifikant um den Faktor 1,65 (95%-KI 1,03–2,61) erhöhtes Risiko für die Entwicklung eines Rotatorenmanschettensyndroms. Bei Frauen war kein erhöhtes Risiko feststellbar. Bei Männern, deren berufliche Tätigkeit mit repetitiven Armbewegungen verbunden war, fand sich ein signifikant um den Faktor 2,1 (95%-KI 1,43–3,15) erhöhtes Risiko für die Entwicklung eines Rotatorenmanschettensyndroms. Bei Frauen war diese Tätigkeit mit einem signifikant um den Faktor 1,83 (95%-KI 1,21–2,74) erhöhten Risiko verbunden.

Silverstein et al. (2008) berichteten über die Ergebnisse einer Querschnittstudie bei 733 Beschäftigten in verschiedenen Industriebetrieben in den USA in der Metall-, Elektro- und Holzindustrie sowie dem Gesundheitswesen. An den Arbeitsplätzen wurden die erforderliche Handkraft und das Ausmaß der Repetition mit Hilfe von Videoanalysen ermittelt. Ferner wurde bei den Beschäftigten eine klinische Untersuchung in Bezug auf die Häufigkeit des Rotatorenmanschettensyndroms durchgeführt. Beschäftigte, deren Tätigkeit mindestens fünfmal pro Minute eine Kraftanstrengung im Bereich der Hände und Arme erforderte, wiesen ein signifikant um den Faktor 2,02 (95%-KI 1,01–4,07) erhöhtes Risiko für die Entwicklung eines Rotatorenmanschettensyndroms auf. Bei Beschäftigten, deren Tätigkeit eine Armanhebung um mindestens 45° im Schultergelenk für mindestens 18% der Arbeitszeit erforderte, war das Risiko für die Entwicklung eines Rotatorenmanschettensyndroms signifikant um den Faktor 2,16 (95%-KI 1,22–3,83) erhöht. Bei Beschäftigten, bei denen sowohl eine häufige Armanhebung als auch häufige Belastungen durch Kraftanstrengung im Bereich der Hände und Arme erforderlich waren, war das Risiko für die Entwicklung eines Rotatorenmanschettensyndroms signifikant um den Faktor 2,59 (95%-KI 1,12–6,01) erhöht.

Nordander et al. (2008) bearbeiteten die Fragestellung, ob sich bei Frauen und Männern bei identischer Tätigkeit unterschiedliche Risiken in Bezug auf die Entwicklung einer Schultererkrankung nachweisen lassen. Untersucht wurden 172 Frauen und 105 Männer in der Gummi- und Kfz-Zulieferindustrie. Wegen der vergleichbaren Belastungen im Hand-Arm-Bereich in beiden Arbeitsbereichen wurden die Daten zusammengefasst. Die Höhe der Schultergelenksbelastungen wurden anhand einer Oberflächen-Elektromyographie im Bereich des Musculus trapezius, des Musculus infraspinatus und der Fingerextensoren ermittelt und als Prozent der maximalen Kontraktion ausgedrückt. Ferner wurde die maximale Kraft ermittelt, die vom Musculus trapezius aufgebracht werden kann. Zusätzlich wurde eine Befragung in Bezug auf Beschwerden im Bereich der Schulter und des Nackens durchgeführt. Schließlich erfolgte eine standardisierte körperliche Untersuchung. Bei 86 Frauen und 71 Männern, die die Betriebe während der letzten Jahre verlassen hatten, wurde ausschließlich die Befragung durchgeführt. Die Untersuchung zeigte, dass trotz völlig identischer Arbeitsplätze und Tätigkeiten Frauen eine höhere Beanspruchung des Musculus trapezius aufwiesen. Die Unterschiede waren für die 90. Perzentile signifikant (18 versus 12% der maximal möglichen Kontraktion). Von Frauen konnte eine maximale Kraft mit Hilfe des Musculus trapezius in Höhe von 133 ± 32 Newton und von Männern in Höhe von 266 ± 40 Newton aufgebracht werden. Bei Frauen fand sich im Vergleich zu Männern deutlich häufiger eine klinisch diagnostizierte Schultertendopathie (16 versus 6%). Die Autoren gehen davon aus, dass sich das erhöhte Krankheitsrisiko von Frauen im Vergleich zu Männern mit der bei gleicher Tätigkeit relativ höheren Beanspruchung der Schultermuskulatur von Frauen wegen der geringeren Kraft im Bereich der Schultermuskulatur erkläre. Weitere mögliche Ursachen sehen die Autoren darin, dass Frauen eine geringere Schmerzgrenze und eine stärkere Antwort auf chemisch induzierte Muskelbeschwerden, die durch statische Muskelbeanspruchungen entstehen würden, aufweisen.

Nordander et al. (2009) veröffentlichten eine Metaanalyse mehrerer Querschnittstudien, die eine standardisierte Befragung in Bezug auf Schulterbeschwerden bei 3.720 Frauen und 1.241 Männern und eine standardisierte körperliche Untersuchung in Bezug auf das Vorliegen von spezifischen Schultererkrankungen bei 1.762 Frauen und 915 Männern nach der Methode von Ohlsson et al. (1994b) umfassten. Die Beschäftigten wurden in die beiden folgenden Belastungsgruppen eingeteilt:

1. Tätigkeit mit repetitiven Bewegungen mit einer Zykluszeit unter 30 Sekunden und/oder Tätigkeiten mit Zwangshaltungen in unangenehmen Körperhaltungen (constrained work in awkward postures), darunter folgende industrielle Tätigkeiten (Fleisch- und Fischverarbeitung, Schweißen, Fließbandarbeit) und folgenden Dienstleistungstätigkeiten (Zahnärzte, Friseure, Reinigungstätigkeiten, Dateneingabe in Computer).
2. Kontrollprobanden mit variabler mobiler Tätigkeit, darunter folgende Dienstleistungstätigkeiten (variable Bürotätigkeiten mit zeitweiliger Arbeit an Computern, Flugbegleiter, Telefonservice, Krankenschwestern, Altenpflegerinnen, Kindergärtnerinnen) und folgende industrielle Tätigkeiten (Arbeiten in der Gummiindustrie, variable industrielle Tätigkeiten).

In der exponierten Gruppe fand sich ein signifikant erhöhtes relatives Risiko (Prävalenzratio) im Vergleich zu den Kontrollprobanden sowohl für die Supraspinatustendopathie als auch die Infraspinatustendopathie (Tabelle 1).

Tabelle 1: Prävalenz und relatives Risiko (Prävalenzratio) für spezifische Schultererkrankungen bei exponierten Probanden und Kontrollprobanden in der Studie von Nordander et al. (2009)

Diagnose	Frauen			Männer		
	Prävalenz			Prävalenz		
	Exponierte (%)	Kontrollen (%)	PR[1] (95%-KI[2])	Exponierte (%)	Kontrollen (%)	PR[1] (95%-KI[2])
Supraspinatustendopathie	6,1	2,5	2,5(1,4–4,2)	5,6	2,1	2,7(1,3–5,4)
Infraspinatustendopathie	4,3	1,4	3,1(1,6–6,4)	4,6	1,1	4,0(1,6–9,9)

[1] PR = Prävalenzratio, [2] 95% KI=95%-Konfidenzintervall

Bodin et al. (2012a) fanden in einer Querschnittstudie in einer bevölkerungsbezogenen Zufallsstichprobe von 3.710 Beschäftigten in Frankreich, dass eine mindestens 2-stündige Exposition pro Tag mit Armabduktion um > 90° das Risiko für die Entwicklung eines klinisch diagnostizierten Rotatorenmanschettensyndroms signifikant um den Faktor 2,4 (95%-KI 1,4–4,1) erhöht. Bei Frauen bestand diesbezüglich kein signifikant erhöhtes Risiko. Tätigkeiten, die mit einer hohen körperlichen Belastung des Arms einhergingen, waren bei Männern, nicht jedoch bei Frauen, mit einem signifikant um den Faktor 2,2 (95%-KI 1,4–3,4) erhöhten Risiko für ein Rotatorenmanschettensyndrom verbunden. Bei Frauen, nicht jedoch bei Männern, waren repetitive Armbewegungen während eines Schichtanteils von mindestens vier Stunden pro Tag mit einem signifikant um den Faktor 2,3 (95%-KI 1,4–3,8) erhöhten Risiko für ein Rotatorenmanschettensyndrom verbunden.

Nordander et al. (2016) legten die Ergebnisse einer Metaanalyse von mehreren Querschnittstudien vor, die von den Autoren in den letzten 25 Jahren mitvergleichbarer Methodik durchgeführt wurden. In die Metaanalyse wurden Daten von 3.141 Beschäftigten einbezogen, darunter 2.324 Frauen und 817 Männer. Die Beschäftigten waren in unterschiedlichen Industriebranchen (Lebensmittelindustrie, Kfz-Industrie, Gummiindustrie), verschiedenen Branchen des Dienstleistungsgewerbes, z.B. Reinigungsdienste, Altenpflege und Friseurhandwerk sowie als Bürobeschäftigte tätig. Teile der Originalstudien wurden im Abschnitt 3.1 dargestellt (Ohlsson et al. 1994a und 1995, Nordander et al. 1999). Bei allen Beschäftigten wurde eine standardisierte Befragung u.a. zu Schulterbeschwerden sowie in 23 der 33 untersuchten Tätigkeitsgruppen eine standardisierte medizinische Untersuchung u.a. der rechten Schulter nach der Methodik von Ohlsson et al. (1994b), Messungen der Anhebung des Oberarmes mit einem Inklinometer in 24 der 33 untersuchten Tätigkeitsgruppen sowie Ableitung der Aktivität des rechten Musculus trapezius mit Hilfe des Oberflächen-EMG durchgeführt. Ferner wurde in 30 der 33 Tätigkeitsgruppen die Bewegung im Handgelenk mit einem Elektrogoniometer ermittelt. Der Medianwert der Armhebung im Schultergelenk schwankte zwischen 25- 41° und die Spitzenwerte der Oberarmhebung zwischen 53–101° (99%-Perzentile der Messwerte). Die 10%-Perzentile der Aktivität des Musculus trapezius schwankte zwischen 0,1–4,6% der maximalen Kontraktion und die 90%-Perzentile schwankte zwischen 7–24% der maximalen Kontraktion. Zwischen der 10%-Perzentile der Aktivität des Musculus trapezius und der Prävalenz der Supraspinatustendopathie fand sich in der univariaten Analyse ein signifikanter Trend mit einer Zunahme der Prävalenz der Supraspinatustendopathie um 2,0% (95% – KI 0,9–3,1%) pro Zunahme der Aktivität des Muscuslus trapezius um 1% der maximal möglichen Kontraktion. Bezüglich der klinischen Diagnose einer Infraspinatustendopathie zeigte sich eine Zunahme der Prävalenz um 1,8% (95% – KI 0,8–2,7) bei Zunahme der 10%-Perzentile der Aktivität des Musculus trapezius um 1% der maximalen Kontraktion. Ferner fand sich eine signifikante univariate Beziehung zwischen der Geschwindigkeit der Oberarmbewegung und der Prävalenz der Infraspinatustendopathie, nicht jedoch in Bezug auf die Supraspinatustendopathie. Im multivariaten Modell war der Interaktionsterm zwischen der Aktivität des Musculus trapezius und niedriger Kontrolle über den Arbeitsablauf weiterhin ein signifikanter Prädiktor für die Prävalenz der Supraspinatustendopathie, nicht jedoch die Aktivität des Musculus trapezius allein. Die Studie leidet darunter, dass die Beziehung zwischen dem Ausmaß der erforderlichen Armhebung im Schultergelenk und der Häufigkeit der spezifischen Schultergelenkserkrankungen nicht dargestellt wird. Ferner wurde lediglich die Aktivität des Musculus trapezius im EMG abgeleitet, nicht jedoch die Aktivität der hauptsächlich im Bereich der Schulter erkrankten Muskeln, insbesondere des Musculus supraspinatus. Die Studie zeigt starke Überschneidungen mit der Metaanalyse von Nordander et al. (2009).

3.2 Fall-Kontroll-Studien

Punnett et al. (2000) berichteten über die Ergebnisse einer Fall-Kontroll-Studie bei 93 Fällen, die sich wegen einer Schultererkrankung während eines 10-monatigen Zeitraums beim Betriebsarzt eines amerikanischen Automobilherstellers vorstellten und einer Kontrollgruppe von 125 Beschäftigten, die in der selben Fabrik arbeiteten und keine Beschwerden im Bereich der Schulter, des Nackens oder des Rückens aufwiesen. Die Fälle und Kontrollen waren eingebettet in eine Kohorte von 1.335 Automobilarbeitern. Bei Fällen und Kontrollen wurde eine standardisierte Befragung und medizinische Untersuchung der Schulter sowie eine eingehende ergonomische Beurteilung der Arbeitsplätze inklusive Videoanalyse durchgeführt. Insgesamt lag die Inzidenz von Schultererkrankungen in dieser Fabrik bei 8,4 Fällen pro 100 Personenjahre. Die Inzidenz streute zwischen 2,0/100 in der Lackiererei und 10,0/100 in der PKW-Montage. 35% der Fälle wurden wegen der Schulterbeschwerden physiotherapeutisch oder analgetisch behandelt. 70 der 104 Beschäftigten, die wegen Schulterbeschwerden den Betriebsarzt aufsuchten, erfüllten die Falldefinition von mindestens dreimaligem Auftreten von Schulterschmerzen für mehr als eine Woche während des letzten Jahres. Die Fälle wurden weiterhin aufgeteilt, ob sie bei mindestens einem der durchgeführten klinischen Untersuchungstests im Bereich der Schulter einen pathologischen Befund aufwiesen oder nicht. Von den 79 Fällen, die die Falldefinition erfüllten, wiesen 67% eine Einschränkung der aktiven Anteversion oder Abduktion im Schultergelenk auf der linken und 46% eine Einschränkung der Beweglichkeit auf der rechten Seite auf. 46% der Beschäftigten gaben Schmerzen bei der Schultergelenksbewegung gegen Widerstand in verschiedenen Testverfahren auf der linken Seite und 54% auf der rechten Seite an, darunter 33% Schmerzen bei der Abduktion im Schultergelenk gegen Widerstand auf der linken und 38% auf der rechten Seite an. Dieser Test ist kennzeichnend für eine Schädigung der Sehne des Musculus supraspinatus (Ohlsson et al. 1994b, Harrington et al. 1998 und Buckup und Buckup 2012, Seite 107). Die Fälle waren während eines signifikant längeren Anteils der Zykluszeit, die per Video beobachtet wurde, einer Belastung durch eine Armhebung um > 90° sowohl im Bereich der rechten Schulter (4,7 vs. 2,4%, p<0,01) als auch der linken Schulter (5,3 vs. 1,6%, p<0,0002) ausgesetzt. Dagegen fanden sich keine signifikanten Unterschiede bezüglich der Belastung einer Armhebung um > 45–90° zwischen Fällen und Kontrollen weder im Bereich der rechten Schulter (28,2 vs. 27,0%, nicht signifikant [n.s.]) noch der linken Schulter (24,7 vs. 22,3%, n.s.). Die Fälle übten signifikant häufiger Schulterbewegungen mit ausgeprägter Armhebung um > 90° aus als die Kontrollen. Dies traf sowohl auf die rechte Schulter (1,1 vs. 0,6 Bewegungen pro Minute, p<0,009) als auch die linke Schulter (1,0 vs. 0,4 Bewegungen pro Minute, p<0,0001) zu. Auch repetitive Bewegungen mit einer Armhebung um > 45–90° wurden von den Fällen häufiger durchgeführt als von den Kontrollen. Im Bereich der rechten Schulter war der Unterschied grenzwertig signifikant (6,0 vs. 5,4 Bewegungen pro Minute, p<0,07), während der Unterschied im Bereich der linken Schulter signifikant war (4,9 vs. 4,0 Bewegungen pro Minute, p<0,007). Bei den Fällen fanden sich um den Faktor 2,3 (95%-KI 1,2–4,8) häufiger als bei den Kontrollen eine Schultergelenkserkrankung mit einem pathologischen Untersuchungsbefund im Bereich der rechten Schulter. Im Bereich der linken Schulter war das relative Risiko ausgeprägter (OR 3,2, 95%-KI 1,5–6,5). Zwischen dem Anteil der per Video beobachteten Zykluszeit mit einer Armhebung um > 90° und dem Risiko für eine Schultergelenkskrankheit mit pathologischem Untersuchungsbefund fand sich eine positive Dosis-Wirkungs-Beziehung, die im Bereich der linken Schulter ausgeprägter war als im Bereich der rechten Schulter (Tabelle 2).

Tabelle 2: Risiko für die Entwicklung einer Schultererkrankung mit pathologischem Untersuchungsbefund für die aktive Schulterbeweglichkeit oder Schulterbewegungen gegen Widerstand in Abhängigkeit von der Zykluszeit mit Armanhebung um > 90° (nach Punnett et al. 2000)

Linkes Schultergelenk			**Rechtes Schultergelenk**		
> 0 – < 10%[1]	**> 10%**[1]	**Signifikanz**[2]	**> 0 – < 10%**[1]	**> 10%**	**Signifikanz**[2]
2,53	5,13	0,0001	1,73	2,83	0,02
2,53	6,13	0,0004	2,03	3,93	0,0007

[1] Zykluszeit mit Armhebung um > 90° nach dem Ergebnis der Videoanalyse
[2] Signifikanz des linearen Trendtests, [3] Odds Ratio

Beschäftigte, die Lasten mit einem Lastgewicht von 44,5 Newton, entsprechend ca. 4,5 kg, handhabten, wiesen kein erhöhtes Risiko für die Entwicklung einer Schultererkrankung mit pathologischem Untersuchungsbefund auf (OR 1,1, 95%-KI 0,4–3,1). Beschäftigte, die bei der Arbeit eine handgeführte Maschine bedienten, wiesen im Vergleich zu Beschäftigten ohne diese Belastung ein nicht signifikant um den Faktor 2,0 (95%-KI 0,6–7,0) erhöhtes Risiko für eine Schultergelenkserkrankung auf. An der Studie ist zu kritisieren, dass die statistische Power nicht ausreichte, um Aussagen über den Zusammenhang zwischen arbeitsbedingten Belastungen und spezifischen Schultererkrankungen zu machen. Allerdings zeigen die Daten, dass 38% der Fälle im Bereich der rechten Schulter und 33% der Fälle im Bereich der linken Schulter Schmerzen bei der Abduktion im Schultergelenk gegen Widerstand angaben. Dabei handelt es sich um einen Untersuchungsbefund, der für eine Tendopathie im Bereich des Musculus supraspinatus spricht (Ohlsson et al. 1994b, Harrington et al. 1998, Buckup und Buckup 2012, Seite 107). Ferner ist zu kritisieren, dass eine Armhaltung mit einer Armhebung um > 0–45° als neutral eingeschätzt wurde. Dies widerspricht den Untersuchungen von Järvholm et al. (1988a+b), die bereits bei einer Abduktion im Schultergelenk um 30° eine deutliche Druckerhöhung im Bereich des Musculus supraspinatus nachwiesen, der zu einer signifikanten Senkung des intramuskulären Blutflusses in diesem Muskel führt. Schließlich ist zu kritisieren, dass die Art und das Lastgewicht der handgeführten Maschinen, die die Beschäftigten verwendeten, nicht mitgeteilt werden. Nach Kenntnis dieser Arbeitsplätze dürfte es sich überwiegend um Akkuschrauber, evtl. auch Spritzpistolen oder Schweißgeräte, handeln.

Rolf et al. (2006) verglichen die berufliche Tätigkeit von 472 männlichen Patienten, bei denen eine operative Behandlung wegen eines Rotatorenmanschettensyndroms durchgeführt wurde, mit der Häufigkeit dieser Berufe in der Erwerbsbevölkerung in Bayern. Dabei zeigte sich ein erhöhtes Risiko von Landwirten (6,4% der Fälle vs. 1,1% der Kontrollen) und Bauarbeitern (35,1% der Fälle und 13,4% der Erwerbsbevölkerung). Die Studie leidet darunter, dass nur eine grobe Berufsklassifikation verwendet wurde, die keine Zuordnung des erhöhten Risikos zu bestimmten Berufen in der Bauindustrie oder in der Landwirtschaft gestattet. Ferner ist zu kritisieren, dass der o.g. Vergleich ohne Altersadjustierung durchgeführt wurde. Schließlich fehlt in der Studie die Untersuchung einer Kontrollgruppe aus der lokalen Erwerbsbevölkerung. Der Vergleich zwischen den Fällen, die in der Würzburger Universitätsklinik operativ behandelt wurden, mit der Erwerbsbevölkerung im gesamten Land Bayern ist möglicherweise fehlerbehaftet, weil die Erwerbsstruktur im Raum Würzburg nicht vergleichbar ist mit der im gesamten Bundesland Bayern.

Seidler et al. (2011) legten eine populationsbezogene Fall-Kontroll-Studie in Frankfurt und Wiesbaden bei 483 männlichen Patienten mit partieller oder totaler Ruptur der Supraspinatussehne und einer Kontrollgruppe von 300 männlichen Probanden aus der allgemeinen Erwerbsbevölkerung vor. Bei Fällen und Kontrollen wurde ein standardisiertes Interview in Bezug auf die Häufigkeit von Überkopfarbeit, einer Belastung der Schultergelenke durch Lastenhandhabung mit einem Lastgewicht von über 20 kg und einer Hand-Arm-Schwingungsbelastung durch druckluftbetriebene Maschinen durchgeführt. Es fand sich eine Dosis-Wirkungs-Beziehung zwischen der Dauer der Überkopfarbeit und dem Risiko für eine Supraspinatus-Ruptur oder – Teilruptur mit einem signifikant um den Faktor 2,0 (95%-KI 1,1–3,5) erhöhten Risiko bei einer kumulativen Expositionsdauer von über 3.195 Stunden (oberstes Tertil) während des Arbeitslebens. Ferner fand sich eine Dosis-Wirkungs-Beziehung zwischen der Dauer einer Schultergelenksbelastung durch Lastenhandhabung mit einer signifikant um den Faktor 1,8 (95%-KI 1,0–3,2) erhöhten Risiko für die Entwicklung einer Supraspinatus-Ruptur oder -Teilruptur in der höchsten Expositionskategorie. Schließlich ließ sich ein um den Faktor 3,2 (95%-KI 1,7–5,9) signifikant erhöhtes Risiko für die Entwicklung einer Supraspinatus-Ruptur oder Teilruptur bei Beschäftigten mit Hand-Arm-Schwingungsbelastungen über einen Zeitraum von mindestens 16 Jahren nachweisen (Tabelle 3).

Tabelle 3: Zusammenhang zwischen arbeitsbedingten Einwirkungen und dem Risiko für eine Ruptur oder Teilruptur des Musculus supraspinatus (nach Seidler et al. 2011)

Variable	Fälle		Kontrollen		Adj. OR[1] (95%-KI)	Adj. OR[2] (95%-KI)
	N	%	N	%		
Kumulatives Heben und Tragen von Lasten von 20 kg und mehr (h)						
Kein Heben oder Tragen von Lasten von 20 kg und mehr	202	41,8	185	61,7	1,0	1,0
> 0 – < 9,6 h[3]	52	10,8	35	11,7	1,4 (0,8–2,4)	0,9 (0,5–1,7)
9,6 – < 77 h[4]	77	15,9	36	12,0	2,0 (1,2–3,3)	1,2 (0,6–2,1)
77 – 9.038 h[5]	141	29,2	35	11,7	3,3 (2,1–5,2)	1,8 (1,0–3,2)
Kumulative Belastung durch Überschulterarbeit (h)						
Keine Überschulterarbeit	167	34,6	184	61,3	1,0	1,0
> 0 – < 610 h[3]	52	10,8	36	12,0	1,7 (1,0–2,8)	1,0 (0,6–1,8)
610 – < 3.195 h[4]	85	17,6	36	12,0	2,6 (1,6–4,2)	1,4 (0,8–2,4)
3.195 – 64.057 h[5]	173	35,8	36	12,0	4,1 (2,6–6,4)	2,0 (1,1–3,5)
Kumulative Belastungsdauer in Jahren durch Hand-Arm-Vibration						
Keine Hand-Arm-Vibration	250	51,8	244	81,3	1,0	1,0
> 0 – < 4,4 Jahre[3]	45	9,3	18	6,0	2,5 (0,9–8,8)	2,7 (1,3–5,6)

Tabelle 3: Zusammenhang zwischen arbeitsbedingten Einwirkungen und dem Risiko für eine Ruptur oder Teilruptur des Musculus supraspinatus (nach Seidler et al. 2011) (Forts.)

Variable	Fälle		Kontrollen		Adj. OR[1] (95%-KI)	Adj. OR[2] (95%-KI)
	N	%	N	%		
4,4 – < 16 Jahre[4]	68	14,1	19	6,3	3,9 (2,2–7,2)	3,1 (1,5–6,1)
16 – 51,6 Jahre[5]	120	24,8	19	6,3	4,6 (2,7–7,8)	3,2 (1,7–5,9)

OR[1] adjustiert für Alter und Region, OR[2] adjustiert für Alter, Region, Lastenhandhabung, Überschulterarbeit, Hand-Arm-Vibration (ohne die jeweils betrachtete Variable) sowie für sportliche Belastungen. [3] Unteres, [4] mittleres und [5] oberes Tertil der Belastungsverteilung der Kontrollprobanden

3.3 Kohortenstudien

Sutinen et al. (2006) legten eine Kohortenstudie bei 52 Forstarbeitern in Finnland vor, die zwischen 1976–1995 insgesamt elfmal arbeitsmedizinisch untersucht wurden. Ferner wurde bei den Kohortenmitgliedern die lebenslange Vibrationsenergiedosis ermittelt. Die Abschätzung der lebenslangen Vibrationsenergiedosis basierte auf Messungen der Schwingungsbelastungen der im Untersuchungszeitraum verwendeten Kettensägen und der anamnestisch ermittelten Expositionsdauer in Stunden pro Tag, Tagen pro Jahr und Jahren insgesamt. Die mittlere Expositionsdauer bei der Verwendung von Kettensägen lag bei 21.600 ± 4.600 Stunden und die mittlere Vibrationsenergiedosis bei 84 ± 66 x 10^6 [(m^2/s^4) hd]. Während der elf Untersuchungen erfolgte eine standardisierte Befragung zu Muskel- und Skelettbeschwerden sowie eine standardisierte klinische Untersuchung nach den Kriterien von Waris et al. (1979). Ein Rotatorenmanschettensyndrom wurde diagnostiziert, wenn die Probanden Schulterschmerzen bei der Abduktion oder Außenrotation gegen Widerstand oder Schmerzen bei der aktiven Abduktion zwischen 60–120°, dem sogenannten schmerzhaften Bogen, angaben. Die genannten Testverfahren weisen auf eine Läsion des Musculus supraspinatus hin (Waris et al. 1979, Buckup und Buckup 2012, Seite 107 und 121). Bei 19% der Forstarbeiter fand sich im Verlaufe der Studie ein Rotatorenmanschettensyndrom im Bereich der rechten und bei 14% im Bereich der linken Schulter. Es fand sich eine lineare Dosis-Wirkungs-Beziehung zwischen der lebenslangen Vibrationsenergiedosis und dem Risiko für die Entwicklung eines Rotatorenmanschettensyndroms. Pro Einheit der lebenslangen Vibrationsenergiedosis [10^6 (m^2/s^4) hd] stieg das Risiko für die Entwicklung eines Rotatorenmanschettensyndroms um 4% signifikant an (OR 1,04, 95%-KI 1,00–1,07, p=0,032). Die OR war für Alter, Rauchen und BMI adjustiert.

Nicoletti et al. (2008 a-c) legten eine prospektive Studie bei 5.477 Beschäftigten in der italienischen Polstermöbelindustrie vor, bei denen die Häufigkeit einer neu aufgetretenen Schultertendopathie, die mit Hilfe einer Ultraschalluntersuchung diagnostiziert wurde, während eines einjährigen Zeitraums ermittelt wurde. Die Höhe der Schultergelenksbelastung wurde mit Hilfe des OCRA-Index eingeschätzt. Der OCRA-Index bewertet die Schultergelenksbelastungen durch Repetition, Kraftaufwand und eine Haltung des Schultergelenkes außerhalb des physiologischen Bereiches mit einer Anteversion um mehr als 80° bzw. eine Abduktion um mehr als 45° (Hoehne-Hückstedt et al. 2007). Von den 5.477 Beschäftigten waren 3.481 Produktionsarbeiter und 1.996 Kontrollprobanden. Bei Lederzuschneidern fand sich im Vergleich zur Kontrollgruppe eine signifikant um den Faktor 4,97 (95%-KI 2,03–12,16) erhöhte Inzidenzrate bezüglich einer Schultertendopathie. Auch bei Polsterern war das Risiko für eine Schultergelenkstendopathie signifikant um den Faktor 2,72 (95%-KI 1,07–6,89) erhöht. Bei Nähern und Zurichtern war das Risiko für eine Schultertendopathie nicht signifikant um den Faktor 1,69 (95%-KI 0,63–4,51) bzw. 2,45 (95%-KI 0,64–9,23) erhöht. Zwischen dem OCRA-Index und dem Risiko für die Entwicklung einer Schultertendopathie fand sich keine positive Dosis-Wirkungs- Beziehung. Die Autoren weisen darauf hin, dass der OCRA-Index im Wesentlichen für die Beschreibung der Muskel- und Skelettbelastung der oberen Extremität in Industriearbeitertätigkeiten mit hoher Repetition entwickelt wurde. Dagegen zeichnet sich die Tätigkeit in der Polsterindustrie durch eine sehr geringe Repetition und die Notwendigkeit für eine hohe Kraftaufwendung aus.

Gold et al. (2009) legten die Ergebnisse einer prospektiven Studie bei 1.214 Beschäftigten in der amerikanischen Automobilindustrie vor, von denen 790 nach einem Jahr und 519 nach sechs Jahren nachuntersucht wurden. Bei den Beschäftigten wurde an allen drei Untersuchungszeiträumen eine körperliche Untersuchung nach der Methode von Silverstein und Fine (1984) durchgeführt. Ferner wurde bei den Beschäftigten zum Zeitpunkt der Erstuntersuchung die Höhe beruflicher Belastungen in Form einer repetitiven Tätigkeit, der Notwendigkeit, hohe Kräfte aufzubringen, und von Zwangshaltungen ermittelt. Daraus wurde ein Summenindex der körperlichen Belastung gebildet, der für die vorliegende Analyse in hoch und niedrig Belastete dichotomisiert wurde. Die Prävalenz des klinisch diagnostizierten Rotatorenmanschettensyndroms lag zum Zeitpunkt der Erstuntersuchung bei 12,0%, bei der Nachuntersuchung nach einem Jahr bei 11,1 % und bei der Nachuntersuchung nach sechs Jahren bei 9,3%. Beschäftigte, die eine hohe ergonomische Belastung angaben, hatten im Vergleich zu niedrig Belasteten eine grenzwertig signifikant erhöhte Prävalenzratio (PR) für die Entwicklung eines Rotatorenmanschettensyndroms von 1,4 (95%-KI 1,0–2,0). Bei der Nachuntersuchung war die PR signifikant um den Faktor 1,7 (95%-KI 1,1–2,6) und nach sechs Jahren grenzwertig signifikant um den Faktor 1,8 (95%-KI 0,9–3,3) erhöht.

Kaerlev et al. (2008) legten die Ergebnisse einer Kohortenstudie bei 4.570 Fischern, 5.170 Seeleuten und 5.061 Schiffsoffizieren in Dänemark vor, bei denen die Inzidenz einer Krankenhausbehandlung wegen eines Rotatorenmanschettensyndroms mit der dänischen Erwerbsbevölkerung verglichen wurde. Der Vergleich erfolgte für den Zeitraum 1994 bis 1998 sowie 1999 bis 2003. Bei Fischern fand sich in beiden Zeiträumen ein signifikant um den Faktor 2,25 (95%-KI 1,38–3,48) bzw. 2,05 (95%-KI 1,27–3,13) erhöhtes Risiko für die Behandlung wegen eines Rotatorenmanschettensyndroms, nicht jedoch bei Seeleuten und Schiffsoffizieren. Die Studie leidet darunter, dass keine Informationen über die beruflichen Belastungen der Kohorte verfügbar waren.

Bodin et al. (2012b) berichteten über die Ergebnisse einer prospektiven Studie bei 839 Männern und 617 Frauen in Frankreich, bei denen die Inzidenz des klinisch diagnostizierten Rotatorenmanschettensyndroms während eines Zeitraums von fünf Jahren erfasst wurde. Männliche Beschäftigte, die bei der Basisuntersuchung Überschulterarbeit für mindestens zwei Stunden pro Tag sowie eine hohe körperliche Belastung angegeben hatten, wiesen eine signifikant um den Faktor 3,7 (95%-Kl 1,4- 10,0) erhöhte Inzidenz des Rotatorenmanschettensyndroms auf. Bei Frauen war wiederholte und anhaltende Arbeit mit Armhebung um 60–90° mit einer signifikant um den Faktor 3,3 (95%-Kl 1,6–6,9) erhöhten Inzidenz des Rotatorenmanschetten- syndroms verbunden.

Svendsen et al. (2013) legten die Ergebnisse einer prospektiven Studie bei 37.402 Personen in Dänemark vor, bei denen die Häufigkeit von Schulterbeschwerden und Angaben zur Berufstätigkeit ermittelt wurden. Ferner wurde anhand des ausgeübten Berufes durch Experten eine Berufs-Expositions-Matrix in Bezug auf die folgenden beruflichen Schultergelenksbelastungen entwickelt:

1. Die Kraft, die mit den Händen und den Armen während der Arbeit aufgebracht werden muss
2. Die Dauer der beruflichen Tätigkeit mit einer Armanhebung im Schultergelenk um > 90°
3. Die Dauer von repetitiven Bewegungen im Schultergelenk

Berufe wurden dann als hochgradig schultergelenksbelastend eingestuft, wenn sie mindestens eine der folgenden Bedingungen erfüllten:

a) Die erforderliche Kraft, die mit den Händen und Armen während der Arbeit aufgebracht werden musste, wurde als sehr hoch eingestuft. Die Dauer der beruflichen Tätigkeit mit einer Armanhebung um > 90° betrug mindestens eine Stunde pro Tag.
b) Die Dauer einer hochgradigen repetitiven Tätigkeit mit mindestens 15 Bewegungen im Schultergelenk pro Minute betrug mindestens 30 Minuten pro Tag oder die Dauer einer mittelgradig ausgeprägten repetitiven Tätigkeit mit 4–14 Schultergelenksbewegungen pro Minute lag bei mindestens vier Stunden pro Tag.

Ein Beruf wurde als mittelgradig schultergelenksbelastend eingestuft, wenn er mit repetitiven Bewegungen im Bereich des Schultergelenkes mit einer Häufigkeit von mindestens 15 pro Minute für eine Dauer von unter 30 Minuten pro Tag verbunden war und mindestens eine der folgenden Bedingungen erfüllte:

a) Die erforderliche Kraft, die mit den Händen oder den Armen aufgebracht werden musste, wies einen Kraftwert von > 1,5 – < 3 auf folgender Skala von Moore und Garg (1995) auf: 0=gering (light), 1=etwas erhöht (somewhat hard), 2=hoch (hard), 3=sehr hoch (very hard), 4=nahezu maximal (near maximal).
b) Die Dauer der beruflichen Tätigkeit mit einer Armanhebung um > 90° lag bei mindestens 30 bis unter 60 Minuten pro Tag.
c) Die Dauer einer repetitiven Tätigkeit im Bereich des Schultergelenkes mit 4–14 Bewegungen pro Minute betrug mindestens zwei bis unter vier Stunden pro Tag.

Alle anderen Berufe wurden als gering schultergelenksbelastend eingestuft.

In der Kohorte wurde die Häufigkeit einer Schultergelenksoperation wegen eines subakromiellen Impingementsyndroms (SIS) mit Hilfe des dänischen Krankenhausentlassungsregisters ermittelt. Als SIS wurden folgende Diagnosen angesehen:

1. Läsionen der Rotatorenmanschette (Internationale Klassifikation der Krankheiten [ICD], (10. Revision: M 75.1)
2. Tendopathie des Musculus biceps brachii (ICD: M 75.2)
3. Tendinitis calcarea im Schulterbereich (ICD: M 75.3)
4. Impingementsyndrom der Schulter (ICD: M 75.4)
5. Bursitis im Schulterbereich (ICD: M 75.5)
6. Sonstige Schulterläsionen (ICD: M 75.8)
7. Nicht näher bezeichnete Schulterläsionen (ICD: M 75.9)
8. Arthrose im Bereich der Schulter (ICD: M 19)

Ausgeschlossen war eine Erkrankung an adhäsiver Entzündung der Schultergelenkkapsel (Frozen Shoulder, Periarthropathia humeroscapularis [ICD: M 75.0]).

Die Studie ergab eine positive Dosis-Wirkungs-Beziehung zwischen der erforderlichen Kraft, die mit den Händen oder den Armen aufgebracht werden musste, der Dauer der beruflichen Armanhebung im Schultergelenk um > 90° und dem Ausmaß der repetitiven Bewegungen im Schultergelenk sowie dem relativen Risiko für eine Schultergelenksoperation wegen SIS (Tabelle 4).

Die Studie leidet darunter, dass das relative Risiko für eine Operation wegen einzelner Schultererkrankungen (M 75.1 – M 75.9 sowie M 19) nicht mitgeteilt wird, sondern nur für alle Schultergelenkserkrankungen insgesamt ohne M 75.0.

Chung et al. (2013) veröffentlichten die Ergebnisse einer Kohortenstudie bei 3.914 Beschäftigten in der Krankenpflege in Taiwan, darunter 3.861 Frauen und 53 Männer sowie einer Kontrollgruppe von 11.744 Personen aus der Wohnbevölkerung in Taiwan, die nach Alter und Geschlecht vergleichbar war. Bei den Pflegebeschäftigten und Kontrollprobanden wurde die Inzidenz der Behandlung wegen eines Rotatorenmanschettensyndroms im Jahr 2010 anhand der Daten des nationalen Gesundheitswesens ermittelt. Bei Beschäftigten in der Krankenpflege fand sich im Vergleich zur Kontrollgruppe ein signifikant um den Faktor 4,33 (95%-KI 2,51–7,47) erhöhtes Risiko für die Behandlung wegen eines Rotatorenmanschettensyndroms. Die Inzidenz dieser Erkrankung bei den Beschäftigten in der Krankenpflege lag bei 8,3 Fällen pro 1.000 Personen im Jahr 2010. Die Studie leidet darunter, dass der Veröffentlichung nicht zu entnehmen ist, ob die Diagnosen während einer ambulanten oder stationären Behandlung gewonnen wurden.

Tabelle 4: Risiko für eine Operation wegen eines subakromiellen Impingementsyndroms (SIS) in Abhängigkeit von spezifischen beruflichen Belastungen (nach Svendsen et al. 2013)

Exposition	Fälle	Personenjahre unter Risiko	HRroh[a]	HRadj[b]	95%-KI[c]
Kraftwert[d]					
< 1,5 Punkte	136	111.554	1	1	–
≥ 1,5 – < 2,5 Punkte	282	113.441	1,52	1,52	1,11–2,07
≥ 2,5 Punkte	139	55.131	2,22	1,74	1,16–2,64
Armhebung um > 90°					
0 Stunden/Tag	274	154.856	1	1	–
> 0 – < 1 Stunden/Tag	127	64.689	1,60	1,53	1,14–2,05
≥ 1 Stunden/Tag	156	60.581	1,98	1,61	1,06–2,45
Repetitive Arbeit					
Mittelgradige repetitive Arbeit < 2 Stunden/Tag	353	193.648	1	1	–
Mittelgradige repetitive Arbeit ≥ 2 – < 4 Stunden/Tag	35	16.119	1,20	1,20	0,78–1,83
Mittelgradige repetitive Arbeit ≥ 4 Stunden/Tag	75	33.382	1,41	1,34	0,88–2,05
Hochgradige repetitive Arbeit	94	36.976	1,87	1,76	1,05–2,96

Tabelle 4: Risiko für eine Operation wegen eines subakromiellen Impingementsyndroms (SIS) in Abhängigkeit von spezifischen beruflichen Belastungen (nach Svendsen et al. 2013) *(Forts.)*

Exposition	Fälle	Personenjahre unter Risiko	HRroh[a]	HRadj[b]	95%-KI[c]
Schulterbelastung					
Niedrig	115	100.792	1	1	–
Mittelgradig	236	96.682	1,63	1,64	1,19–2,26
Hoch	206	82.651	2,18	1,96	1,33–2,89

[a] Relatives Risiko (Hazard Ratio) nach der Cox-Regression adjustiert für Alter,

[b] Relatives Risiko (Hazard Ratio) nach der Cox-Regression adjustiert für Alter, Geschlecht, psychische Arbeitsbelastungen nach dem Modell von Karasek et al. (1998), Raucherstatus und Körpermasseindex,

[c] 95%-Konfidenzintervall,

[d] erforderliche Kraft, die mit den Händen oder Armen aufgebracht werden muss.

Dalbøge et al. (2014) veröffentlichten eine Kohortenstudie der gesamten dänischen Erwerbsbevölkerung der Geburtsjahrgänge 1933–1977 (insgesamt 13,3 Millionen Erwerbstätige), deren berufliche Tätigkeiten mit Hilfe verschiedener Register ermittelt und deren berufliche Schulterbelastungen mit Hilfe einer Berufs-Expositions-Matrix wie folgt eingestuft wurden:

1. Dauer der beruflichen Einwirkung mit einer Schultergelenksbelastung durch eine Armhebung um > 90° für einen Zeitraum von mindestens 0,5 Stunden pro Tag (sogenannte Armelevationsjahre)
2. Dauer einer Tätigkeit mit mindestens vier Stunden täglicher Belastung durch 4–14 Schultergelenksbewegungen pro Minute (moderate Repetition) oder mindestens eine Stunde Belastung durch mindestens 15 Bewegungen pro Minute im Schultergelenk (hochgradige Repetition) (sogenannte Repetitionsjahre)
3. Dauer der Belastung durch Kraftausübung im Schultergelenk anhand des Kraft- Scores von Moore und Garg (1995) von mindestens zwei auf einer fünfstufigen Skala nach Experteneinstufung (sogenannte Kraftjahre)
4. Dauer der Belastung durch eine Hand-Arm-Schwingungsbelastung im Schultergelenk von mindestens einer Stunde mit einer Hand-Arm- Schwingungsbelastung von < 3 m/s^2 oder einer halben Stunde mit einer Hand-Arm- Schwingungsbelastung von mindestens 3–10 m/s^2 (sogenannte Schwingungsjahre)
5. Dauer der Belastung mit einer mittleren Exposition gegenüber kraftvoller Schulterarbeit, Armelevation von mindestens 90° oder repetitiver Schulterbelastung (sogenannte Schulterbelastungsjahre)

Der Zusammenhang zwischen den o.g. Belastungen und dem Risiko für eine erstmalige Operation wegen eines subakromiellen Impingementsyndroms (Definition siehe Studie von Svendsen et al. 2013) während eines sechsjährigen Zeitraums wurde anhand des dänischen Krankenhausentlassungsregisters erfasst. In der Studie fand sich eine positive Beziehung zwischen der kumulativen Dauer aller fünf o.g. Belastungstypen und dem Risiko für eine Operation wegen eines subakromiellen Impingementsyndroms. Bei einer mehr als zehnjährigen Expositionsdauer mit Armelevation war das Risiko für diese Operation signifikant um den Faktor 2,1 (95%- KI 2,0–2,2) erhöht. Bei mehr als zehn Jahren mit Belastung durch repetitive Bewegungen im Bereich des Schultergelenkes war das Risiko für diese Operation signifikant um den Faktor 1,9 (95%-KI 1,8–2,0) erhöht. Bei mehr als zehnjähriger Expositionsdauer mit einer Tätigkeit, die eine Kraftanwendung im Bereich des Schultergelenkes erforderlich macht, fand sich ein signifikant um den Faktor 1,7 (95%- KI 1,6–1,8) erhöhtes Risiko für diese Operation. Bei einer mindestens fünfjährigen Einwirkung durch Hand-Arm-Schwingungen war das Risiko für diese Operation signifikant um den Faktor 1,5 (95%-KI 1,4–1,6) erhöht (Tabelle 5).

Tabelle 5: Risiko für eine Operation wegen eines subakromiellen Impingementsyndroms (SIS) in Abhängigkeit von beruflichen Belastungen (nach Dalbøge et al. 2014)

Exposition	Fälle (n)	ORroh[1]	95% – KI	ORadj[2]	95% – KI
Arm-Elevations-Jahre 0	3.294	1,0	–	1,0	–
> 0–2	3.359	1,3	1,3 – 1,4	1,4	1,4 – 1,5
> 2–5	2.197	1,4	1,3 – 1,5	1,5	1,5 – 1,6
> 5–10	2.147	1,7	1,6 – 1,8	1,8	1,7 – 1,9
> 10–56	3.121	1,9 p für den Trend < 0,001	1,8 – 2,0	2,1 p für den Trend < 0,001	2,0 – 2,2
Repetitions-Jahre 0	6.001	1,0	–	1,0	–
> 0–1	1.872	1,0	1,0 – 1,1	1,2	1,1 – 1,3
> 1–2	1.423	1,4	1,3 – 1,5	1,5	1,5 – 1,6
> 2–10	2.357	1,5	1,4 – 1,5	1,6	1,5 – 1,6
> 10–68	2.465	1,9 p für den Trend < 0,001	1,8 – 2,0	1,9 p für den Trend < 0,001	1,8 – 2,0
Kraftjahre < 5	2.982	1,0	–	1,0	–
5	1.643	0,8	0,8 – 0,9	0,7	0,6 – 0,7
> 5–7,5	3.770	1,3	1,2 – 1,3	1,2	1,1 – 1,2
> 7,5–10	2.933	1,7	1,6 – 1,8	1,5	1,4 – 1,6
> 10–20	2.790	1,9 p für den Trend < 0,001	1,8 – 2,0	1,7 p für den Trend < 0,001	1,6 – 1,8
Schwingungs-Jahre 0	8.064	1,0	-	1,0	-
> 0–5	3.937	1,1	1,0 – 1,2	1,3	1,2 – 1,3
> 5–58	2.117	1,5 p für den Trend < 0,001	1,4 – 1,5	1,5 p für den Trend < 0,001	1,4 – 1,6

[1] Die OR kann als Hazard Ratio interpretiert werden.
[2] Adjustiert für Alter, Geschlecht, Wohnregion und Kalenderjahr

Es ist davon auszugehen, dass sich die Studien von Svendsen et al. (2013) und Dalbøge et al. (2014) teilweise überschneiden. Auch an dieser Studie ist zu kritisieren, dass der Zusammenhang zwischen arbeitsbedingten Einwirkungen und einzelnen Schultererkrankungen nicht untersucht wurde, sondern nur Schultererkrankungen insgesamt ohne M 75.0. Aufgrund einer Bitte des Ärztlichen Sachverständigenbeirates Berufskrankheiten haben die Autoren der Studie von Dalbøge et al. (2014) eine Reanalyse bezüglich des Zusammenhangs zwischen der beruflichen Einwirkung durch Armhebung um > 90° (sogenannte Arm-Elevationsjahre, Definition s.o.) und einer Läsion der Rotatorenmanschette durchgeführt. Dabei zeigte sich eine positive Dosis-Wirkungs-Beziehung zwischen der Variable Arm-Elevationsjahre und dem Risiko für eine Operation wegen einer Läsion der Rotatorenmanschette (ICD M75.1, Tabelle 6).

Tabelle 6: Risiko für eine Operation wegen einer Läsion der Rotatorenmanschette in Abhängigkeit von der Dauer der beruflichen Einwirkung durch eine Armhebung um > 90° (Svendsen 2017)

Arm-Elevations-Jahre	OR[1]	95% CI
0	1.0	–
> 0–2	1.5	1.3–1.7
> 2–5	1.6	1.4–1.9
> 5–10	1.9	1.7–2.2
> 10–56	2.4	2.1–2.8

[1] Die OR kann als Hazard-Ratio interpretiert werden und ist adjustiert für Alter, Geschlecht, Wohnregion und Kalenderjahr

Thygesen et al. (2016) legten die Ergebnisse einer Kohortenstudie bei 3.396 Transportarbeitern auf dem Flughafen Kopenhagen und einer Kontrollgruppe von 63.909 ungelernten Arbeitern im Großraum Kopenhagen vor. Zu den Aufgaben der Transportarbeiter gehört es, die Koffer mit einem mittleren Lastgewicht von ca. 15 kg zu transportieren. Die Kontrollgruppe arbeitete auf dem Flughafen oder in anderen Betrieben als Wach- oder Sicherheitspersonal, Reparaturarbeiter, im Bereich der Reinigung oder der Feuerwehr. In beiden Gruppen wurde die stationäre Behandlung oder Operation wegen einer Erkrankung an einer subakromiellen Schultererkrankung mit Hilfe des nationalen Patientenregisters ermittelt. Die Definition dieser Erkrankungsgruppe umfasst alle Schultererkrankungen (ICD10: M 75.1-M 75.9 mit Ausnahme der adhäsiven Entzündung der Schultergelenkkapsel (Frozen Shoulder, Periartheropathia humeroscapularis (ICD10: M 75.0) sowie Arthrosen im Bereich der Schulter (ICD10: M 19). Es fand sich eine positive Dosis-Wirkungs-Beziehung zwischen der Dauer der Tätigkeit als Transportarbeiter und dem relativen Risiko (Inzidenzratio) für eine stationäre Behandlung oder Operation wegen subakromieller Schultererkrankung, das bei einer Expositionsdauer von 10 – < 20 Jahren um den Faktor 1,92 (95%-KI 1,17–3,16) signifikant erhöht war. Bei Beschäftigen mit mindestens 20-jähriger Expositionsdauer fand sich ein nicht signifikant um den Faktor 1,75 (95%-KI 0,92–3,31) erhöhtes Risiko. Wahlström et al. (2016) ermittelten bei 26 zufällig ausgewählten Transportarbeitern auf dem Flughafen Stockholm, bei denen 79 Messungen der Oberarmhaltung mittels Inclinometer während eines Zeitraums von insgesamt 79 Arbeitsschichten durchgeführt wurden, dass während eines Schichtanteils von 6,4 bzw. 6,3% der rechte und der linke Arm um mehr als 60° im Schultergelenk angehoben wurde. Oberarmhebungen um mehr als 90° kamen während eines Schichtanteils von 1,1 bzw. 0,9% der Arbeitsschicht im rechten und linken Oberarm vor. Transportarbeiter, die im Flugzeug und auf dem Vorfeld tätig waren, arbeiteten im Vergleich zu Transportarbeitern in der Sortierhalle während eines signifikant längeren Schichtanteils mit einer Armanhebung um > 90° im Schultergelenk (1,3 versus 0,7%, p<0,02).

Dalbøge et al. (2017) legten die Ergebnisse einer Fall-Kontroll-Studie bei 1.564 Fällen mit einer Operation wegen eines subakromiellen Impingementsyndroms (ICD-10: N75.1-N75.5, N75.8-N75.9 sowie N19, Beschreibung der ICD-Ziffern siehe Svendsen et al. 2013), die mit Hilfe des dänischen Krankenhausentlassungsregisters ermittelt wurden, sowie einer Kontrollgruppe von 2.234 Personen ohne Operation vor. Fälle und Kontrollpersonen entstammten im Sinne einer eingebetteten Fall-Kontroll-Studie der Kohortenstudie von Dalbøge et al. (2014). Bei den Fällen und Kontrollpersonen wurde eine standardisierte Befragung zur Arbeitsanamnese sowie zu außerberuflichen konkurrierenden Ursachenfaktoren (BMI, Aktivrauchen von Tabakprodukten sowie Sportbelastung der Schultergelenke) durchgeführt. Die berufliche Exposition wurde anhand einer Berufs-Expositions-Matrix eingeschätzt, die u.a. auf Messungen der Armhebung und repetitiver Bewegungen des Oberarms im Schultergelenk basiert (Dalbøge et al. 2016). Es fand sich eine positive Dosis-Wirkungs-Beziehung zwischen der beruflichen Schultergelenksbelastung durch Armhebung, Repetition, Kraftanwendung und Hand-Arm-Schwingungen und dem Risiko für eine Operation wegen eines subakromiellen Impingementsyndroms (Tabelle 7).

Dalbøge et al. (2018) analysierten auf der Grundlage ihrer bereits dargestellten Kohortenstudie innerhalb der gesamten dänischen Erwerbsbevölkerung (n = 2.374.403; vgl. Dalbøge et al. 2014) die beruflichen Schulterbelastungen mit dem Ziel, Belastungsintensitäten zu identifizieren, unterhalb derer das Risiko für eine Operation wegen eines subakromiellen Impingements nicht mehr erhöht ist. Bezüglich der einbezogenen Diagnosen wird auf die Studie von Svendsen et al. (2013) sowie Dalbøge et al. (2014 und 2017) verwiesen. Es fand sich eine positive Beziehung zwischen der Dauer einer beruflichen Schulterbelastung durch Kraftanwendung mit einem Kraftwert nach Moore und Garg (1995) von ≥ 1,5 – ≤ 3 und dem Risiko für eine Operation wegen eines

Tabelle 7: Risiko für eine Operation wegen eines subakromiellen Impingementsyndroms (SIS) in Abhängigkeit von beruflichen Belastungen (nach Dalbøge et al. (2017)

	Männer						Frauen					
Exposition	**Mittlere kumulative Einwirkung**	**Operation wegen SIS (n)**	**Matched OR[1]**	**95% KI**	**Adjustierte OR[1]**	**95% KI**	**Mittlere kumulative Einwirkung**	**Operation wegen SIS (n)**	**Matched OR[1]**	**95% KI**	**Adjus-tierte OR[1]**	**95% KI**
Arm-Elevations-Jahre												
0	0,0	232	1,0	–	1,0	–	0,0	493	1,0	–	1,0	–
> 0–10	3,7	264	2,0	1,6–2,5	2,0	1,5–2,5	4,1	258	1,6	1,3–1,9	1,5	1,2–1,9
> 10–60	23,5	205	2,3	1,8–3,0	2,3	1,8–3,0	22,2	112	1,9	1,4–2,6	1,9	1,4–2,6
Repetitions-Jahre												
0	0,0	393	1,0	–	1,0	–	0,0	636	1,0	–	1,0	–
> 0–10	4,8	272	1,7	1,4–2,1	1,6	1,3–2,0	5,5	210	1,5	1,2–1,9	1,5	1,2–1,9
> 10–17,5	12,7	36	2,6	1,5–4,6	2,2	1,2–4,1	11,8	17	2,0	1,0–4,4	1,9	0,9–4,2
Kraft-Jahre												
0	0,0	234	1,0	–	1,0	–	0,0	380	1,0	–	1,0	–
> 0–10	5,7	245	2,0	1,6–2,5	2,0	1,6–2,6	6,4	409	1,7	1,4–2,1	1,7	1,4–2,0
> 10–30	16,6	222	2,6	2,0–3,4	2,5	1,9–3,5	17,7	74	2,3	1,6–3,3	2,0	1,3–2,9
Schwingungs-Jahre												
0	0,0	489	1,0	–	1,0	–	0,0	798	1,0	–	1,0	–
> 0–58/202	14,5	212	1,9	1,5–2,4	1,9	1,5–2,5	10,6	65	1,8	1,3–2,6	1,7	1,2–2,5

[1] Adjustiert für BMI, Aktivrauchen, Schulterbelastungen durch Sport, Diabetes mellitus, psychosoziale Belastungen und Region
[2] Männer/Frauen

subakromiellen Impingementsyndroms mit einem signifikant um den Faktor 2,5 (95%-KI 2,1–2,9) erhöhten Risiko nach einer neunjährigen Einwirkung. Zwischen der Dauer einer beruflichen Schulterbelastung durch Armhebung um > 90° während eines Schichtanteils von ≥ 10 – ≤ 30 Minuten pro Tag und dem Risiko für eine Operation wegen eines subakromiellen Impingementsyndroms fand sich ebenfalls eine positive Beziehung mit einem signifikant um den Faktor 1,7 (95%-KI 1,5–2,0) erhöhten Risiko für eine Operation wegen eines subakromiellen Impingements nach neunjähriger Einwirkung. Bei Beschäftigten mit einer Schulterbelastung durch Repetition in Höhe von ≥ 45-≤ 70°/s fand sich ein signifikant um den Faktor 1,5 (95%-KI 1,3–1,8) erhöhtes Risiko für eine Operation wegen eines subakromiellen Impingements nach einer Einwirkungsdauer von ein bis zwei Jahren ohne weiteren Anstieg nach längerer Einwirkung. Dagegen bestehe bei einer Repetition in Höhe von < 45°/s kein erhöhtes Risiko. Alle o.g. Risiken waren für Alter, Geschlecht, Region und die jeweils anderen beruflichen Einwirkungen adjustiert.

3.4 Systematische Reviews

Van Rijn et al. (2010) veröffentlichten einen systematischen Review über den Zusammenhang zwischen beruflichen Belastungen und spezifischen Schultererkrankungen. Einbezogen in den Review wurden 14 Querschnittstudien, eine Fall-Kontroll-Studie und eine Kohortenstudie, die in Abschnitt 3 beschrieben wurden. Die Autoren kamen zu dem Ergebnis, dass in mehreren Studien mit hoher Qualität ein Zusammenhang zwischen häufiger Lastenhandhabung, repetitiver Arbeit, Überschulterarbeit sowie Hand-Arm-Schwingungen und der Entwicklung eines subakromiellen Impingementsyndroms festgestellt wurde. Allerdings betonten die Autoren die Notwendigkeit, dass diese Zusammenhänge in prospektiven Studien bestätigt werden.

Van der Molen et al. (2017) veröffentlichten einen weiteren systematischen Review zu beruflichen Risikofaktoren subakromieller Schmerzsyndrome verursacht durch eine Supraspinatustendopathie, eine Teilruptur der Rotatorenmanschette, eine Bizepstendopathie, eine Degeneration im Bereich der Schultersehnen, eine Tendinitis calcarea oder eine Bursitis im Bereich der Schulter. In die Metaanalyse über den Zusammenhang zwischen beruflichen Einwirkungen und dem Risiko für die Entwicklung eines subakromiellen Schmerzsyndroms wurden sieben Kohortenstudien (Sutinen et al. 2006, Bodin et al. 2012b, Herin et al. 2012, Bugajska et al. 2013, Svendsen et al. 2013, Dalbøge et al. 2014), acht Querschnittstudien (Frost et al. 2002, Svendsen et al. 2004a und 2004b, Miranda et al. 2005, Silverstein et al. 2008, Nordander et al. 2009 und 2016, Grzywacz et al. 2012) sowie die Fall-Kontroll-Studie von Seidler et al. (2011) einbezogen. In der Metaanalyse fanden sich folgende Risikofaktoren für die Entwicklung eines subakromiellen Schmerzsyndroms:

1. Arbeiten mit Armhebung: OR 1,91 (95%-KI 1,47–2,47), basierend auf drei Kohortenstudien (Bodin et al. 2012b, Svendsen et al. 2013, Dalbøge et al. 2014) und einer Fall-Kontroll-Studie (Seidler et al. 2011). Bei Einbeziehung von fünf Querschnittstudien mit ausreichender Qualität (Frost et al. 2002, Svendsen et al. 2004 a und b, Miranda et al. 2005 sowie Silverstein et al. 2008) lag die OR bei 2,12 (95%-KI 1,74–2,58)
2. Schulterbelastung: OR 2,00 (95%-KI 1,90–2,10), basierend auf den Kohortenstudien von Svendsen et al. 2013 und Dalbøge et al. 2014
3. Erforderliche Kraft, die mit den Händen oder Armen aufgebracht werden muss: OR 1,53 (95%-KI 1,25–1,87), basierend auf vier Kohortenstudien (Svendsen et al. 2013, Dalbøge et al. 2014, Herin et al. 2012 und Bodin et al. 2012b) sowie der Fall-Kontroll-Studie von Seidler et al. (2011)
4. Repetitive Bewegung mit den Händen und/oder Armen: OR 1,70 (95%-KI 1,18- 2,46), basierend auf drei Kohortenstudien (Herin et al. 2012, Svendsen et al. 2013 und Dalbøge et al. 2014) sowie zwei Querschnittstudien (Frost et al. 2002, Miranda et al. 2005)
5. Hand-Arm-Schwingungen: OR 1,34 (95%-KI 1,01–1,77), basierend auf drei Kohortenstudien (Sutinen et al. 2006, Herin et al. 2012 und Dalbøge et al. 2014) sowie der Fall-Kontroll-Studie von Seidler et al. (2011)

Der systematische Review von van der Molen et al. (2017) leidet darunter, dass keine beruflichen Risikofaktoren zu spezifischen Schultererkrankungen, beispielsweise einer Läsion der Rotatorenmanschette, betrachtet werden.

Seidler et al. (2020) legten die Ergebnisse eines systematischen Reviews vor, in dem die Kriterien von van der Molen et al. (2017) angewendet wurden. In dem Review fand sich folgende Verdoppelungsdauer für eine Läsion der Rotatorenmanschette für verschiedene Schulterbelastungen:

1. Einwirkung durch Arbeiten mit den Händen auf Schulterniveau oder darüber mit einer kumulativen Dauer während des Arbeitslebens von 3.600 Stunden

2. Repetitive Bewegungen des Oberarms im Schultergelenk: Kumulative Dauer von Bewegungen des Oberarms im Schultergelenk mit moderater Repetition (4–14 Schultergelenksbewegungen pro Minute) in Höhe von 38.000 Stunden während des Arbeitslebens bzw. kumulative Dauer von Tätigkeiten mit hochgradiger Repetition von Bewegungen des Oberarms im Schultergelenk (≥ 15 Schultergelenksbewegungen pro Minute) in Höhe von 9.400 Stunden während des Arbeitslebens
3. Tätigkeiten mit Kraftanwendung im Schultergelenk bzw. Lastenhandhabung: 40 Kraftjahre. Ein Kraftjahr entspricht einer Tätigkeit mit einer Kraftanwendung im Schultergelenk von mindestens 2 nach der Methode von Moore und Garg (1995). Lastenhandhabung: Kumulative Dauer während des Arbeitslebens in Höhe von etwa 200 Stunden betreffend das Heben oder Tragen von Lasten mit einem Lastgewicht von mindestens 20 kg
4. Hand-Arm-Schwingungen:
   Schwingungsbeschleunigung < 3 m/s²: Kumulative Dauer währenddes Arbeitslebens: 11.000 Stunden
   Schwingungsbeschleunigung ≥ 3–10 m/ s²: Kumulative Dauer während des Arbeitslebens: 5.300 Stunden

Dem systematischen Review von Seidler et al. (2020) ist zu entnehmen, dass sich für Männer und Frauen keine unterschiedlichen Grenzwerte ableiten lassen.

4. Krankheitsbild

Die Rotatorenmanschette besteht aus den vier Sehnen des Musculus supraspinatus, infraspinatus, subscapularis und teres minor sowie der Gelenkkapsel. Die Aufgabe der Rotatorenmanschette ist die Zentrierung des Humeruskopfes in der flachen Gelenkpfanne (Hedtmann und Fett 2002). Die Diagnose einer Läsion der Rotatorenmanschette im Sinne dieser Berufskrankheit hat folgende Voraussetzungen (Hedtmann und Fett 2002, Buckup und Buckup 2012, Deutsche Gesellschaft für Orthopädie und orthopädische Chirurgie 2017):

1. Schmerzen im Bereich des Schultergelenks, die häufig nachts und nach Schultergelenksbelastungen auftreten
2. Funktionsstörungen im Bereich der Schulter in Form einer Einschränkung der aktiven Beweglichkeit
3. Verminderte Kraft des betroffenen Muskels
   a) Läsion des Musculus supraspinatus: Positiver Jobe-Test und 0-Grad-Abduktionstest
   b) Läsion des Musculus infraspinatus: Positiver 0-Grad-Außenrotationstest, positives Hornblower-Zeichen
4. Läsion des Musculus subscapularis: Positiver Lift-off-Test, Belly-press-Test, Belly-off-Test und Bear-hug-Test
5. Chirurgische Beschreibung der Läsion nach Ellman (1990):
   a) Ein Sehnenriss, der durch die gesamte Sehne reicht, ein sogenannter Full- Thickness Tear, erfüllt in jedem Fall die Voraussetzungen für das Krankheitsbild im Sinne dieser Berufskrankheit.
   b) Ein Sehnenriss, der nicht durch die gesamte Sehne reicht, ein sogenannter Partial-Thickness Tear, muss mindestens den Grad 2, d.h. eine Tiefe von 3–6 mm oder einen Grad 3, d.h. eine Tiefe von > 6 mm, aufweisen.
6. Radiologische Beschreibung der Läsion:
   Folgende bildgebende Untersuchungen sind erforderlich:
   1. Röntgenuntersuchung des Schultergelenks und Schultereckgelenks in zwei Ebenen.
   2. Magnetresonanztomographie der Schulter in Rückenlage mit deckenwärts gedrehter Handfläche und Armposition entlang des Körpers. Es sind vier Sequenzen obligat (ax. PD fs; cor PD oder Ts fs; sag T1 und sag. PD fs). Diese Sequenzen zielen auf die Insertionstendopathien und auf das AC-Gelenk ab. Eine i.v.-gestützte Kontrastmittelapplikation für die indirekte Arthrographie ist nicht notwendig.

5. Besondere Personengruppe im Sinne des § 9 Absatz 1 SGB VII

Als besondere Personengruppe im Sinne des § 9 Absatz 1 SGB VII sind entsprechend dem systematischen Review von Seidler et al. (2020) Beschäftigte mit einer der folgenden Einwirkungen anzusehen:

a) Einwirkung durch Arbeiten mit den Händen auf Schulterniveau oder darüber mit einer kumulativen Dauer während des Arbeitslebens von 3.600 Stunden.
b) Repetitive Bewegungen des Oberarms im Schultergelenk: Kumulative Dauer von Bewegungen des Oberarms im Schultergelenk mit moderater Repetition (4–14 Schultergelenksbewegungen pro Minute) in Höhe von 38.000 Stunden während des Arbeitslebens oder kumulative Dauer von Tätigkeiten mit hochgradiger Repetition von Bewegungen des Oberarms im Schultergelenk (≥ 15 Schultergelenksbewegungen pro Minute) in Höhe von 9.400 Stunden während des Arbeitslebens. Wenn sowohl moderate als auch hochgradige repetitive Bewegungen vorliegen, sind die prozentualen Anteile an der jeweiligen Verdopplungsdauer zu summieren. Sofern sich daraus ein Prozentwert von ≥ 100% ergibt, ist von einem Erreichen der Verdoppelungsdauer auszugehen.
c) Kraftanwendungen im Schulterbereich in Form von Lastenhandhabung: Kumulative Dauer der Exposition während des Arbeitslebens in Höhe von 200 Stunden betreffend das ein- oder beidhändige Heben von Lasten mit einem Lastgewicht von mindestens 20 kg. Dies entspricht bei einer angenommenen Dauer von 2,5 Sekunden pro Hebevorgang 288.000 Hebevorgängen von Lastgewichten von mindestens 20 kg während des Arbeitslebens. Sofern bei bestimmten Formen der Lastenhandhabung von einer längeren Dauer als 2,5 Sekunden pro Hebevorgang auszugehen ist, z.B. bei Patiententransfers (7,5 Sekunden), ist diese Dauer bei der Berechnung der kumulativen Dauer zu berücksichtigen. Das Heben von Lasten mit Hebehilfen oder Exoskeletten gilt nicht als Belastung im Sinne dieser Berufskrankheit.
   Das Tragen von Lasten oder andere Formen der Lastenhandhabung werden ebenfalls nicht als belastende Tätigkeit berücksichtigt.
d) Hand-Arm-Schwingungen mit einer Schwingungsbeschleunigung von $\geq 3\ m/s^2$ mit einer kumulativen Dauer während des Arbeitslebens von 5.300 Stunden. Die Ergebnisse des systematischen Reviews von Seidler et al. (2020) betreffend eine Schwingungsbeschleunigung von $< 3\ m/s^2$ werden wegen des fehlenden unteren Abschneidekriteriums nicht berücksichtigt.

Der Ableitung der Grenzwerte nach Buchstabe a) bis d) liegen überwiegend Studien zugrunde, die nicht für die jeweils anderen Einwirkungen adjustiert haben. Dies bedeutet, dass z.B. Beschäftigte, die einer Einwirkung durch Arbeiten mit den Händen auf Schulterniveau oder darüber ausgesetzt waren, auch einer der anderen Expositionen nach Buchstabe b) bis d) ausgesetzt gewesen sein können. Deshalb ist Voraussetzung für die Anerkennung dieser Berufskrankheit, dass der Grenzwert mindestens einer der Einwirkungen nach Buchstabe a) bis d) erreicht oder überschritten wird. Dem systematischen Review von Seidler et al. (2020) ist zu entnehmen, dass sich für Männer und Frauen keine unterschiedlichen Grenzwerte für die o.g. Einwirkungen ableiten lassen.

6. Berufskrankheiten-Verdachtsanzeige

Eine Verdachtsanzeige auf das Vorliegen der Berufskrankheit ist zu erstatten, wenn die beiden folgenden Bedingungen erfüllt sind:

1. Es liegt eine Läsion der Rotatorenmanschette im Sinne des Abschnitts 4 vor.
2. Es liegt eine berufliche Einwirkung im Sinne des Abschnitts 5 vor.

Literatur

Andersen JH, Gaardboe O (1993) Musculoskeletal disorders of the neck and upper limb among sewing machine operators: a clinical investigation. Am J Industr Med 24: 689–700

Backman C, Boquist L, Friden J, Lorentzon R, Toolanen G (1990) Chronic Achilles paratenonitis with tendinosis: an experimental model in the rabbit. J Orthop Res 8: 541- 547

Barbe MF, Barr AE, Gorzelany I, Amin M, Gaughan JP, Safadi FF (2003) Chronic repetitive reaching and grasping results in decreased motor performance and widespread tissue responses in a rat model of MSD. J Orthop Res 21: 167–176

Barbe MF, Elliott MB, Abdelmagid SM, Amin M, Popoff SN, Safadi FF, Barr AE (2008) Serum and tissue cytokines and chemokines increase with repetitive upper extremity tasks. J Orthop Res 26: 1320–1326

Bernard BP (editor) (1997) Musculoskeletal disorders and workplace factors: a critical review of epidemiologic evidence for work related musculoskeletal disorders of the neck, upper extremity, and low back. Cincinnati (OH): US Department of Health and Human Services, National Institute for Occupational Safety and Health

Bodin J, Ha C, Chastang JF, Descatha A, Leclerc A, Goldberg M, Imbernon E, Roquelaure Y (2012a) Comparison of risk factors for shoulder pain and rotator cuff syndrome in the working population. Am J Industr Med 55: 605–615
Bodin J, Ha C, Petit Le Manac'h A, Sérazin C, Descatha A, Leclerc A, Goldberg M, Roquelaure Y (2012b) Risk factors for incidence of rotator cuff syndrome in a large working population. Scand J Work Environ Health 38: 436–446
Braunschweig R (2021) Arbeitsgruppe MSK-Bildgebung der Deutschen Röntgengesellschaft, Bildgebung bei Schadensbildern der Rotatorenmanschette, unveröffentlichtes Manuskript
Buckup K, Buckup J (2012) Klinische Tests an Knochen, Gelenken und Muskeln – Untersuchung, Zeichen, Phänomene, Stuttgart, Thieme-Verlag, Seite 92
Burns WC, Whipple TL (1993) Anatomic relationships in the shoulder impingement syndrome. Clin Orthop Relat Res 294: 96–102
Chung YC, Hung CT, Li SH, Lee HM, Wang SG, Chang SC, Pai LW, Huang CN, Yang JH (2013) Risk of musculoskeletal disorder among Taiwanese nurses cohort: a nationwide population-based study. BMC Musculoskeletal Disorders 14: 144
Dalbøge A, Frost P, Andersen JH, Svendsen SW (2014) Cumulative occupational shoulder exposures and surgery for subacromial impingement syndrome: a nationwide Danish cohort study. Occup Environ Med 71: 750–756
Dalbøge A, Hansson GA, Frost P (2016) Upper arm elevation and repetitive shoulder movements: a general population job exposure matrix based on expert ratings and technical measurements. Occup Environ Med 73: 553–560
Dalbøge A, Frost P, Andersen JH, Svendsen SW (2017) Surgery for subacromial impingement syndrome in relation to occupational exposures, lifestyle factors and diabetes mellitus: a nationwide nested case-control study. Occup Environ Med 74: 728–736.
Dalbøge A, Frost P, Hviid Andersen J, Svendsen SW (2018) Surgery for subacromial impingement syndrome in relation to intensities of occupational mechanical exposures across 10-year time windows. Occup Environ Med 75: 176–182
Deutsche Gesellschaft für Orthopädie und orthopädische Chirurgie (2017) S2e- Leitlinie „Rotatorenmanschette“, AWMF – Registernummer: 033 – 041 Version vom März 2017, http://www.awmf.org/uploads/tx_szleitlinien/033–041l_S2e_Rotatorenmanschette_2017-04_02.pdf, Zugriff möglich am 15.6.2021
Ellman H (1990) Diagnosis and treatment of incomplete rotator cuff tears. Clin Orthop Rel Res 254: 64–74
Fallentin N, Juul-Kristensen B, Mikkelsen S, Andersen JH, Bonde JP, Frost P, Endahl L (2001) Physical exposure assessment in monotonous repetitive work – the PRIM study. Scand J Work Environ Health 27: 21–29
Fedorczyk JM, Barr AE, Rani S, Gao H, Amin M, Amin S, Litvin J, Barbe MF (2010) Exposure dependent increases in IL-1beta, substance P, CTGF and tendinosis in flexor digitorum tendons with upper extremity repetitive strain injury. J Orthop Res 28: 298–307
Flatow EL, Soslowsky LJ, Ticker JB, Pawluk RJ, Hepler M, Ark J, Now VC, Bigliani LU (1994) Excursion of the rotator cuff under the acromion, patterns of subacromial contact. Am J Sports Med 22: 779–788
Frost P, Andersen JA (1999) Shoulder impingement syndrome in relation to shoulder intensive work. Occup Environ Med 56: 494–498
Frost P, Bonde JPE, Mikkelsen S, Andersen JH, Fallentin N, Kaergard A, Thomsen JF (2002) Risk of shoulder tendinitis in relation to shoulder loads in monotonous repetitive work. Am J Industr Med 41:11–18.
Gold JE, d'Errico A, Katz JF, Gore R, Punnet L (2009) Specific and non-specific upper extremity musculoskeletal disorder syndromes in automobile manufacturing workers. Am J Industr Med 52: 124 – 132
Hagberg M (1981) Elektromyographic signs of shoulder muscular fatigue in two elevated arm positions. Am J Phys Med 60: 111–121
Hansson GA, Balogh I, Ohlsson K, Palsson B, Rylander L, Skerfving S (2000) Impact of physical exposure on neck and upper limb disorders in female workers. Appl Ergon 31: 301 – 310
Harrington JM, Carter JT, Birrell L, Gompertz D (1998) Surveillance case definitions for work related upper limb pain syndromes. Occup Environ Med 55:264–271
Hedtmann A, Fett H (2002) Erkrankungen der Rotatorenmanschette, In: Gohlke F, Hedtmann A (Hg.): Orthopädie und orthopädische Chirurgie, das Standardwerk für Klinik und Praxis, Teilband Schulter, Stuttgart, Thieme-Verlag, Seite 246–286

Herberts P, Kadefors R (1976) A study of painful shoulder in welders. Acta Orthop Scand 47: 381–387
Herberts P, Kadefors R, Högfors C, Sigholm G (1984) Shoulder pain and heavy manual labor. Clin Orthop 191: 166–178
Herin F, Vézina M, Thaon I, Soulat JM, Paris C; ESTEV group (2012) Predictors of chronic shoulder pain after 5 years in a working population. Pain 153: 2253–2259.
Hoehne-Hückstädt U, Herda C, Ellegast R, Hermanns I, Hamurger R, Ditchen D (2007) Muskel-Skelett-Erkrankungen der oberen Extremität, Entwicklung eines Systems zur Erfassung und arbeitswissenschaftlichen Bewertung von komplexen Bewegungen der oberen Extremität bei beruflichen Tätigkeiten, Hauptverband der gewerblichen Berufsgenossenschaften (Hg.) BGIA-Report 2/2007, St. Augustin, ISBN 978-3-88383-72
Järvholm U, Palmerud G, Styf J, Herts P, Kadefors R (1988a) Intramuscular pressure in the supraspinatus muscle. J Orthop Res 6:230 – 238
Järvholm U, Styf J, Suurkula M, Herberts P (1988b) Intramuscular pressure and muscle blood flow in supraspinatus muscle. Eur J Appl Physiol 58:219–224
Järvholm U, Palmerud G, Herberts P, Högfors C, Kadefors R (1989) Intramuscular pressure and electromyography in the supraspinatus muscle at shoulder abduction. Clin Orthop 245: 102–109
Järvholm U, Palmerud G, Karlsson D, Herberts P, Kadefors R (1991) Intramuscular pressure and electromyography in four shoulder muscles. J Orthop Res 9: 608–619
Kadefors R, Petersen I, Herberts P (1976) Muscular reaction to welding work: an electromyographic investigation. Ergonomics 19: 543–558
Kaergard A, Andersen JH (2000) Musculoskeletal disorders of the neck and shoulders in female sewing machine operators: prevalence, incidence, and prognosis. Occup Environ Med 57: 528–534
Kaerlev L, Jensen A, Nielsen PS, Olsen J, Hanners H, Tüchsen F (2008) Hospital contacts for injuries and musculoskeletal diseases among seamen and fishermen: A population-based cohort study. BMC Musculoskeletal Disorders 9:8
Karasek R, Brisson C, Kawakami N, Houtman I, Bongers P, Amick B (1998) The job content questionnaire (JFQ): an instrument for internationally comparative assessment of psychosocial job characteristics, J Occup Health Psychol 3: 322–355
Kilbom A. Repetitive work of the upper extremity. Part 1- guidelines for the practitioner. Int J Ind Ergon 1994:14:51–7
Luopajärvi T, Kuorinka I, Virolainen M, Homberg M (1979). Prevalence of tenosynovitis and other injuries of the upper extremities in repetitive work. Scand Work Environ & Health 5: Suppl. 3, 48–55
Melchior M, Roquelaure Y, Evanoff B, Chastang JF, Ha C, Imbernon E, Goldberg M, Leclerc A, Pays de la Loire Study Group (2006) Why are manual workers at high risk of upper limb disorders? The role of physical work factors in a random sample of workers in France (the Pay de la loire study). Occup Environ Med 63: 675–761
Miranda H, Juntura EV, Heistaro S, Heliövaara M, Riihimäki H (2005) A population study on differences in the determinants of a specific shoulder disorder versus nonspecific shoulder pain without clinical findings. Am J Epid 161: 847–855
Moore JS, Garg A (1995) The strain index: a proposed method to analyze jobs for risk of distal upper extremity disorders. Am Ind Hyg Assoc J 56: 443–458
Nakama LH, King KB, Abrahamsson S, Rempel DM (2005) Evidence of tendon microtears due to cyclical loading in an in vivo tendinopathy model. J Orthop Res 23: 1199–1205
Nakama LH, King KB, Abrahamsson S, Rempel DM (2007) Effect of repetition rate on the formation of microtears in tendon in an in vivo cyclical loading model. J Orthop Res 25: 1176–1184
Nicoletti S, Carino M, Di Leone G, Trani G, Colombini D, Occhipinti E (2008a) Valutatione del rischio da movimenti e sforzi ripetuti degli arti superiori in trenta aziende del comparto del mobile imbottito (Risk assessment of work-related upper limb musculoskeletal disorders in thirty factories in the upholstered furniture industry) La Medicina del Lavoro 99: 262–270
Nicoletti S, Carino M, Di Leone G, Trani G, Carella F, Rubino G, Leone E, Popolizio R, Colafiglio S, Ambrosi L (2008b) Prevalenza delle patologie da sovraccarico biomeccanico degli arti superiori negli addetti del comparto del mobile imbottito (Prevalence of upper limb work-related musculoskeletal disorders [UL-WMSDs] in workers of the upholstered furniture industry). La Medicina del Lavoro 99: 271–280
Nicoletti S, Consonni D, Carino M, Di Leone G, Trani G, Battevi N, Colombini D, Ambrosi L (2008c) Patologia da sovraccarico biomeccanico degli arti superiori: studio retrospettivo di coorte in tre grandi aziende

del mobile imbottito (Upper limb work- related musculoskeletal disorders [UL-WMSDs]: a retrospective cohort study in three large factories of the upholstered furniture industry) La Medicina del Lavoro 99: 281- 296

Nordander C, Ohlsson K, Balogh I, Rylander L, Palsson B, Skervging S (1999) Fish processing work: the impact of two sex dependent exposure profiles on musculoskeletal health. Occup Environ Med 56: 256–264

Nordander C, Ohlsson K, Balogh I, Hansson GA, Axmon A, Persson R, Skerfving S. (2008) Gender differences in workers with identical repetitive industrial tasks: exposure and musculoskeletal disorders. Int Arch Occup Environ Health 81: 939–947

Nordander C, Ohlsson K, Akesson I, Arvidsson I, Balogh I, Hansson GA, Strömberg U, Rittner R, Skerfvingh S (2009) Risk of musculoskeletal disorders among females and males in repetitive/constrained work. Ergonomics 52: 1226–1239

Nordander C, Hansson GA, Ohlsson K, Arvidsson I, Balogh I, Strömberg U, Rittner R, Skerfving S (2016) Exposure-response relationships for work-related neck and shoulder musculoskeletal disorders – Analyses of pooled uniform data sets. Appl Ergon 55: 70–84

Ohlsson K, Hansson GA, Balogh I, Strömberg U, Palsson B, Nordander C, Rylander L, Skerfvin S (1994a) Disorders of the neck and upper limbs in women in the fish processing industry. Occup Environ Med 51: 826–832

Ohlsson K, Attewell RG, Johnsson B, Ahlm A, Skerfving S (1994b) An assessment of neck and upper extremity disorders by questionnaire and clinical examination. Ergonomics 37:891–897

Ohlsson K, Attewell RG, Palsson B, Karlsson B, Balogh I, Johnsson B, Ahlm A, Skerfving S (1995) Repetitive industrial work and neck and upper limb disorders in females. Am J Industr Med 27: 731–747

Palmerud G, Forsman M, Sporrong H, Herberts P, Kadefors R (2000) Intramuscular pressure of the infra- and supraspinatus muscles in relation to hand load and arm posture. Eur J Appl Physiol 83: 223–230

Perry SM, Stephen BS, McIlhenny E, Hoffman MC, Soslowsky LJ (2005) Inflammatory and angiogenic mRNA levels are altered in a supraspinatus tendon overuse animal model. J Shoulder Elbow Surg 14: 79 S – 83 S

Punnet L, Fine LJ, Keyserling WM, Herrin GD, Chaffin DB (2000) Shoulder disorders and postural stress in automobile assembly work. Scand J Work Environ Health 26: 283–291.

Riley G (2005) Chronic tendon pathology: molecular basis and therapeutic implications. Expert Rev Mol Med 7: 1–25

Rolf O, Ochs K, Böhm TD, Baumann B, Kirschner S, Gohlke F (2006) Rotatorenmanschettenruptur – eine Berufskrankheit? Eine epidemiologische Analyse. Z Orthop Grenzgeb 144:519–523

Seidler A, Bolm-Audorff U, Petereit-Haack G, Ball E, Klupp M, Krauss N, Elsner G (2011) Work-related lesions of the supraspinatus tendon: a case-control study. Int Arch Occup Environ Health 84: 425–433

Seidler A, Starke KR, Freiberg A, Hegewald J, Nienhaus A, Bolm-Audorff U (2020) Dose-response relationship between physical workload and specific shoulder diseases – a systematic review with meta-analysis. Int. J. Environ. Res. Public Health 2020, 17, 1243; doi:10.3390/ijerph17041243

Sigholm G, Herberts P, Almström C, Kadefors R (1984) Electromyographic analysis of shoulder muscle load. J Orthop Res 1: 379–386

Silverstein BA, Fine LJ (1984) Evaluation of upper extremity and low back cumulative trauma disorders: a screening manual, Ann Arbor, University of Michigan, School of Public Health, Center for Ergonomics, zitiert nach Gold et al. (2009)

Silverstein BA, Bao SS, Fan ZJ, Howard N, Smith C, Spielholz P, Bonauto D, Viikari- Juntura E (2008) Rotator cuff syndrome: personal, work-related psychosocial and physical load factors. J Occup Environ Med 50: 1062–1076

Soslowsky LJ, Thomopulos S, Tun S, Flanagan C, Keefer C, Mastaw J, Carpenter JE (2000) Overuse activity injures the supraspinatus tendon in an animal model: histologic and biomechanical study. J Shoulder Elbow Surg 9: 79–84.

Soslowsky LJ, Thomopulos S, Esmail A, Flanagan CL, Iannotti JP, Williamson III JD, Carpenter JE (2002) Rotator cuff tendinosis in an animal model Role of extrinsic and overuse factors. Ann Biomed Eng 30: 1057 – 1063

Stenlund B, Goldie I, Hagberg M, Hogstedt MD (1993) Shoulder tendinitis and its relation to heavy manual work and exposure to vibration. Scand J Work Environ Health 19: 43–49.

Sutinen P, Toppila E, Starck J, Brammer A, Zou J, Pyykkö I (2006) Hand-arm vibration syndrome with use of anti-vibration chain saws: 19-year follow-up study of forestry workers. Int Arch Occup Environ Health 79: 665–671.

Svendsen SW, Bonde JP, Mathiassen SE, Stengaard-Pedersen K, Frich LH (2004a) Work related shoulder disorders: quantitative exposure-response relations with reference to arm posture. Occup Environ Med 61: 844–853.

Svendsen SW, Gelineck J, Mathiassen SE, Bonde JP, Frich LH, Stengaard-Pedersen K, Egund N (2004b) Work above shoulder level and degenerative alterations of the rotator cuff tendons: a magnetic resonance imaging study. Arthritis Rheum 50: 3314- 3322.

Svendsen SW, Dalbøge A, Andersen JH, Thomsen JF, Frost P (2013) Risk of surgery for subacromial impingement syndrome in relation to neckshoulder complaints and occupational biomechanical exposures: a longitudinal study. Scand J Work Environ Health 39: 568–577

Svendsen SW (2017) Persönliche Mitteilung am 14.7.2017

Thygesen LC, Mikkelsen S, Botker Pedersen E, Lauengorg Moller K, Alkjaer T, Koblauch H, Simonsen EB, Pagh Moller S, Brauer C (2016) Subracromial shoulder disorders among baggage handlers: an observational cohort study. Int Arch Occup Environ Health 89: 867–876

Van der Molen HF, Foresti C, Daams JG, Frings-Dresen MHW, Kujier PPFM (2017) Work-related risk factors for specific shoulder disorders: a systematic review and meta- analysis. Occup Environ Med 74: 745–755.

van Rijn RM, Huisstede BMA, Koes BW, Burdorf A (2010) Associations between work- related factors and specific disorders of the shoulder – a systematic review of the literature. Scand J Work Environ Health 36: 189–201

Wahlström J, Bergsten E, Trask C, Mathiassen SE, Jackson J, Forsman M (2016) Full- shift trunk and upper arm postures and movements among aircraft baggage handlers. Ann Occup Hyg 60:977–990

Wang JHC, Iosifidis I, Fu FH (2006) Biomechanical basis for tendinopathy. Clin Orthop Rel Res 443: 320–332

Waris P, Kuorinka I, Kurppa K, Luopajärvi T, Virolainen M, Pesonen K, Nummi J, Kukkonen R (1979) Epidemiologic screening of occupational neck and upper limb disorders – Methods and criteria Scand J Work Environ & Health 5: Suppl. 3, 25–38

20 Stichwortverzeichnis